新

精油圖鑑

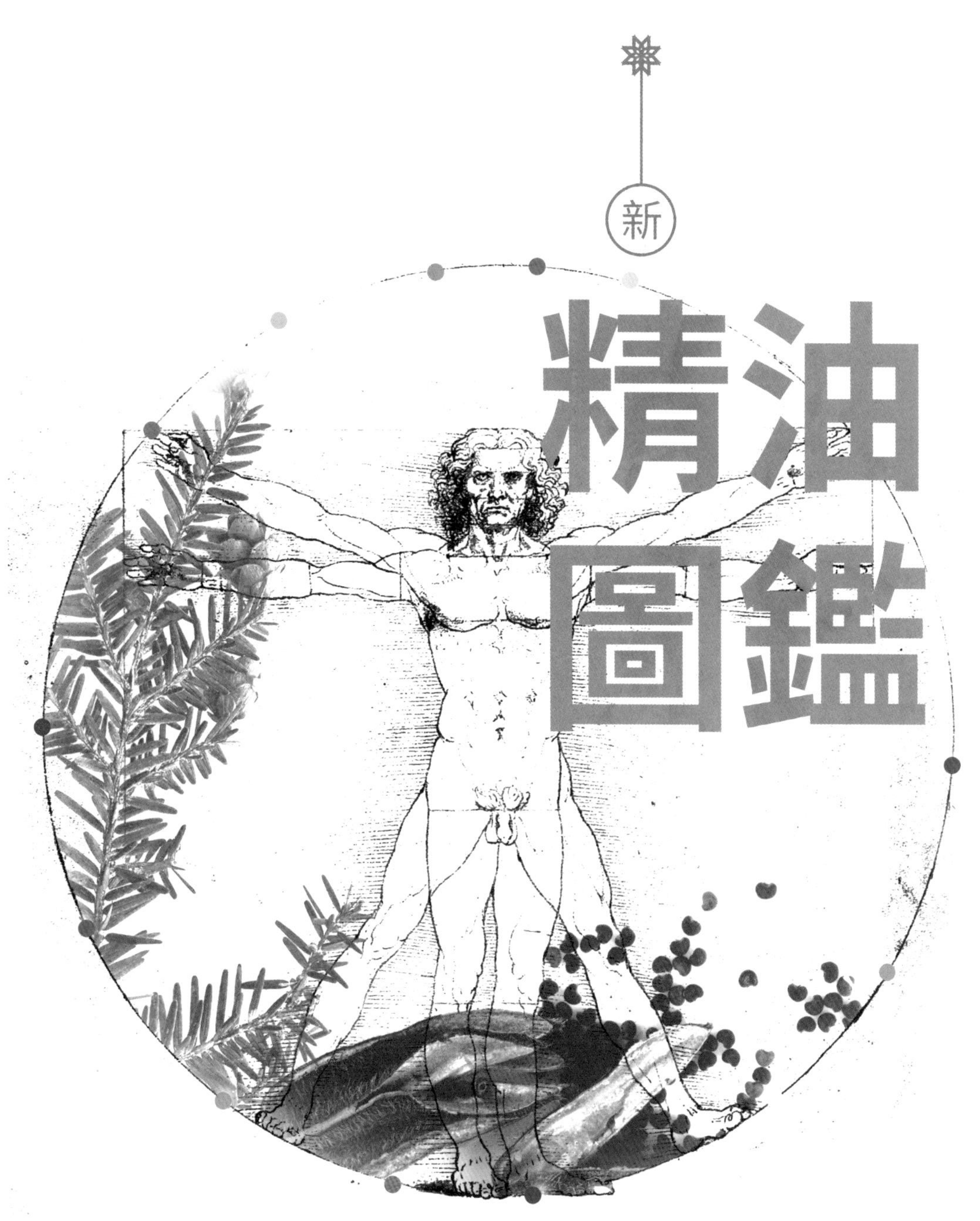

300種精油科研新知集成

EVIDENCE-BASED GUIDE
TO
300 ESSENTIAL OILS

溫 佑 君　著

目錄

內文

索引與參考資訊

推薦序

本書以精油的化學類型為分類原則，並搭配其藥理屬性和治療症狀的說明，相信更能讓芳療新手與資深芳療師廣泛應用。書中豐富的芳療訊息以淺白的字句呈現，介紹常見的300種精油植物、學名、香氣印象，從掌握植物的姿態、用法、核心成分正確理解精油的功效，作者還根據在芳香療法中實際使用的經驗，仔細說明相關注意事項，將會是讀者購買精油時的極好參考。

易光輝

弘光科技大學化妝品應用系所學術副校長

推薦序

非常榮幸溫老師能邀我為此著作寫序，獲得此書後即刻閱讀，讀後深感這是溫老師又一部傾心傾力之作。我非常理解完成一部書不僅是一項艱難的體力勞動，更是一項艱苦的腦力勞動，但這本卻從頭到尾都讓讀者分享愉快和美好，健康和智慧；大凡這個行業裡想撰書之人都有一個共同的夢想，那就是讓讀者瞭解芳療其實承載著中醫的文化，如何用中醫的哲學思想解讀精油的功效，完美地做到了這一點，實乃不易；從芳香植物種類的選擇上也和以往有很大不同，大膽選用中國本土芳香植物，尤其是選用不少香味草藥，如山蒼子、苦水玫瑰、廣藿香、連翹等等，讓中國元素精油一一登臺亮相，她告訴世人：芳香植物不僅屬於你們也屬於我們；書的排版和設計非常賞心悅目，語言富有感染力。關於這一點給大陸學者一個重要的啓發，我們不禁要反思，只有把一個艱澀的科學問題表達得通俗易懂，才能讓更多的百姓受益。後續部分詳細列舉了很多參考文獻，一方面是文中所述內容科學佐證，另一方面也是引導讀者更多關注該領域的科學研究進展。非常感慨於溫老師的執著、認真和耐心，其思想和理念影響了不少海內外華人追尋芳療的道路，從而使芳香療法走進百姓的生活中，在此深表感謝！

姚　雷

於 2018 年上海兩會會期中

上海交通大學農業與生物學院教授
上海交大芳香植物研發中心主任

推薦序

當我在20年前開始研究並推廣香草及植物精油時，尚少有人對精油這主題有興趣，且使用人更是少之又少，市場都是合成香精天下。

直到十多年前接觸到溫老師，方知此道不孤。也才知道那麼早就有人投入實務精油的研究。有這麼位精油達人，除了擁有專業知識外，其具有的推廣教育熱誠，更讓我驚訝。主要是她瞭解了精油的奧妙，能結合身體體質健康的科學理論。所以她的著作中不只是精油的使用方法，對精油產地、成分認知及確認更為嚴格。我想溫老師已經整理出如何用精油來誘導身體健康的機制了。

人類其實無法製造天然精油，而是植物經由太陽能量生產出來的。所以自然產生香味的成分中被認為有誘導人類大腦神經迴路，啓動調節身心機制的功用，已在最近研究中陸續被證實。

這也給人類以往束手無策的腦神經醫學有了突破性發展，甚至與人類老化及壽命有密切關聯。而溫老師早在多年前即以精油理論實務及著作，傳遞健康訊息，造福了許多人。這本新書的問世，讓我迫不及待想一睹為快，也為她努力不懈的精神獻上敬意及祝福。

傅炳山

國立屏東科技大學農園生產系
植生化及香草研究博士

推薦序

正當在思考如何寫這篇序文的時候，我踏進了一部計程車，一股刺鼻的阿摩尼亞味迎面撲來，與其銀色賓士的外型實不相配，腦海裏浮現應有的印象是高級皮革混合著上了油的氣味。我不禁猜想著車子的主人到底在車上做了什麼事，鼻子開始扮演起偵探的角色，幫著大腦蒐集資訊，這麼一段隨著嗅覺刺激而來思考，差點兒讓我忘了本來正要做的事情。

你是不是也曾經因為某個氣味翻攪起塵封的記憶？有沒有因為飄來的氣息挑起了抑制不住的情緒？不論在演講或芳療門診時，總會有人問我為什麼嗅覺對人的情緒和記憶有這麼大的影響，從小到大我們總被教育要注意看、注意聽，卻沒被提醒過要注意聞，即便嗅覺是一個近乎反射的本能。然而就算長久的被忽視，因著嗅覺對杏仁核（情緒中心）及海馬迴（記憶中心）有如此直接的連結，氣味依然無時無刻的影響我們的潛意識、情緒和夢境，而情緒又與身體的病痛息息相關。

我很幸運能夠成為溫老師的學生，在眾多芳療流派當中，溫老師對精油獨特的見解，學理上精闢的分析，不只獨樹一格，其融合中西醫學與芳療的理論，每次聽老師的課、讀老師的書都讓我大有斬獲，深深的敬佩！隨著對精油越多的認識，就越覺得醫學界實在需要好好重新認識芳香療法，西醫的治療固然迅速有效，但卻常常忽略人的整體性，甚至有時陷於治療症狀卻無法處理根源的窘境。因為症狀其實是不平衡的結果，芳香療法以植物本身的特性及化學分子，可以幫助人的身心靈重新達到平衡，症狀自然就可以改善，才真的解決病人的問題。

曾經我的芳療門診來了兩個夢遊的個案，第一位是睡不著，而且睡著後會起來夢遊，經過諮詢我給了他幫助睡眠的精油，使用後不久因為焦慮解除，失眠跟夢遊的症狀都得到改善，個案自然非常開心，便介紹給他的朋友。而這第二個夢遊的個案，他看到朋友使用精油後可以熟睡，興奮地拿了第一個個案的精油去使用，沒想到原本只是偶爾夢遊，用了以後天天晚上都起來，搞得枕邊人也跟著擔心受怕，忙不迭地來問我。原來這個個案本身過往有許多傷痛的經驗，尤其是被拋棄跟虐待的回憶，在他熟睡之後這段被壓抑的憤怒釋放出來，導致夢遊更厲害，所以我重新幫他調配適合的精油配方，著重在修復過往傷口。個案用了以後，經歷了好些非常鮮明的夢境，一個月後夢遊跟原先的頭痛都消失了。這就是我喜歡芳療的理由，因為它不止於處理症狀，而能幫助療癒。

醫學是觀察的科學，絕不能畫地自限，必須以病人為中心用開放的態度來尋找更多疾病的治療方式。目前全球有四分之一以上的藥物是從植物萃取原料，醫學界目前也仍持續的從植物身上尋找更多能治病的藥理成分。植物，一直都是醫藥最早的起源。溫老師這本《新精油圖鑑：300 種精油科研新知集成》不只收納的精油數量為目前之最，書中針對每支精油以化學分子、脈輪及中醫經絡理論來剖析身體與心靈層面的作用，如此完整的內容真是我們長期研究芳療的人夢寐以求的，我相信這本有這麼深厚實證醫學證據的書，會是醫學界及芳療人最重要的芳療參考書，為台灣的芳療界奠下更具紮實理論的基礎，也可預期的會帶來更深遠的影響。於此鄭重的推薦本書，也同時再次對溫老師致敬。

羅佳琳

台灣芳香醫學醫學會創會理事長

臺安醫院家庭醫學科主任

回到烏蘇里的莽林中

自序

2003年《精油圖鑑》在台灣首次出版時，薰衣草還是一個充滿異國情調的名字，芳香療法也不過就是一個新興的美容風尚。那個時候，《精油圖鑑》企圖讓一般人意識到：舒適的香氛裏，有各式各樣的分子影響身體的運作。由化學品系和植物分類切入，入門的芳療學生則從精油圖鑑獲得一個指南針，在氣味的汪洋中不至迷失方向。我用簡明字典的概念編寫它，它也不負所託，成為許多人最常檢索的一本芳療書。

15年後，芳香療法已經是衆所周知的一種自然療法。在瑞士，它甚至和中醫、順勢療法、阿育吠陀並列醫學院的選修學分，同時也是健保給付的對象。而在中文世界裡，無論是芳療認證課、相關書籍、或精油品牌，都幾近飽和狀態。尤其網路的發達，使資訊像尼羅河的河水一樣氾濫，芳香療法已自成一塊沃土。但是這片富饒的大地，能不能滋養出一個新的文明？到了21世紀，人類一邊向前走，一邊往回看，自然主義有沒有辦法在開發與永續之間找到平衡？

是這樣的關注，決定了這本全新精油圖鑑的視野。從150種擴充到300種，讀者可以跟更多植物交朋友。環境一定程度地塑造了植物的個性，也就是香氣。跟著香氣旅行總是讓人讚嘆：再荒蕪的土地都有它的生命力。比如地中海常見的"野草"黏答答土木香，什麼鳥不生蛋的地方都能冒出來，强悍的味道裡飽含倍半萜類，能修復脆弱的呼吸道。它同時也是許多小蟲的愛巢，那些小蟲又專剋橄欖果蠅，使得黏答答土木香儼然成為橄欖樹的盟友。

所以新版的精油圖鑑，多了生長習性和香氣印象的描寫。希望讀者像掌握星座血型那樣，理解這些植物從哪裡來，又能帶我們往哪裡去。香氣印象的評述極可能引發疑問甚至批判，以防風精油為例，一般的寫法大概是「熱性，略帶香料感」，但本書說它聞起來宛如「小王子在自己的星球上照顧玫瑰」。這種抽象的論點，並非只是任意揮灑作者的主觀感受，真正的目的是要激發讀者的想像力。聞香不應是對號入座的訓練，每個人都有獨一無二的鼻子。

300 種精油當中，有一個族群對中文讀者而言既熟悉又陌生：中草藥。作為藥材大家或許很熟悉，但作為原植物與萃取的精油，多數人是陌生的。就功能來說，精油與藥材大致相仿，但精油因為直接作用於大腦的邊緣系統，所以多了一個心靈效益可以探討。以艾灸用的艾葉來說，從化學組成分析，加上臨床的觀察，它的精油能幫助我們「破除腫脹的自我，耐心融入多元的社群」。這個層面的應用，對芳療圈和中藥界來說，都是值得嘗試的新思路。

特別在意科學證據的讀者應該樂於知道，書中的藥學屬性與對治症候多半是從各大學術期刊整理而得。本書參考的期刊與專書超過四百種，全部詳列於附錄。換句話說，每一條效用的背後，不是有研究報告支持，就是經過我和學生的個案印證。如果還把精油當作“另類療法”、“民間療法”，恐怕已經跟不上現況。即使嬌媚冶艷如依蘭精油，也在實驗中展現防治登革熱和控制糖尿病的潛力。相信熱愛芳療的朋友讀到這麼多新知，必然會為之一振。

本書的編排方式，是以精油的化學品系 chemo type 作為分類原則，從新增精油的名單可以看出，大分子精油愈來愈受到重視。所謂大分子精油，就是倍半萜類，包括倍半萜烯、倍半萜醇、倍半萜酮。這些分子通常在蒸餾尾聲才出現，一般來說氣味都稱不上鳥語花香。正因為如此，過去常被以氣味定高下的使用者忽略。然而晚近的科學研究顯示，這些分子往往具備突出的作用，例如抗腫瘤、抗病毒、抗超級細菌，在穩定神經系統方面也是功效卓著。

用油的潮流從單萜類移向倍半萜類，其實也反映了某種時代精神。單萜類的精油氣味鮮明、作用迅猛，善於單點突破；倍半萜類的精油則深不可測、出手平和，長於系統戰與聯合陣線。當人們散發著狼性、急於開疆闢土之際，是沒辦法受教於倍半萜類的。只有領略了「月明星稀，烏鵲南飛，繞樹三匝，無枝可依」，才能沉澱下來，把頻率調回和宇宙同步。這個時候，天地也會回報以靜謐的庇佑，帶領人穩穩地走過高山與低谷。

一個世紀以前，俄國的地理學家阿爾謝尼耶夫在烏蘇里地區進行探險考察，結識了一位赫哲族獵人德蘇烏扎拉，他把這段經歷寫下，出版為《在烏蘇里的莽林中》。透過德蘇烏扎拉，我們看到人們過去如何與自然和諧共處，那種生活早已和人類獵殺殆盡的鳥獸一起消失了。2016 年的夏天，我走進西伯利亞人煙罕至的原始森林，驚喜地發現杜香，當下忍不住熱淚盈眶——這就是德蘇生火時聞到的味道！跟著那個味道飄進德蘇的時空，我見證了能量的亙古不滅。

其實所有植物身上都追溯得到那股“洪荒之力”，經由氣味把它傳遞出來的就成了精油。我們可以用現代的儀器檢測分析它，然而香氣裡蘊藏的無窮奧秘，那些地球和日月星辰的對話，只有深情的凝視能夠參透。但願這本實用的工具書也能拉近讀者與芳香植物的距離，除了用精油來保健養生，也能在香氣之中逐漸宏大自己的存在感。

溫佑君

2018 年 1 月 1 日

如何使用本書

將精油化學的不同屬性分成 12 大類，並建立一套精油成分解析模型「芳香能量環」，幫助讀者瞭解精油的身心靈療效。

300 種精油便根據此模型概念，以其主要芳香分子編排成 12 章節。因此建議讀者在深入單方精油內容之前，可先閱讀本書前幾章，包括：芳香能量環、精油成分屬性表、十二經絡與其對應範圍、氣卦七輪與其對應範圍，有助於瞭解此精油成分解析模型。

植物名稱

一般較常見的中英文俗名。

學名

完整的拉丁學名，是世界共通的植物標示名稱，可做為讀者購買精油時，俗名之外的共同依據。

其他名稱

此植物還有別名，選錄中文與外文各一個。

香氛印象

將此精油的豐富氣味，以創意聯想的方式來呈現，幫助讀者瞭解其氣質。

植物科屬

相同科屬的植物，通常具有相似的特性或效用。

主要產地

選錄幾個目前此精油的重要產區。俗諺「一方水土養一方人」，對於植物亦然，可從其原生地、或適應良好區的地理人文背景，多認識該植物。並方便讀者建構「香氣與地域」的立體概念。

萃取部位

植物萃取的部位與萃取方式的不同，將影響成分差異。

生長習性

主要說明此植物所偏好的氣候、濕度、土壤、海拔等環境因素，或產生的影響，以及生長特徵。藉此瞭解其身家背景，搭配觀看植物照片，可呼應其精油的身心作用。

茴香
Fennel
學名 | Foeniculum vulgare
其他名稱 | 甜茴香 / Sweet Fennel
香氣印象 | 纖錦華美、色彩絢麗的低胸晚禮服
植物科屬 | 繖形科茴香屬
主要產地 | 法國，埃及，匈牙利，摩爾多瓦
萃取部位 | 果實（蒸餾）
適用部位 胃經，本我輪
核心成分
萃油率 1.1~2.9%，14 個可辨識之化合物（占 99.7%）
心靈效益 | 安定脆弱敏感的心，拉長戰線不放棄
注意事項
1. 孕婦與嬰幼兒應避免使用，過量可能使人昏沉、刺激皮膚。
2. 有四種化學品系：洋茴香腦型，洋茴香腦 / 茴香酮型，洋茴香腦 / 甲基醚蔞葉酚型，甲基醚蔞葉酚型。本篇所述是洋茴香腦型。
3. 洋茴香腦會在儲存期快速流失，所以應購買當季生產者並儘快用完。
4. 多項研究澄清反式洋茴香腦的致癌性極低，毒性高的是順式洋茴香腦。此外，對小鼠產生的肝毒性不會傷害正常使用的人類。

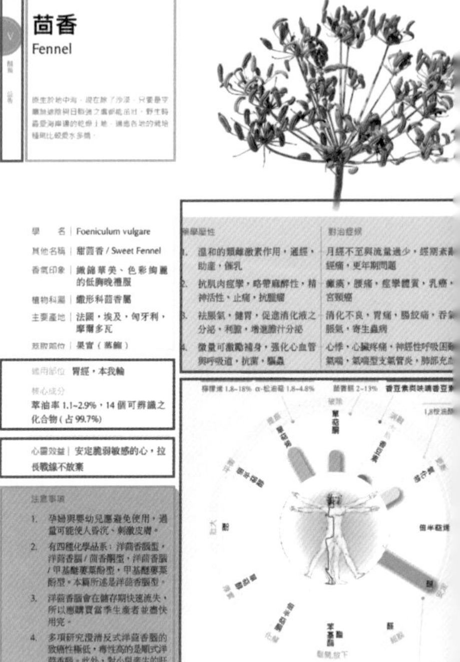

藥學屬性

說明此精油所含芳香分子，在療效上的作用機轉。一般來說，精油會有很多種效用，但為了方便讀者更能聚焦，本書是從近幾年的最新研究、論文資料、或臨床中，選錄出 4 大項的藥學屬性。

適用症候

呼應此精油的各種藥學屬性，搭配適合處理的生理症狀、或身心問題。很重要的是該如何應用呢？必須先懂得芳療知識，並能根據個案狀況來選擇合適用法、調整劑量等等。建議一般讀者可先參考「香氣與空間」、「芳療實證全書」等芳療理論書籍，並事先徵詢過醫師與芳療師等專業建議後方始應用。

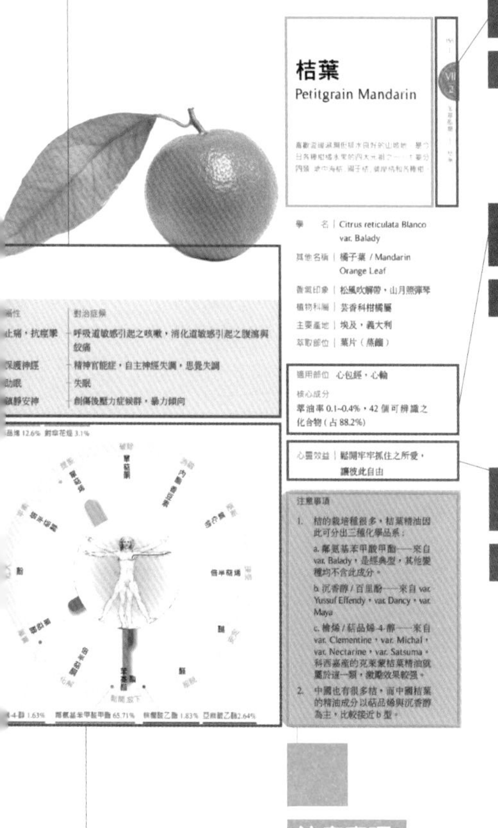

側標

頁碼；所屬的精油分類與代表顏色；此精油中文名。

核心成分

有 3 種數值：(1) 萃油率，通常可反應出部分資訊，例如該精油的萃取成本、珍稀度、價格等等。(2) 此精油在 GC/MS 檢測中，目前可以辨識出是何種成分的數目（並非全成分的總數）。此數值通常是，較高代表此精油成分較複雜，有更多元用途；較低則生理作用較具針對性與直接性。(3) 可辨識成分占總數的比例值，若數值越低，代表此精油還有更多潛力等待未來人們發現。另外，有部分精油因為資訊不明確，故將這 3 種數值稍作省略。

適用部位

精油對應中醫的十四經絡，以及印度醫學的七大氣卦（Chakra，又稱脈輪）。

心靈效益

特別適合在某些情緒狀態中使用，有助於內在重新回歸平衡，或提升某種正面特質，或塑造某類情境氛圍。每一則心靈效益的頭兩字，即是所屬精油大類的能量關鍵詞。

注意事項

補充幾個重要資訊，包括說明此精油的使用禁忌。若是較刺激皮膚的精油，則有安全使用劑量。若有相近植物，則針對不同的品種、萃取法、產區，所產生的精油成分，比較其差異。

芳香能量環

從精油所有芳香分子中選出幾個代表性成分，然後歸入 12 大類，製成環形的長條比例圖。但為了強調少量分子也重要，長條圖的比例並非絕對值、而是相對值。成分中文名的上下邊，也有所屬大類的代表色，若無乃是沒被歸入 12 大類者。環形的最外圈文字，象徵各大類在能量療效上的關鍵詞。環形正中央人體圖的紅線，代表此精油呼應的經絡線，實線代表正面、虛線代表背面。（因為參考多種樣本檢測，故成分比例可能位於頗大範圍間，所呈現比例總和也非 100%，而 tr 是代表微量）。

如何使用本書

適用症候索引

以身體系統來分類各種症候，方便讀者快速找到所對應的精油。但有些症候較複雜，會橫跨不同身體系統，因此本書是採直覺性來分類各系統中的症候，依據人體部位的上到下、以及症候的關連性，來做排序，而適用精油是以筆劃來排序。

化學成分中英對照

因為本書選錄的化學成分，有些較罕見、還沒有統一的中文譯名，因此將全書出現過的精油化學成分做成中英對照表，方便讀者明白是指哪個成分，也有助於查詢相關的外文資訊。

拉丁學名索引、英文俗名索引、繁體與簡體中文俗名索引

方便讀者在聽聞某精油的名稱時，快速找到相關頁碼、瞭解其詳細資訊。其中，拉丁學名與英文俗名是以字母來排序；繁體中文俗名是以注音符號與筆劃來排序；簡體中文俗名是以漢語拼音與筆劃來排序。

參考書籍、參考期刊、300種精油範例文獻

本書所撰寫精油的藥學屬性或適用症候，是有其科學根據，所以列出相關的參考期刊與專書。而300種精油文獻，則是從眾多研究資料中，每一精油選出一篇代表性的出處。讀者若有興趣參考上述資料文獻，可深入瞭解此精油的作用。

延伸學習

歡迎加入肯園針對本書的線上研討群組。

芳香能量環

1 模型依據

維特魯威人身上的紅線代表了特別適用的經脈。

周圍的芳香環，則是以「十二經脈子午流注圖」為藍本來排列 12 大類的芳香分子。與精油一起工作了 25 年之後，我觀察到這些芳香分子與特定的經脈能量有奇妙的共振關係，所以用這樣的排序來表現某類分子與某條經脈的相合性。不過這個排序並不代表某類分子的精油最好在該經脈的巡行時間使用。比方說單萜烯類精油有助於強化三焦經，但單萜烯類的精油並非只能在晚間 9 點到 11 點間使用。

2 模型特點

彰顯協同作用的重要性

近年的藥用植物研究，已經不再專注於發掘「神奇子彈」，也就是某個望風披靡的明星成分。相反的，愈來愈多的報告都在結論提到，某藥草或某精油之所以能發揮某療效，是因為各個分子的協同作用所致。以丁香酚為例，如果認為丁香酚就是丁香的神奇子彈，那我們應該採用丁香枝幹而非丁香花苞的精油，因為丁香枝幹的丁香酚含量遠高於丁香花苞。事實上，丁香枝幹精油的立即止痛效果確實優於丁香花苞，然而在抗感染、多發性硬化症、抗腫瘤等作用上，丁香花苞還是明顯勝出，丁香花苞能處理的症狀也比丁香枝幹多。這是因為丁香花苞的分子總數多於丁香枝幹，而且倍半萜烯與酯類的含量也多於丁香枝幹。科學研究和臨床觀察都指向一個事實：分子總數愈多（尤其是大分子）、結構愈複雜的精油，療癒的範疇愈廣。

彰顯微量成分的重要性

除了協同作用，占比低的成分、微量成分、乃至尚未能被辨識的成分，也都影響了精油的功能與特性。以芸香科柑橘屬的果皮精油為例，它們清一色被檸檬烯獨占鰲頭，然而它們的關鍵作用與香氣特徵卻有清楚的分野。像葡萄柚這種檸檬烯高達 92% 以上的精油，其調時差能力在別的檸檬烯類精油身上都找不到。而永久花精油的看家本領，化瘀作用，則是來自於只占 13% 的義大利雙酮。再如胡薄荷精油含胡薄荷酮達 75%，可是其殺蟲毒性遠弱於胡薄荷酮本身，也不具胡薄荷酮的致癌性，這都要歸功於占比不到 15% 的倍半萜類（桉葉醇和癒瘡木烯）。

- 酯 苯基酯-心經
- 倍半萜酮-小腸經
- 單萜醇-膀胱經
- 酚-腎經
- 倍半萜醇-心包經
- 單萜烯-三焦經
- 單萜酮-膽經
- 內酯 香豆素-肝經
- 氧化物-肺經
- 倍半萜烯-大腸經
- 醚-胃經
- 醛-脾經

3 模型方向

過去的分子模型幫助我們迅速掌握精油的基本個性，例如陽性精油、陰性精油，或是理性面精油、情緒面精油等等。我為本書設計的分子模型，則希望把視角進一步聚焦到「療癒的整體性」 —— 留意哪些分子如何組合，而不只是抓到主旋律，同時標示出最能共振的能量通道（經脈）。

精油成分屬性表

	精油成分	代表精油	心理效用	生理效用	整體效用	適用經脈
1	單萜酮	樟腦迷迭香 綠薄荷	開啟悟性 保持神智的清明	溶解脂肪與黏液 激勵神經與皮膚再生	破除	膽經
2	香豆素／內酯	芹菜 圓葉當歸	扭轉乾坤 穿越重重的障礙	養肝排毒 抗血液黏稠	消融	肝經
3	氧化物（桉油醇）	澳洲尤加利 桉油醇樟	青春洋溢 帶來新意與活力	強化細胞供氧 抗卡他	更新	肺經
4	倍半萜烯	德國洋甘菊 古巴香脂	順其自然 找到自己的定位	強力消炎 緩解過敏	接受	大腸經
5	醚	熱帶羅勒 肉豆蔻	建立信仰 尋獲內在的靠山	助消化、抗痙攣 強化神經	安定	胃經
	醛	香蜂草 檸檬尤加利	得到自由 感受天地的寬闊	強力抗菌抗病毒 抗氧化、抗腫瘤	超脫	脾經

	精油成分	代表精油	心理效用	生理效用	整體效用	適用經脈
7-1	酯	羅馬洋甘菊 苦橙葉	備受呵護 體會善意與溫柔	止痛消炎 鎮靜安撫	放下	心經
7-2	苯基酯	黃玉蘭 芳香白珠	流露感性 品味生活的甜蜜	放鬆肌肉 保護神經	鬆開	心經
7-3	芳香酸	安息香 香草	抗壓收驚 驅走威脅的陰影	促進傷口癒合 抗痙攣	鬆開	心經
8	倍半萜酮 雙酮 / 三酮	銀艾 莎草	修補創傷 擴大靈性的共振	去瘀療傷 通經絡、抗腫瘤	化解	小腸經
9	單萜醇	芳樟 茶樹	生機勃勃 煥發抖擻的精神	增強免疫機能 補身抗衰老	厚實	膀胱經
10	酚 / 芳香醛	野馬鬱蘭 台灣土肉桂	無所畏懼 散放熱情與自信	強力抗感染 助消化、抗腫瘤	壯大	腎經
11	倍半萜醇	廣藿香 岩蘭草	怡然自得 敢以餘味定輸贏	解除淋巴與靜脈壅塞 強心、護膚	平衡	心包經
12	單萜烯	絲柏 海茴香	不屈不撓 打磨耐力與毅力	激勵神經傳導 促進體液的流動與代謝	提升	三焦經

十二經脈與其對應範圍

	經脈	療癒能量	情緒根源	生理漏洞	適用精油
1	膽經	正確地看見自己 清明地做出判斷	有所顧忌而無法承認的恨意	風濕性關節炎 僵直性脊椎炎 上火、結石 抽筋 ...	單萜酮類
2	肝經	珍惜所有 適當運用 積極行動	生存資源被剝奪而產生的怒氣	乳腺增生、乳癌 肝病 病毒感染 慢性中毒 ...	香豆素與內酯類
3	肺經	轉換氣氛 重拾活力	失去戀慕對象的哀愁與抑鬱	久咳不止、有氣無力 高燒不退、咽喉腫痛 支氣管炎 ...	氧化物類（桉油醇）
4	大腸經	保持彈性 與時俱進	無法面對夢想幻滅的悲觀和頑固	皮膚過敏奇癢 視力模糊 腹瀉、便秘 牙疼 ...	倍半萜烯類
5	胃經	恢復本性做自己 誠實是最好的政策	為顧全大局而百般隱忍	腹腔疼痛 不同部位的莫名疼痛 消化困難、浮腫 脫線的表現 ...	醚類
6	脾經	信任身體的直覺 感受大地的支持	想太多以及過度的理性控制	婦科問題 男性生殖器官疾病 糖尿病、食慾不振 濕疹、蕁麻疹 ...	醛類

	經脈	療癒能量	情緒根源	生理漏洞	適用精油
7	心經	寬恕上天之不仁 原諒自己的無力	無法承受之創傷 (背叛、遺棄、匱乏、災禍)	失眠、夜起 多夢、神經衰弱 一切心臟疾病 猝倒、暈眩…	酯類 苯基酯類 芳香酸類
8	小腸經	過濾生命的渣滓 化腐朽為神奇	無法擺脫之創傷 (罪惡、羞恥、晴天霹靂)	被害妄想、精神分裂 落枕、身體僵硬 無法出汗、臉發青 貧血、煩悶…	倍半萜酮類
9	膀胱經	揚棄人定勝天的妄想，做合理的努力	對於出身背景或 表現不夠好的恐懼	風邪感冒 與血液有關的疾病 與骨頭有關的疾病 腰背痛、各類不適…	單萜醇類
10	腎經	接通幸福的源泉與 生生不息的力量	對於性與死亡的 深層恐懼	氣喘、過敏性鼻炎 衰老、記憶力差、 早生白髮 性冷感、陽痿 手腳冰冷、耳鳴…	酚類 (芳香醛)
11	心包經	築起堅固的護城 河，產生安全感	神經系統不穩定 情緒大起大落	緊張、心悸 狂躁、易怒、口臭口瘡 甲狀腺腫、睡眠困擾…	倍半萜醇類
12	三焦經	穿越世界的烏煙瘴 氣而抵達自己的 淨土	被他人的情緒勒索 而動彈不得	筋膜沾黏引起的各種問題，如五十肩、肋間神經痛、乳汁不出、閉經等等	單萜烯類

氣卦七輪與其對應範圍

氣卦Chakra又稱「脈輪」，是印度傳統醫學阿育吠陀（Ayurveda）用以指涉人體能量場域的概念。在不同氣卦部位使用合適精油，將有

	1 第一氣卦	2 第二氣卦	3 第三氣卦
名稱	基底輪	性輪	本我輪
梵語	Muladhara	Svadhishthana	Manipura
含意	根基的支持	自我的居所	寶石之城
代表色	紅色．土	橙色．水	黃色．火
部位	會陰、脊椎底部	生殖器官、下腹部	肋骨與肚臍之間（太陽神經叢）
生理範圍	骨骼關節、腿部、骨盆、排泄功能	生殖泌尿功能、生育力、性腺	消化功能、腸胃、肝膽、胰腺
心理與能量範圍	生存的基本需求、安全感、恐懼感、金錢或物質關係	親密關係、創造力、性愉悅、罪惡感	自我意志的中心、自我評價、控制欲

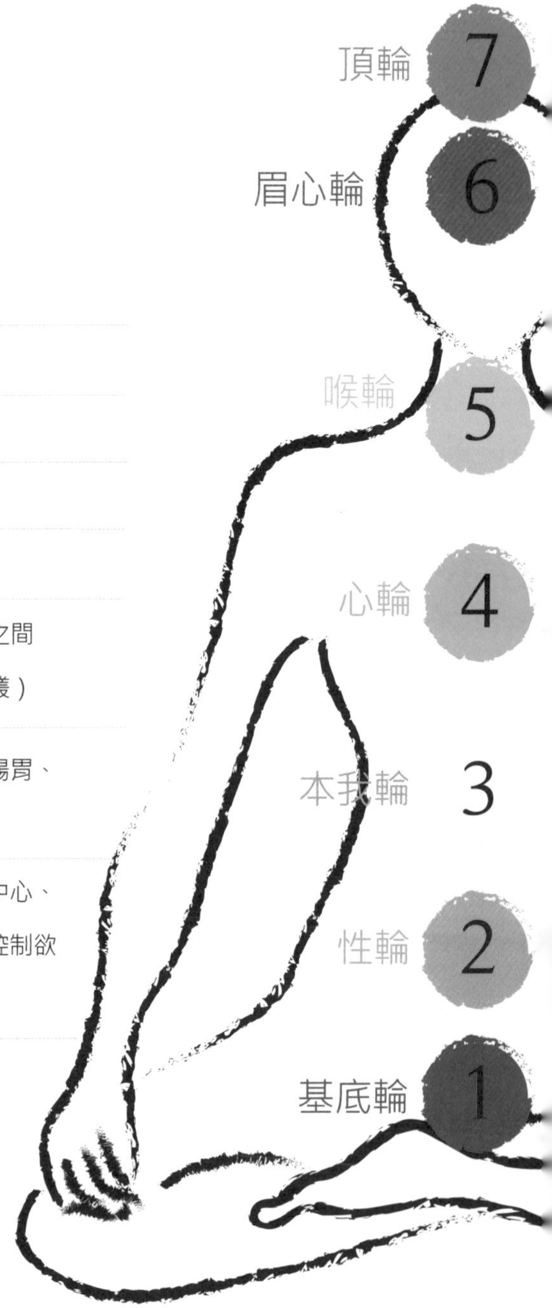

助於調理該氣卦對應的身心狀態。其中，第一與第二氣卦，第六與第七氣卦，因為位置相近，所掌管的身心狀態有些重疊，例如松果體與腦下腺，皆對第六與第七氣卦有影響，也常與智慧的課題相關。不過，第七氣卦更強調整體合一，即每氣卦要平衡與統合，因此也有人認為第七氣卦代表色是白色（乃所有色光的合一）。

4	5	6	7	
第四氣卦	第五氣卦	第六氣卦	第七氣卦	
心輪	喉輪	眉心輪	頂輪	名稱
Anahata	Vishuddha	Ajna	Sahasrara	梵語
免災免厄	純淨	無限的力量	千瓣蓮花	含意
綠色，風	藍色	靛色、藍紫色	紫色、白色	代表色
胸部	喉、頸部	兩眉之間（第三隻眼）	頭頂之上	部位
心肺功能、循環、胸腺	呼吸功能、甲狀腺、新陳代謝	腦下腺、眼、臉、頭部	松果體、大腦、神經傳導物質	生理範圍
愛、與世界的交流、付出與接受	溝通表達、共鳴、人際互動	洞見、直覺、夢想、覺知	靈性、合一	心理與能量範圍

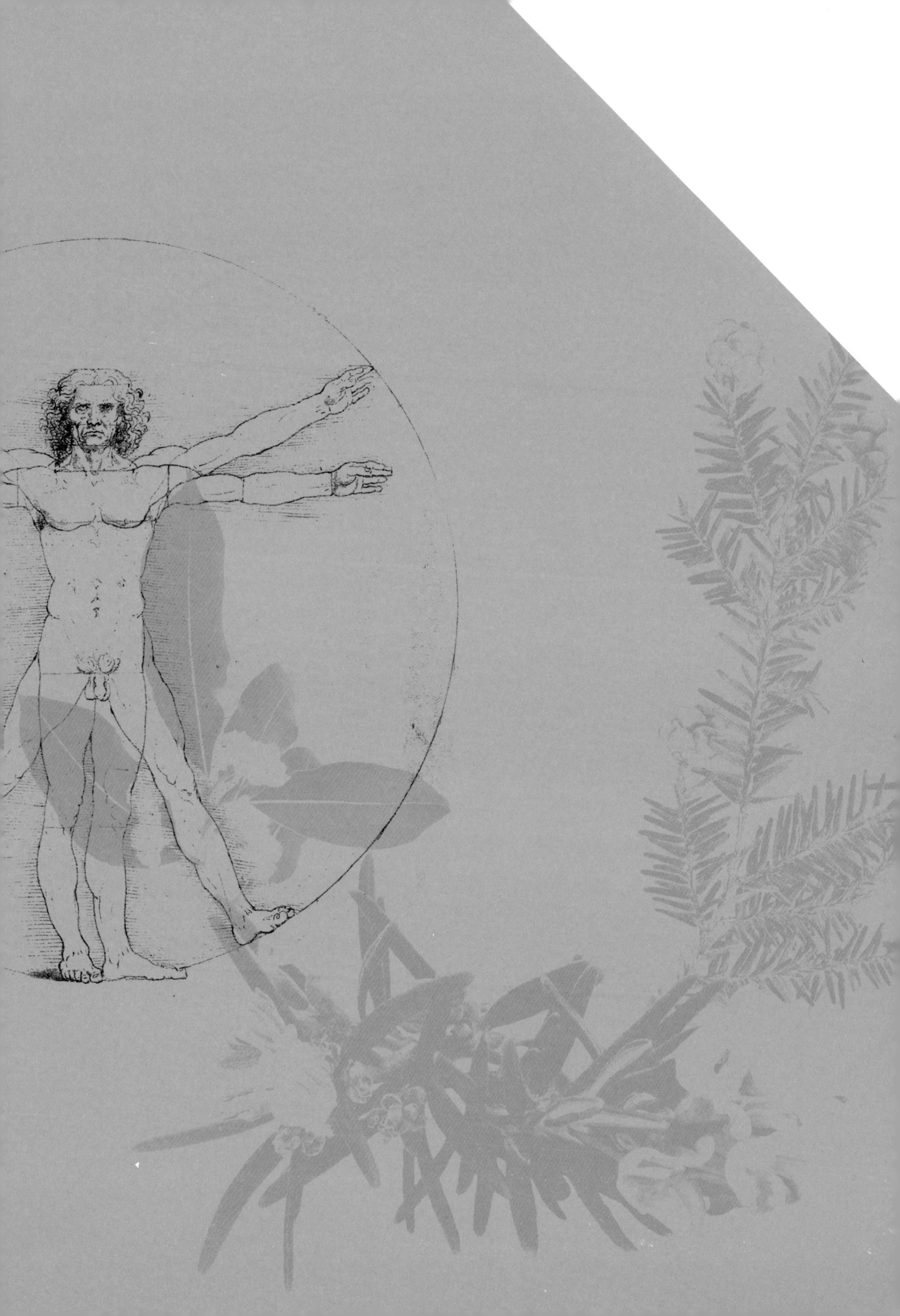

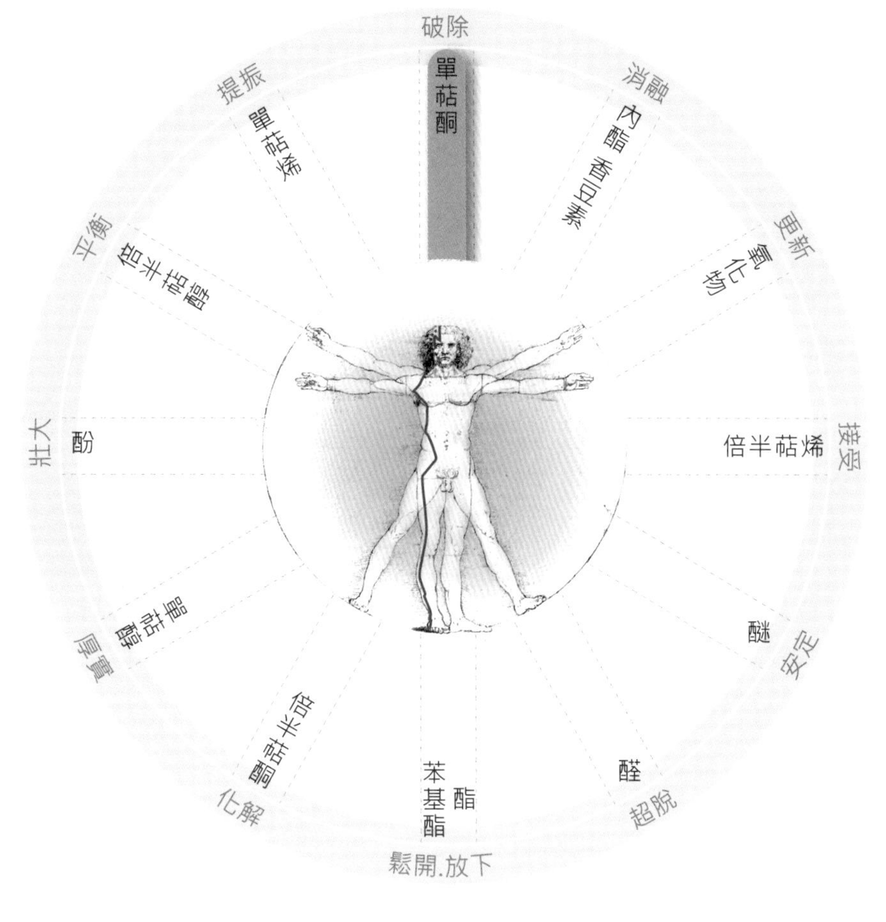

I 單萜酮類

Monoketone

容易讓人聯想到藥物，效用也如氣味般強大。多半利膽與利腦，很能呼應「膽有多清，腦有多清」的膽經運行原理。多項研究顯示，這類精油是學習障礙與老年癡呆的首選。雖然聞起來比較“嚴肅”，卻能活化女性機能，使皮膚回春。此外，驅蟲、化痰、抗病毒也是它們的強項。至於初學者忌憚的神經毒性與導致流產的可能，完全可藉正確的劑量和用法來避免。

利古蓍草
Ligurian Yarrow

喜歡生長在明亮開敞的林間空地，可在800公尺以下的石灰岩坡地發現。與西洋蓍草明顯不同的地方是葉較寬也較分歧，更像窄版的艾葉。

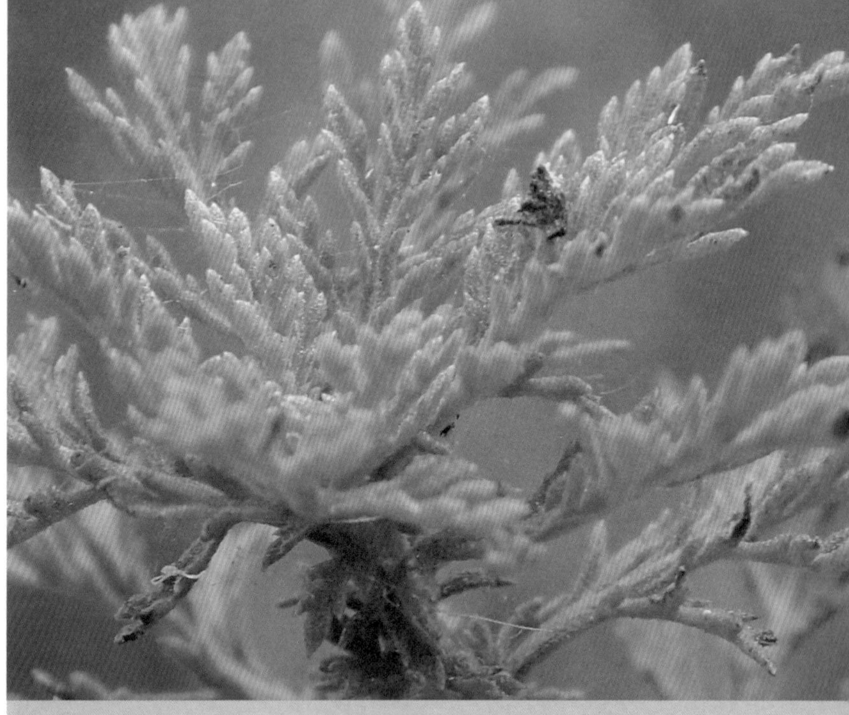

學　　名｜Achillea ligustica

其他名稱｜南方蓍草 / Southern Yarrow

香氣印象｜濕著眼睛看結局美好的勵志歌舞片

植物科屬｜菊科蓍屬

主要產地｜義大利、科西嘉、希臘

萃取部位｜開花之整株藥草（蒸餾）

藥學屬性	適用症候
1. 消炎，止血，療傷	神經炎，神經痛，風濕，扭傷，挫傷
2. 調節女性荷爾蒙，通經	月經週期混亂，經痛，輸卵管炎，子宮肌瘤，更年期症候群
3. 利肝膽	多油炸、少蔬果、常喝含糖碳酸飲料、常備零食的飲食習慣
4. 抗卡他，修復皮膚傷痕	多痰，蚊蟲咬傷

適用部位　大腸經、本我輪

核心成分

萃油率0.2~0.4%，82個可辨識之化合物（占94%）

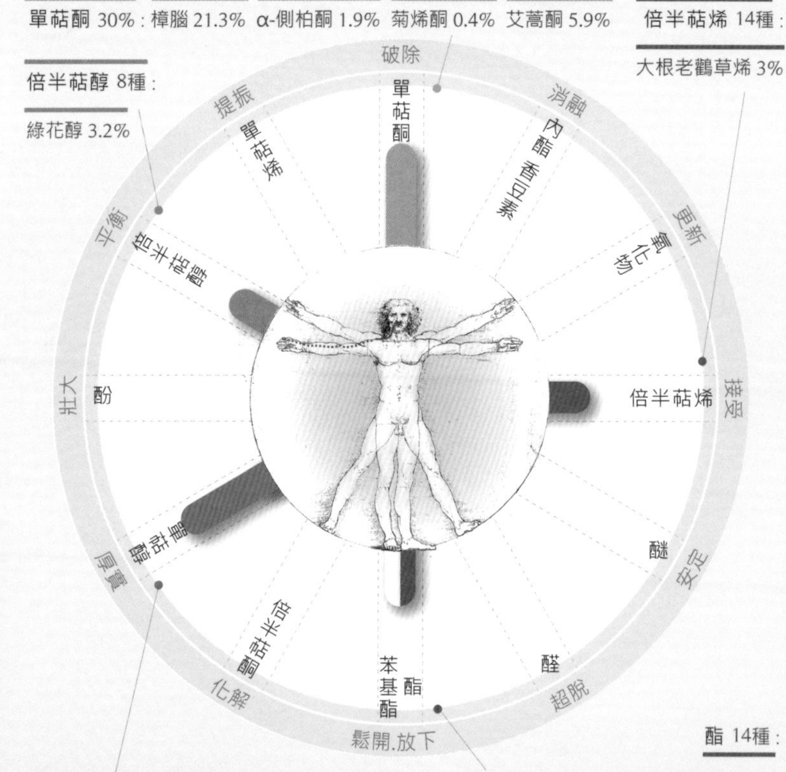

心靈效益｜破除舒適圈的包圍，大膽展開夢想已久的生活實驗

注意事項

1. 最主要的分布區是義大利本島與離島之間的第勒尼安海岸。但各地成分差異大，本條描述較接近科西嘉島所產。
2. 孕婦、哺乳母親、嬰幼兒不宜使用。

圓葉布枯
Round Leaf Buchu

分布於開普頓西部的砂質低矮山脈，需要林火更新的硬葉灌木群落中。喜歡靠近溪流生長，但周邊往往是半沙漠區，通常為1公尺高，常綠。

藥學屬性	適用症候
1. 消解黏液，抗卡他	感冒，多痰，氣喘性支氣管炎
2. 輕度抗菌抗感染，利尿	尿道炎，膀胱炎，攝護腺炎，排尿困難，腎結石
3. 抗痙攣	消化不良
4. 消炎	傷口紅腫，瘀血，扭傷

酮-醇類：布枯腦 41%(以烯醇型式存在的環α-芳香雙酮)　單萜酮：異薄荷酮 31%

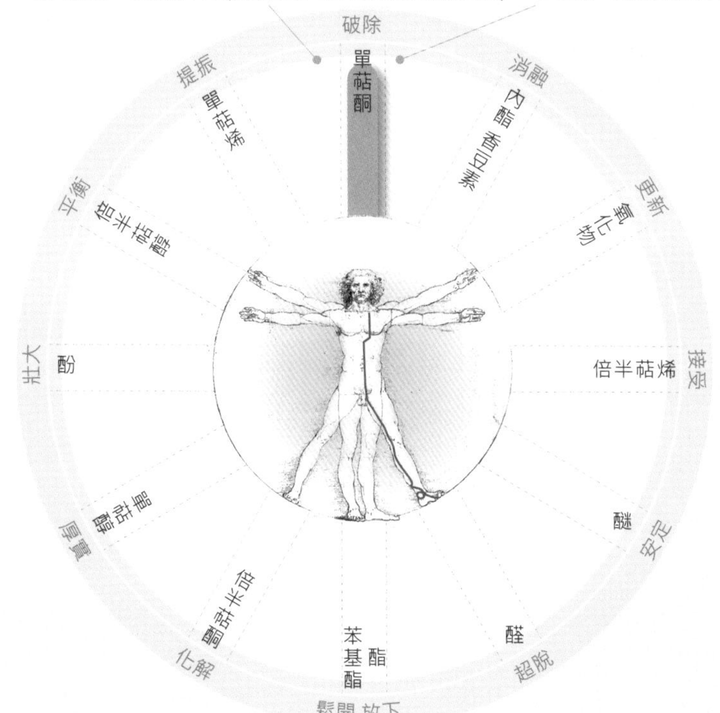

含硫化合物：對-薄荷-8-硫醇-3-酮 3%
（特有氣味之來源，似黑醋栗）

學　　名｜Agathosma betulina

其他名稱｜布枯葉 / Boegoe

香氣印象｜穿過荒山堆石，在乾渴至極時看見海市蜃樓

植物科屬｜芸香科香芸木屬

主要產地｜南非

萃取部位｜葉片（蒸餾）

適用部位　腎經、性輪

核心成分

萃油率 1.3%，40 個可辨識之化合物

心靈效益｜破除石壁般的困境，讓生命重新流動

注意事項

1. 孕婦、哺乳母親、嬰幼兒，以及對酮敏感者應避免使用。
2. 另一品種 Agathosma crenulata 橢圓葉布枯，作用近似，但酮含量以胡薄荷酮為主（54%），也不含布枯腦，使用上要更謹慎。
3. 美國允許布枯精油添加於食品中的劑量為 0.002%。

側柏酮白葉蒿

White Mugwort, CT Thujone

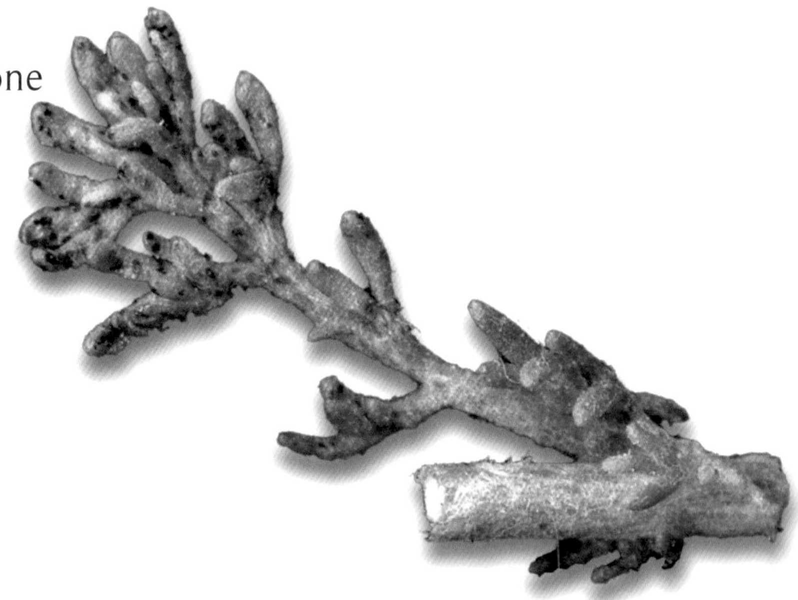

遍布於地中海不毛之地的矮小的灌木。葉披腺毛，氣味極重，在陽光下呈灰白色。

學　　名 | Artemisia herba-alba

其他名稱 | 沙漠苦艾 / Desert Wormwood

香氣印象 | 漂浮在巨大無垠的銀河中

植物科屬 | 菊科艾屬

主要產地 | 摩洛哥、西班牙南部

萃取部位 | 全株藥草（蒸餾）

適用部位　膽經、頂輪

核心成分

萃油率 1.3%，29 個可辨識之化合物

心靈效益 | 破除物質的誘引，長出靈性的翅膀

藥學屬性	適用症候
1. 消解黏液	白帶，呼吸道卡他性感染
2. 抗病毒，抗氧化	扁平疣，減緩皮膚老化
3. 通經，抗痙攣	月經不至，經痛
4. 抗感染，抗寄生蟲，利膽汁分泌，降血糖	腸道寄生蟲，蟯蟲病，肥胖，糖尿病

桉葉醇 0.4%　α-側柏酮 44~73%　β-側柏酮 9~12%　樟腦 8~20%

破除　消融　更新　接受　安定　超脫　鬆開.放下　化解　厚實　壯大　平衡　提振

單萜酮　內酯 香豆素　氧化物　倍半萜烯　醚　醛　苯基酯 酯　倍半萜酮　單萜醇　酚　倍半萜醇　單萜烯

乙酸龍腦酯 0.8%

注意事項

1. 孕婦、哺乳母親、嬰幼兒，以及對酮敏感者避免使用。
2. 摩洛哥有七種白葉蒿化學品系（CT），分別以樟腦、側柏酮、菊烯酮、乙酸菊烯酯、印蒿酮形成不同組合。

艾葉

Chinese Mugwort

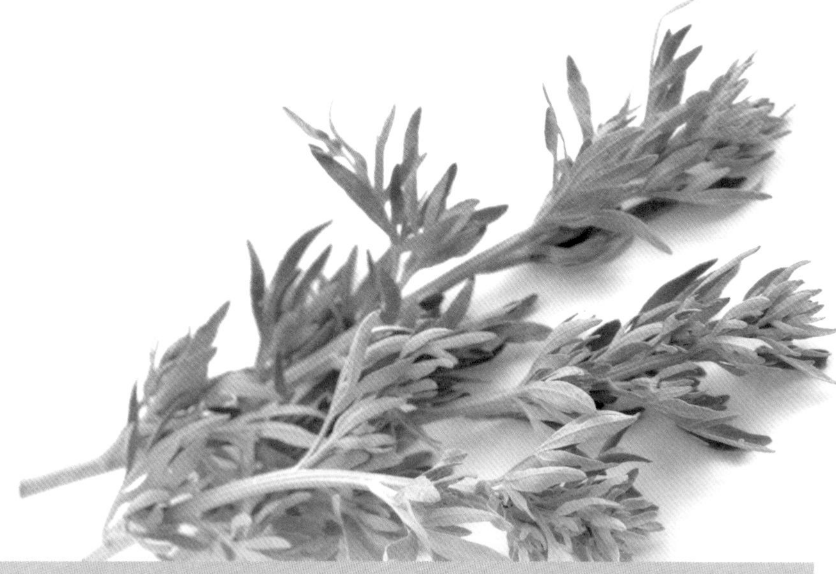

喜旱植物，常見於缺水山坡、草原河岸、以及橡樹林邊與荒地。在貧瘠乾燥的土壤上會長得更加枝繁葉茂、香氣濃郁。

藥學屬性	適用症候
1. 抗真菌（絮狀表皮癬菌、白色念珠菌、新型隱球菌），抗病毒，消毒，驅蟲	腳癬，灰指甲，外科感染，帶狀疱疹，小兒輪狀病毒腸炎
2. 增加紅血球數量，提高雌二醇和黃體酮水平	小腹冷痛，經寒不調，宮冷不孕
3. 降低谷丙轉氨酶，促進肝功能恢復，提高肝臟合成蛋白質的能力，抗B肝病毒	肝硬化，脂肪肝，B型肝炎
4. 增強巨噬細胞吞噬功能，強化免疫，激勵代謝，抗氧化	過敏，氣喘，咳嗽，濕疹搔癢

學　　名｜Artemisia argyi

其他名稱｜艾蒿 / Gaiyou

香氣印象｜地上折射出彩虹的水窪

植物科屬｜菊科艾屬

主要產地｜中國、韓國、日本、蒙古

萃取部位｜枝葉（蒸餾）

適用部位　肝經、性輪

核心成分

萃油率 0.65~1.23%，28~51 個可辨識之化合物（占 72~94%）

心靈效益｜破除腫脹的自我，耐心融入多元的社群

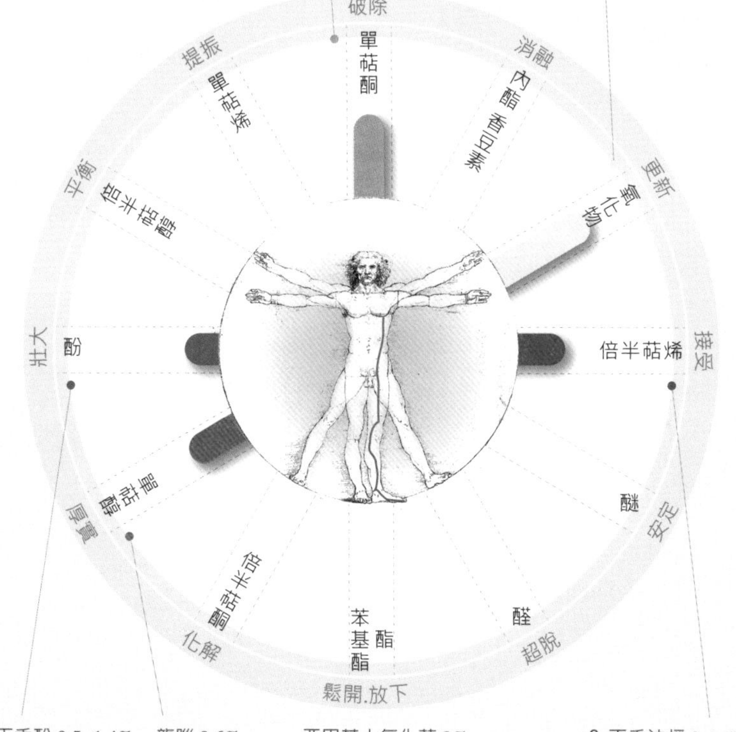

注意事項

1. 艾灸功效主要來自艾葉之精油成分，但中國各地艾葉（艾草）成分差距頗大，本條比較符合蘄艾。孕婦、哺乳母親、嬰幼兒不宜使用艾葉精油。
2. 青蒿（黃花蒿）Artemisia annua 的精油以倍半萜烯和單萜酮為主（艾蒿酮和樟腦），抗瘧疾的青蒿素則不存在於精油當中。
3. 茵陳蒿 Artemisia capillaris 油中主成分為茵陳烯炔和茵陳烯酮，利膽。

艾蒿
Common Mugwort

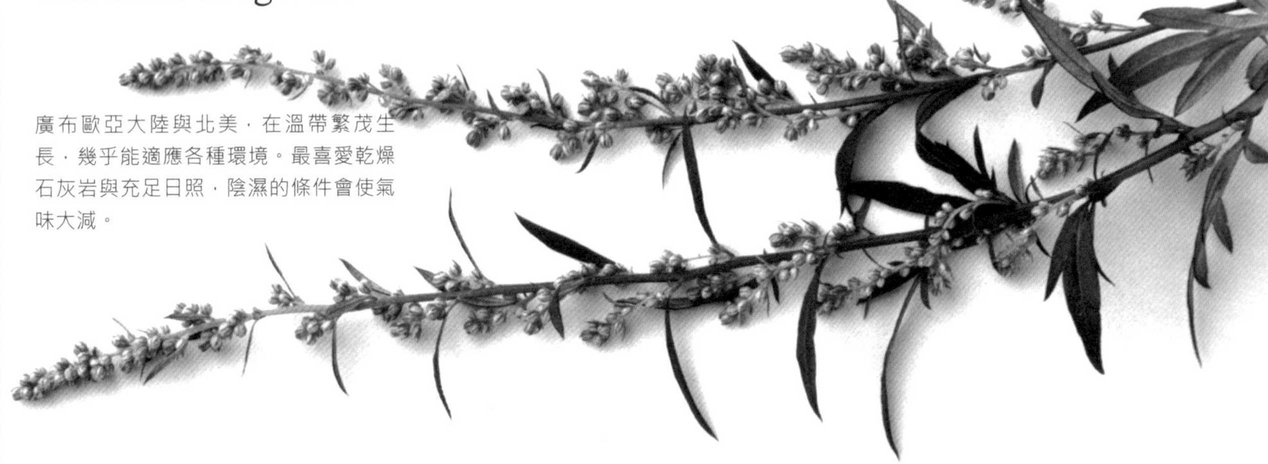

廣布歐亞大陸與北美，在溫帶繁茂生長，幾乎能適應各種環境。最喜愛乾燥石灰岩與充足日照，陰濕的條件會使氣味大減。

學　　名	Artemisia vulgaris
其他名稱	北艾 / Mugweed
香氣印象	風吹草低見牛羊
植物科屬	菊科艾屬
主要產地	摩洛哥、土耳其、埃及
萃取部位	開花之全株藥草（蒸餾）

適用部位　腎經、性輪

核心成分

萃油率 0.4~1.4%，48~88 個可辨識之化合物

心靈效益｜破除有限資源的不便，善用減法過生活

藥學屬性	適用症候
1. 消解黏液	長年吸菸之痰多，陰道搔癢與分泌物多
2. 抗病毒，抗氧化，降解重金屬的神經傷害	扁平疣，皮膚乾皺，老年癡呆，自閉症
3. 通經，抗痙攣，祛脹氣	助產，月經不至，經痛，頭痛，腹痛
4. 抗寄生蟲，驅蚊，消炎	腸道寄生蟲，登革熱，蚊蟲叮咬導致的皮膚潰爛

注意事項

1. 孕婦、哺乳母親、嬰幼兒，以及對酮敏感者避免使用。
2. 苦艾 Artemisia absinthium 精油含側柏酮 45% 和乙酸檜酯 9%，兩者都會導致流產（反著床），但也有驅蟲、通經、開胃的功能。
3. 非洲艾 Artemisia afra 精油的組成接近艾蒿，差別在於含艾蒿酮而較少樟腦，以及桉油醇達 30%，所以對呼吸道的效果更好。

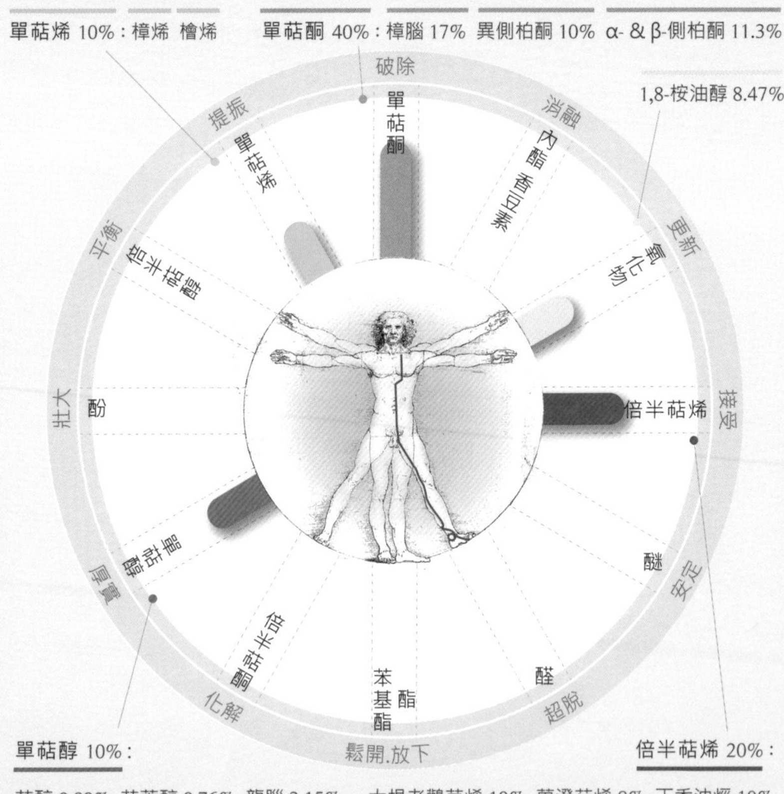

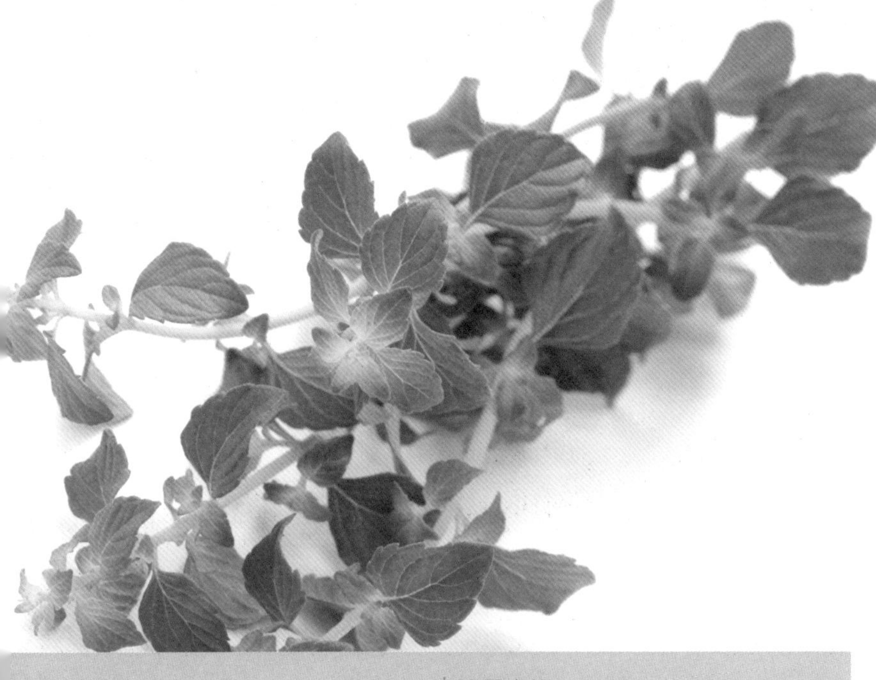

假荊芥新風輪菜

Calamint

常見於地中海海岸，偏愛石灰岩與全日照。冬季休眠，春季開花，夏季最為活躍，約可生長 3~4 年。

藥學屬性	適用症候
1. 助消化，健胃，養肝，利膽	奶製品造成之脹氣，腸炎，過量酒精或人工添加劑的肝傷害
2. 補强呼吸系統與神經系統（低劑量）	濕度過高之呼吸不順暢，情緒低落與疲倦感
3. 抗感染，抗黴菌（念珠菌屬，黃麴黴菌）	足部真菌病，皮膚之黴菌感染
4. 類激素作用，抑制亢進之甲狀腺	甲狀腺機能亢進

學　　名	Calamintha nepeta / Clinopodium nepeta
其他名稱	卡拉薄荷 / Lesser Calamint
香氣印象	疾風知勁草
植物科屬	唇形科新風輪菜屬
主要產地	義大利、葡萄牙、科西嘉
萃取部位	開花之全株藥草（蒸餾）

適用部位　膽經、喉輪

核心成分

萃油率 3%，28 個可辨識之化合物（占 91.6%）

心靈效益 | 破除一把抓的習慣，願意放手授權

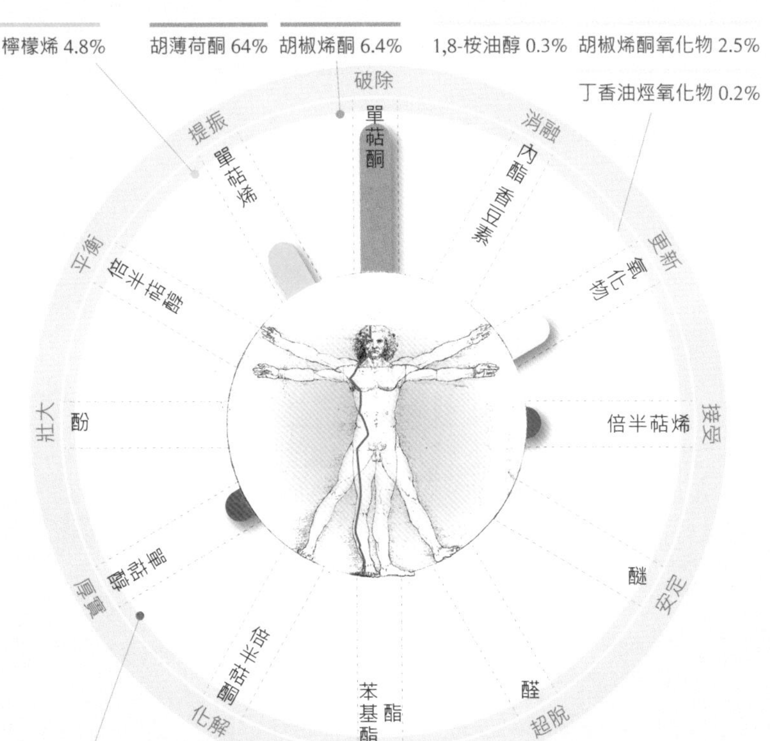

注意事項

1. 孕婦、哺乳母親、嬰幼兒、對酮敏感者避免使用。
2. 有三種化學品系：胡薄荷酮型（較乾的環境），薄荷酮型（水氣較多的環境），胡椒烯酮氧化物型。
3. 另一品種「山地卡拉薄荷」Calamintha sylvatica 作用相似，組成為胡薄荷酮 25%，胡椒酮 12%，薄荷酮 7%，異薄荷酮 10%，氣味較不嗆辣。

藏茴香
Caraway

原生於西亞，如今遍布歐洲（除了地中海地區以外）。喜歡在日照充足的向陽地生長，土壤最好富含有機質。

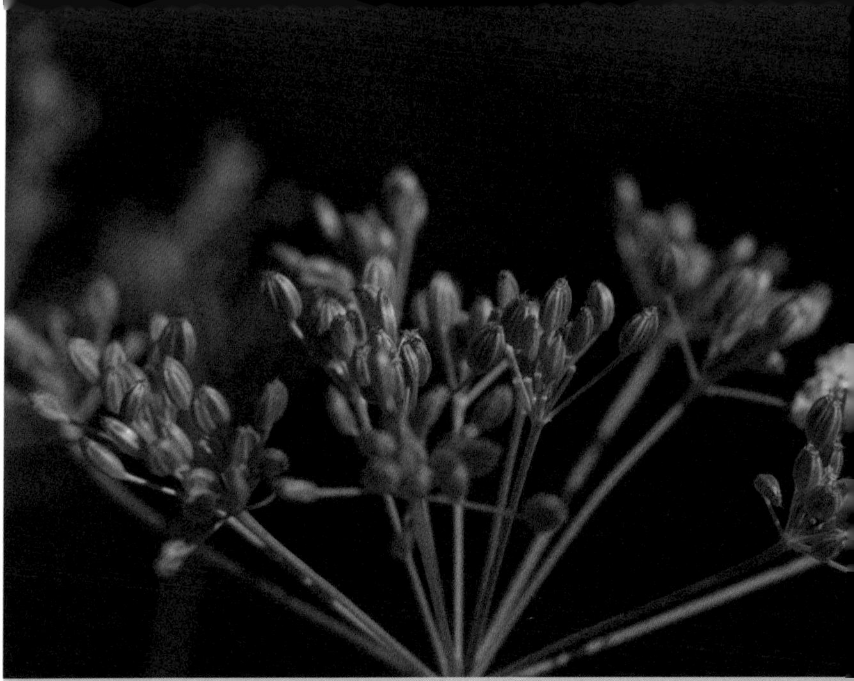

學　　名｜Carum carvi

其他名稱｜葛縷子 / Carvi

香氣印象｜寒冬裡就著蔬菜湯啃大餅

植物科屬｜繖形科葛縷子屬

主要產地｜芬蘭、荷蘭、埃及、伊朗

萃取部位｜種子（蒸餾）

適用部位　膽經、本我輪

核心成分

萃油率 2.9%，18 個可辨識之化合物（占 97%）

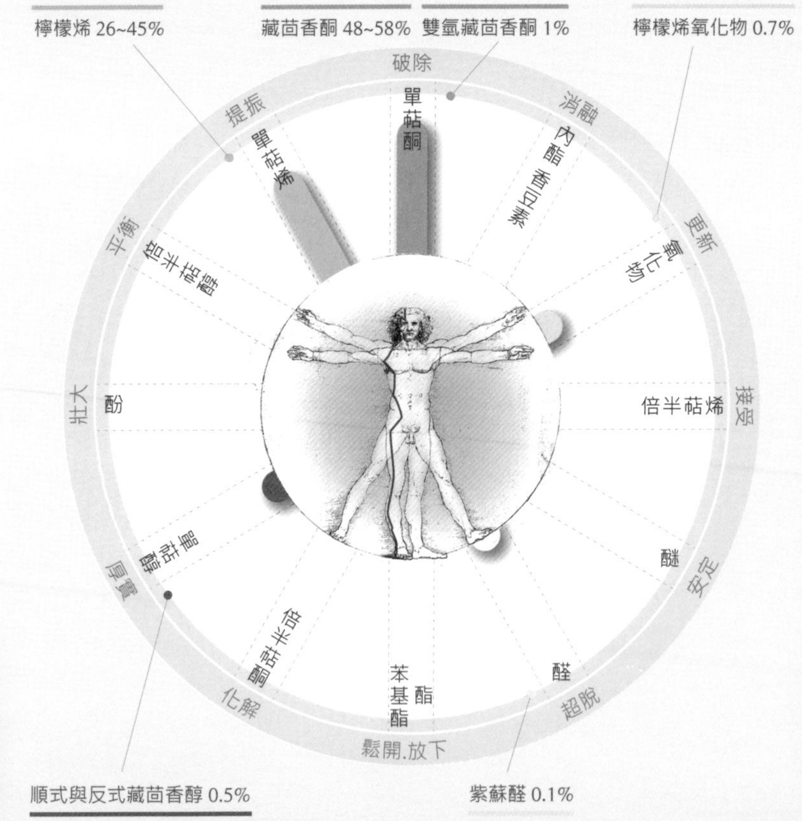

心靈效益｜破除奢華的調性，學會欣賞素樸的滋味

藥學屬性	適用症候
1. 溶解黏液，利尿，促進乳汁分泌，調經	急性支氣管黏膜炎，咳嗽，哺乳，經痛
2. 養肝利膽，保護腎臟，降血糖，降血脂	代謝遲緩，敗血症之預防，化學毒素導致之肝臟受損，糖尿病
3. 保護黏膜，消炎，抗菌，祛脹氣，抗痙攣	胃炎，十二指腸潰瘍，IBD（克隆氏症，潰瘍性結腸炎），腹瀉，脹氣
4. 抗氧化，調節免疫，抗腫瘤	風濕痛，腰痛，卵巢癌，神經母細胞瘤

注意事項

1. 神經毒性在酮類精油當中最低，但孕婦、哺乳母親、嬰幼兒最好仍避免使用。

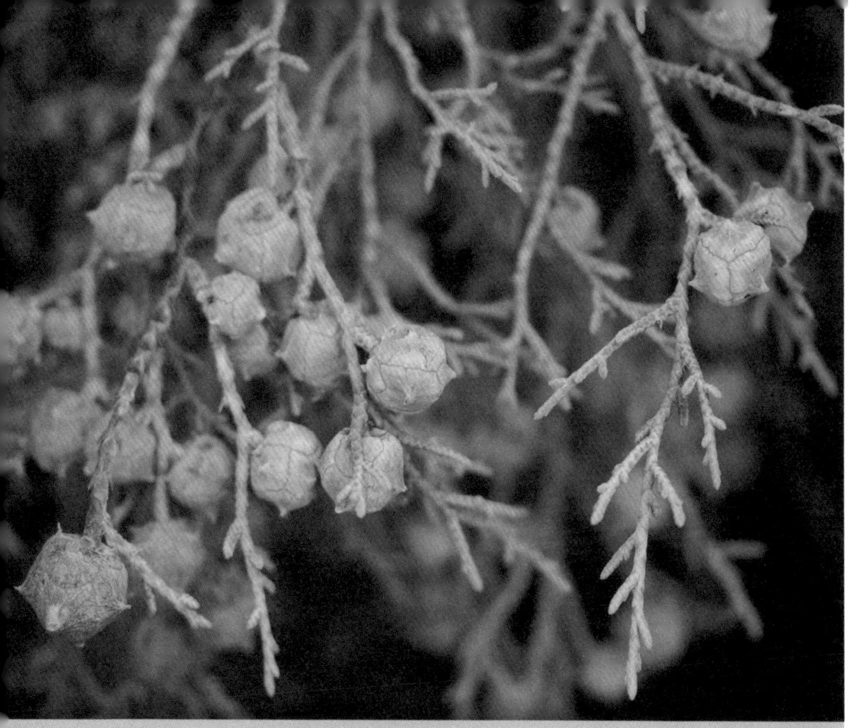

藍冰柏

Arizona Cypress

原生於北美洲西南部，一身灰綠，10~25公尺高。毬果會緊閉數年，等到親樹被大火焚燒才打開，藉此建立自己的領地。

藥學屬性	適用症候
1. 抗菌，驅蚊，殺孑孓	環境髒亂，登革熱
2. 消除脂肪	零食與碳酸飲料導致之肥胖
3. 促進循環	四肢僵硬，浮肉

學　　名｜Cupressus arizonica

其他名稱｜綠幹柏 / Piute Cypress

香氣印象｜一棒打醒夢中人

植物科屬｜柏科柏木屬

主要產地｜美國、伊朗、突尼西亞、印度

萃取部位｜枝葉（蒸餾）

適用部位　膽經、本我輪

核心成分

萃油率 0.8%，46 個可辨識之化合物（占 97.33%）

檸檬烯 14.44%　α-松油萜 11%　檜烯 4~7%　加州月桂酮 13.25~30%　樟腦 1.68%

萜品烯-4-醇 7.29%　順式-14-正依蘭醇-5-烯-4-酮 3.04%　依蘭-4(14),5-二烯 7.36%　表-柔拿烯 2.9%

破除　單萜酮　消融　內酯 香豆素　更新　氧化物　接受　倍半萜烯　安定　醚　超脫　醛　鬆開.放下　苯基酯 酯　化解　倍半萜酮　厚實　單萜醇　壯大　酚　平衡　倍半萜醇　提振　單萜烯

心靈效益｜破除拖拉的習性，嚴肅面對生活

注意事項

1. 加州月桂酮神經毒性比較強，孕婦、哺乳母親、嬰幼兒不宜使用。
2. 過量易使人頭痛或呼吸困難。

樟樹
Camphor Tree

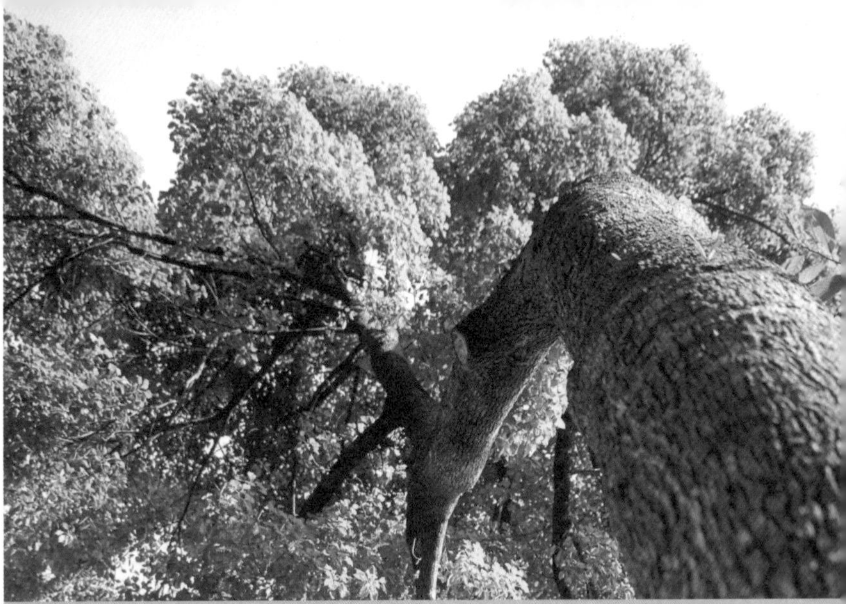

喜溫暖濕潤及肥沃深厚的酸性土，樹齡愈高，含油量和樟腦含量愈高。能夠耐煙塵和吸收有毒氣體。生命力極強，核爆和沉船後都能發芽。

學　名 | Cinnamomum camphora
其他名稱 | 本樟 / Camphorwood
香氣印象 | 走進圖坦卡門的永生神話
植物科屬 | 樟科樟屬
主要產地 | 中國南方、台灣、日本
萃取部位 | 樹幹和根部（蒸餾）

適用部位　膽經、頂輪

核心成分

萃油率 3.34%，27 個可辨識之化合物（占 82.7%）

心靈效益 | 破除軟弱怕事的心理障礙，豎起腰桿承擔責任

藥學屬性	適用症候
1. 局部麻醉，止痛，抗風濕，利關節，行氣血	神經痛，牙痛，心腹痛，跌打損傷，腰背痠痛，風濕，痛風，關節疼痛
2. 少量有益心肺功能，量稍高具激勵效果，過量有神經毒性並可能引起癲癇	虛弱無力，不省人事，輕度昏厥
3. 抗黏膜發炎，解消黏脂質，促進傷口癒合	慢性支氣管炎，膿腫，傷疤，凍瘡
4. 利滯氣，除穢濁，殺蟲止癢	腳氣病，戶外活動與陰濕環境，疥癬瘡癢

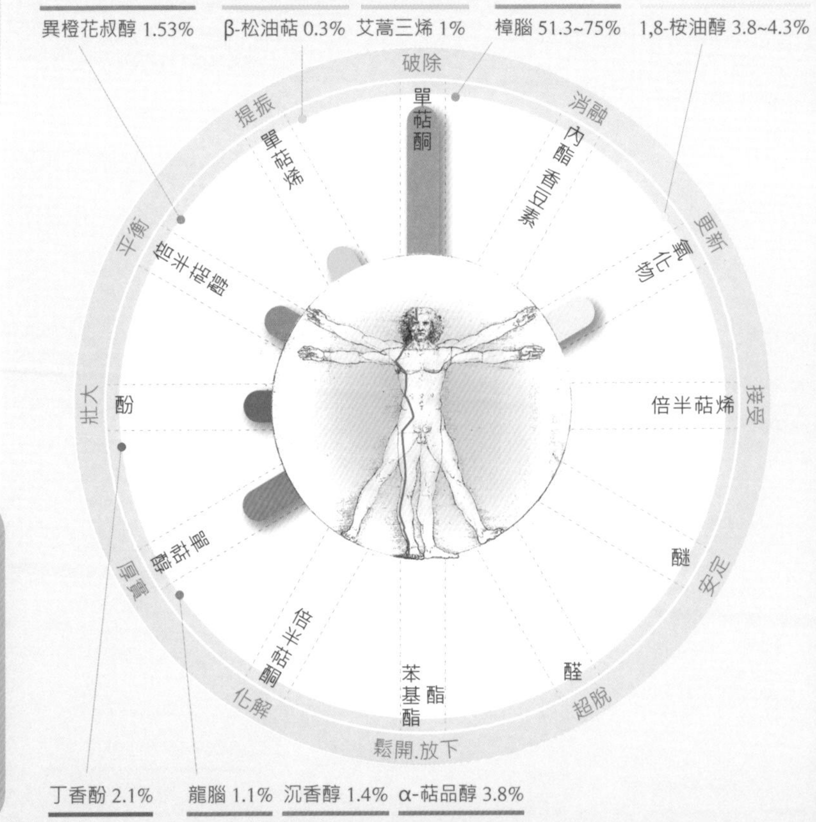

異橙花叔醇 1.53%　β-松油萜 0.3%　艾蒿三烯 1%　樟腦 51.3~75%　1,8-桉油醇 3.8~4.3%

破除　消融　更新　接受　安定　超脫　鬆開.放下　化解　厚實　壯大　平衡　提振

單萜酮　內酯 香豆素　氧化物　倍半萜烯　醚　醛　苯基酯 酯　倍半萜酮　單萜醇　酚　倍半萜醇　單萜烯

丁香酚 2.1%　龍腦 1.1%　沉香醇 1.4%　α-萜品醇 3.8%

注意事項

1. 可分五種化學品系：芳樟（以沉香醇為主）、本樟（以樟腦為主）、油樟（以桉油醇為主）、異樟（以異橙花叔醇為主）和龍腦樟（以龍腦為主）。
2. 孕婦、哺乳母親、嬰幼兒、癲癇患者避免使用。

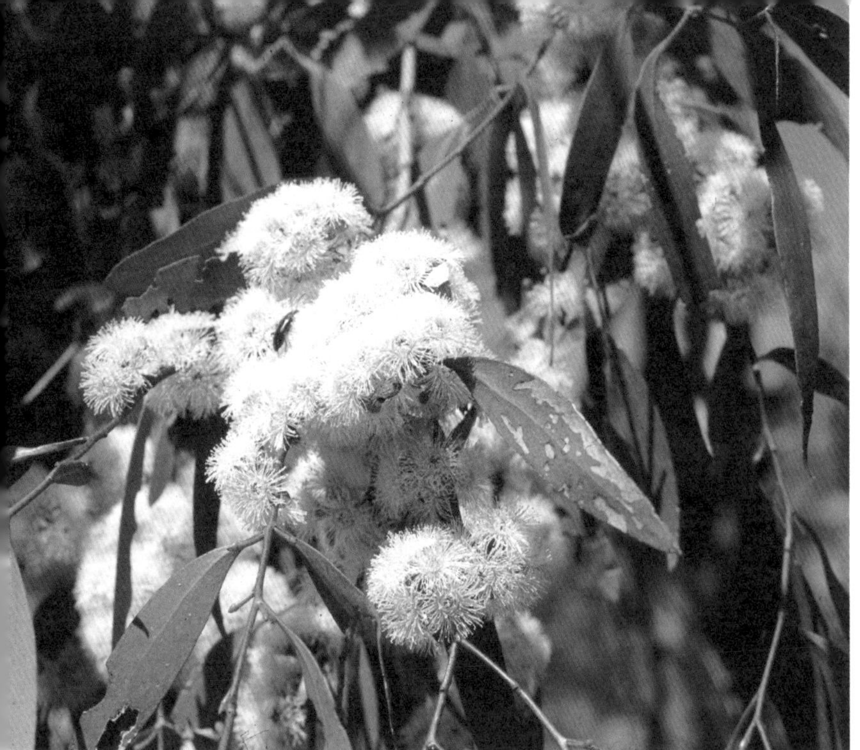

薄荷尤加利
Peppermint Eucalyptus

原生於澳洲東南的小樹，習慣溫暖的天氣與一致的降雨量。常見於相對乾燥的硬葉林地，葉片幼時短圓，成熟後則顯寬長。

藥學屬性	適用症候
1. 抗卡他，化解黏液	鼻竇炎，支氣管炎，耳炎
2. 抗菌，抗感染	各類腸道菌種感染，腸黏膜發炎，狹縮性咽峽炎，白帶與陰道炎
3. 利尿，消解尿素，促進腎臟細胞再生	尿毒症，腎炎，腎病：以水腫、尿蛋白為主徵

學　　名 | Eucalyptus dives

其他名稱 | 寬葉胡椒薄荷 / Broad-leaved Peppermint

香氣印象 | 伐木工默默在林間砍樹

植物科屬 | 桃金孃科桉屬

主要產地 | 澳洲、南非

萃取部位 | 葉片（蒸餾）

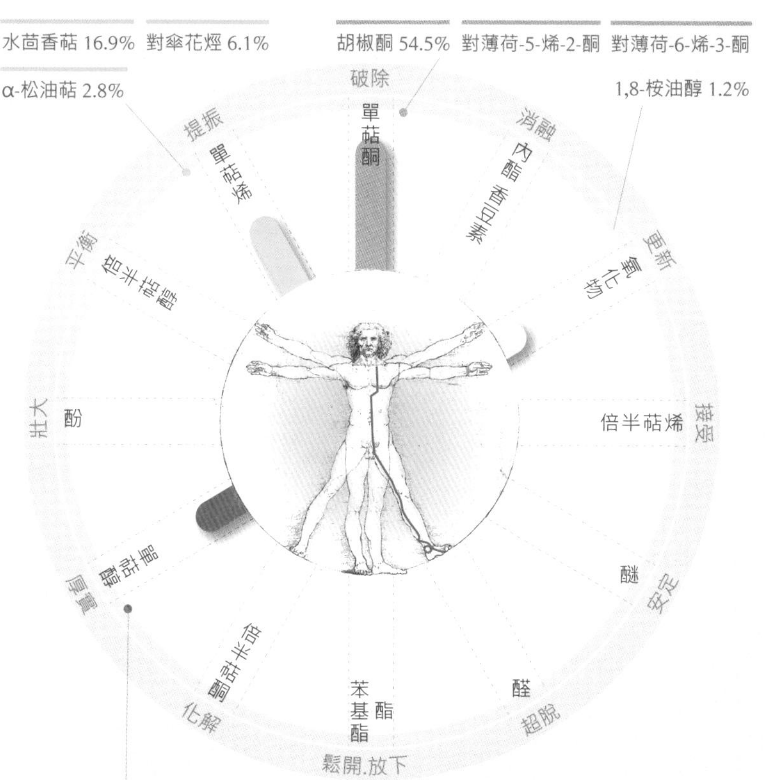

適用部位　腎經、基底輪

核心成分

萃油率 3~6%，73 個可辨識之化合物

心靈效益 | 破除無法分離的黏痛，感受乾爽的自由

注意事項

1. 此品種另有兩個化學品系：桉油醇型（60~75%），水茴香萜型（60~80%）。
2. 孕婦、哺乳母親、嬰幼兒不宜使用。

多苞葉尤加利
Blue Mallee

原生於新南威爾斯州西部較乾旱的地區，樹性堅強，緩慢生長。這類桉樹沒有主幹，而是從地下的木質塊莖冒出多根枝幹。葉片分散而狹長。

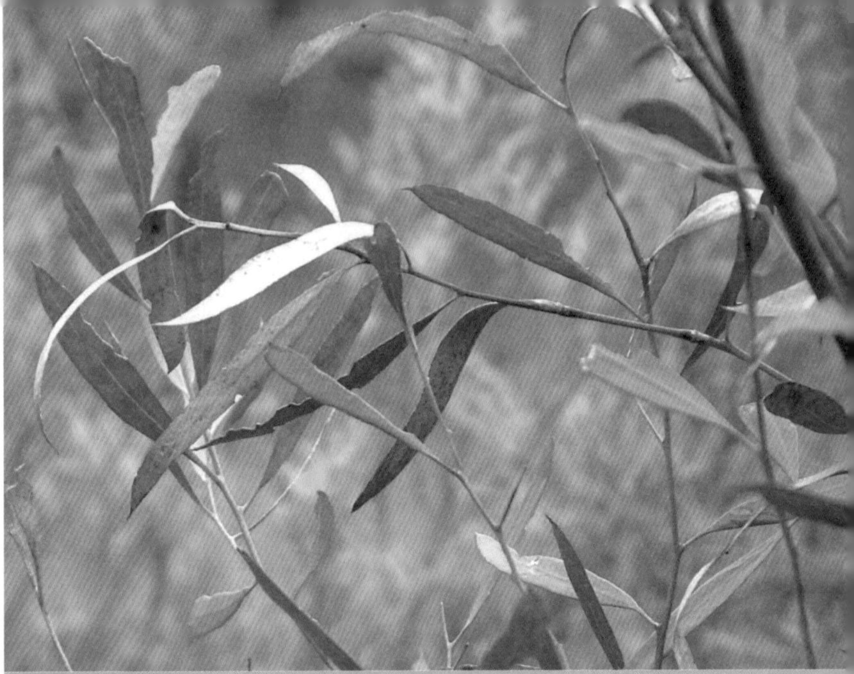

學　　名｜Eucalyptus polybractea

其他名稱｜藍葉桉 / Blue-leaved Mallee

香氣印象｜荒野大鏢客踽踽獨行風沙中

植物科屬｜桃金孃科桉屬

主要產地｜澳洲、法國

萃取部位｜葉片（蒸餾）

適用部位　腎經、基底輪

核心成分

萃油率 0.7~5%，41 個可辨識之化合物

心靈效益｜破除一廂情願的纏繞，保持安全的距離

藥學屬性	適用症候
1. 抗感染，抗菌，抗病毒（裸核病毒）	淋菌尿道炎，披衣菌尿道炎，子宮頸糜爛，尖銳濕疣（菜花）
2. 解除攝護腺之充血	充血性與病毒性攝護腺炎，細菌性與病毒性副睪炎，精索靜脈曲張
3. 祛痰，化解黏液，消炎	鼻咽炎，支氣管炎，氣喘，神經痛，病毒性神經炎，風濕性關節炎
4. 抗阿米巴原蟲，抗瘧原蟲	阿米巴性結腸炎，瘧疾

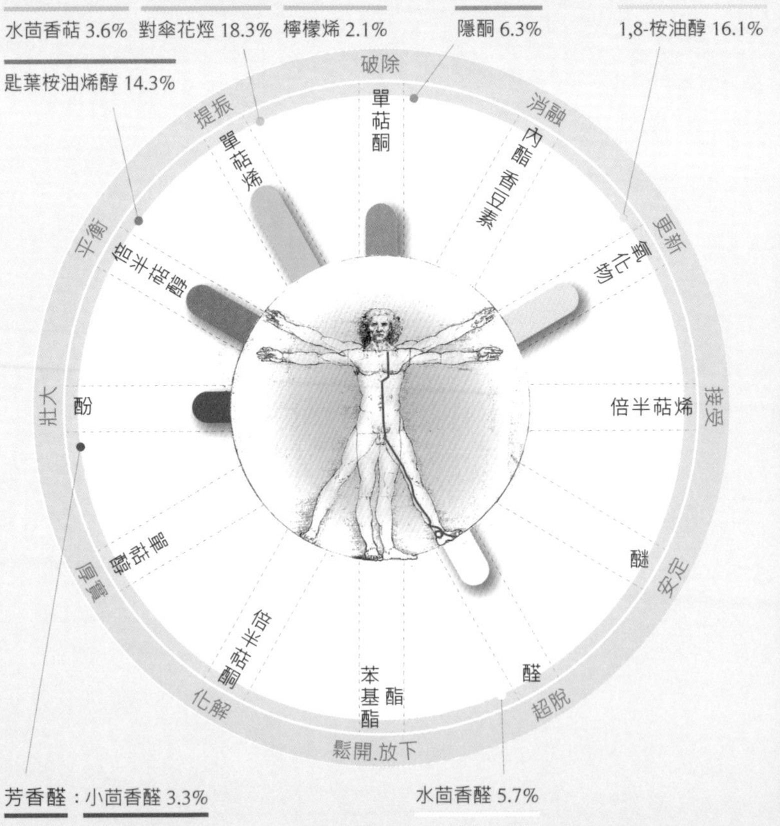

注意事項

1. 此品種另有一化學品系：桉油醇型（87%）。
2. 孕婦、哺乳母親、嬰幼兒最好低劑量使用。

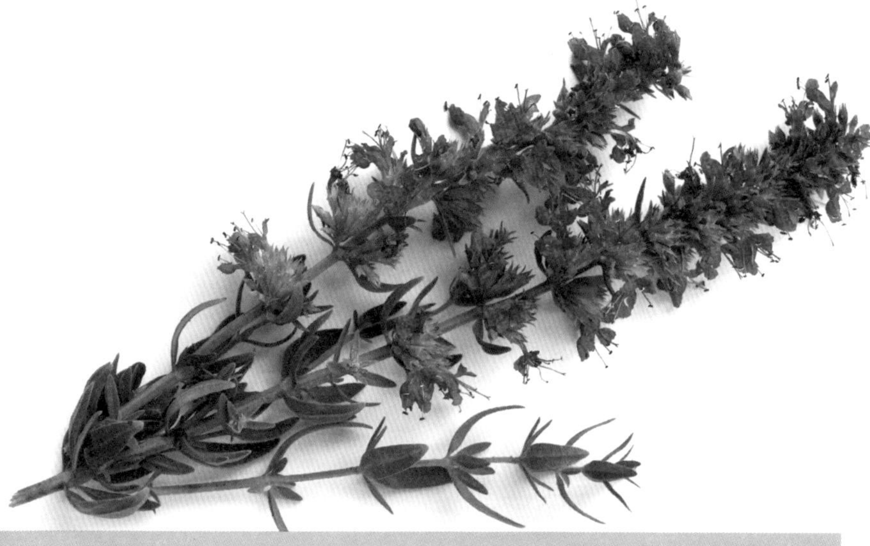

牛膝草
Hyssop

不懼乾旱，在白堊土與砂土都能生長。喜愛全日照與溫暖的氣候。花色多為藍紫，也有粉紅，偶見白色。一年可兩穫，春末和秋初。

藥學屬性	適用症候
1. 抗黏膜發炎，祛痰，抗氣喘，胸腔消炎，消除淤塞現象（如充血）	流感，鼻竇炎，喉嚨痛，支氣管炎，氣喘，咳嗽，肺炎，肺氣腫
2. 調節脂質之代謝（小腸與肝），降低碳水化合物的吸收，促進發汗，祛脹氣	發胖，糖尿病（保健），胃痛，腸道脹氣
3. 促進傷口癒合，調節神經系統，補身（微量）	瘀斑，傷痕，痲瘋，神經失衡，牙痛，虛弱無力，青春期的卵巢問題
4. 抗感染，抗菌（葡萄球菌、肺炎球菌），抗寄生蟲，抗病毒	感染型膀胱炎，多發性硬化症（保健），HIV 陽性反應（愛滋病之保健）

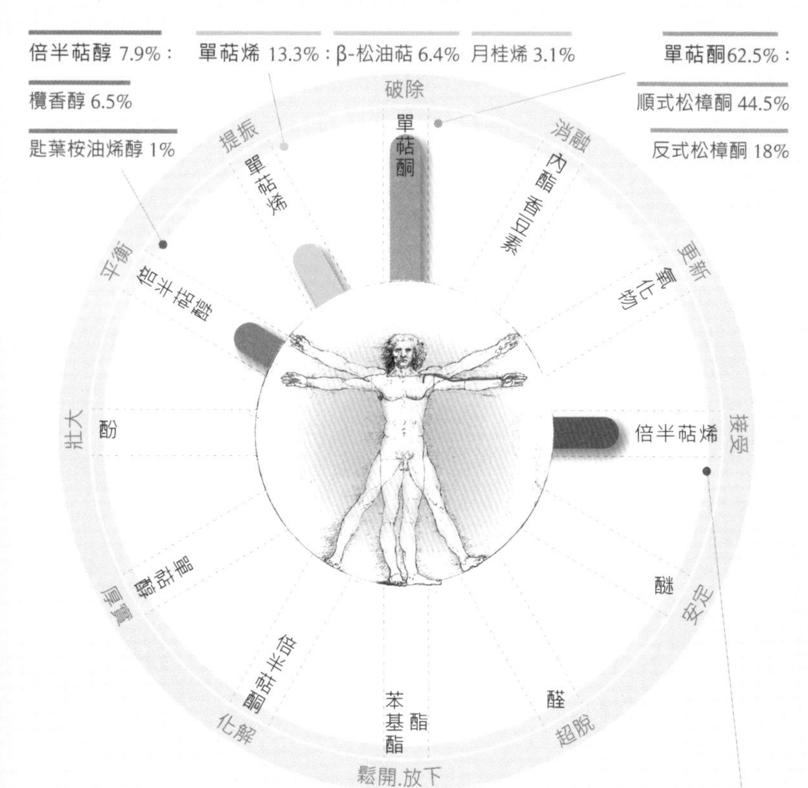

學　名｜Hyssopus officinalis
其他名稱｜神香草 / Herbe de Joseph
香氣印象｜和摩西一起穿越紅海
植物科屬｜唇形科牛膝草屬
主要產地｜法國、保加利亞
萃取部位｜開花之全株藥草（蒸餾）

適用部位　肺經、心輪

核心成分

萃油率 0.6~1.7%，48 個可辨識之化合物（占 99.8%）

心靈效益｜破除我執，建立超然物外的存在感

注意事項

1. 孕婦、哺乳母親、嬰幼兒、老弱之輩、癲癇患者避免使用。
2. 經皮吸收之絕對安全劑量為 0.3%。

頭狀薰衣草
Lavender Stoechas

需要乾熱的鹼性土壤，比真正薰衣草畏寒，所以分布區域更低和更南。高 30~100 公分，醒目的紫色苞片常被誤認為它的花朵。

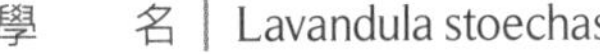

學　名 | Lavandula stoechas

其他名稱 | 法國薰衣草 / French Lavender

香氣印象 | 保存良好的骨董藥櫃

植物科屬 | 唇形科薰衣草屬

主要產地 | 西班牙、葡萄牙、科西嘉、土耳其、希臘

萃取部位 | 開花之植株（蒸餾）

適用部位　膽經、本我輪

核心成分

萃油率 1.1%，66 個可辨識之化合物

心靈效益 | 破除粉紅眼鏡的幻影，直視沒灑糖粉的現實

藥學屬性	適用症候
1. 抗綠膿假單胞菌、念珠菌、MRSA、立枯絲核菌	口腔炎，嚴重耳炎，綠膿桿菌引起的細菌性耳炎
2. 抗黏膜發炎，分解黏液	慢性支氣管炎，慢性鼻竇炎
3. 促進傷口癒合，消炎	傷口，濕疹
4. 抗氧化，限制肝細胞中的葡萄糖生成，提高骨骼肌細胞的胰島素傳導能力	II 型糖尿病，代謝異常之肥胖

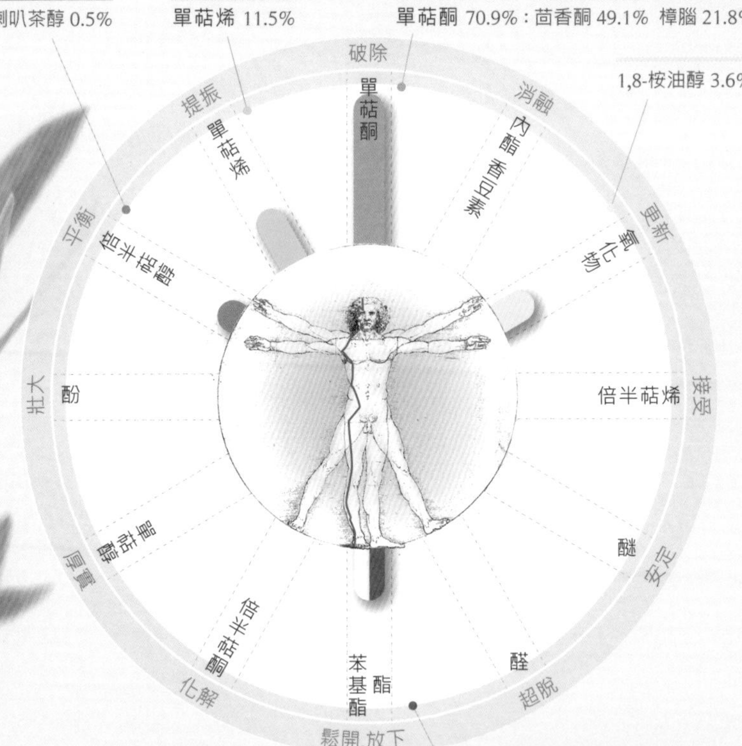

注意事項

1. 孕婦、哺乳母親、嬰幼兒不宜使用。

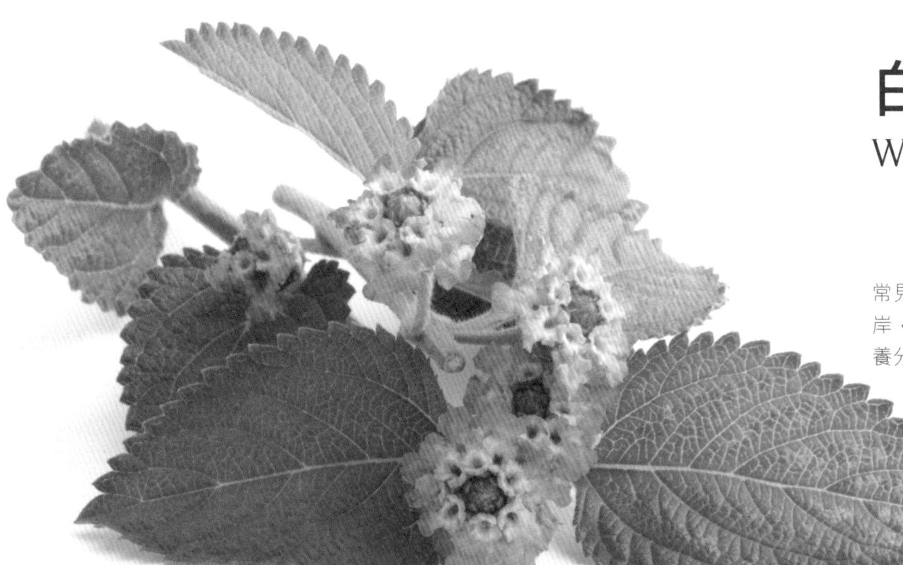

白馬鞭草

White Verbena

常見於中南美洲和熱帶非洲的山坡與河岸，高可達 2 公尺。需要全日照和略帶養分的土壤，生長速度緩慢。

藥學屬性	適用症候
1. 消炎，止痛，退燒，驅脹氣	消化障礙，胃痛，肝病，梅毒，痢疾，預防胃潰瘍
2. 抗病毒，抗菌抗黴菌，化解黏液	流感，咳嗽，支氣管炎，氣喘
3. 抑制癌細胞生長，抗基因毒性（保護 DNA）	化療前後
4. 抗痙攣，抗驚厥，降血壓	緩解焦慮，放鬆肌肉，提高自發活動能力

學　　名｜Lippia alba

其他名稱｜山坡奧勒岡 / Hill Oregano

香氣印象｜安心自在地踏過荒煙漫草

植物科屬｜馬鞭草科過江藤屬

主要產地｜巴拉圭、巴西、阿根廷

萃取部位｜葉片（蒸餾）

適用部位　膽經、本我輪

核心成分

萃油率 0.21%，28 個可辨識之化合物

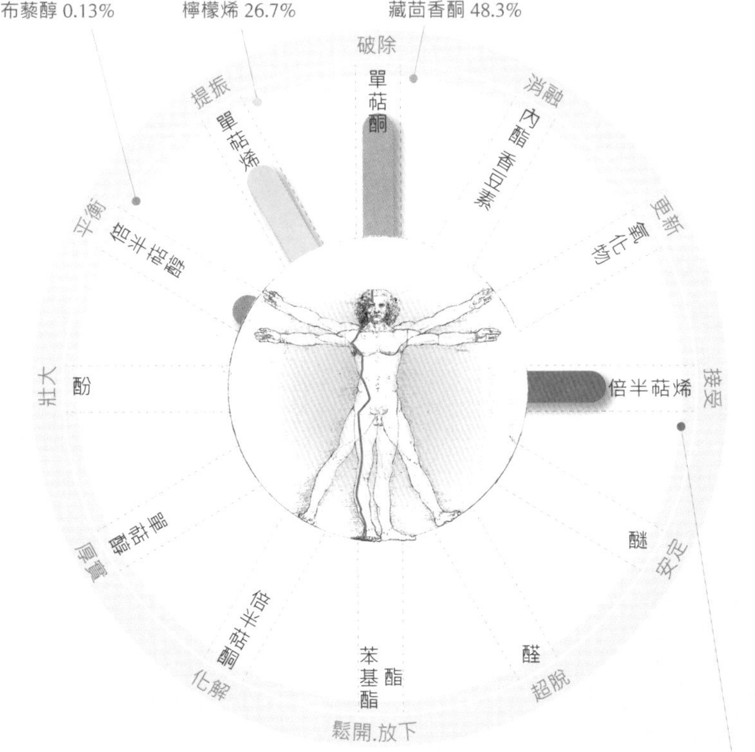

心靈效益｜破除敵意的阻撓，邁向真心嚮往的地方

注意事項

1. 孕婦，哺乳母親與嬰幼兒，以及對酮敏感者最好避免使用。
2. 已知化學品系共七種，以檸檬醛為主的殺蟎蟲效果更佳。
3. 南非馬鞭草 Lippia javanica 同樣以單萜酮為主，最常見的化學品系是月桂烯酮型(36~62%)，能夠強力抗肺炎克雷伯菌，傳統上多用來處理呼吸系統問題。

馬薄荷
Horse Mint

愛水，可以用匍匐的地下莖攻城掠地，建立殖民地。野生時多見於 800~1950 公尺的地區，生長異常快速。

學　　名	Mentha longifolia
其他名稱	長葉薄荷 / Wild Mint
香氣印象	夏夜池邊鼓著笑臉的樹蛙
植物科屬	唇形科薄荷屬
主要產地	歐洲、中亞、北非
萃取部位	開花之植株（蒸餾）

藥學屬性	適用症候
1. 抗感染、抗菌、抗黴菌（念珠菌）	細菌性腸炎，寄生蟲性腸炎（如蟯蟲、條蟲）
2. 抗卡他，祛痰	交感神經失衡，膀胱炎
3. 滋補，强心，健脾	胸腔充血，心臟無力，白血球不足，瘧疾
4. 抗氧化，抗腫瘤，有荷爾蒙作用	乾癬，念珠菌性皮膚病，浮肉，胰臟癌（輔藥），大腸癌

適用部位　膽經、本我輪

核心成分

82 個可辨識之化合物

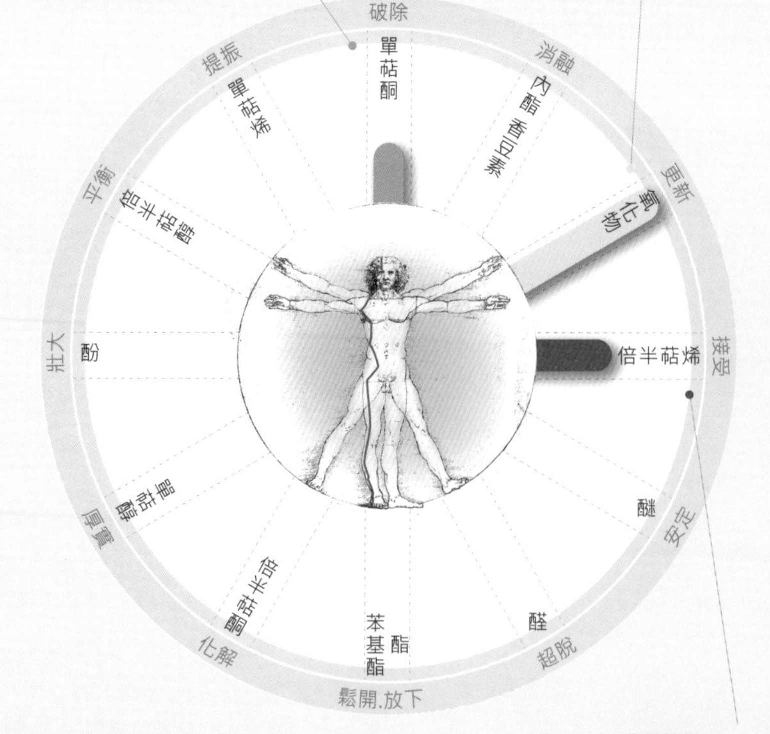

心靈效益 | 破除陳年的習性，輕鬆擁抱新觀念

注意事項

1. 孕婦、哺乳母親、嬰幼兒不宜使用。
2. 使用過量可能會令人迷茫。

胡薄荷
Pennyroyal

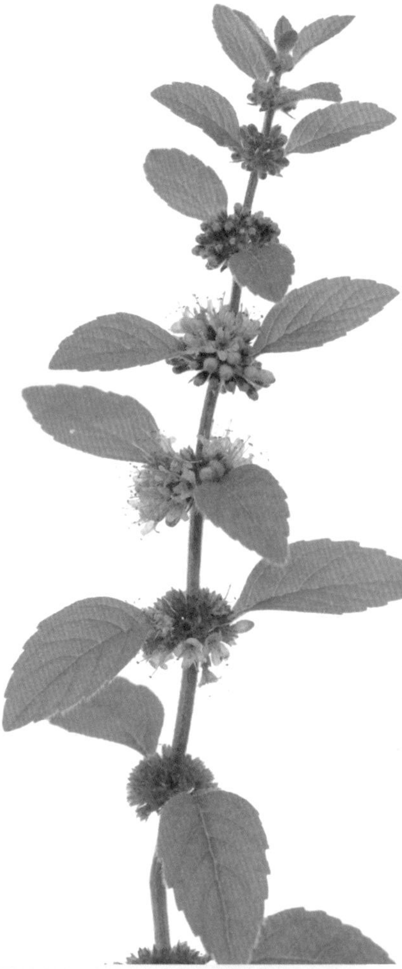

土壤不宜過乾，喜歡靠近溪流生長。有些匍匐生長，高矮差可達 20 公分。全日照會使香氣濃郁，遮蔭則有助於枝繁葉茂。

藥學屬性	適用症候
1. 消解黏液，抗卡他，抗病毒，減少血細胞凝結效應	氣管炎，慢性支氣管炎（濃痰），氣喘性支氣管炎，百日咳，流感
2. 驅蟲，殺蟲	維持環境衛生，減少戶外活動的蚊蟲干擾
3. 驅脹氣，抗痙攣，健胃，養肝，利膽，健脾	膽囊炎，膽管炎，黃疸，脹氣，腸絞痛
4. 通經，解除骨盆腔充血	白帶，痛經

學　　名｜Mentha pulegium
其他名稱｜普列薄荷 / Squaw Mint
香氣印象｜剛剛裝修好的公寓
植物科屬｜唇形科薄荷屬
主要產地｜摩洛哥、阿爾巴尼亞
萃取部位｜全株藥草（蒸餾）

適用部位　膽經、性輪

核心成分

萃油率 1~2%，43~53 個可辨識之化合物

心靈效益｜破除拘謹的習性，大膽嘗試新口味

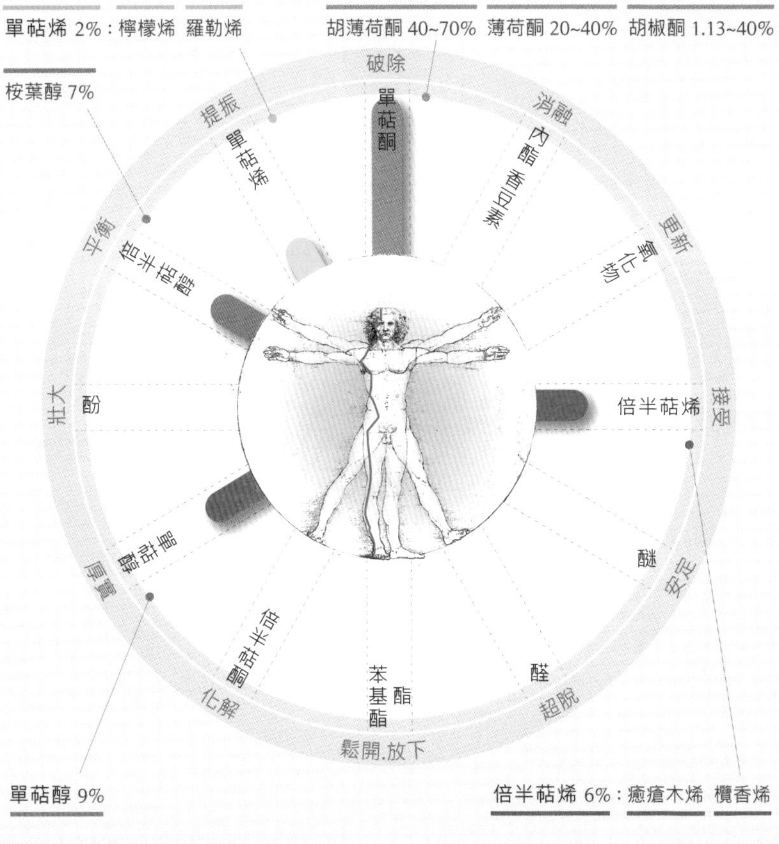

注意事項

1. 孕婦、哺乳母親、嬰幼兒，以及對酮敏感者避免使用。
2. 主要有三種化學品系：胡薄荷酮型（75%，摩洛哥產），胡薄荷酮 / 薄荷酮型（40% / 20% 或 20% / 40%），胡椒酮 / 胡椒烯酮型（40% / 30%）。
3. 胡薄荷精油（含胡薄荷酮 75% 者）的殺蟲作用不及胡薄荷酮的九分之一，也毫無細胞致變異性，可見憑單一成分推測毒性之偏差。

綠薄荷
Spearmint

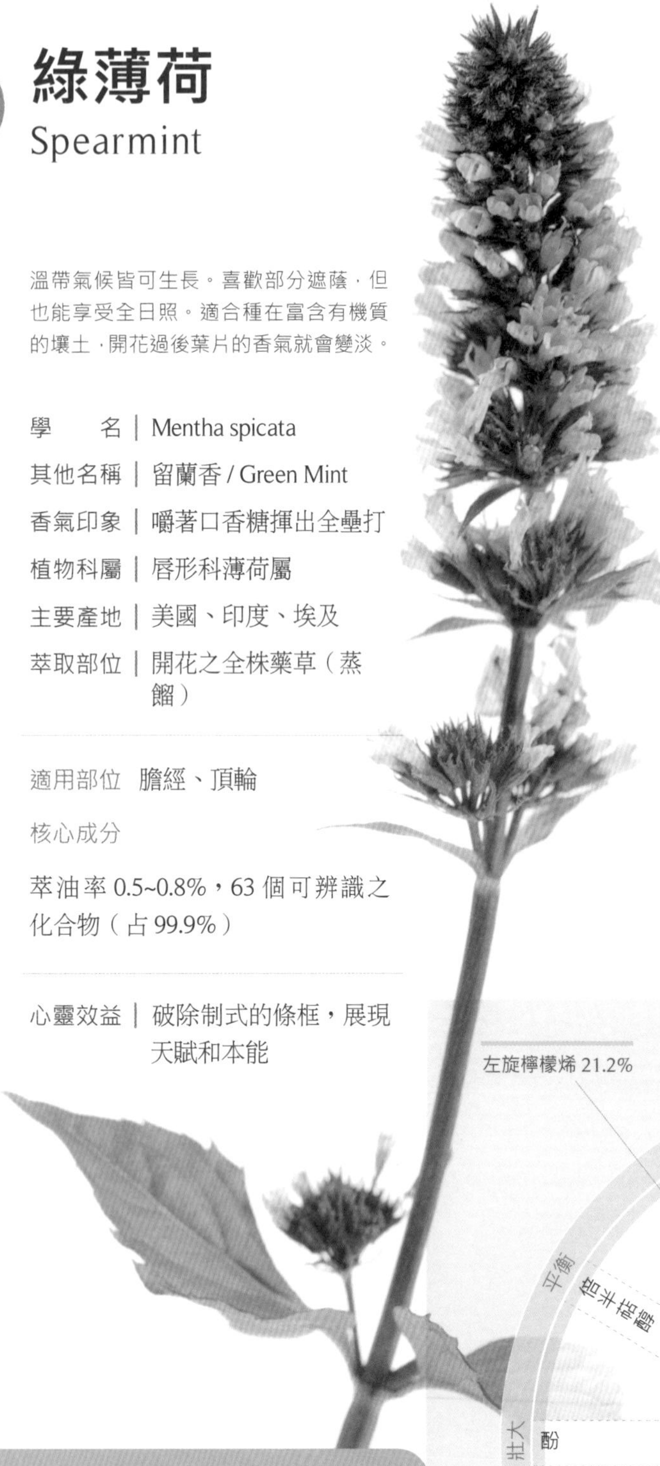

溫帶氣候皆可生長。喜歡部分遮蔭，但也能享受全日照。適合種在富含有機質的壤土，開花過後葉片的香氣就會變淡。

學　名 | Mentha spicata
其他名稱 | 留蘭香 / Green Mint
香氣印象 | 嚼著口香糖揮出全壘打
植物科屬 | 唇形科薄荷屬
主要產地 | 美國、印度、埃及
萃取部位 | 開花之全株藥草（蒸餾）

適用部位　膽經、頂輪

核心成分

萃油率 0.5~0.8%，63 個可辨識之化合物（占 99.9%）

心靈效益 | 破除制式的條框，展現天賦和本能

藥學屬性	適用症候
1. 消炎，鎮痛（作用於延髓和小腦），抗腫瘤	神經痛，帶狀疱疹之疼痛，攝護腺癌，肺癌，乳癌，神經母細胞瘤
2. 抗黏膜發炎，消解黏液	慢性與急性支氣管炎，呼吸道黏膜發炎
3. 利膽，促進膽汁分泌，助消化	消化困難，膽汁不足
4. 促進傷口癒合，抗黴菌，抗生物膜，抗 MRSA，驅蟲（錐蟲、篦麻硬蜱）	傷口，疤痕，膀胱炎，陰濕易發霉處，醫院診所之環境衛生，戶外防叮咬

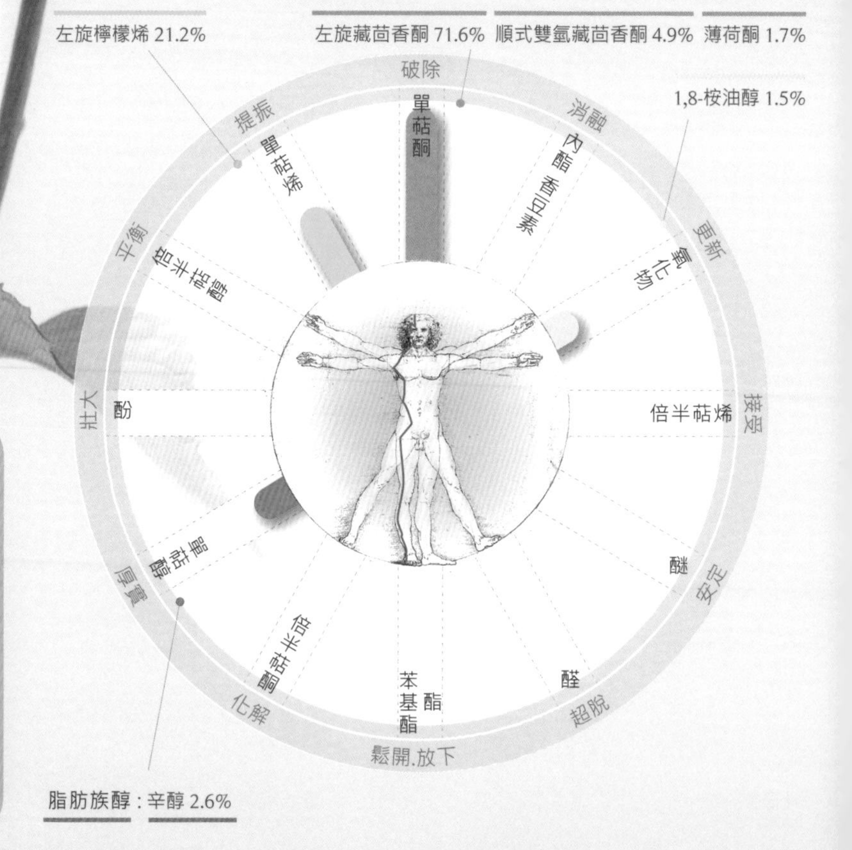

注意事項

1. 孕婦、哺乳母親、嬰幼兒不宜使用。一般皮膚吸收之安全劑量為 1.7%。
2. 綠薄荷在不同產地的藏茴香酮含量如下：土耳其 82.2%，中國 74.6%，加拿大 74%，孟加拉 73.2%，埃及 68.55%，哥倫比亞 61.5%，阿爾及利亞 59.4%，摩洛哥 29%，伊朗 22.4%。

樟腦迷迭香

Rosemary, CT Camphor

藥學屬性	適用症候
1. 較低劑量：放鬆舒解肌肉，抑制大動脈平滑肌收縮	痠痛緊繃，抽筋，風濕肌痛，高血壓（鉀離子過多、正腎上腺素過多所致）
2. 較高劑量：激勵肌肉收縮，强心，補身利腦，抗老化，促進毛髮生長	肌肉與皮膚鬆垮，心臟無力，低血壓，記憶力低下，落髮
3. 解除靜脈之充血現象，利尿，非荷爾蒙性之通經作用，抗腫瘤	血液循環不良，無月經，經血量少，攝護腺癌，乳癌，肝癌
4. 溶解黏液，利膽（促進膽汁分泌），養肝，抗氧化	慢性膽囊炎，膽固醇過高，肝腫大，肝硬化，膽汁淤積型肝炎，胃穿孔

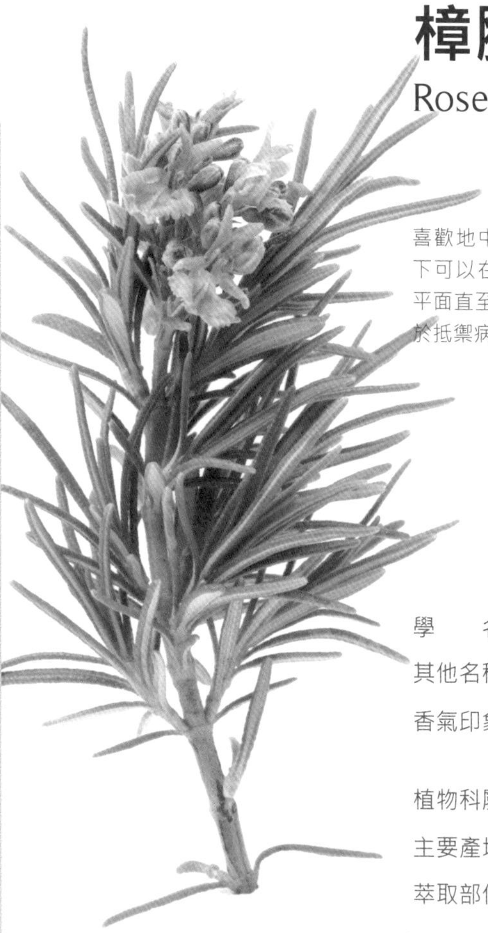

喜歡地中海的乾燥溫暖氣候，野生狀態下可以在任何土壤生長。分布高度從海平面直至2800公尺，耐旱，忌積水。善於抵禦病蟲害。

學　　名｜Rosmarinus officinalis
其他名稱｜海洋之露 / Sea Dew
香氣印象｜在無人的珊瑚礁島過魯賓遜的生活
植物科屬｜唇形科迷迭香屬
主要產地｜西班牙、法國、葡萄牙
萃取部位｜開花之全株藥草（蒸餾）

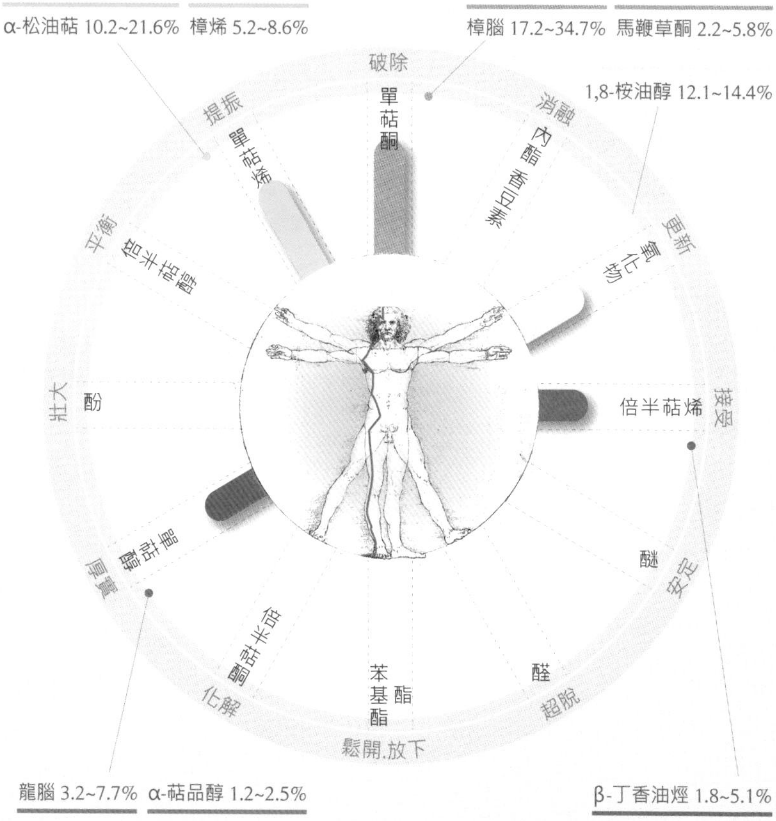

適用部位　膽經、頂輪

核心成分

萃油率 1.6~1.8%，53 個可辨識之化合物（占 96.7~99.2%）

心靈效益｜破除對便利環境的依賴，提高創造力和實踐力

α-松油萜 10.2~21.6%　樟烯 5.2~8.6%　樟腦 17.2~34.7%　馬鞭草酮 2.2~5.8%
1,8-桉油醇 12.1~14.4%

破除　單萜酮
消融　內酯 香豆素
更新　氧化物
接受　倍半萜烯
安定　醚
超脫　醛
鬆開.放下　苯基酯 酯
化解　倍半萜酮
厚實　單萜醇
壯大　酚
平衡　倍半萜醇
提振　單萜烯

龍腦 3.2~7.7%　α-萜品醇 1.2~2.5%　β-丁香油烴 1.8~5.1%

注意事項

1. 孕婦、哺乳母親、嬰幼兒、癲癇患者避免使用。
2. 北非（摩洛哥、突尼西亞）產的多為桉油醇型，西班牙（最大產地）為樟腦型，法國主要是龍腦型，葡萄牙多月桂烯，埃及與科西嘉較多馬鞭草酮。

馬鞭草酮
迷迭香
Rosemary, CT Verbenone

只生長在地中海氣候區熱而乾的海岸。比樟腦迷迭香挺拔直立，葉片也較為翠綠。

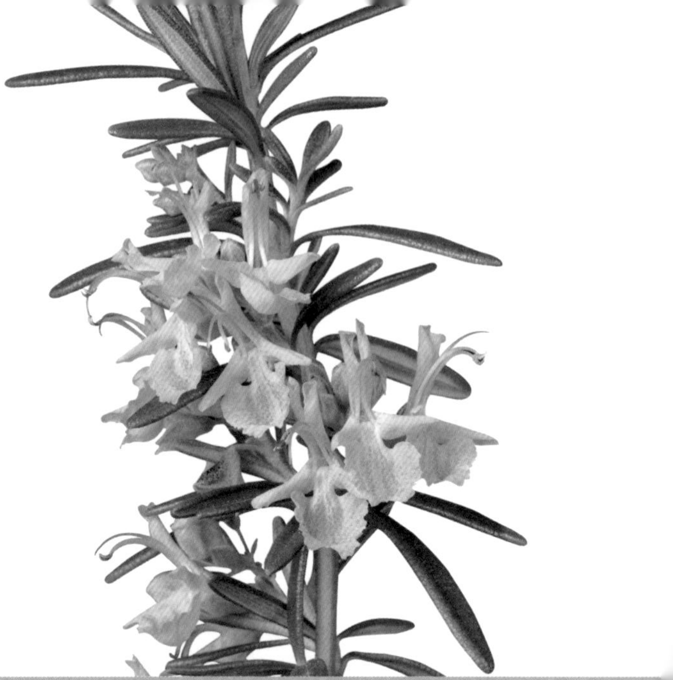

學　名	Rosmarinus officinalis
其他名稱	海洋之露 / Sea Dew
香氣印象	突破大霧的包圍，看到太陽從海面升起
植物科屬	唇形科迷迭香屬
主要產地	科西嘉、薩丁尼亞、南非
萃取部位	開花之全株藥草（蒸餾）

適用部位　膽經、頂輪

核心成分

萃油率 1%，46 個可辨識之化合物

心靈效益 | 破除受害情結，堅持以善意回應世界

藥學屬性	適用症候
1. 化解黏液和脂肪，祛痰	鼻竇炎，支氣管炎
2. 抗感染，抗菌，抗病毒，促進傷口癒合	肝膽機能低下，病毒性肝炎，病毒性腸炎，大腸桿菌病，糖尿病（輔藥）
3. 平衡內分泌，調節垂體－卵巢和垂體－睪丸的荷爾蒙	白帶型陰道炎，前庭大腺炎，男性或女性荷爾蒙失衡
4. 抗痙攣，平衡神經（作用與劑量成反比）	心律不整，太陽神經叢、骨盆與骶骨「打結」之消化或性困擾，疲勞，沮喪

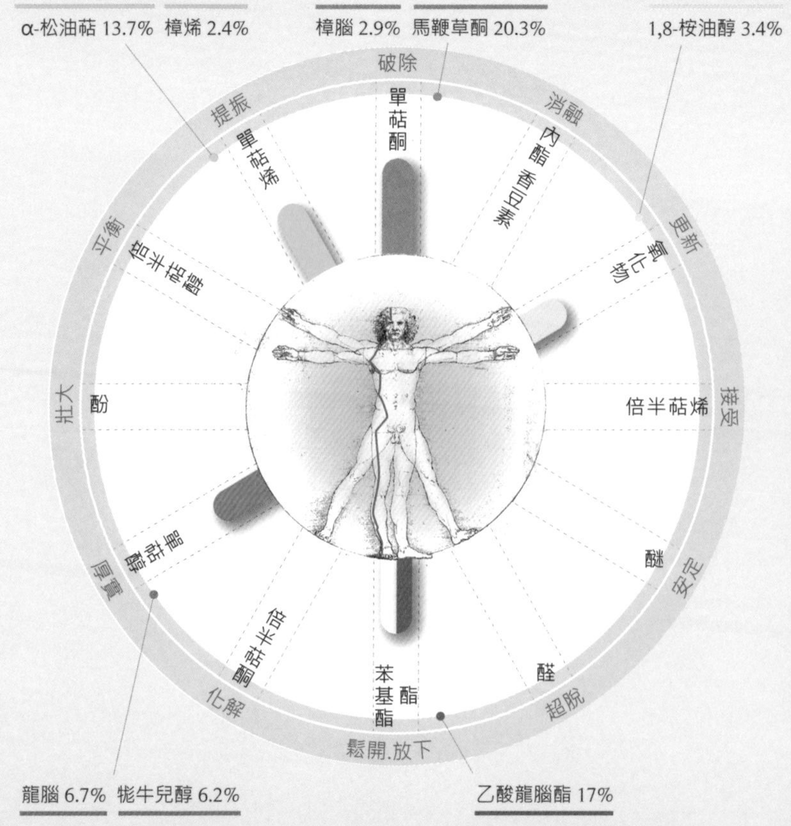

注意事項

1. 孕婦、哺乳母親、嬰幼兒、肝臟反應過度敏感者避免使用。

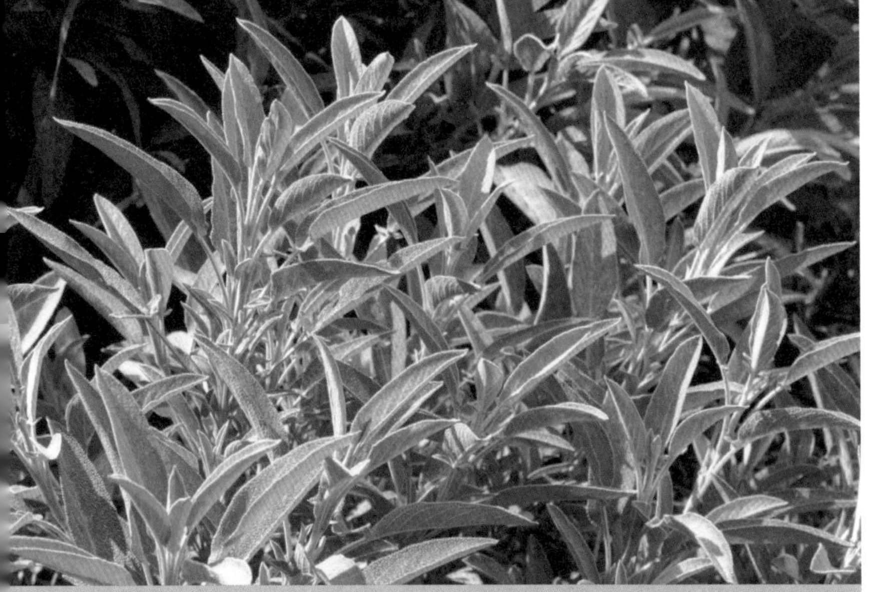

薰衣葉鼠尾草

Lavender Sage

原產於伊比利半島，習慣半乾的地中海氣候，和遍布岩塊的石灰岩山區。與通用鼠尾草相比，葉片較為窄長，花朵的藍紫色較淺，有些甚至偏白。

藥學屬性	適用症候
1. 抗卡他，祛痰	鼻炎，鼻竇炎，支氣管炎，流感，著涼
2. 抗感染，抗菌，抗黴菌（鼠尾草屬中第一），降血糖，抗氧化，消炎	長期臥病在床，褥瘡，糖尿病
3. 抗痙攣，止痛，鎮靜，局部麻醉，抑制中樞神經	神經痛，躁鬱煩亂
4. 略具雌激素作用，補身，強化記憶力，抑制乙醯膽鹼脂酶（鼠尾草屬中第一）	虛弱無力，健忘，阿茲海默症

學　　名｜Salvia lavandulifolia

其他名稱｜西班牙鼠尾草 / Spanish Sage

香氣印象｜一生信守誓言的傳教士

植物科屬｜唇形科鼠尾草屬

主要產地｜西班牙（東部）、法國（東南）、北非（摩洛哥、阿爾及利亞）

萃取部位｜開花之全株藥草（蒸餾）

適用部位　膽經、頂輪

核心成分

萃油率 0.69~3.41%，61 個可辨識之化合物（占 90%）

α-松油萜 6.7~23.2%
β-松油萜 3.8~19.2%
檸檬烯 0.8~16.6%
樟腦 0~15.4%
綠花醇 0.1~9.7%
1,8-桉油醇 6.4~34.5%
龍腦 1.4~8.7%
乙酸龍腦酯 0.2~2%
β-丁香油烴 1.5~8.1%

破除
消融
更新
接受
安定
超脫
鬆開.放下
化解
厚實
壯大
平衡
提振

單萜酮
內酯 香豆素
氧化物
倍半萜烯
醚
醛
苯基酯
酯
倍半萜酮
單萜醇
酚
倍半萜醇
單萜烯

心靈效益｜破除掩飾軟弱的藉口，生出面對真相的力量

注意事項

1. 有五個亞種，另外也有不同的化學品系，差別最大的是樟腦的含量。
2. 孕婦、哺乳母親、嬰幼兒能否使用取決於樟腦含量，若在1%上下則完全沒問題。

鼠尾草
Sage

原生於南歐與土耳其，如今遍布世界，精油的組成因氣候而變化。帶毛的灰綠葉片為其特徵，愈乾燥氣味愈濃郁。

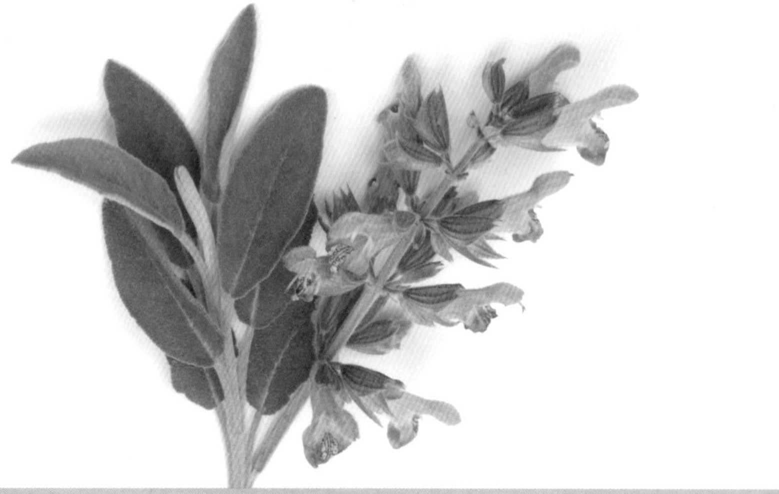

學　　名	Salvia officinalis
其他名稱	通用鼠尾草 / Common Sage
香氣印象	一休在船上聽到烏鴉叫聲而悟道
植物科屬	唇形科鼠尾草屬
主要產地	西班牙、法國、克羅埃西亞、阿爾巴尼亞
萃取部位	開花之全株藥草（蒸餾）

適用部位　膽經、頂輪

核心成分

萃油率 1.1~2.8%，35 個可辨識之化合物（占 94.2%）

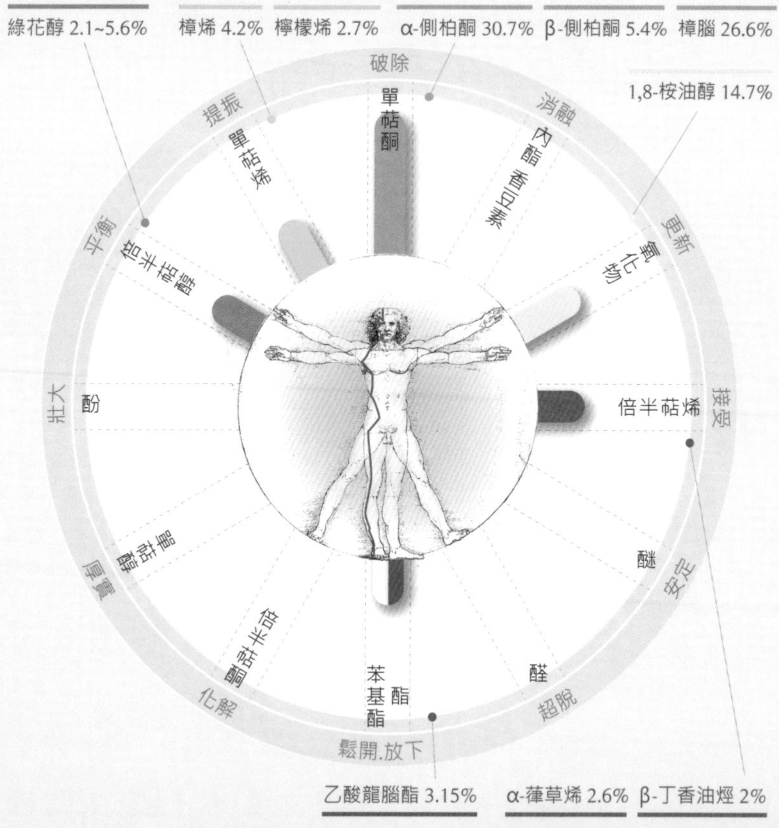

心靈效益｜破除貪嗔癡的懸念，以理性與悟性防身

藥學屬性	適用症候
1. 抗菌，抗黴菌（白色念珠菌），抗病毒	唇疱疹，口瘡、口臭、口壞疽，牙齦發炎、念珠菌感染，病毒性腸炎，病毒性腦膜炎與神經炎
2. 類雌激素作用，催經，抗感染	閉經，少經，前更年期症候群，陰道疱疹，扁平濕疣，扁平疣，白帶，乳癌，攝護腺癌，黑色素瘤，腎癌，口腔癌，直腸癌
3. 調節循環，退燒，促進傷口癒合，抗腫瘤	風濕性關節炎，循環不良，腕骨隧道症候群，傷口，落髮，皺紋，狐臭
4. 抗黏膜發炎，化痰，消解黏液，分解脂肪，激勵膽汁分泌	流感，支氣管炎，鼻竇炎，扁桃腺炎，橘皮組織，肥胖，膽功能不佳

注意事項

1. 主要的化學品系有三：α-側柏酮型，樟腦型，洩杉醇型。
2. 孕婦、哺乳母親、嬰幼兒不宜使用。

棉杉菊
Santolina

喜愛炎熱多日照與排水良好，最怕冬日的潮濕。常被用作地被植物或圍籬植物，像鈕扣一樣的花使它深受園藝歡迎。

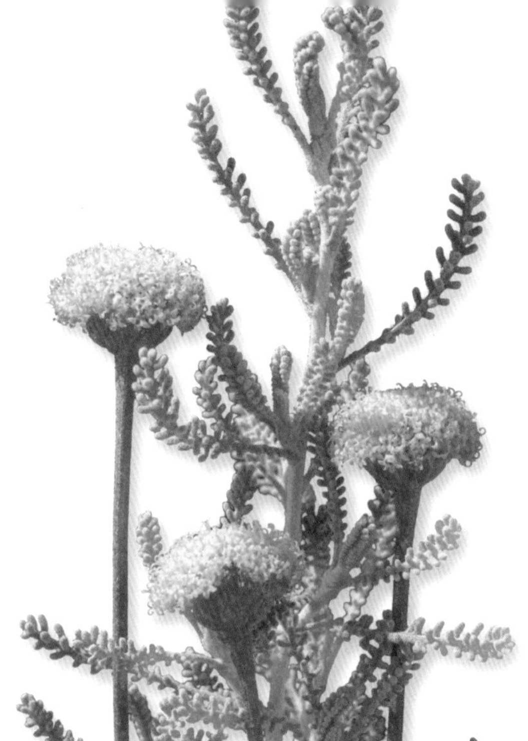

藥學屬性	適用症候
1. 抗感染，抗寄生蟲（蛔蟲），抗黴菌（白色念珠菌）	腸道寄生蟲病，皮膚寄生蟲病，皮膚發癢，陰道搔癢
2. 通經	經期不適，經前症候群之煩躁感
3. 抗痙攣，助消化，止痛消炎	腸胃不適，十二指腸潰瘍
4. 抗氧化	素食或以澱粉為主的代謝問題

學　名｜Santolina chamaecyparissus

其他名稱｜薰衣草棉 / Cotton Lavender

香氣印象｜帶著手風琴隨興走唱

植物科屬｜菊科棉杉菊屬

主要產地｜西班牙、法國

萃取部位｜開花之全株藥草（蒸餾）

適用部位　肝經、眉心輪

核心成分

萃油率 1.6%，71 個可辨識之化合物（占 91.2%）

心靈效益｜破除特定的角度，用全觀的視野看世界

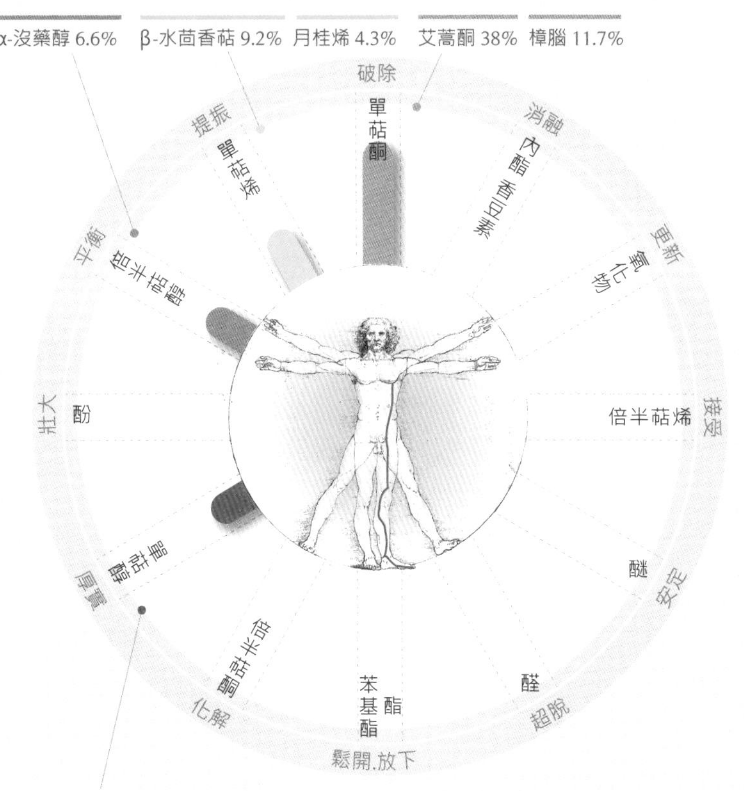

注意事項

1. 野生與栽培種的組分不同：栽培種以艾蒿酮和杜松醇為主，野生的島嶼種以樟腦和華澄茄油烯醇為主，野生的半島種則以倍半萜醇為主。
2. 孕婦、哺乳母親、嬰幼兒不宜使用。

芳香萬壽菊
Mexican Bush Marigold

原生於墨西哥，生性強健，耐熱、耐旱、耐濕、耐修剪、也耐輕霜。雖然是草本植物，但呈現灌木狀生長。

學　名｜Tagetes lemmonii

其他名稱｜李蒙氏萬壽菊 / Lemmon's Marigold

香氣印象｜孫悟空在瑤池吃蟠桃

植物科屬｜菊科萬壽菊屬

主要產地｜墨西哥、瓜地馬拉、南美洲

萃取部位｜葉片（蒸餾）

適用部位　膽經、本我輪

心靈效益｜破除對於安全感的渴求，相信自己的本事

藥學屬性	適用症候
1. 抗黴菌（白色念珠菌），驅脹氣，助消化	起司與奶製品消化不良，時常放屁
2. 驅蟲驅蚊	戶外生活，植物病蟲害
3. 促進循環與代謝	久待冷氣房，長坐，飲食過度
4. 抗菌	口腔衛生，口臭

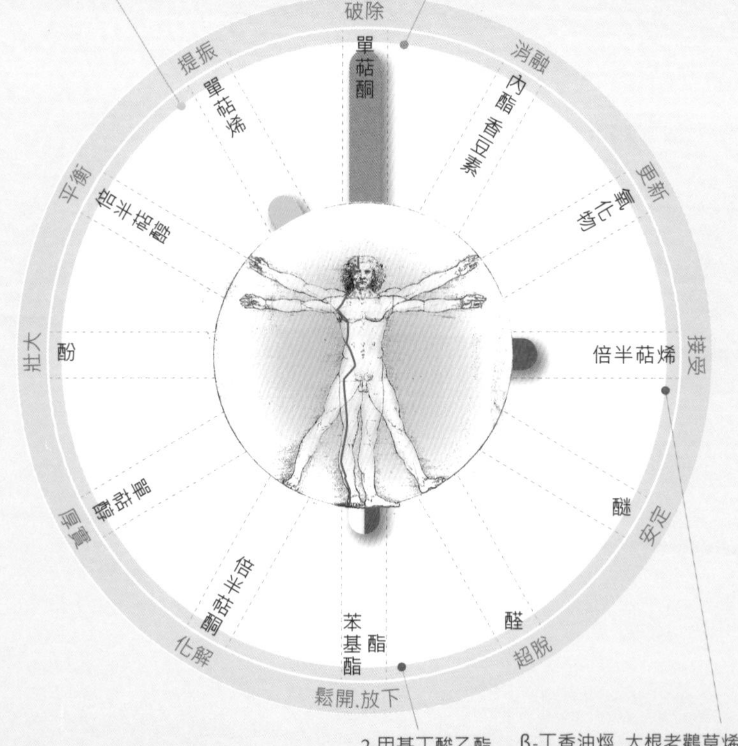

注意事項

1. 孕婦、哺乳母親、嬰幼兒不宜使用。
2. 雙氫萬壽菊酮、萬壽菊酮、萬壽菊烯酮都會產生聚合效應，所以精油在接觸空氣以後會變得愈來愈黏稠。

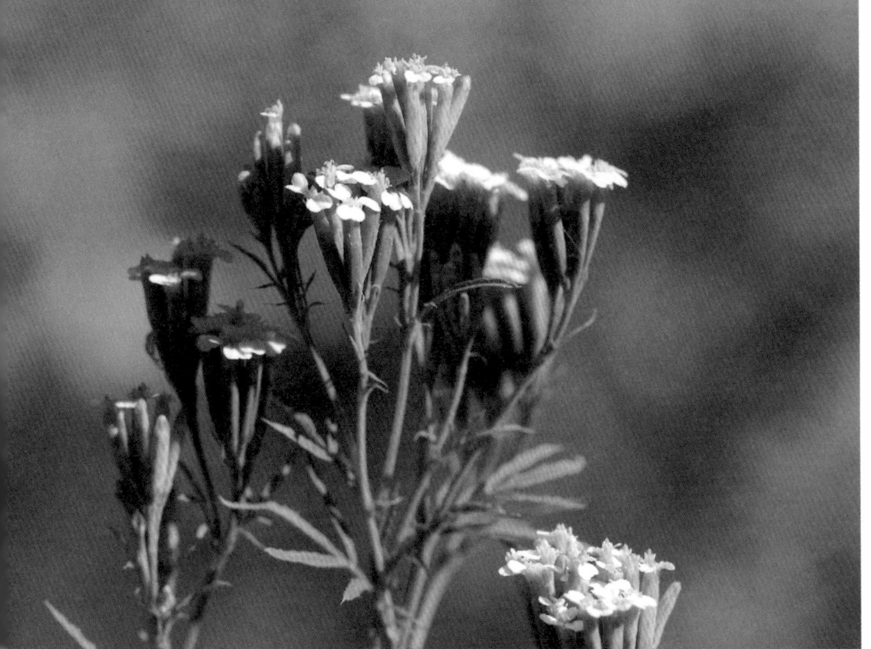

萬壽菊
Southern Marigold

原生於南美洲南部，現遍布熱帶與亞熱帶，特別能適應干擾生境。開不起眼的小白花，高 0.6~2 公尺，外型迥異於大眾熟悉的庭園萬壽菊。

藥學屬性	適用症候
1. 抗菌（MRSA），抗黴菌（白色念珠菌），療癒皮膚與指甲，收斂止血	腳趾甲各種感染變形，疣，久不癒合的傷口
2. 强力驅蟲（蜱蟲及鱗翅目昆蟲），驅蚊，强力抗氧化，抗腫瘤	戶外活動，鼻咽癌，肝癌
3. 消炎，抗痙攣，健胃，通便，利尿，發汗，通經	風濕，胃潰瘍，便祕，久坐不動，眼疾，經期腹部悶脹
4. 祛痰，抗卡他	鼻塞頭暈

β-水茴香萜 1.1%　檸檬烯 6.4%　β-羅勒烯 39.6%　雙氫萬壽菊酮 7.5%　萬壽菊酮 7.8%
萬壽菊烯酮 32.9%

破除　消融　更新　接受　安定　超脫　鬆開.放下　化解　厚實　壯大　平衡　提振

單萜酮　內酯 香豆素　氧化物　倍半萜烯　醚　醛　苯基酯 酯　倍半萜酮　單萜醇　酚　倍半萜醇　單萜烯

丁香酚 1.09%　乙酸松香芹酯 0.43%　硫醚：α-三連噻吩 2.3%(葉油)

學　　名 | Tagetes minuta / Tagetes glandulifera
其他名稱 | 細花萬壽菊 / Chinchilla
香氣印象 | 在夏天走進結實纍纍的果園
植物科屬 | 菊科萬壽菊屬
主要產地 | 埃及、印度、阿根廷、墨西哥
萃取部位 | 花（蒸餾）

適用部位　脾經、眉心輪

核心成分

萃油率 0.49%，35 個可辨識之化合物（占 95.3%）

心靈效益 | 破除冰涼的理性界線，打開所有的感官知覺

注意事項

1. 另兩個品種為 Tagetes erecta（阿茲特克萬壽菊），多用於印度教祭拜的橘色花環，庭園常見；Tagetes patula（法國萬壽菊，台灣叫孔雀草），同樣常見於庭園。三者的精油組成相近而比例不同。
2. 孕婦、哺乳母親、嬰幼兒不宜使用。原精有光敏性，連葉蒸餾的話也有光敏性，濃度過高會刺激皮膚。用於食品的安全劑量是 0.003%，用於香水是 0.02%，用於保養品是 0.01%。

夏白菊
Feverfew

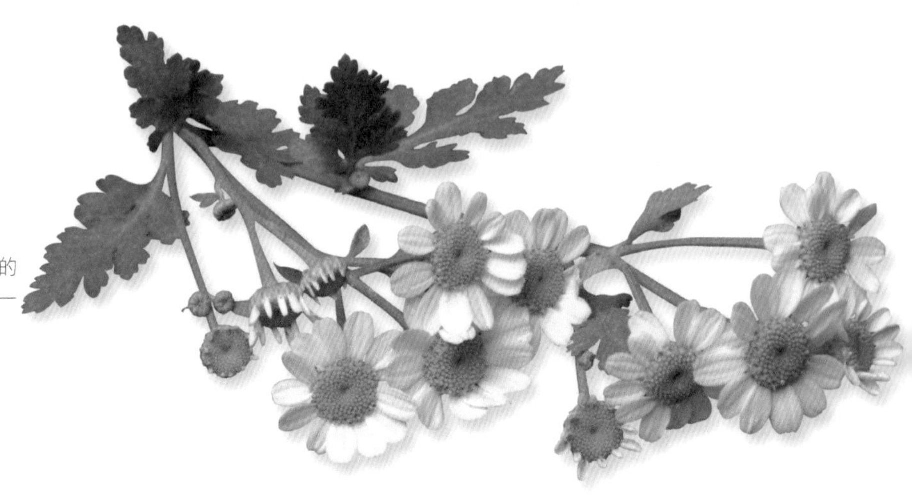

喜歡日照充足的乾燥砂土，忌諱濕重的黏土。生長初期很容易被野草覆蓋，一旦茁壯則反成入侵物種。

學名	Tanacetum parthenium / Chrysanthemum parthenium
其他名稱	小白菊 / Midsummer Daisy
香氣印象	乍暖還寒時節攀登阿爾卑斯山
植物科屬	菊科菊蒿屬
主要產地	保加利亞、伊朗、土耳其
萃取部位	開花之全株藥草（蒸餾）

適用部位　肝經、頂輪

核心成分

萃油率 0.23~0.36%，30 個可辨識之化合物（占 97.5%）

心靈效益｜破除過大的寄望，安於小確幸

藥學屬性	適用症候
1. 退燒，抗痙攣，止痛	偏頭痛，梅尼爾氏症，耳鳴，風濕，坐骨神經痛，關節炎
2. 消炎，抗敏，減少靜脈與淋巴充血	牛皮癬，皮膚發紅過敏，蕁麻疹，曬傷，瘀青
3. 養肝，排毒，通便，消脹氣，抗腫瘤	肝炎，反胃嘔吐，肺癌，直腸癌
4. 分解黏液，通經，促進子宮收縮	鼻塞，氣喘，子宮內膜異位，經痛，臨盆

樟烯 5.4~7.7%　樟腦 28~44.2%　倍半萜內酯：夏白菊內酯 微量　大根老鸛草烯 0.7~4.6%

破除　消融　更新　接受　安定　超脫　鬆開.放下　化解　厚實　壯大　平衡　提振

單萜酮　內酯 香豆素　氧化物　倍半萜烯　醚　醛　苯基酯 酯　倍半萜酮　單萜醇　酚　倍半萜醇　單萜烯

菊烯醇 1.3~2%　龍腦 0.6~1.1%　乙酸菊烯酯 22.9~30.2%　乙酸龍腦酯 0.7~1.9%

注意事項

1. 孕婦、哺乳母親、嬰幼兒不宜使用。
2. 栽培種的組分以酮和酯為主，野生種以酮和倍半萜烯為主。

艾菊
Tansy

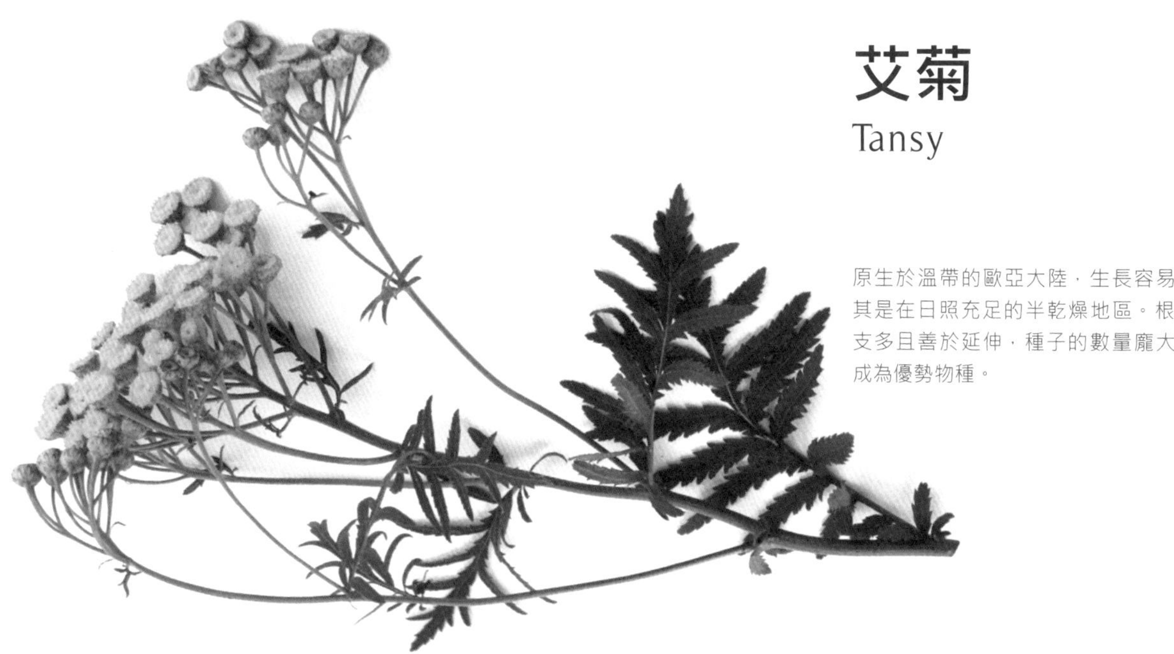

原生於溫帶的歐亞大陸，生長容易，尤其是在日照充足的半乾燥地區。根部分支多且善於延伸，種子的數量龐大，常成為優勢物種。

藥學屬性	適用症候
1. 抗痙攣，止痛，助消化	神經痛，風濕痛，關節痛，脹氣腹痛
2. 消炎，消解黏液，抗菌，收斂皮脂分泌	感冒，牙齦發炎，喉嚨痛，扁桃腺炎，面皰
3. 驅蟲	植物病蟲害，腸道寄生蟲病
4. 通經，激勵神經（微量）	月經不至，經血稀少，提不起勁（微量）

學　　名｜Tanacetum vulgare
其他名稱｜鈕扣菊 / Golden Buttons
香氣印象｜薄日春風中郊遊野餐
植物科屬｜菊科菊蒿屬
主要產地｜法國
萃取部位｜開花之全株藥草（蒸餾）

適用部位　膽經、頂輪

核心成分

萃油率 0.5%，83 個可辨識之化合物（占 98.4%）

心靈效益｜破除低迷的氣氛，回到初心重新出發

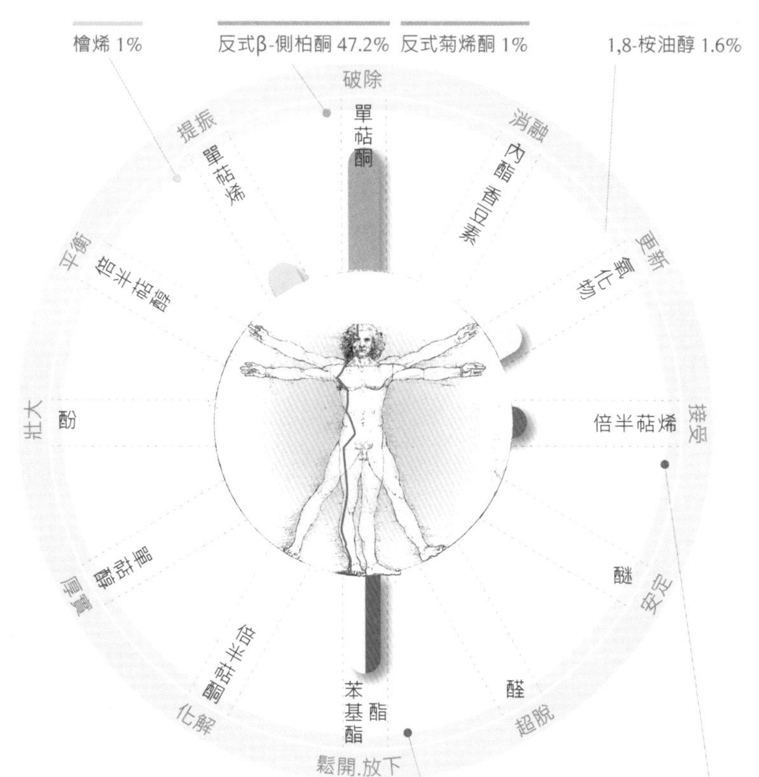

注意事項

1. 孕婦、哺乳母親、嬰幼兒不宜使用。
2. 已被研究過的化學品系多達 30 種，比較常見的是以酮和酯為主，分別為不同的酮與不同的酯。

側柏

Thuya

分布在大型與快速生長樹種無法與之競爭的潮濕林間，或生存不易的懸崖。這種中小型柏樹在野火燒不著的懸崖可以長到超過一千歲。

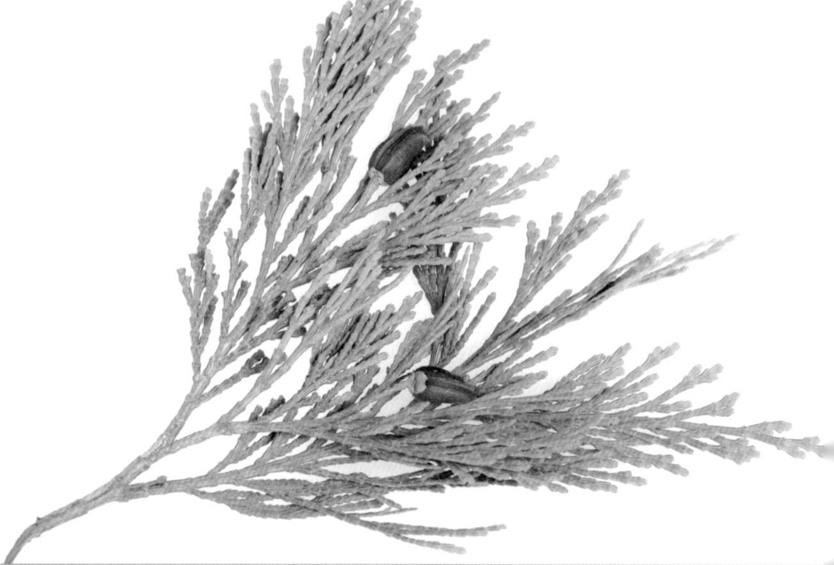

學　　名 | Thuja occidentalis

其他名稱 | 北美香柏 / Northern White-cedar

香氣印象 | 神聖儀式中的祈福與祝禱

植物科屬 | 柏科崖柏屬

主要產地 | 加拿大、美洲東北部

萃取部位 | 針葉（蒸餾）

適用部位　肝經、性輪

核心成分

萃油率 0.6%，31 個可辨識之化合物（占 96.92%）

心靈效益 | 破除盲從的習性，找到獨樹一幟的活法

藥學屬性	適用症候
1. 抗感染抗病毒，癒合傷口	生殖器疣，扁平疣，唇皰疹，難癒合的傷口
2. 提高雌二醇和黃體酮，降低睪丸酮和促黃體生成激素	多囊性卵巢症候群，骨質疏鬆
3. 消解黏液，降低低密度膽固醇和血漿內的葡萄糖	卡他性支氣管炎，高血脂與高血糖問題
4. 抗腫瘤，激勵細胞激素與抗體的生成，啓動巨噬細胞	子宮癌，急性與慢性上呼吸道感染，A 型流感

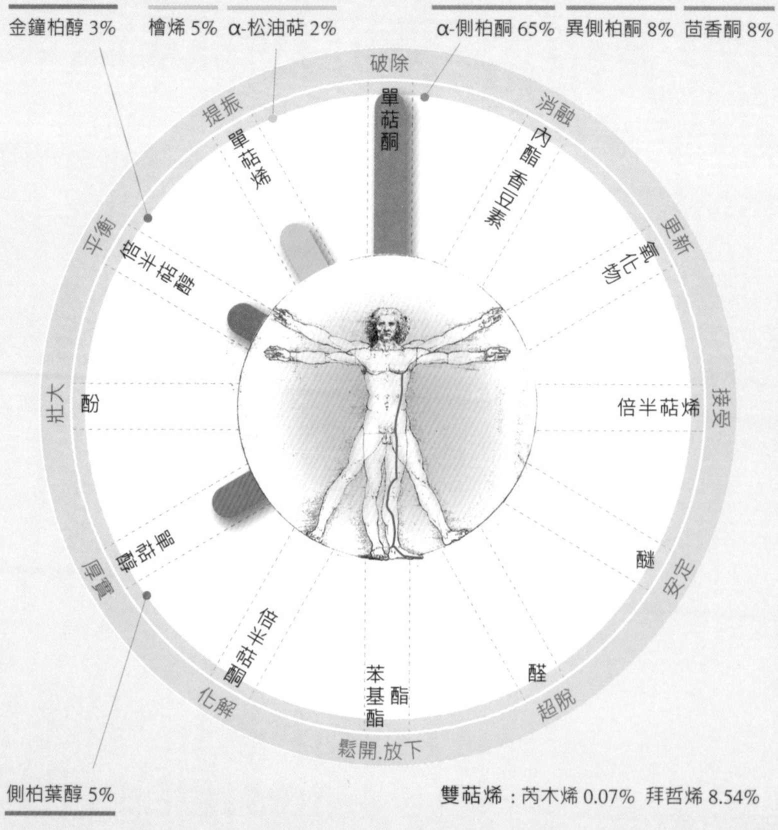

注意事項

1. 孕婦、哺乳母親、嬰幼兒不宜使用。

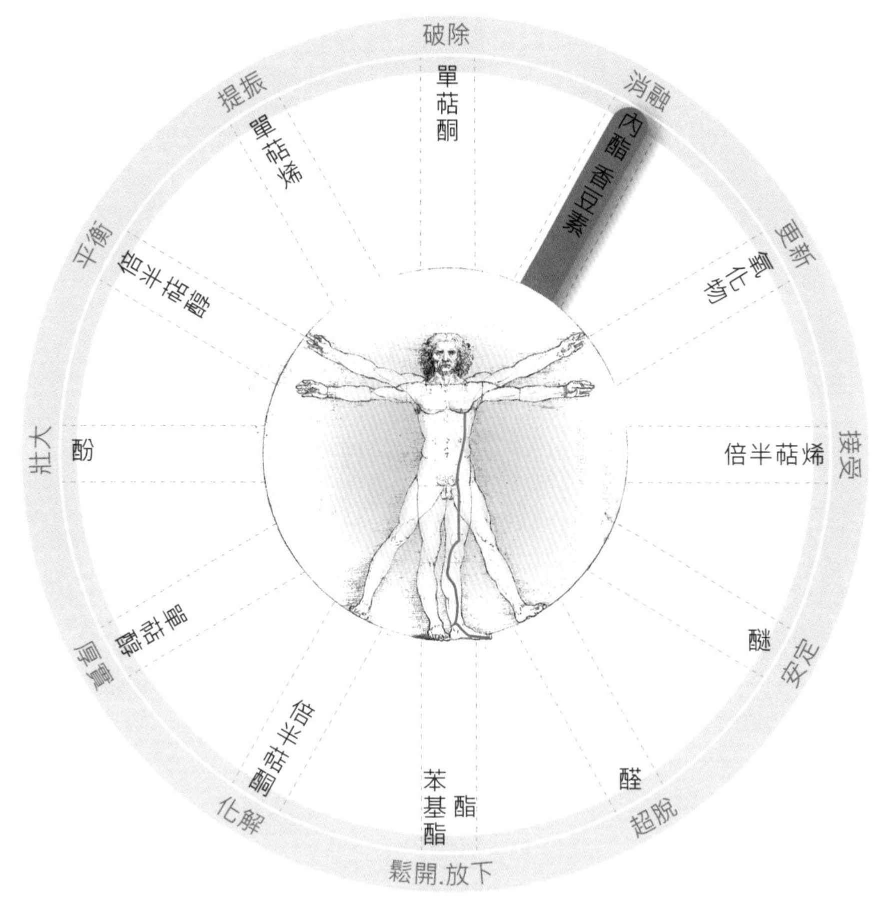

II 香豆素與內酯類

Coumarin & Lactone

裡面有一半以上都是繖形科的植物，光敏性是使用這類精油要稍加留意的地方。氣味常讓人聯想到潮濕的土壤或陳舊的木箱，少量就能帶來持久而壓倒性的嗅覺印象，油色和觸感也比其他類型的精油深重。對排除環境汙染與食品藥物中的毒素極有幫助，同時能淨化過於黏稠的血液，使血流暢通，活血排毒的專長與肝經特別相合。

中國當歸

Danggui

喜陰涼濕潤氣候，多生於高山寒濕的落葉林。要求土質疏鬆，最好是座南向北半陰半陽的緩坡地。

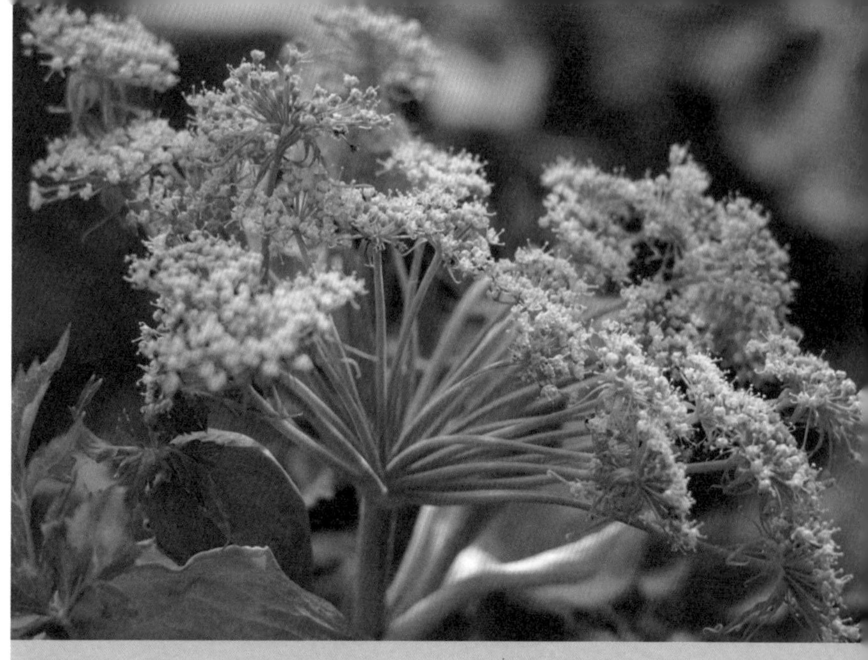

學　名｜Angelica sinensis

其他名稱｜白蘄 / Female Ginseng

香氣印象｜在溫暖乾燥的洞穴裡盤腿靜坐

植物科屬｜繖形科白芷（當歸）屬

主要產地｜中國（甘肅、陝西、四川、雲南）

萃取部位｜根部（蒸餾）

適用部位　肝經、心輪

核心成分

萃油率 1.81%（超臨界）/ 0.3%（蒸餾），59 個可辨識之化合物（占 94%）

心靈效益｜消融糾結與怨怒，接受大地之母的擁抱

藥學屬性	適用症候
1. 抑制子宮平滑肌收縮（大劑量），促進血紅蛋白及紅血球的生成	原發性痛經，手腳冰涼，貧血，面色萎黃
2. 鬆弛支氣管平滑肌，消炎止痛	氣喘，久咳，癰疽瘡瘍
3. 促進脾細胞、胸腺細胞、肝細胞增生，增強脾細胞產生 IL-2 能力，T 細胞活性增加 80%	體弱多病，長期臥病，化療手術過後，時常接觸化學溶劑等環境毒素
4. 減慢心率、抗心律失常，修復腦缺血損傷，抗血小板聚集	心悸，腦中風，高血脂

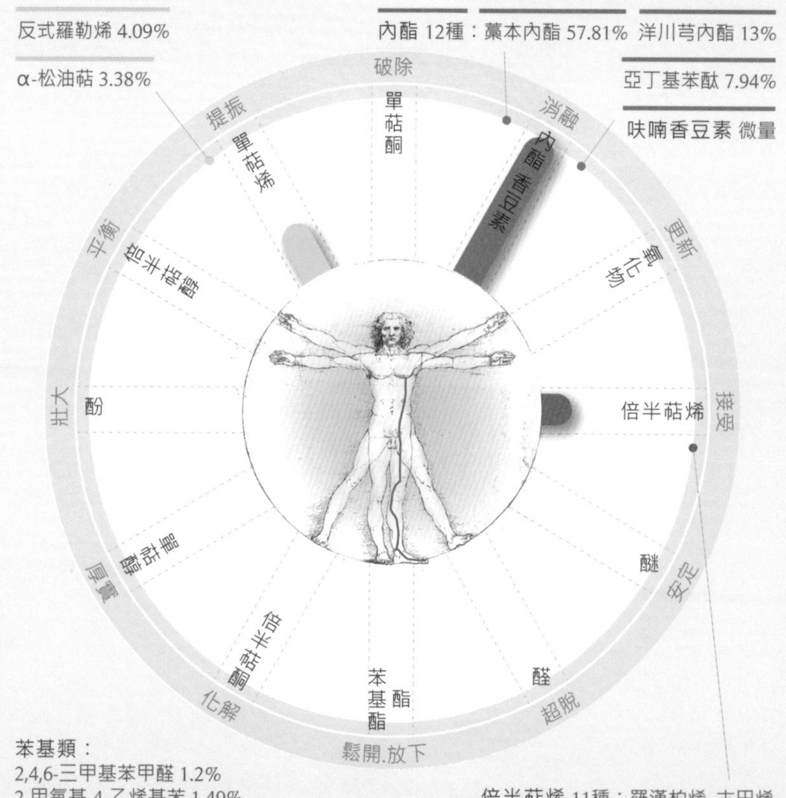

注意事項

1. 中國和日本當歸的弱植物性雌激素作用遠比其他植物性雌激素低，也不高於雌激素 1/400 的效果。而且當歸精油不具備生藥中其他成分，不必過慮雌激素樣作用。
2. 留意光敏性的可能。

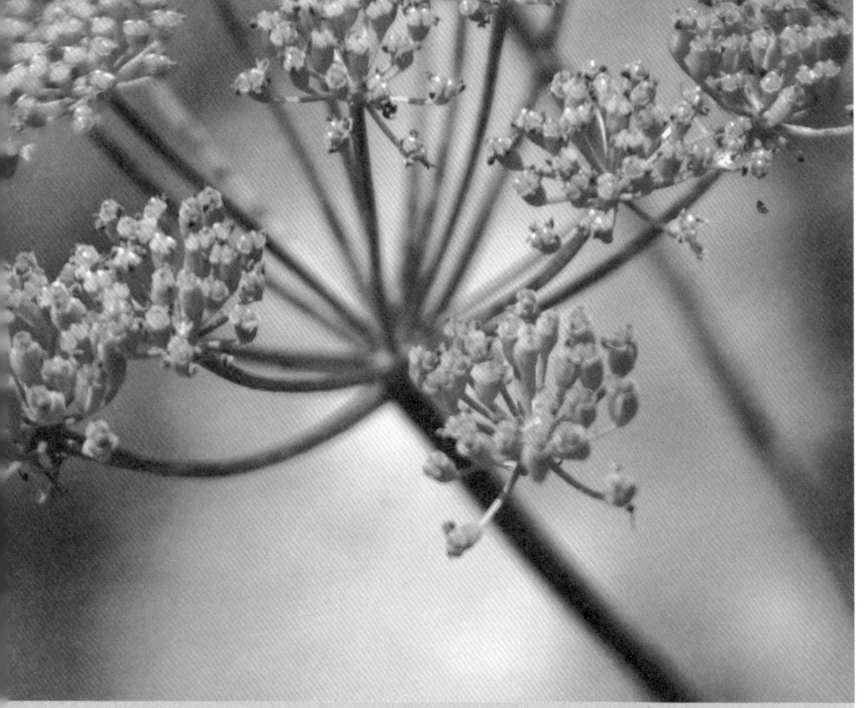

印度當歸

Angelica Root, India

分布於喜馬拉雅西部 2400~3800 公尺山區，植株高 1.3 公尺。喜歡肥沃、濕潤、有遮蔽的緩坡，需要很多的森林腐植質（靠近森林）。

藥學屬性	適用症候
1. 抗菌，抗發炎，抗癌	流感，氣喘，抗藥性人類惡性腦膠質瘤
2. 抗血小板聚集，舒張血管，抑制血管平滑肌增生，強心	貧血，虛弱
3. 利消化，保護神經，鎮痛	嘔吐，便祕，受寒之腹瀉，無胃口，小兒受驚
4. 抗子宮痙攣，促進乳汁分泌	產後補身，產後哺乳，更年期症候群

學　　名｜Angelica glauca

其他名稱｜喜馬拉雅當歸 / Himalayan Angelica (Gandrayan)

香氣印象｜在林中長途跋涉、挨寒受凍後，找到一個可以生火的洞穴

植物科屬｜繖形科白芷（當歸）屬

主要產地｜印度、巴基斯坦

萃取部位｜根部（蒸餾）

適用部位　肝經、性輪

核心成分

萃油率 0.5 %，68 個可辨識之化合物

內酯 8種：順式藁本內酯 31.55%

順式亞丁基苯酞

單萜烯 11種：

β-水茴香萜 15.29%

呋喃香豆素 6種：香柑油內酯　紫花前胡素

紫花前胡醇當歸酯

β-丁香油烴氧化物 3.38%

破除　單萜酮

消融　內酯香豆素

更新　氧化物

接受　倍半萜烯

安定　醚

超脫　醛

鬆開.放下　苯基酯

化解　倍半萜酮

厚實　單萜醇

壯大　酚

平衡　倍半萜醇

提振　單萜烯

倍半萜醇 9種：

α-杜松醇 3.45%

十五碳烯酸甲酯 3.51%　乙酸香茅酯

倍半萜烯 18種 14.36%

心靈效益｜消融因不義而凍結的心，讓理想之血流動

注意事項

1. 含少量呋喃香豆素，使用後盡量避免日曬。
2. 印度北阿坎德邦（Uttarakhand）山區野生的印度當歸質量最高（順式藁本內酯 40~53%、順式亞丁基苯酞 20.7~32.8%），但已有瀕危趨勢。
3. 地表以上開花的植株也可以萃油，但成分不含內酯，可辨識 34 個成分，以單萜烯（水茴香萜）和倍半萜烯（丁香油烴）為主。

芹菜籽

Celery Seed

是一種濕地植物，習慣冷涼氣候，最少要有 16 週的冷涼條件。對溫度很敏感，只能半日照。需要肥沃的土壤，還要一直保有水氣。

學　　名 | Apium graveolens

其他名稱 | 旱芹 / Wild Celery

香氣印象 | 中世紀所建，樸實無華的修道院

植物科屬 | 繖形科芹屬

主要產地 | 印度、法國

萃取部位 | 種子（蒸餾）

適用部位　肝經、本我輪

核心成分

萃油率 0.48%，26 個可辨識之化合物

心靈效益 | 消融雜念與煩憂，用明亮的眼睛看世界

藥學屬性	適用症候
1. 美白，淡化斑點	曬斑，肝斑，老人斑
2. 鎮靜，補強神經系統	焦慮，眩暈
3. 激勵肝細胞（排毒），改善靜脈滯流，抗腫瘤	輕度肝腎功能不良引發之感染，痔瘡，消化道癌症
4. 強身，緊實肌肉，助消化，降血壓	衰弱，老化，痛風，高血壓

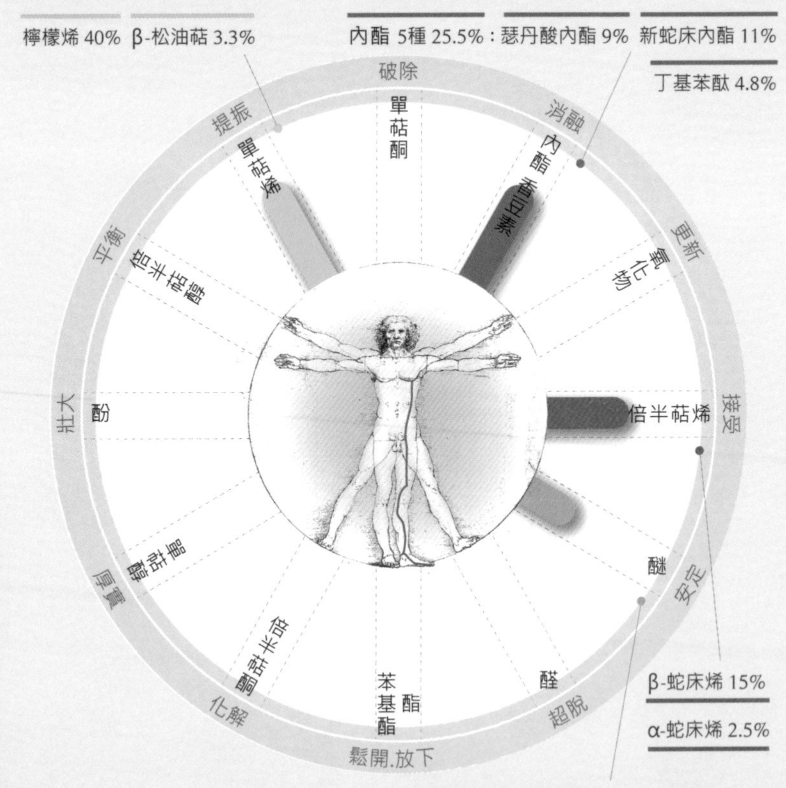

注意事項

1. 芹菜籽油不具光敏性，根部萃取的芹菜油才有光敏性。
2. 整株萃取的芹菜油含有高比例的苯酞（種子油的一倍以上），排毒效果更佳，但因含有根部的呋喃香豆素，不適合用在沒有覆蓋的皮膚上。

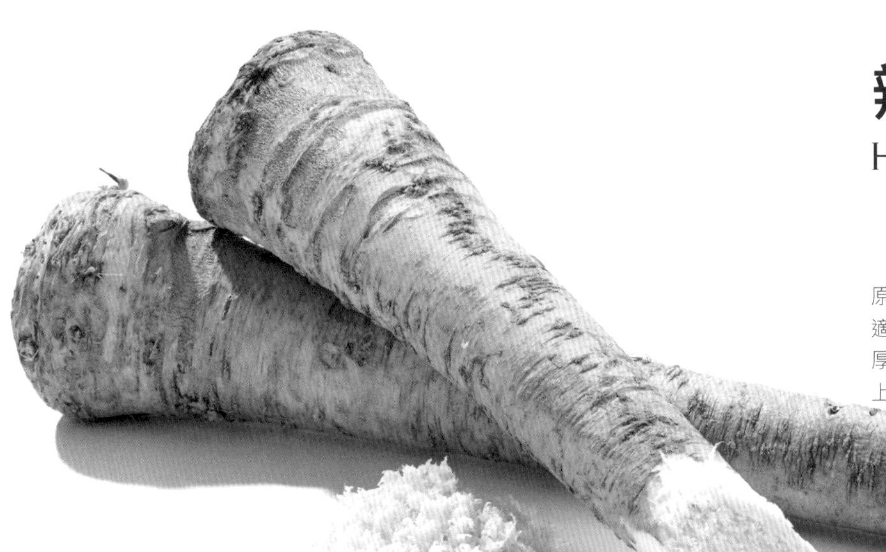

辣根
Horseradish

原生於東南歐與西亞，喜歡冷涼氣候，適應力強，耐乾旱，怕水澇。在土層深厚、地力肥沃、pH6.0~6.5 的砂質壤土上長得最好。

藥學屬性	適用症候
1. 殺菌，殺蟲（土傳病原真菌、土傳線蟲），熏蒸生物活性	倉儲害蟲，農場與盆栽植物的病蟲害
2. 利膽，利尿	膽囊炎
3. 興奮神經，使皮膚發紅，誘發水泡	風濕，關節炎
4. 抗腫瘤，抗氧化，抗卡他	胃癌，慢性卡他性呼吸道感染

學　　名｜Armoracia lapathifolia / A. rusticana

其他名稱｜西洋山葵 / Western Wasabi

香氣印象｜火燄山上不可一世的牛魔王

植物科屬｜十字花科辣根屬

主要產地｜中國、英國、匈牙利、日本

萃取部位｜根部（蒸餾）

含硫化合物：
異硫氰酸烯丙酯 31.83~50%
異硫氰酸苯乙酯 15~26.24%
二烯丙基硫醚
異硫氰酸酯
5-乙烯基唑烷硫酮

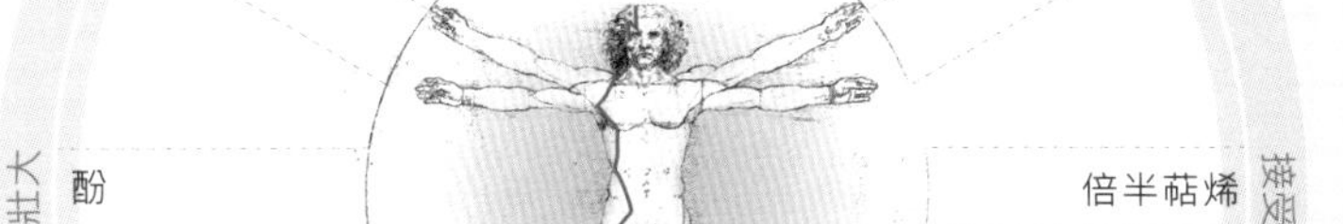

適用部位　膽經、本我輪

核心成分

萃油率 0.2~1%，18 個可辨識之化合物（占 91.15%）

心靈效益｜消融萎靡與頹廢，摩拳擦掌準備重出江湖

注意事項

1. 此精油的整體作用比較接近香豆素與內酯類，因此歸在這一組。
2. 合成的山葵製品現在多由辣根精油製成。
3. 對皮膚與黏膜的刺激極大，不宜口服。屬於危險性較高的精油，外用的安全劑量需請教專業芳療師。

蒼朮

Cāng Zhú

生長在稀疏柞樺林、灌木林帶山坡草地、及林間草叢中。喜歡涼爽、溫和的氣候，耐寒力強。需要表層疏鬆、滲透性良好的砂壤土。

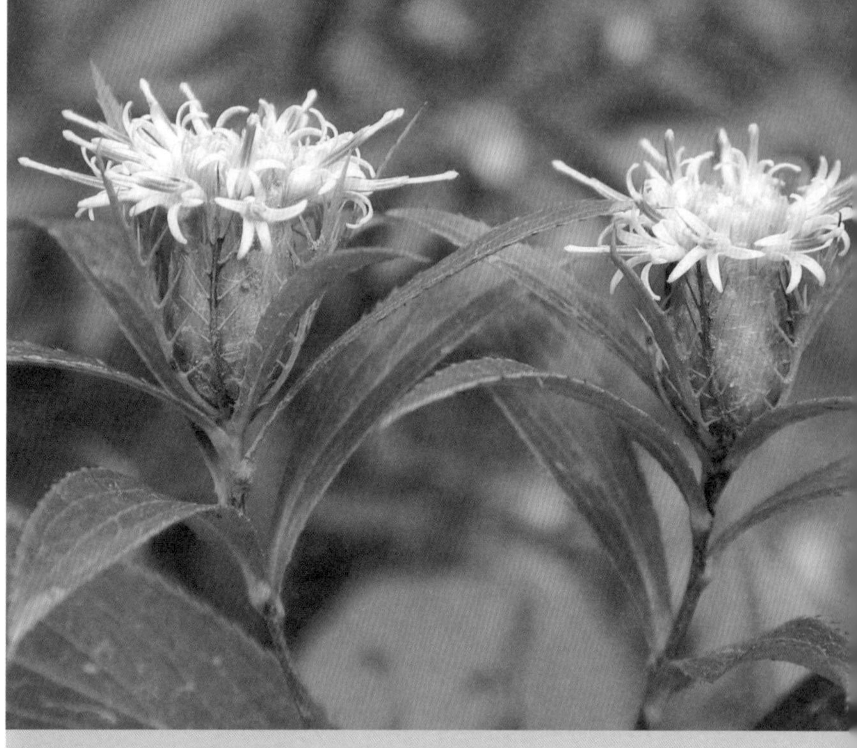

學名	Atractylodes lancea
其他名稱	茅朮 / Rhizoma Atractylodes
香氣印象	豆蔻年華少女豐潤的臉頰
植物科屬	菊科蒼朮屬
主要產地	中國（江蘇最佳）、朝鮮、俄羅斯
萃取部位	根莖（蒸餾）

適用部位　脾經、本我輪

核心成分

萃油率 2.91%，32 個可辨識之化合物

心靈效益 | 消融尖刻與挑剔，打從心底用笑臉迎人

藥學屬性	適用症候
1. 抗缺氧	高山症，依賴室內空調的生活方式
2. 促進膽汁分泌，促進肝蛋白合成，對中毒的肝細胞有保護作用	保肝，生活於重度汙染地區或食品安全危機地區
3. 調節腸胃運動，降血糖，抗潰瘍	脾虛，胃口不佳，糖尿病，胃潰瘍
4. 燥濕，殺蟲（抗菌、抗真菌）	手足癬，消毒病房

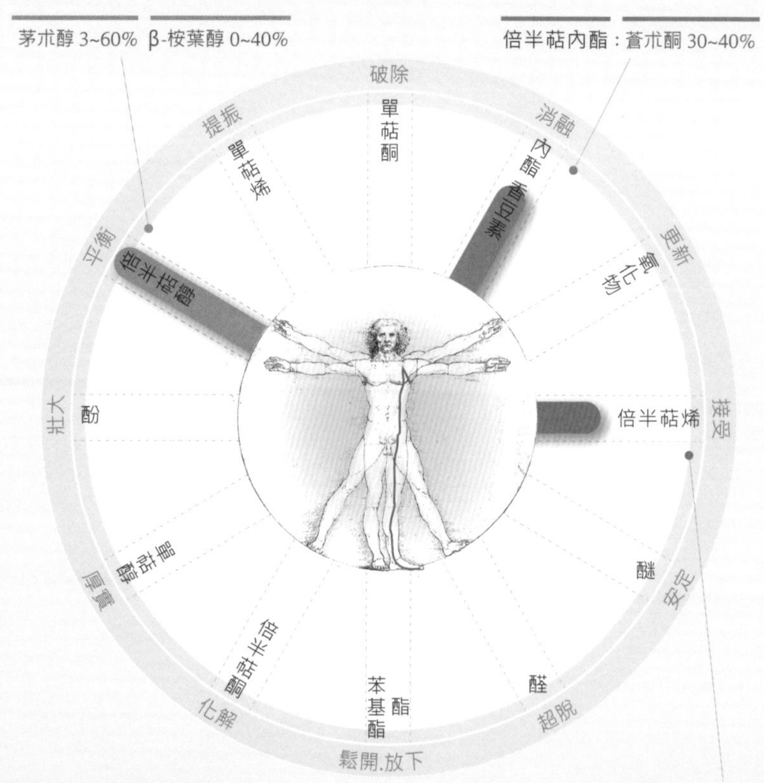

注意事項

1. 生藥來源包含茅蒼朮（A. lancea）和北蒼朮（A. chinensis）。兩者的精油主成分相同但比例差異大。指標成分蒼朮素以茅蒼朮含量較高，北蒼朮則含較多桉葉醇。
2. 白朮（A. macrocephala）所含成分以蒼朮酮為主（30~60%），另含苯甲酸異丙酯 16.46%，氣味比較柔和。傳統中醫的說法是白朮補脾，蒼朮健脾。

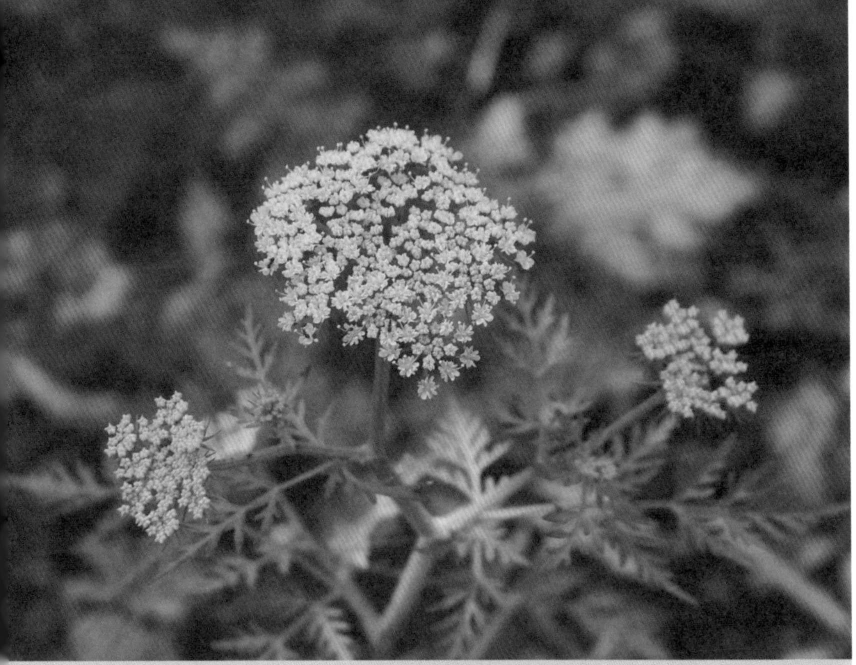

蛇床子
Shechuangzi

生於原野、田間、路旁、溪邊等潮濕地帶，生長快速，適應性強。1300~3200公尺都能看見，耐寒耐旱，對土壤要求不嚴。

藥學屬性	適用症候
1. 止癢（拮抗組織胺和抑制肥大細胞脫顆粒作用）	陰道搔癢，各種類型的陰道炎（包括滴蟲引起者），外陰濕疹，手足癬
2. 雌激素樣作用	骨質疏鬆，抗心律不整，減緩子宮的萎縮，不孕
3. 壯陽	陽痿（塗抹即可）
4. 抗菌，抗病毒，抗腫瘤，逆轉腫瘤耐藥性（可配合化療）	胃癌，子宮頸癌，肺腺癌

學　　名｜Cnidium monnieri

其他名稱｜野胡蘿蔔子 / Monnier's Snowparsley

香氣印象｜一次打開梳妝台上所有的瓶瓶罐罐

植物科屬｜繖形科蛇床屬

主要產地｜中國（河北、山東、安徽、江蘇、浙江）

萃取部位｜種子（蒸餾）

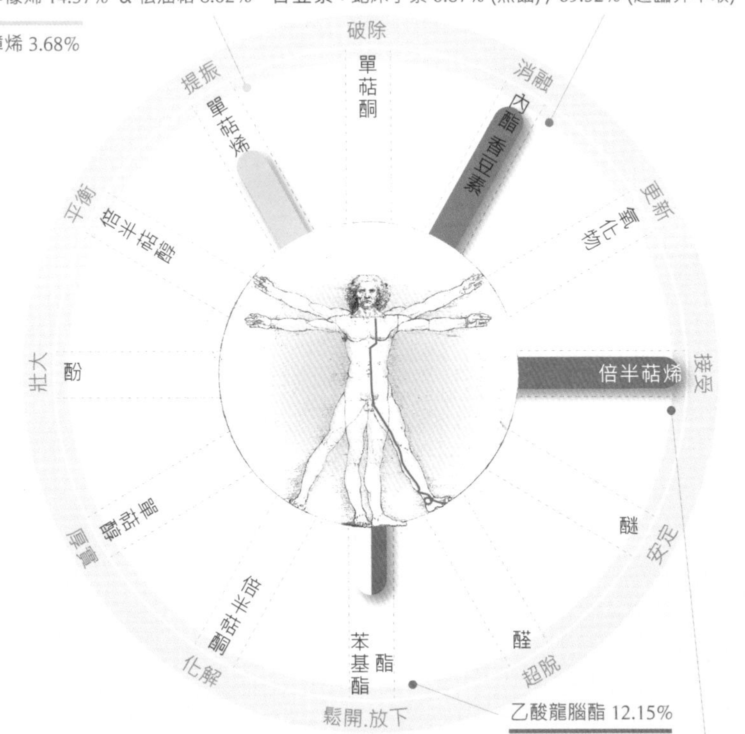

適用部位　腎經、性輪

核心成分

萃油率 1.1%，27 個可辨識之化合物

心靈效益｜消融酸楚和苦澀，開懷品嘗人生的甜點

注意事項

1. 陰虛火旺或下焦有濕熱者不宜內服，外用則應注意劑量。
2. 乳癌、卵巢癌、子宮癌等患者不宜自行使用。

新幾內亞厚殼桂
Massoia

新幾內亞特產，生長在 400~1000 公尺的熱帶雨林內。樹皮、心材、果實都有香氣，每棵樹可產 65 公斤乾燥樹皮。

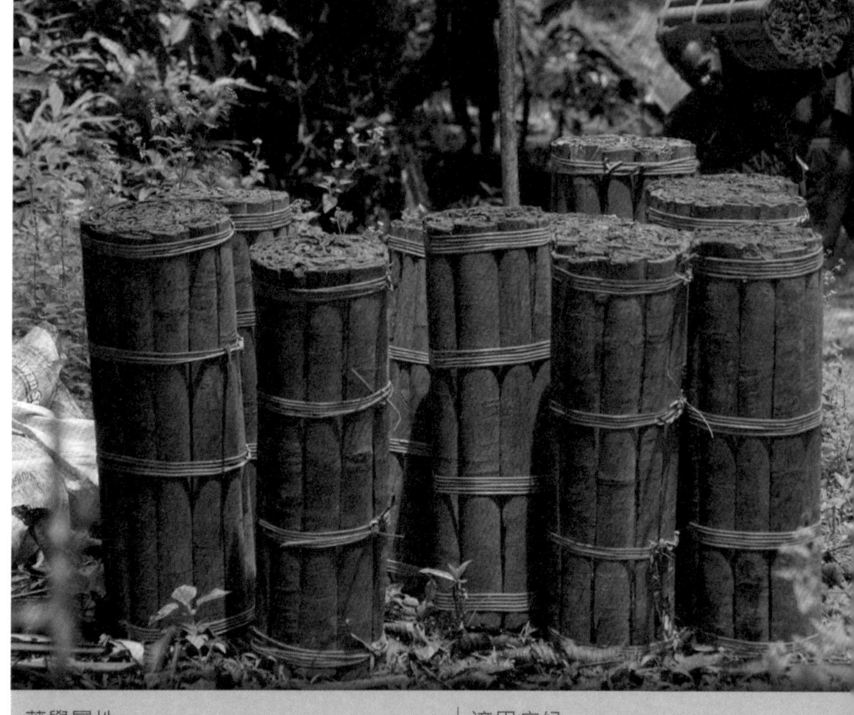

學　名	Cryptocarya massoia / Massoia aromatica
其他名稱	香厚殼桂 / Massoy Bark
香氣印象	躺在棕櫚樹下啜飲椰子汁
植物科屬	樟科厚殼桂屬
主要產地	印尼（新幾內亞西部）
萃取部位	樹皮（蒸餾）

藥學屬性	適用症候
1. 抗生物膜（白色念珠菌），激勵免疫（提高巨噬細胞活力）	長期使用抗生素的病患
2. 抗感染，抗菌，抗卡他，消除黏液	急性與慢性的消化道感染，腸胃炎，上下呼吸道的感染
3. 促進血液循環	面色蒼白
4. 催情	心因性陽痿與冷感

適用部位　大腸經、眉心輪

核心成分

萃油率 0.4 %，7 個可辨識之化合物

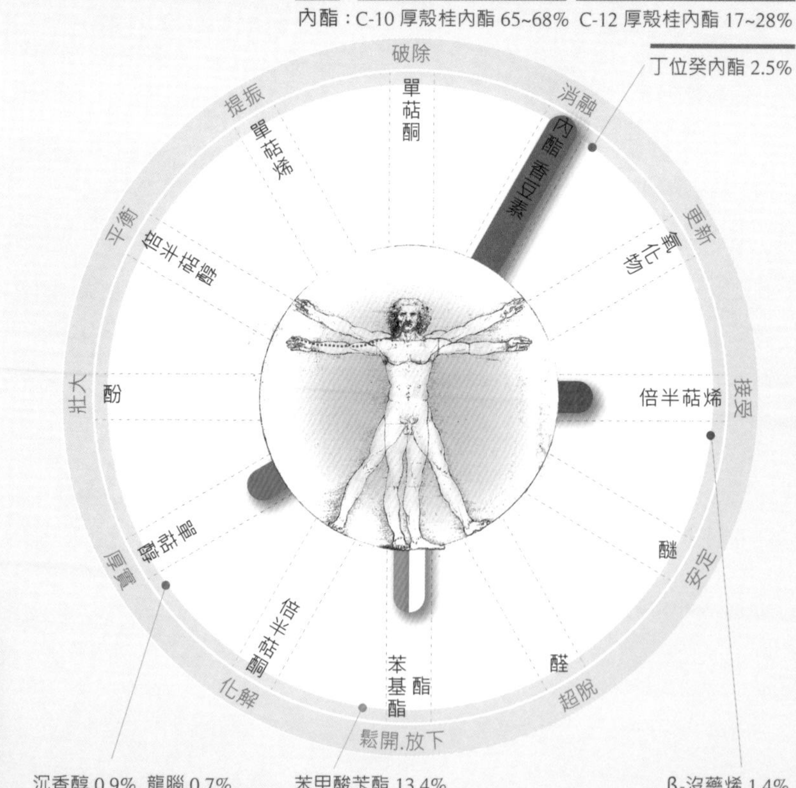

心靈效益｜消融樣板與教條，像孩子一樣天馬行空

注意事項

1. 嬰幼兒與孕婦宜避免使用。
2. 易刺激皮膚，敏感皮膚宜斟酌劑量或避免使用。

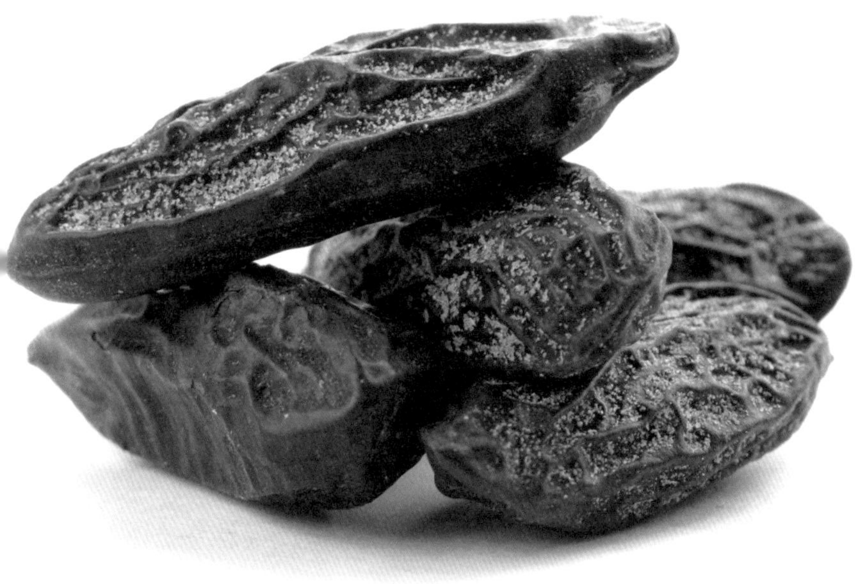

零陵香豆
Tonka Beans

原生於中美洲和南美洲北部的熱帶雨林，30 公尺高，屬於挺水植物，極需日照。種子的年產量是每樹 1~3.5 公斤，這種大樹每四年會經歷一次種子盛產期。

藥學屬性	適用症候
1. 抑制腫瘤生長	肝癌、乳腺癌之預防與避免復發
2. 抑制脂氧化酶（消炎），抑制肝臟的脂質過氧化（抗自由基）	延緩老化
3. 抗利尿，降血糖	糖尿病（輔藥）
4. 抗痙攣，放鬆肌肉，使血流暢通	腹痛，肩頸僵硬，胸悶

學　　名｜Dipteryx odorata

其他名稱｜香翅豆 / Cumaru

香氣印象｜小朋友興奮舔食手中的霜淇淋

植物科屬｜豆科二翅豆屬

主要產地｜委內瑞拉、奈及利亞、巴西、哥倫比亞

萃取部位｜種子（溶劑萃取）

適用部位　三焦經、心輪

核心成分

萃油率 27.4%（己烷）/ 3.3%（酒精與水），14 個可辨識之化合物

心靈效益｜消融心上的大石頭，與高采烈如乘坐熱氣球

羧酸：D-葡萄糖醛酸 21.4%　雙萜類：二翅豆酸　糖醇：核糖醇 8.47%
肌醇：鯊肌醇 6.87%　異黃酮：異甘草素　槲皮苷 2.61%

注意事項

1. 原精通常會以 75% 於酒精中或 30% 於植物油中製成商品販售。
2. 有光敏性，使用後避免日曬。
3. 服用抗凝血藥物者要降低用量。

阿魏
Asafoetida

主要分布在中亞的沙漠與荒山。可以長到 2 公尺高。切開根部就會流出灰白乳汁，中空的莖幹亦然。樹脂乾硬後呈琥珀色，極堅硬。

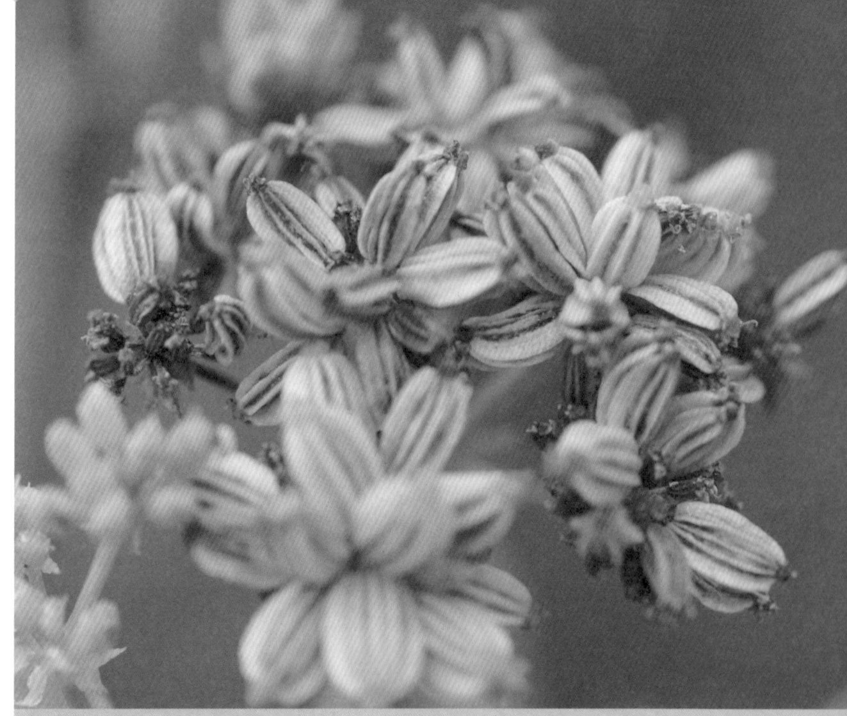

學　名｜Ferula asa-foetida
其他名稱｜臭膠 / Devil's Dung
香氣印象｜誤闖怪獸電力公司
植物科屬｜繖形科阿魏屬
主要產地｜伊朗、阿富汗
萃取部位｜膠脂（蒸餾）

藥學屬性	適用症候
1. 放鬆平滑肌	百日咳，氣喘，潰瘍，便祕，脹氣
2. 驅蟲殺菌	腸內各種寄生蟲，瘧疾，血吸蟲，食物中毒（腐敗肉類或毒蕈），霍亂
3. 消炎，抑制外周血淋巴細胞轉化	遲發性過敏反應
4. 抗驚厥	歇斯底里，精神失常，癲癇

適用部位　胃經、本我輪

核心成分

萃油率 2.3%，39 個可辨識之化合物（占 91.52%）

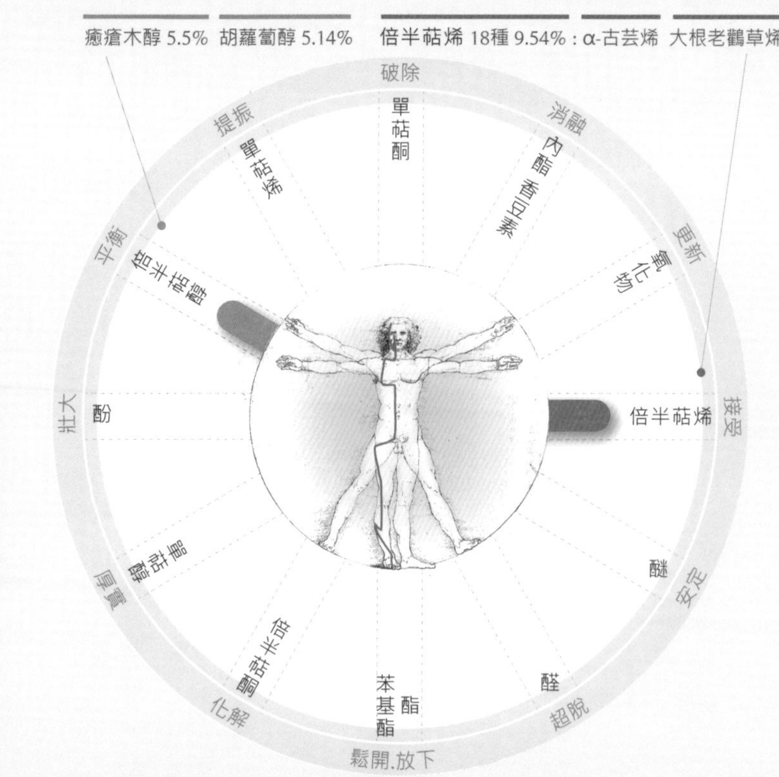

二硫化合物：仲丁基丙烯基二硫化合物 (反式) 40.15% & (順式) 23.93%

心靈效益｜消融瘴癘與噩夢，不畏真相之醜惡

注意事項

1. 此精油的整體作用比較接近香豆素與內酯類，因此歸在這一組。
2. 膠脂本身含酸（阿魏酸、纈草酸）與香豆素（繖形酮），但蒸餾出來的精油不含這些成分。
3. 中藥阿魏取材新疆阿魏 Ferula sinkiangensis，品種與成分不盡相同。
4. 嬰幼兒孕婦只要不拿來口服，使用上只須斟酌劑量。

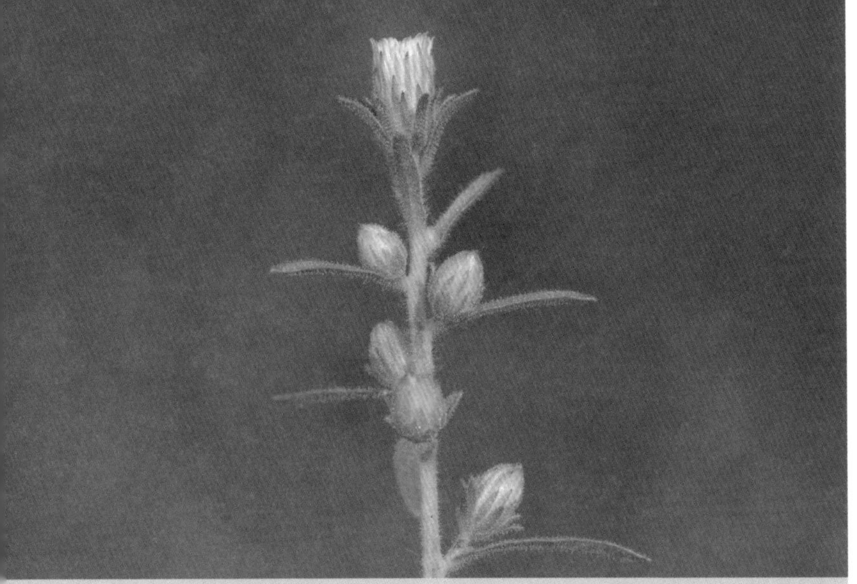

土木香
Elecampane

主要見於地中海地區，喜愛含氮量高、無遮蔽的荒地或路邊。植株高 30~60 公分，莖葉披毛，秋天開細小黃花。

藥學屬性	適用症候
1. 消炎，抗痙攣，止咳，抗卡他，強力化痰	喉炎，氣管炎，痙攣性咳嗽，慢性支氣管炎，鼻咽扁桃腺炎
2. 鎮靜，強心	高血壓，心律不整（陣發性室上性心搏過速），冠狀動脈炎（梗塞），心臟無力
3. 調節免疫（啓動樹突狀細胞）	白血病，癌症
4. 抗菌（金黃葡萄球菌），抗黴菌（作物收成後易出現），抗感染（霍亂）	膽囊失調，病毒性腸炎

學　　名｜Inula graveolens

其他名稱｜龍腦土木香 / Camphor Inula

香氣印象｜風笛高亢又飽滿的樂音在山谷間繚繞

植物科屬｜菊科旋覆花屬

主要產地｜科西嘉、義大利、希臘、黎巴嫩、突尼西亞、阿爾及利亞

萃取部位｜開花之植株（蒸餾）

適用部位　肺經、心輪

核心成分

萃油率 0.06~0.29%，89 個可辨識之化合物

τ-杜松醇 7.8%
單萜烯 8.6%
倍半萜內酯：微量，但分子作用強
龍腦 7.6%
乙酸龍腦酯 56.8%

破除 單萜酮
消融 內酯 香豆素
更新 氧化物
接受 倍半萜烯
安定 醚
超脫 醛
鬆開.放下 苯基酯 酯
化解 倍半萜酮
厚實 單萜醇
壯大 酚
平衡 倍半萜醇
提振 單萜烯

心靈效益｜消融覆蓋的陰影，從悲哀中透一口氣

注意事項

1. 治療慢性呼吸道感染時，可能引起有益的排毒反應（例如劇烈咳嗽）。
2. 油色有黃有綠，取決於採收時期與生長地點。一般而言，花期尾聲的植株蒸餾出來比較綠。

大花土木香
Elecampane Root

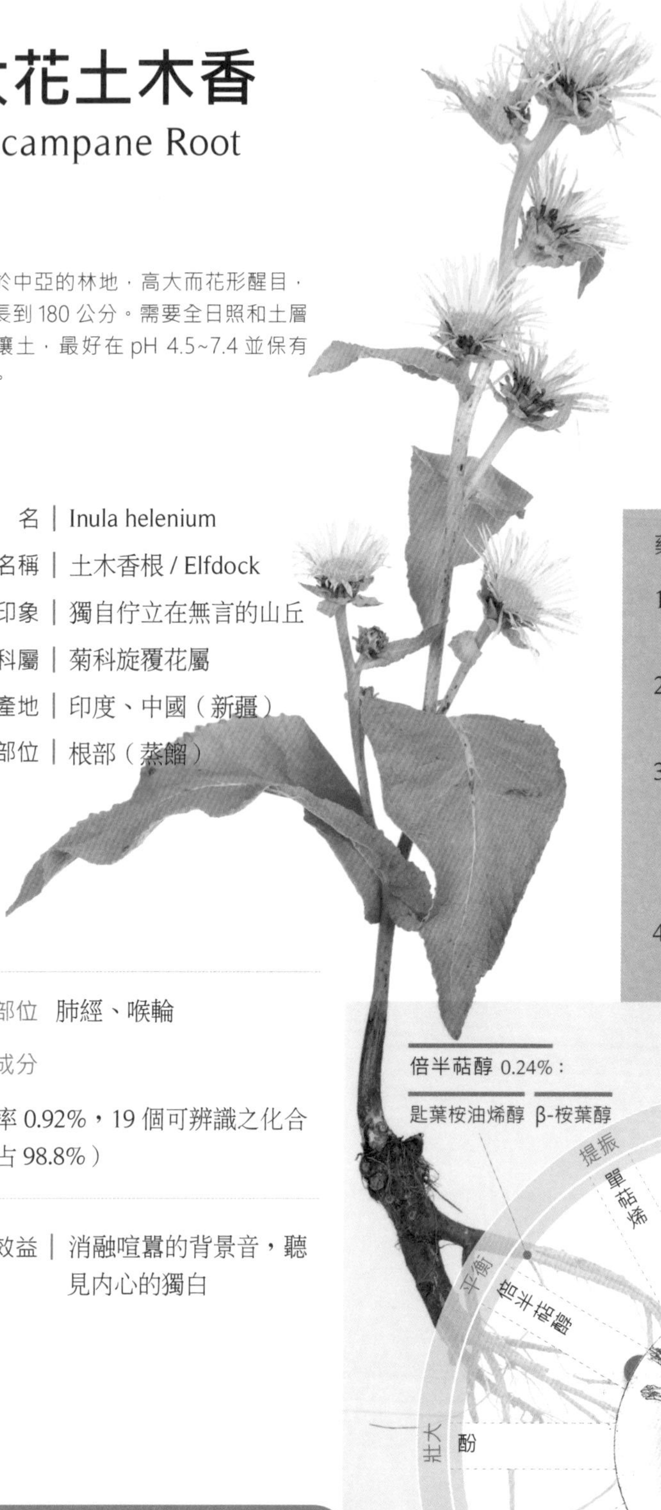

原生於中亞的林地，高大而花形醒目，可以長到 180 公分。需要全日照和土層厚的壤土，最好在 pH 4.5~7.4 並保有水分。

學　　名 | Inula helenium
其他名稱 | 土木香根 / Elfdock
香氣印象 | 獨自佇立在無言的山丘
植物科屬 | 菊科旋覆花屬
主要產地 | 印度、中國（新疆）
萃取部位 | 根部（蒸餾）

藥學屬性	適用症候
1. 消解黏液與膿痰，止咳	咳嗽，肺炎，支氣管炎
2. 抗菌，抗黴菌，助消化	羊身疥癬與馬的皮膚病，飲食無度
3. 抗腫瘤，啓動癌細胞自動凋亡而不攻擊自身免疫細胞	子宮頸癌，肝癌，肺鱗狀細胞癌，大腸癌，黑色素瘤，卵巢癌，攝護腺癌
4. 驅蟲，驅蚊	潮濕與衛生條件不佳的環境

適用部位　肺經、喉輪

核心成分

萃油率 0.92%，19 個可辨識之化合物（占 98.8%）

心靈效益 | 消融喧囂的背景音，聽見內心的獨白

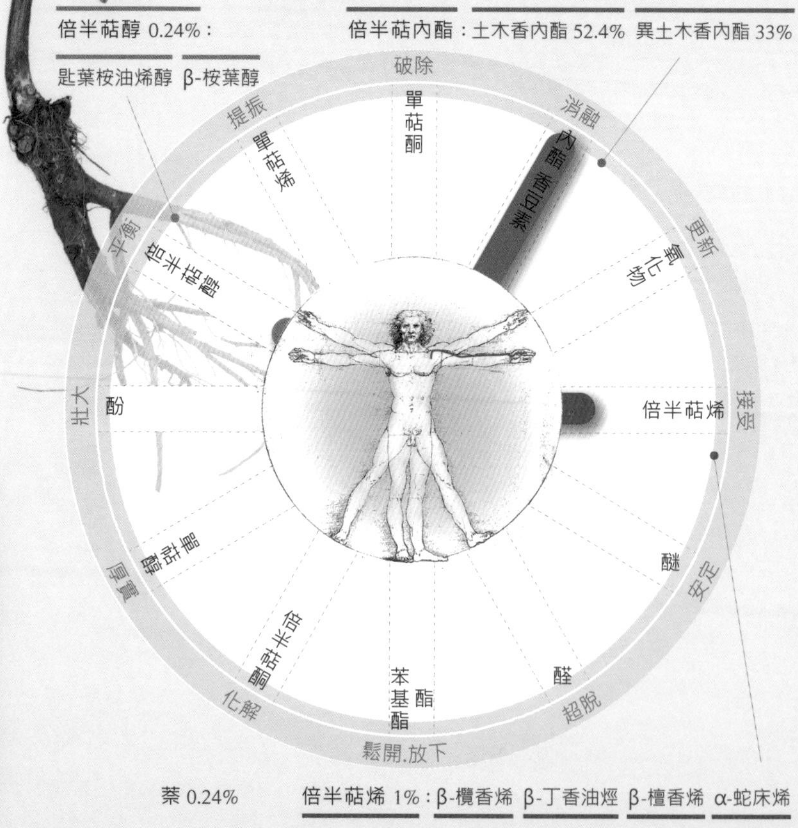

注意事項

1. 市場上的土木香根精油萃取自喜馬拉雅山的印度品種 Inula racemosa，成分以倍半萜類為主（60%），單紫杉烯 22% 含量最多，也含有指標成分土木香內酯和異土木香內酯。
2. 使用過量會有神經毒性，土木香內酯可能引起接觸性皮膚炎。

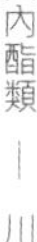

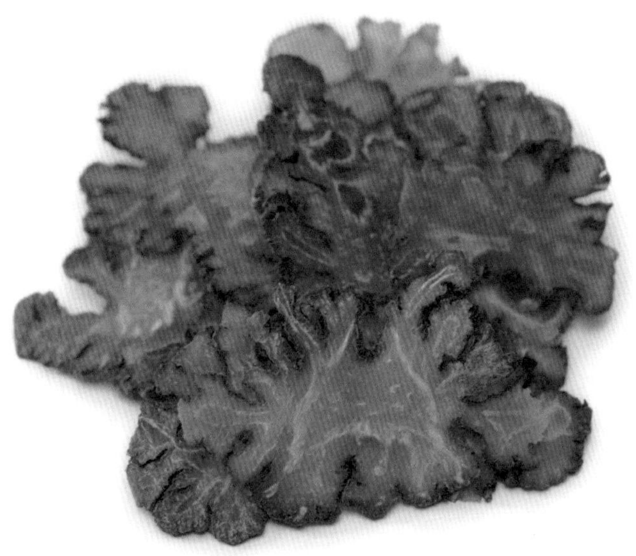

川芎

Chuan Xiong

生長於 900 公尺的向陽山坡、耐寒怕暴熱，偏好溫暖潮濕。一般多栽培於水稻田或砂壤土中，需要土層深厚、排水良好、肥力較高的中性土壤。

藥學屬性	適用症候
1. 增加毛細血管開放數目，加快血流速度，使聚集的血小板解聚（活血化瘀）	缺血性中風，產後與手術後瘀滯腹痛
2. 抑制氣管平滑肌痙攣收縮，使微血管解痙，減少心室顫動和心動過速，止痛	氣喘咳嗽，心絞痛，心悸，經痛，頭痛與偏頭痛
3. 放鬆肌肉	跌打損傷，運動傷害，空調引起的腹痛與腰痠背痛
4. 解熱，抑制單胺氧化酶，提高血清素和多巴胺含量（作用於下視丘）	經前症候群，更年期症候群，憂鬱症

學　名｜Ligusticum striatum / Ligusticum chuanxiong

其他名稱｜芎藭 / Szechuan Lovage

香氣印象｜母親忙著給孩子吹涼的湯藥

植物科屬｜繖形科藁本屬

主要產地｜中國（四川為主、江西湖北陝西少量）

萃取部位｜根莖（蒸餾）

適用部位　肝經、心輪

核心成分

萃油率 0.36%，40 個可辨識之化合物（占 93.64%）

心靈效益｜消融卑微與瑟縮，放開手腳做想做的事

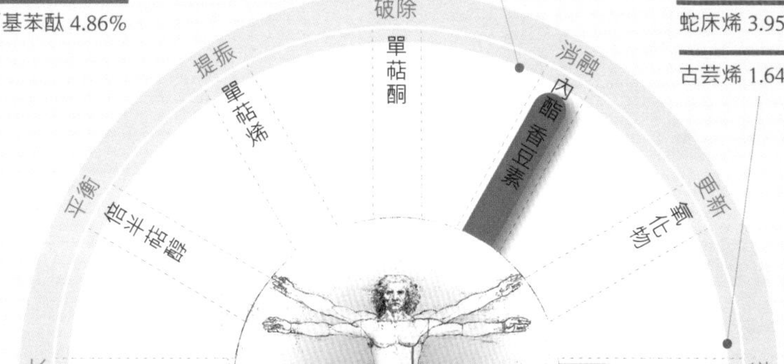

注意事項

1. 川芎精油的主要作用來自於內酯，內酯對光線和溫度很敏感，精油會隨貯存時間而加深顏色，這表示內酯的含量逐漸下降，使得療效變弱。內酯在室溫下也會生成多種異構物，所以收藏時盡量保持冷涼。
2. 陰虛火旺、上盛下虛及氣弱之人忌服其生藥，但精油外用只需注意劑量與使用頻率。

圓葉當歸
Lovage

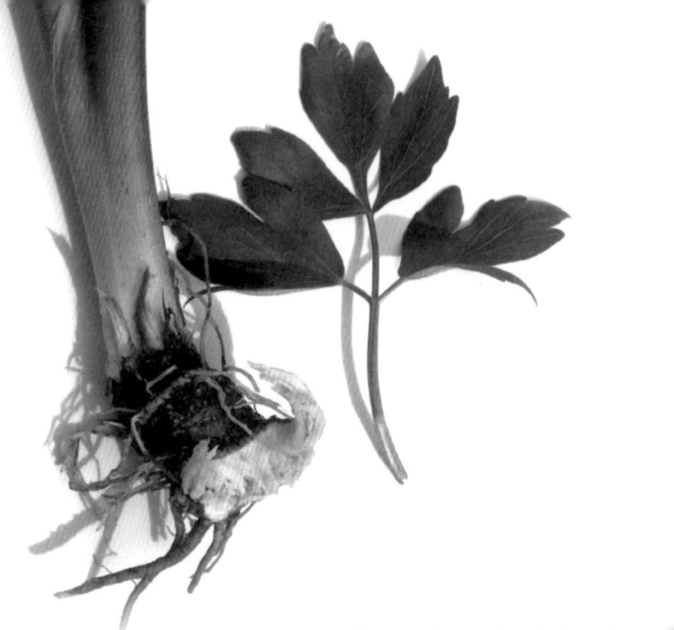

雖然原生於西南亞與南歐，但冷涼的氣候能夠讓它長得更好。需要全日照，肥沃濕潤的土壤，但同時得排水良好。高可達 180 公分。

學　　名｜Levisticum officinale

其他名稱｜美極草 / Maggiplant

香氣印象｜低卡路里的有機蔬食大餐

植物科屬｜繖形科拉維紀草屬

主要產地｜匈牙利、愛沙尼亞、法國

萃取部位｜根莖（蒸餾）

適用部位　肝經、本我輪

核心成分

萃油率 0.11~1.8%，48 個可辨識之化合物（占 87%）

心靈效益｜消融羈絆與牽掛，以道骨仙風雲遊四海

藥學屬性	適用症候
1. 補强神經（作用於小腦與交感神經），强化平滑肌	疲累爆肝，有氣無力
2. 解毒（激勵肝細胞與膽管），排毒，抗腫瘤	化學毒素或藥物帶來的後遺症，肝炎後遺症，牛皮癬，肺癌，頭頸部鱗狀細胞癌
3. 輕度抗凝血，利尿	血液黏稠，風濕，關節炎
4. 抗感染，抗寄生蟲（牛絳蟲），抗黏膜發炎，止咳化痰	發酵性腸炎，寄生蟲病，慢性支氣管炎

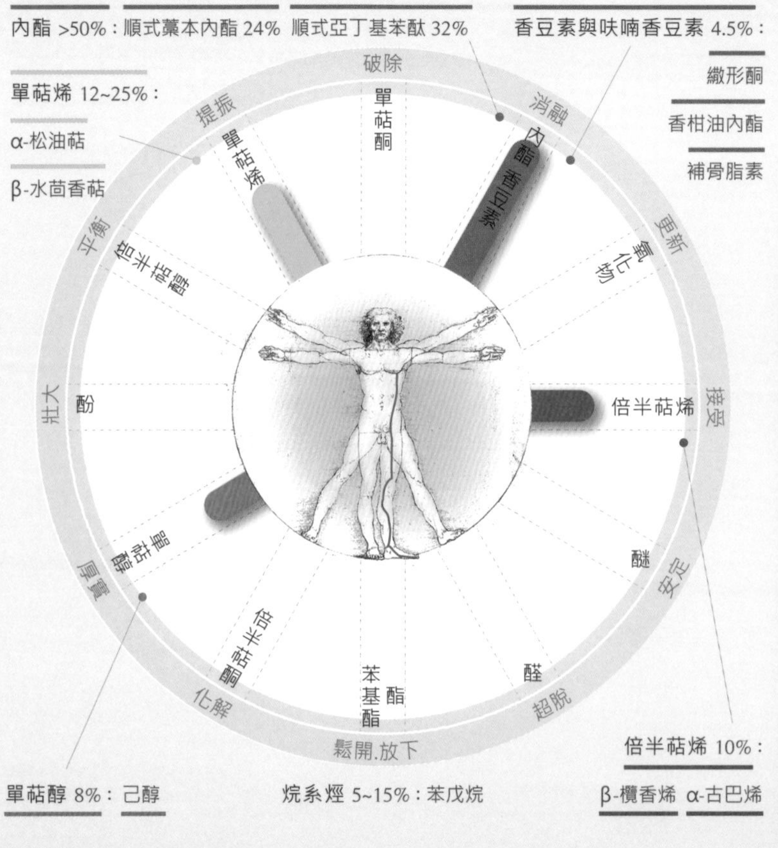

內酯 >50%：順式藁本內酯 24%　順式亞丁基苯酞 32%

香豆素與呋喃香豆素 4.5%：繖形酮　香柑油內酯　補骨脂素

單萜烯 12~25%：α-松油萜　β-水茴香萜

倍半萜烯 10%：β-欖香烯　α-古巴烯

單萜醇 8%：己醇

烷系烴 5~15%：苯戊烷

破除　消融　更新　接受　安定　超脫　鬆開.放下　化解　厚實　壯大　平衡　提振

單萜酮　內酯　香豆素　氧化物　倍半萜烯　醚　醛　苯基酯　倍半萜酮　單萜醇　酚　倍半萜醇　單萜烯

注意事項

1. 宜留意其光敏性，也不適合長期使用。
2. 圓葉當歸的葉油以乙酸萜品烯酯為主 (55.8%)，藁本內酯只占 17%。

歐防風
Parsnip

耐寒力很強，喜冷涼，但在 28°C仍能旺盛生長。野生於白堊土或石灰岩。栽種時適合用磷肥較多的砂壤土。在歐美多為粗生。

藥學屬性	適用症候
1. 抗菌，助消化，開胃	飲食不定時導致之腸胃炎，過度忙碌導致之缺乏食慾
2. 利尿	憋尿導致之膀胱炎
3. 抗痙攣	關節炎，電腦族的肩頸僵硬與腰背疼痛，長時間站立引起的小腿痠痛
4. 抗血液黏稠	外食族（長期以餐盒與速食果腹）

學　名｜Pastinaca sativa

其他名稱｜歐洲蘿蔔 / Pastinak

香氣印象｜汗滴禾下土，粒粒皆辛苦

植物科屬｜繖形科歐防風屬

主要產地｜克羅埃西亞、塞爾維亞

萃取部位｜整株藥草（蒸餾）

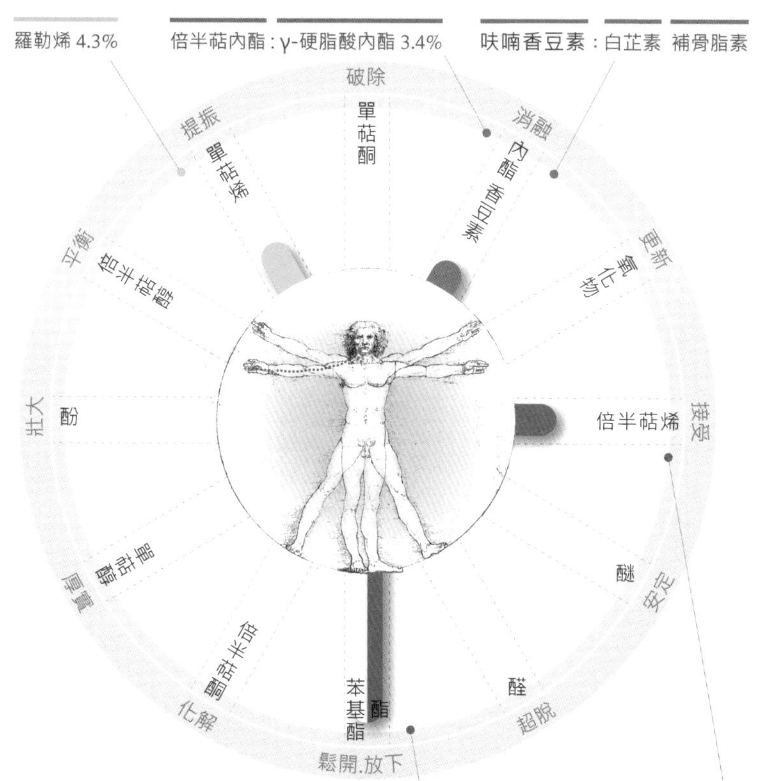

適用部位　三焦經、本我輪

核心成分

萃油率 0.1%，55 個可辨識之化合物

心靈效益｜消融速成的幻想，定下心來慢慢耕耘

注意事項

1. 有光敏性。
2. 本條所列為整株藥草所萃精油的成分。種子所萃精油含己酸辛酯 5.3% 與丁酸辛酯 79.5%；根部所萃精油含芹菜腦和肉豆蔻醚 17~40%，以及呋喃香豆素。

木香
Costus

分布在 2500~3000 公尺的南亞山區。喜歡冷涼濕潤，耐寒、耐旱，怕高溫和強光。需要深厚疏鬆、富含腐植質、排水良好的砂質壤土。

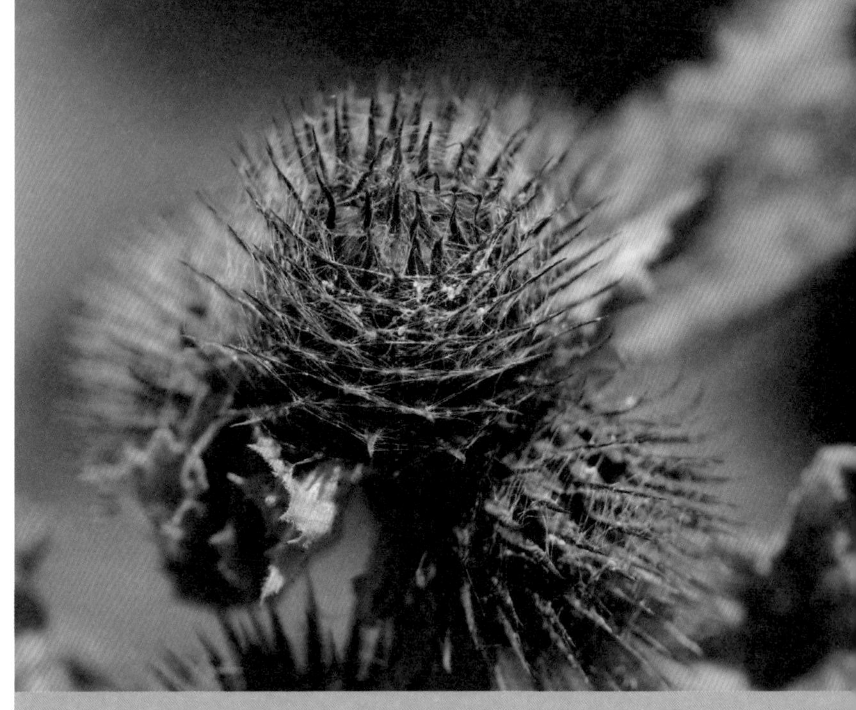

學　　名	Saussurea costus / Aucklandia lappa
其他名稱	雲木香 / Aucklandia Root
香氣印象	收藏泛黃照片的黑木匣
植物科屬	菊科風毛菊屬
主要產地	印度、緬甸、雲南
萃取部位	根部（蒸餾）

適用部位　三焦經、喉輪

核心成分

萃油率 0.82%，38~52 個可辨識之化合物

心靈效益 | 消融不能說的祕密，目送往事如煙散去

藥學屬性	適用症候
1. 抗菌	水土不服，因不適應環境而忽冷忽熱、頭暈腦脹、聲音沙啞
2. 抗痙攣，擴張血管	氣喘，高血壓
3. 消炎止痛	疝氣，胃潰瘍
4. 促進腸胃蠕動，止瀉，止吐	飲食積滯，脘腹脹滿，瀉而不爽，急性胃腸炎的嘔吐，打嗝不止

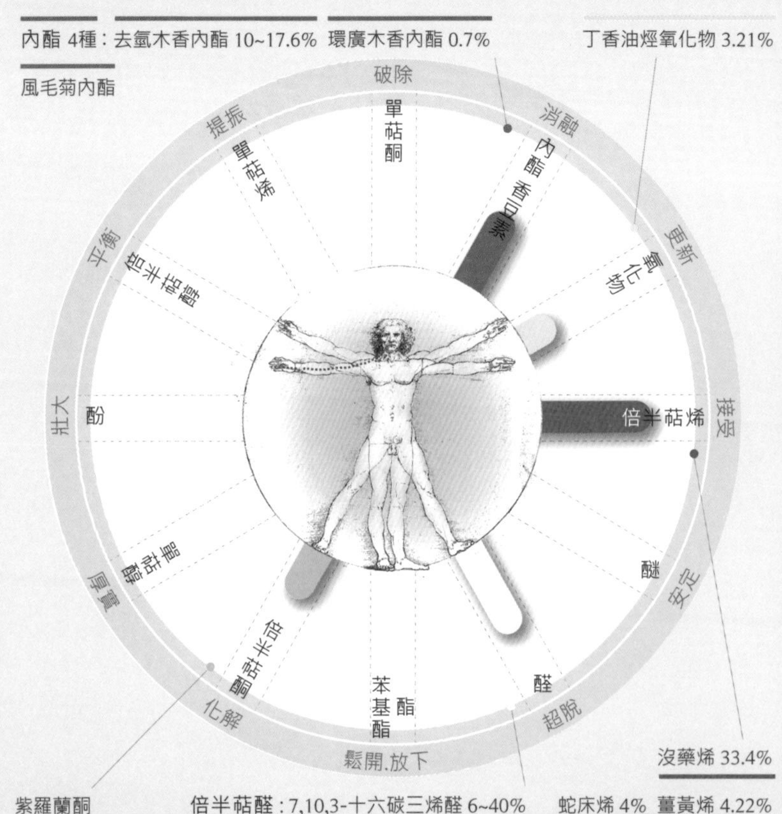

注意事項

1. 木香產於雲南、廣西者，稱為雲木香，產於印度、緬甸者，稱為廣木香。
2. 中醫傳統認為臟腑燥熱、陰虛津虧者不應使用。
3. 經皮吸收可能使某些敏感皮膚引發丘疹與搔癢。

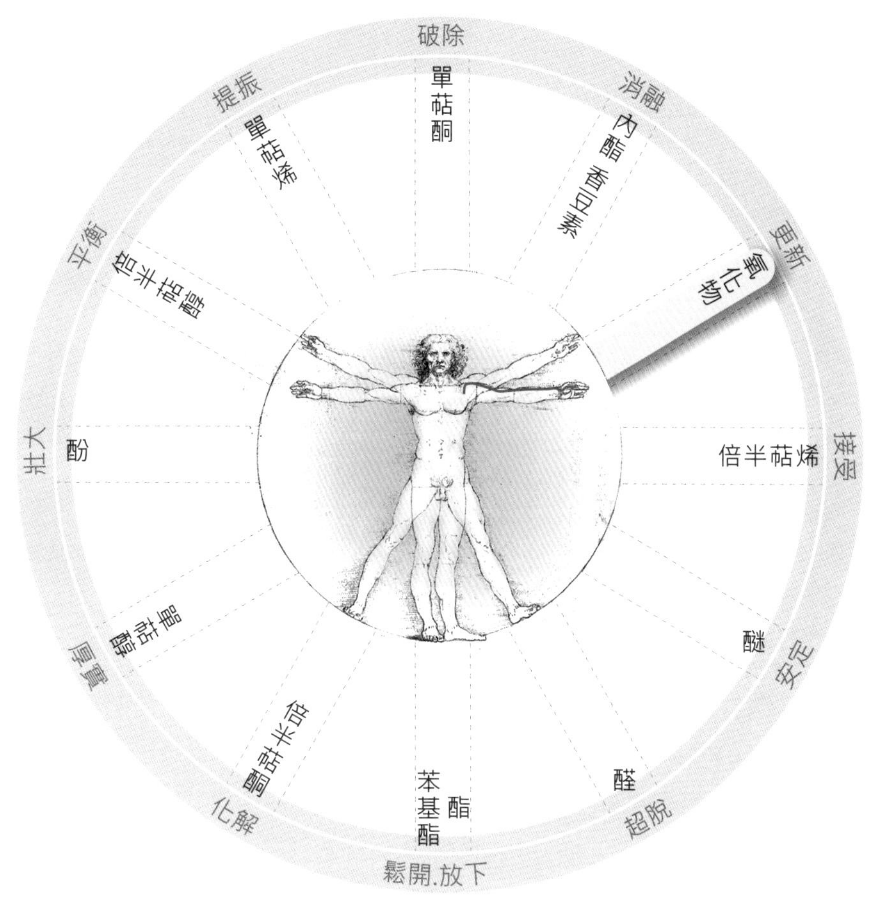

III 氧化物類

Oxide

此大類基本上以 1,8-桉油醇為主，其他的氧化物成分比較接近其功能相近的分子群組，如丁香油烴氧化物的作用近似倍半萜烯類、沉香醇氧化物的作用近似單萜醇類。桉油醇類精油除了有益呼吸道，更重要的作用是與肺經共振，把活氧帶到身體各個細胞，所以應用範圍很廣。身體任一系統出狀況，都需要它推動自我療癒的進程，調油時也會提高其他類型精油的效益。

芳枸葉
Fragonia™

西澳特有種。原生於當地南部海岸，高約 2.4 公尺的灌木或小樹。喜歡酸性的泥炭土，以及山谷邊際有季節性水澇的地方。

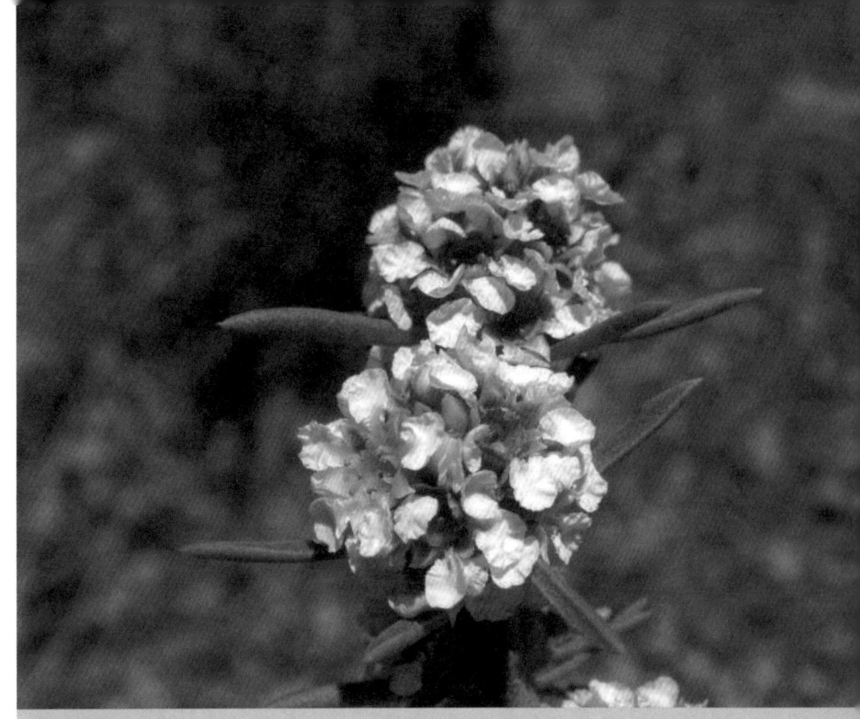

學　名	Agonis fragrans / Taxandria fragrans
其他名稱	粗粒簇生花 / Coarse Agonis
香氣印象	在下著小雨的山谷手扶岩壁溯溪
植物科屬	桃金孃科簇生花屬
主要產地	澳洲西部
萃取部位	葉片（蒸餾）

適用部位　肺經、心輪

核心成分

32 個可辨識之化合物

心靈效益｜更新意識的鎖匙，打開緊閉的心房

藥學屬性	適用症候
1. 消炎，抑制 γ 型干擾素	關節炎，風濕肌痛，皮膚炎，水腫
2. 抗超級細菌（MRSA），與酚類和醛類、單萜醇類同級的抗菌作用	呼吸道感染，鼻竇炎，感冒，氣喘
3. 調節免疫機能	自體免疫疾病，維持水族生物的健康
4. 調節壓力荷爾蒙	平衡情緒

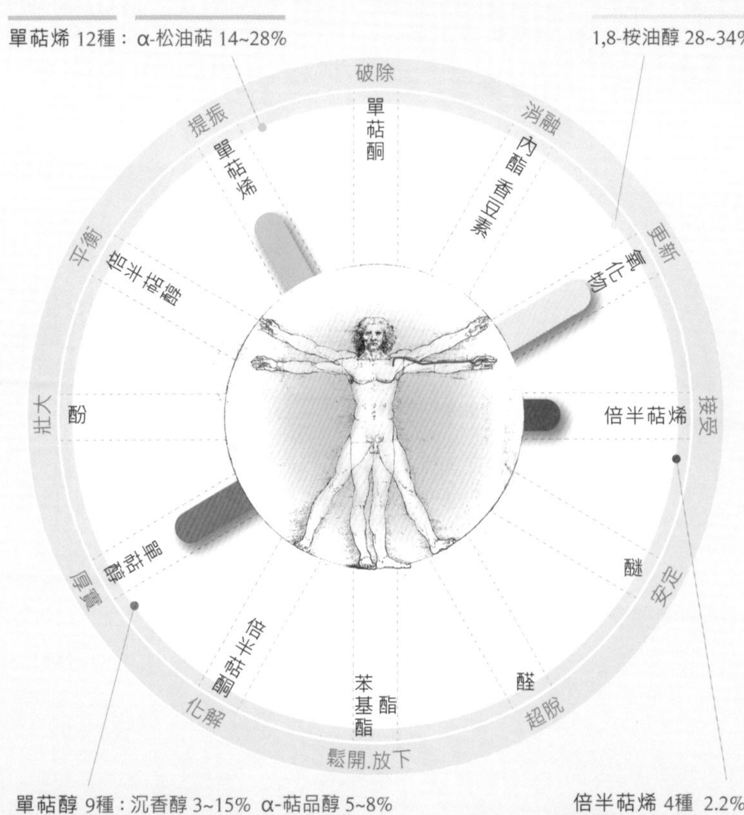

注意事項

1. 目前為止唯一名稱被註冊商標的精油。1996 年首次出現在澳洲政府 RIRDC 的報告，2001 年正式引介於世，2003 年開始商業生產。
2. 潘威爾醫生宣稱其主要成分呈現 1:1:1 的均衡比例，也就是單萜烯、氧化物、單萜醇形成了「金三角」。不過從各個已發表的科研 GCMS 中，並不能找到完全符合的樣本。

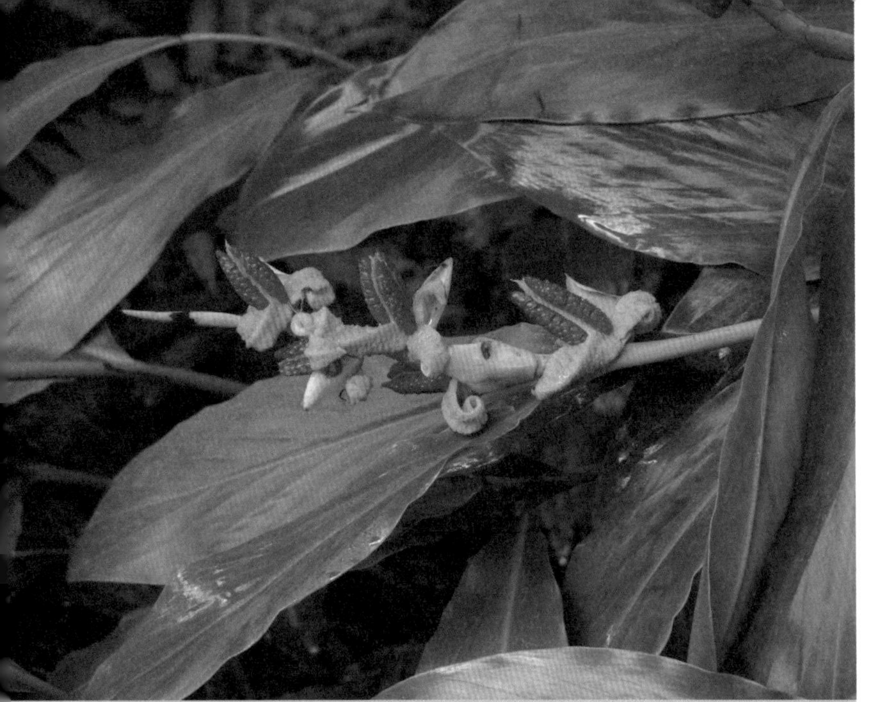

小高良薑
Lesser Galangal

喜溫暖濕潤，耐乾旱，怕澇浸，不適應強光照，要求一定的蔭蔽。以土層深厚、富含腐殖質的紅壤為佳，夏末秋初採挖生長 4~6 年的根莖。

藥學屬性	適用症候
1. 抗卡他，抗菌	卡他性與氣喘性支氣管炎
2. 消炎，止痛，抗凝血、抗血栓	風濕，梗塞
3. 止瀉，利膽，抗痙攣，抗潰瘍，降血糖	腹瀉，脘腹冷痛，胃寒嘔吐，胃食道逆流，消化性潰瘍，糖尿病
4. 抗腫瘤，抗氧化	口腔癌，白血病

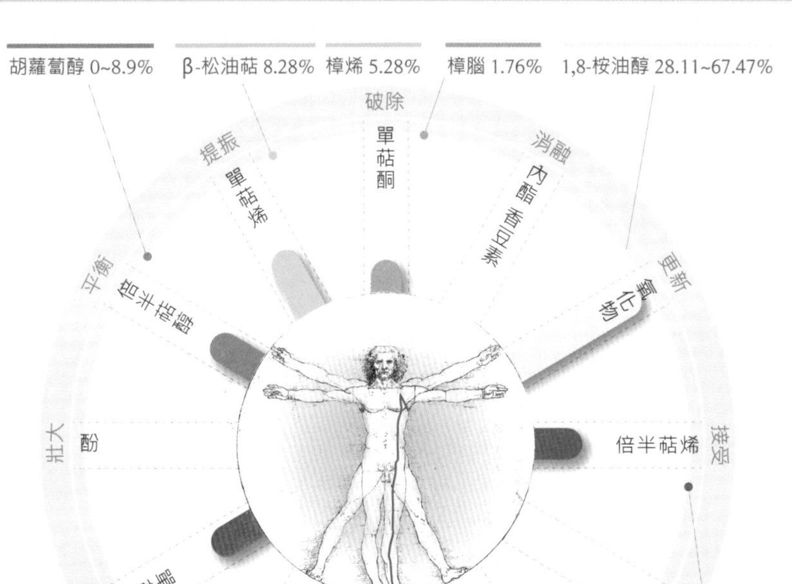

學　名	Alpinia officinarum / Languas officinarum
其他名稱	良薑 / Smaller Galanga
香氣印象	大雨過後之亞熱帶叢林
植物科屬	薑科山薑屬
主要產地	中國（兩廣、海南）、越南、泰國、印度
萃取部位	根莖（蒸餾）

適用部位　脾經、本我輪

核心成分

萃油率 0.24~0.85%，26~48 個可辨識之化合物（占 89.4~99.3%）

心靈效益 | 更新高高在上的架式，學會親民

注意事項

1. 本品為中藥「高良薑」的法定原植物來源種。
2. 另有化學品系是以倍半萜烯為主（可達 30%）。

月桃
Shell Ginger

陽性植物，性喜高溫潮濕環境，耐陰不耐寒。適合保水性良好的肥沃土壤，多長於山間道旁與溝邊草叢中。

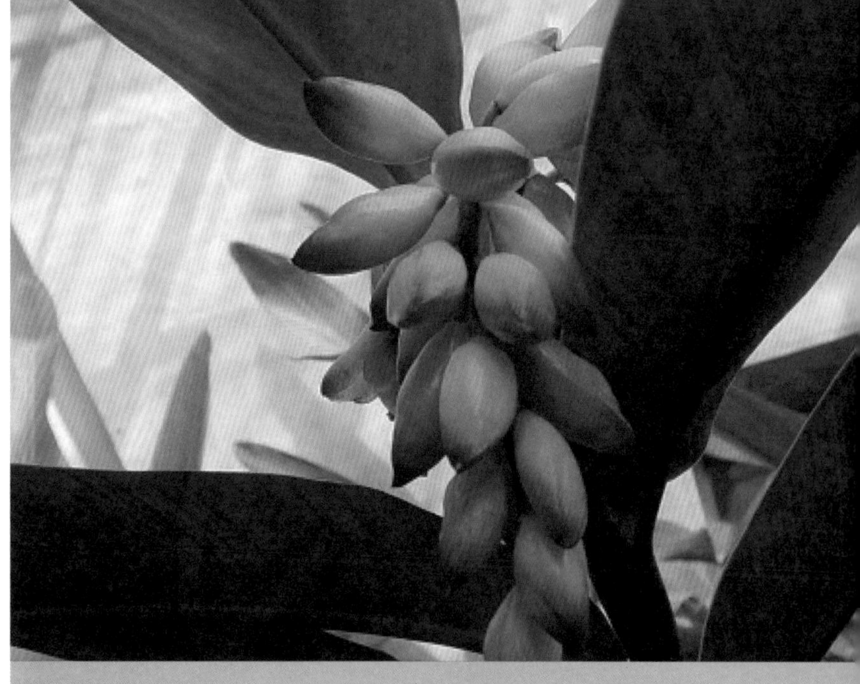

學　名	Alpinia zerumbet
其他名稱	艷山薑 / Pink Porcelain Lily
香氣印象	原住民在林蔭下採集食材
植物科屬	薑科山薑屬
主要產地	日本沖繩、台灣、巴西
萃取部位	葉片（蒸餾）

藥學屬性	適用症候
1. 放鬆平滑肌，止痛	坐骨神經痛，腹痛
2. 利尿，降血壓，提高高密度脂蛋白膽固醇	高血壓，動脈粥狀硬化疾病
3. 抗焦慮，鎮靜	沮喪，壓力，焦慮，經前症候群、更年期之睡眠障礙
4. 消炎，抗菌，抗黴菌，抗氧化，抗腫瘤	腸道疾病，白血病

適用部位　心經、心輪

核心成分

萃油率 0.77%，14~17 個可辨識之化合物（占 98.23%）

心靈效益｜更新心理的防火牆，堅定面對各種攻擊

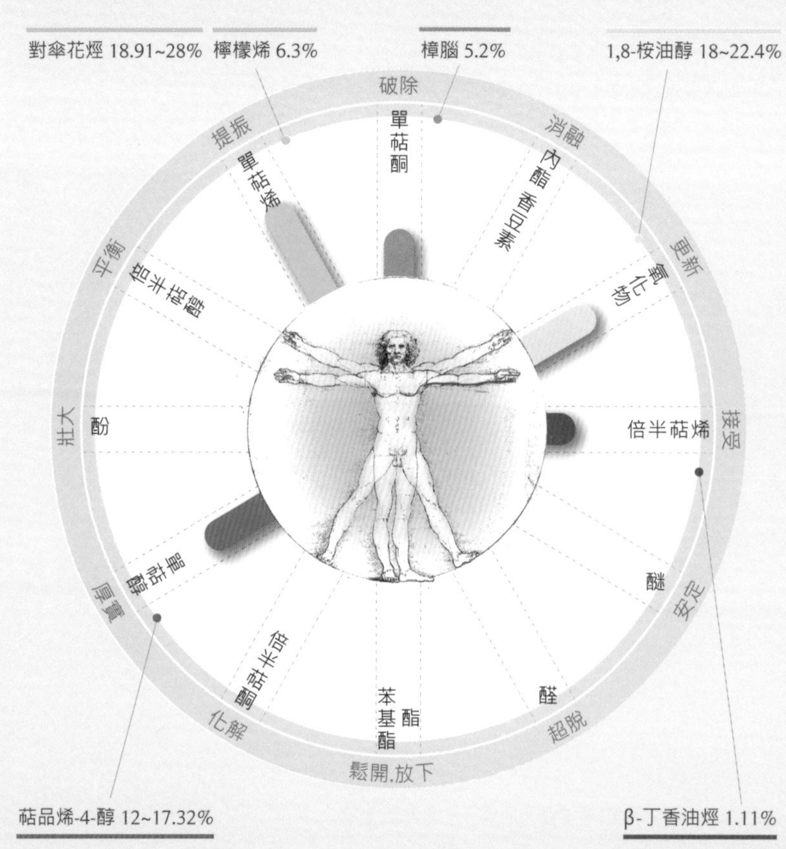

注意事項

1. 巴西與沖繩產的月桃葉成分接近（本條），台灣產的月桃葉精油則以樟腦占比最高。
2. 根莖入藥，中藥名為艷山薑，種子為芳香健胃劑，名為土砂仁，可製仁丹。

桉油醇樟

Ravintsara

由台灣引進至馬達加斯加，已在當地馴化野生。喜光，喜溫，葉子角質層發達，因此具有光澤，耐熱又耐寒。

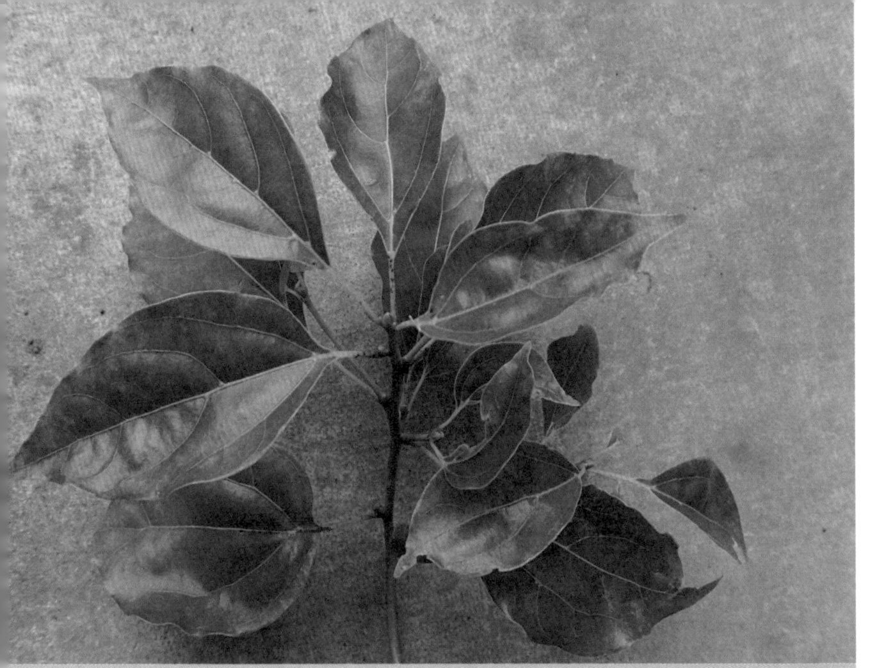

藥學屬性	適用症候
1. 抗病毒，抗菌	疱疹，帶狀疱疹，眼部疱疹，水痘，斑疹傷寒，霍亂
2. 止咳化痰	鼻咽炎，流行性感冒，鼻竇炎，支氣管炎，百日咳
3. 抗感染	病毒性肝炎，病毒性腸炎，感染性單核（白）血球增多症，瘟疫
4. 補強神經	神經肌肉失調，失眠，肌肉疲勞

學　　名｜Cinnamomum camphora, CT cineole

其他名稱｜油樟 / Ho Leaf（CT cineole）

香氣印象｜鹹魚翻身的長青藝人

植物科屬｜樟科樟屬

主要產地｜馬達加斯加

萃取部位｜葉片（蒸餾）

適用部位　肺經、喉輪

核心成分

萃油率 2.2%，18 個可辨識之化合物（占 99.8%）

心靈效益｜更新霉運，爬出谷底，閃亮重生

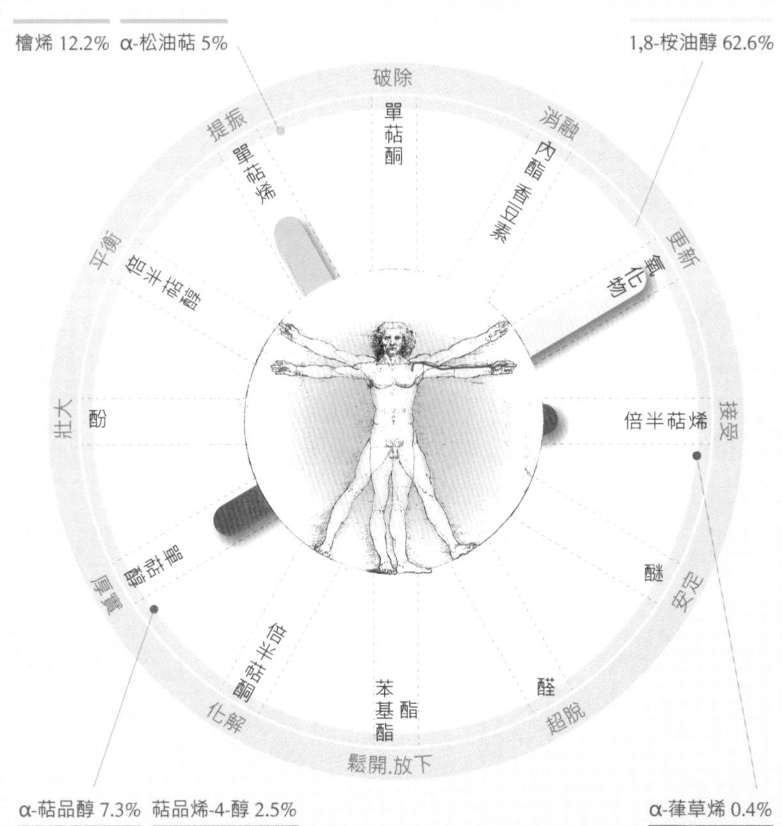

注意事項

1. 本品過去被誤稱為羅文莎葉 Ravensara，那是馬達加斯加特產的另一種樟科樹木，香氣以醚類為主，當地名為“Havozo”。請見本書 135 頁。
2. 本品源自台灣的一種樟樹（C. camphora ssp. formosana Hirota），精油成分也相似，兩者的差異在於台灣種含較多樟腦。

莎羅白樟

Saro

只長在馬達加斯加東北部靠近海岸的熱帶樹林中。所在多為白堊土或含矽的土壤，最高可達 5 公尺，終年常綠。

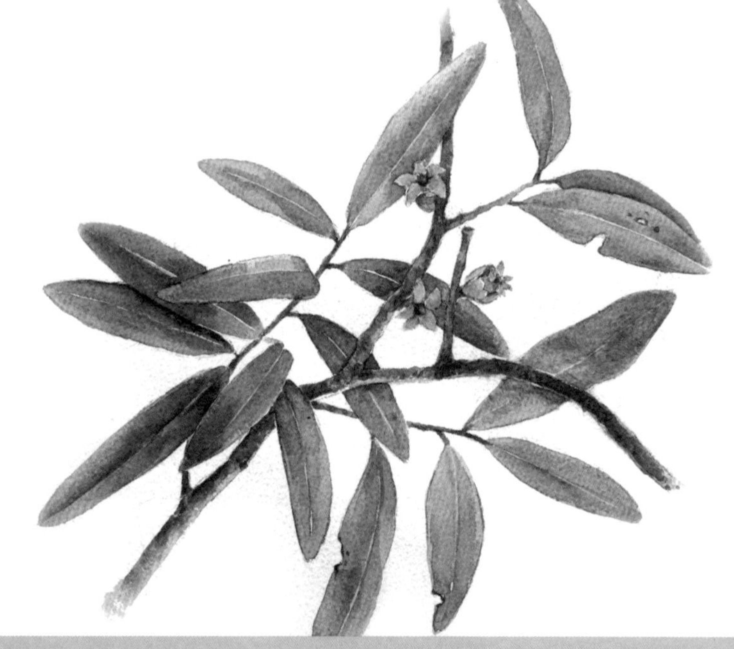

學　　名｜Cinnamosma fragrans

其他名稱｜摩多畢提尼阿娜 / Motrobeatiniana / Mandravasarotra

香氣印象｜獨自駕舟出海的玻里尼西亞少女

植物科屬｜白樟科合瓣樟屬

主要產地｜馬達加斯加

萃取部位｜葉片（蒸餾）

適用部位　肺經、喉輪

核心成分

57 個可辨識之化合物（占 88.3~99.4%）

心靈效益｜更新航線，向未知前進

藥學屬性	適用症候
1. 抗病毒（HPV，HSV），抗毒物	子宮頸上皮病變，生殖器疱疹，梅毒
2. 抗菌，抗黴菌，抗寄生蟲	腸道的感染（腹瀉），陰道感染，念珠菌感染，家畜疾病，瘧疾
3. 調節免疫，止痛，抗痙攣，補身	肌肉與關節疼痛，皮膚鬆垮，神經衰弱
4. 抗黏膜發炎，祛痰	呼吸道感染，鼻塞，咳嗽，中耳炎

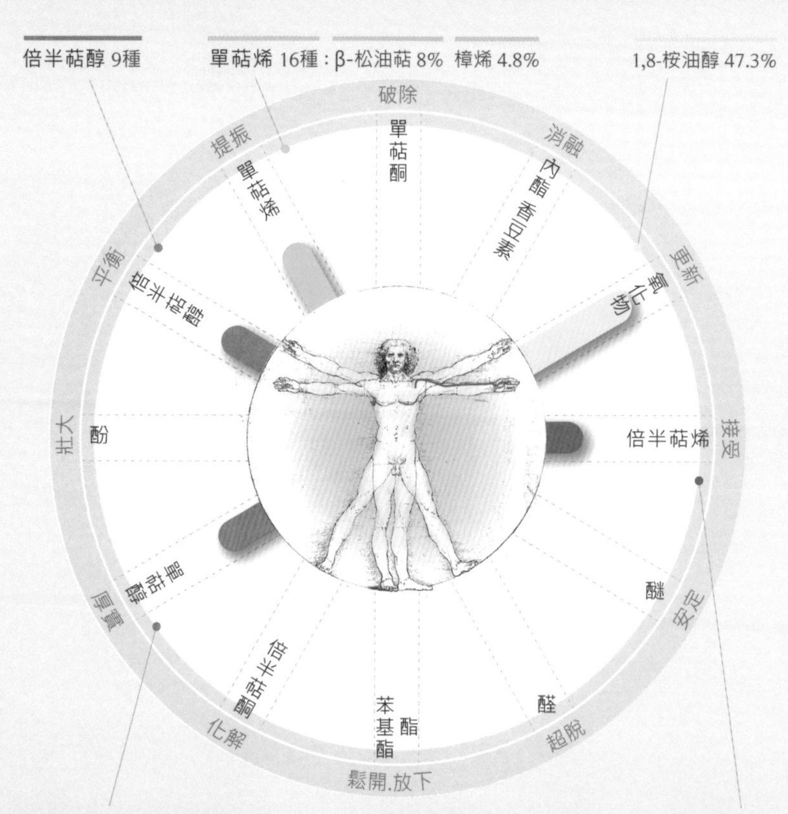

注意事項

1. 有兩種化學品系：桉油醇型（本條）和沉香醇型(72.5%)。

豆蔻

Cardamom

原產印度南部潮濕的森林，喜歡生長在山坡邊陰涼之處。開花後 4 個月採果所得精油最多，果實太熟則含油量下降。

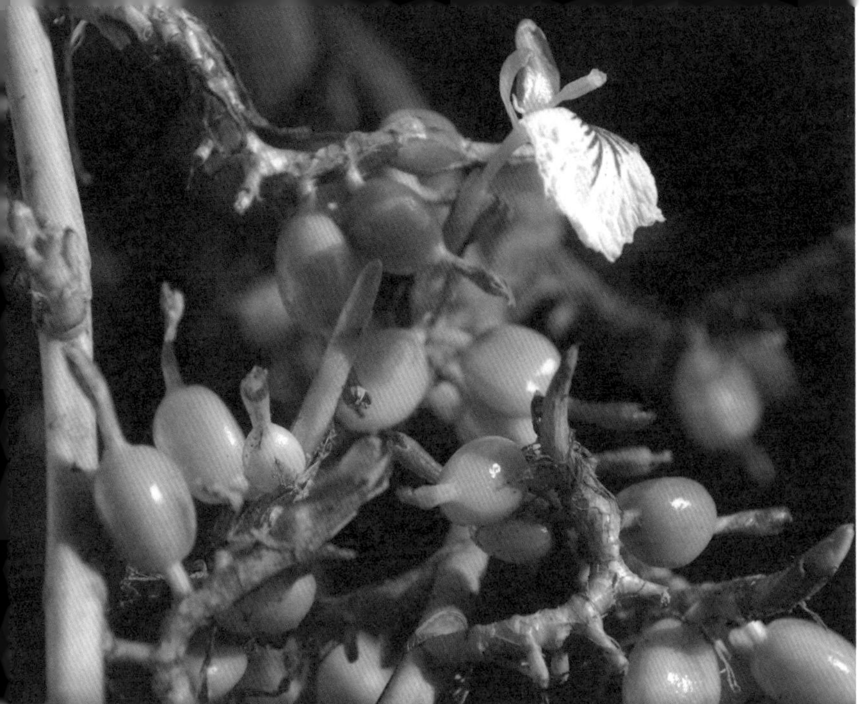

藥學屬性	適用症候
1. 健胃，袪脹氣，補身，激勵	厭食症，消化不良，吞氣症，胃灼熱（自主神經失衡所致），虛弱無力
2. 抗痙攣（神經肌肉系統），抗驚厥	結腸痙攣，反胃嘔吐，胸部悶痛，心悸，腎結石，癲癇
3. 抗黏膜發炎，袪痰	著涼感冒，支氣管黏膜發炎
4. 抗感染，抗氧化，抗菌，驅蟲	口臭，寄生蟲病

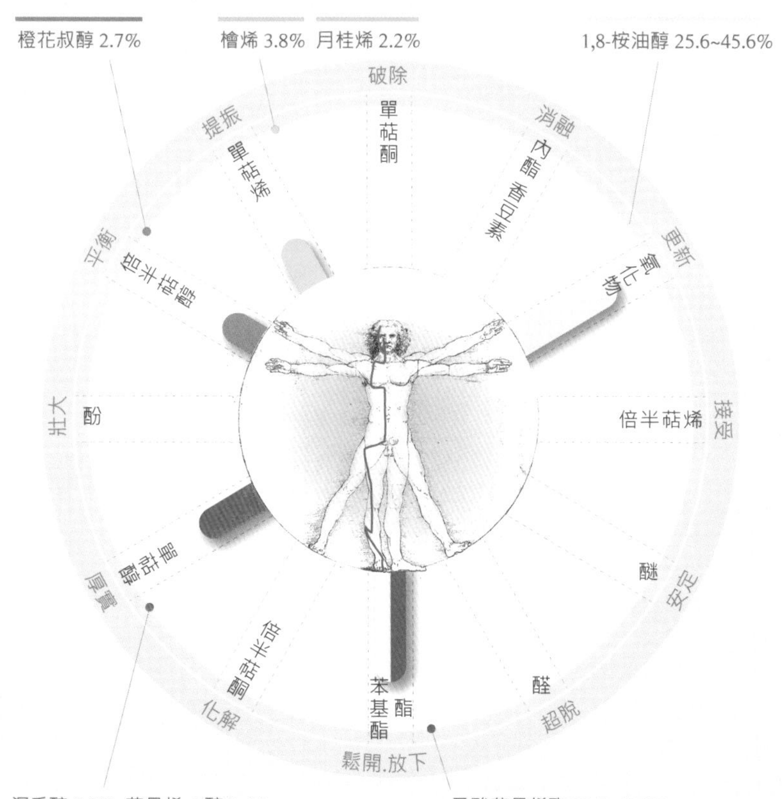

學　　名｜Elettaria cardamomum

其他名稱｜小豆蔻 / Green Cardamom

香氣印象｜輕俏華美的寶萊塢歌舞片

植物科屬｜薑科小豆蔻屬

主要產地｜斯里蘭卡、印度南部、瓜地馬拉

萃取部位｜種子（蒸餾）

適用部位　胃經、本我輪

核心成分

萃油率 5%，67 個可辨識之化合物（占 96.9%）

心靈效益｜更新排他的習性，廣結善緣

注意事項

1. 南印度與斯里蘭卡所產者酯類（45%）多於氧化物（25%），氣味較甜。其他地區所產者氧化物占多數，氣味較涼。

藍膠尤加利

Blue Gum

原產澳洲東南，紀錄中最高大的可達 100 公尺。生長速度極快，需要充足水分，但對礦物質並無特別多的消耗。

藥學屬性	適用症候
1. 止咳，祛痰	耳炎，鼻竇炎，鼻咽炎，扁桃腺炎，流行性感冒，支氣管炎，肺炎
2. 鎮痛	肌肉與關節疼痛
3. 抗菌（葡萄球菌、大腸桿菌），抗黴菌（念珠菌），抑制皮脂分泌	細菌感染及念珠菌感染之皮膚炎，脂漏性皮膚炎，面皰
4. 抗病毒	淋巴腺炎

學　　名 | Eucalyptus globulus

其他名稱 | 塔斯馬尼亞藍桉 / Tasmanian Gum

香氣印象 | 從舊金山大橋做高空彈跳

植物科屬 | 桃金孃科桉屬

主要產地 | 中國、西班牙、澳洲

萃取部位 | 葉片（蒸餾）

適用部位　肺經、喉輪

核心成分

萃油率 1~2.4%，50 個可辨識之化合物（占 98%）

心靈效益 | 更新迂迴的表達方式，明快吐露心聲

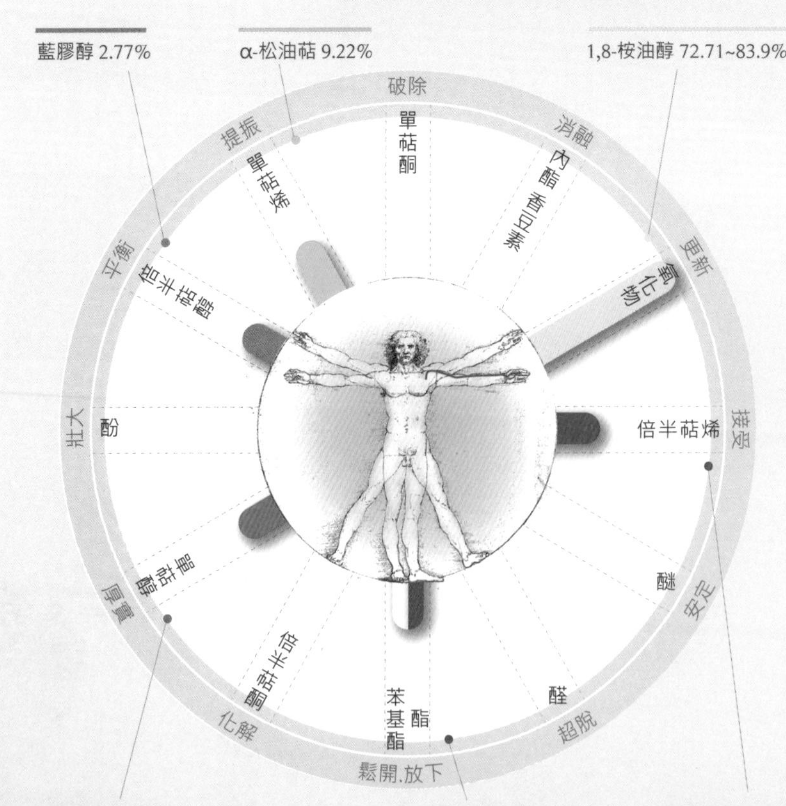

注意事項

1. 嬰幼兒避免使用（可能刺激中樞神經並使呼吸困難）。
2. 精油成分和作用相近的品種包括：直幹桉 E. maidenii（桉油醇 83.59%）、河岸赤桉 E. camaldulensis（桉油醇 83.7%）。
3. 使用於健康皮膚的安全劑量為 20%。

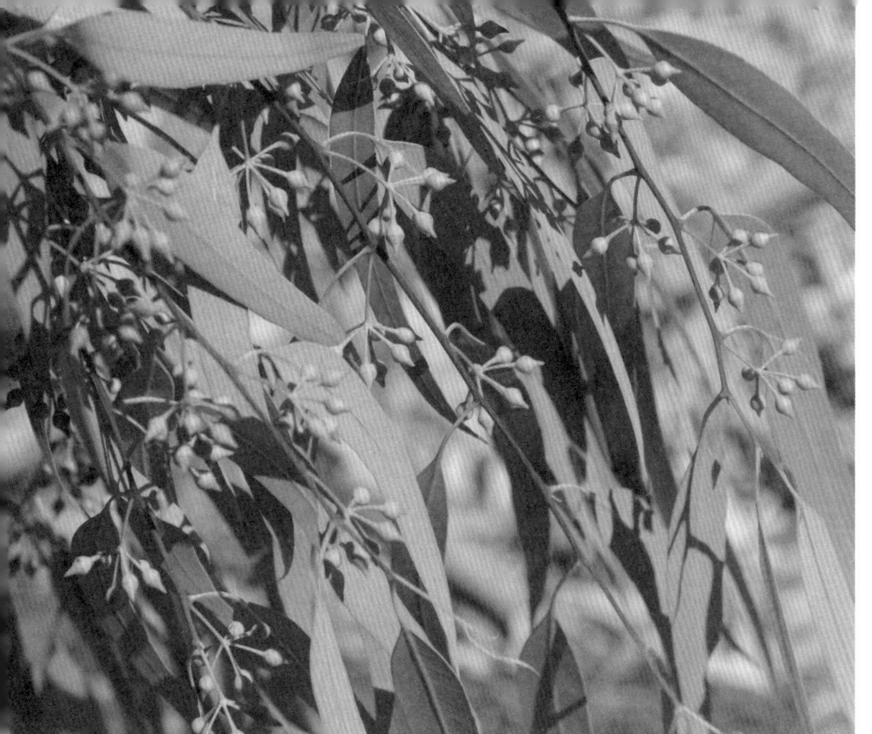

澳洲尤加利

Narrow- Leaved Peppermint

原產澳洲東南，約 30 公尺高，喜愛潮濕深厚的土壤。需要充足的雨水與一定的遮蔭，如此窄長的葉片才會生產出最高的油量。

藥學屬性	適用症候
1. 抗感染，抗病毒，祛痰	鼻炎，鼻咽炎，鼻竇炎，流行感冒，支氣管炎，咳嗽，耳炎
2. 抗菌，調節皮脂	結膜炎，虹膜睫狀體炎，粉刺面皰
3. 消炎，退燒	子宮內膜異位，陰道發炎，牙齦腫痛，發燒
4. 強壯身心	體弱，畏寒

檸檬烯 5.4~6.3%
胡椒酮 0.4~4.7%
1,8-桉油醇 60.4%
破除
提振
消融
更新
平衡
壯大
接受
厚實
安定
化解
超脫
鬆開.放下
單萜酮
單萜烯
內酯 香豆素
氧化物
倍半萜醇
酚
倍半萜烯
單萜醇
醚
倍半萜酮
苯基酯
酯
醛
α-萜品醇 0~15.2%
胡椒醇 0.9~14.9%
牻牛兒醇 0.2~2.8%
β-丁香油烴 0.1~1.6%

學　　名｜Eucalyptus radiata

其他名稱｜輻射桉 / Forth River Peppermint

香氣印象｜漂浮在無垠的太空中

植物科屬｜桃金孃科桉屬

主要產地｜澳洲（藍山與塔斯馬尼亞）

萃取部位｜葉片（蒸餾）

適用部位　肺經、喉輪

核心成分

萃油率 2.5~3.5%，24 個可辨識之化合物（占 96.3%）

心靈效益｜更新防禦陣勢，以溝通取代猜忌

注意事項

1. 本種是桉油醇類尤加利中最溫和的一種，小朋友也可以酌量使用。
2. 另一相對溫和的品種史密斯尤加利 E. smithii（桉油醇 72%，桉葉醇 6.3%，松香芹酮 1.6%），除了呼吸道問題，也可激勵消化系統，抗風濕，止痛，退燒，抗皮膚真菌病。

露頭永久花

Naked Head Immortelle

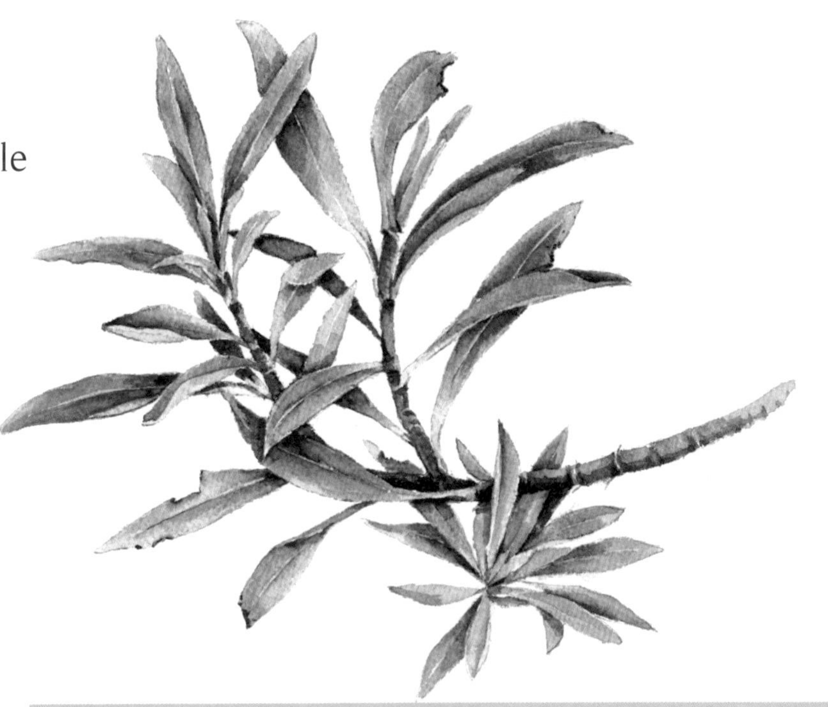

1~4 公尺高。花型似義大利永久花，但扁長的葉與義大利永久花大相逕庭。雖然葉和枝上都披覆著白色細毛，但莖幹比較木質化。

學　　名	Helichrysum gymnocephalum
其他名稱	桉油醇永久花 / Immortelle Cineole
香氣印象	老店翻修後重新開張
植物科屬	菊科蠟菊屬
主要產地	馬達加斯加
萃取部位	花與葉（蒸餾）

適用部位　胃經、本我輪

核心成分

萃油率 0.4%，23 個可辨識之化合物（占 99.3%）

心靈效益 | 更新刻板印象，不按牌理出牌

藥學屬性	適用症候
1. 抗腫瘤，療傷	乳癌，皮膚炎，靜脈潰瘍，皰疹
2. 消炎，止痛	牙齦炎，胃灼熱，傷寒，口咽炎，頭痛，痛風
3. 抗惡性瘧原蟲，驅蟲，除臭，抗菌	瘧疾，淨化環境
4. 調節荷爾蒙	月經不調，月經不至，溢乳症，甲狀腺腫

單萜烯 12.4%：α-異松油烯 1.3%

桉油醇 47.4%

破除　單萜酮
消融　內酯　香豆素
更新　氧化物
接受　倍半萜烯
安定　醚
超脫　醛
鬆開.放下　苯基酯　酯
化解　倍半萜酮
厚實　單萜醇
壯大　酚
平衡　倍半萜醇
提振　單萜烯

倍半萜烯 9種：β-蛇床烯 3.3%　香樹烯 2%　γ-薑黃烯 5.6%

注意事項

1. 雖是一種以桉油醇為主的永久花，但它的關鍵效能多來自倍半萜烯。

高地牛膝草
Mountain Hyssop

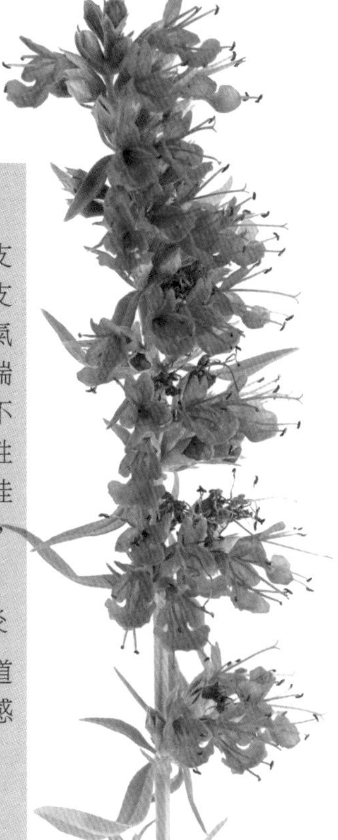

藥學屬性	適用症候
1. 抗黏膜發炎，祛痰，抗氣喘（但不具抗過敏功能）	咽喉炎，鼻竇炎，支氣管炎，嬰兒之細支氣管炎，氣喘性支氣管炎，發炎性氣喘（突發，急性，但不含過敏性），分泌性氣喘（因肝功能不佳或營養問題所引發，多為遺傳性）
2. 消炎	膀胱炎，肝炎，腸炎
3. 抗感染，殺病毒，殺菌（小範圍之特定細菌，如鏈球菌，尤其是引起鼻腔與喉嚨感染者），殺黴菌，殺寄生蟲	疱疹，鵝口瘡，腸道寄生蟲病（鞭毛蟲感染）
4. 補身，激勵，補強交感神經系統與太陽神經叢	沮喪，焦慮，心情沉重，氣悶

普羅旺斯巴農地區特產，和一般的牛膝草同樣熱愛全日照的乾燥石灰岩。但分布於較高的丘陵（760 公尺），植株也比較柔軟。

學　　名｜Hyssopus officinalis L. var. decumbens / Hyssopus off. var. montana intermedia

其他名稱｜斜臥牛膝草 / Sloping Hyssop

香氣印象｜聞雞起舞的有為青年

植物科屬｜唇形科牛膝草屬

主要產地｜西班牙、法國

萃取部位｜開花之全株藥草（蒸餾）

適用部位　肺經、喉輪

核心成分

萃油率 1.3%，21~34 個可辨識之化合物（占 91~95.6%）

心靈效益｜更新應對模式，不再重蹈覆轍

注意事項

1. 單萜酮含量極低，兒童亦可使用。
2. 有三種化學品系：沉香醇型（51.7%），沉香醇氧化物型（56.83%），桉油醇型（52.89%）。

月桂
Bay

原產地中海．喜光．稍耐陰．也耐得住短期低溫 (-8℃)。需要排水良好的沙地．生長初期比較緩慢。

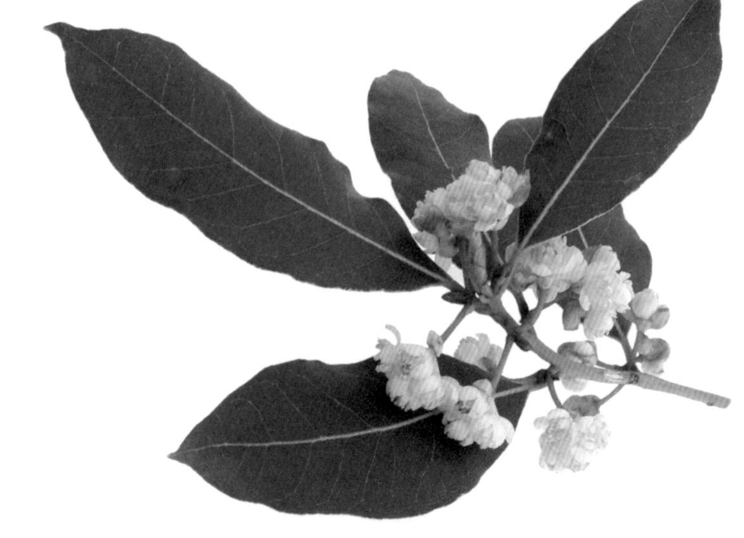

學　　名｜Laurus nobilis

其他名稱｜甜月桂 / Bay Laurel

香氣印象｜半人半神毛伊發威勾住太陽

植物科屬｜樟科月桂屬

主要產地｜波斯尼亞、克羅埃西亞、土耳其

萃取部位｜葉片（蒸餾）

適用部位　大腸經、本我輪

核心成分

萃油率 1.1%，33 個可辨識之化合物（占 95.75%）

心靈效益｜更新低落的自我評價，看到並肯定自己的優點

藥學屬性	適用症候
1. 抗黏膜發炎，化痰，抗感染，抗腫瘤	流行性感冒，耳鼻喉感染，淋巴結炎，霍奇金氏淋巴瘤，攝護腺癌，皮膚癌，乳癌
2. 殺菌，殺病毒，殺黴菌（白色念珠菌、熱帶黴菌）	胃炎，口瘡，牙痛，病毒性肝炎，病毒性腸炎，瘧疾，血液感染
3. 強力抗痙攣，強力止痛，抗凝血，擴張冠狀動脈	關節炎，骨骼肌肉之風濕與變形，肌肉萎縮，胸悶
4. 平衡神經（交感與副交感），平衡皮脂分泌	病毒性神經炎，自主神經失調，粟粒腫，面皰，頭皮屑，癬，潰瘍性傷口

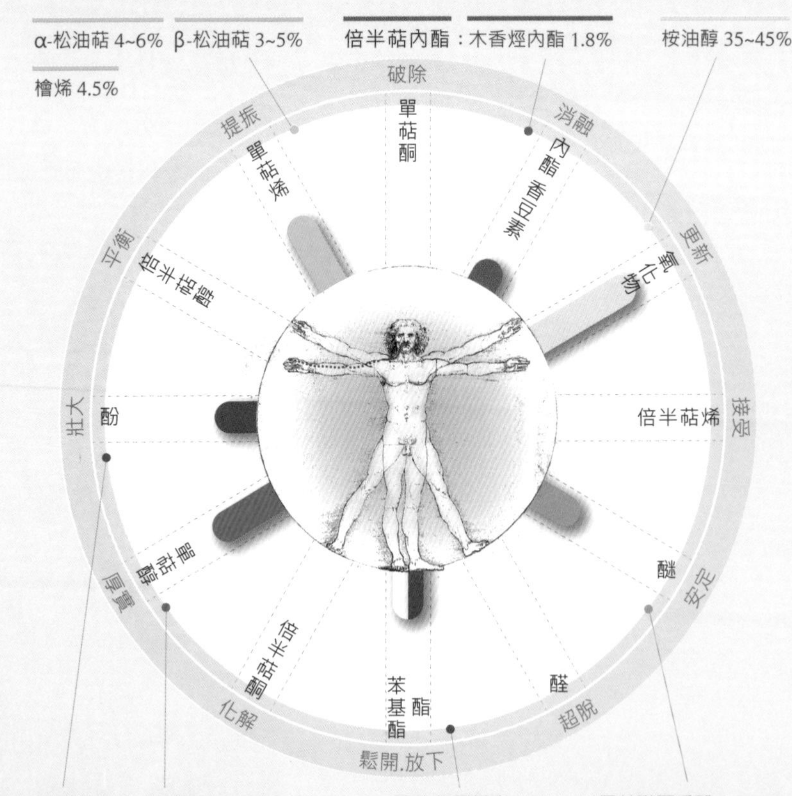

注意事項

1. 漿果也可以萃取精油，組分以單萜烯為主（羅勒烯 23.7%，α-松油萜 10.3%，桉油醇 8%）。

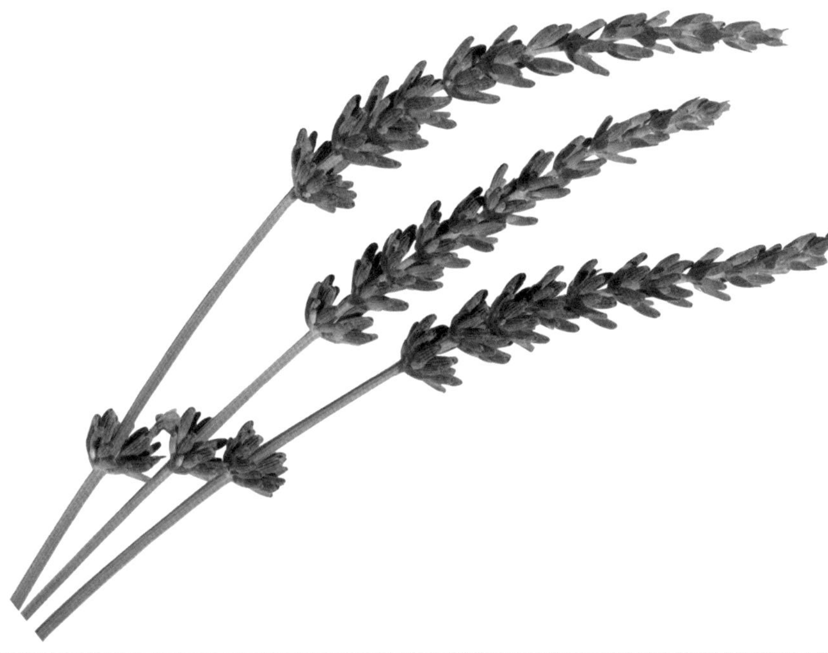

穗花薰衣草
Spike Lavander

生長在低海拔的一種薰衣草，耐旱不耐陰，三叉枝型和灰紫花色為特徵。需要大量陽光，土壤不能過酸，施肥過度會使葉片大增而含油量降低。

藥學屬性	適用症候
1. 具細胞防禦功能，抗感染，消炎，殺菌，殺病毒，殺黴菌	嚴重燒傷（一級），滲出型面皰，足癬，病毒性腸炎，單純疱疹
2. 抗黏膜發炎，止咳化痰	鼻炎，病毒性氣管炎 & 支氣管炎，陣咳
3. 止痛	風濕病，風濕性關節炎
4. 補身，強心，抗氧化	神經炎，神經痛，虛弱無力

β-松油萜 0.8~2.6%　α-松油萜 0.6~1.9%　樟腦 10.8~23.2%　桉油醇 28~34.9%

破除　消融　更新　接受　安定　超脫　鬆開.放下　化解　厚實　壯大　平衡　提振

單萜酮　內酯 香豆素　氧化物　倍半萜烯　醚　醛　苯基酯　酯　倍半萜酮　單萜醇　酚　倍半萜醇　單萜烯

沉香醇 27.2~43.1%　龍腦 0.9~3.2%　β-丁香油烴 0.5~1.9%　大根老鸛草烯 0.3~1%

學　　名｜Lavandula latifolia

其他名稱｜寬葉薰衣草 / Broad-leaved Lavender

香氣印象｜佛朗明哥舞者用力踩地的踢踏聲

植物科屬｜唇形科薰衣草屬

主要產地｜西班牙（東南）、法國（南部）

萃取部位｜開花之全株藥草（蒸餾）

適用部位　肺經、喉輪

核心成分

萃油率 1.5~2.2%，56 個可辨識之化合物（占 96~97.5%）

心靈效益｜更新隱忍受苦的姿態，爽利甩開不對等的關係

注意事項

1. 健康皮膚的安全劑量為 19%。

辛夷
Mulan Magnolia

分布海拔 300~1600 公尺山坡林緣，喜溫暖與充足陽光，不易移植和養護。耐寒而不耐旱與鹽鹼，要求潤而不濕、肥沃的酸性砂壤土。

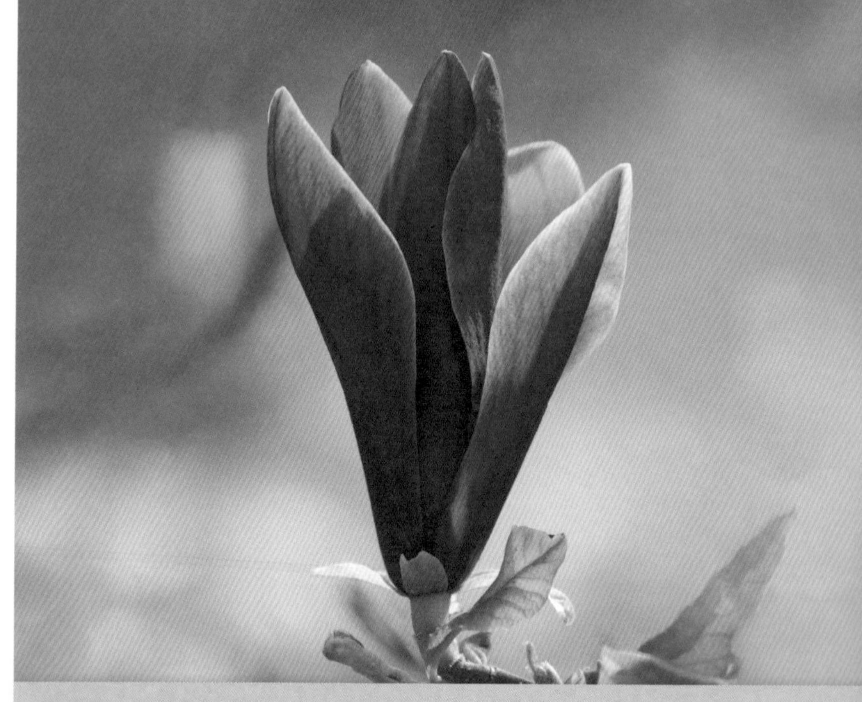

學　名 | Magnolia liliiflora
其他名稱 | 紫玉蘭 / Purple Magnolia
香氣印象 | 優雅到不可方物的銀髮族
植物科屬 | 木蘭科木蘭屬
主要產地 | 中國（河南、陝西、四川、安徽、湖北）
萃取部位 | 乾燥花蕾（蒸餾）

藥學屬性	適用症候
1. 收縮鼻黏膜血管，抗組織胺、抗過敏	各種鼻炎、鼻竇炎，鼻多濁涕
2. 鎮靜，止痛	鼻塞頭痛，目眩齒痛
3. 抗菌防腐，抗氧化	落髮，臉色蒼白
4. 抑制炎症介質 IL-1、IL-4、腫瘤壞死因子和磷脂酶 A2，消炎	褥瘡，濕熱引起之皮膚炎

適用部位　肺經、眉心輪

核心成分

萃油率 1.64%，57 個可辨識之化合物（占 83.91%）

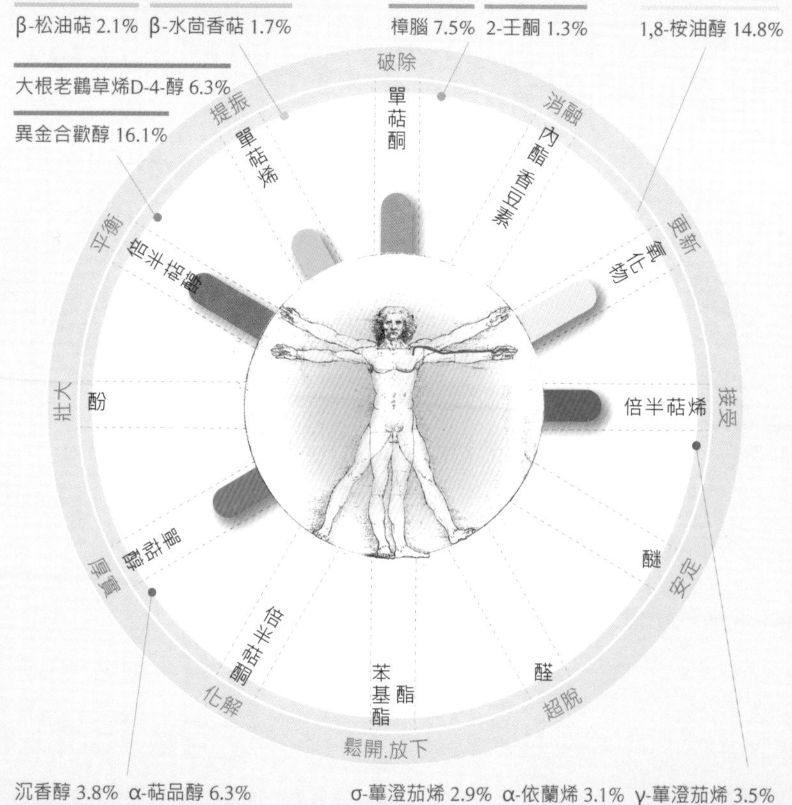

心靈效益 | 更新追隨流行的腳步，停留在有恆久價值的事物上

注意事項

1. 乙醇浸取的精油為深綠色，水浸取法的精油為紅棕色，兩者香氣淡而出油率極低；CO_2 萃取和水蒸氣蒸餾的精油為淡黃色，香氣比較濃郁。
2. 中藥辛夷的來源有數個不同的品種：望春花 Magnolia biondii，玉蘭 Magnolia denudata，武當玉蘭 Magnolia sprengeri，其精油成分各不相同，但都以桉油醇為核心成分。

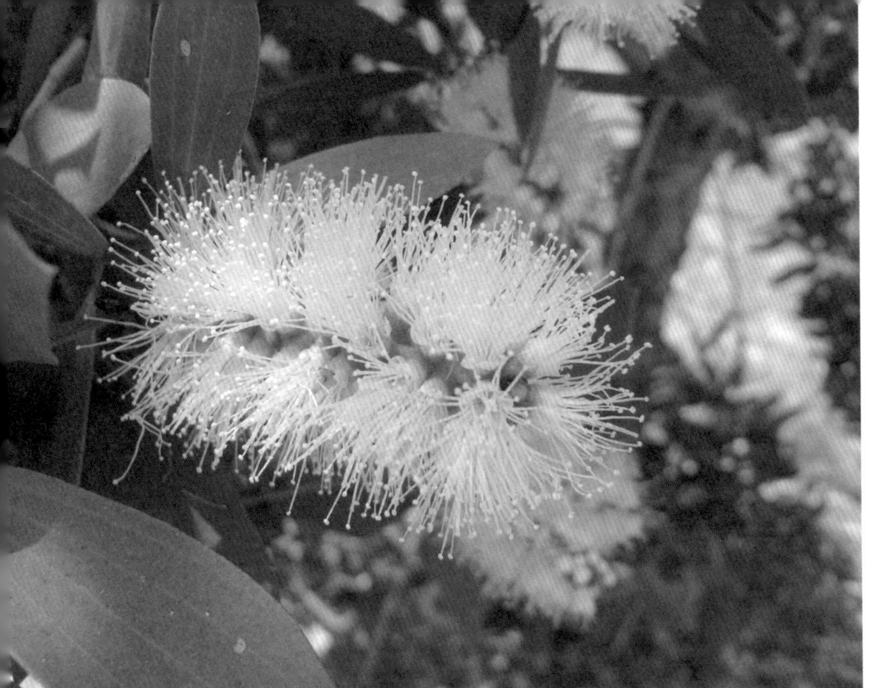

白千層

Cajeput

多層會脫落的樹皮是一大特徵，幾乎終年開花，喜歡生長在溪流旁。樹齡愈大萃油率愈少，油中的桉油醇也會變少，而丁香油烴則會變多。

藥學屬性	適用症候
1. 保護表皮（免受放射線傷害），抗透明質酸酶，抗氧化，消除靜脈充血	準備接受放射線治療，曬傷，刺激性皮膚炎，靜脈曲張，痔瘡
2. 抗感染，抗菌，抗黴菌，類荷爾蒙	生殖器疱疹，子宮頸糜爛
3. 抗痙攣	神經痛，風濕
4. 抗黏膜發炎，化痰，驅蟲抗白蟻	呼吸道黏膜感染，陰濕環境

學　　名 | Melaleuca leucadendra

其他名稱 | 剝皮樹 / White Paperbark

香氣印象 | 新鮮人入行的第一天

植物科屬 | 桃金孃科白千層屬

主要產地 | 印尼、馬來西亞、越南

萃取部位 | 葉片（蒸餾）

適用部位　肺經、眉心輪

核心成分

萃油率 0.61~1.59%，26 個可辨識之化合物（占 99.64%）

藍膠醇 2.7%
檸檬烯 8.76%
2-戊酮 1.91%
1,8-桉油醇 64.3%
破除 單萜酮
提振 單萜烯
消融 內酯 香豆素
平衡 倍半萜醇
更新 氧化物
壯大 酚
接受 倍半萜烯
厚實 單萜醇
安定 醚
化解 倍半萜酮
鬆開.放下 苯基酯 酯
超脫 醛
丁香酚 2.91%
α-萜品醇 11.2%
β-丁香油烴 4.46%

心靈效益 | 更新不能輸的心態，隨時都可以歸零

注意事項

1. 常見的學名寫法 M. leucadendron 其實是拼音上的訛誤。而 cajuput 或 cajeput 這個俗名來自印尼語，常用來統稱 M. cajuputii、M. quinquenervia、M. linariifolia、M. viridiflora 這幾個外觀與氣味都非常相像的白千層。
2. 本品有另一化學品系是甲基醚丁香酚型。
3. 孕婦宜留意用量。

綠花白千層

Niaouli

喜歡沼澤地，富含有機質而發黑的沙地也能生長，需要酸性土壤。樹齡可達100歲，生命力強，在原生地是優勢物種，引種後也常快速占領新地。

學　名	Melaleuca quinquenervia
其他名稱	寬葉白千層 / Broad-leaved Paperbark
香氣印象	年輕俊美的芭蕾舞男孩
植物科屬	桃金孃科白千層屬
主要產地	澳洲新南威爾斯、新克里多尼亞島、馬達加斯加
萃取部位	葉片（蒸餾）

適用部位　腎經、基底輪

核心成分

萃油率 1%，39 個可辨識之化合物

心靈效益 | 更新慣常的裝束，得到勇氣做年輕的打扮

藥學屬性	適用症候
1. 抗感染，抗病毒，抗菌，抗黴菌，抗寄生蟲，類荷爾蒙	生殖器疱疹，尖銳濕疣，扁平濕疣，外陰炎，子宮頸糜爛，子宮纖維瘤
2. 退燒，化痰，防護皮膚，止癢	鼻咽炎，肺結核，眼瞼炎，乾癬，癬，皮膚黴菌病，皺紋，放射療法前
3. 降血壓，疏通靜脈，止痛	冠狀動脈炎，心內膜炎，動脈硬化，痔瘡，風濕性關節炎，神經性抑鬱
4. 消炎，激勵肝細胞，消結石	扁桃腺炎，胃潰瘍，病毒性肝炎和腸炎，霍亂，膽結石，尿道炎，攝護腺炎

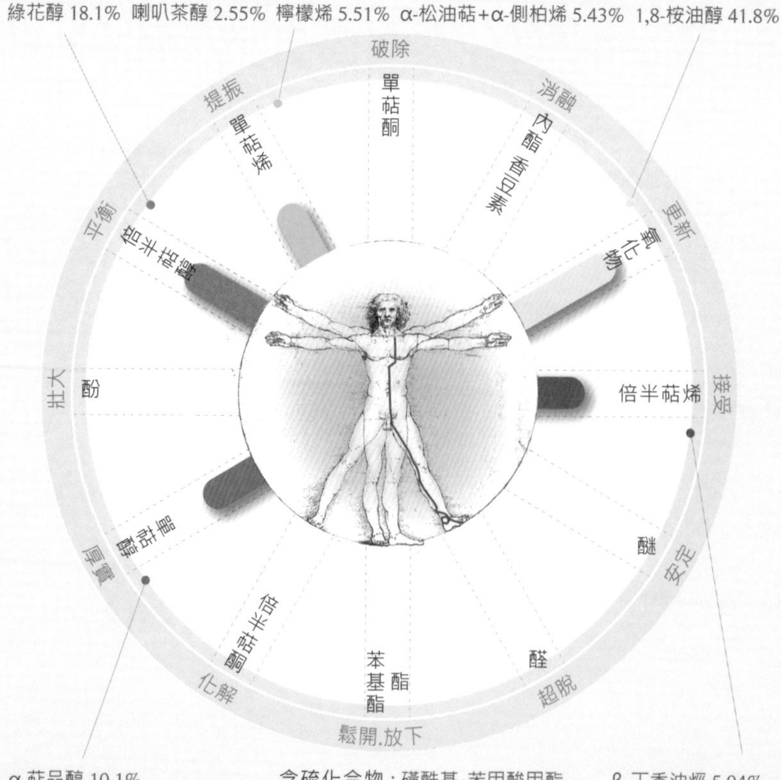

注意事項

1. 這種白千層最常見的是桉油醇型，其他還有綠花醇型（48%），沉香醇型（50%），橙花叔醇型（70%）。
2. 中文名「綠花白千層」指 M. viridiflora，本種正確名稱應為「五脈白千層」，但因兩者外型與精油成分接近而繼續沿用。

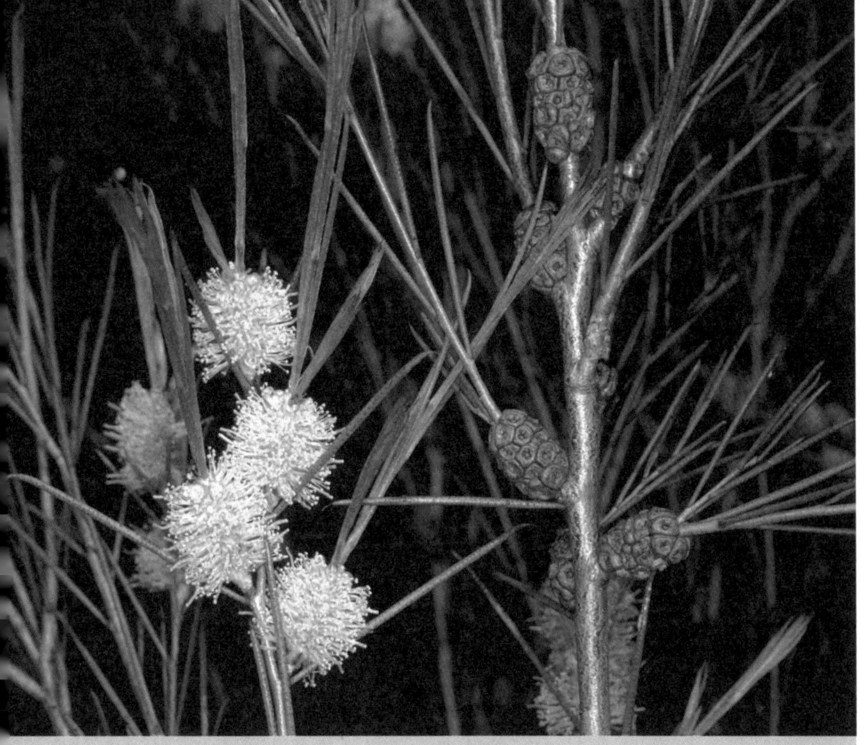

掃帚茶樹
Broombush

2 公尺高，分支叢生，常長在根瘤型尤加利樹林中，習慣如地中海氣候的乾熱環境，葉片如細長圓管，而葉端如針尖。

藥學屬性	適用症候
1. 增加腦部血流供給，抑制乙醯膽鹼酯酶，激勵，止痛	頭暈目眩，記憶衰退，提不起勁，全身痠痛
2. 抗黏膜發炎，化痰，止咳	感冒，菸槍型咳嗽，百日咳
3. 消炎，抗敏，抗病毒	手術過後之傷口癒合與避免感染
4. 抗菌，驅白蟻	濕氣重的封閉空間

學　　名｜Melaleuca uncinata
其他名稱｜尖刺白千層 / Yilbarra
香氣印象｜有教養的年輕人
植物科屬｜桃金孃科白千層屬
主要產地｜澳洲（西南）
萃取部位｜葉片（蒸餾）

適用部位　肺經、喉輪

心靈效益｜更新老機構的暮氣，帶來衝勁與活力

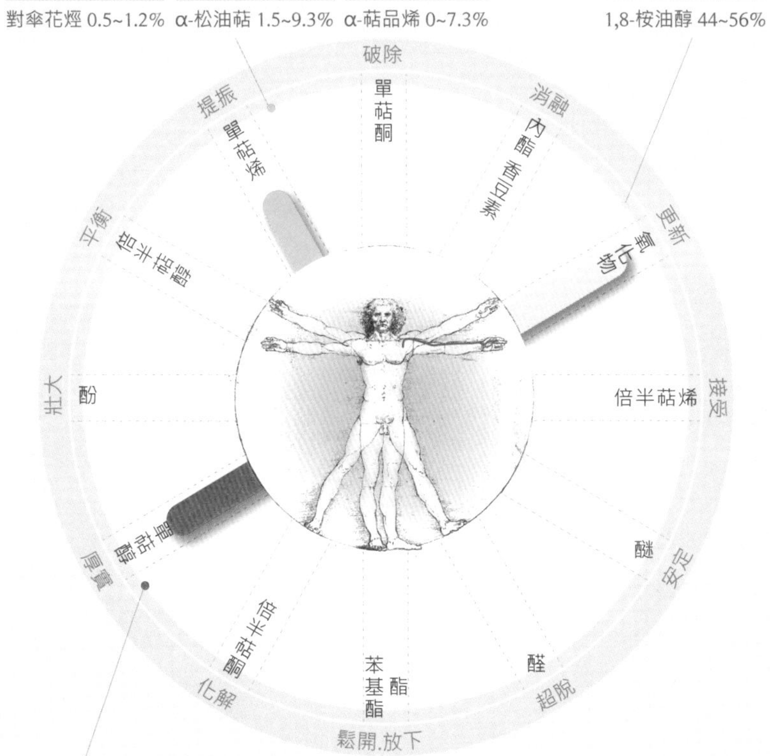

注意事項

1. 有四種化學品系：桉油醇型（44~56%），萜品烯-4-醇型（31%），桉葉醇型（30~60%），松油萜型（85%）。

香桃木
Myrtle

原生於地中海盆地，耐熱、耐鹽、耐乾旱，但不耐風霜，需要全日照。整體來說生長緩慢，耐修剪，枝葉花果都有香氣。

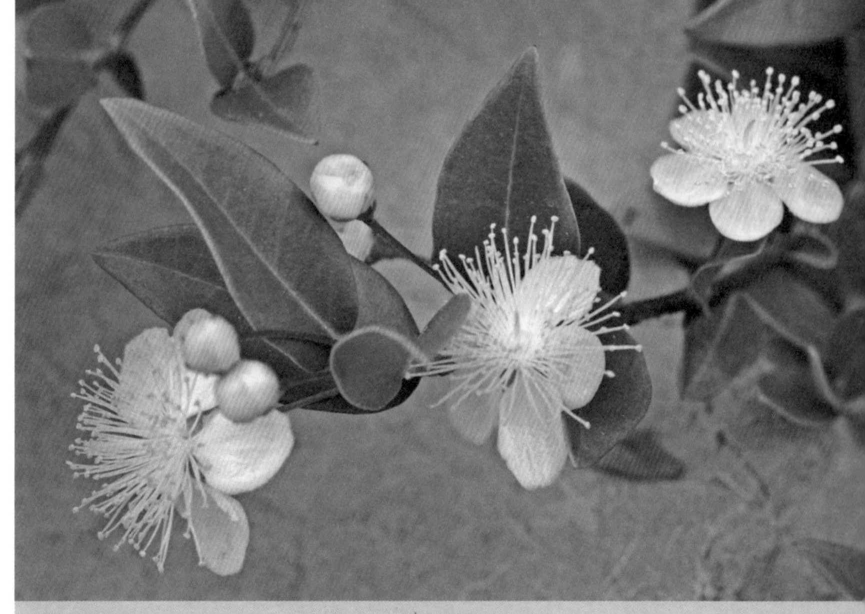

學　　名｜Myrtus communis

其他名稱｜甜香桃木 / Sweet Myrtle

香氣印象｜古希臘的奧林匹克競技者

植物科屬｜桃金孃科香桃木屬

主要產地｜摩洛哥、克羅埃西亞

萃取部位｜葉片（蒸餾）

適用部位　肺經、喉輪

核心成分

萃油率 2%，28 個可辨識之化合物（占 94.6%）

心靈效益｜更新自閉的傾向，讓自己熱烈綻放

藥學屬性	適用症候
1. 抗黏膜發炎，祛痰，抗感染，抗病毒	支氣管炎，鼻竇炎，先天性黏液稠厚症，咽峽炎
2. 抗潰瘍，激勵肝臟，降血糖，解除攝護腺之充血	口腔潰瘍，胃潰瘍，肝臟缺血，II 型糖尿病，非感染性尿道發炎，攝護腺炎
3. 強化毛髮與皮膚，類荷爾蒙（甲狀腺，卵巢）	眉毛與睫毛稀疏，皺紋皮膚，甲狀腺機能低下，閉經
4. 輕度抗痙攣，助眠，抗氧化，抗細胞突變，抗腫瘤	睡眠困擾，攝護腺癌，乳癌，艾氏腹水癌

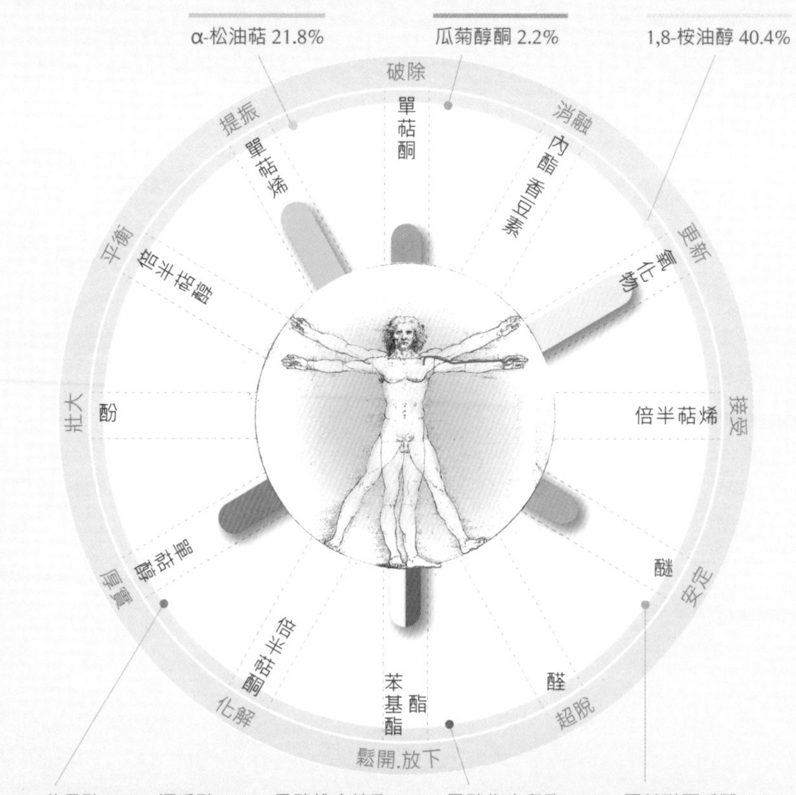

注意事項

另有兩種化學品系：

1. 紅香桃木（乙酸桃金孃酯 22~28%），請見本書 169 頁。
2. 綠香桃木（α-松油萜 64%、1,8-桉油醇 10%、沉香醇與桃金孃醇 7%），主要作用是抗風濕，產地有秘魯、阿爾及利亞、科西嘉、突尼西亞。

桉油醇迷迭香
Rosemary, CT Cineole

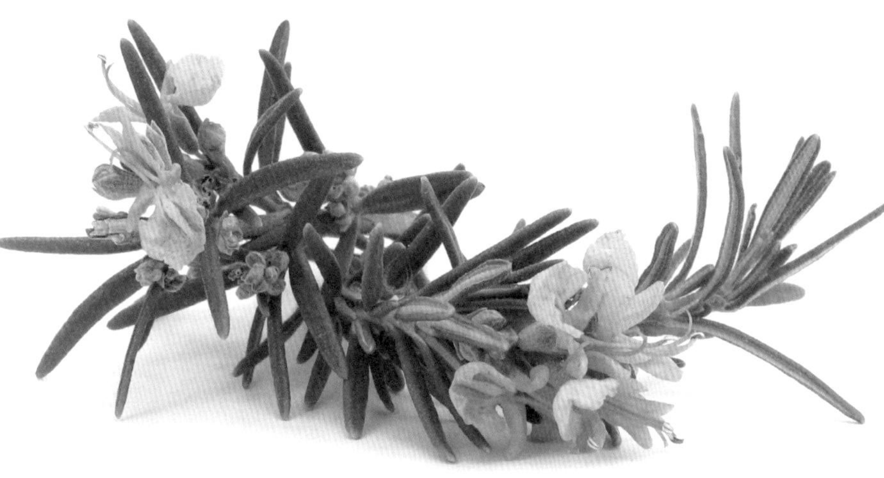

喜愛全日照與石灰岩，怕積水。與其他類型迷迭香相比，長得最為直挺。採收下來後會放原地曬三日，然後再把乾葉打下來送去蒸餾。

藥學屬性	適用症候
1. 化痰	著涼感冒，耳炎，鼻竇炎，支氣管炎
2. 殺菌，殺黴菌（白色念珠菌），驅蟲（四紋豆象）	膀胱炎，小腸結腸炎耶爾森菌肺炎，病蟲害防治
3. 抗氧化	多發性硬化（輔藥），形容憔悴，落髮，思緒混亂、頭腦不清，疲憊無力
4. 抗腫瘤	乳癌，攝護腺癌

學　名｜Rosmarinus officinalis

其他名稱｜海洋之露 / Sea Dew

香氣印象｜夏日清晨到湖濱公園慢跑

植物科屬｜唇形科迷迭香屬

主要產地｜摩洛哥（亞特拉斯山區）、突尼西亞

萃取部位｜開花之全株藥草（蒸餾）

適用部位　肺經、心輪

核心成分

萃油率 0.8~1.24%，29 個可辨識之化合物（占 97.57%）

單萜烯 32%：
α-松油萜 16.31%
檜烯 8.64%
樟腦 10.81%
1,8-桉油醇 42.24%
丁香油烴氧化物 4.22%
桃金孃醇 5.01%
龍腦 2.84%
β-丁香油烴 1.45%

破除 單萜酮
消融 內酯 香豆素
更新 氧化物
接受 倍半萜烯
安定 醚
超脫 醛
鬆開.放下 苯基酯 酯
化解 倍半萜酮
厚實 單萜醇
壯大 酚
平衡 倍半萜醇
提振 單萜烯

心靈效益｜更新重複工作的倦怠感，找到日新又新的動力

注意事項

1. 本品是使用起來最無顧慮的一種迷迭香。

三葉鼠尾草
Sage Apple

常見於地中海東半部，需要全日照，排水與通風良好，極耐旱。看似果實、實為蟲癭的部位在鮮嫩時可以削皮食用，也可拿來解渴。

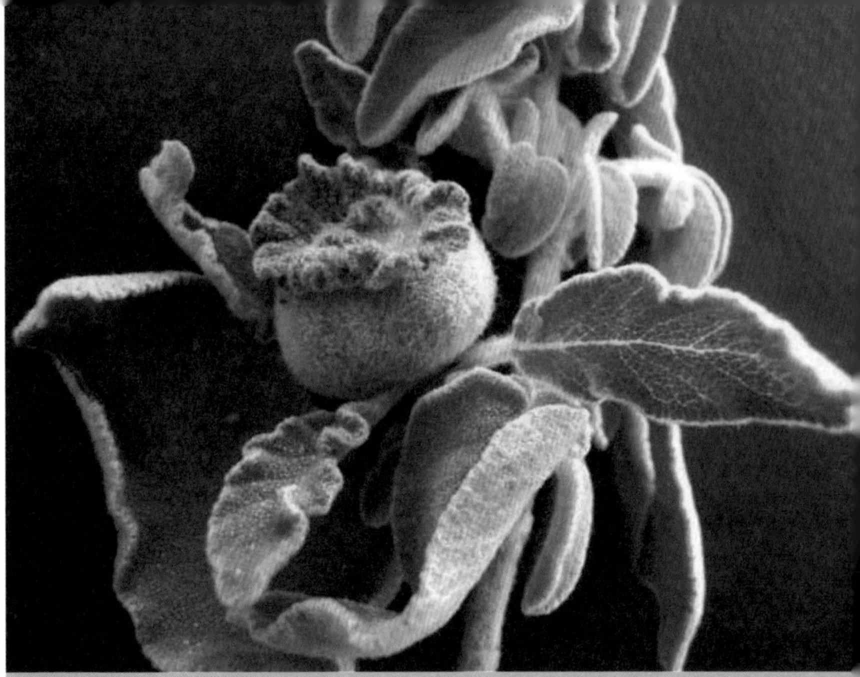

學　　名｜Salvia triloba / S. fruticosa

其他名稱｜希臘鼠尾草 / Greek Sage

香氣印象｜一個掛滿凹凸鏡的房間，觸目所及都是顛倒或變化的影像

植物科屬｜唇形科鼠尾草屬

主要產地｜希臘、土耳其、以色列

萃取部位｜開花之全株藥草（蒸餾）

適用部位　三焦經、頂輪

核心成分

萃油率 0.25~4%，40 個可辨識之化合物

心靈效益｜更新被動接收的習慣，找出自己真正想做的事情

藥學屬性	適用症候
1. 消解黏液，祛痰，抗卡他	慢性呼吸道卡他性感染，鼻咽炎，支氣管炎
2. 輕度抗菌抗感染，抗病毒，抗腫瘤	慢性陰道卡他性感染，白帶，乳癌
3. 抗氧化，抗乙醯膽鹼酯酶	老年癡呆，松果體鈣化症候群
4. 保護與鞏固星狀神經膠質細胞	神經退化性疾病（如帕金森氏症、多發性硬化症、重症肌無力等）

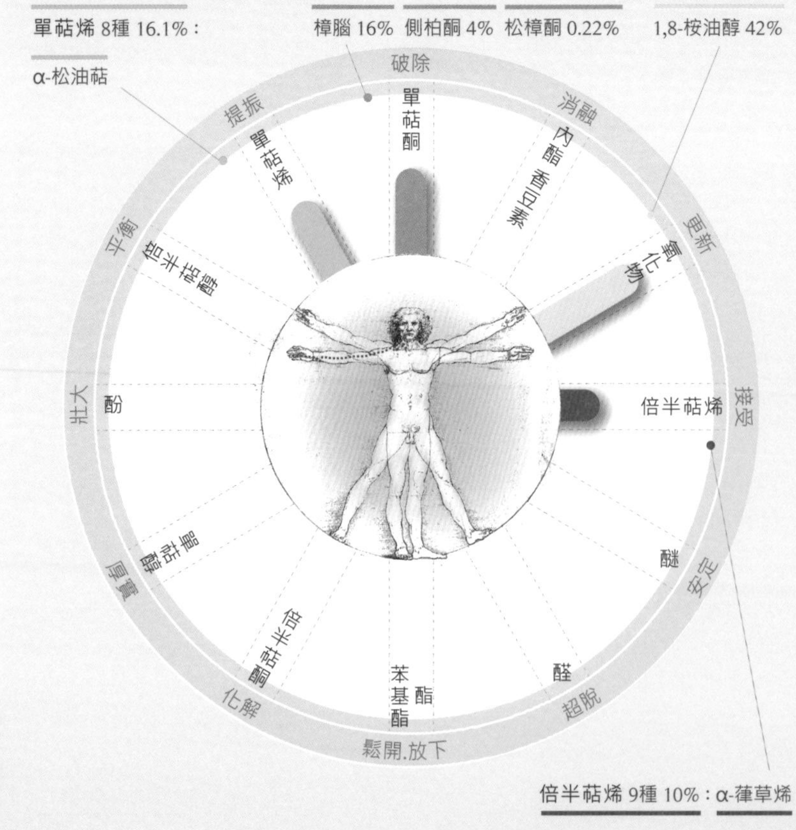

注意事項

1. 孕婦、嬰幼兒宜避免使用。

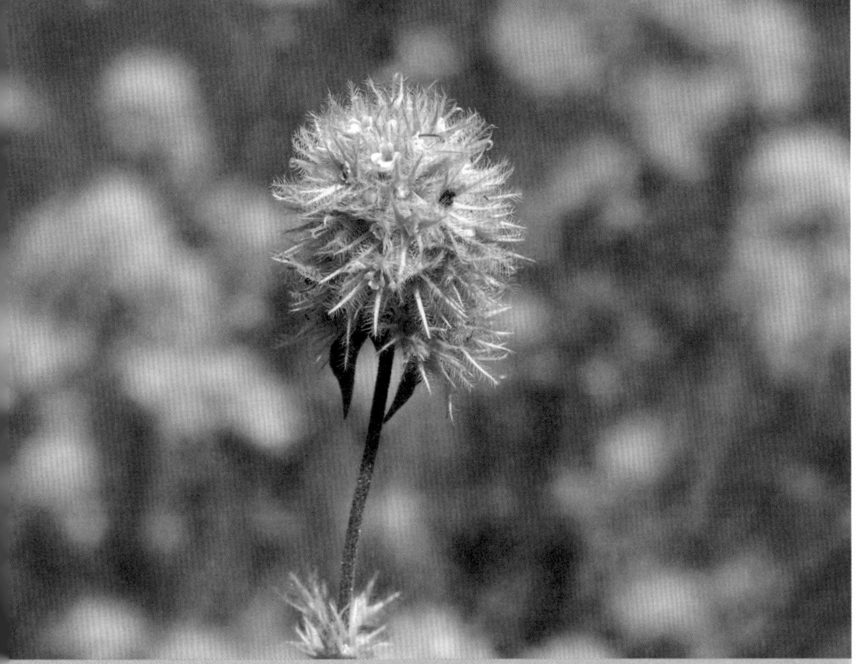

熏陸香百里香
Mastic Thyme

原生於伊比利半島中部，可達50公分高，屬於比較高大的品種。需要全日照，排水良好的砂土或含矽基質，成簇的白花遠望像團團小球。

藥學屬性	適用症候
1. 解除肺部與支氣管的充血與壅塞，祛痰，抗卡他	鼻竇炎，卡他性支氣管炎，病毒性支氣管炎
2. 抗陰道菌種	陰道念珠菌感染，白帶
3. 抗沙門氏菌	預防養殖場動物染病（雞隻與豬隻），商用廚房的衛生維護
4. 抗感染，抑制乙醯膽鹼酯酶，抗氧化	幼兒園的環境消毒與預防孩童交叉感染，老年癡呆

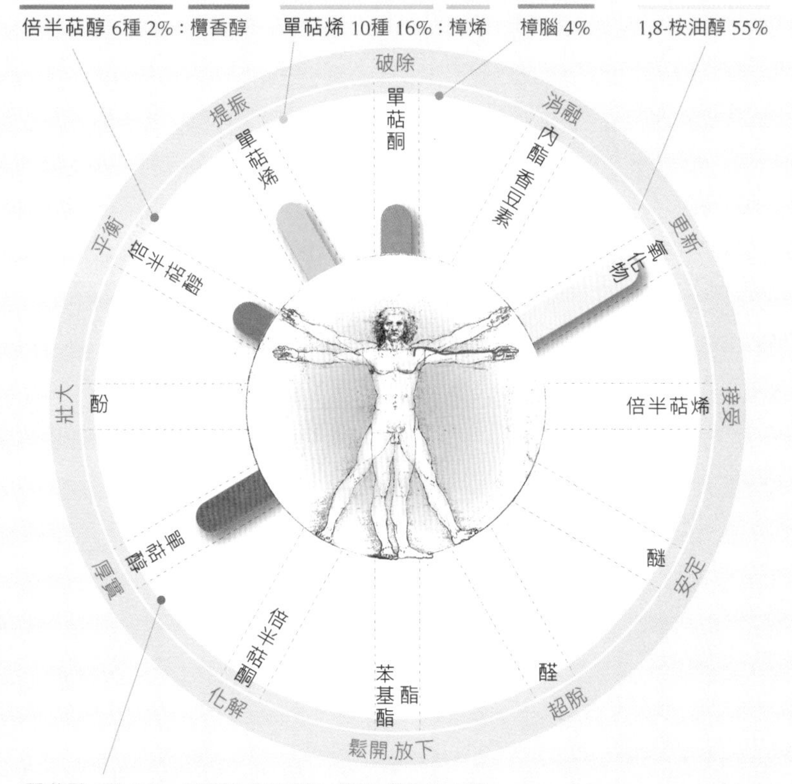

學　　名｜Thymus mastichina

其他名稱｜西班牙馬鬱蘭 / Spanish Marjoram

香氣印象｜興高采烈去牧場遠足的學童們

植物科屬｜唇形科百里香屬

主要產地｜西班牙、葡萄牙

萃取部位｜開花之全株藥草（蒸餾）

適用部位　肺經、心輪

核心成分

萃油率 0.9~2%，32 個可辨識之化合物

心靈效益｜更新塞滿的行程，想像放空的可能

注意事項

1. 葡萄牙西南部有另一化學品系，成分以沉香醇為主（58.7~69%）。

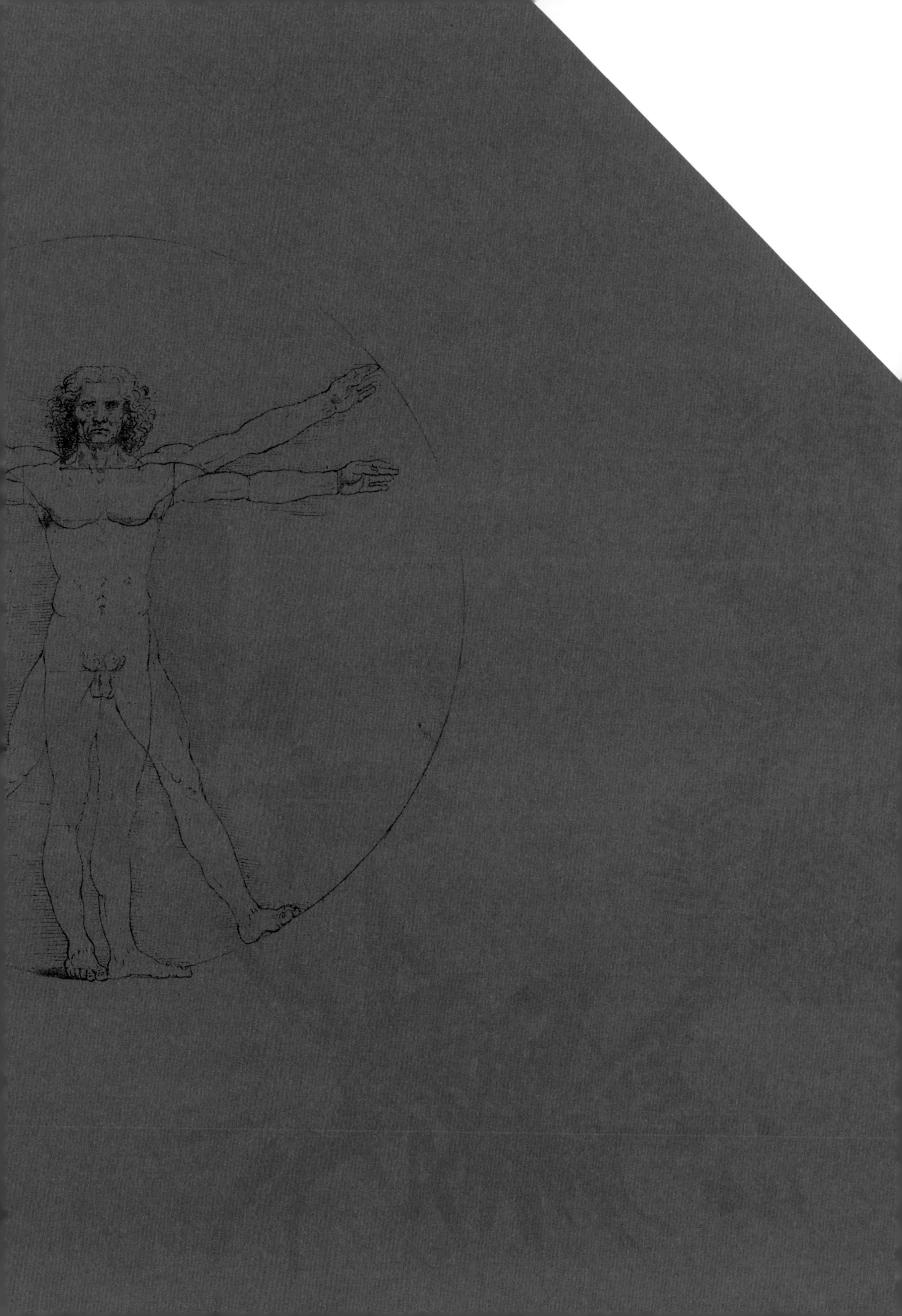

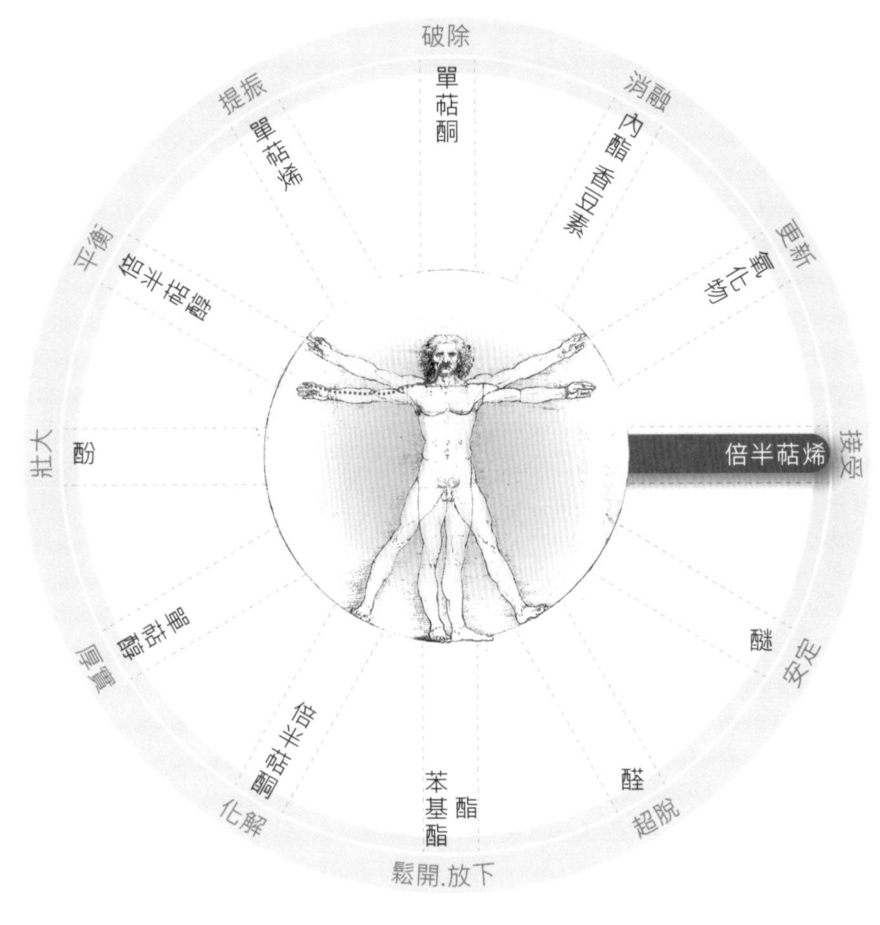

IV

倍半萜烯類

Sesquiterpene

具有突出的消炎效果（如母菊天藍烴和 β-丁香油烴），以及抗腫瘤的特性（如大根老鸛草烯與欖香烯）。實際上癌症即是一種慢性發炎現象，倍半萜烯使細胞受體接收正確信息而修正發炎狀態，可說是從根本上防癌。倍半萜烯對負責傳導變化的大腸經尤其重要，能讓固著僵化和拒絕順應的身心恢復彈性，所以在關節與皮膚方面的應用機會很多。

西洋蓍草
Yarrow

喜歡改變過原始結構的土壤，多分布於開闊林地或草原。高 20 公分 ~ 1 公尺，從海平面到 3500 公尺山區都看得見，適應力強。

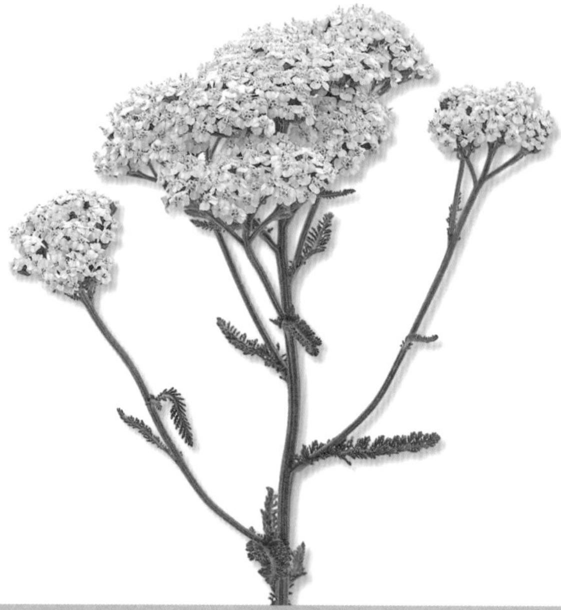

學　　名｜Achillea millefolium

其他名稱｜千葉蓍 / Milfoil

香氣印象｜墨跡尚在、多年未用的硯台

植物科屬｜菊科蓍屬

主要產地｜匈牙利、愛沙尼亞、拉脫維亞

萃取部位｜開花之整株藥草（蒸餾）

適用部位　三焦經、喉輪

核心成分

萃油率 0.1%，66 個可辨識之化合物

心靈效益｜接受命運的藍圖，順其自然

藥學屬性	適用症候
1. 抑制巨噬細胞釋放出過多的炎症介質（如環氧化酶-2、一氧化氮）	神經炎，神經痛，韌帶扭傷，關節退化，肩頸僵硬
2. 活化雌激素的 α-與 β-受體	痛經，少經，攝護腺炎，腎結石
3. 抗游離輻射引發之基因毒素，養肝利膽	化療，工作場所或住家近基地台、高壓電塔，手機重度使用者
4. 止血，促進傷口癒合，促進皮膚細胞再生	流鼻血，褥瘡，糖尿病患之傷口，老化皮膚

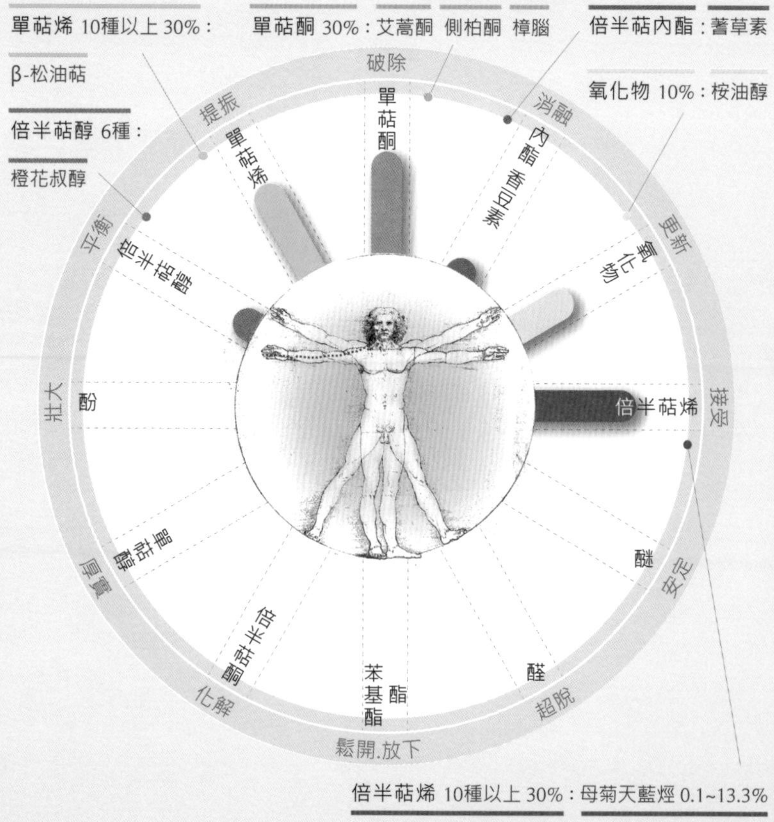

注意事項

1. 孕婦與嬰幼兒避免使用。
2. 各地蓍草之母菊天藍烴含量差異極大，中歐與歐洲東北較多，南歐較少。
3. 有七個變種與亞種，白花比粉色與紅色花含更多精油及天藍烴。

樹蘭
Aglaia

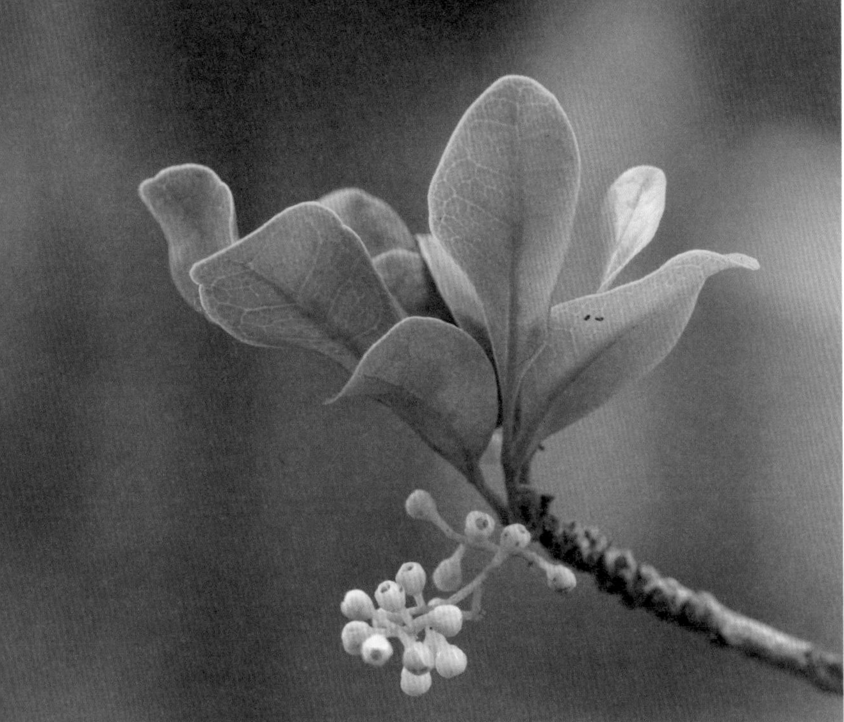

生於濕潤肥沃的酸性砂質壤土，25~28℃最適合，能耐半蔭，不耐寒。喜歡充足的陽光，高5~6公尺，6~11月開花，夏季採收後陰乾。

藥學屬性	適用症候
1. 消炎，減少組織胺造成的水腫	醒酒，頭昏腦脹，髮膚無光澤
2. 抗感冒	感冒咳嗽，肺炎，空汙環境中清肺
3. 抗憂鬱	胸悶氣鬱，食滯腹脹，催生
4. 抑制腫瘤壞死因子-α（TNF-α）和介白素-1β（IL-1β）	心情灰惡導致之癌症

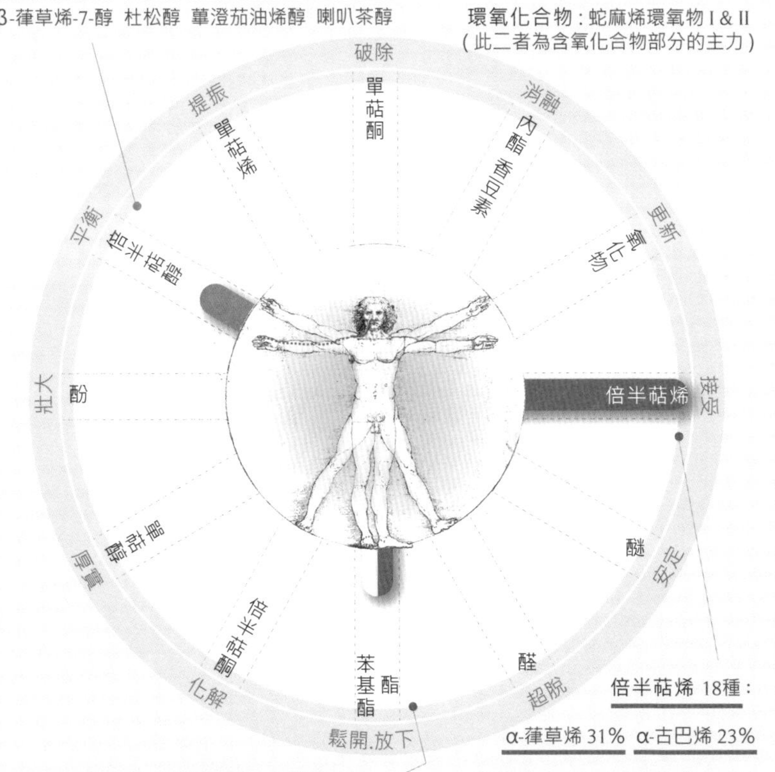

學　名｜Aglaia odorata

其他名稱｜米仔蘭 / Chinese Rice Flower

香氣印象｜山窮水盡疑無路，柳暗花明又一村

植物科屬｜楝科米仔蘭屬

主要產地｜中國（福建、廣東、廣西、四川及雲南）

萃取部位｜花（溶劑萃取）

適用部位　大腸經、心輪

核心成分

萃油率 0.4~0.6%，48 個可辨識之化合物

心靈效益｜接受自我調侃，揮別謹小慎微的日子

注意事項

1. 孕婦避免使用。

樹艾
Tree Wormwood

喜歡在岸邊峭壁或石礫間生長，極度排斥濕冷氣候。銀灰色的細葉柔若羽毛，枝幹卻堅如小樹，叢高 120~180 公分。

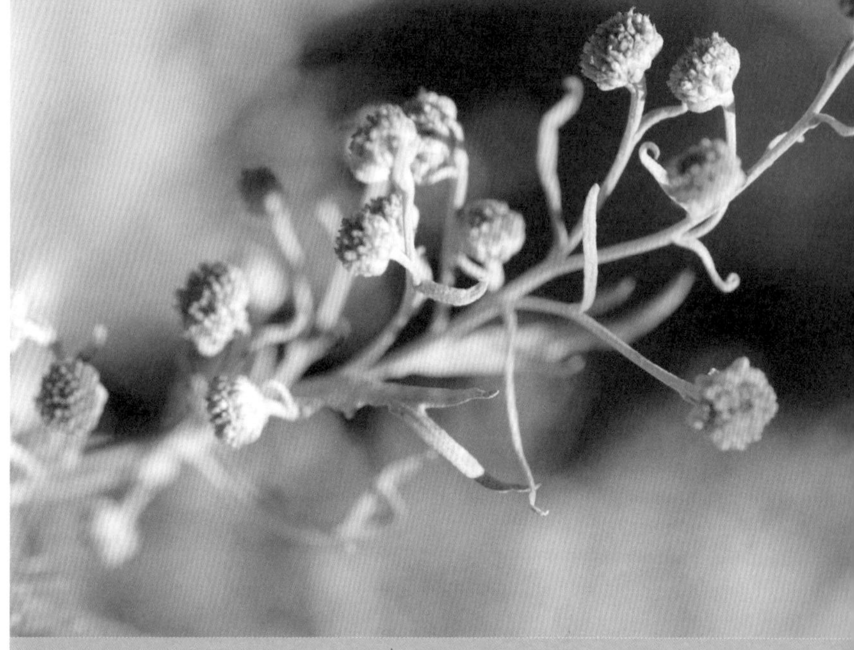

學名	Artemisia arborescens
其他名稱	大艾草 / Great Mugwort
香氣印象	地中海最湛藍的深處
植物科屬	菊科艾屬
主要產地	南歐（義大利）與北非（摩洛哥）
萃取部位	開花之全株藥草（蒸餾）

適用部位　膽經、喉輪

核心成分

萃油率 0.87%，49 個可辨識之化合物

心靈效益 | 接受月亮能量的洗滌，得到清明的判斷力

藥學屬性	適用症候
1. 抗過敏，抗組織胺	長於皮膚系統之過敏問題，異位性皮膚炎，老人斑，曬傷燙傷
2. 抗黏膜發炎，消解黏液	氣喘，卡他症狀（黏膜炎、痰濕體質），胸口堵
3. 強力抗單純皰疹病毒(HSV-I，HSV-II)	唇部皰疹，生殖部位皰疹
4. 強力清除自由基，促進膽汁分泌	長期外食，油性髮膚，早生白髮

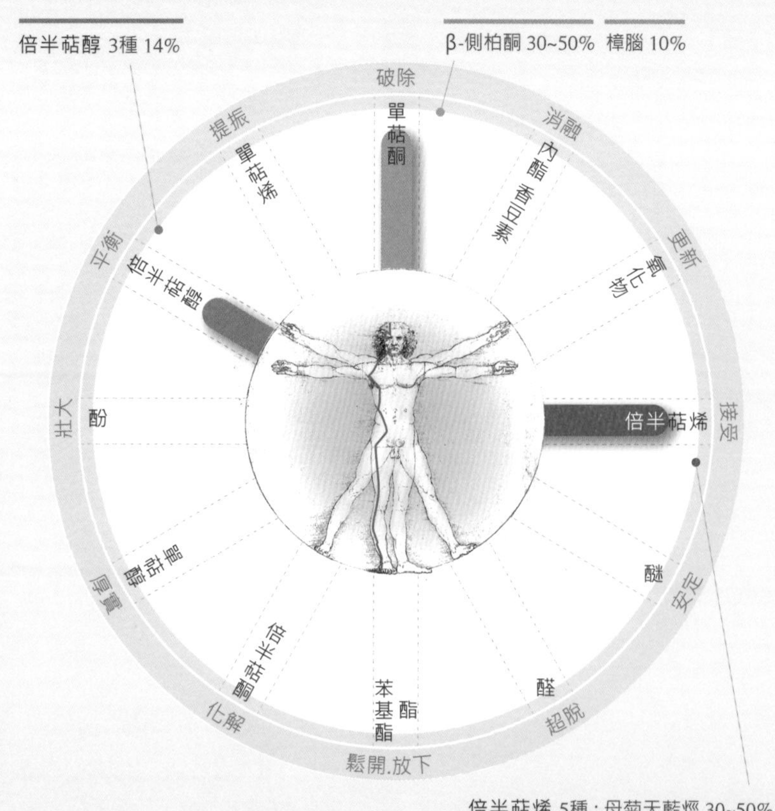

注意事項

1. 孕婦與嬰幼兒避免使用。
2. 母菊天藍烴含量最高的一種精油，但是不同產地的含量差異極大。義大利產的母菊天藍烴較多，摩洛哥產的 β-側柏酮較多。
3. 中文名南木蒿 Southernwood 的植物實為艾屬另一品種 Artemisia abrotanum，其精油成分以樟腦和單萜烯為主，並不含母菊天藍烴。

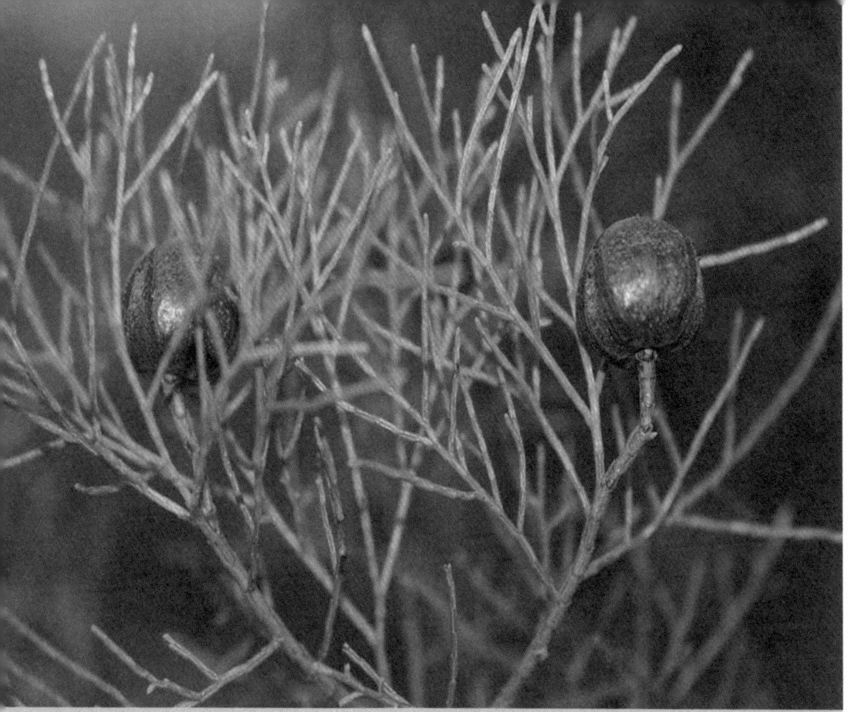

澳洲藍絲柏
Blue Cypress

分布在 900 公尺以下的開放樹林，樹高 15~45 公尺，樹齡可達 200 歲以上。習慣乾濕分明的季風型熱帶氣候，生長緩慢，不耐火。

藥學屬性	適用症候
1. 提高粒細胞與單核白血球的活動力	過敏反應（如皮膚紅腫），濕疹，割傷，尿布疹，牛皮癬，燒燙傷
2. 止痛，消炎	腹痛，痠痛，風濕性關節炎
3. 改善遲滯之靜脈循環	靜脈曲張，痔瘡
4. 抗病毒，消解黏液，驅蚊蟲（包括沙蚊）	疣，帶狀疱疹，唇疱疹，流感，蜂螫蚊叮蟲咬

學　名｜Callitris intratropica

其他名稱｜北方柏松 / Northern Cypress Pine

香氣印象｜灑脫卻又深情的男子漢

植物科屬｜柏科澳洲柏屬

主要產地｜澳洲北部

萃取部位｜樹皮與心材（蒸餾）

癒瘡木醇 13.7%
β- & γ- & α-桉葉醇 31.1%
倍半萜內酯：雙氫中柱內酯 14% 中柱內酯 2.9%
澳洲柏內酯 2.4%
破除
提振
消融
平衡
更新
壯大
接受
厚實
安定
化解
超脫
鬆開.放下
單萜酮
單萜烯
內酯 香豆素
倍半萜醇
氧化物
酚
倍半萜烯
單萜醇
醚
倍半萜酮
苯基酯
酯
醛
呋喃倍半萜：順式雙氫沉香呋喃 2.8%
母菊天藍烴 5.6% 癒瘡天藍烴 6.2%

適用部位　大腸經、喉輪

核心成分

萃油率 1~3%，38 個可辨識之化合物（占 89.08%）

心靈效益｜接受感情的風雲變色，拿得起放得下

注意事項

1. 有些學者認為本種乃 Callitris columellaris 的一個變種。但 Callitris columellaris 的精油為綠色，主成分是雙氫中柱內酯。
2. 孕婦與哺乳母親最好避免使用（因為 β-桉葉醇）。

大麻
Hemp

強韌耐寒的一年生草本植物，但是對土壤的要求高。非常喜歡光照，強光可以得到出油量高的種子，弱光則可養出好的纖維。

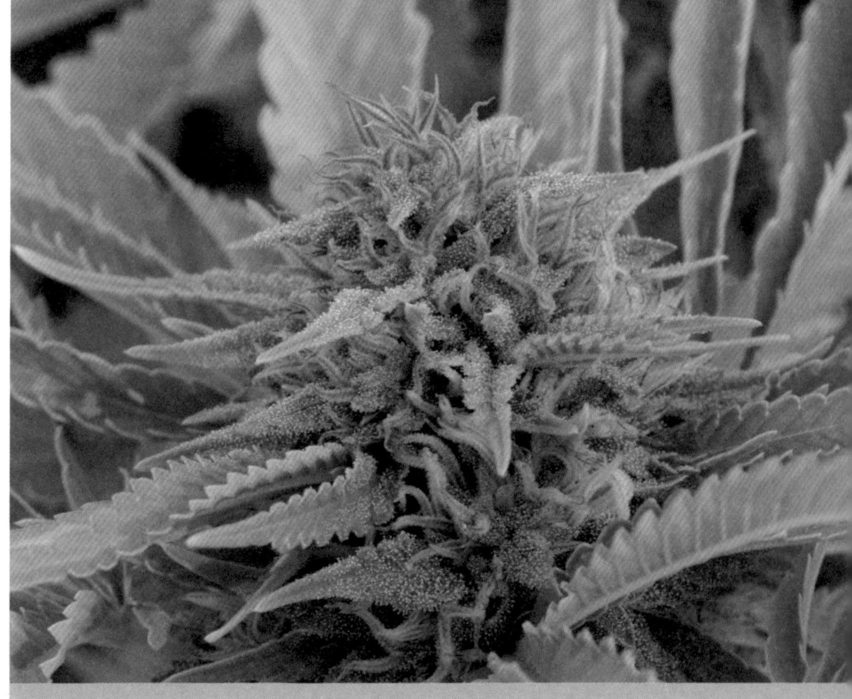

學　　名	Cannabis sativa
其他名稱	火麻 / Marijuana
香氣印象	斜射進暗室的一道溫暖光束，漂浮著無數微塵
植物科屬	大麻科大麻屬
主要產地	法國、匈牙利、中國（纖維型）；玻利維亞、瑞士（藥用型）
萃取部位	雌株的開花莖葉（蒸餾）

適用部位　大腸經、頂輪

核心成分

萃油率 0.0013%（戶外生長）~ 0.29%（室內生長），68（室內）~120（戶外）個可辨識之化合物

心靈效益	接受天使的庇護，不再陷入悲情的輪迴

藥學屬性	適用症候
1. 活化大麻素受體 CB2，具有類大麻素的功能（因含高比例之丁香油烴）	預防慢性發炎導致之癌症（特別是腦部、皮膚、乳房）
2. 消炎，止痛	退化部位的疼痛
3. 強化免疫系統與脾臟、骨骼、皮膚	鬱鬱寡歡，老年癡呆
4. 作用於神經膠質細胞，減少某些神經傳導物質過度累積產生的毒性	酒癮、菸癮、藥癮

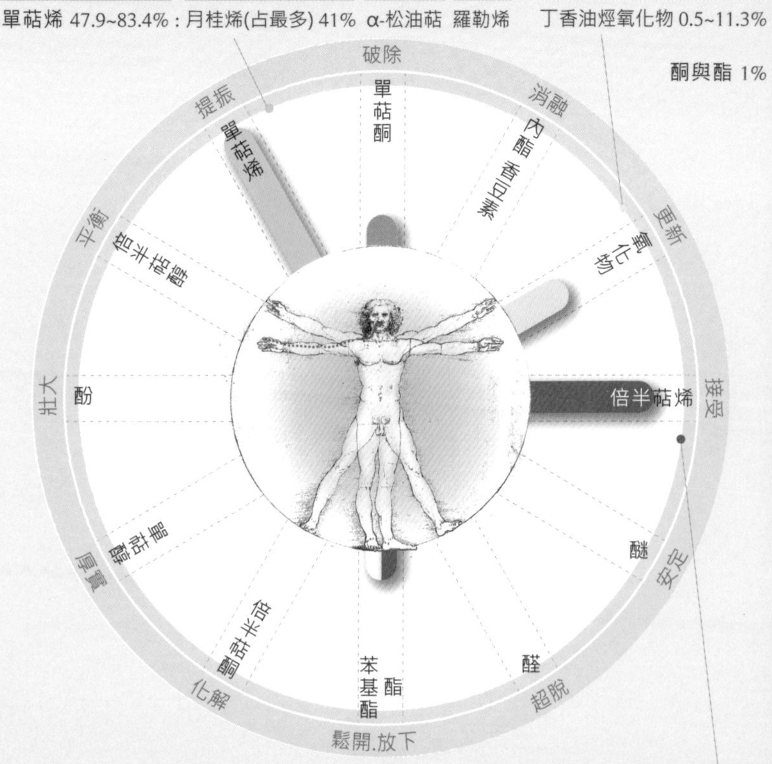

注意事項

1. 令人產生幻覺的四氫大麻酚在精油當中只占微量（低於 0.08%）。
2. 緝毒犬被訓練嗅聞的“大麻氣味”主要是丁香油烴氧化物。
3. 大麻精油與大麻菸的成分差異頗大，並無上癮或毒害神經的可能。

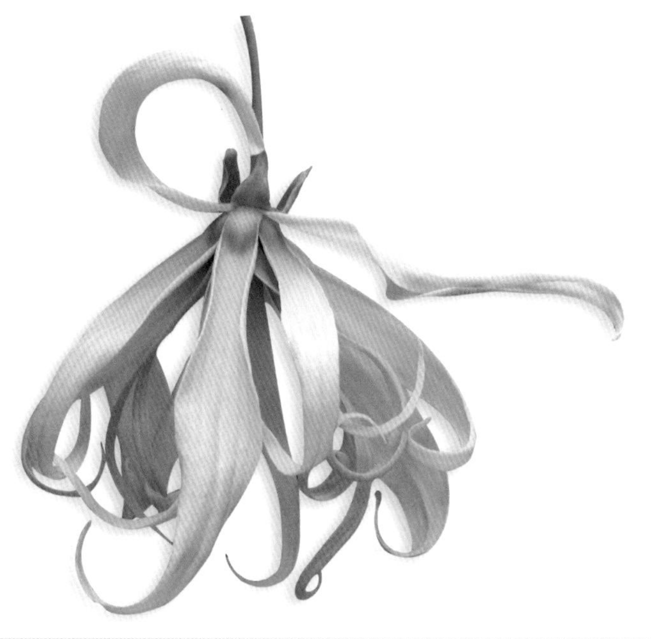

依蘭
Ylang Ylang

喜愛潮濕近海的熱帶低地次生林，全年開花但集中在雨季（11~3月）。枝葉垂墜，新花蜷曲舞爪，熟花柔順向下。

藥學屬性	適用症候
1. 消炎（抑制脂氧化酶），安撫過於活躍的自主神經，強化 α1 腦波	心跳過速，高血壓，氣喘，甲狀腺機能亢進
2. 補強性機能，抗沮喪	性無能，冷感，憂鬱症
3. 抑制醛糖還原酶，抗黴菌，抗生物膜，抑制黑色素生成，驅蚊蠅	糖尿病之併發症，皮膚黴菌病，膚色暗沉與斑點，防登革熱
4. 激勵體內生成腦內啡與血清素	心力交瘁，槁木死灰

學　　名	Cananga odorata forma genuina
其他名稱	香水樹 / Perfume Tree
香氣印象	懸掛著充氣娃娃與大型玩偶的泡泡屋
植物科屬	番荔枝科依蘭屬
主要產地	馬達加斯加、科摩羅島
萃取部位	花（蒸餾）

適用部位　腎經、性輪

核心成分

萃油率 1%，161 個可辨識之化合物（含量小於 0.02% 的成分占 50%）

心靈效益｜接受快樂的從天而降，不再逃避自我

倍半萜醇 5.3%：杜松醇　依蘭油醇

倍半萜烯 31.9%：β-丁香油烴 10.7%　大根老鸛草烯 10.3%　大葉依蘭烯

破除　提振　消融　平衡　更新　壯大　接受　厚實　安定　化解　超脫　鬆開.放下

單萜酮　單萜烯　內酯 香豆素　氧化物　倍半萜醇　酚　倍半萜烯　單萜醇　醚　倍半萜酮　苯基酯　醛　酯

單萜醇 21.3%：沉香醇 19%　牻牛兒醇

醚 8.4%：對甲大茴香醚

苯基酯 19%：苯甲酸苄酯 7.6%　乙酸苄酯 4.6%

酯 7.6%：乙酸牻牛兒酯

注意事項

1. 商業生產分四段取油（分餾）：特級（25分）- 一級（1小時）- 二級（3小時）- 三級（8小時），全部混合在一起的稱作完全依蘭。
2. 多項功能均來自於倍半萜烯類的大葉依蘭烯（canangaterpene I），該成分不存於香水業採用的特級依蘭。為求療效最好選擇完全依蘭。

大葉依蘭
Cananga

與常見依蘭的外觀差別在於枝幹挺直不垂墜，葉片較為寬圓。和依蘭一樣喜歡潮濕有遮蔭的樹林，木質堅硬。

藥學屬性	適用症候
1. 抗痙攣，平衡過於激動的情緒	心悸，血壓驟升，亢奮，暴怒
2. 提高性能量	工作過勞以致喪失性趣，因創傷記憶而排斥性事
3. 消炎，護膚	體癬，汗斑
4. 解熱	瘧疾，發燒

學　　名｜Cananga odorata forma macrophylla

其他名稱｜卡那加 / Big-leafed Ilang-ilang

香氣印象｜剛開始結果的釋迦園

植物科屬｜番荔枝科依蘭屬

主要產地｜印尼、馬來西亞、菲律賓

萃取部位｜花（蒸餾）

適用部位　大腸經、性輪

核心成分

萃油率 2.6%，67 個可辨識之化合物（占 95%）

心靈效益｜接受非理性可掌握的事件，順流而下

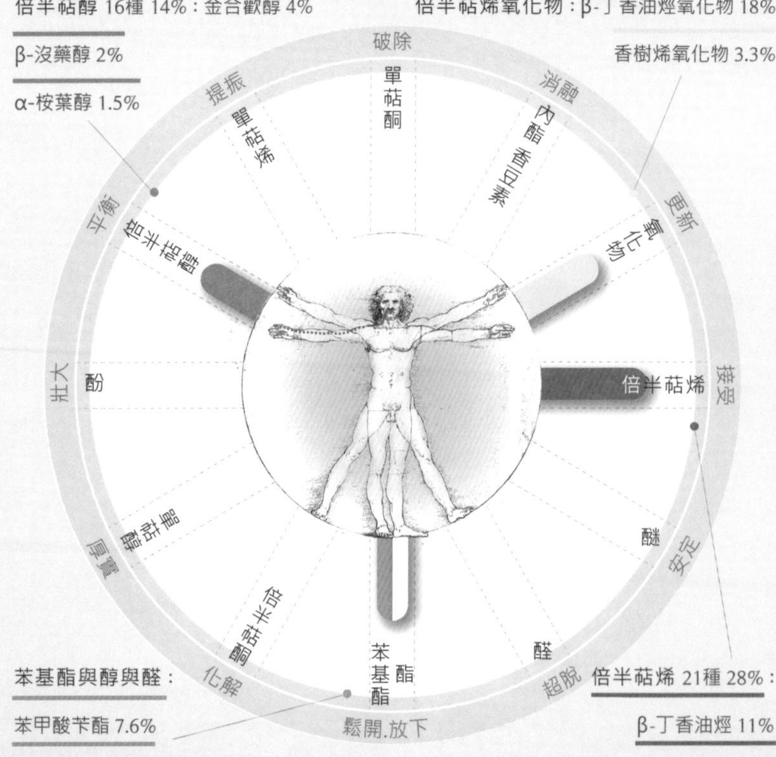

注意事項

1. 這個品種原本只生長在東爪哇島的布里塔（Blitar），產量很小。

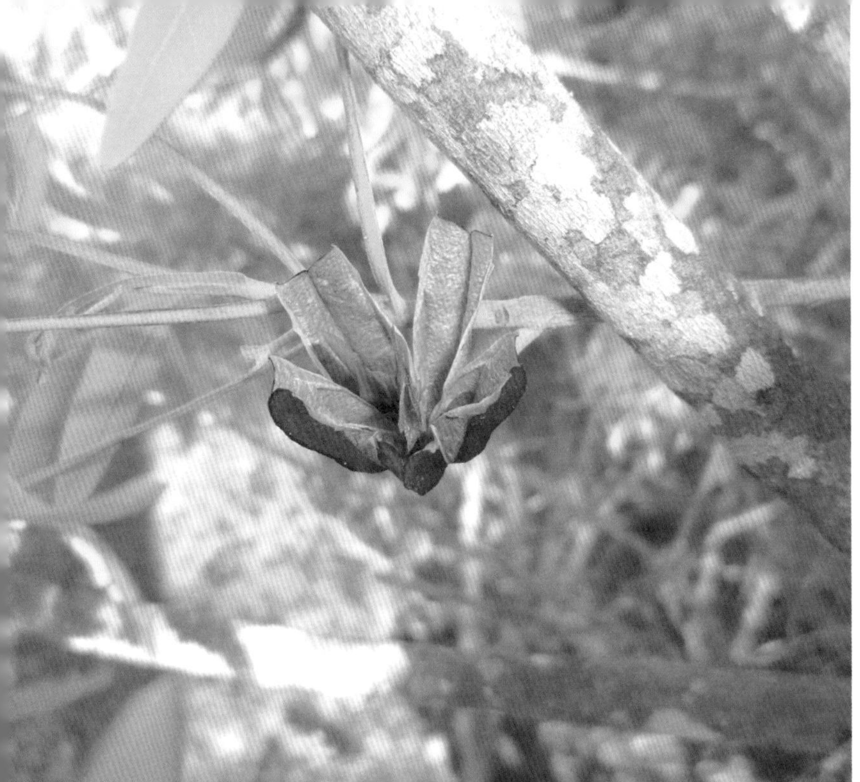

卡塔菲
Katrafay

高 2~9 公尺的小樹，分布於海拔 900 公尺以下、半乾半濕的林地。生長緩慢，一年 50 公分，七年也只能長到 3 公尺。

藥學屬性	適用症候
1. 消炎，護膚，抗氧化	皮膚炎，牛皮癬，酒糟鼻，膚色暗沉
2. 抗腫瘤	乳癌
3. 改善靜脈循環	靜脈曲張
4. 抗惡性瘧原蟲，解熱	瘧疾，發燒

學　　名	Cedrelopsis grevei
其他名稱	卡塔發 / Katafa
香氣印象	羅漢的袈裟飄動在塔林間
植物科屬	芸香科香皮椿屬
主要產地	馬達加斯加
萃取部位	樹皮（蒸餾）

欖香醇 β-桉葉醇 9.9~37.8%

倍半萜醇氧化物：α-沒藥醇氧化物

破除 單萜酮
消融 內酯 香豆素
更新 氧化物
接受 倍半萜烯
安定 醚
超脫 醛
鬆開.放下 苯基酯 酯
化解 倍半萜酮
厚實 單萜醇
壯大 酚
平衡 倍半萜醇
提振 單萜烯

倍半萜烯 60%以上：β-金合歡烯 27.6% δ-杜松烯 14.5% α-古巴烯 7.7% 杜松-1,4-二烯

適用部位　大腸經、喉輪

核心成分

萃油率 0.9~1.7%，64 個可辨識之化合物

心靈效益｜接受良知的召喚，清明淡定不動搖

注意事項

1. 本屬植物為馬達加斯加特產，曾被歸為楝科和芸香科，1970 年代以後又被納入嘆樹科。近年的譜系研究則認為，還是應該歸為擴大的芸香科。
2. 卡塔菲的葉片也可以萃油，成分同樣是以倍半萜為主。

台灣紅檜

Taiwan Red Cypress

65 公尺高的大樹，多生長在山坡下段近溪谷處，或是側坡窪地。生長緩慢，和扁柏相比樹性偏陽，枝葉向上（扁柏的枝葉向下）。

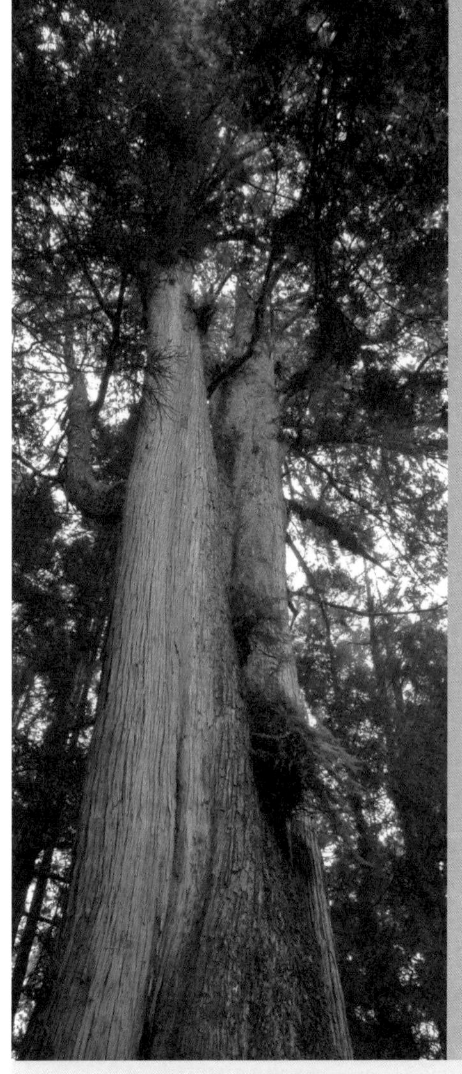

藥學屬性	適用症候
1. 抗黴菌，殺白蟻，抗病媒幼蟲	潮濕引起的呼吸道過敏，木製家具抗蛀
2. 放鬆（交感神經活性下降、副交感神經活性上升，自律神經總活性提升）	都市生活的壓力，長期熬夜，恐慌症
3. 消炎止癢（抑制巨噬細胞生成一氧化氮）	濕疹，神經性皮膚炎，足癬
4. 鈣離子拮抗作用	心跳過速，高血壓

學　　名｜Chamaecyparis formosensis

其他名稱｜薄皮仔 / Meniki

香氣印象｜香火鼎盛的土地公廟

植物科屬｜柏科扁柏屬

主要產地｜台灣

萃取部位｜心材之木片（蒸餾）

適用部位　大腸經、本我輪

核心成分

萃油率 1.6%，34 個可辨識之化合物（占 98.94%）

心靈效益｜接受祖靈的護持，凝聚不容忽視的氣場

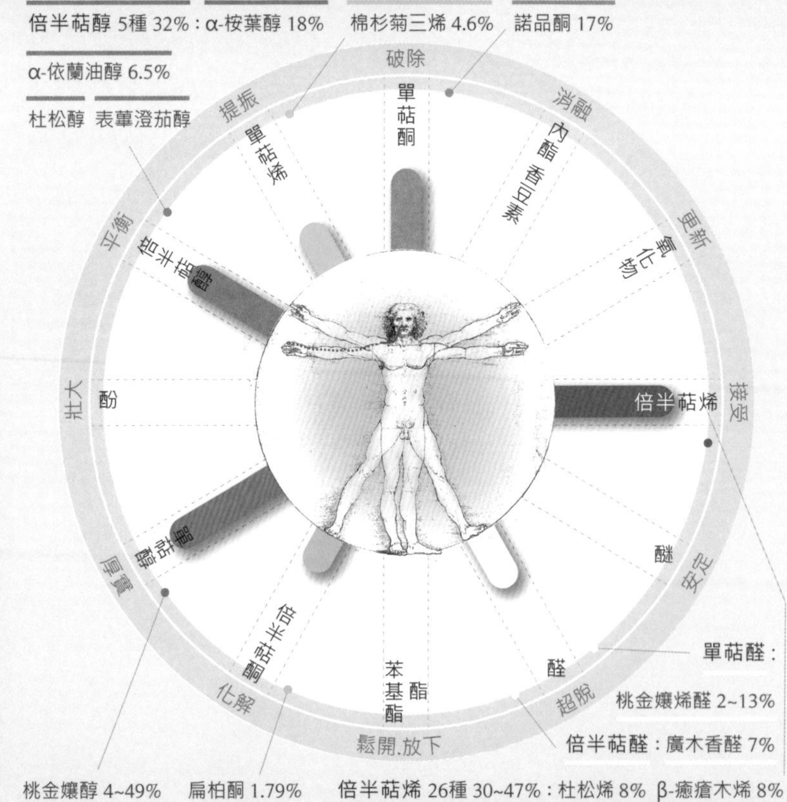

注意事項

1. 本品為台灣特有種，最盛處在海拔 1800~2500 公尺間。阿里山神木、司馬庫斯神木皆為本種，因為過度砍伐，現列為受保護物種。
2. 常被標示為台灣檜木精油，但氣味與色澤和台灣扁柏有明顯差異。紅檜氣味較溫潤，油色偏琥珀，因為長速相對較快，價格比台灣扁柏略低。
3. 從枝幹萃取的精油以倍半萜醇為主，針葉萃取以單萜烯為主。

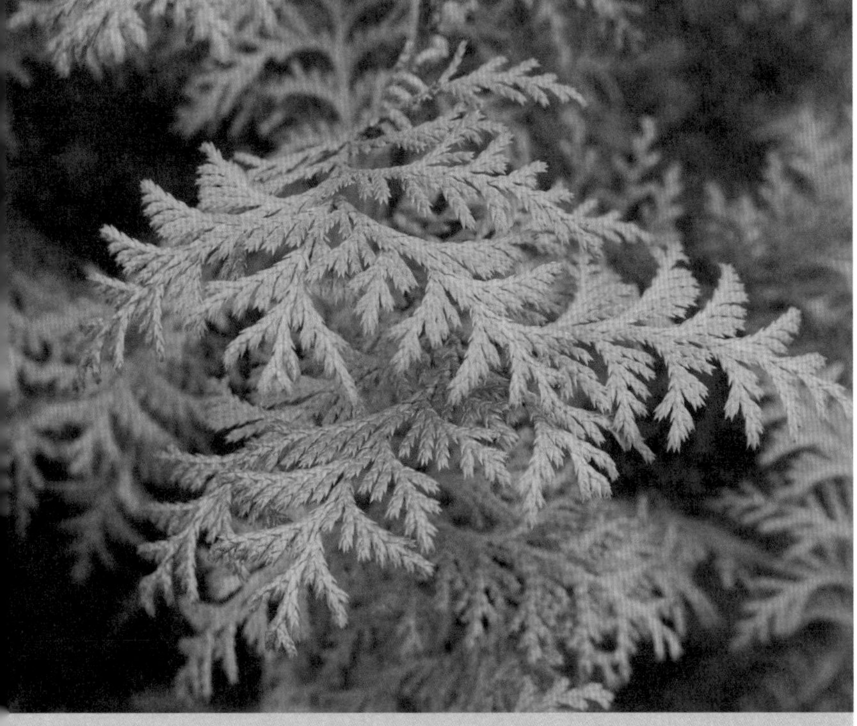

日本扁柏
Hinoki

全球檜木共有七種，都生長於海拔約1800~2800公尺之高山上。涼爽、潮濕、多雨是它生長的三大條件，它也保有較多古代植物的特性。

藥學屬性	適用症候
1. 促進毛髮生長	大量落髮，頭髮細軟
2. 對環境友善的驅蟲作用（黑腹果蠅、家蠅），抗白蟻，殺塵蟎	市場、餐廳等處的環境清潔，潮濕老舊的木造房舍與旅館
3. 鎮定自律神經，提高專注力	睡不安穩，頭昏腦脹，精神渙散
4. 消炎，抗金黃葡萄球菌與肺炎桿菌，抗MRSA，抗腫瘤，抗自由基	霧霾帶給身體的致癌物質，肺癌

佛烯醇 12.4%

雙萜類 2.3%：貝殼杉-13-醇

吲哚衍生物 2.17%

破除　消融　更新　接受　安定　超脫　鬆開.放下　化解　厚實　壯大　平衡　提振

單萜酮　內酯 香豆素　氧化物　倍半萜烯　醚　醛　苯基酯 酯　倍半萜酮　單萜醇　酚　倍半萜醇　單萜烯

δ-9-開普烯-3-β-醇-8-酮 10%

檜腦 12.47%

倍半萜烯 37.5%：α-依蘭烯 6.17 %　δ-杜松烯 14.5%　α-廣藿香烯 8.8%

學　　名 | Chamaecyparis obtusa

其他名稱 | 黃檜 / Japanese Cypress

香氣印象 | 雲霧繚繞中若隱若現的水鹿

植物科屬 | 柏科扁柏屬

主要產地 | 日本、台灣、韓國

萃取部位 | 木屑（蒸餾）

適用部位　肺經、頂輪

核心成分

萃油率 0.64%，46個可辨識之化合物（占 98.94%）

心靈效益 | 接受天地靈氣的洗禮，抖落浮華的塵埃

注意事項

1. 台灣扁柏 Chamaecyparis obtusa var. formosana 是日本扁柏的近親（過去視為其變種），與紅檜同被稱做台灣檜木。
2. 台灣扁柏和日本扁柏的精油差異在於：日本扁柏以倍半萜烯為主，台灣扁柏則含較多單萜醇，其中包括獨有成分檜木醇。

沒藥
Myrrh

樹皮斑駁脫落的小樹，生長在飛沙走石、土壤貧瘠的開闊大地。乾旱會明顯影響樹脂的產量，採集時間取決於下雨的長短以及雨量多寡。

藥學屬性	適用症候
1. 抗感染，抗病毒，殺寄生蟲，滅菌	腹瀉，痢疾，牙疼，病毒性肝炎後遺症
2. 荷爾蒙樣作用，調節甲狀腺，抑制性慾，控制食欲	甲狀腺機能亢進，性衝動，暴飲暴食
3. 抗腫瘤（啓動癌細胞凋亡），止痛（調節鴉片受體）	乳癌，攝護腺癌，皮膚癌，肝癌，子宮頸癌，肺腺癌，安寧療護
4. 消炎，治創傷	支氣管炎，表皮與口腔潰瘍，皮膚炎，擦撞傷

學　　名｜Commiphora myrrha

其他名稱｜末藥 / Morr

香氣印象｜方濟會修士自己手縫的皮涼鞋

植物科屬｜橄欖科沒藥屬

主要產地｜索馬利亞、蘇丹、衣索比亞、葉門

萃取部位｜樹脂（蒸餾）

適用部位　膽經、喉輪

核心成分

萃油率 0.4%，76 個可辨識之化合物

心靈效益｜接受情緒的存在，不再用工作、購物、大餐或疾病來轉移注意力

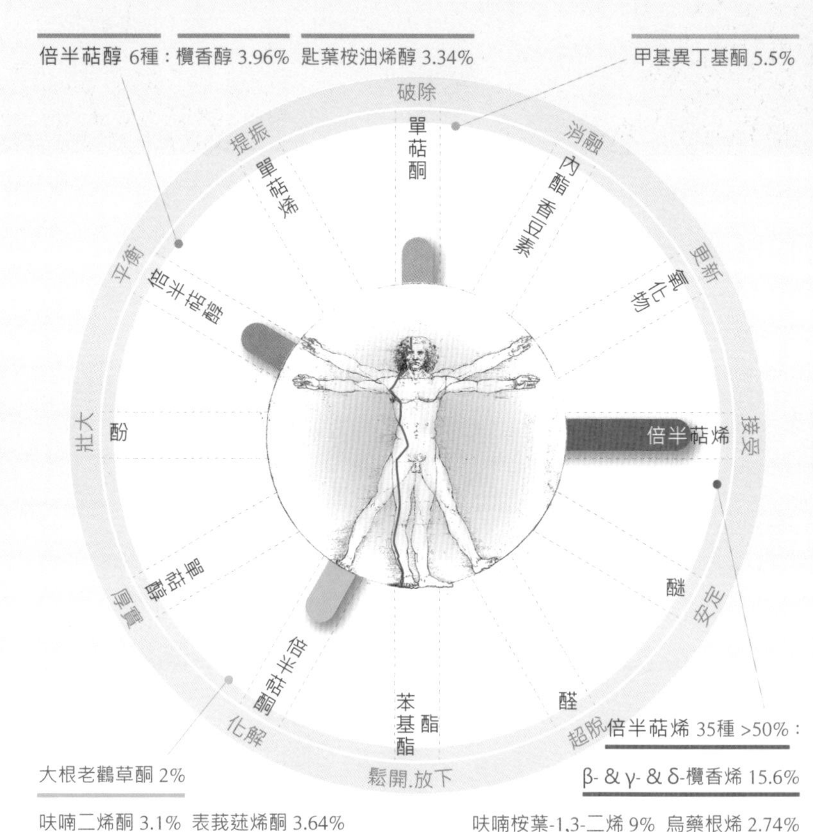

注意事項

1. 許多沒藥屬的樹種都能產出樹脂，商業上的沒藥精油往往由多個品種共同蒸餾而得，因為採集者未必知曉樹種的分別。
2. 含有衆多呋喃成分，有機會影響胚胎，懷孕與哺乳期可能要避免使用。

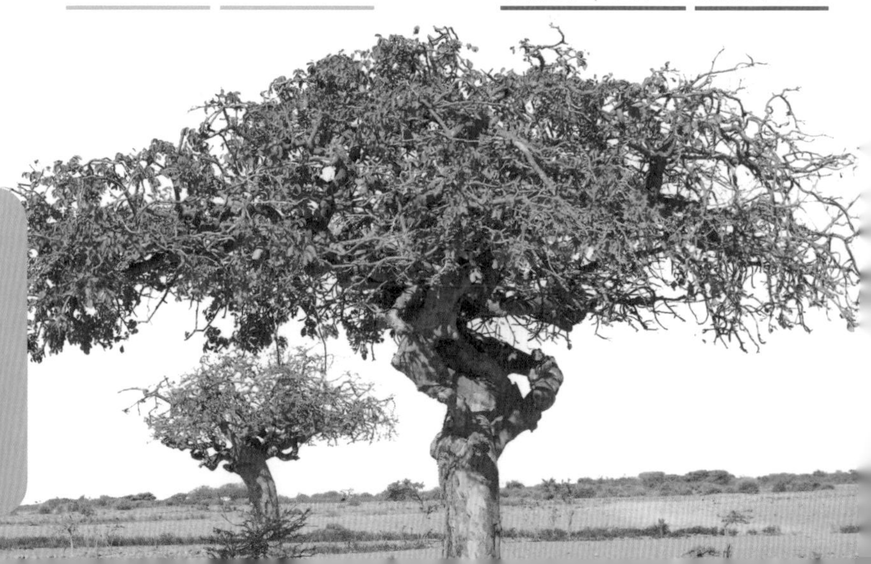

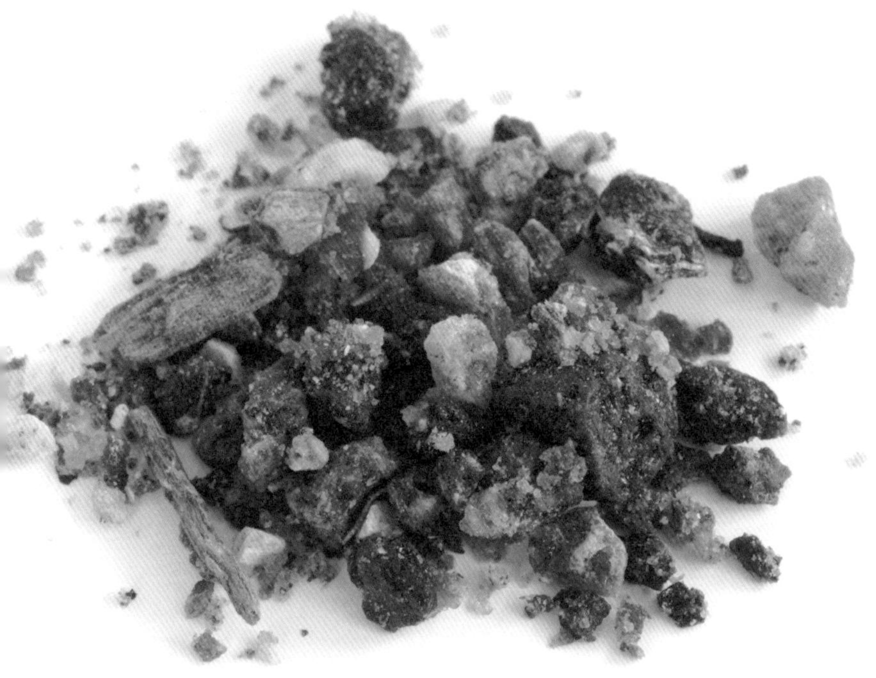

紅沒藥
Opoponax

極端耐受乾旱的非洲小樹。是研究舊大陸熱帶植物在季節性乾旱中如何演化的代表科屬。

藥學屬性	適用症候
1. 抗副流行性感冒 3 型病毒，抗感染，抗黴菌	流感，眼部感染，感染型結腸炎
2. 除臭	狐臭，體味過重
3. 消炎，抗氧化	表皮潰瘍，蛇咬傷
4. 驅扁蝨，抗寄生蟲	戶外生活防止各種扁蝨，瘧疾

學　　名｜Commiphora erythraea var. glabrescens

其他名稱｜甜沒藥 / Sweet Myrrh

香氣印象｜鮮採現熬的蔬菜湯

植物科屬｜橄欖科沒藥屬

主要產地｜索馬利亞

萃取部位｜樹脂（蒸餾）

適用部位　大腸經、心輪

核心成分

42 個可辨識之化合物

心靈效益｜接受有限的條件，從匱乏中創造出新發明

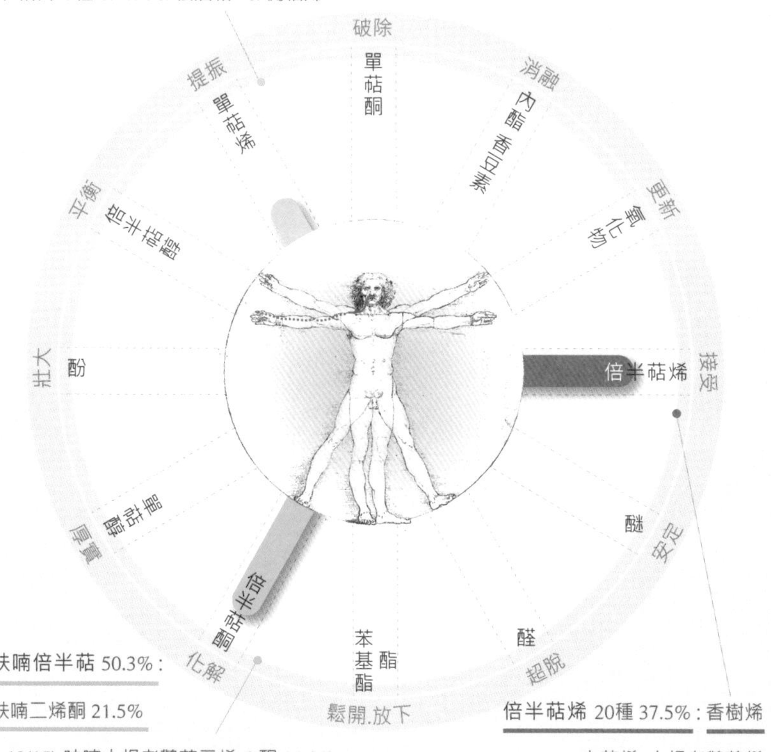

注意事項

1. IFRA 建議，本品在日用品中的劑量最好不要超過 0.6%。但其所謂的致敏性並未得到研究統一的證實。
2. 英文俗名 Opoponax 有多項指涉對象，一般常和繖形科的 Opopanax chironium (Pastinaca opopanax) 混淆。而許多商品其實用的是沒藥屬的另一個品種 Commiphora guidottii，成分有明顯的差異。

古巴香脂
Copaiba

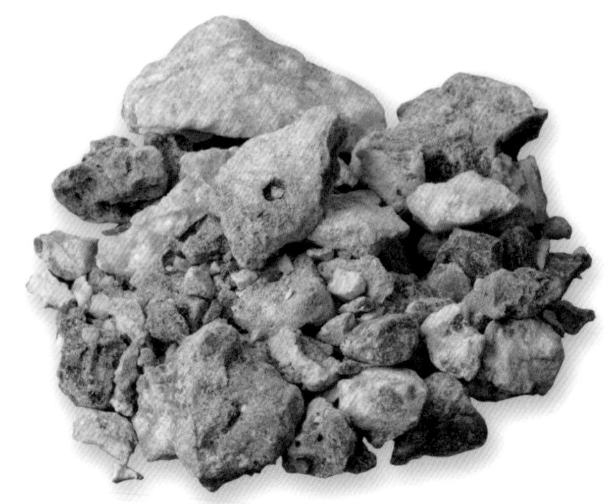

枝繁葉茂的大樹，高 15~30 公尺。開白色圓錐花序，割開樹幹即流出無色油性樹脂，一棵樹年產 40 公升。

學　　名｜Copaifera officinalis
其他名稱｜苦配巴香膠 / Copal
香氣印象｜從小到大一直陪伴在側的小被被
植物科屬｜豆科香脂樹屬
主要產地｜南美洲
萃取部位｜樹脂（蒸餾）

適用部位　心包經、喉輪

核心成分
萃油率 7.3%，40 個可辨識之化合物

心靈效益｜接受自己的本性，堅持自己想做的事

藥學屬性	適用症候
1. 抑制轉醣鏈球菌（只需 10% 的低劑量）和牙菌斑細菌	蛀牙，牙周病
2. 抗指甲常感染之黴菌，強力消炎（β-丁香油烴含量居冠），止痛	灰指甲，喉嚨痛，扁桃腺炎
3. 抗潰瘍，抗利什曼原蟲，抗錐蟲，驅黑草蓆鐘螺	慢性膀胱炎，尿道炎，黏膜型利什曼病
4. 抗腫瘤（因其特有之雙醇、酸、苯基酯）	肺癌，白血病，大腸癌，淋巴癌，皮膚癌

注意事項

1. 商業生產會使用本屬其他品種，但各品種的丁香油烴含量差異頗大，所以巴西的研究顯示，市場上的古巴香脂油，八個樣品中只有三個具有消炎作用。
2. 少數對樹脂過敏的人，在使用古巴香脂後會有起疹的反應。
3. 亞馬遜河流域最常使用的藥材之一。

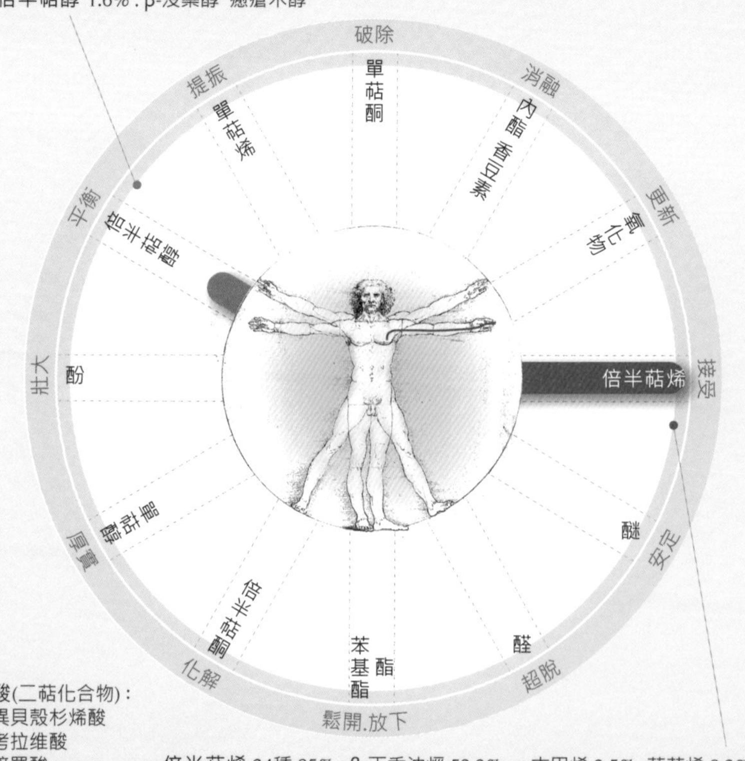

馬鞭草破布子
Cordia

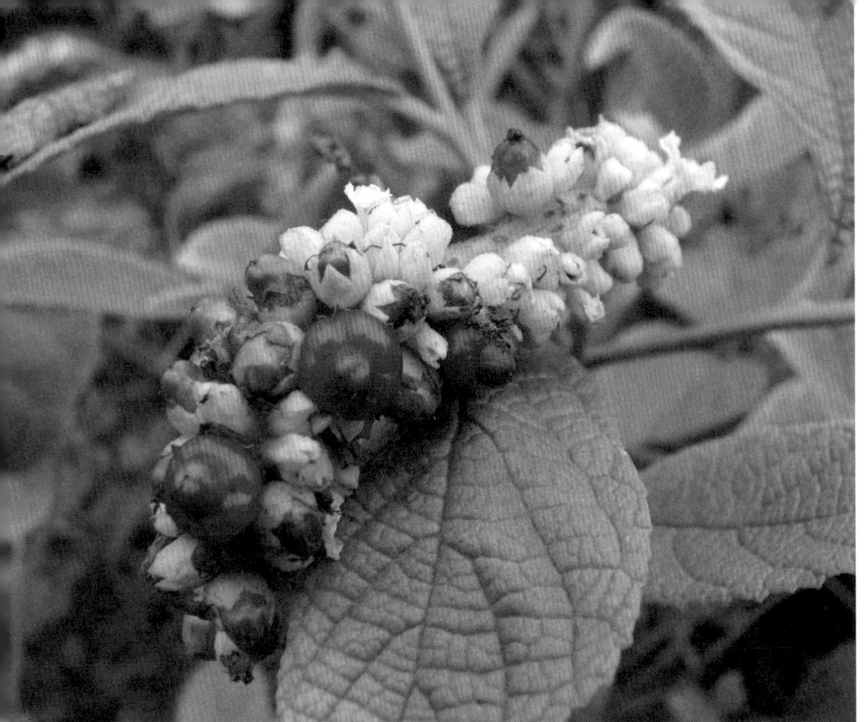

生長在海岸沙丘，遍布整個南美洲，尤其是巴西東南部。72 公分高的小灌木，長葉深綠、白花成串、紅漿果頗為醒目。

藥學屬性	適用症候
1. 抗菌（超級細菌），抗黴菌（白色念珠菌），可強化康欣黴素之類抗生素藥物的效用	鵝口瘡，陰道炎，糖尿病病患之皮膚病，經常使用抗生素之病患
2. 抗卡他，抗敏	咳黏痰，一變天就咳嗽
3. 消炎，止痛，療傷	風濕，關節炎，外傷急救
4. 抗潰瘍	消化性潰瘍，糜爛性胃炎

學　　名｜Cordia verbenacea

其他名稱｜黑鼠尾草 / Black Sage

香氣印象｜即將啓航的風帆冉冉升起

植物科屬｜紫草科破布子屬

主要產地｜巴西

萃取部位｜葉片（蒸餾）

適用部位　胃經、本我輪

核心成分

萃油率 1.12 %，21 個可辨識之化合物（占 93.5%）

心靈效益｜接受變動，隨時準備好轉換跑道

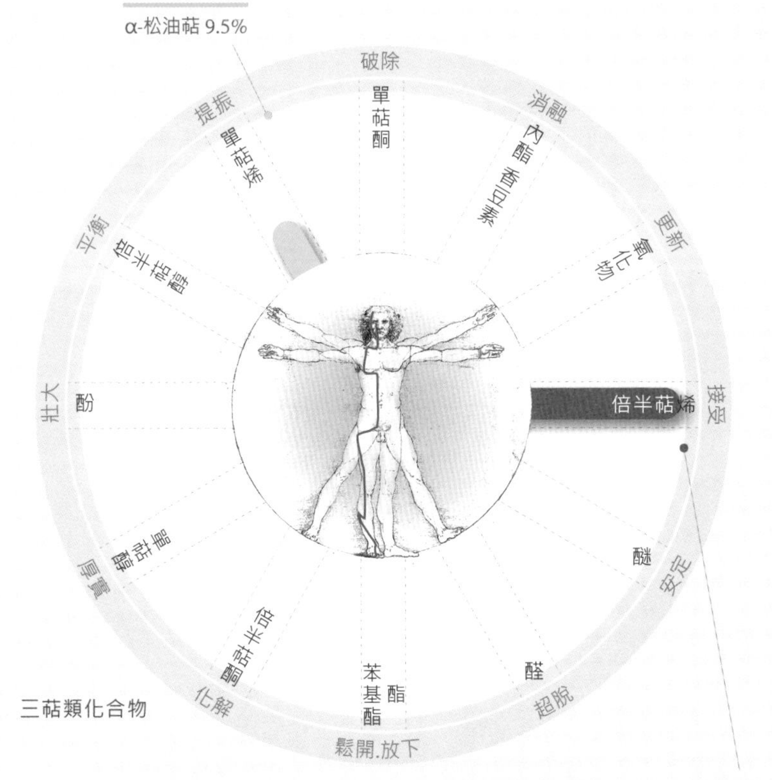

注意事項

1. 亞馬遜盆地印地安部落的常用品，有病即飲其葉所泡的茶。
2. 南美洲各地流行的消炎藥材，以此開發了各類製藥。

香苦木
Cascarilla

喜歡稀疏的闊葉林地或坡地，最好是石灰岩地質。芬芳的白花幾乎全年綻放，樹高 2~8 公尺，常作咖啡園的防風林。

學　　名｜Croton reflexifolius

其他名稱｜卡藜 / Copalchí

香氣印象｜熱帶度假酒店的迎賓酒

植物科屬｜大戟科巴豆屬

主要產地｜中美洲的薩爾瓦多、哥斯大黎加、北至墨西哥（原生於西印度群島）

萃取部位｜樹皮（蒸餾）

適用部位　胃經、本我輪

核心成分

萃油率 1.5%，143 個可辨識之化合物

心靈效益｜接受碧海藍天的召喚，給自己放一個長假

藥學屬性	適用症候
1. 健胃，抗潰瘍，抗胃酸過多（卡藜素的作用）	胃炎，胃潰瘍，反胃，胃灼熱
2. 安撫神經，退燒，止吐	頭痛，間歇性的低燒
3. 抗利什曼原蟲，驅黑草蓆鐘螺（兩者皆暗羅酸的作用）	瘧疾，黏膜型利什曼病（沙蠅叮咬導致）

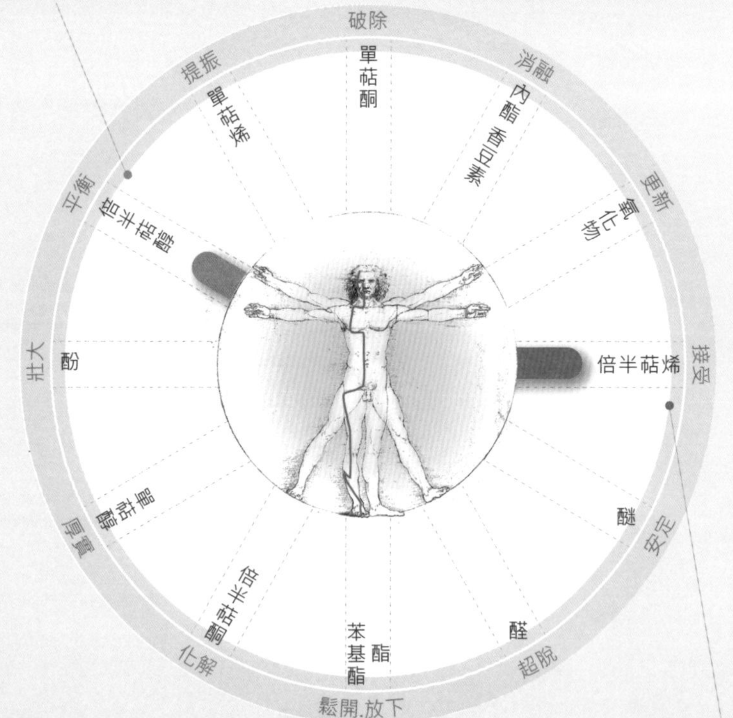

注意事項

1. 是墨西哥常見的藥材。
2. 另一常用來萃油的品種為 Croton eluteria。
3. 樹皮也被拿來給利口酒 Campari 調味。

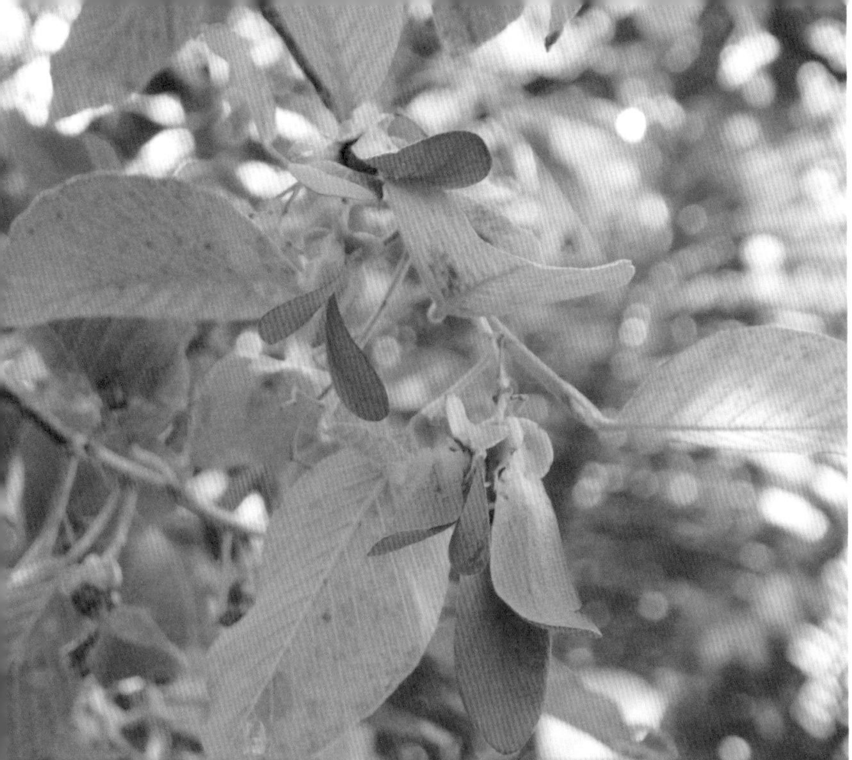

古芸香脂
Gurjum Balm

喜歡濕熱濃密的森林，樹高 30~45 公尺，灰白縱裂的樹幹會分泌褐色樹脂。3 月開的芳香白花可在 6~7 月結出 15 公分的洋紅翅果。

藥學屬性	適用症候
1. 抗菌（金黃色葡萄球菌、黃麴黴菌、大腸桿菌）	泌尿道感染，痛風，風濕性關節炎，痰濕咳嗽
2. 消炎利尿，清除毒素堆積（阿育吠陀評為 Kapha 病的絕佳藥材）	疔瘡癰瘍膿腫，外傷局部出血，牛皮癬
3. 緩減痙攣	聽力受損，耳鳴

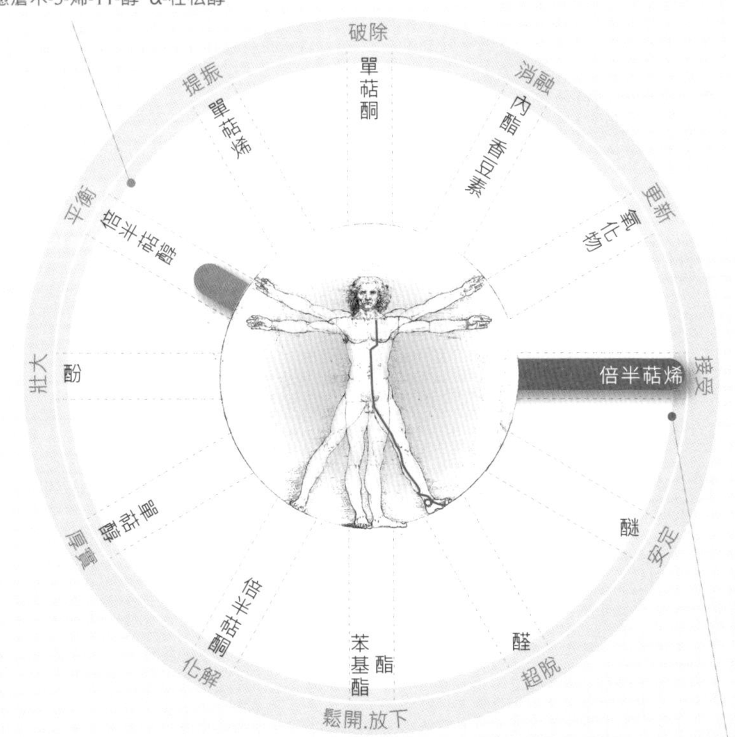

酸：古芸酸

倍半萜烯 15種：α-古芸烯 90% 別香樹烯 5%

學　　名	Dipterocarpus turbinatus
其他名稱	東印度古巴香脂 / East Indian Copaiba Balsam
香氣印象	職人經年持用的鑿具木柄
植物科屬	龍腦香科龍腦香屬
主要產地	印尼和中國南方（原產於印度東部的安達曼群島與中南半島）
萃取部位	樹脂（蒸餾）

適用部位　腎經、基底輪

核心成分

萃油率 0.06~1.0%，34 個可辨識之化合物

心靈效益 | 接受規律的節奏，在重複的事物中得到安心的感受

注意事項

1. 有些資料將此樹脂稱作「羯布羅香」，羯布羅是梵文 Karpura 的音譯。然而真正的 Karpura 指的是另一種樹「龍腦香」Dryobalanops aromatica，龍腦香樹脂富含龍腦，是中藥冰片的來源，成分與古芸香脂完全不一樣。

德國洋甘菊
German Chamomile

喜歡溫帶的鹼性土壤，不耐重肥沃土。溫暖略濕可提高精油含量，2℃下的寒冷會減少倍半萜氧化物含量。

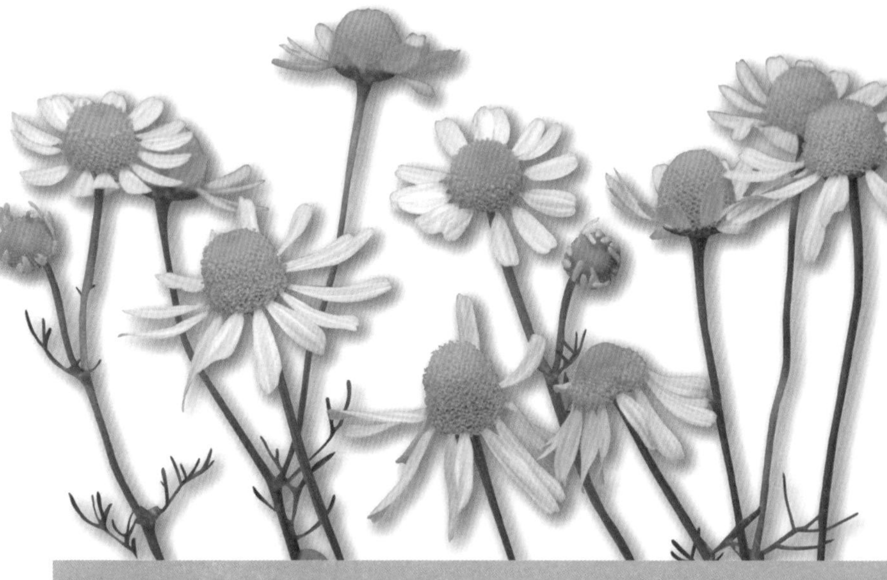

學　名	Matricaria recutita
其他名稱	洋甘菊 / Chamomile
香氣印象	鋼筆謄寫的泛黃信封
植物科屬	菊科母菊屬
主要產地	波蘭、匈牙利、德國、阿根廷、捷克
萃取部位	開花的整株藥草（蒸餾）

適用部位　胃經、本我輪

核心成分

萃油率 0.6%，48 個可辨識之化合物

心靈效益｜接受失敗，心平氣和面對輸贏

藥學屬性	適用症候
1. 抗痛覺過敏、抗水腫（皆為沒藥醇氧化物的作用），抗刺激（沒藥醇的作用）	頭痛，胃痛，腸絞痛，經痛
2. 抑制發炎介質白三烯素 B4（母菊天藍煙的作用），局部抑制肥大細胞脫粒而釋出組織胺（順式-烯炔雙環醚的作用）	皮脂腺出油及發炎性的痘痘，感染性傷口，蕁麻疹，季節變化引起的濕疹
3. 抗潰瘍，健胃，抗蠟樣芽孢桿菌	十二指腸潰瘍，消化不良，食物中毒

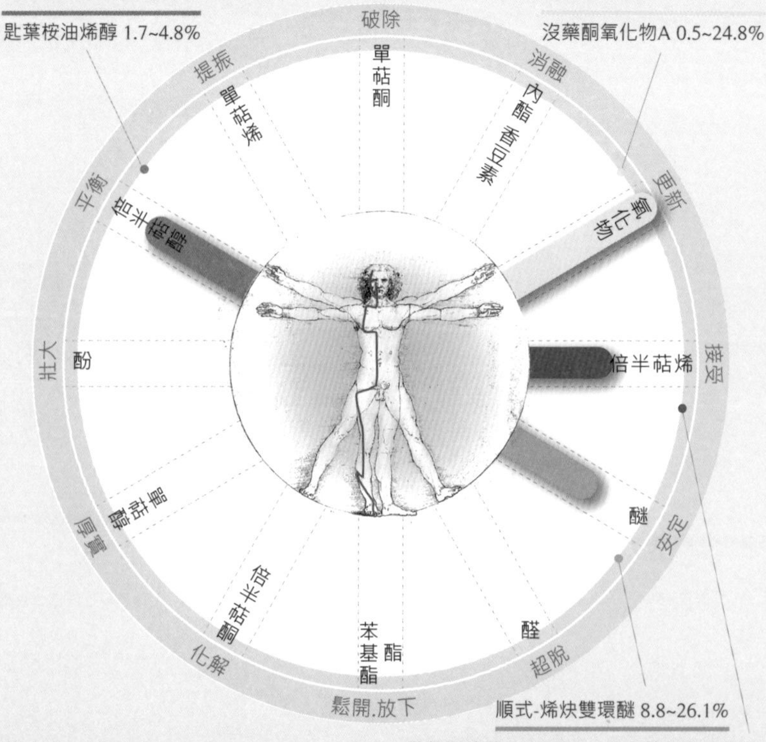

注意事項

1. 母菊天藍煙是德國洋甘菊油色深藍的由來。而母菊天藍煙是因為萃取過程中，母菊素發生脫水、水解、脫羧這一系列化學反應而形成。造成這些化學反應的主要是壓力，而非溫度或水，所以二氧化碳萃取法和一般蒸餾法都能得出深藍色的精油，而減壓蒸餾法就只能得出淡藍或無色的精油。

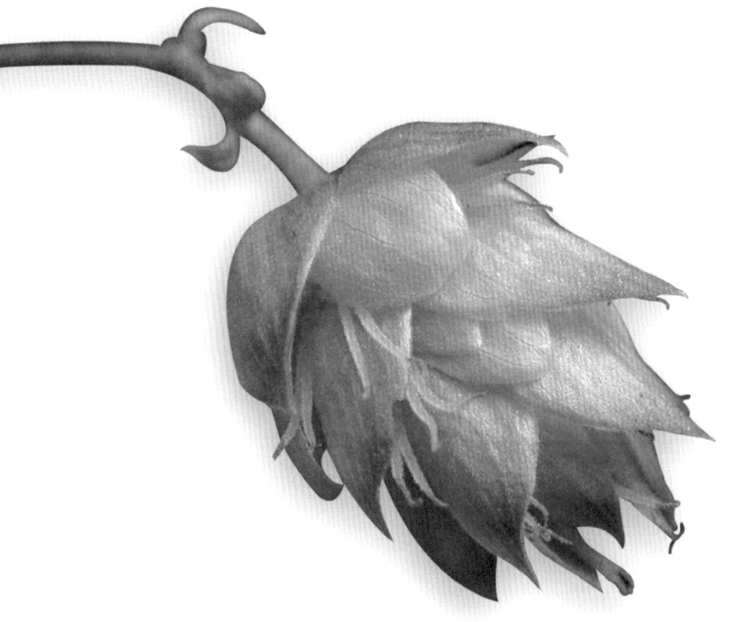

蛇麻草

Hops

蔓生的草本，長可達 10 公尺，雌性穗狀花序有覆瓦苞片，狀如松果。性喜冷涼高燥，耐旱忌澇，最好種在向陽而富含有機質的酸性土壤。

藥學屬性	適用症候
1. 鎮靜（調控 GABA 受體與 NMDA 受體），平衡神經	失眠，心律不整，室上性心動過速
2. 消炎，助消化	神經性胃炎，胃潰瘍，耳炎
3. 抗腫瘤	肺癌，子宮頸癌，直腸癌
4. 抗菌，抗氧化	肺結核，退化性神經系統疾病（如帕金森氏症）

學　名	Humulus lupulus
其他名稱	啤酒花 / Common Hop
香氣印象	愛麗絲夢遊仙境
植物科屬	大麻科葎草屬
主要產地	匈牙利、德國、美國、中國、捷克
萃取部位	雌花（蒸餾）

適用部位　大腸經、頂輪

核心成分

萃油率 0.3%，44~72 個可辨識之化合物（占 96.8%）

心靈效益｜接受凸槌，把焦點從錯誤本身移轉到進步空間

倍半萜醇與酮 5.1%
月桂烯 16~30%
檸檬烯
葎草烯環氧化物 2.5%
丁香油烴氧化物 0.7%
破除
單萜酮
消融
內酯 香豆素
提振
單萜烯
更新
氧化物
平衡
倍半萜醇
壯大
酚
倍半萜烯
接受
厚實
單萜醇
醚
安定
倍半萜酮
苯基酯
酯
醛
化解
超脫
鬆開.放下
脂肪族醇與酮 1.2%
含硫化合物 1%
倍半萜烯 18種以上：α-葎草烯 50~60%　β-丁香油烴 11.3%

注意事項

1. 嬰幼兒、孕婦不宜自行使用。
2. 蛇麻草有名的雌激素作用是源自其多酚類和苦味物質（如葎草酮），精油成分並未顯示這類效果。
3. 因為釀製啤酒對於風味的要求，蛇麻草發展出香氣各有不同的栽培種，精油成分也有相當的差異。本條所列與"Vanguard"比較接近。

聖約翰草
St. John's Wort

不高於1500公尺、年雨量不少於500毫米、夏季溫度需24°C以上。在沒有霜降的濕潤含沙土壤生長，極愛日照。

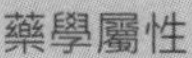

藥學屬性	適用症候
1. 抑制發炎（尤其是黏膜）	胃炎，十二指腸潰瘍，痙攣性腸炎
2. 局部抗感染（泌尿系統）	膀胱炎，腎盂腎炎，攝護腺炎
3. 抗菌，抗黴菌（生殖系統）	陰道炎，子宮內膜炎，子宮充血與發炎
4. 抗創傷，強化松果體	精神創傷（事件之後遺症），減緩松果體之鈣化

學　　名 | Hypericum perforatum

其他名稱 | 貫葉連翹 / Millepertuis

香氣印象 | 暖冬裡太陽曝曬至六七分乾的芥菜（福菜）

植物科屬 | 金絲桃科（藤黃科）金絲桃屬（連翹屬）

主要產地 | 塞爾維亞、克羅埃西亞、波蘭、保加利亞、法國、加拿大、美國

萃取部位 | 開花時整株藥草（蒸餾）

適用部位　大腸經、頂輪

核心成分

萃油率 0.04~0.26%，41 個可辨識之化合物

心靈效益 | 接受陽光灌頂，使陰影無所遁形

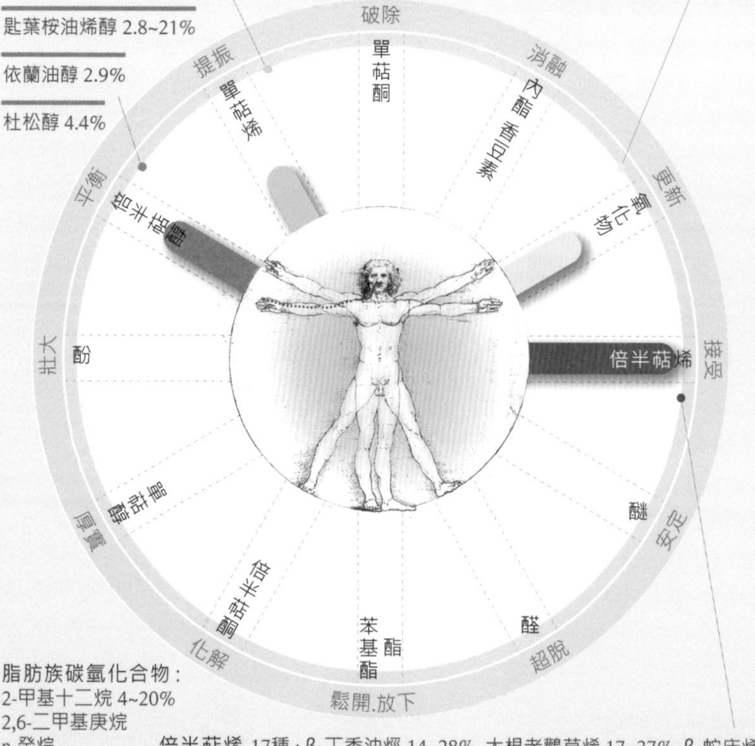

注意事項

1. 製作生藥的主要產地為德國、義大利、羅馬尼亞。
2. 有光敏性的成分為金絲桃素（精油與浸泡油中皆不含）。
3. 抗憂鬱最關鍵的成分為貫葉連翹素（浸泡油中含有，精油用蒸餾者不含，二氧化碳萃取者則含）。

刺檜木
Cade Wood

遍布地中海地區多石山丘，赭色漿果和葉片背面的兩道白線是辨識特徵。果實比杜松大兩倍，樹形一般也比杜松粗壯。

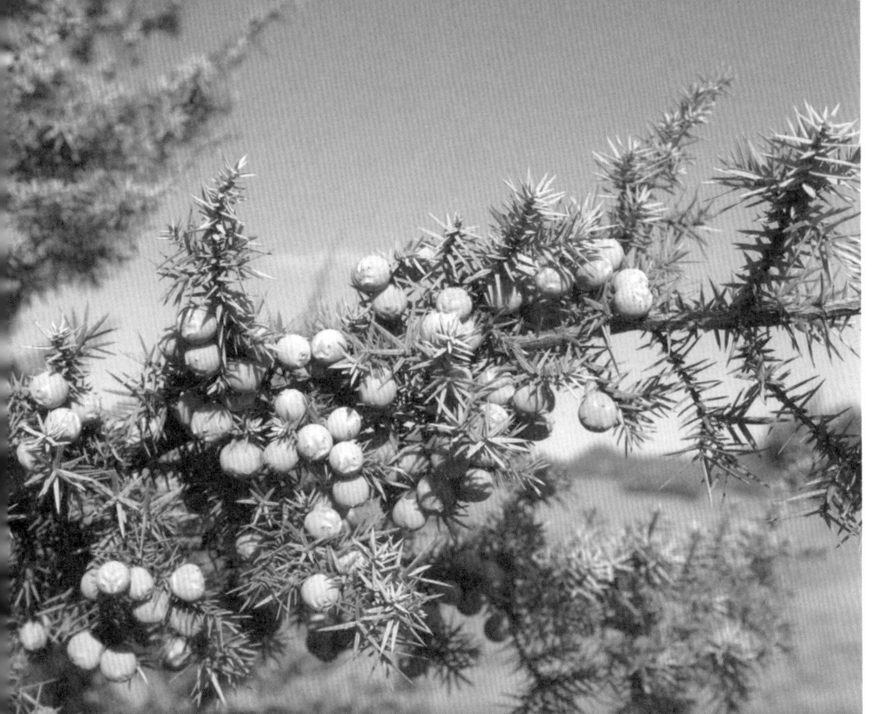

藥學屬性	適用症候
1. 抑制 α-澱粉酶，降血糖	糖尿病，肥胖
2. 抗菌，消炎	支氣管炎，肺炎，肺結核
3. 抗氧化	濕疹，皮膚炎，頭皮屑，整燙過度的頭髮
4. 抗腫瘤（已產生抗藥性的癌細胞）	白血病

學　　名 | Juniperus oxycedrus

其他名稱 | 刺柏 / Prickly Juniper

香氣印象 | 在夜幕低垂的營地生火

植物科屬 | 柏科刺柏屬

主要產地 | 阿爾巴尼亞、希臘、普羅旺斯

萃取部位 | 枝幹（蒸餾）

適用部位　脾經、本我輪

核心成分

萃油率 0.5 %（蒸餾）~11 %（CO_2 萃取），23 個可辨識之化合物

心靈效益 | 接受困難的選擇，把期望值降到最低

注意事項

1. 地中海地區有乾餾刺檜枝幹的傳統，所得的是一種有煙燻味的黑色焦油。這種焦油最主要的作用在治療人畜的皮膚病，如濕疹乾癬，然而它也可能對某些皮膚產生刺激性。刺檜木精油和焦油不盡相同，精油中並不含致敏成分。

維吉尼亞雪松
Virginia Cedar

原生於北美洲東部，土壤貧瘠時只能長成灌木，水土合宜才能發為大樹。會從土壤中移除氮與碳，因為善於利用CO_2，在和野草爭地時總是占上風。

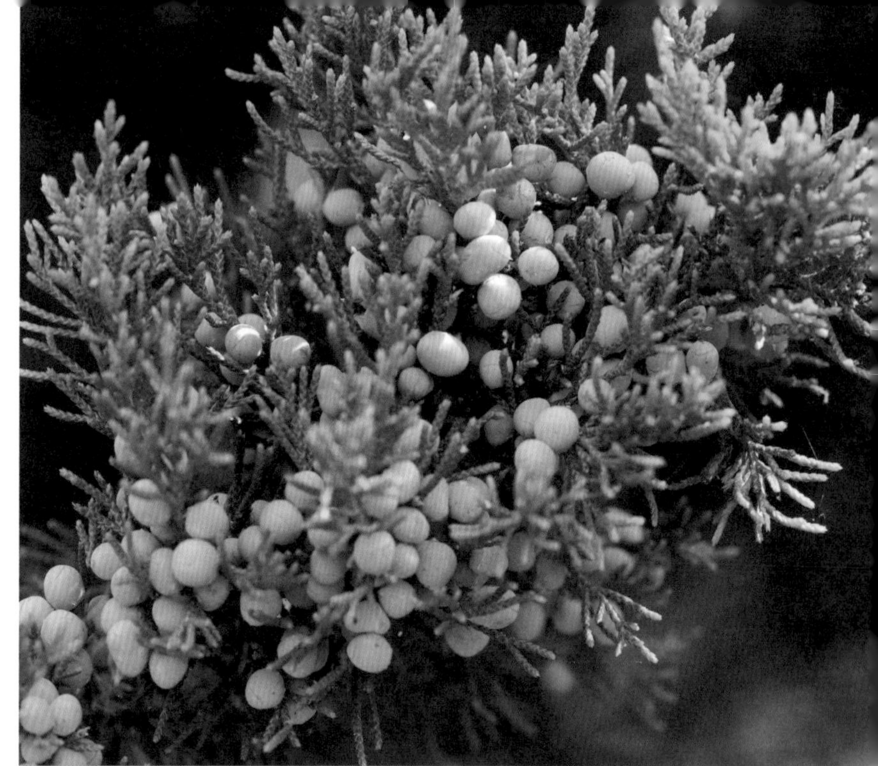

學　　名｜Juniperus virginiana
其他名稱｜鉛筆柏 / Pencil Cedar
香氣印象｜雪地裡啃著橡實的松鼠
植物科屬｜柏科刺柏屬
主要產地｜美國、加拿大
萃取部位｜木屑（蒸餾）

適用部位　肺經、眉心輪

核心成分
萃油率 3.5%，43 個可辨識之化合物（占 98%）

心靈效益｜接受真相，勇敢爭取自己的生存空間

藥學屬性	適用症候
1. 消炎，利尿，發汗	空氣汙染引起的慢性支氣管炎
2. 抑制細胞色素 P450 的活性，抗腫瘤	非小細胞肺癌，肝癌，口腔癌
3. 驅蟲，驅白蟻，抗黴菌，抗菌	陰暗潮濕的環境
4. 補強靜脈，解除靜脈充血，促進傷口癒合	靜脈曲張，痔瘡，持續性的開放傷口

倍半萜醇 30%：雪松醇 24.28%　羽毛柏醇 5%

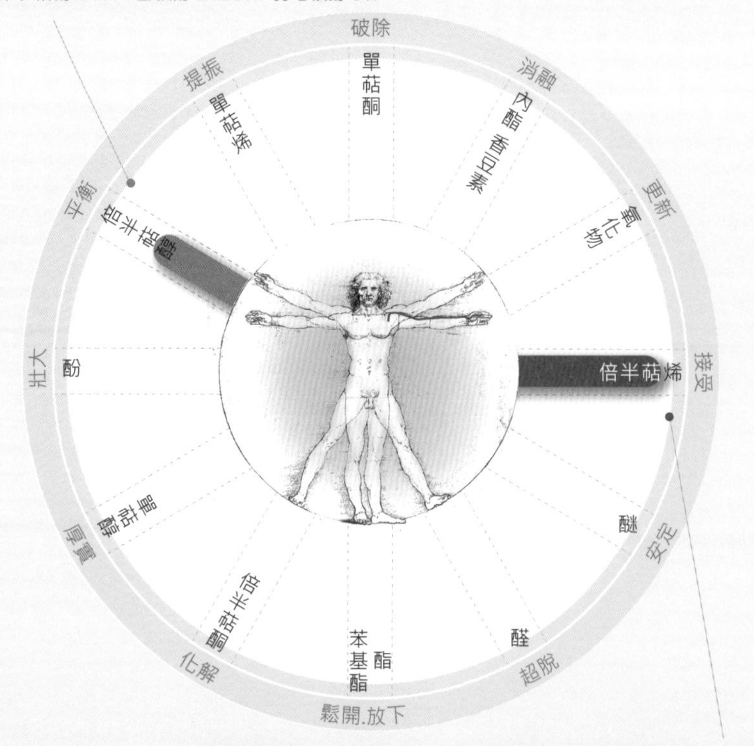

倍半萜烯 61%：α-雪松烯 30%　β-雪松烯 7.75%　羅漢柏烯 17.7%

注意事項

1. 名為雪松，實為刺柏。
2. 美國西南部有另一近親品種德州雪松 Juniperus ashei / mexicana，精油成分也很相似，差別在於比例：德州雪松的雪松烯較少，羅漢柏烯較多。這種精油的產量比維吉尼亞雪松大，但都拿來抽取其中個別成分做工業用途。

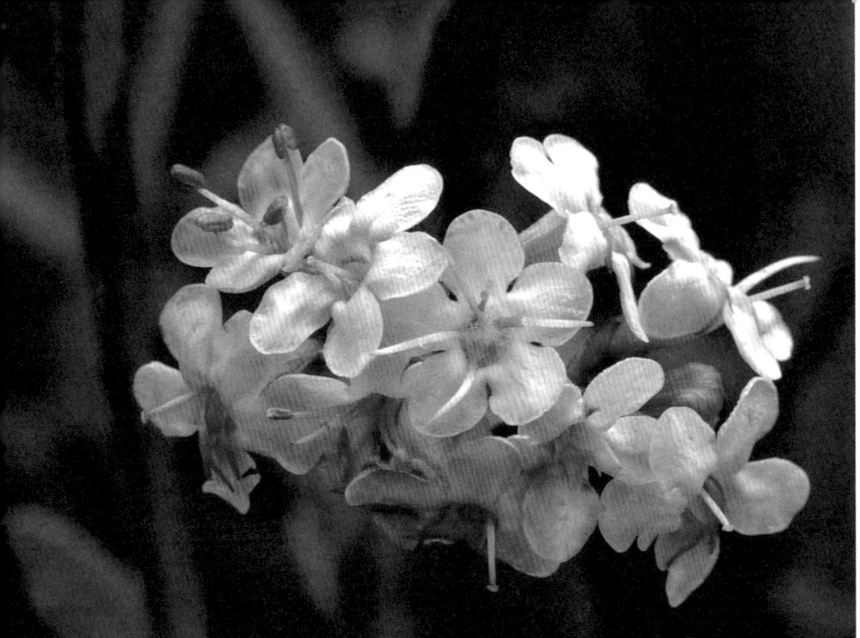

穗甘松
Spikenard

於喜馬拉雅西部 3000~5000 公尺的山區北坡，分布範圍不大。產地的地勢陡峭，土壤由石塊與沙礫構成，微酸性，含水量約 40%。

藥學屬性	適用症候
1. 鎮定安撫（心臟、腹部與骶骨之神經叢），抗驚厥，抗憂鬱，抑制乙醯膽鹼酯酶	失眠，氣喘，癲癇，阿茲海默症，帕金森氏症，過動兒
2. 驅蟲，抗菌抗黴菌，生髮，消炎，抗氧化，養肝	葡萄球菌感染，乾癬，落髮
3. 抗雌激素作用	子宮內膜癌，多囊性卵巢症候群，歇斯底里，經前症候群
4. 强化靜脈，降血壓，降血脂	靜脈曲張，痔瘡，心跳過速，血管硬化

學　名｜Nardostachys jatamansi

其他名稱｜匙葉甘松 / Jatamansi

香氣印象｜塵歸塵，土歸土

植物科屬｜敗醬科（忍冬科）甘松屬

主要產地｜尼泊爾、不丹

萃取部位｜根莖（蒸餾）

適用部位　大腸經、頂輪

核心成分

萃油率 0.6%，21 個可辨識之化合物（占 63.41%）

心靈效益｜接受「有人打你的右臉，連左臉也轉過來由他打」

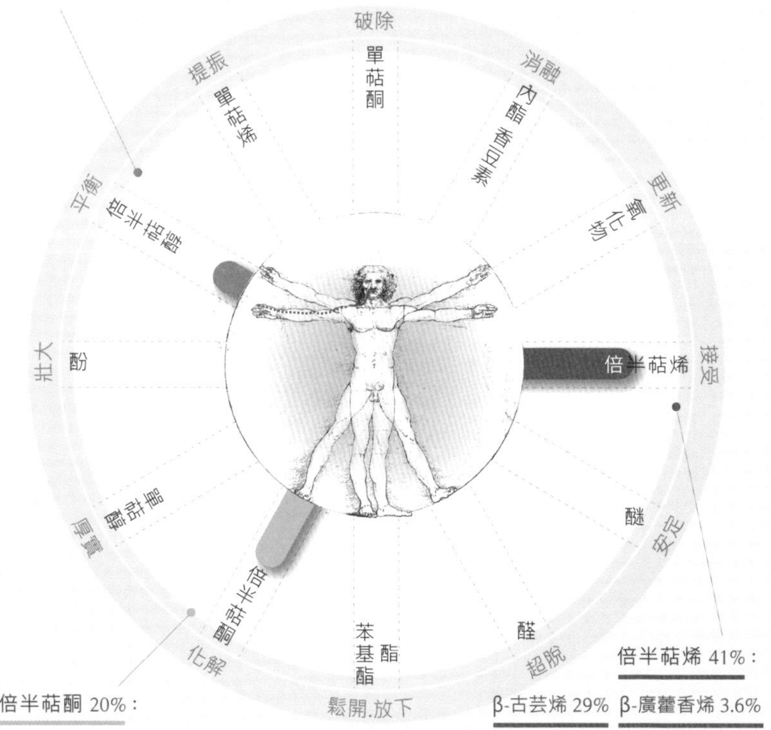

注意事項

1. 由於過度採挖，尼泊爾近年禁止出口。
2. 中國也有這個品種（產地如四川甘孜藏族自治區），約 29 個組分（占 98.1%），結構為白菖油萜 26%、α-古芸烯 7.5%、廣藿香醇 10.6%、馬兜鈴酮 7%，關鍵成分纈草烷酮為 3.7%，為尼泊爾產的一半。

中國甘松

Spikenard, China

與穗甘松同樣生於高山草原地帶的沼澤邊或灌叢坡，葉片比穗甘松窄小。最佳栽種海拔為 3600 公尺，不能低於 1800 公尺，通常採收 2~3 年生的根莖。

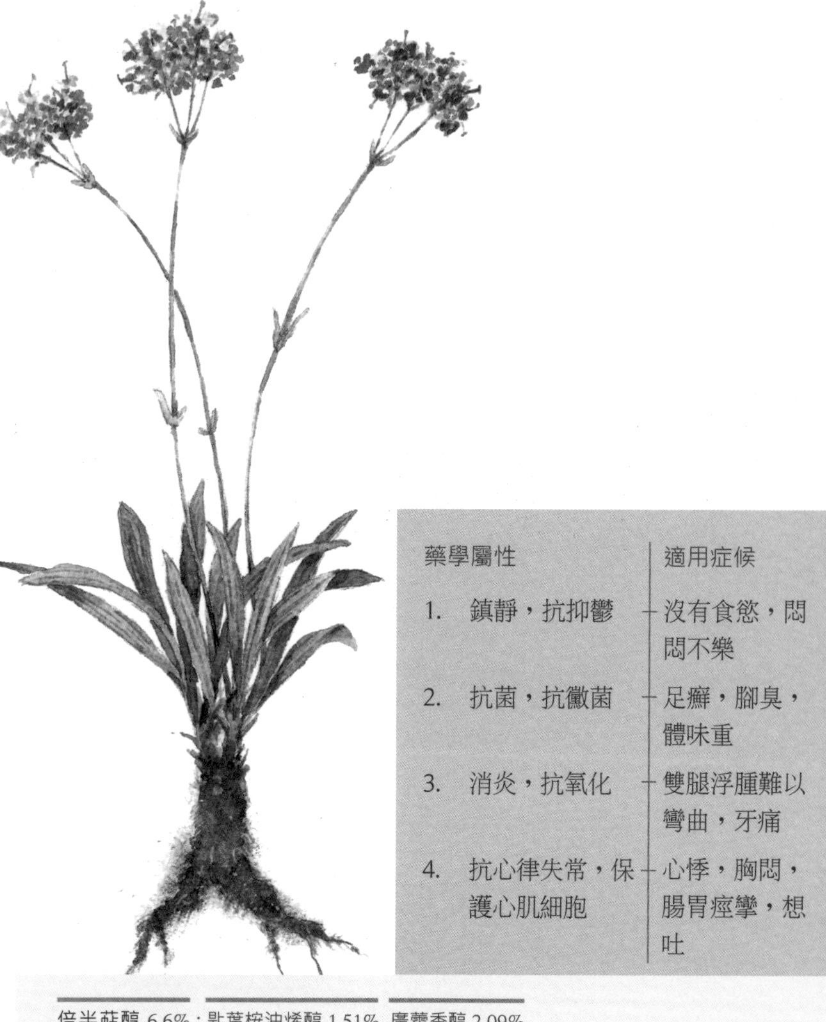

藥學屬性	適用症候
1. 鎮靜，抗抑鬱	沒有食慾，悶悶不樂
2. 抗菌，抗黴菌	足癬，腳臭，體味重
3. 消炎，抗氧化	雙腿浮腫難以彎曲，牙痛
4. 抗心律失常，保護心肌細胞	心悸，胸悶，腸胃痙攣，想吐

學　　名 | Nardostachys chinensis

其他名稱 | 甘松香 / Gan Song

香氣印象 | 在空曠的農地上焢窯野炊

植物科屬 | 敗醬科（忍冬科）甘松屬

主要產地 | 中國（甘肅、青海、四川、雲南、西藏）

萃取部位 | 根莖（蒸餾）

適用部位　脾經、眉心輪

核心成分

萃油率 0.9%，36 個可辨識之化合物（占 88%）

心靈效益 | 接受無常，不再強求邏輯苦尋因果

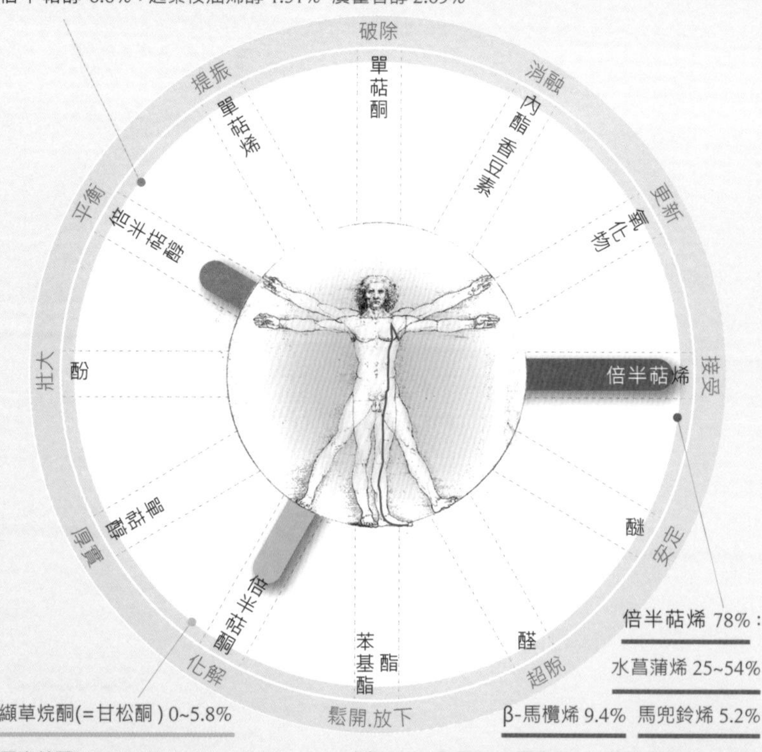

注意事項

1. 因為"十氫-1,1,7-三甲基-4-亞甲基-1H-環丙天藍烴"此一成分而使得油色為深綠色。（穗甘松含此成分時也帶藍綠色）。

番石榴葉

Guava Leaf

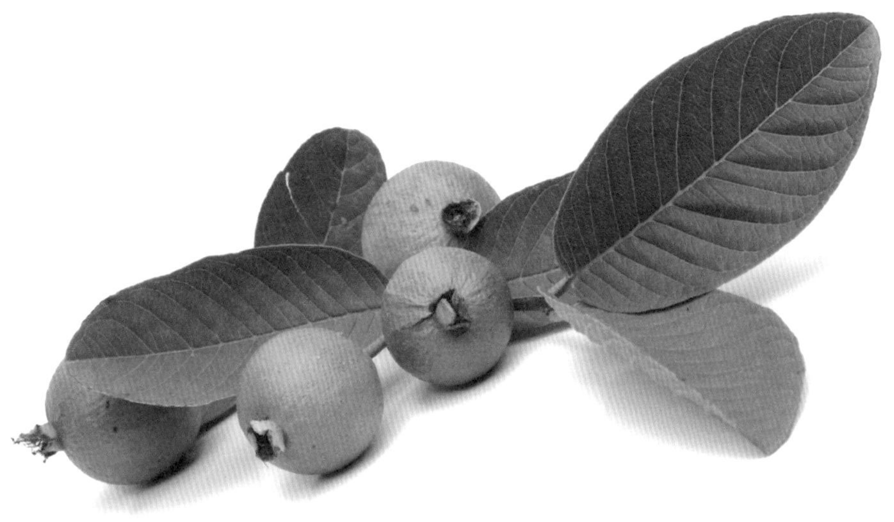

原生於中南美洲，現在遍布熱帶與亞熱帶國家。可耐寒而易變異。無灌溉則果實小而堅硬。對土質的適應性強，但仍以微酸性壤土為佳。

藥學屬性	適用症候
1. 提高雄性能量（睪丸酮、精子濃度、精子活力）	男性不孕
2. 抗腫瘤	口腔癌，白血病，多發性骨髓瘤，乳癌，攝護腺癌
3. 消炎，抗氧化	腹瀉，感冒，粉刺面皰
4. 殺孑孓，殺線蟲，殺蟲，抗黴菌	瘧疾，灰指甲

學　　名｜Psidium guajava

其他名稱｜芭樂葉 / Guayabo

香氣印象｜永遠二十歲

植物科屬｜桃金孃科番石榴屬

主要產地｜泰國、埃及、尼泊爾、古巴

萃取部位｜葉片（蒸餾）

倍半萜醇 35%：橙花叔醇 19.2%　α-松油萜　檸檬烯　1,8-桉油醇 2%　丁香油烴氧化物 8%

蛇床-7(11)-烯-4α-醇 8.3%

沒藥醇 3.2%

破除　提振　消融　更新　平衡　接受　壯大　安定　厚實　化解　超脫　鬆開.放下

單萜酮　單萜烯　內酯 香豆素　氧化物　倍半萜醇　倍半萜烯　酚　醚　單萜醇　倍半萜酮　苯基酯　醛

倍半萜烯 45%：β-丁香油烴 21.6%　綠花烯 8.8%　香樹烯 2.8%

適用部位　腎經、性輪

核心成分

萃油率 0.2%，56 個可辨識之化合物（占 90%）

心靈效益｜接受每一種新口味，相信所有不可能發生的事

注意事項

1. 番石榴葉精油全世界約有九個化學品系，主要環繞著倍半萜烯、倍半萜醇、單萜烯、桉油醇這幾組成分排列組合，各地差異極大。
2. 番石榴葉的療效很多，但並非都來自精油成分，閱讀保健資訊時宜留意。

五味子
Five-Flavor-Fruit

野生於海拔 1200~1700 公尺的溝谷和溪旁，喜歡微酸性腐殖土與重肥。落葉木質藤本，纏繞在其它林木上生長，需要遮蔭濕地，耐旱性差。

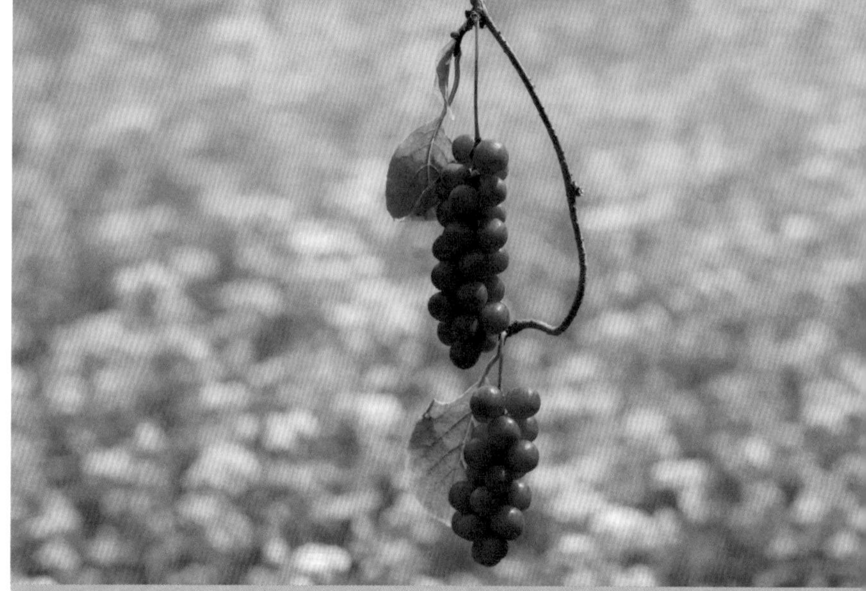

學　　名｜Schisandra chinensis

其他名稱｜玄及 / Magnolia Berry

香氣印象｜小紅帽到森林採莓果

植物科屬｜五味子科五味子屬

主要產地｜中國（遼寧、吉林、黑龍江）

萃取部位｜果實（蒸餾或超臨界）

適用部位　腎經、基底輪

核心成分

萃油率 2.34%，52 個可辨識之化合物（占 89.74%）

心靈效益｜接受自由的寂寞，培養被討厭的勇氣

藥學屬性	適用症候
1. 鎮靜、抗驚厥，保護腦神經細胞，促進腦內蛋白質合成，改善智力與體力	心悸失眠，多夢，夢遺，尿床，長期壓力，早衰羸弱
2. 止咳，使呼吸加深，對抗嗎啡的呼吸抑制作用，抗纖溶酶原激活物抑制劑	久咳痰喘，胸悶吸不到氣，心血管疾病
3. 降低肝炎患者血清中的谷丙轉氨酶，誘導肝細胞色素 P450，抗腫瘤	肝炎，脂肪肝，酒精肝，服藥過多，環境汙染與食品添加物之毒害，肝癌
4. 促淋巴細胞 DNA 合成，促淋巴母細胞生成，促進脾免疫功能，修復胰島 β 細胞	元氣不足，虛脫，盜汗，糖尿病

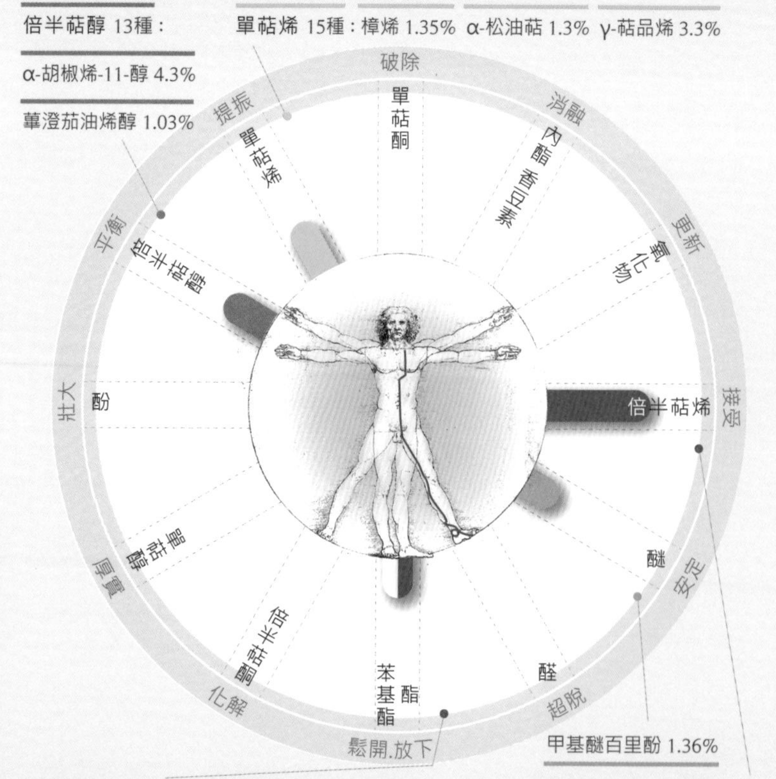

注意事項

1. 五味子分南北，性狀成分各有不同。本品又稱北五味子，而南五味子 Schisandra sphenanthera 產於河南山西，一般認為作用弱於北五味子。在精油成分方面，南五味子也以倍半萜烯為主，但組分與北五味子相異。

一枝黃花
Golden Rod

原生於北美，在歐亞地區被視為入侵物種，可以適應各種氣候與土質。雖然是先驅植物，一旦其他樹木建立了領地，它就會功成身退。

藥學屬性	適用症候
1. 消炎，激勵肝細胞	環境汙染、化學製劑、食品添加等造成的肝臟負擔，慢性中毒
2. 抗腫瘤，增強免疫力	肝癌，乳癌，子宮頸癌，放療與化療期間強化體力
3. 鎮定太陽神經叢與心臟神經叢，降血壓	恐慌症，自主神經失調，心包炎，心內膜炎，動脈炎，高血壓
4. 利尿，抗菌抗黴菌	腎炎，膀胱炎，尿道感染，風濕，預防農作物感染黴菌（如貯藏草莓）

學　　名 | Solidago canadensis
其他名稱 | 幸福花 / Solidago
香氣印象 | 穿過草比人高的處女地
植物科屬 | 菊科一枝黃花屬
主要產地 | 加拿大
萃取部位 | 開花之整株藥草（蒸餾）

適用部位　肝經、本我輪

核心成分

萃油率 0.3%，46 個可辨識之化合物（占 94.6%）

心靈效益 | 接受異地和異文化，毫無違和感

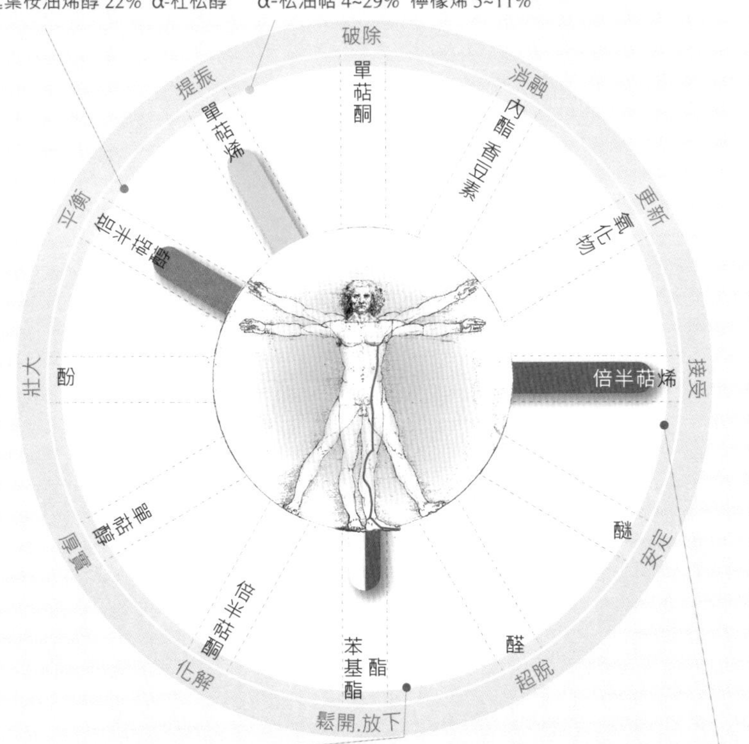

注意事項

1. 中國另有一同屬不同種的“一枝黃花”Solidago decurrens，是一種中草藥。其精油成分以倍半萜醇為主，作用和加拿大一枝黃花頗為相似。

摩洛哥藍艾菊

Blue Tansy

喜歡大西洋與地中海帶來的溫和濕潤，也可以從石灰岩的石縫中長出。比艾菊小，也開黃花，9~10 月為花季。

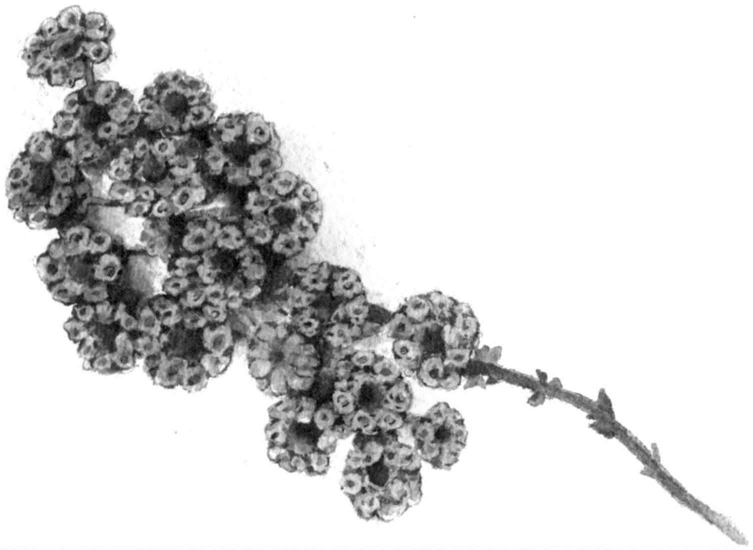

學　名	Tanacetum annuum
其他名稱	摩洛哥洋甘菊 / Blue Moroccan Chamomile
香氣印象	手心裡緊握許久的一顆涼糖
植物科屬	菊科菊蒿屬
主要產地	摩洛哥西北部、西班牙南部
萃取部位	開花之全株藥草（蒸餾）

適用部位　三焦經、喉輪

核心成分

萃油率 0.5%，130 個可辨識之化合物

心靈效益 | 接受見招拆招的挑戰，享受即興演出的樂趣

藥學屬性	適用症候
1. 消炎，抗組織胺，止癢	呼吸系統之過敏，氣喘，肺氣腫，接觸性皮膚炎，酒糟鼻，紅斑，結核性痲瘋
2. 鎮靜神經，止痛，降血壓	偏頭痛，坐骨神經痛，多發性風濕肌痛，高血壓
3. 激勵胸腺，抗腫瘤，類荷爾蒙	白血病，橫紋肌肉瘤（占兒童癌症 5%）
4. 抑制真菌的菌絲體生長，驅蚊蟲扁蝨	潮濕地區與戶外生活的護身符

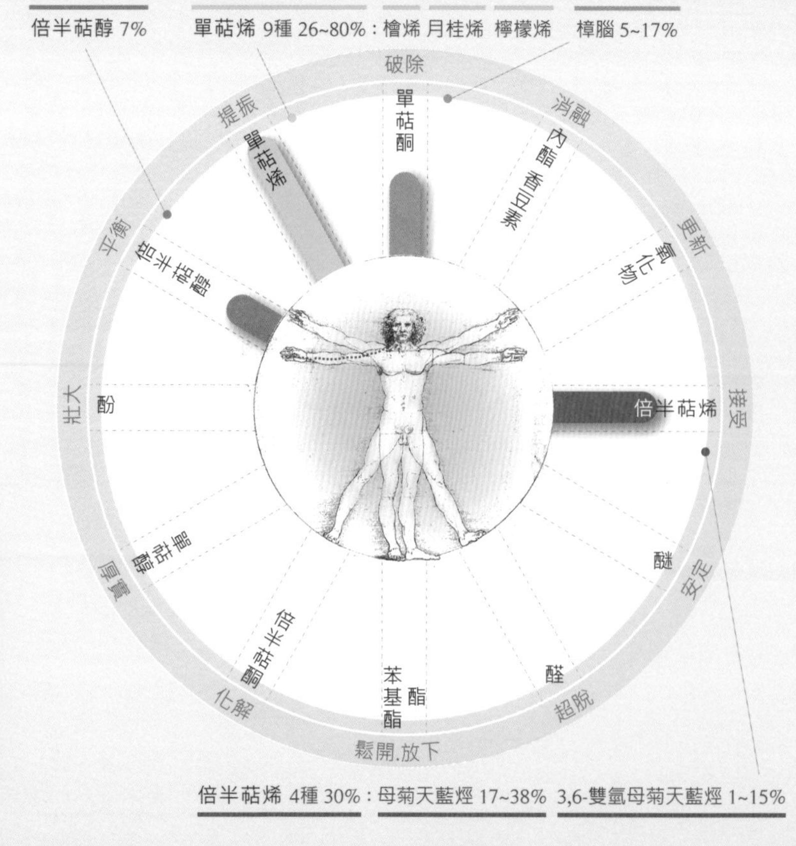

倍半萜醇 7%

單萜烯 9種 26~80%：檜烯 月桂烯 檸檬烯

樟腦 5~17%

破除　消融　更新　接受　安定　超脫　鬆開.放下　化解　厚實　壯大　平衡　提振

單萜酮　內酯 香豆素　氧化物　倍半萜烯　醚　醛　苯基酯　酯　倍半萜酮　單萜醇　酚　倍半萜醇　單萜烯

倍半萜烯 4種 30%：母菊天藍烴 17~38%　3,6-雙氫母菊天藍烴 1~15%

注意事項

1. 患有內分泌疾病之婦女，使用前宜先諮詢專業芳療師。
2. 在藍色精油當中氣味最甜（含單萜烯最多而單萜酮最少）。
3. 需求大而產量少，所以常混摻了摩洛哥其他的特產精油，如野洋甘菊。

頭狀香科
Felty Head Germander

分布在地中海和中東的多石山區，身披軟毛，整株灰白，是狹葉香科的一個亞種，短葉片長得更緊密，有顯著的花頭。

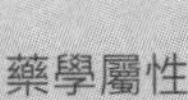

藥學屬性	適用症候
1. 消炎，止痛	比賽或業務會議後的肌肉痠痛
2. 降血壓，抗糖尿	糖尿病及其併發症
3. 驅脹氣，抗痙攣，止瀉	旅行的水土不服，過度勞累導致的消化困難
4. 抗菌，抗氧化	情緒緊繃造成的法令紋以及皺眉紋

學　　名	Teucrium polium ssp. capitatum
其他名稱	頭狀絨毛石蠶 / Mountain Head Germander
香氣印象	在一個陌生的城市聽到自己的家鄉話
植物科屬	唇形科香科科屬
主要產地	希臘、法國、葡萄牙、伊朗
萃取部位	開花的整株藥草（蒸餾）

適用部位　脾經、本我輪

核心成分

萃油率 0.42%，45 個可辨識之化合物（占 97.3%）

心靈效益 | 接受不受控制的局勢，耐下性子靜觀其變

β-松油萜 11%

破除　單萜酮
消融　內酯 香豆素
更新　氧化物
接受　倍半萜烯
安定　醚
超脫　醛
鬆開.放下　苯基酯
化解　倍半萜酮
厚實　單萜醇
壯大　酚
平衡　倍半萜醇
提振　單萜烯

單萜醇 27%：沉香醇 14%

倍半萜烯 60%：大根老鸛草烯 32%　丁香油烴 8.8%　雙環大根老鸛草烯 6.2%

注意事項

1. 狹葉香科是波斯傳統中有名的草藥，作為內服的藥草，它有肝腎毒性的表現，但頭狀香科的精油成分沒有這個問題。
2. 分布區域廣泛，各地的香氣差距極大，約可分為單萜烯類（以 α-松油萜為主）和倍半萜類（以大根老鸛草烯為核心）。
3. 黃香科 Teucrium flavum 也以倍半萜類為主（β-桉葉醇），長於疏通靜脈的壅塞。

薑
Ginger

喜歡濕潤遮蔭，怕強光過熱，25~32°C 最宜生長，偏愛山坡黏質壤土。忌連作，同一塊地必須改種其他作物 5~6 年。

學　　名	Zingiber officinale
其他名稱	乾薑 / Gan Jiang
香氣印象	天菜大廚舀一匙焦糖布丁送進你嘴裡
植物科屬	薑科薑屬
主要產地	斯里蘭卡、印度、中國
萃取部位	根（蒸餾）

適用部位　胃經、本我輪

核心成分

萃油率 1~3%，76 個可辨識之化合物（占 95%）

心靈效益	接受上蒼給的身體，從每個細胞感受生之喜悅

藥學屬性	適用症候
1. 健胃，補强消化系統，祛脹氣，抗黏膜發炎，化痰	腹脹，食慾不振，消化不良，腹瀉，便祕，著涼，感冒，暈車，害喜
2. 抗高血脂，强化性機能	血栓，預防中風，陽萎
3. 消炎止痛	牙痛，腹痛，僵直性脊椎炎，關節炎，肌肉痠痛，風濕病
4. 抗氧化，抗腫瘤	腦瘤，攝護腺癌，白血病，肺癌，乳癌

注意事項

1. 薑的精油並不包含薑這種生藥的全部活性成分，所以不會刺激皮膚，也沒有上火的問題。
2. 超臨界萃取的薑油則含有 7.53% 的 6-薑酚（薑辣醇），能使皮膚發紅發熱。薑辣醇是中藥炮薑的指標成分，可消炎、抗氧化，抑制血小板聚集和黑色素形成，還能抗胃潰瘍與抗腫瘤。

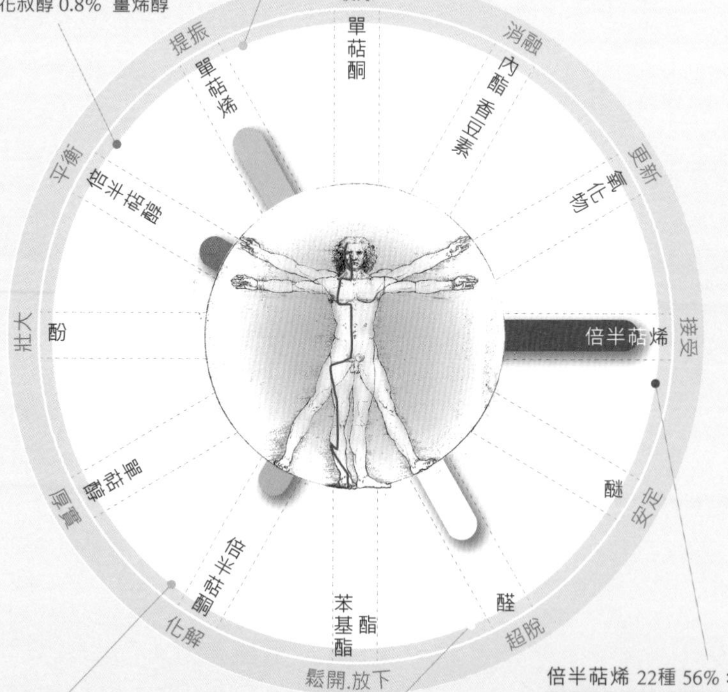

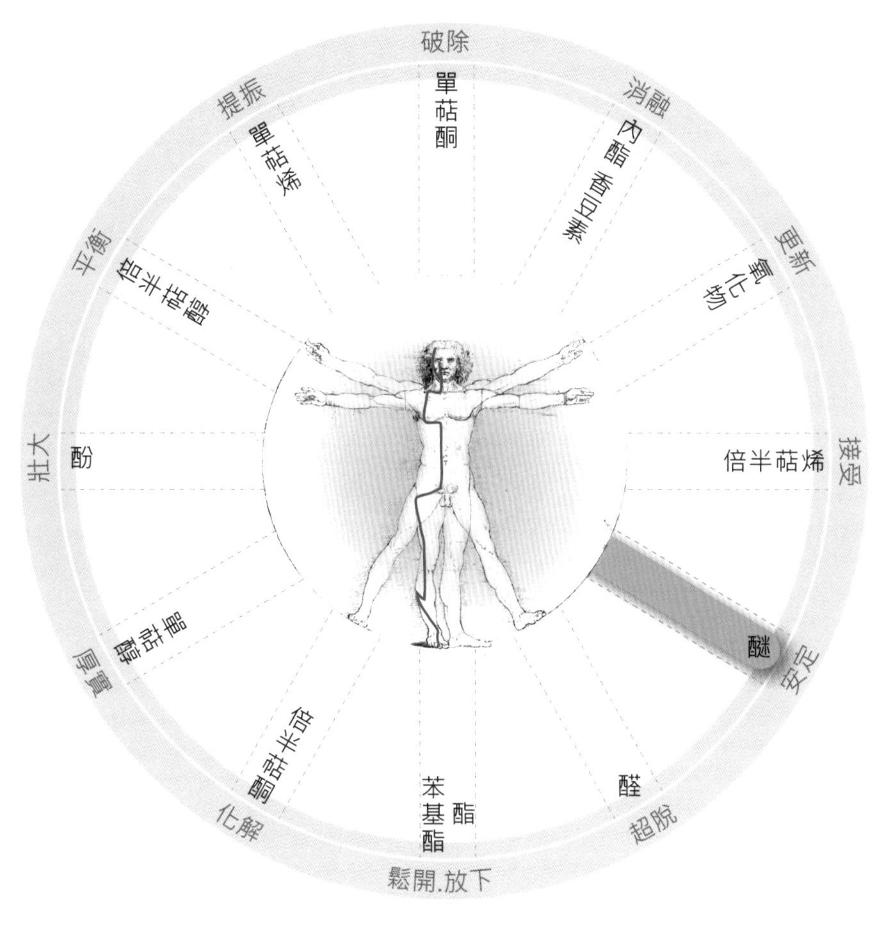

V 醚類

Ether

以幫助消化和鎮靜神經著稱，有助於強化胃經。現代西方的神經腸胃學(Neurogastroenterology)與黃帝內經的"腸胃為海，腦為髓海"，都指出消化與神經的連動關係。過去對醚類分子的致癌疑慮，近年也得到科學證據的澄清，例如羅勒的甲基醚蔞葉酚與洋茴香的反式洋茴香腦。尤有甚者，新的研究反而確認多種醚類精油具備傑出的抗癌潛力。

菖蒲
Calamus

溫帶的劍葉水生草本植物，地下的長根莖全年可採，但以 8~9 月品質最佳。可見於海拔 2600 公尺以下的沼澤濕地或湖泊浮島，適應力強，易於栽種。

學　　名 | Acorus calamus
其他名稱 | 白菖 / Sweet Flag
香氣印象 | 驚蟄過後下的第一場雨
植物科屬 | 菖蒲科菖蒲屬
主要產地 | 尼泊爾、印度、中國
萃取部位 | 根部（蒸餾）

適用部位　胃經、本我輪

核心成分
萃油率 1.0~2.4%，25 個可辨識之化合物（占 84~95%）

心靈效益 | 安定被潮流刺激的胃口，只取需要的一瓢飲

藥學屬性	適用症候
1. 保護神經（抗丙烯醯胺與中腦缺血導致之神經毒性），抗氧化	中風後之癱瘓，神經衰弱，癲癇
2. 防蟲（扁蝨、穀粉茶蛀蟲、蚜蟲、紅蜘蛛等），抗痙攣，消炎（針對腸胃與腎臟），健胃	濕熱環境，咳嗽，牙痛，腹瀉腹脹，毒物引發之腎病，胃炎
3. 抗脂肪生成，減少脂肪堆積，減慢心房顫動，健脾利濕，抗腫瘤（啓動癌細胞凋亡）	肥胖，心律不整，癰腫毒瘡，胃癌，直腸癌，肝癌
4. 抗沮喪，減輕壓力	失眠，憂鬱症，驚嚇，歇斯底里，健忘，神志不清

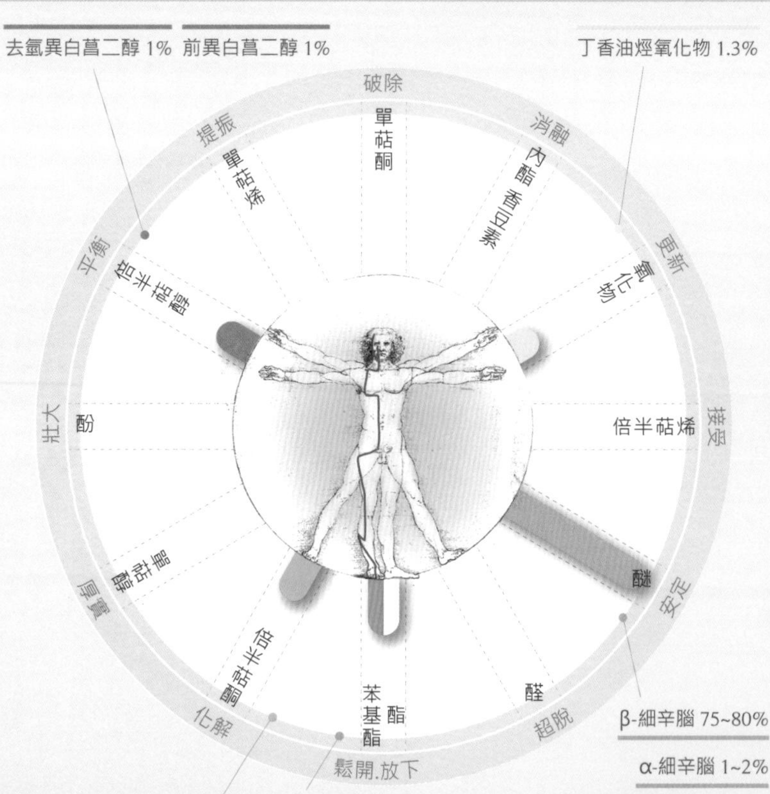

注意事項

1. 根據長期大量餵食小鼠實驗結果，美國 FDA 從 1968 年起禁止菖蒲萃取物（如精油）用為食品添加物，β-細辛腦也被禁止用於製藥，菖蒲被貼上“致癌”的標籤。然而 90 年後，新的科學研究指出，β-細辛腦並無肝毒性，也不會直接致癌。千禧年後，則有更多研究指出 β-細辛腦具有顯著的抗癌作用。
2. 孕婦及嬰幼兒最好避免使用。

龍艾
Tarragon

相應於各種空間條件，生長樣態變化很大，最重要的是土壤必須排水良好。夏季不宜濕熱，冬季最好休眠。俄羅斯龍艾比法國龍艾粗壯，但氣味淡薄。

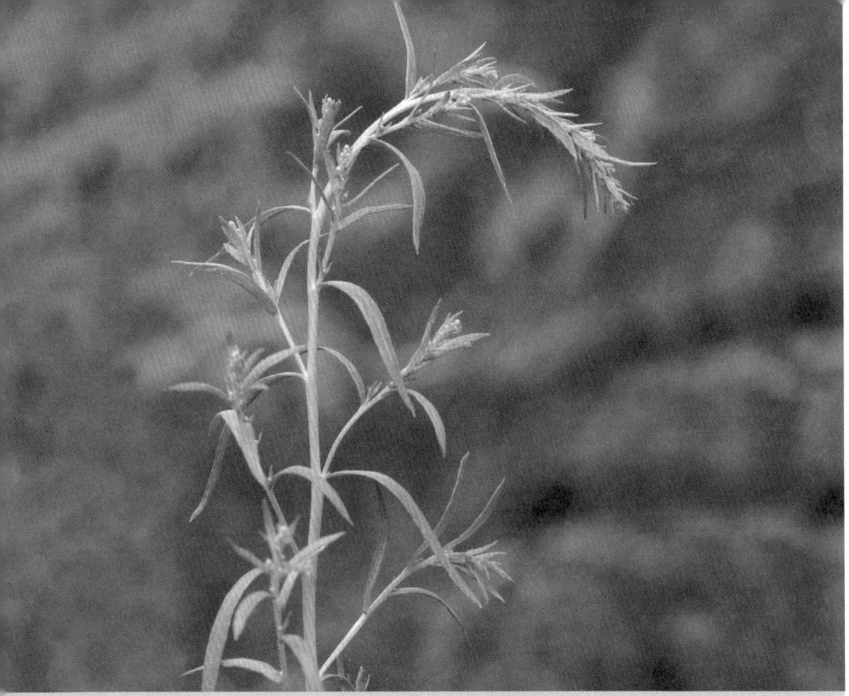

藥學屬性	適用症候
1. 抗肌肉痙攣，止痛，強肝利膽	打嗝不止，腳抽筋，經痛、經前小腹沉重，百日咳，反覆發作的右上腹疼痛
2. 消炎，消水腫（藥物或免疫反應引起者），抗過敏	神經炎，坐骨神經痛，氣喘
3. 鎮靜	神經質，幽閉恐懼
4. 抗感染，抗病毒，抗菌，抗白色念珠菌，抗發酵	熱帶毒素感染的結腸發炎絞痛，細菌性腸炎，放屁不止

學名	Artemisia dracunculus
其他名稱	龍蒿 / Estragon
香氣印象	爽朗瀟灑的乾杯
植物科屬	菊科艾屬
主要產地	法國、印度、俄羅斯
萃取部位	開花之全株藥草（蒸餾）

適用部位　胃經、本我輪

核心成分

萃油率 0.05~0.95%，20 個可辨識之化合物（占 92.7%）

心靈效益｜安定戒慎恐懼的心，坦然面對錯誤

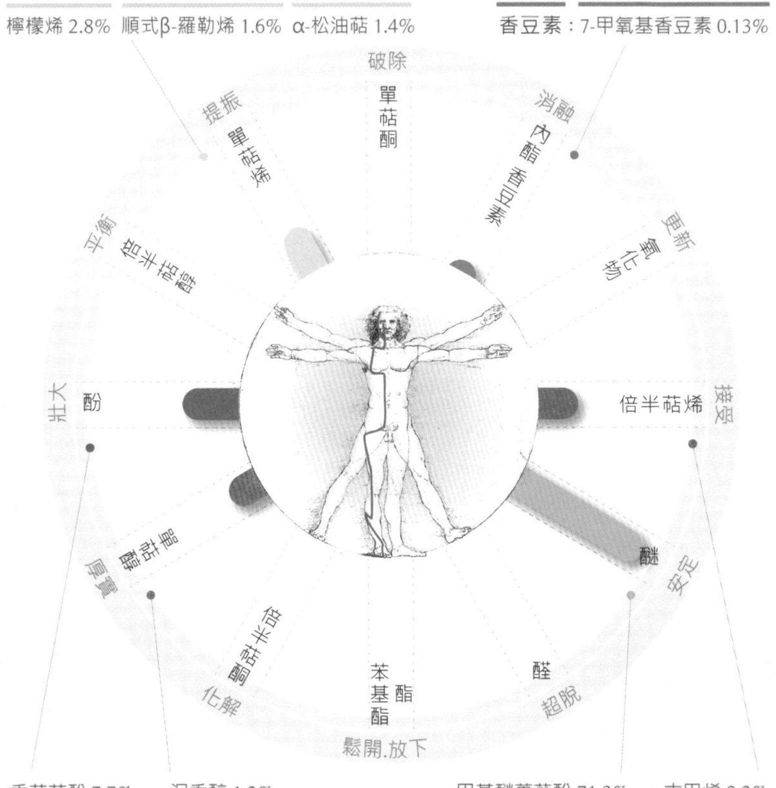

注意事項

1. 有六種化學品系：(1) 甲基醚蔞葉酚，(2) 甲基醚丁香酚，(3) α-萜品烯，(4) 茵陳烯炔，(5) 5-苯基-1,3-戊二炔，(6) 羅勒烯，成分比例差異也很大。
2. 甲基醚蔞葉酚和甲基醚丁香酚一方面有多重療效，另一方面在長期過量的情況下也可能提高肝臟致癌的風險。但兩者本身並不會直接致癌，而是不穩定的分子狀態加上自由基作用後的代謝結果。

茴香
Fennel

原生於地中海，現在除了沙漠，只要是空曠無遮陰與日照強之處都能茁壯。野生時最愛海岸邊的乾燥土地，適應各地的栽培種則比較愛水多嬌。

學　名	Foeniculum vulgare
其他名稱	甜茴香 / Sweet Fennel
香氣印象	織錦華美、色彩絢麗的低胸晚禮服
植物科屬	繖形科茴香屬
主要產地	法國、埃及、匈牙利、摩爾多瓦
萃取部位	果實（蒸餾）

適用部位　胃經、本我輪

核心成分

萃油率 1.1~2.9%，14 個可辨識之化合物（占 99.7%）

心靈效益	安定脆弱敏感的心，拉長戰線不放棄

注意事項

1. 孕婦與嬰幼兒應避免使用，過量可能使人昏沉、刺激皮膚。
2. 有四種化學品系：洋茴香腦型，洋茴香腦 / 茴香酮型，洋茴香腦 / 甲基醚蔞葉酚型，甲基醚蔞葉酚型。本篇所述是洋茴香腦型。
3. 洋茴香腦會在儲存期快速流失，所以應購買當季生產者並盡快用完。
4. 多項研究澄清反式洋茴香腦的致癌性極低，毒性高的是順式洋茴香腦。此外，對小鼠產生的肝毒性不會傷害正常使用的人類。

	藥學屬性	適用症候
1.	溫和的類雌激素作用，通經，助產，催乳	月經不至與流量過少，經期紊亂，經痛，更年期問題
2.	抗肌肉痙攣，略帶麻醉性，精神活性，止痛，抗腫瘤	癱瘓，腰痛，痙攣體質，乳癌，子宮頸癌
3.	祛脹氣，健胃，促進消化液之分泌，利膽，增進膽汁分泌	消化不良，胃痛，腸絞痛，吞氣，脹氣，消化道寄生蟲病
4.	微量可激勵補身，強化心血管與呼吸道，抗菌，驅蟲	心悸，心臟疼痛，神經性呼吸困難，氣喘，氣喘性支氣管炎，肺部充血

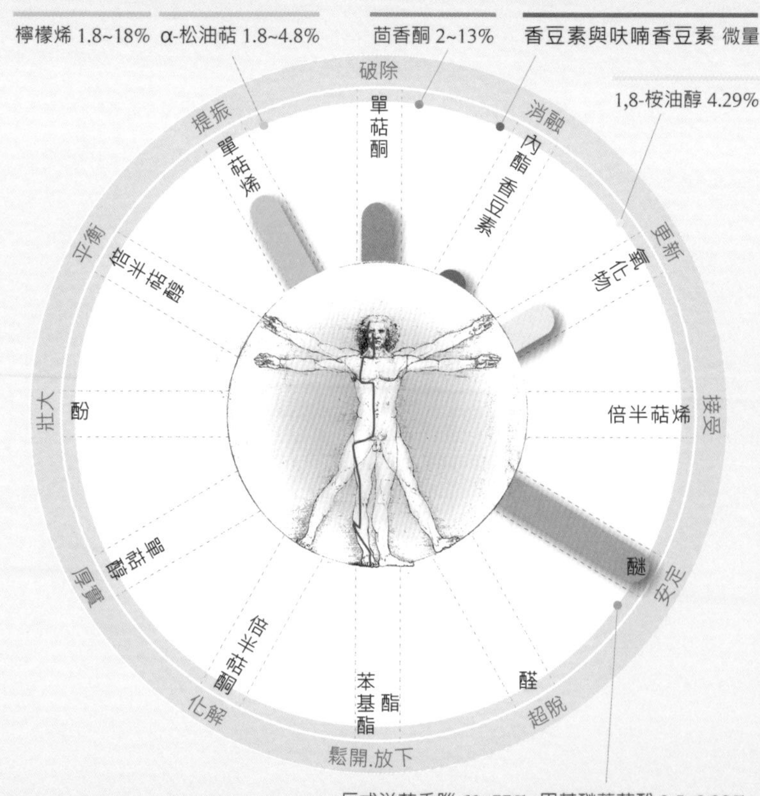

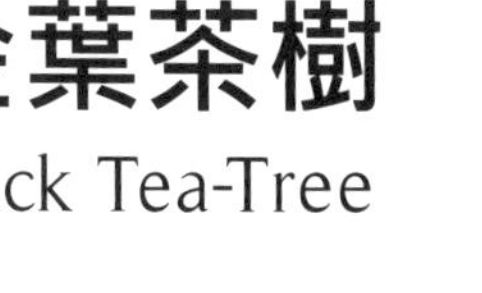

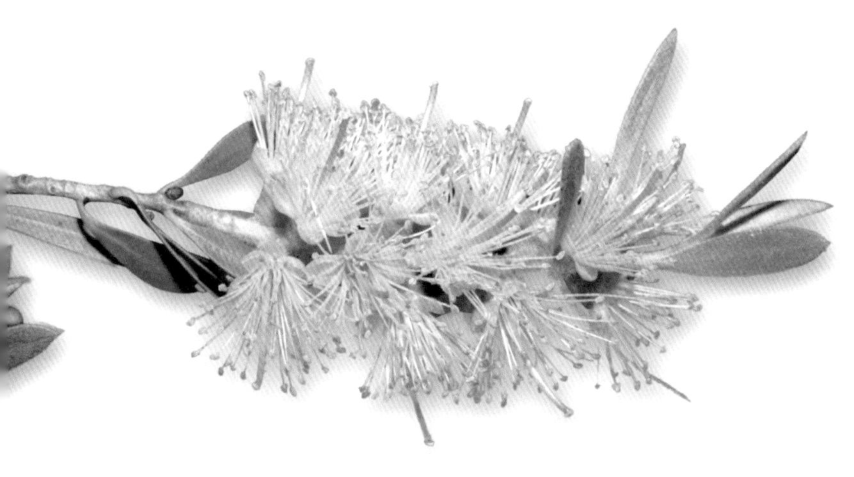

原生於澳洲北部海岸，現為白千層屬分布最廣的品種之一，內陸近海都有。5~8公尺的小樹，開花時節，橢圓的花穗滿樹噴發，因此被稱為白雲。

藥學屬性	適用症候
1. 抗肌肉痙攣，止痛	網球肘，運動傷害
2. 抗氧化（活化過氧化物雙效酶和過氧化氫酶），消炎，抗腫瘤	缺血性腦損傷（中風過後），乳癌
3. 鎮靜	報告或上台焦慮，人群恐慌症
4. 促進胰島素分泌	II 型糖尿病的症狀（視力模糊、皮膚搔癢、周圍神經病變等）

學　　名｜Melaleuca bracteata

其他名稱｜白雲茶樹 / White Cloud Tree

香氣印象｜千錘百鍊的醇厚嗓音

植物科屬｜桃金孃科白千層屬

主要產地｜澳洲

萃取部位｜葉片（蒸餾）

適用部位　胃經、本我輪

核心成分

萃油率 0.42%，22 個可辨識之化合物（占 92.09%）

心靈效益｜安定社交排擠的挫敗，勇敢開發自己的同溫層

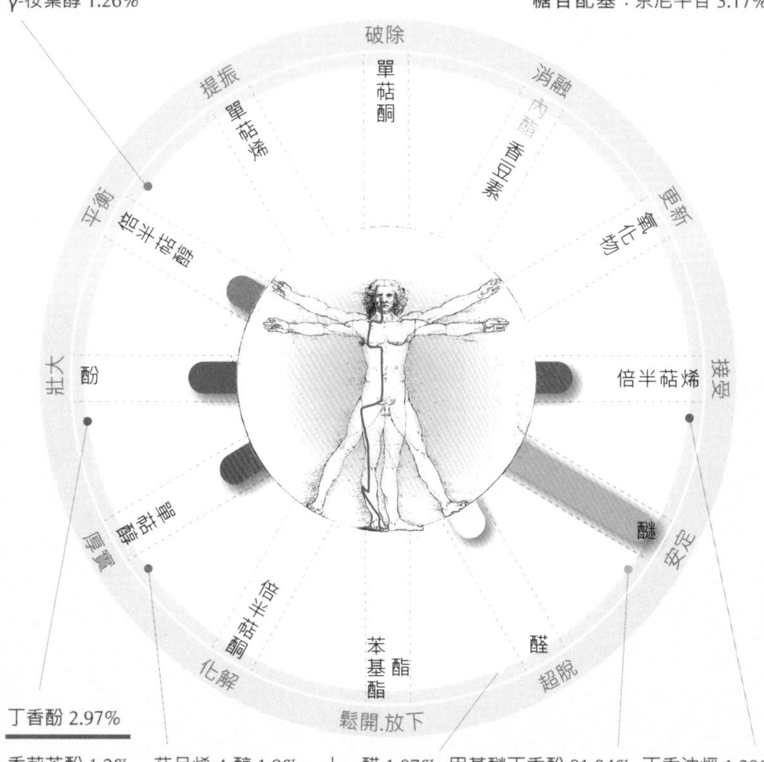

注意事項

1. 有四種化學品系：(1) 甲基醚丁香酚，(2) 反式甲基醚異丁香酚，(3) 欖香素，(4) 反式異欖香素。
2. 2002 年的一項研究指出，超出人類正常攝取量百倍至千倍的甲基醚丁香酚，也不會令小鼠致癌。
3. 孕婦與嬰幼兒最好避免使用。

鱗皮茶樹
Scalebark Tea-Tree

原生於澳洲昆士蘭東南的黑土平原，也適應樹林與灌木叢的黏質壤土。和其他白千層屬不同之處是：粗硬樹皮塊狀剝落，葉片尖刺而葉脈少。

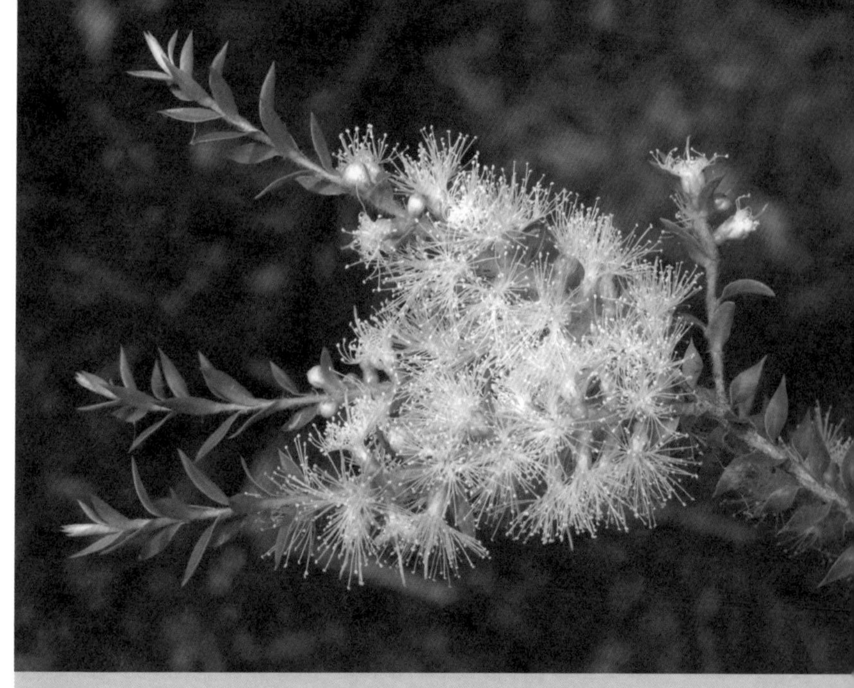

學　　名	Melaleuca squamophloia
其他名稱	刺葉茶樹 / Prickly-leafed Tea Tree
香氣印象	跟著 Funk 音樂動起來
植物科屬	桃金孃科白千層屬
主要產地	澳洲
萃取部位	葉片（蒸餾）

適用部位　胃經、本我輪

核心成分

萃油率 0.4%

心靈效益 | 安定侷促空間的壓迫感，放心自由伸展

藥學屬性	適用症候
1. 抗肌肉痙攣，止痛	坐姿不正確引起的腰背疼痛，久坐或正座引起的膝腿發麻
2. 抗菌（曲狀桿菌），抗黴菌（植物病原真菌），消炎	旅行時腹瀉，腸胃不適
3. 精神活性，麻醉	安寧療護（癌末病患之疼痛管理）
4. 抗過敏（抑制 5-脂氧合酶），抗腫瘤	環境刺激之鼻過敏，乳癌

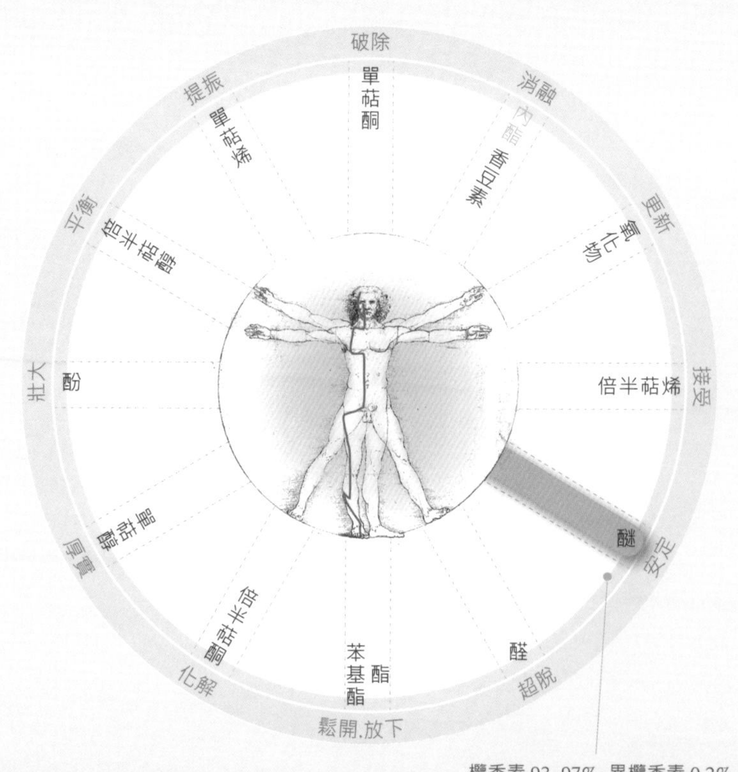

注意事項

1. 有兩種化學品系：(1) 欖香素 96%，(2) 異欖香素 78%。
2. 一般誤解欖香素會因抗膽鹼而致譫妄，其實是內服肉豆蔻果實所造成，欖香素本身並無抗膽鹼作用。動物研究顯示欖香素能活化血清素 5-HT2A 受體，但尚無人體實證。欖香素的化學結構接近麥司卡林（一種致幻劑），在人體代謝後則可能致幻。
3. 孕婦與嬰幼兒及服用精神藥物者避免使用。

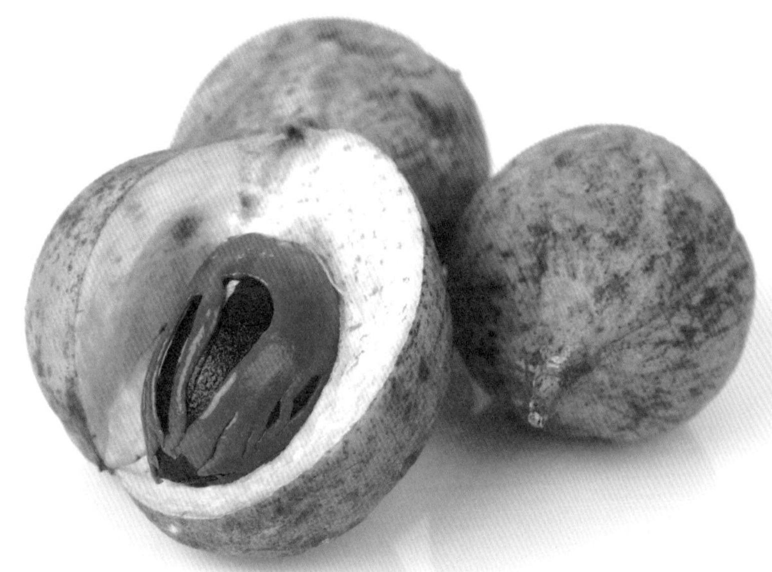

肉豆蔻
Nutmeg

原生於終年濕熱、火山造成的香料群島，成長時嫩葉需要遮蔭。雖然習慣淋雨，淺根不能忍耐積水的土壤，因此常長在山坡紅土上。

藥學屬性	適用症候
1. 抗氧化，提高穀胱甘肽-S-轉移酶的作用，抗腫瘤	肝臟之毒素堆積，胃癌，肺癌，乳癌，子宮頸癌
2. 補身，强化子宮（通經、助産），降血壓，利神經，抗沮喪	虛弱無力，分娩困難，血壓飆高，睡不安穩，萬念俱灰
3. 止瀉，抗菌，抗寄生蟲	腹瀉，脹氣，牙周病，消化道寄生蟲病
4. 消炎，止痛	風濕性關節炎，扭傷，痠痛疲勞

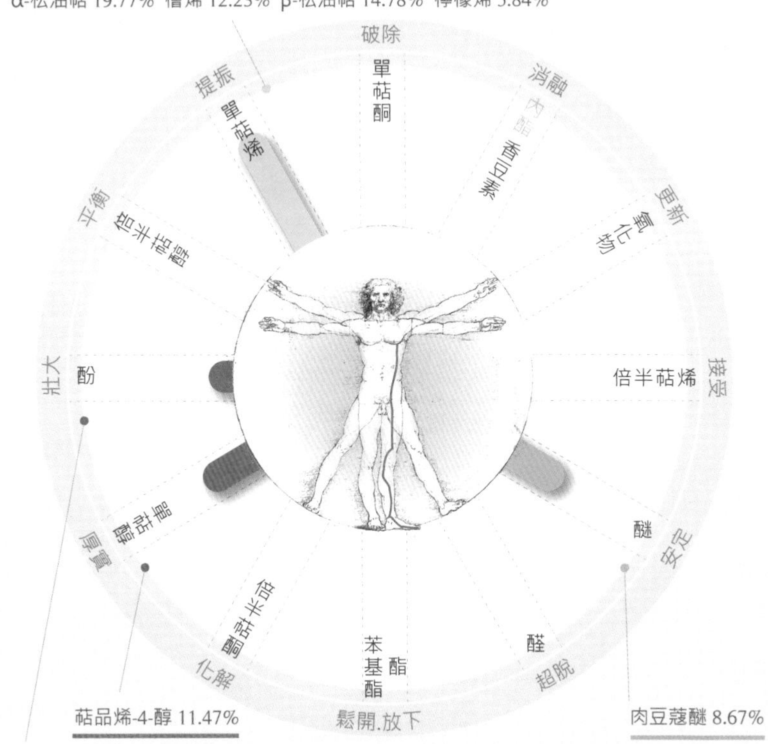

學　　名｜Myristica fragrans
其他名稱｜肉果 / Myristica
香氣印象｜穿著夾腳拖吃冰的夏夜
植物科屬｜肉豆蔻科肉豆蔻屬
主要產地｜印尼、格拉那達、印度、馬來西亞
萃取部位｜果核（蒸餾）

適用部位　肝經、眉心輪

核心成分

萃油率 5.04~8.91%，40 個可辨識之化合物（占 98.63%）

心靈效益｜安定不甘寂寞的心，十年磨一劍

注意事項

1. 服用精神藥物者避免使用。
2. 肉豆蔻著名的抗膽鹼致譫妄作用，主要來自於肉豆蔻脂，這個成分並不存在於肉豆蔻精油中。而肉豆蔻醚、欖香素則是經過人體代謝才會致幻，但精油中含量不高，而且代謝過程有個體差異，人體實驗中 60% 對肉豆蔻醚並無致幻反應。
3. 包覆種子的紅色種皮也可萃取精油，稱作 Nutmeg Mace Oil（肉豆蔻皮）。兩者的組分接近，但種皮所含的醚類較多，所以氣味更活潑，價格略高一些。

粉紅蓮花

Lotus, Pink

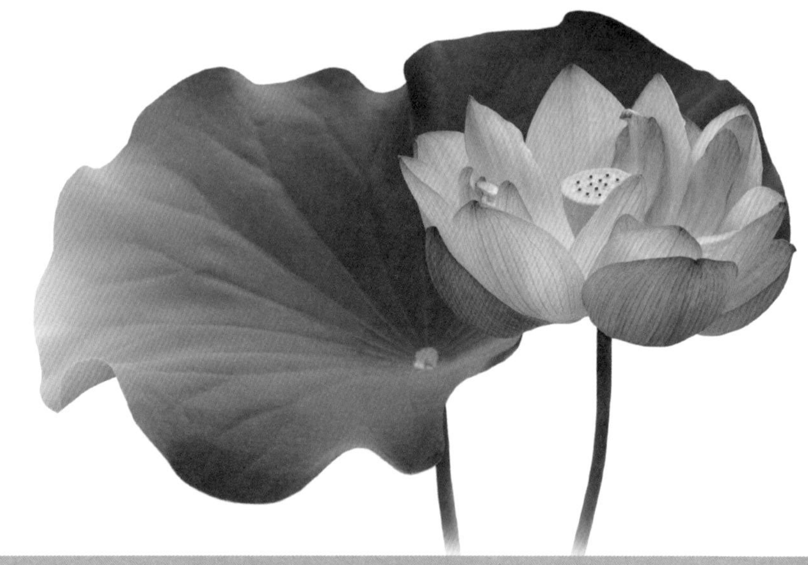

在水中生活，根莖長在池塘或河流底部的淤泥上，而荷葉挺出水面。喜好高熱高濕的環境，種子保留千年仍可繁殖。

學　　名｜Nelumbo nucifera

其他名稱｜荷花 / Sacred Lotus

香氣印象｜一艘滿載而歸的渡輪

植物科屬｜蓮科蓮屬

主要產地｜印度、泰國

萃取部位｜花（溶劑萃取）

適用部位　肝經、基底輪

核心成分

萃油率 0.016%（精油），70 個可辨識之化合物（占 75%）

心靈效益｜安定前途茫茫之慮，確信未來不虞匱乏

* 印度教用來供養女神 Lakshmi 以祈求源源不絕的愛與富足

藥學屬性	適用症候
1. 催眠，鎮靜	焦慮，失眠，過動，易怒
2. 活化大腦的鴉片受體，止痛	早洩，腹部痙攣，帶血的陰道分泌物，性交疼痛
3. 活血止血，清心解熱毒	腹瀉，霍亂，發燒，中暑，多尿，肝病
4. 修護髮膚，消炎，抗老化	疱疹，濕毒，脂漏性皮膚炎導致落髮，皮膚鬆垮，粟粒腫，微血管擴張

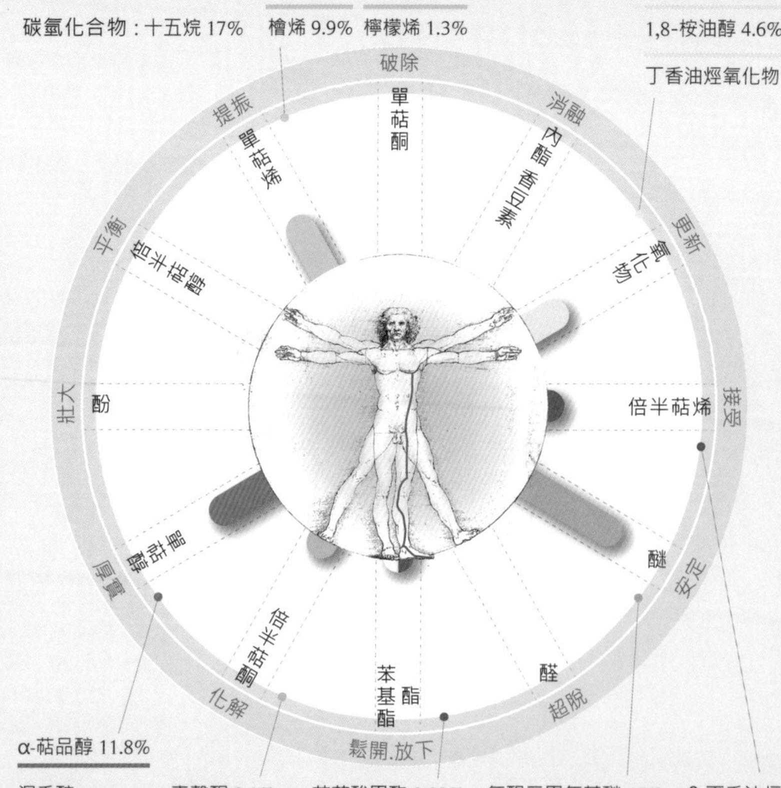

注意事項

1. 蒸餾所得的粉紅蓮花精油以脂肪酸酯為主，如棕櫚酸甲酯 22.66%，亞油酸甲酯 11.16%，特殊作用是啓動酪胺酸酶，調節黑色素數量，減少白髮，增深髮色。
2. 金蓮花（Lotus, Gold）的學名是墨西哥黃金蓮 Nymphaea mexicana，屬於睡蓮。香氣主軸是6,9-十七碳二烯、十五烷、苯甲醇。色澤較淡，氣味較輕快。
3. 藍蓮花（Lotus, Blue）也是一種睡蓮，學名叫埃及藍睡蓮 Nymphaea caerulea。組分包括三羥基戊酸、p-香豆酸、β-穀固醇，是古埃及的神聖植物，有安撫神經與抗氧化的作用。氣味在三者中最優美。

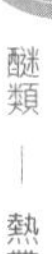

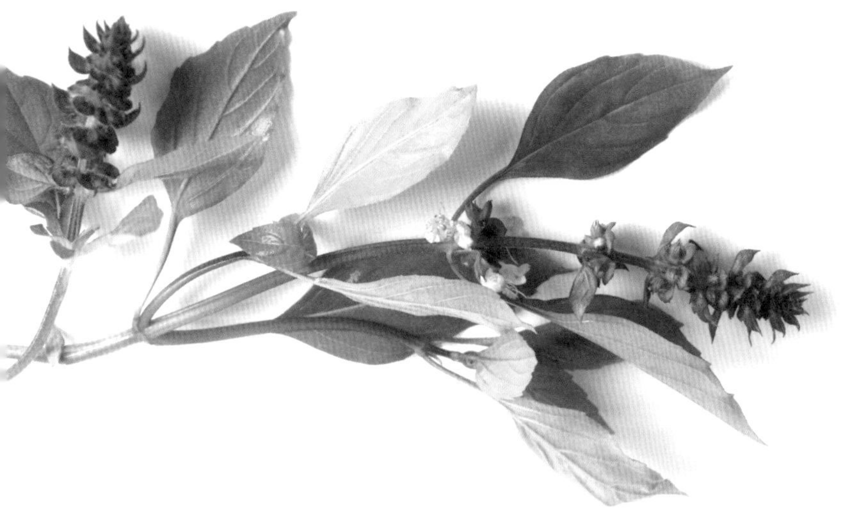

熱帶羅勒
Tropical Basil

原生於印度東北部，需要大量的水分和充足的陽光，還要定期施肥。成株以後要時常摘心，以促進新葉生長。

藥學屬性	適用症候
1. 強力抗痙攣，調節神經（作用於延髓及交感神經）	痙攣體質，神經系統功能紊亂，激動，焦慮，沮喪，疲累虛弱（腦神經衰弱或大病一場之後）
2. 強力抗病毒，抗菌（葡萄球菌、肺炎雙球菌），抗感染，強肝	A 型與 B 型肝炎，腸胃蠕動不暢，黃熱病，吞氣症，胃炎，胰臟功能低下，尿道感染，肝癌
3. 消炎：因感染引起者，止痛	病毒感染之腦炎與神經炎，多發性硬化症，脊髓灰質炎，風濕性關節炎
4. 解除靜脈之阻塞現象，解除攝護腺充血現象	靜脈循環不良，靜脈曲張，攝護腺炎

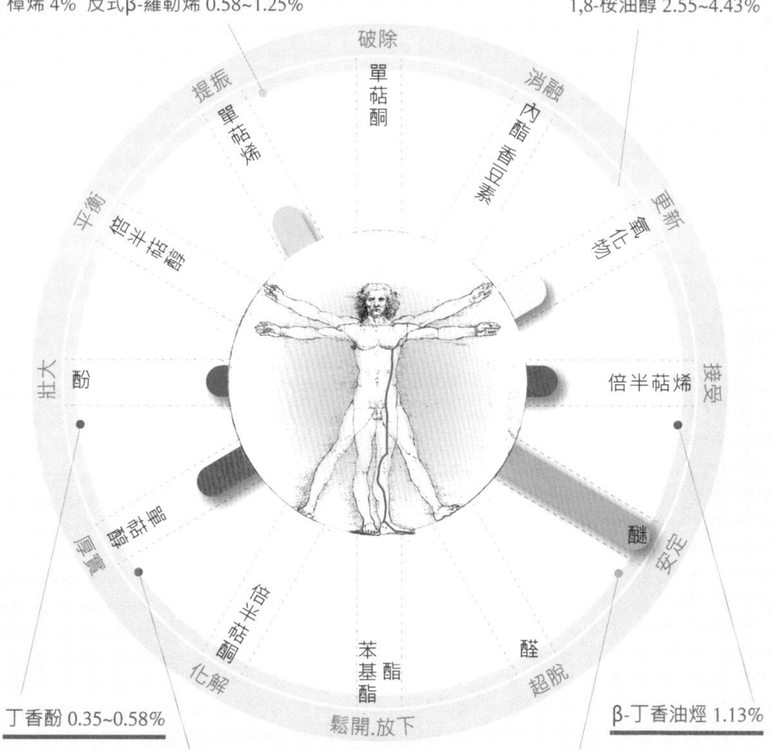

學　　名	Ocimum basilicum, CT methyl chavicol
其他名稱	九層塔 / Exotic Basil
香氣印象	寬領花襯衫配上白短褲
植物科屬	唇形科羅勒屬
主要產地	科摩羅島、泰國、馬達加斯加
萃取部位	開花之全株藥草（蒸餾）

適用部位　肝經、本我輪

核心成分

萃油率 0.15%，36 個可辨識之化合物（占 74~87%）

心靈效益	安定動輒得咎的惶恐，平和接收不同意見

注意事項

1. 台灣九層塔分紅莖和綠莖，萃油率約 1%，甲基醚蔞葉酚占 63%，1,8- 桉油醇 6.7%，沉香醇 6.6%，另含有 16 種倍半萜烯 7%。因為醚類比例較低，氣味比其他地區多了些綠葉感。
2. 甲基醚蔞葉酚的安全性請參考“龍艾”。

露兜花

Kewra

海岸植物，成叢聚生海岸林最前線，耐鹽耐濕，防風定砂。原產太平洋熱帶地區海岸及島嶼，雄花淡黃白色，有苞片保護，香氣濃烈。

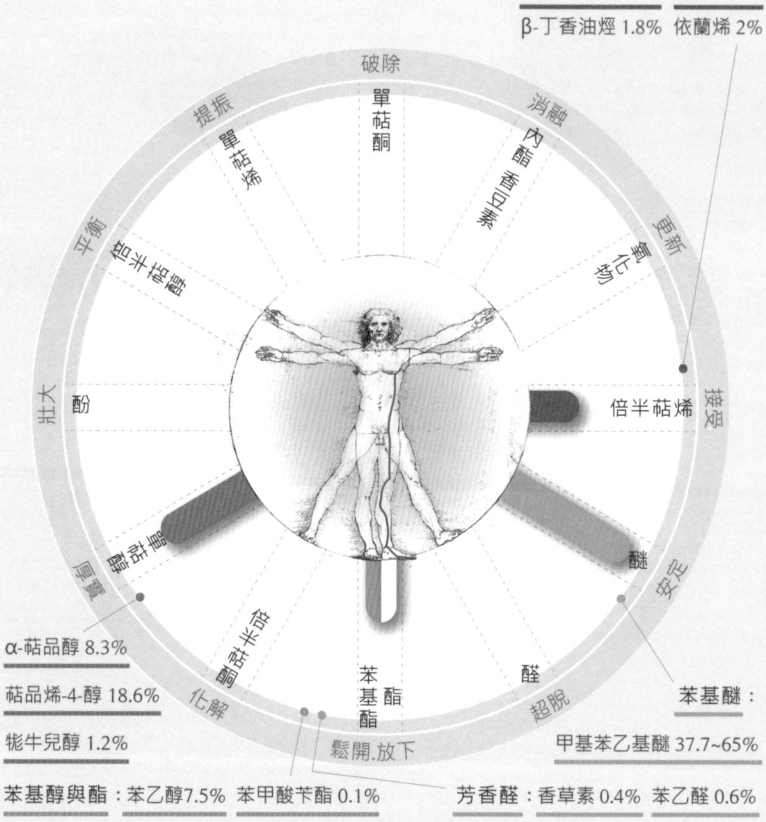

學　　名｜Pandanus odoratissimus / P. odorifer

其他名稱｜林投 / Screw-pine

香氣印象｜棕櫚樹下的草裙舞

植物科屬｜露兜樹科露兜樹屬

主要產地｜印度

萃取部位｜花（蒸餾）

適用部位　肝經、本我輪

核心成分

萃油率 0.024%，85 個可辨識之化合物（占 98.7%）

心靈效益｜安定如坐針氈之感，露出輕鬆的笑容

β-丁香油烴 1.8%　依蘭烯 2%

破除　消融　更新　接受　安定　超脫　鬆開.放下　化解　厚實　壯大　平衡　提振

單萜酮　內酯 香豆素　氧化物　倍半萜烯　醚　醛　苯基酯　倍半萜酮　單萜醇　酚　倍半萜醇　單萜烯

α-萜品醇 8.3%

萜品烯-4-醇 18.6%

牻牛兒醇 1.2%

苯基醇與酯：苯乙醇7.5%　苯甲酸苄酯 0.1%

苯基醚：甲基苯乙基醚 37.7~65%

芳香醛：香草素 0.4%　苯乙醛 0.6%

藥學屬性	適用症候
1. 抗痙攣，安胎（微量）	耳痛，頭痛，風濕痛，關節炎，高危險妊娠
2. 強心	血液黏濁，心悸
3. 調節新陳代謝與消化問題，排毒淨化	攝食過多烤炸或醃漬食物，病毒感染之發燒與肌肉疼痛
4. 激勵神經系統，調節血清素的分泌	虛弱，眩暈，冷淡無感

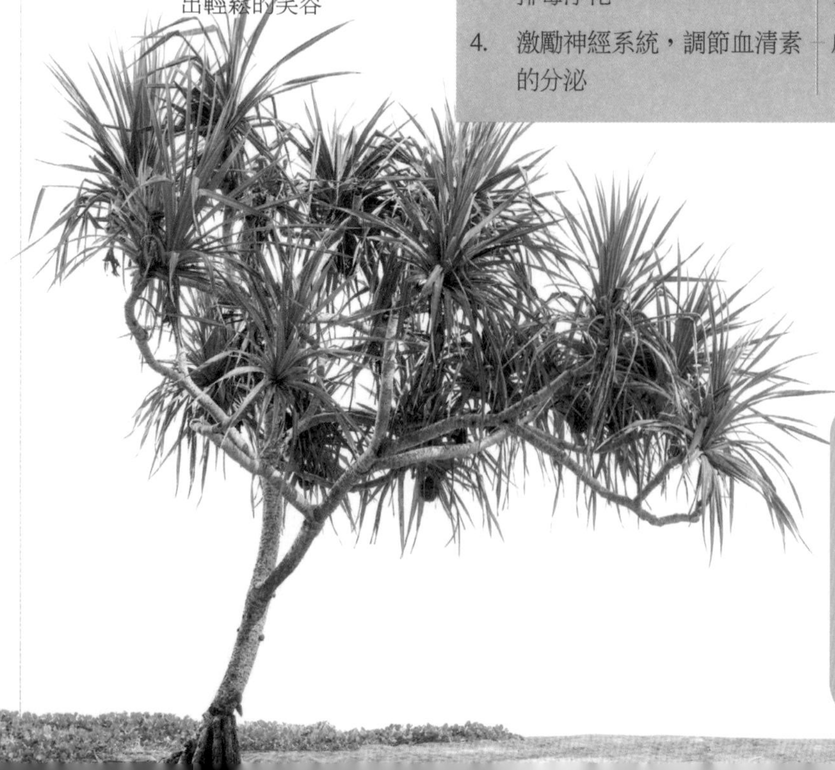

注意事項

1. 有些露兜油含一倍多的苯乙醇，和減半的甲基苯乙基醚，芳香醛和苯甲酸苄酯的比例也較多，是重建或合成的結果。
2. 露兜花在蒸餾時極易溶於水(0.2%)，所以純露中含精油比例較高。

皺葉歐芹
Garden Parsley

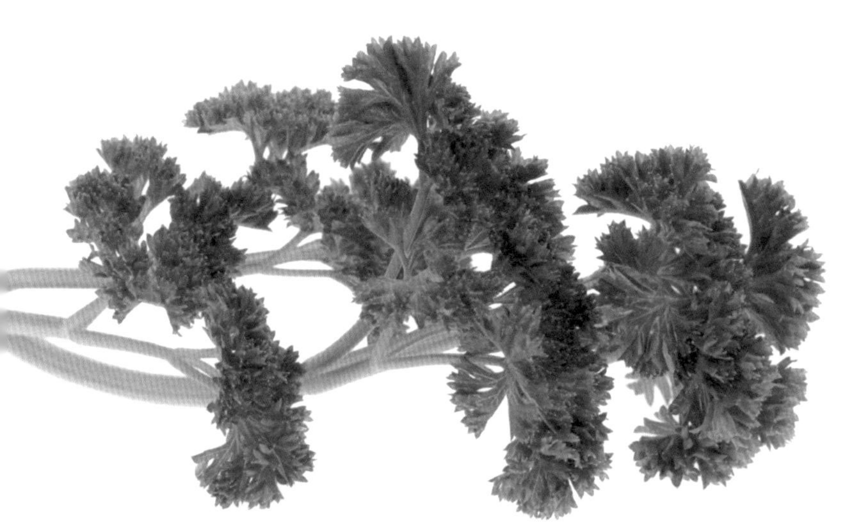

需要肥沃濕潤不積水的土壤，只需要半日照的陽光，太乾燥葉片會變黃。與玫瑰一起栽種時，能使玫瑰生長旺盛、香氣濃郁。

藥學屬性	適用症候
1. 抗癲癇	癲癇，神經系統困擾，耳鳴
2. 抗痙攣	腸痙攣，腸炎
3. 利尿，抗肝毒性	腎功能不佳，腎結石，膀胱結石，食物中毒，酒精中毒
4. 通經，抗氧化，抗腫瘤	月經不至，經血量少，乳癌

單萜烯 32.4%：1,3,8-對-薄荷三烯 5.39% β-水茴香萜 21%
β-月桂烯 4.25%
金合歡烯 0.19%
大根老鸛草烯 0.05%
破除
提振
消融
更新
平衡
接受
壯大
安定
厚實
超脫
化解
鬆開.放下
單萜酮
內酯 香豆素
氧化物
單萜烯
倍半萜醇
酚
倍半萜烯
單萜醇
醚
倍半萜酮
苯基酯
酯
醛
醚 65%：
肉豆蔻醚 36.15%
芹菜腦 20.97%
烯丙基四甲氧基苯 6.45% 欖香醚 2.74%
桃金孃醛 0.17% 水茴香醛 0.1%

學　　名	Petroselinum crispum
其他名稱	英國香芹 / English Parsley
香氣印象	穿蘇格蘭裙吹風笛的男人
植物科屬	繖形科歐芹屬
主要產地	愛沙尼亞、奧地利
萃取部位	全株（蒸餾）

適用部位　肝經、本我輪

核心成分

萃油率 0.29%，34 個可辨識之化合物（占 96.61%）

心靈效益 | 安定成名的渴望，守住真誠的信仰

注意事項

1. 孕婦與嬰幼兒，以及使用精神藥物者避免使用。
2. 各地栽培種的成分差異很大，市場常見以單萜烯為主者（1,3,8-對-薄荷三烯 48%，β-水茴香萜 29%），肉豆蔻醚僅占 6.5%。這種皺葉歐芹的氣味明顯較平葉歐芹清淡，也不會因為氧化而變得黏稠。

平葉歐芹
Parsley

根群分布淺，地表易產生白色細根。莖為短縮根莖，矮性植物。要求冷涼的氣候和濕潤的環境。生長適溫為 15~20℃，耐寒力相當強。

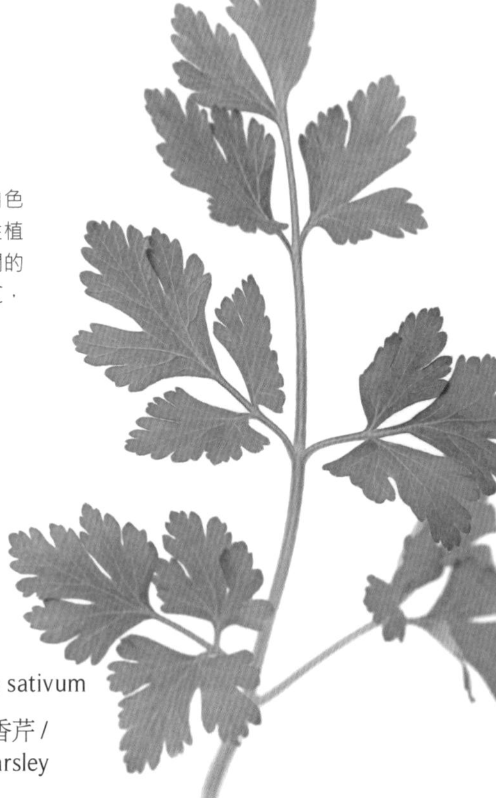

藥學屬性	適用症候
1. 強化神經（激勵作用）	意志力薄弱，難以抗拒誘惑
2. 強化肌肉，保護子宮，通經	生殖泌尿道感染，尿道炎，白帶，月經不至，少經
3. 抗病毒（HSV-1），養肝（抑制巨噬細胞分泌 TNF-α），抗腫瘤	疱疹，長期服用藥物者，過量接觸化學製劑者，子宮頸癌，人類神經母細胞瘤
4. 促進消化道之血液循環，祛痰，殺蟎劑，抗瘧原蟲	消化障礙，氣喘，屋塵蟎引起的過敏，瘧疾

學　　名｜Petroselinum sativum

其他名稱｜義大利扁葉香芹 / Plain Leaf Parsley

香氣印象｜分子料理奇異的擺盤

植物科屬｜繖形科歐芹屬

主要產地｜保加利亞、埃及、匈牙利

萃取部位｜全株（蒸餾）

適用部位　肝經、本我輪

核心成分

萃油率 0.1~0.7%，17 個可辨識之化合物（占 96.94%）

心靈效益｜安定三心兩意，不懼冷門、不畏流言

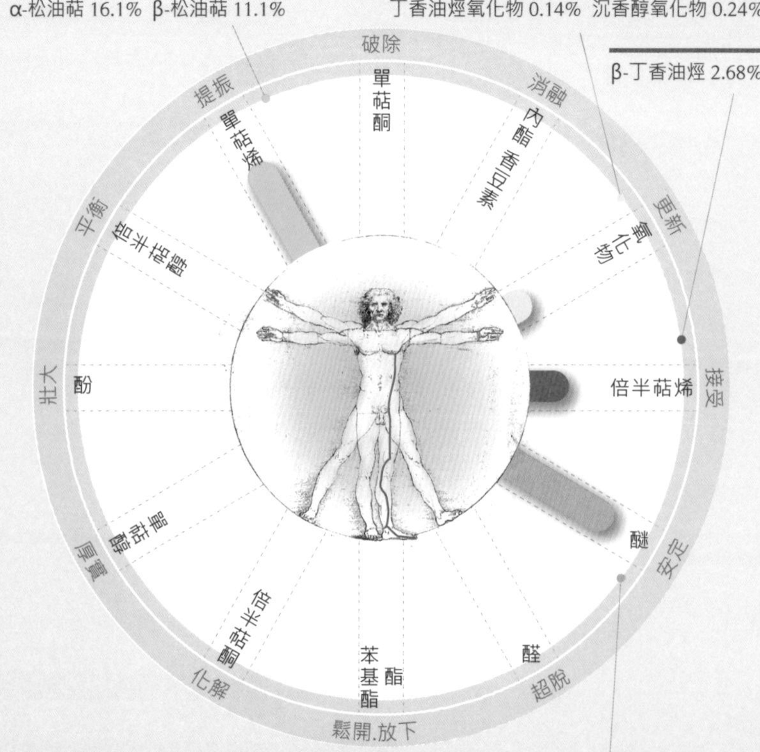

注意事項

1. 孕婦與嬰幼兒不可使用，芹菜腦可能引發流產。使用精神藥物者也應避免使用。
2. 保存時間長（氧化）會變黏稠，過量可能刺激皮膚。
3. 種子和根部精油所含的芹菜腦，都是葉片的三倍。種子萃取的精油也有抗腫瘤（乳癌）作用。

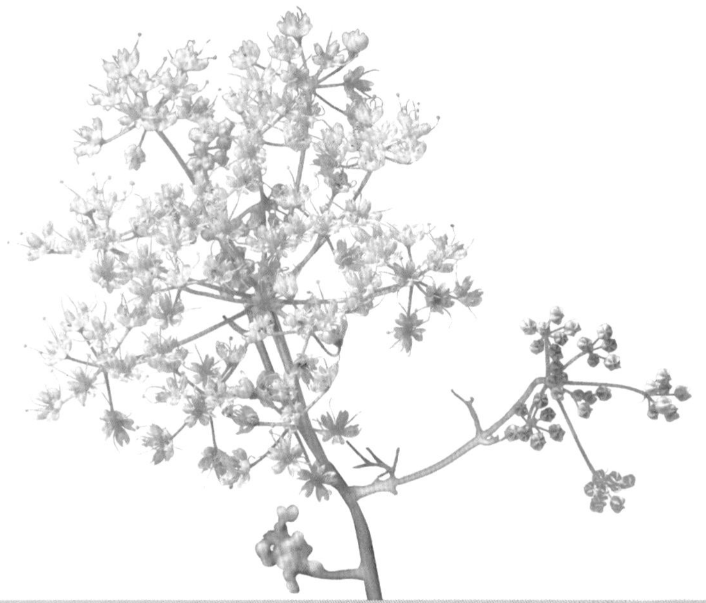

洋茴香

Anise

原生於地中海東部與亞洲西部，喜歡肥沃的土壤與全日照，但氣溫不能過高。種子保存多年仍能發芽，中東以外地區氣味最濃郁的來自希臘和匈牙利。

藥學屬性	適用症候
1. 催乳，溫和的類雌激素作用，通經，助產	奶水不足，少經，絶經，體毛過多，經痛，更年期臉潮紅
2. 抗痙攣，局部止痛，麻醉，抗抑鬱	重症病患的嗎啡依賴，癲癇，夢魇，偏頭痛
3. 祛脹氣，健胃，輕瀉，利尿，降血糖，降血脂，潔牙	打嗝，胃潰瘍，消化不良，便祕，糖尿病，菸草與茶造成的齒色暗黃
4. 激勵呼吸道分泌，祛痰，發汗，抗病毒，抗腫瘤生成	上呼吸道多痰，受寒，單純疱疹 1 與 2 型，麻疹，乳癌，子宮頸癌

學　　名｜Pimpinella anisum

其他名稱｜大茴香 / Aniseed

香氣印象｜媽媽對搖籃裡的寶寶哼兒歌

植物科屬｜繖形科茴芹屬

主要產地｜埃及、伊朗、印度

萃取部位｜果實（蒸餾）

適用部位　胃經、本我輪

核心成分

萃油率 1~5%，21 個可辨識之化合物（占 96.3~99.6%）

心靈效益｜安定瞻前顧後的心，專注於直覺選定的方向

香豆素與呋喃香豆素 微量
γ-喜馬雪松烯 0.4~8.2%
金合歡烯
破除
單萜酮
消融
內酯 香豆素
提振
單萜烯
更新
氧化物
平衡
倍半萜醇
接受
倍半萜烯
壯大
酚
醚
安定
厚實
單萜醇
倍半萜酮
化解
苯基酯
鬆開.放下
醛
超脫
苯基醇：
洋茴香醇 0.3~3.5%
苯基酯：
假異丁香基2-甲基丁酸酯 0.4~6.4%
芳香醛：洋茴香醛 tr~5.4%
順式洋茴香腦 0.4%
反式洋茴香腦 76.9~93.7%
甲基醚蔞葉酚 0.5~2.3%

注意事項

1. 孕婦與嬰幼兒應避免使用，過量可能使人昏沉、刺激皮膚。
2. 五味子科八角屬的八角茴香 Illicium verum 和洋茴香成分接近，作用也相似，主產地是中國和越南。萃油率更高（5~9%），反式洋茴香腦約占 88%，特有成分是環戊烯基呋喃。
3. 三種茴香的真正差異在於微量成分，微量成分也能夠平衡高量茴香腦的潛在副作用。以女性特質比喻香氣的話，茴香嬌甜（25 歲），洋茴香婉約（35 歲），八角茴香嫵媚（45 歲）。

西部黃松

Western Yellow Pine

北美洲分布最廣的一種松樹，寬闊偉岸，高達 82 公尺。常見於中海拔山區，愈往西部（加州）氣味愈濃，已成功引種至南美安地斯山區。

學　名	Pinus ponderosa
其他名稱	龐德羅莎松 / Ponderosa Pine
香氣印象	英國貴族在林間騎馬獵狐
植物科屬	松科松屬
主要產地	阿根廷、美國
萃取部位	針葉（蒸餾）

藥學屬性	適用症候
1. 抗 MRSA（超級細菌），抗白色念珠菌，抗感染	長期住院之病患，長期使用抗生素之病患，足癬
2. 抗痙攣，局部止痛	多發性硬化症，風濕性關節炎，膝蓋痠軟
3. 抗黏膜發炎	鼻竇炎，呼吸道敏感易咳
4. 激勵腎上腺分泌，抗壓力，抗抑鬱	過勞，心力交瘁，久病厭世

適用部位　腎經、基底輪

核心成分

萃油率 0.3~0.6%，52 個可辨識之化合物

心靈效益｜安定害怕失去的心，優雅地確認自己的存在

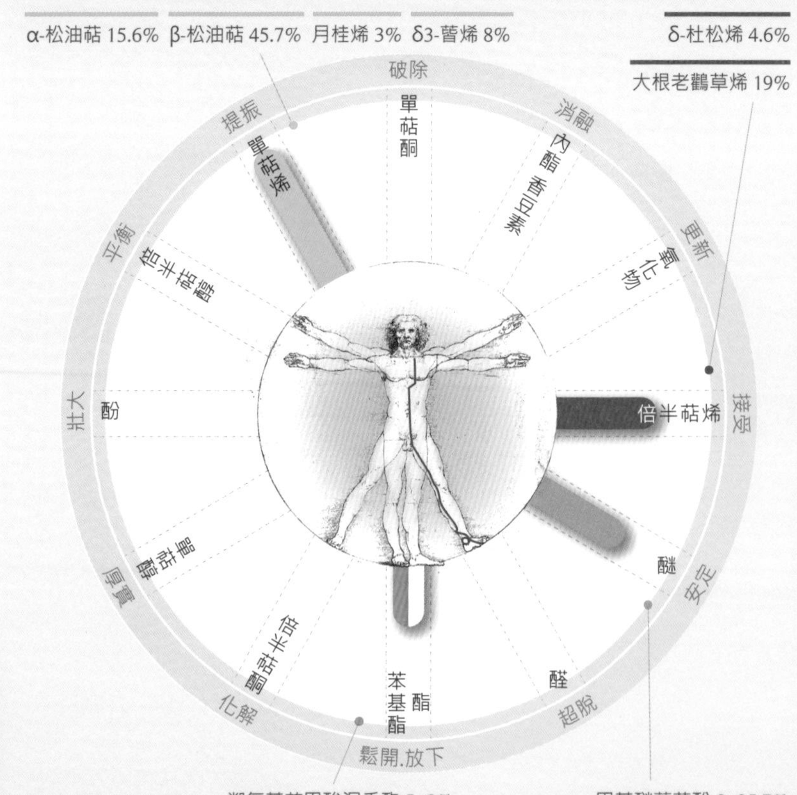

注意事項

1. 空氣汙染會使西部黃松的醚含量大幅下降，但單萜烯則不受影響。

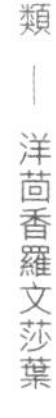

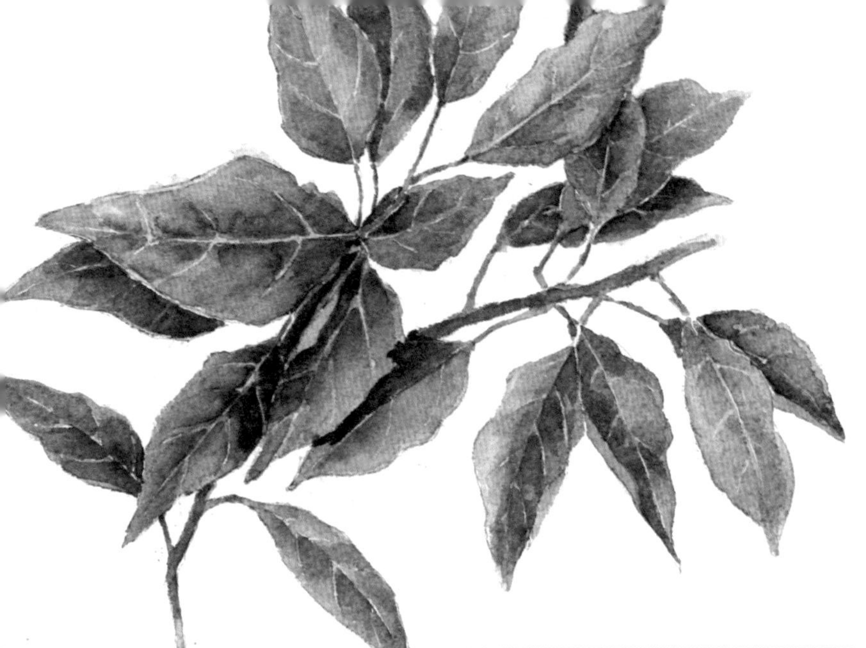

洋茴香羅文莎葉

Anise Ravensara

馬達加斯加原生種，分布於東部熱帶雨林內的低海拔山地或海岸。生長受濕度影響最大，相對乾區比濕區的樹小葉少而油點多，氣味也較濃。

藥學屬性	適用症候
1. 祛脹氣，健胃，消炎，驅蟲，強肝	胃痛，腸絞痛，吞氣症，肝炎，胃炎，黃熱病，寄生蟲病，肝癌
2. 激勵補身，強化心血管與呼吸道	慢性疲勞症候群，心悸，心臟疼痛，氣喘，肺部充血
3. 抗病毒，抗菌，抗感染	病毒感染之腦炎與神經炎，多發性硬化症，風濕性關節炎
4. 溫和的類雌激素作用，抗肌肉痙攣，止痛	月經不至，經痛，抽筋，腰痠背痛

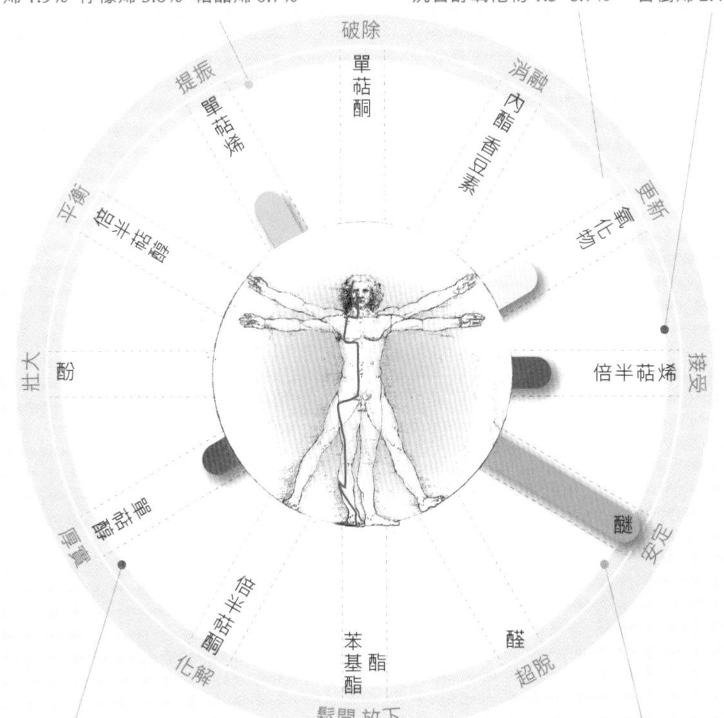

學　名	Ravensara aromatica
其他名稱	哈佛梭 / Havozo
香氣印象	一個人啜飲麥根沙士聽黑膠唱片
植物科屬	樟科羅文莎葉屬
主要產地	馬達加斯加、科摩羅島
萃取部位	樹皮（蒸餾）

適用部位　胃經、心輪

核心成分

萃油率 1~2.3%，24 個可辨識之化合物

心靈效益｜安定震裂破碎的心，慢慢回復人的溫度

注意事項

1. 過去稱作羅文莎葉的精油現已被正名為桉油醇樟，是樟樹的一個化學品系，成分以桉油醇為主。
2. 真正的羅文莎葉（葉片）有 4 個化學品系，分別是甲基醚蔞葉酚型、甲基醚丁香酚型、萜品烯型、檜烯型。商品標示為 Ravensara aromatica 的葉油，通常是第三型（單萜烯 75%，醚類 2.5~7%）。
3. 本品的商品名常被標示為 Ravensara anisata，其實與 Ravensara aromatica 同義，並非不同品種。雖然羅文莎葉從葉片可分為 4 個品系，但樹皮一致以甲基醚蔞葉酚為主。

防風
Fang Feng

生態分布區域較廣，從深山峽谷、乾旱草原到低濕草甸均有生長。但在土質疏鬆、排水良好的沙崗緩丘成長者質量最好。植株可防風固沙。

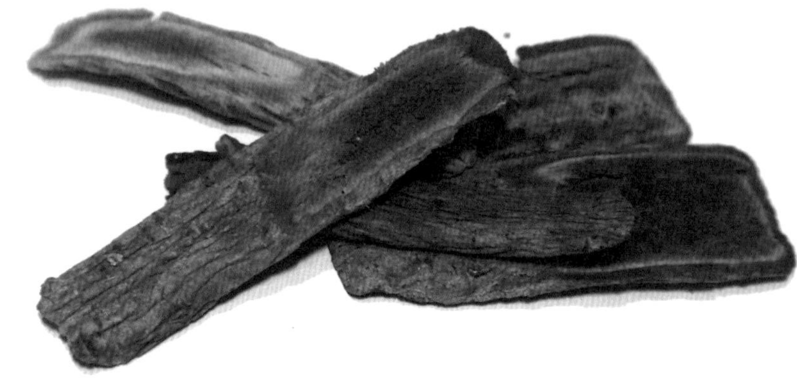

學　　名 | Saposhnikovia divaricata

其他名稱 | 茴草 / Siler

香氣印象 | 小王子在自己的星球上照顧玫瑰

植物科屬 | 繖形科防風屬

主要產地 | 中國（河北、內蒙古、黑龍江、雲南）

萃取部位 | 根部（蒸餾）

適用部位　膀胱經、本我輪

核心成分

萃油率 0.21%，24~56 個可辨識之化合物

心靈效益 | 安定不斷膨脹的野心，體會自給自足的樂趣

藥學屬性	適用症候
1. 消炎，抗敏	延遲性過敏反應，移植物排斥
2. 排砷，抑制肝臟脂質過氧化	食物中毒，農藥中毒
3. 鎮靜，止痛，保護神經細胞，發汗	風濕，風邪引起的頭痛、全身骨節疼痛、四肢痙攣
4. 抗腫瘤，抗氧化	胰臟癌

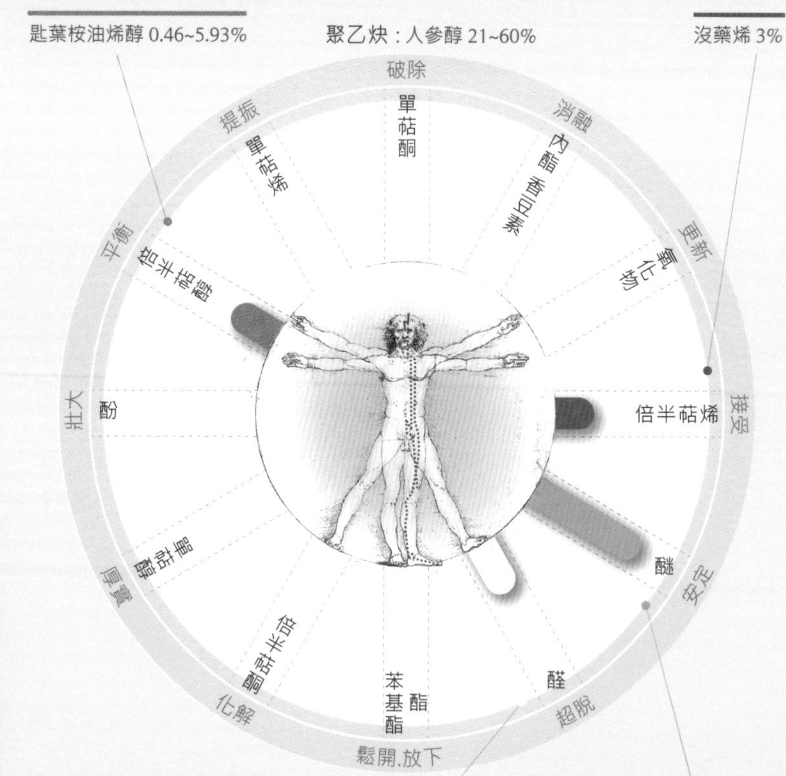

注意事項

1. 因地域與萃取方法不同（如浸泡法或蒸餾法），精油成分與比例會有很大的差異。
2. 無法確定醚類含量高低時，孕婦及嬰幼兒最好避免使用。
3. 中醫認為防風屬辛溫發散之品，血虛發痙及陰虛火旺忌用。

甜萬壽菊
Sweetscented Marigold

原生於中美洲，多見於乾燥的岩質邊坡或林地。需要全日照，無法生長在蔽陰處，也不能忍受積水的土壤。

藥學屬性	適用症候
1. 祛脹氣，健胃整腸，驅蟲（蛔蟲、蟯蟲、梨形鞭毛蟲、阿米巴原蟲、瘧原蟲）	吞氣症，腹瀉，腸絞痛，黃熱病，各種寄生蟲病
2. 激勵補身，強化心血管與呼吸道	倦怠感，心悸，心臟疼痛，氣喘，著涼感冒
3. 抗菌，抗黴菌，抗氧化	長期臥床與慢性病病患之反覆感染
4. 抗焦慮，輕微的迷幻作用，抗肌肉痙攣，止痛	手術前，經常緊繃之肩頸，風濕痛

學　　名｜Tagetes lucida

其他名稱｜墨西哥龍艾 / Mexican Tarragon

香氣印象｜盪鞦韆的小女孩不停哼著歌

植物科屬｜菊科萬壽菊屬

主要產地｜哥斯大黎加、瓜地馬拉、墨西哥

萃取部位｜葉片（蒸餾）

適用部位　膽經、本我輪

核心成分

萃油率 0.97%，40 個可辨識之化合物（占 100%）

心靈效益｜安定令人窒息的緊張感，從夾縫中看見光亮

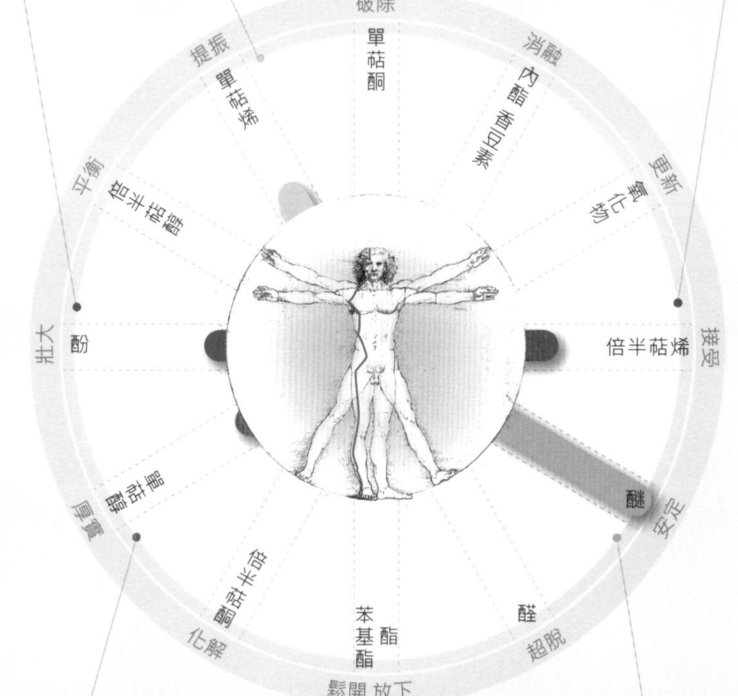

注意事項

1. 安全性請參考“龍艾”，過量可能使人呆滯。
2. 不同產地的甲基醚蔞葉酚比例如下：哥斯大黎加與古巴 97%，匈牙利 45%（加上甲基醚丁香酚 20%），瓜地馬拉 33.9%（加上洋茴香腦 23.8% 和丁香酚 24.3%），墨西哥 12%（加上甲基醚丁香酚 80%）。

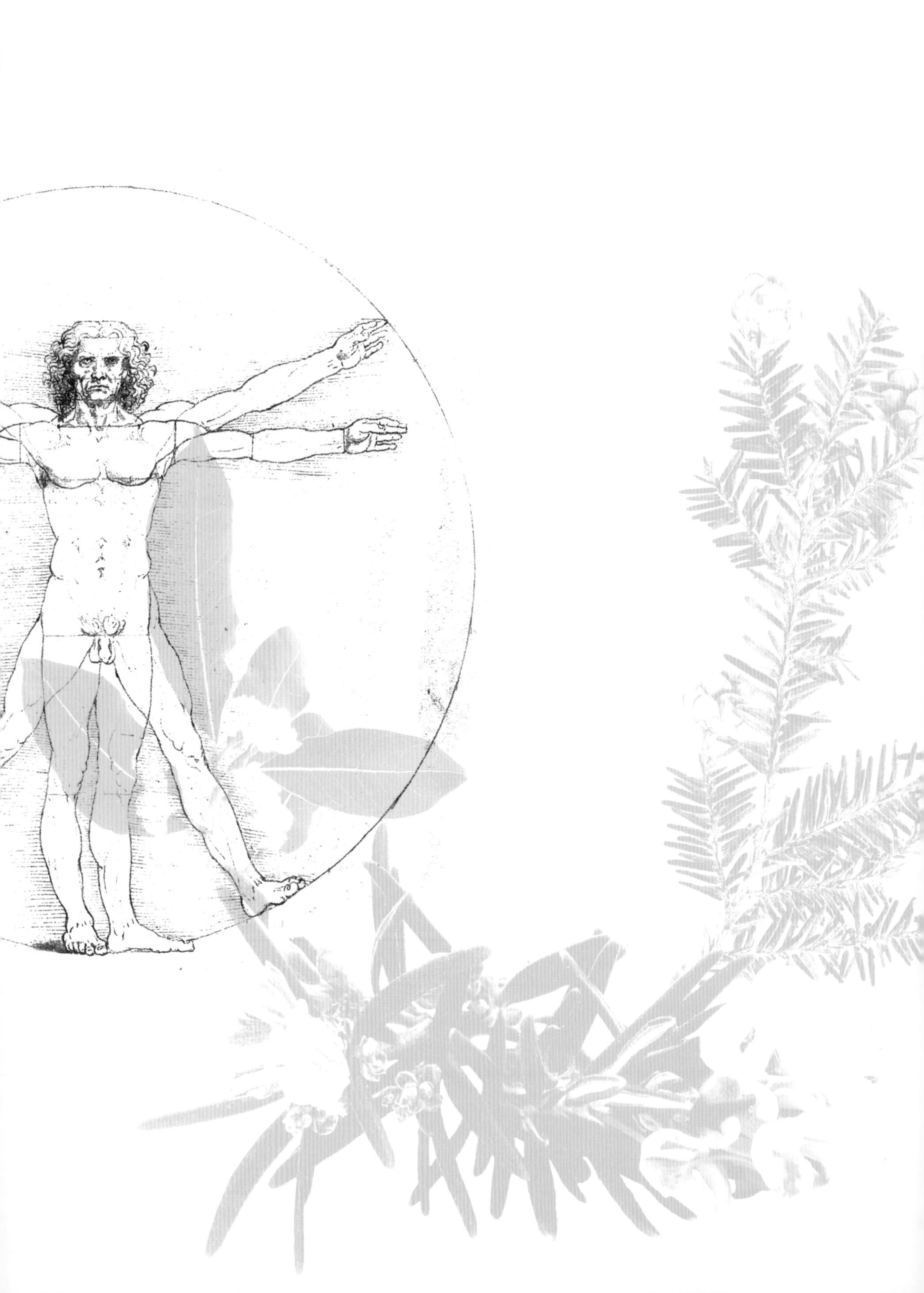

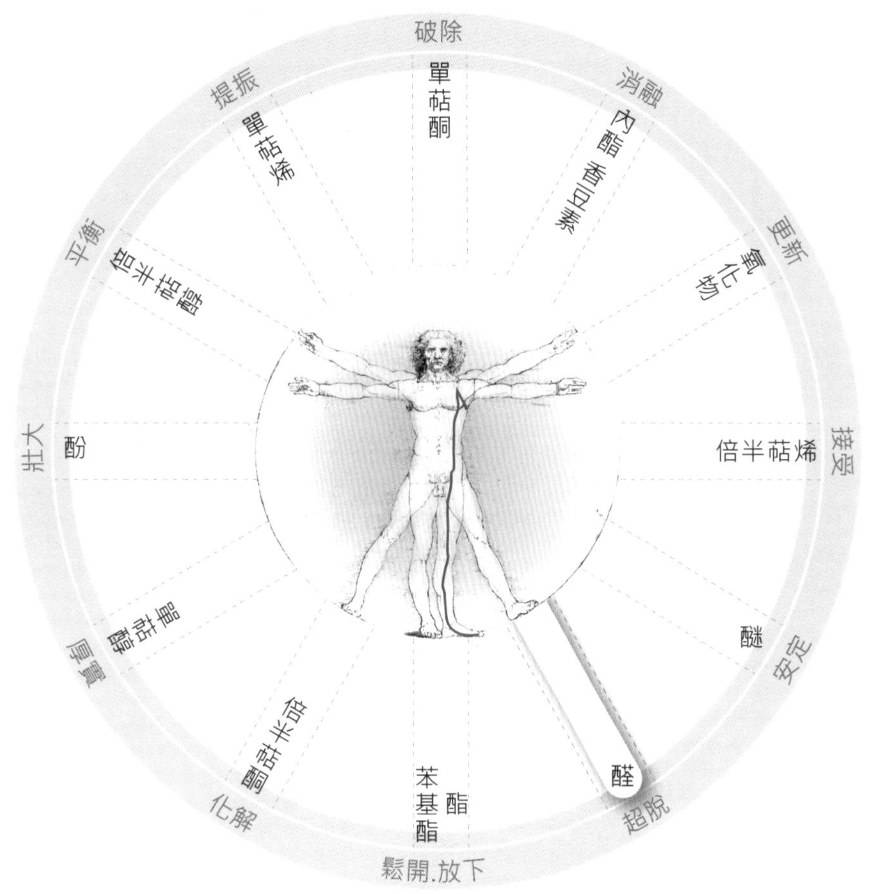

VI

醛類

Aldehyde

卓越的抗菌抗病毒作用，在芳香分子中足可和酚類分庭抗禮，也跟酚類一樣需要控制劑量以免刺激皮膚，但氣味則明顯宜人許多。防護神經和心血管的優異功效，使它能舉重若輕地對抗巨大壓力，如過勞、人際糾葛、水土不服、孕期困難等等。醛類極適合用來平衡脾經，調理思慮過度產生的代謝障礙。代表性的檸檬味常見假冒（如以檸檬香茅暗代檸檬馬鞭草），有些則直接混摻合成的檸檬醛。

檸檬香桃木
Lemon Myrtle

澳洲東南的特有植物，分布海岸雨林。本屬僅有 7 個品種，皆芳香。生長緩慢，不耐積水，除了雨季以外，全年皆可採收。

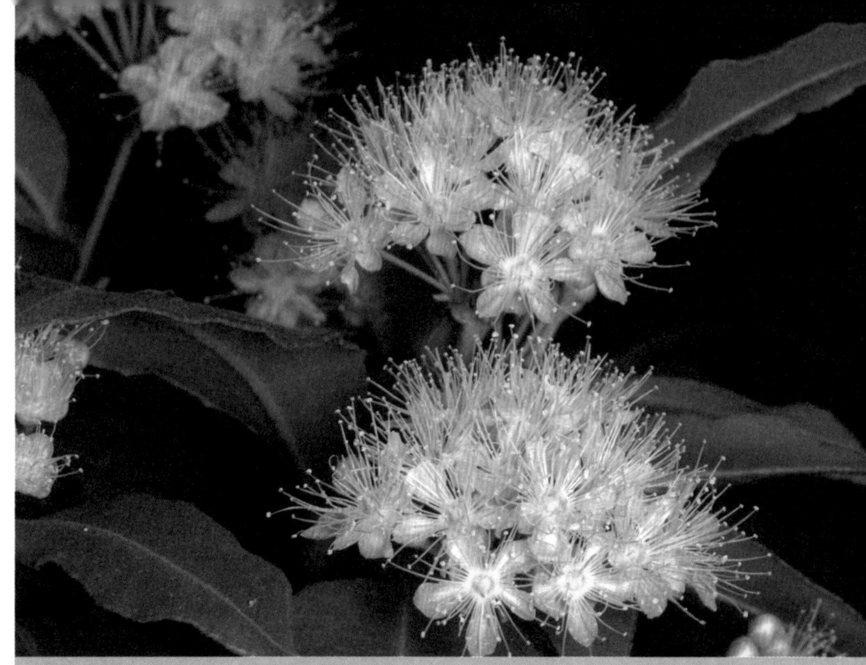

學　　名｜Backhousia citriodora

其他名稱｜檸檬鐵木 / Lemon Ironwood

香氣印象｜雨過天晴

植物科屬｜桃金孃科白豪氏屬

主要產地｜澳洲

萃取部位｜葉片（蒸餾）

適用部位　脾經、心輪

核心成分

萃油率 1.1%，13 個可辨識之化合物（占 97.84%）

心靈效益｜超脫平凡的無力感，不再畏縮從眾

藥學屬性	適用症候
1. 抗病毒、抗黴菌、抗菌（澳洲本土植物第一名），抗 MRSA，驅蟻，防腐	疱疹，愛滋病，足癬，灰指甲，癬，醫院、幼兒園與公眾場所之衛生防護
2. 擴張血管，消炎，調節 PPAR-alpha（促進脂肪代謝與維持血糖水平）	心血管疾病，過重，糖尿病
3. 保護神經，抗驚厥，降低前列腺素引起的痛覺過敏	憂鬱症，癲癇，老年癡呆，莫名疼痛
4. 誘發癌細胞凋亡，抗腫瘤	乳癌，血液惡性腫瘤

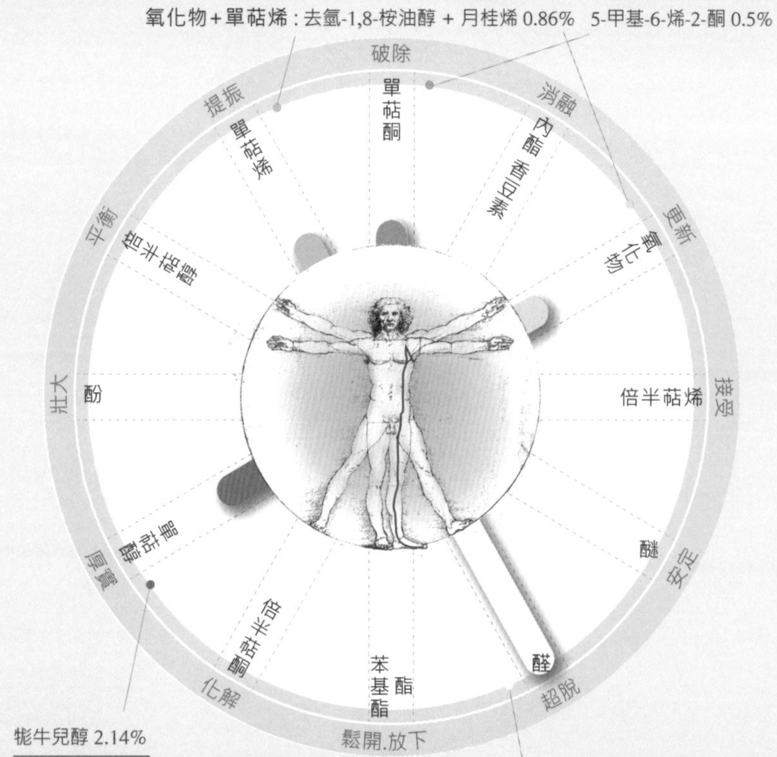

注意事項

1. 1895 年德國公司首次蒸餾，1991 年開始有商業栽培，屬於新興精油。
2. 健康皮膚的安全劑量為 0.7%，與茶樹調和可降低刺激性。
3. 檸檬醛的殺菌力 RW 係數為 19.5（比石碳酸高 19.5 倍），只低於百里酚；檸檬香桃木精油殺菌力 RW 係數為 16，高於茶樹和尤加利。

泰國青檸葉
Petitgrain Combava

分布熱帶亞洲，高 1.8~10.7 公尺的多刺灌木。出名的葫蘆型雙葉，和凹凸不平的果皮，都能入菜。

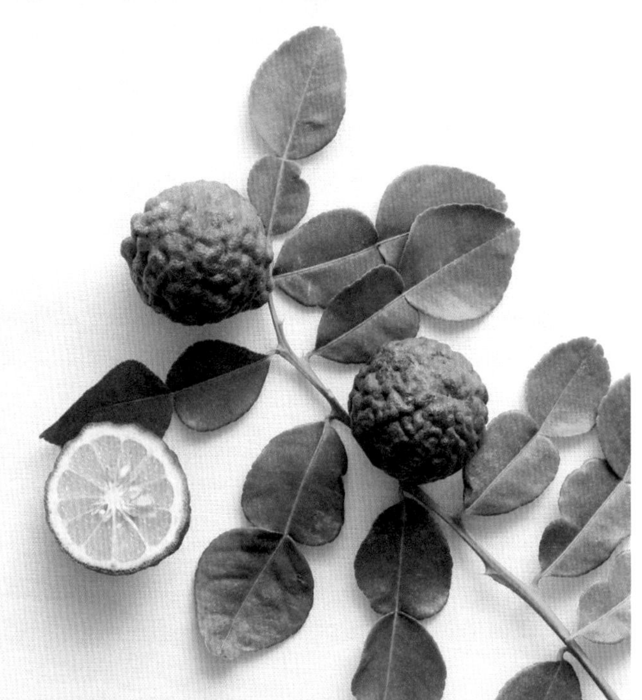

藥學屬性	適用症候
1. 消炎，抗風濕	關節炎，風濕病
2. 鎮靜	焦慮，壓力，易怒，失眠
3. 抗腫瘤，抗氧化	子宮頸癌，神經母細胞瘤（兒童），口腔癌，白血病
4. 抗呼吸系統細菌感染，止咳，抗牙周病細菌，止血	壓抑情緒引發的持續咳嗽（含百日咳），牙周病，牙齦流血

檜烯 4.9%
酸：香茅酸
破除 消融 更新 接受 安定 超脫 鬆開.放下 化解 厚實 壯大 平衡 提振
單萜酮 內酯 香豆素 氧化物 倍半萜烯 醚 醛 苯基酯 倍半萜酮 單萜醇 酚 倍半萜醇 單萜烯
沉香醇 3.5%
異胡薄荷醇 2.5%
香茅醇 2%
乙酸香茅酯 5.1%
香茅醛 69~85%
2,6-二甲基-5-庚烯醛 0.08%
黃樟素 微量

學　　名 | Citrus hystrix
其他名稱 | 箭葉橙 / Swangi
香氣印象 | 雲山霧罩，偶而竄出幾棵古松的奇幻之境
植物科屬 | 芸香科柑橘屬
主要產地 | 馬達加斯加、泰國、印尼
萃取部位 | 葉片（蒸餾）

適用部位　脾經、本我輪

核心成分

萃油率 0.58~0.85%，41 個可辨識之化合物（占 95%）

心靈效益 | 超脫形象的桎梏，不再隱藏真實想法

注意事項

1. 新喀里多尼亞產的以萜品烯-4-醇為主成分，幾乎不見香茅醛。

檸檬葉

Petitgrain Lemon

柑橘屬中最不耐寒的作物之一，需要富於有機質的土壤。最好的生長條件是冬無嚴寒、夏無酷暑、熱量充足、雨量充沛、年溫差小。

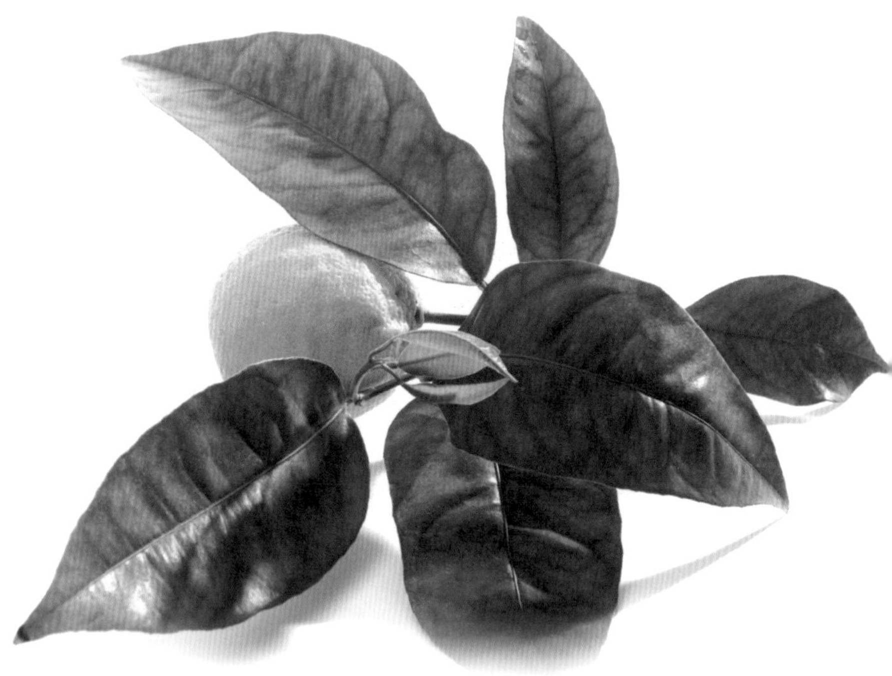

學　　名｜Citrus × limon / Citrus limonum

其他名稱｜黎檬子葉 / Lemon Leaf

香氣印象｜洗乾淨的衣服晾在微風中

植物科屬｜芸香科柑橘屬

主要產地｜埃及、義大利

萃取部位｜葉片（蒸餾）

適用部位　脾經、本我輪

核心成分

萃油率 0.6 %，44 個可辨識之化合物（占 98.24%）

心靈效益｜超脫塵世的喧囂，靜定於規律之日常

藥學屬性	適用症候
1. 消炎	腸胃炎，血液發炎指數過高
2. 鎮靜中樞神經	思緒停不下來，煩躁不安，易怒
3. 抗腫瘤	大腸癌，乳癌
4. 止咳，平喘，抑菌，溶解結石	密閉空調引起的咳嗽，膽結石

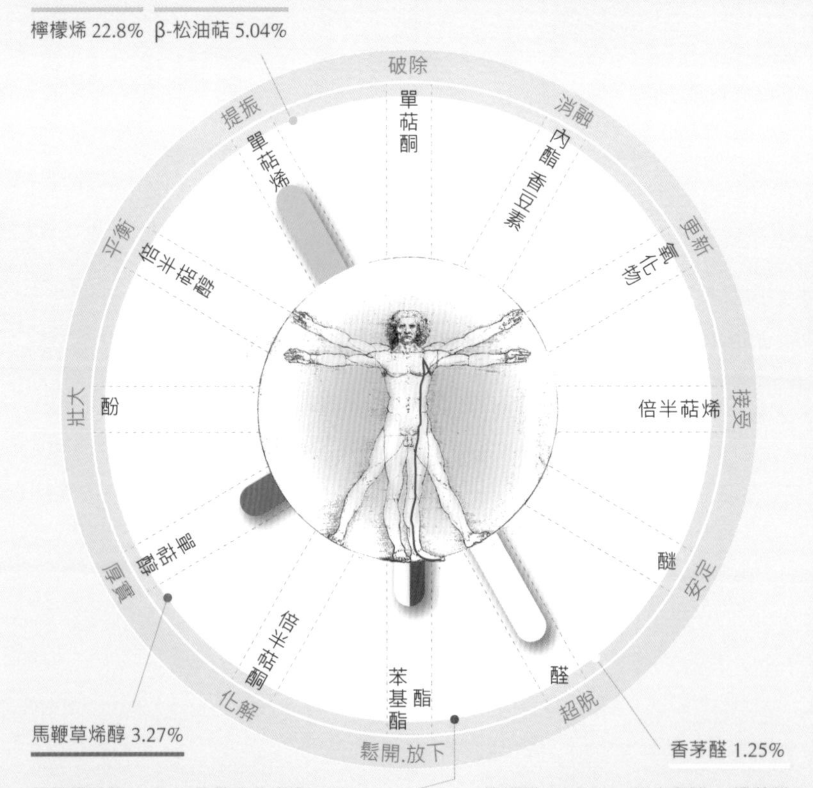

注意事項

1. 健康皮膚的安全劑量為 1.2%。

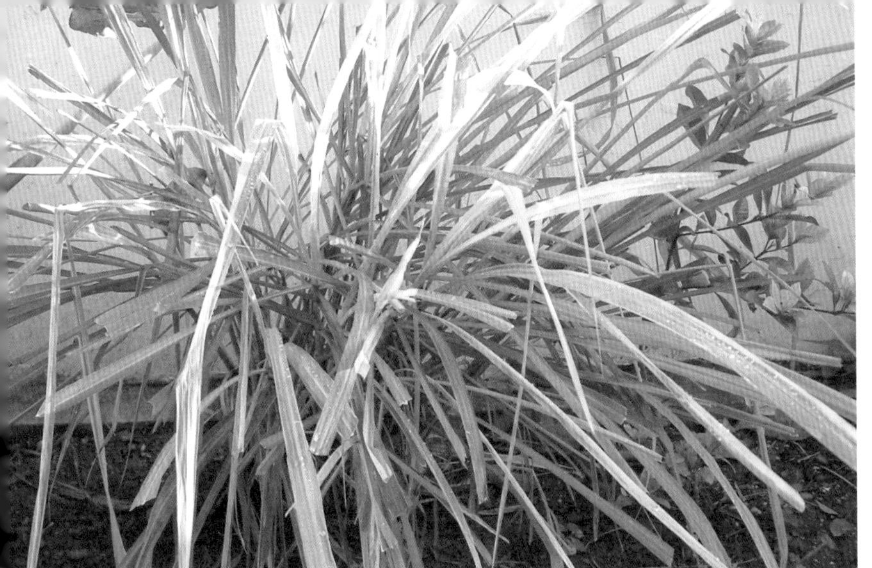

檸檬香茅
Lemongrass

原產於南亞與東南亞，現在遍布熱帶地區甚至溫帶國家，不耐霜。喜溫暖、多濕之全日照環境與排水良好的沙土，可施氮肥，能固土。

藥學屬性	適用症候
1. 抗菌，抗黴菌（鬚髮黴菌、絮狀表皮癬菌），驅蚊蟲家蠅（甘比亞瘧蚊、埃及斑蚊）	愛滋病患之鵝口瘡，股癬和足癬，防瘧疾和登革熱，非洲人類錐蟲病（昏睡病）
2. 擴張血管，調理消化，抗糖尿，鎮靜（提高 γ-胺基丁酸）	慢性腸胃炎，II 型糖尿病，發燒，煩躁，受驚
3. 強力消炎（抑制 iNOS 表現和 NO 生成），止痛	動脈炎，肌腱炎，韌帶拉傷，腿部痠軟無力，肌張力不全，浮肉
4. 增加穀胱甘肽轉移酶，抗腫瘤	肝指數過高，二乙基亞硝胺導致之肝損傷（如肝癌），卵巢癌，乳癌，腫瘤相關成纖維細胞

學　　名 | Cymbopogon citratus

其他名稱 | 西印度檸檬香茅 / West Indian Lemon Grass

香氣印象 | 環法自行車賽選手飛速下坡

植物科屬 | 禾本科香茅屬

主要產地 | 瓜地馬拉、俄羅斯、馬達加斯加

萃取部位 | 葉片（蒸餾）

適用部位　脾經、本我輪

核心成分

萃油率 0.66~0.9%，18 個可辨識之化合物（占 88.41~99.29%）

心靈效益 | 超脫宿命的束縛，走出自己的一條路

月桂烯 16.16%
破除
單萜酮
消融
內酯 香豆素
更新
氧化物
接受
倍半萜烯
安定
醚
超脫
醛
鬆開.放下
苯基酯
酯
化解
倍半萜酮
厚實
單萜醇
壯大
酚
平衡
倍半萜醇
提振
單萜烯
醛 76~86%：
沉香醇 2.06%
香茅醛 2.06%
順式香芹醇 1.49%
乙酸牻牛兒酯 0.7%
檸檬醛 = 牻牛兒醛 39~50% + 橙花醛 22~33%

注意事項

1. 健康皮膚的安全劑量為 0.7%，對成年男性的抗焦慮劑量是 0.6ml。
2. 若保存不當（透明瓶、溫度高、未拴緊）而氧化，便會喪失抗菌功能。
3. 東印度檸檬香茅 C. flexuosus 的作用相近、成分相仿（醛含量 60~85%），可抑制大腸癌、白血病、神經母細胞瘤，主要產地為尼泊爾。

爪哇香茅
Citronella Java Type

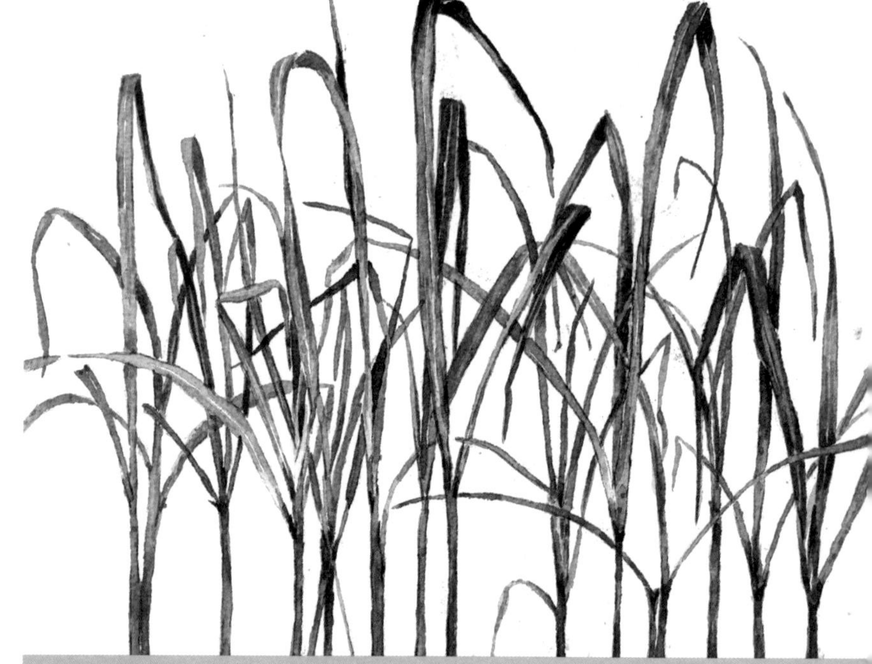

錫蘭香茅與爪哇香茅都源自斯里蘭卡的瑪納草 C. confertiflorus，爪哇香茅是從錫蘭香茅中選種而得。錫蘭香茅耐乾旱，植株強韌，爪哇香茅則偏愛高溫多濕。

學　　名	Cymbopogon winterianus
其他名稱	紅香茅 / Serai Wangi
香氣印象	颱風來之前下田搶收稻作
植物科屬	禾本科香茅屬
主要產地	印尼、中國、台灣、巴西、尼泊爾
萃取部位	葉片（蒸餾）

藥學屬性	適用症候
1. 抗感染，抗菌，抗黴菌（白色念珠菌）	痙攣性腸炎，感染性腸炎，皮膚念珠菌病
2. 抗痙攣，抗驚厥	骨盆腔疼痛，癲癇，焦慮
3. 消炎，抗腫瘤	風濕，動脈炎，乳癌
4. 空間消毒，殺孑孓，驅蚊驅蟑螂，殺福壽螺，驅積穀害蟲（如麥蛾）	登革熱，環境汙染，庫存衛生，植物病蟲害

適用部位　脾經、本我輪

核心成分

萃油率 0.94%，64 個可辨識之化合物（占 97.54%）

心靈效益｜超脫虛擬世界的眩惑，回到土地安生立命

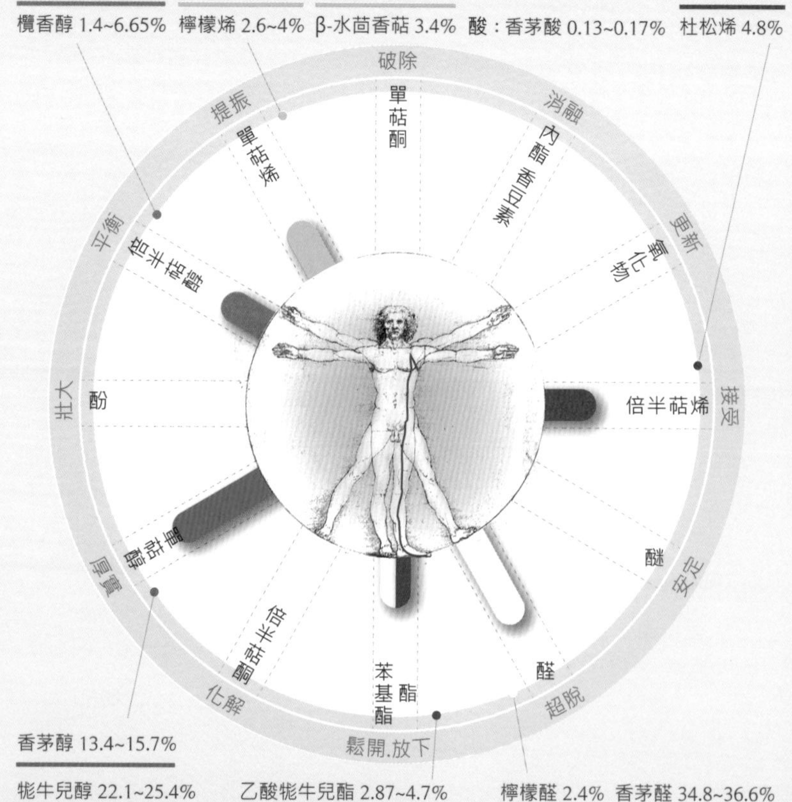

注意事項

1. 健康皮膚的安全劑量為 18.2%。
2. 錫蘭香茅 C. nardus 含較多單萜烯（23.8%），而香茅醛（13.3%）和香茅醇（6.2%）、牻牛兒醇（20.9%）較少。另含龍腦 5.2% 和甲基醚丁香酚 8.42%（爪哇香茅無），所以氣味比爪哇香茅剛强粗硬。香水業與食品業偏愛氣味較甜的爪哇香茅精油。

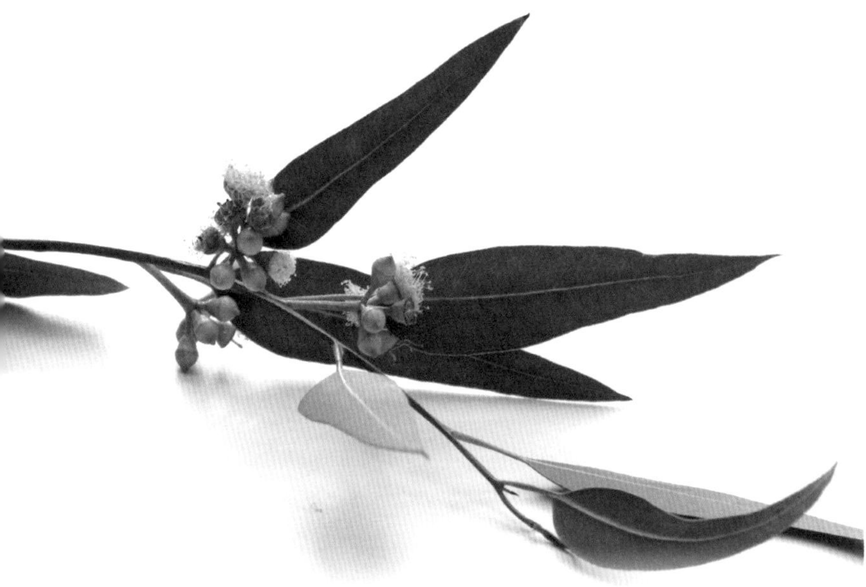

檸檬尤加利

Lemon Eucalyptus

生於低海拔、近海岸的開放樹林，一般長在貧瘠或微酸性的土壤上，耐乾旱。樹皮非常光滑，樹身高大挺拔，生長速度極快。

藥學屬性	適用症候
1. 抗感染，强力驅蚊，驅蟲，殺菌力 RW 係數為 8（比石碳酸高 8 倍）	膀胱炎，陰道炎，帶狀疱疹，登革熱，家禽家畜之腸道寄生蟲，室内空間消毒
2. 消炎，抗風濕	風濕性關節炎，關節炎（頸背部，指 / 趾骨炎，網球肘）
3. 降血壓，鎮痛，輕微抗痙攣，安撫鎮靜	高血壓，冠狀動脈炎，心包炎，煩躁不安
4. 抗腫瘤	大腸癌，乳癌，肝癌

學　　名｜Eucalyptus citriodora

其他名稱｜檸檬桉 / Lemon-scented Gum

香氣印象｜辛亥革命武昌起義的第一槍

植物科屬｜桃金孃科桉屬

主要產地｜馬達加斯加、澳洲、中國、印度

萃取部位｜葉片（蒸餾）

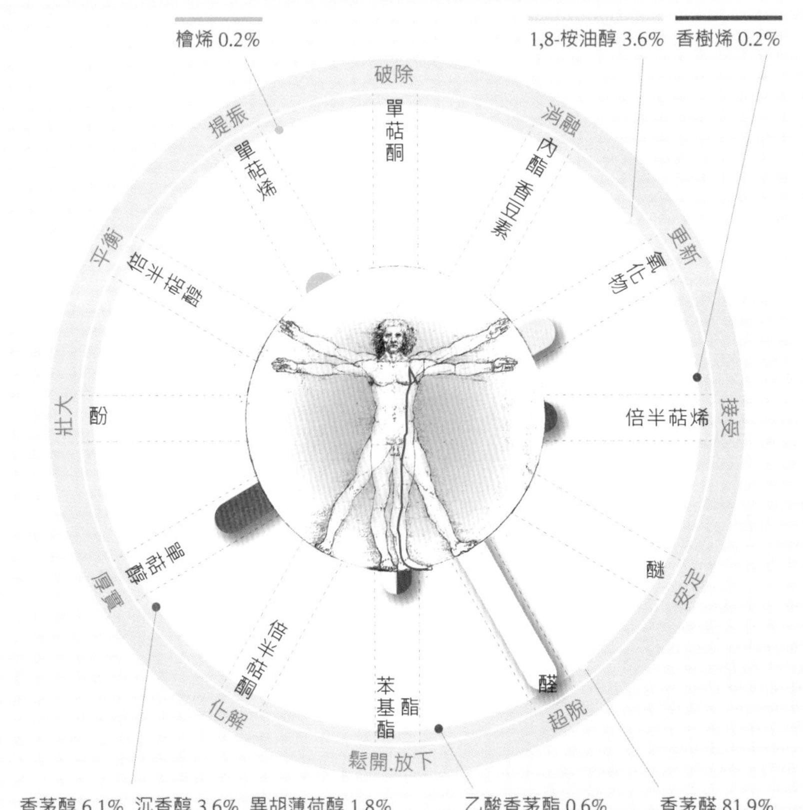

適用部位　脾經、本我輪

核心成分

萃油率 1~2.1%，30 個可辨識之化合物（占 97.1%）

心靈效益｜超脱陳腐的觀念，自由表現個性

注意事項

1. 有一種加工過的檸檬尤加利精油被註冊取名為“Citriodiol”，所含的香茅醛因精製過程而達到 98%，並以孟二醇（PMD）的形態存在，防蚊力更强。其他名稱如「富含 PMD 之天然植物萃取」等，都是同類製品。原本檸檬尤加利在葉片老化時，香茅醛就會自動轉化為孟二醇。但無論是否轉化成孟二醇，檸檬尤加利精油都是防蚊力最强的精油。

史泰格尤加利
Eucalyptus Staigeriana

樹皮粗糙的小樹，習慣熱帶雨林氣候。生長快速，18 個月大的幼樹即可採枝萃油。

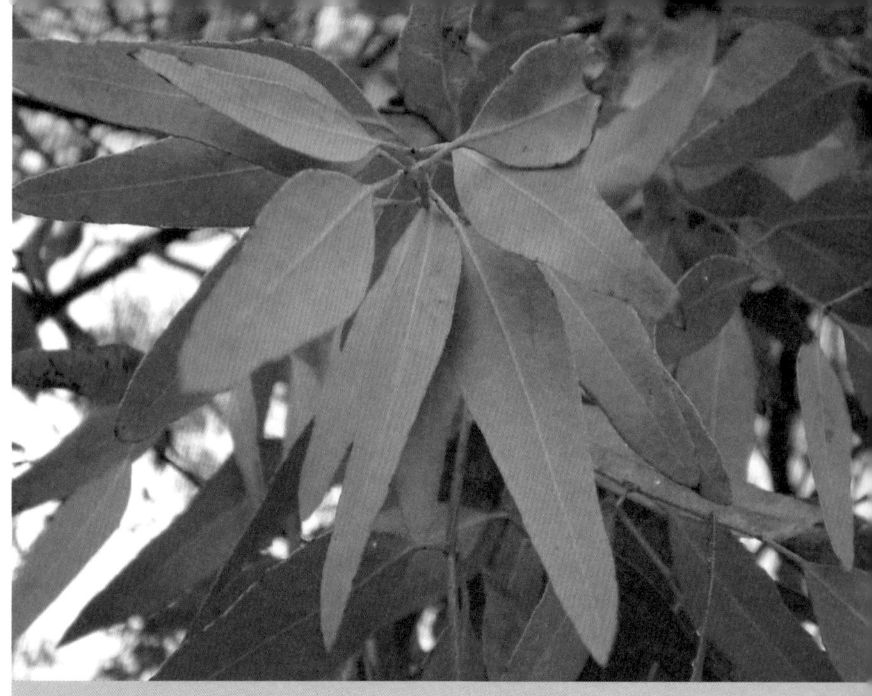

學　　名｜Eucalyptus staigeriana

其他名稱｜檸檬鐵皮樹 / Lemon Ironbark

香氣印象｜夏日午後在樹下啜飲酸甜飲料

植物科屬｜桃金孃科桉屬

主要產地｜巴西、瓜地馬拉、澳洲

萃取部位｜葉片（蒸餾）

適用部位　心包經、本我輪

核心成分

萃油率 2.9~3.4%，29 個可辨識之化合物

心靈效益｜超脫人情包圍，移民自己喜愛的星球

藥學屬性	適用症候
1. 殺線蟲，殺蟎蟲	鞭蟲、鉤蟲、蟯蟲、蛔蟲及絲蟲的感染（如腹瀉、膀胱炎等）
2. 鎮靜	諸事纏身而焦慮不已，受外界刺激而情緒大起大落
3. 抗腫瘤	乳癌，大腸癌
4. 抗菌（超過抗生素 4 倍），抗微生物，抗病毒	潛藏「超級細菌」的霧霾

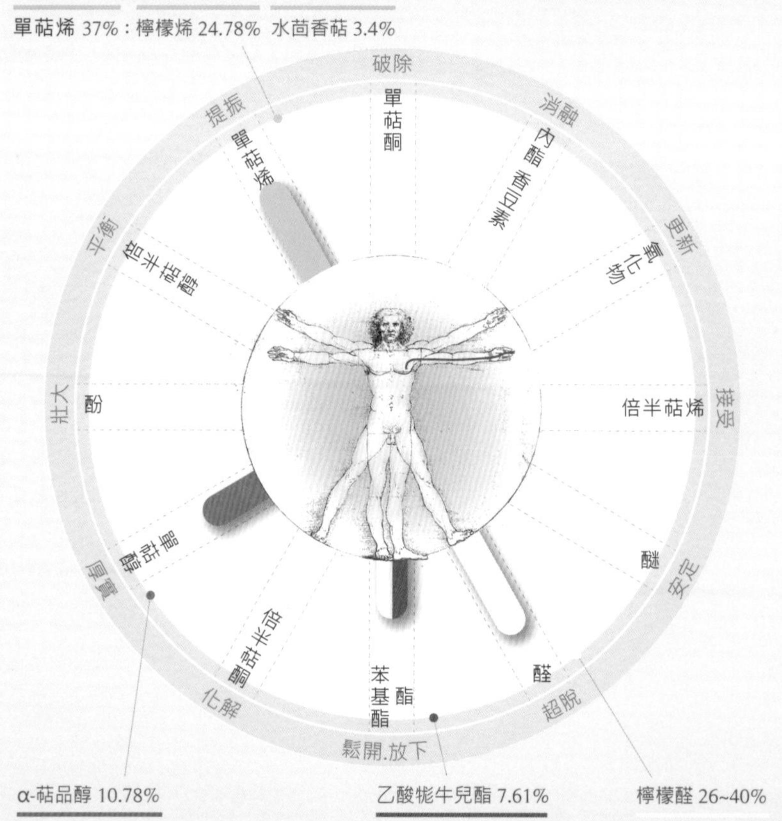

注意事項

1. 巴西產的史泰格尤加利，檸檬醛含量較高，所以氣味比澳洲產的甜美。

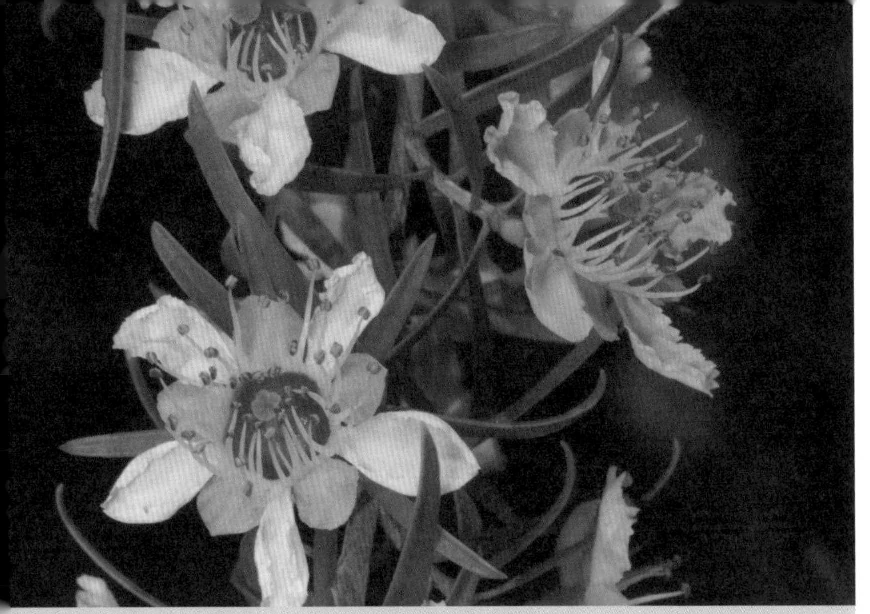

檸檬細籽
Lemon-Scented Teatree

原生於澳洲東海岸的硬葉林或雨林，習慣長在沙土或石礫地。高約 5 公尺，生長快速耐修剪，雨季時葉片的檸檬醛含量比較高。

藥學屬性	適用症候
1. 鎮靜	焦慮，壓力，不安，沮喪，注意力不集中
2. 消炎，助消化，驅蟲驅法老按蚊	消化不良，腸絞痛，環境髒亂
3. 調節皮脂分泌	油性面皰皮膚，脂漏性皮膚炎，背部粉刺，足癬
4. 殺菌 RW 係數為 15（茶樹為 11），抗黴菌（白色念珠菌、薰煙麴菌）	反覆感冒，免疫抑制病患防感染（如愛滋病患或接受骨髓移植手術者）

學　　名｜Leptospermum petersonii / L. citratum

其他名稱｜檸檬茶樹 / Lemon Teatree

香氣印象｜鵝黃色的敞篷車駛過加州的沙漠

植物科屬｜桃金孃科薄子木屬

主要產地｜澳洲、南非、巴西、肯亞

萃取部位｜葉片（蒸餾）

適用部位　心包經、本我輪

核心成分

萃油率 1.1%，22 個可辨識之化合物（占 98.5%）

綠花醇 0.1%　β-月桂烯 1.26%

破除　單萜酮
消融　內酯　香豆素
更新　氧化物
接受　倍半萜烯
安定　醚
超脫　醛
鬆開.放下　苯基酯　酯
化解　倍半萜酮
厚實　單萜醇
壯大　酚
平衡　倍半萜醇
提振　單萜烯

單萜醇 19%：

香茅醇 14%　異胡薄荷醇 0~5.5%

牻牛兒醇 3%　沉香醇 1.9%

醛 75%：香茅醛 11.8%

檸檬醛 63.3%=牻牛兒醛 40.7% + 橙花醛 22.5%

心靈效益｜超脫保險的路線，敢於想像不合常規的美好

注意事項

1. 健康皮膚的安全劑量為 0.8%。
2. 等比例調以柑橘類精油（富含檸檬烯）或松科精油（富含松油萜），可平抑醛味並減少皮膚刺激性。

檸檬馬鞭草
Lemon Verbena

原生於南美洲西部，17 世紀末引進歐洲，喜乾熱，懼寒冷，零度就會落葉。下午摘採的檸檬醛含量最高，開花時葉片最強韌也最芳香。

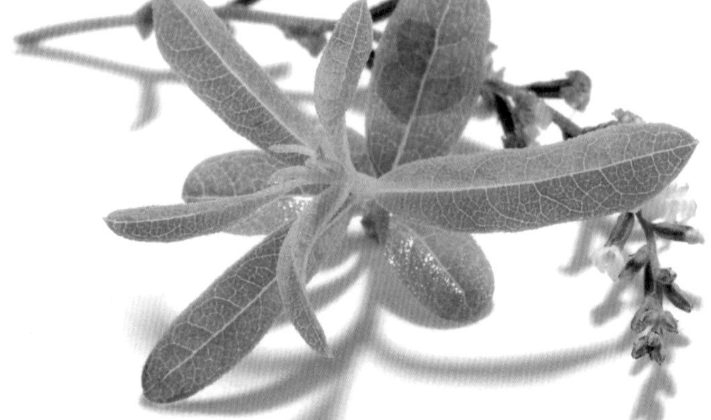

學　名｜Lippia citriodora / Aloysia citriodora

其他名稱｜露薏莎 / Louisa

香氣印象｜藍天下的帕德嫩神廟

植物科屬｜馬鞭草科過江藤屬

主要產地｜摩洛哥、埃及、智利、秘魯、哥倫比亞

萃取部位｜葉片（蒸餾）

適用部位　脾經、本我輪

核心成分

萃油率 0.58%，43 個可辨識之化合物（占 95.1%）

心靈效益｜超脫軟弱的藉口，不再依賴特定事物填補空虛

藥學屬性	適用症候
1. 强效消炎，退燒，抗神經痛，抗腫瘤	乾癬（牛皮癬），氣喘（預防發作），眼力衰退，多發性硬化症，風濕，皮膚癌
2. 强效鎮靜，强化神經	憂鬱症，失眠，焦慮，壓力，神經疲勞
3. 抗氧化，强化性腺（睪丸、卵巢），荷爾蒙作用（甲狀腺、胰腺）	冠狀動脈炎，心跳過速，心臟無力，高血壓，霍奇金氏淋巴瘤，瘧疾
4. 抗各類感染（BK 病毒），助消化，强化膽囊和胰臟脾臟、消解結石，促進代謝	克隆氏症，痢疾，膽囊炎，糖尿病，大腸桿菌型膀胱炎，結石，啤酒肚

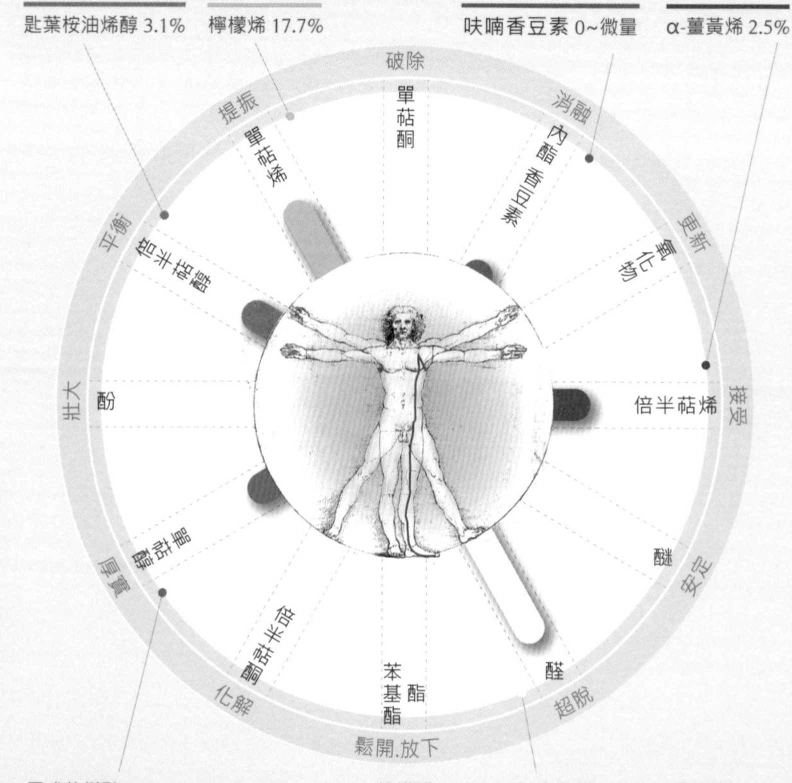

注意事項

1. 多數地區的樣品並未測出呋喃香豆素，測出者含量也極低，而且檸檬馬鞭草的原精確定沒有光敏性。但本品因昂貴而普遍出現混摻現象。
2. 歐盟和 IFRA 判定本品可能致敏而禁用於香水用品中，但植物化學專家如 Robert Young 等皆認為不足以成立。

山雞椒

Litsea

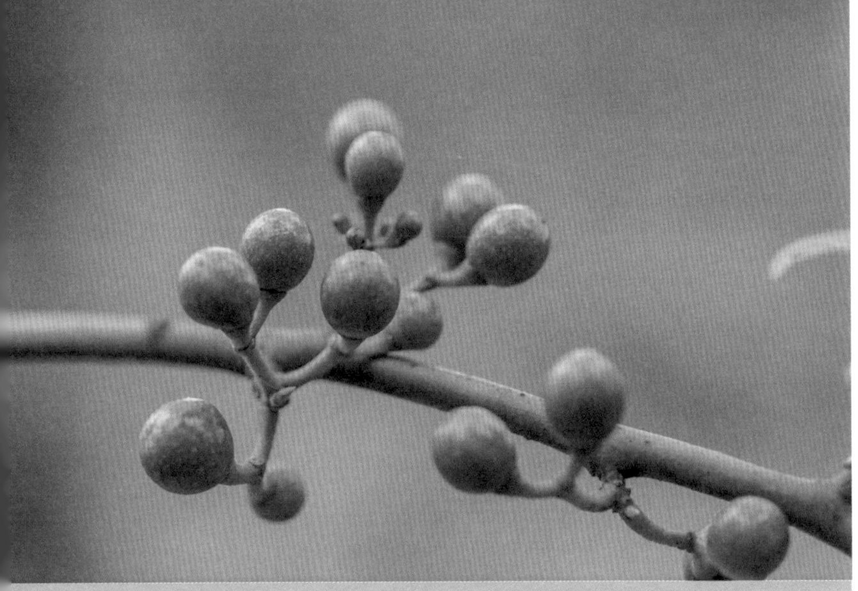

喜歡溫暖濕潤的向陽坡地，最好與其他雜木共生，稍有庇蔭，結實率才會提高。對土壤要求不嚴，根系淺，樹體早熟，兩年生就開花結果，7~8 歲是結果旺盛期。

藥學屬性	適用症候
1. 安撫，鎮靜，抗病毒	焦慮，躁鬱，失眠，沮喪，神經緊張，病毒性神經炎
2. 增加冠狀動脈流量，抗心肌缺血損傷，抗氧化，抗腫瘤	低壓缺氧，心肌梗塞，腦血栓，肺癌，胃癌，白血病
3. 抗感染，止咳平喘，抗菌，抗黴菌，殺蚊驅蚊	急性侵襲型肺麴黴病，呼吸道過敏，皮膚真菌病，穀物防蟲防霉，預防登革熱
4. 消炎，補强消化系統，開胃	十二指腸潰瘍，腸炎，消化不良，食慾不振

學　　名 | Litsea cubeba

其他名稱 | 山蒼子 / May Chang

香氣印象 | 大冠鷲在空中盤旋鳴叫

植物科屬 | 樟科木薑子屬

主要產地 | 中國、越南、台灣

萃取部位 | 果實（蒸餾）

適用部位　心經、心輪

核心成分

萃油率 5.64%，20 個可辨識之化合物（占 98.7%）

心靈效益 | 超脫論斤論兩的算式，學會盤點幸福而不是盈虧

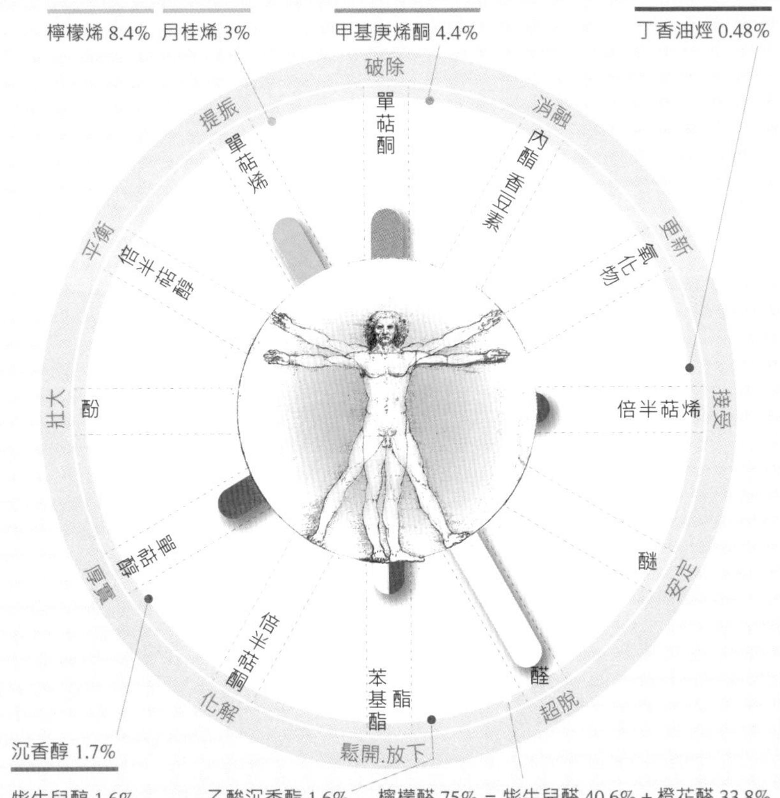

注意事項

1. 中國產的山雞椒油，實際上是包括木薑子屬中不同品種所蒸餾之精油統稱，常見的包括木薑子 L. pungens 和毛葉木薑子 L. mollis。
2. 健康皮膚的安全劑量為 0.8%。

蜂蜜香桃木
Honey Myrtle

澳洲特產，5 公尺灌木，尖長的筒狀葉形似鷹爪豆。常見於沼澤旁的沙地，或容易蓄水的低地，與澳洲茶樹在東部生長的環境類似。

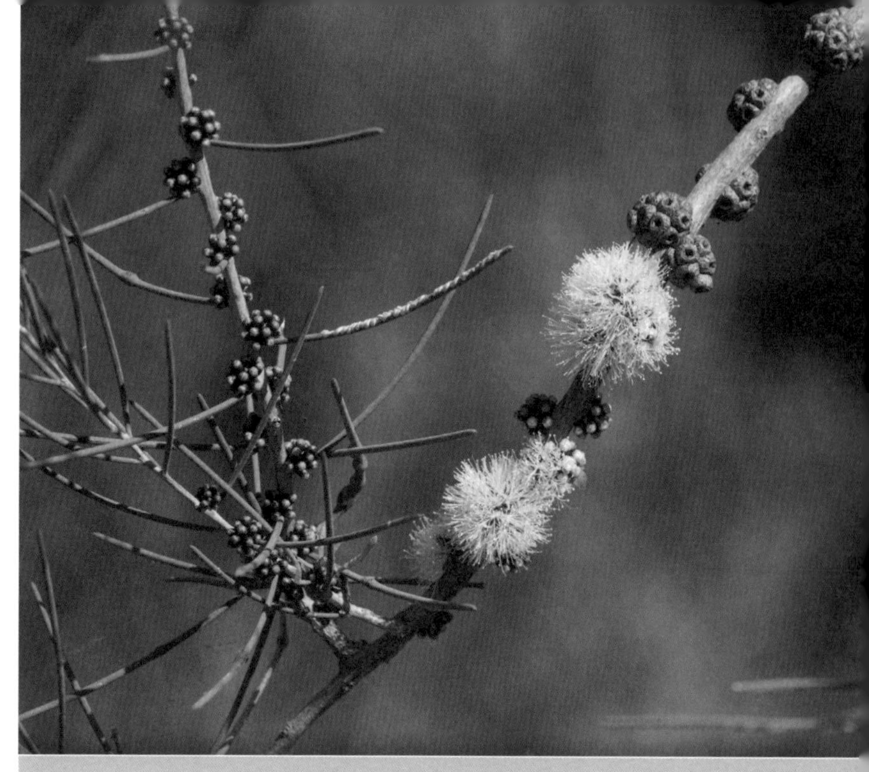

學　　名	Melaleuca teretifolia
其他名稱	檸檬白千層 / Banbar
香氣印象	與原住民乾一杯小米酒
植物科屬	桃金孃科白千層屬
主要產地	澳洲（西南）
萃取部位	葉片（蒸餾）

藥學屬性	適用症候
1. 保護神經，抗病毒	注意力渙散，記憶力減退，萬念俱灰，慢性疲勞，單純疱疹
2. 強心，抗氧化，抗腫瘤	心肌無力，乳癌
3. 抗黴菌，抗菌	陰道黴菌感染，白帶
4. 止痛，消炎	胃炎，風濕性關節炎

適用部位　心經、心輪

核心成分

萃油率 1.5%，20 個可辨識之化合物

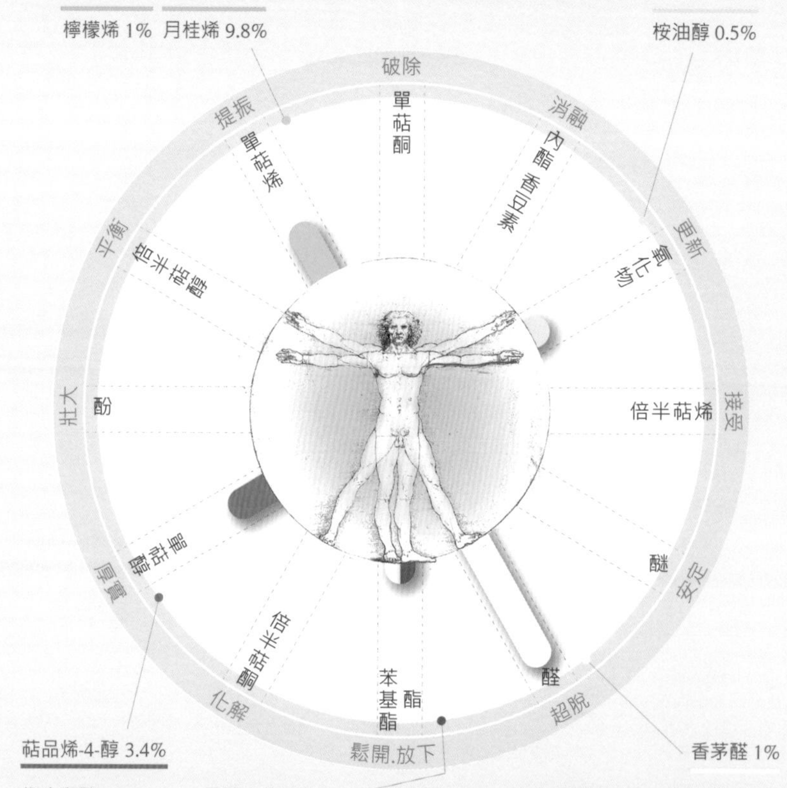

心靈效益｜超脫被害妄想，停止指控他人

注意事項

1. 白千層中含醛量最高的一個品種。
2. 另有一化學品系富含桉油醇（84%），但萃油率僅達 0.2%。

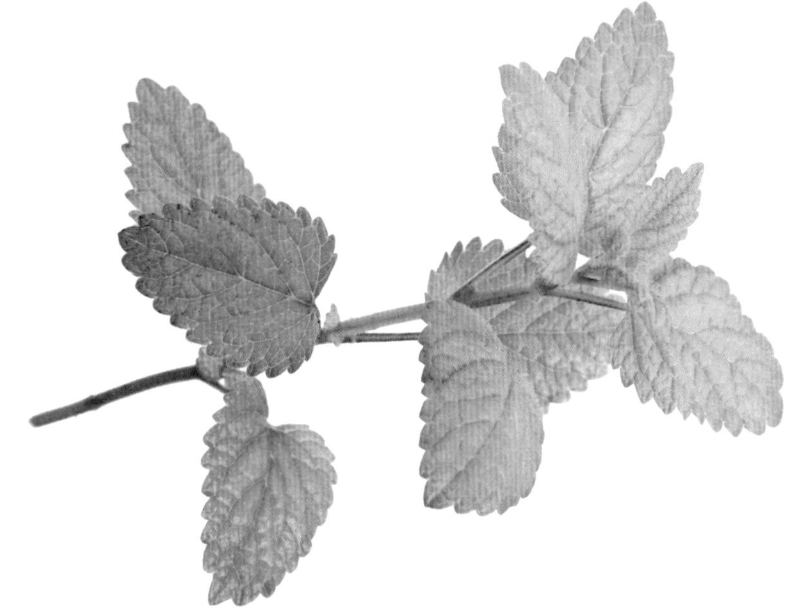

香蜂草
Melissa

能容忍乾燥貧瘠的土壤，以地下莖強勢蔓延，冬季即使凋零，春天又會萌發新芽。小白花充滿花蜜，是重要蜜源植物，屬名在希臘文中即是蜜蜂的意思。

藥學屬性	適用症候
1. 安撫，鎮靜，助眠	精神危機，歇斯底里，激動昏厥，慢性汞中毒之亢奮現象，輾轉難眠
2. 增進膽汁分泌，溶解結石，養肝	腸絞痛，反胃，害喜，膽結石，肝指數過高 GOT 與 GPT 過高
3. 强心，降血壓，保護與强化神經（利腦）	心悸，高血壓，心絞痛，老年癡呆
4. 消炎，抗病毒，抗腫瘤	唇皰疹，生殖器皰疹，乳癌，肺腺癌，大腸癌，白血病

學　　名 | Melissa officinalis
其他名稱 | 檸檬香脂草 / Lemon Balm
香氣印象 | 煉金術士的不傳之祕
植物科屬 | 唇形科香蜂草屬
主要產地 | 保加利亞、南非、法國、克羅埃西亞
萃取部位 | 開花之全株藥草（蒸餾）

適用部位　膽經、頂輪

核心成分

萃油率 0.05%（鮮葉）~ 0.14%（乾葉），18 個可辨識之化合物（占 97.07%）

β-丁香油烴氧化物 4.74%
β-丁香油烴 7.7%
大根老鸛草烯 1%
破除　單萜酮
消融　內酯 香豆素
更新　氧化物
接受　倍半萜烯
安定　醚
超脫　醛
鬆開.放下　苯基酯 酯
化解　倍半萜酮
厚實　單萜醇
壯大　酚
平衡　倍半萜醇
提振　單萜烯
沉香醇 4.79%
牻牛兒醇 4.2%
乙酸牻牛兒酯 4.62%
乙酸沉香酯 3.32%
香茅醛 4.43%
檸檬醛 43% = 牻牛兒醛 24.53% + 橙花醛 18.8%

心靈效益 | 超脫自我中心，擴大同理心，和世界共振

注意事項

1. 健康皮膚的安全劑量為 0.9%。
2. 曾被國際日用香料香精協會 IFRA 禁用（理由為刺激皮膚），2009 年因證據不充分而修改放寬禁令。

檸檬羅勒
Lemon Basil

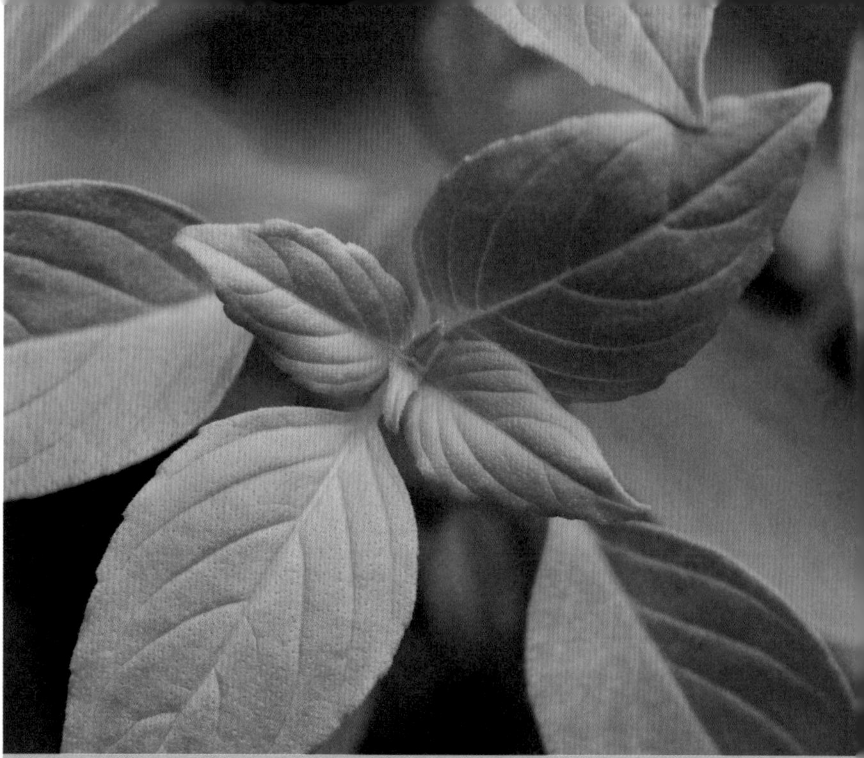

是 O. basilicum 和 O. americanum 的雜交種，適合熱帶和亞熱帶氣候。耐熱不耐乾，缺水會導致發育不良並改變精油的成分。

學　　名｜Ocimum × citriodorum
其他名稱｜蜂蜜羅勒 / Honey Basil
香氣印象｜觀音菩薩 + 聖母瑪利亞
植物科屬｜唇形科羅勒屬
主要產地｜埃及、伊朗
萃取部位｜開花之全株藥草（蒸餾）

適用部位　膽經、頂輪

核心成分

萃油率 0.2%，45 個可辨識之化合物（占 99.9%）

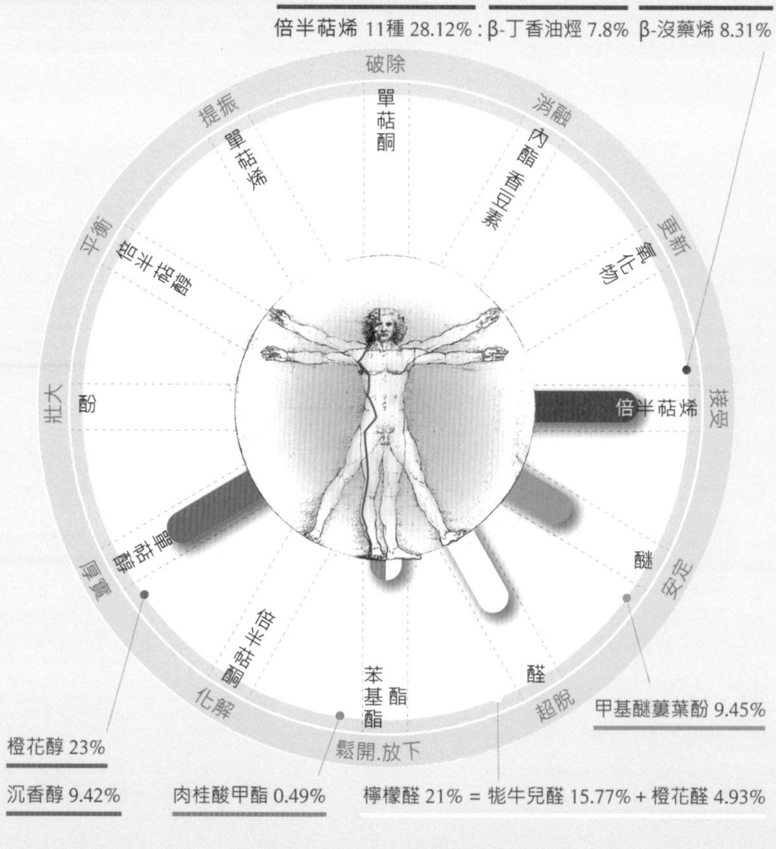

心靈效益｜超脫受壓迫的記憶，心無芥蒂地與人互動

藥學屬性	適用症候
1. 抑制酪胺酸酶	淡化膚色，毛囊炎，嬰兒尿布疹，膿痂疹，水痘
2. 抗氧化，抗腫瘤	乳癌
3. 抗菌，抗黴菌	咳嗽，潮濕地區防氣喘，陰道分泌物過多
4. 保護神經	頭痛，煩悶無聊，被害妄想

注意事項

1. 健康皮膚的安全劑量為 1.4%。

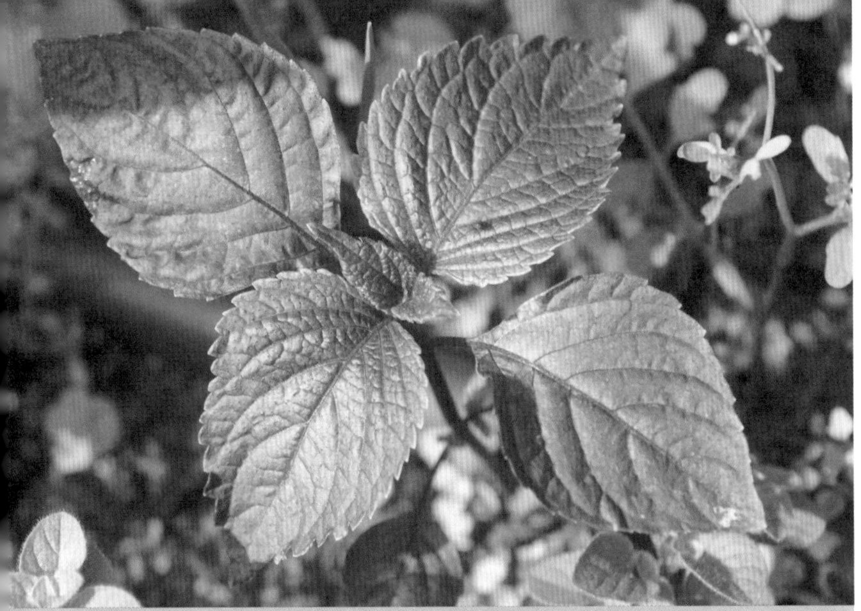

紫蘇
Perilla

原產於中國，野生分布在長江流域及其以南年降水量 1000 毫米以上地區。習慣溫暖濕潤，耐熱耐寒而不耐悶熱，對土壤無要求，唯獨喜歡氮肥 。

藥學屬性	適用症候
1. 消炎抗敏，鬆弛氣管，止咳，預防癌變和抑制腫瘤細胞轉移	氣喘，呼吸道過敏，著涼感冒，劇烈咳嗽，肺癌，乳癌，肝癌，舌癌
2. 鎮靜作用，增強學習記憶，抗衰老，抗氧化，抗沮喪	淺眠，睡不安穩，記憶力衰退，壓力症候群
3. 阻斷鈣離子通道，降血脂，抑制血小板凝集，抗血栓，減重	高血壓，心血管疾病，代謝緩慢之肥胖
4. 抗菌（金黃色葡萄球菌和大腸桿菌），抗皮膚真菌作用	妊娠嘔吐，魚蟹中毒，足癬

檸檬烯 1.15%　白蘇烯酮 0.5%　紫蘇酮 6.91%　金合歡烯 21.54%　β-丁香油烴 20.75%

破除　消融　更新　接受　安定　超脫　鬆開.放下　化解　厚實　壯大　平衡　提振

單萜酮　內酯 香豆素　氧化物　倍半萜烯　醚　醛　苯基酯 酯　倍半萜酮　單萜醇　酚　倍半萜醇　單萜烯

雙萜醇：植醇 3.64%
反式薄荷烯醇 2.49%　紫蘇醇 0.94%　紫蘇醛 40~55%　細辛腦 0.49%

學　　名 | Perilla frutescens
其他名稱 | 紅蘇 / Shiso
香氣印象 | 纏綿悱惻的大提琴演奏
植物科屬 | 唇形科紫蘇屬
主要產地 | 中國、日本、韓國
萃取部位 | 葉片（蒸餾）

適用部位　肺經、心輪

核心成分

萃油率 0.5%，87 個可辨識之化合物（占 99.38%）

心靈效益 | 超脫虐心的苦戀，瀟灑舉杯邀明月

注意事項

1. 紫蘇屬植物只有 1 個品種與 3 個變種。日本學者根據精油化學成分將紫蘇屬植物分為 6 個品系：紫蘇醛型，紫蘇酮型，香薷酮型，紫蘇烯型，類苯丙醇型，檸檬醛型。
2. 中國產的以紫蘇醛型（栽培）和紫蘇酮型（野生）最多。紫蘇醛型多為紫葉，紫蘇酮型多為綠葉（又稱白蘇）。藥用以紫蘇醛為主。

馬香科
Mint Plant

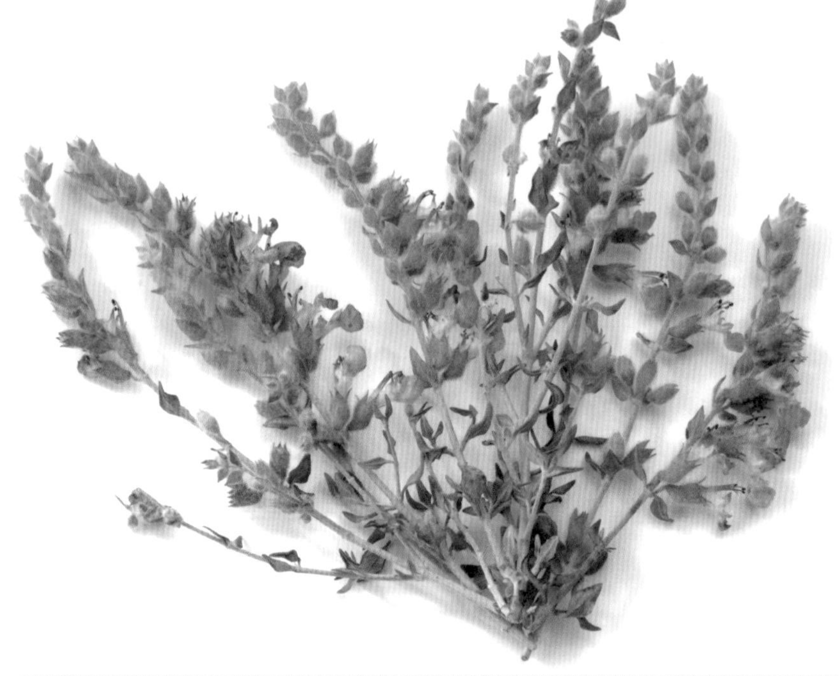

地中海西部特產，嗆辣的氣味對某些貓咪與昆蟲極具吸引力。在溫暖乾燥的開放空間能生長得很好，不能適應嚴寒。

學　　名	Teucrium marum
其他名稱	貓百里香 / Cat Thyme
香氣印象	永不放棄的地下反抗軍
植物科屬	唇形科香科科屬
主要產地	科西嘉、薩丁尼亞、西班牙
萃取部位	開花之全株藥草（蒸餾）

藥學屬性	適用症候
1. 微量可激勵補身，消解脾臟之充血，退燒，通經	精神不濟，脾腫大，發燒，月經不至
2. 健胃，驅脹氣，強化肝臟與胰臟，抗寄生蟲	食慾不振，消化遲鈍，消化困難，肝臟充血，腸道寄生蟲
3. 消炎，止痛	濕疹，痛風
4. 抗菌，抗卡他，消解黏液	鼻塞，多痰

適用部位　脾經、本我輪

核心成分

萃油率 0.016~0.027%，93 個可辨識之化合物（占 95.5%）

心靈效益｜超脫重複發生的困境，努力打開新局面

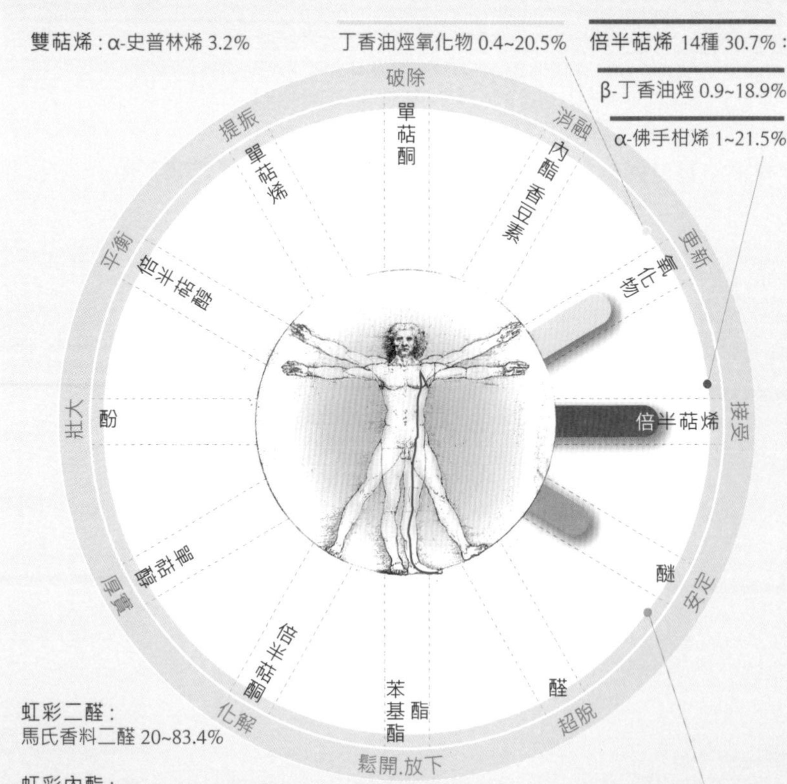

注意事項

1. 可能刺激孕婦與嬰幼兒。
2. 過量可能刺激皮膚。

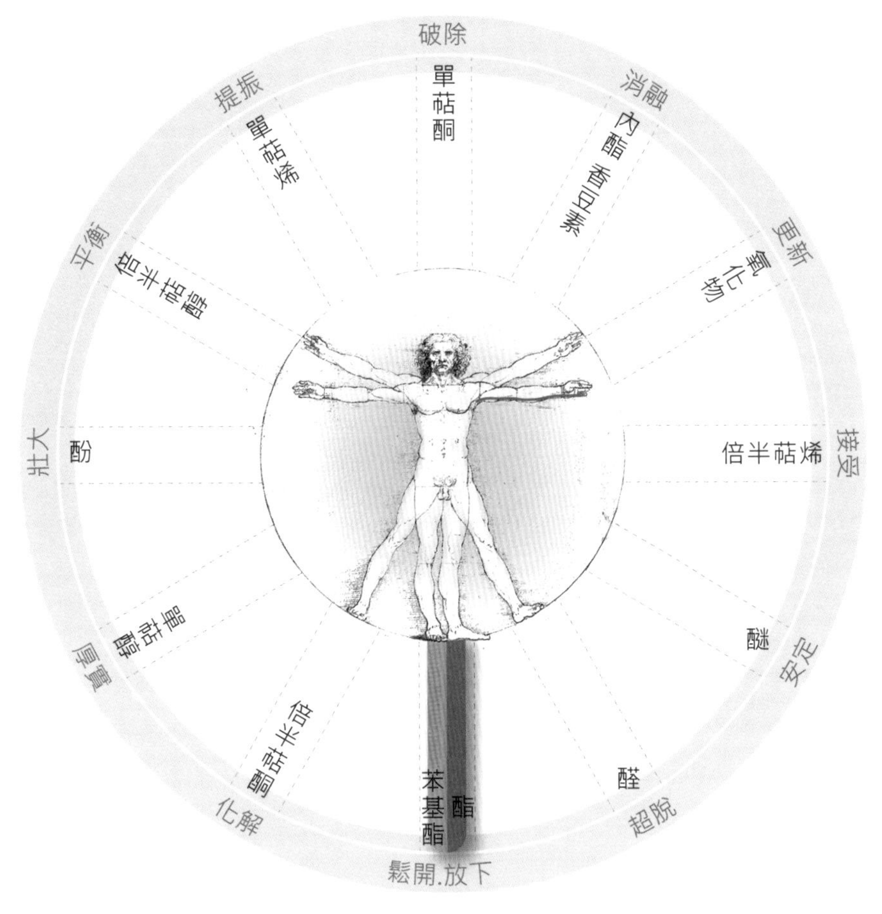

VII 1

酯類

Ester

放鬆是它的看板功能，可分為萜烯酯與苯基酯，多半氣味甜美，為休閒派芳療所愛重，也是一般人最熟悉的精油種類（如薰衣草）。用來薰香、泡澡，特別能夠紓壓。芳香酸與酯類共享抗痙攣的名聲，長於緩解各種痛感。在喪失信仰與無所適從之際，它們給心經注入力量，重新找到定錨之處，其價值遠遠超過"鳥語花香"的表面印象。

阿密茴
Khella

期待全日照，土壤必須肥沃濕潤但排水良好，蟲害少，無需特別照顧。一年生或兩年生，如雨傘般滿開的白花是切花的良好素材。

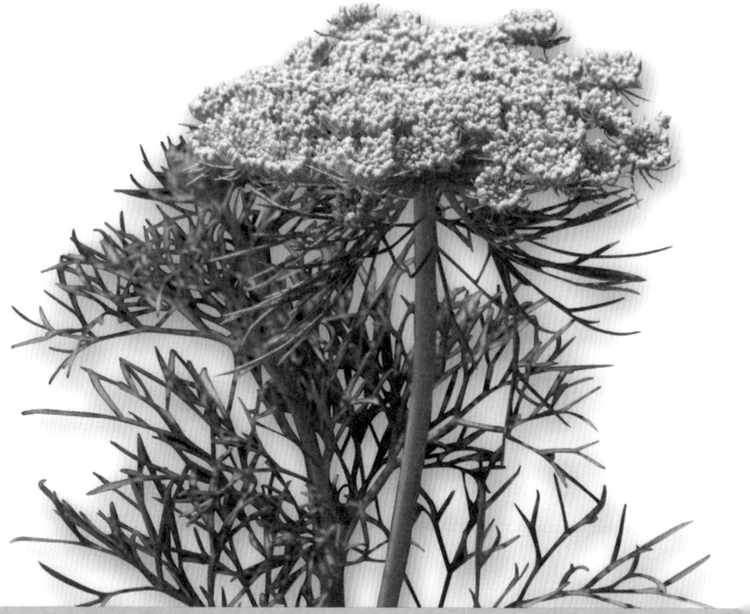

學名	Ammi visnaga
其他名稱	牙籤草 / Toothpick Weed
香氣印象	夜深人靜看金凱利的歌舞片
植物科屬	繖形科阿密茴屬
主要產地	摩洛哥、突尼西亞、土耳其
萃取部位	開花之全株藥草（蒸餾）/ 種子連同繖形花序（溶劑萃取）

適用部位　心包經、心輪

核心成分

萃油率 0.2%，41 個可辨識之化合物（占 97.9%）

心靈效益	放下著急，在塞車的街道安步當車

藥學屬性	適用症候
1. 抗痙攣（鬆弛平滑肌），舒張支氣管，舒張子宮，祛脹氣，發汗	氣喘發作，百日咳，經痛，痙攣性腸炎，肝絞痛，腎絞痛，膽結石疼痛
2. 抗凝血，舒張冠狀動脈	冠心病，動脈硬化
3. 強化皮膚黑色素功能（種子萃取）	乾癬，白癜風（種子萃取）
4. 抗菌，補身（調解壓力引發的免疫力下降）	反覆感冒

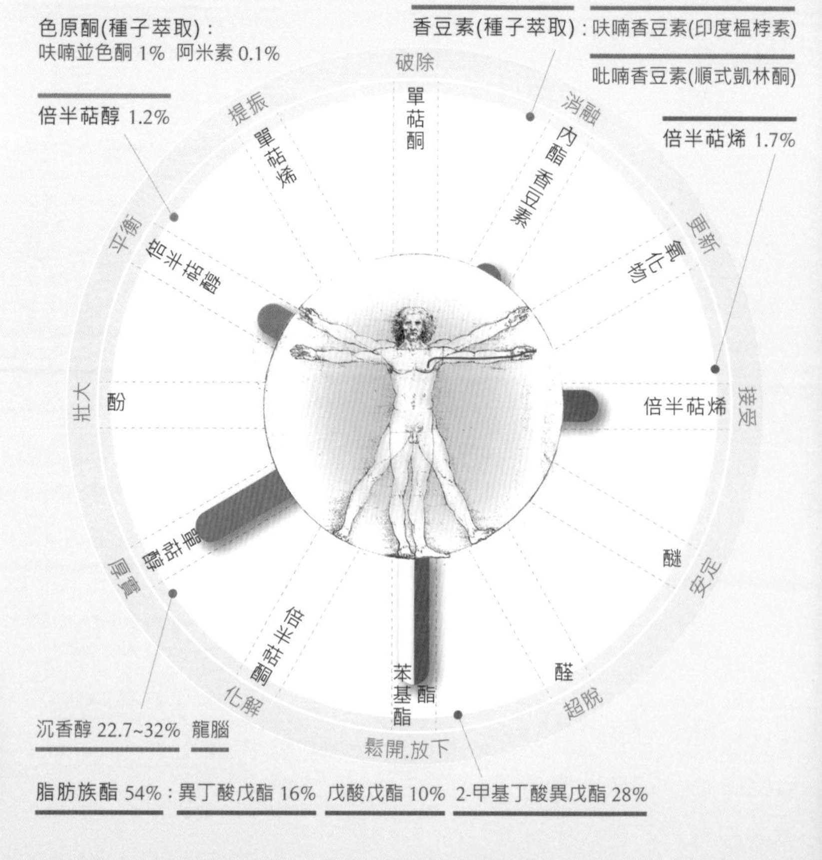

注意事項

1. 若是由種子萃取，則須留心光敏性與過敏者之次級反應。

羅馬洋甘菊
Roman Chamomile

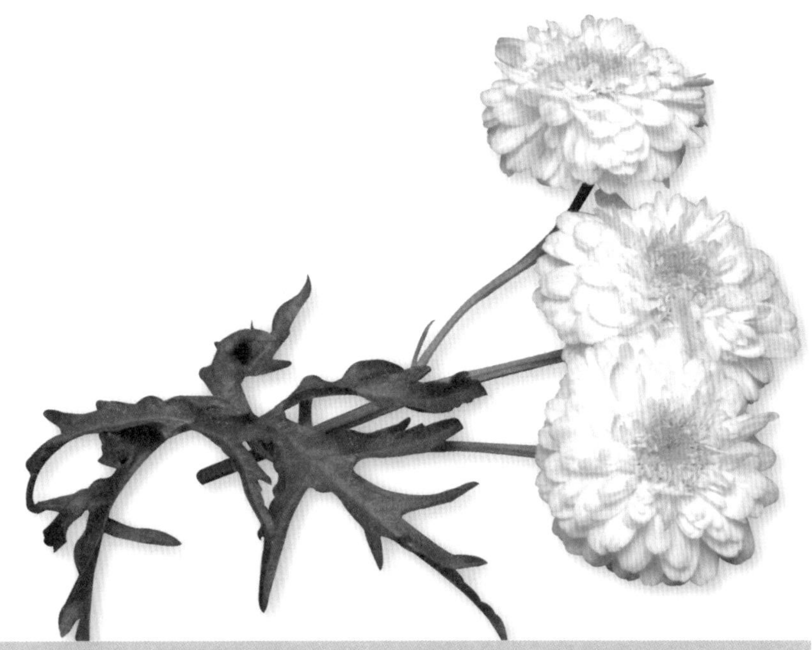

需要全日照和 pH 6.5~8.0 砂質土壤，不宜過濕。適合生長的溫度是 7~26°C。比德國洋甘菊矮小，可當草皮栽種。多施磷肥能使花多而含油量高。

藥學屬性	適用症候
1. 抗痙攣，安撫中樞神經	神經炎，神經痛，創傷後壓力症候群
2. 麻醉，減少或免除使用 BZDs 之類的鎮靜劑	外科手術前、戒除毒癮期間、癌症治療期間之疼痛管理
3. 消炎，安撫消化系統	神經性氣喘，牙齦炎，反胃，嘔吐，脹氣，胃灼熱
4. 抗寄生蟲（鉤蟲、藍氏鞭毛蟲）	腸內寄生蟲

學　　名 | Chamaemelum nobile / Anthemis nobilis

其他名稱 | 果香菊 / English Chamomile

香氣印象 | 巴黎時裝周的春季走秀

植物科屬 | 菊科春黃菊屬

主要產地 | 法國、德國、摩洛哥

萃取部位 | 花（蒸餾）

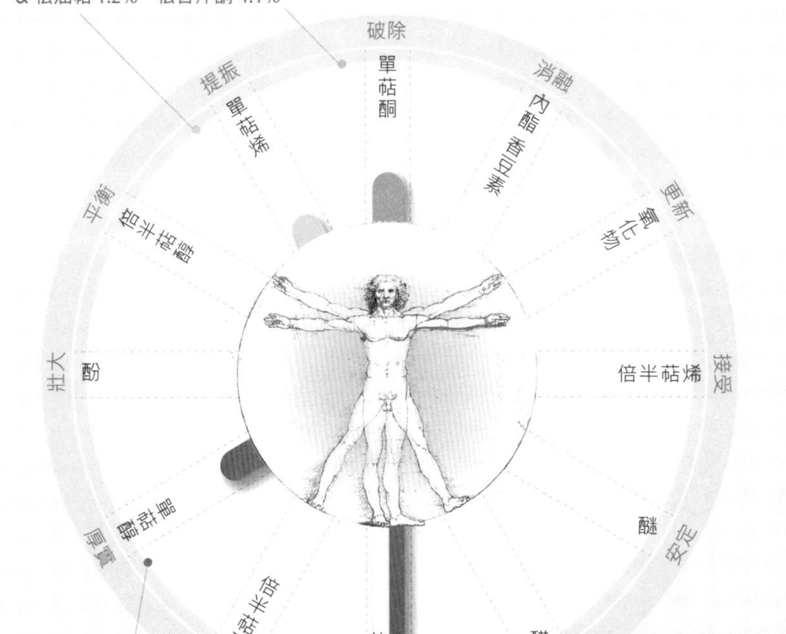

適用部位 心經、心輪

核心成分

萃油率 0.3%，31 個可辨識之化合物

心靈效益 | 放下害怕，迎接夢中所有的畫面

注意事項

1. CO_2 萃取的萃油率是 3%，可辨識之化合物多達 462 個。

墨西哥沉香

Linaloe

極怕濕，在種不出作物的貧瘠土壤反而可以恣意生長。樹身瘦長，雌雄異株。種下 4 年後開始結果，每公頃年產油 20 公斤。

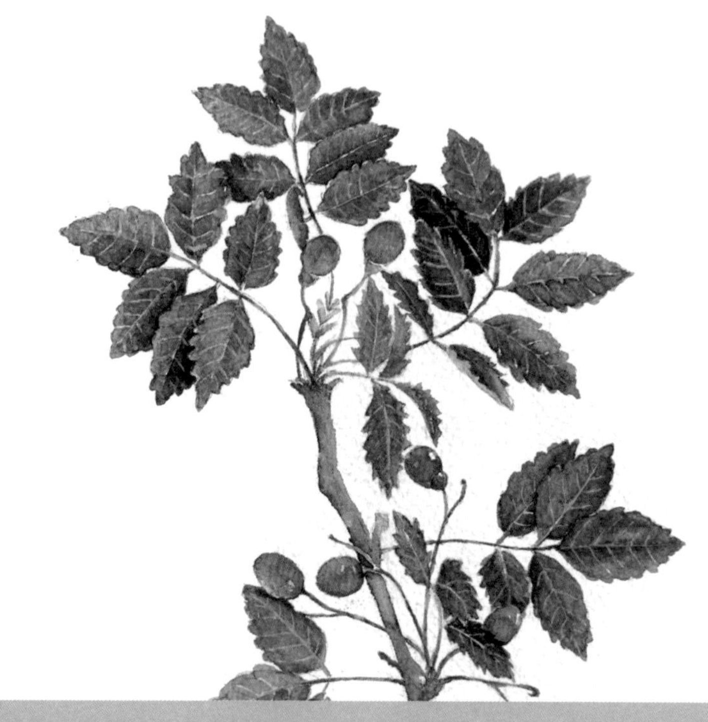

學　　名	Bursera delpechiana
其他名稱	印度薰衣草樹 / Indian Lavender Tree
香氣印象	熱帶叢林中靜靜盯著獵豹的印地安人
植物科屬	橄欖科裂欖屬
主要產地	印度、墨西哥
萃取部位	果實陰乾的外殼（蒸餾）

適用部位　心經、心輪

核心成分

萃油率 3~10%，21 個可辨識之化合物

心靈效益｜放下操控，任由生命的河流進出自己的領土

藥學屬性	適用症候
1. 平衡（安撫太陽神經叢）	負能量纏身導致之心跳過速與睡眠困擾
2. 抗痙攣	喪禮或重大意外後用以除穢
3. 消炎	遭逢打擊後恢復免疫機能
4. 抗感染	過勞引起的腸胃失調

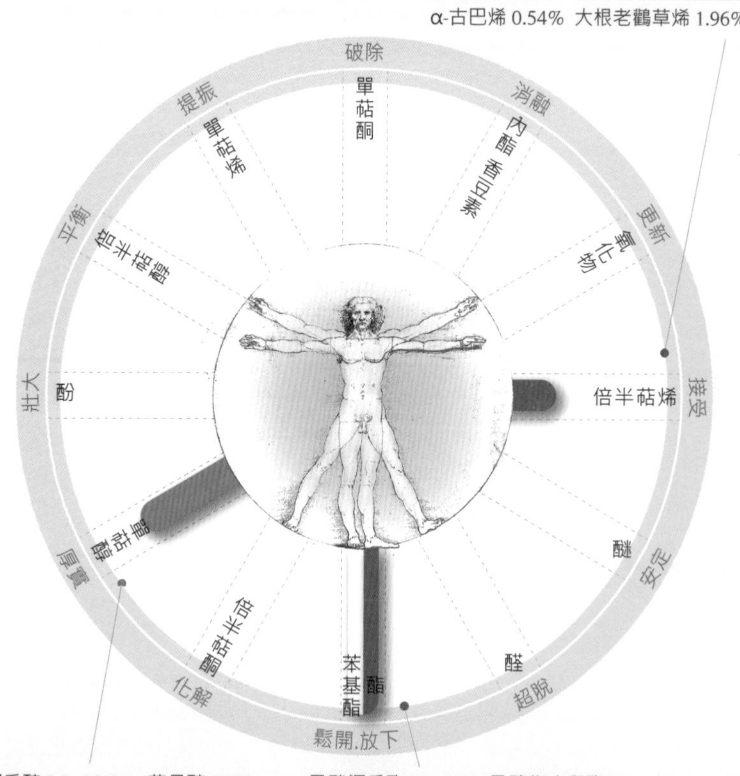

注意事項

1. 墨西哥油以沉香醇為主（70%），印度油以乙酸沉香酯為主。墨西哥油的萃取來源包含木材與果實，印度只蒸餾果實。
2. 印度的品種是於 1912 年由墨西哥引進，一般認為印度油的品質勝過墨西哥。
3. 在墨西哥，裂欖屬的諸多品種樹木與樹脂都被稱作墨西哥沉香（Bursera spp.），但香氣成分頗有差異。

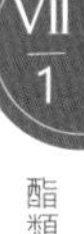

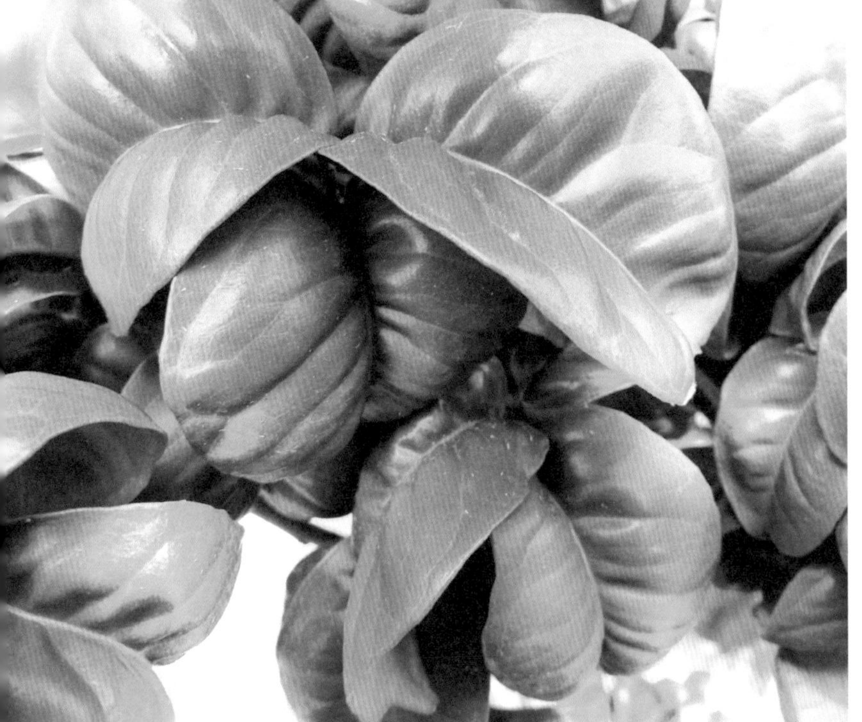

苦橙葉
Petitgrain

5 公尺左右的小樹，酸果不能入口，但葉片氣味有生物防治效用。需要全日照與中度酸性土壤，水分不能過多。

藥學屬性	適用症候
1. 平衡神經	自主神經失調，睡眠困擾
2. 抗痙攣	神經性風濕
3. 消炎，抗腫瘤	白血病，肝癌
4. 抗感染，殺葡萄球菌和肺炎桿菌，抗氧化	呼吸道感染，感染性面皰，癤，慢性肝炎

檸檬烯 1.91%　月桂烯 1.23%

倍半萜烯 <1%：β-丁香油烴　α-葎草烯　金合歡烯

破除　消融　更新　接受　安定　超脫　鬆開.放下　化解　厚實　壯大　平衡　提振

單萜酮　內酯 香豆素　氧化物　倍半萜烯　醚　醛　苯基酯　酯　倍半萜酮　單萜醇　酚　倍半萜醇　單萜烯

酯 60%：乙酸沉香酯 54.64%

單萜醇 30%：沉香醇 27.82%　α-萜品醇 2.97%

乙酸牻牛兒酯 2.75%　乙酸橙花酯 1.31%

學　　名 | Citrus aurantium bigarade

其他名稱 | 回青橙葉 / Bitter Orange Leaf

香氣印象 | 中學時期的青澀歲月

植物科屬 | 芸香科柑橘屬

主要產地 | 巴拉圭、埃及

萃取部位 | 葉片（蒸餾）

適用部位 督脈、頂輪

核心成分

萃油率 0.71%，19 個可辨識之化合物

心靈效益 | 放下行事曆，躺在草地上看藍天白雲

注意事項

1. 佛手柑葉油和苦橙葉油作用類似，但是沉香醇（34.62%）多於乙酸沉香酯（29.8%），另含有比較多的乙酸橙花酯（4.85%）、乙酸牻牛兒酯（9.44%），所以香氣甜度比苦橙葉高，安撫神經的效果更好。

佛手柑
Bergamot

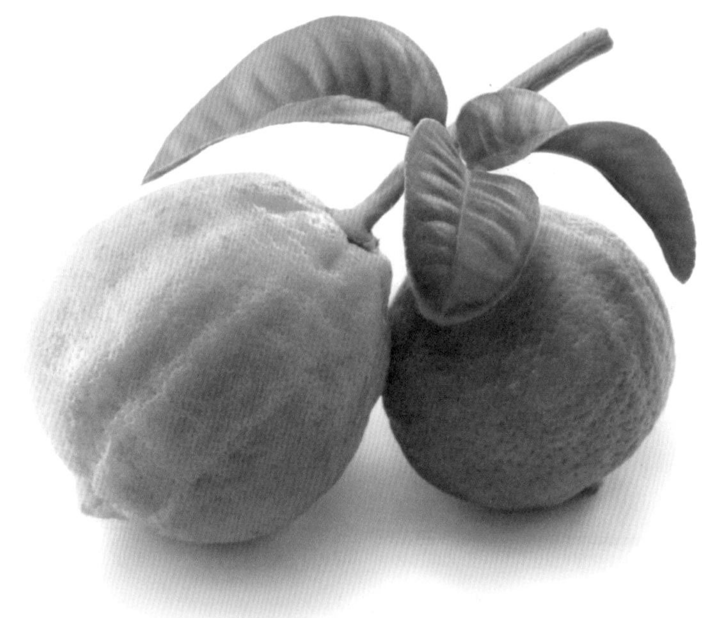

檸檬和苦橙的雜交品種，可能原生於義大利的卡拉布里亞。葉片如檸檬，結黃色圓果，冷天之外的日子都要時常給水。

學　名	Citrus bergamia
其他名稱	香柑 / Bergamot Orange
香氣印象	在西西里島跟老奶奶學做義大利麵
植物科屬	芸香科柑橘屬
主要產地	義大利（占 90%）、巴西、希臘、象牙海岸
萃取部位	果皮（冷壓）

適用部位　督脈、頂輪

核心成分

萃油率 1.8%，28 個可辨識之化合物

心靈效益｜放下計較，轉身去做讓自己開心的事

藥學屬性	適用症候
1. 抗感染，抗菌，消炎	上呼吸道與生殖泌尿道感染，痔瘡，搔癢，傷口，脂漏性皮膚炎
2. 鎮靜，抗痙攣，保護神經	情緒激動，失眠，多汗，長期壓力，心律不整
3. 健胃，抑制癌細胞增生	結腸積氣，食慾不振，腹脹，腸痙攣，神經母細胞瘤
4. 驅蚊，驅蟲	瘧疾，寄生蟲疾病

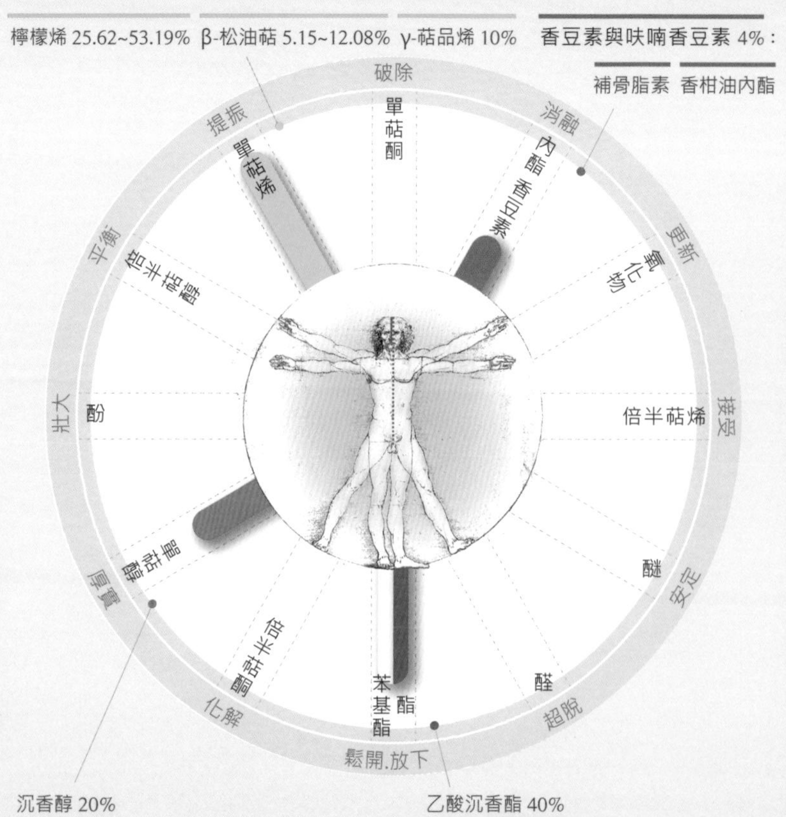

注意事項

1. 冷壓油有光敏性，先壓榨再分餾油則不具光敏性（標示為 FCF）。
2. 產季前段榨出的油色是綠的，產季後段榨出的油則轉為黃棕色。
3. 真正的佛手柑是柑橘屬枸櫞的變種，精油中的佛手柑其實應叫香柑。

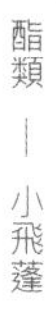

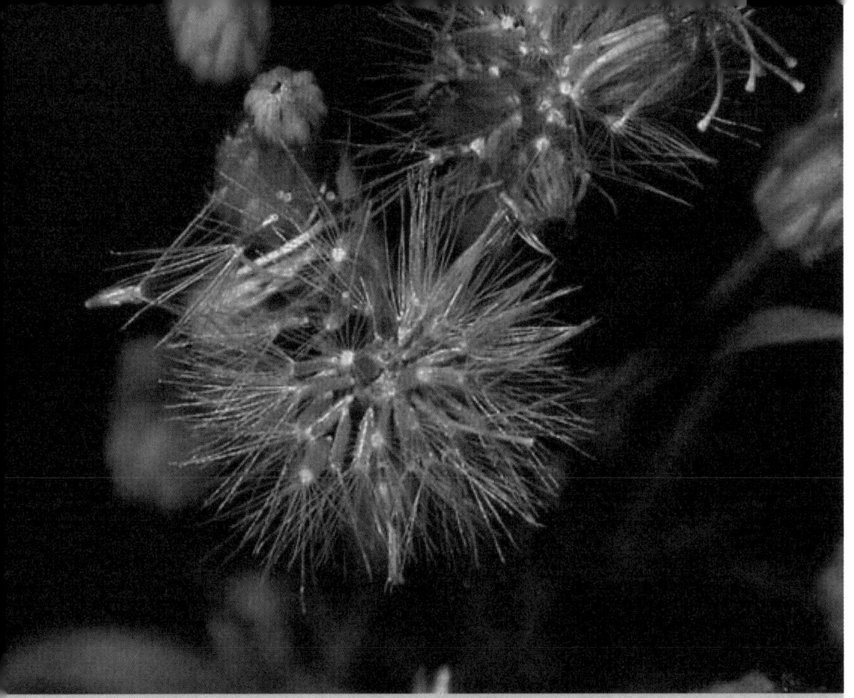

小飛蓬
Erigeron

原生於北美洲，現在遍布全世界。最喜歡粗乾的土壤，能適應各種氣候。對作物有侵擾性（占去生長空間），但也是環保指標（可吸附重金屬，如鎘和鉻）。

藥學屬性	適用症候
1. 荷爾蒙作用	性晚熟
2. 舒張動脈，抗痙攣	冠狀動脈炎，跌打損傷，風濕骨痛
3. 提高肝臟與胰臟之功能、改善腎的微循環	痢疾，腸炎，肝炎，膽囊炎
4. 黑色素細胞之色素脫失作用，消炎	曬黑之膚色，斑點，瘡癤，外傷出血，牛皮癬

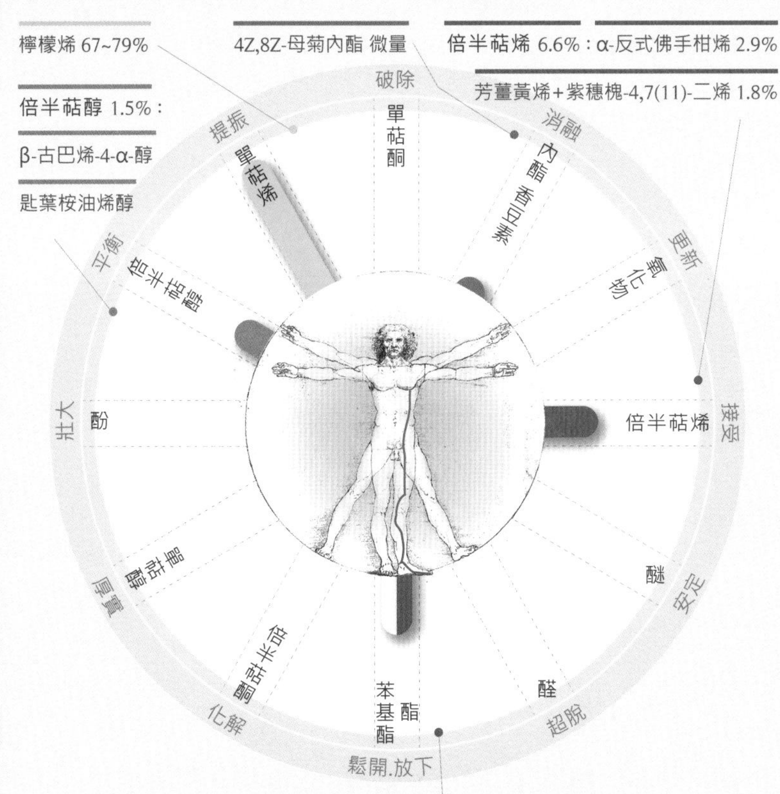

學　　名｜Conyza canadensis

其他名稱｜加拿大飛蓬 / Canadian Fleabane

香氣印象｜嘴裡叼著稻草的野孩子爬樹

植物科屬｜菊科假蓬屬

主要產地｜加拿大

萃取部位｜開花之全株藥草（蒸餾）

適用部位 肝經、本我輪

核心成分

萃油率 0.72%，34 個可辨識之化合物（占 98%）

心靈效益｜放下舊模式，跟上新世代

注意事項

1. 根部所含的母菊酯可達 88%。整株萃取若加入根部，母菊酯的比例會大幅提高。母菊酯有淡斑的作用。
2. 本屬植物和飛蓬屬（Erigeron）極為相似，所以俗名時常混用。
3. 同屬的另一品種美洲飛蓬 Conyza bonariensis，精油含有更多的酯與內酯（但不含母菊酯），抗黴菌與抗腫瘤作用更顯著。而小飛蓬抗肝癌主要是利用總黃酮。

岬角甘菊
Cape Chamomile

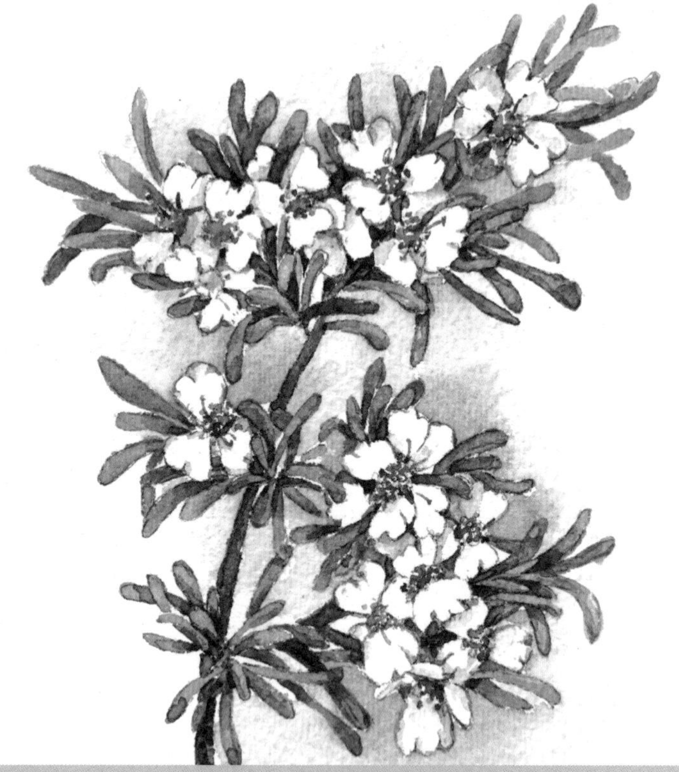

原生於南非自由省龍山東北坡。商業生產於好望角東部，人工栽培困難。習慣乾熱與沙礫的環境，硬葉充滿油點，密生的白花結子前會變得毛茸茸。

學　　名｜Eriocephalus punctulatus

其他名稱｜非洲洋甘菊 / Kapok Bos

香氣印象｜光腳在石子路上快樂奔跑的孩子

植物科屬｜菊科雪灌木屬

主要產地｜南非

萃取部位｜開花之整株藥草（蒸餾）

適用部位　督脈、頂輪

核心成分

萃油率 0.2%，123 個可辨識之化合物（占 94.4%）

心靈效益｜放下磨難，在新天地開墾幸福的未來

藥學屬性	適用症候
1. 强力抗痙攣	焦慮，壓力，驚嚇，沮喪
2. 消炎，抗菌	劇烈咳嗽，腹瀉不止
3. 止痛，發汗，利尿	糖尿病（輔藥）
4. 鎮靜	疾病與災厄過後淨化空間

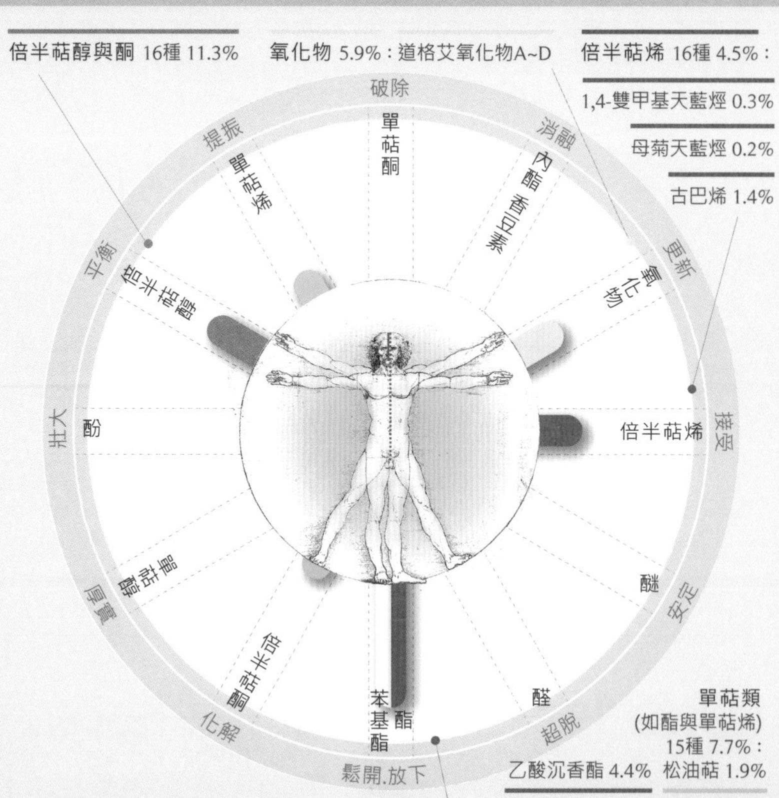

注意事項

1. 2011 年的一項化學分類研究指出，市面上的岬角甘菊精油其實是來自成分作用相似的另一品種 E. tenuifolius。
2. 另一時常混淆的品種岬角雪灌木 Eriocephalus africanus，又名“野迷迭香”，精油成分以單萜酮的艾蒿酮為主（50%）。

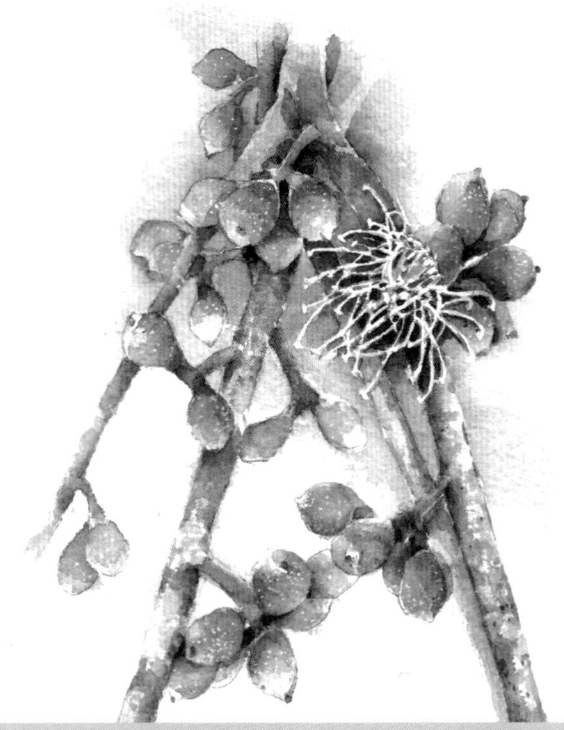

玫瑰尤加利
Paddys River Box

喜歡潮濕的黏土，接近溪流與沖積平原。高 40 公尺的堅實大樹，若生在高地草原則常常獨自佇立。

藥學屬性	適用症候
1. 消炎止痛	子宮肌瘤，子宮脱垂
2. 抗腫瘤（桉葉醇抑制腫瘤的血管新生與細胞增生，牻牛兒醇也抑制增生）	肝癌、子宮癌之防治
3. 抗氧化	毛囊炎，痤瘡
4. 抗白色念珠菌	念珠菌引起之陰道搔癢

學　　名	Eucalyptus macarthurii
其他名稱	毛皮桉 / Camden Woollybutt
香氣印象	夏日夕陽下微溫的沙灘
植物科屬	桃金孃科桉屬
主要產地	澳洲、南非
萃取部位	葉片或樹皮（蒸餾）

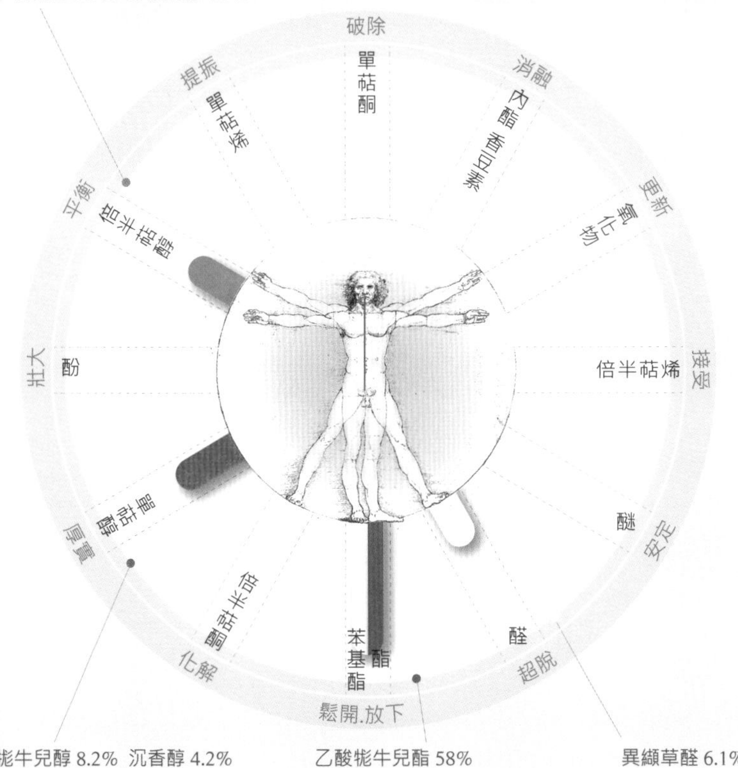

適用部位　任脈、性輪

核心成分

萃油率 0.69%，18 個可辨識之化合物

心靈效益 | 放下對伴侶的依賴，學習溫柔自主

注意事項

1. 在原產地澳洲分布不廣，被列入需要保護的樹種。
2. 過去曾用來萃取乙酸牻牛兒酯供香水業使用。

黃葵
Ambrette Seed

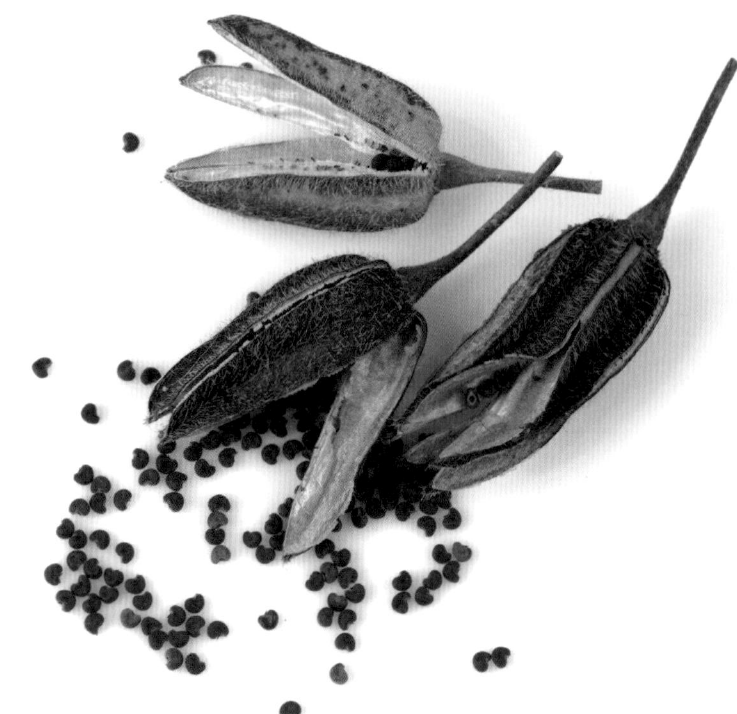

主要分布於熱帶亞洲，非洲和澳洲北部，高可達 2 公尺。需要濕潤的土壤與充足的養分，無法在樹蔭下生長。

學　　名	Hibiscus abelmoschus / Abelmoschus moschatus
其他名稱	麝香錦葵 / Musk Mallow
香氣印象	畫著煙燻妝的嫵媚女子
植物科屬	錦葵科秋葵屬
主要產地	印度
萃取部位	種子（蒸餾）

適用部位　心經、心輪

核心成分

萃油率 0.33%，35 個可辨識之化合物

心靈效益 | 放下仇恨，找到愛這個世界的理由

藥學屬性	適用症候
1. 抗痙攣，利神經	減緩抗藥性癌細胞引發之不適，安寧療護
2. 補身，催情	缺乏性吸引力
3. 強心，健胃，利尿	情傷導致之憔悴無力
4. 激勵頭皮毛乳頭細胞生長，除臭	生髮，除口臭，聲音沙啞

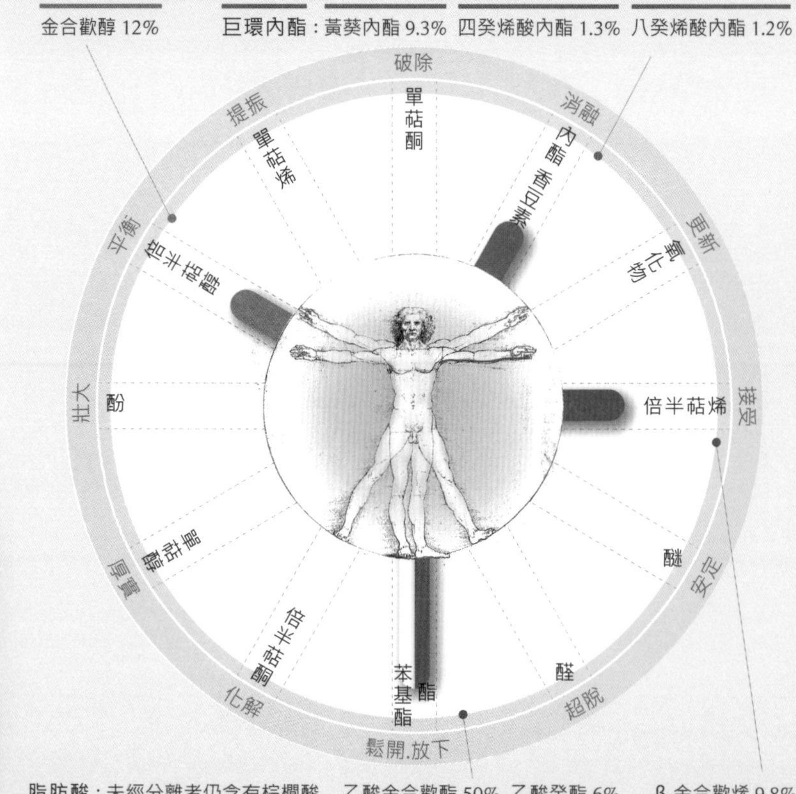

注意事項

1. 過去被歸在木槿屬（Hibiscus）之下，現在獨立為秋葵屬（Abelmoschus）。
2. 溶劑萃取的原精，則是以金合歡醇（33.49%）和黃葵內酯（8.84%）為主要成分。黃葵內酯是黃葵精油特色麝香氣味的來源。

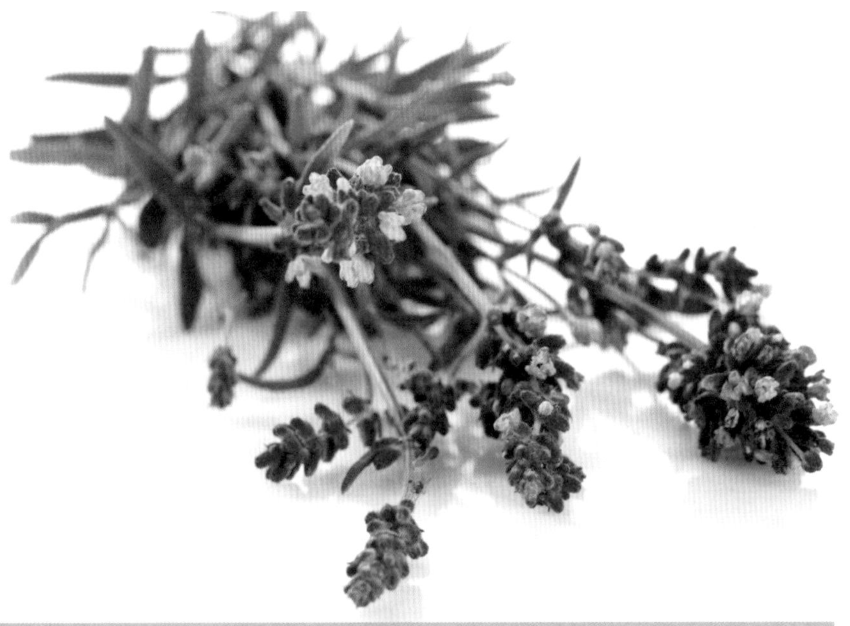

真正薰衣草
True Lavender

原生於地中海區，能耐低溫，喜歡鹼土（石灰岩），需水量少。海拔高度愈高愈甜（例如 800 公尺），栽種 12 年後會從地面強剪以利再生。

藥學屬性	適用症候
1. 強力抗痙攣，鎮靜，安撫，放鬆肌肉，降血壓	抽筋，神經緊張（太陽神經叢痙攣），失眠，睡眠困擾，躁鬱症
2. 消炎，止痛，促進傷口癒合	感染性皮膚炎，過敏，傷疤，靜脈潰瘍，燙傷，發癢
3. 抗金黃葡萄球菌，抗黴菌，驅蠹蟲（螟蛾科）	白色念珠菌感染，陳年衣櫃書櫃之蠹蟲
4. 補身，強心，抗凝血，促血液流動	胃灼熱，心跳過速，靜脈炎，血栓

學　　名	Lavandula angustifolia / L. vera / L. officinalis
其他名稱	英國薰衣草 / English Lavender
香氣印象	翻開畢業紀念冊，追憶逝水年華
植物科屬	唇形科薰衣草屬
主要產地	法國、保加利亞、喀什米爾、塔斯馬尼亞
萃取部位	開花之整株藥草（蒸餾）

單萜烯 5%：羅勒烯(占最多)　樟腦 <4%　香豆素 0.25%　桉油醇 2.3%

破除　單萜酮
消融　內酯 香豆素
更新　氧化物
接受　倍半萜烯
安定　醚
超脫　醛
鬆開.放下　苯基酯 酯
化解　倍半萜酮
厚實　單萜醇
壯大　酚
平衡　倍半萜醇
提振　單萜烯

沉香醇 32~42%　萜品烯-4-醇 0.1~13.5%　倍半萜酮 2%　乙酸沉香酯 42~52%　醛 2%　倍半萜烯 3%

適用部位　心經、心輪

核心成分

萃油率 0.5%（鮮花）~ 4.75%（乾花），300 個化合物（29 個可辨識）

心靈效益 | 放下高標，以無條件的愛浸潤滋養

注意事項

1. 同一品種在不同產地生長，成分會出現很大差異。主要判準是乙酸沉香酯與沉香醇的比例多寡。
2. 栽培種眾多，比如 Maillette 與 Matheronne 是過去出名的品種，Hemus 則是新興的優勢品種（產量大，氣味甜）。

醒目薰衣草
Lavandin

寬葉薰衣草與窄葉薰衣草的雜交品種，開花時間在三者之間最晚。高大的三叉枝型和艷紫花色為特徵，只要有向陽面和好的排水就能生長。

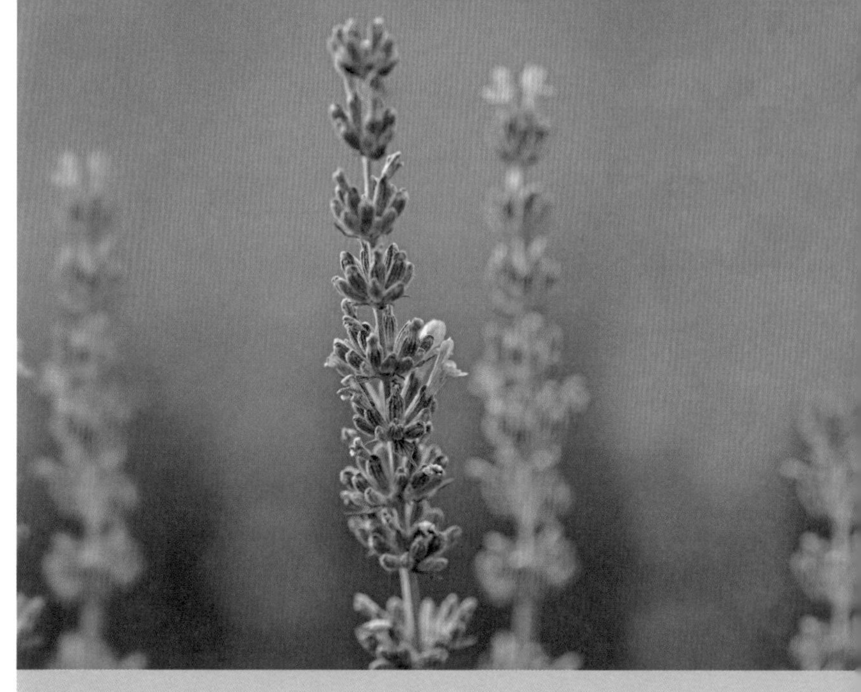

學　　名	Lavandula × intermedia
其他名稱	雜交薰衣草 / Hybrid Lavender
香氣印象	在自家陽台啜飲花草茶
植物科屬	唇形科薰衣草屬
主要產地	法國、克羅埃西亞、英國、俄羅斯
萃取部位	開花之整株藥草（蒸餾）

適用部位　三焦經、喉輪

核心成分

萃油率 1.49%（鮮花）~ 7.75%（乾花），53 個可辨識之化合物（占 98.26%）

心靈效益 | 放下遺憾，珍惜現有的幸福

藥學屬性	適用症候
1. 抗痙攣，放鬆肌肉，降血壓	坐骨神經痛，慢性運動傷害，心情煩亂
2. 消炎，分解黏液，促進傷口癒合	鼻咽炎，支氣管炎，擦傷刀傷
3. 抗金黃葡萄球菌，抗黴菌，驅蟲	消化道感染，室內淨化
4. 補身，強心，促血液流動	缺乏運動而心臟無力，疲勞過度而精神渙散

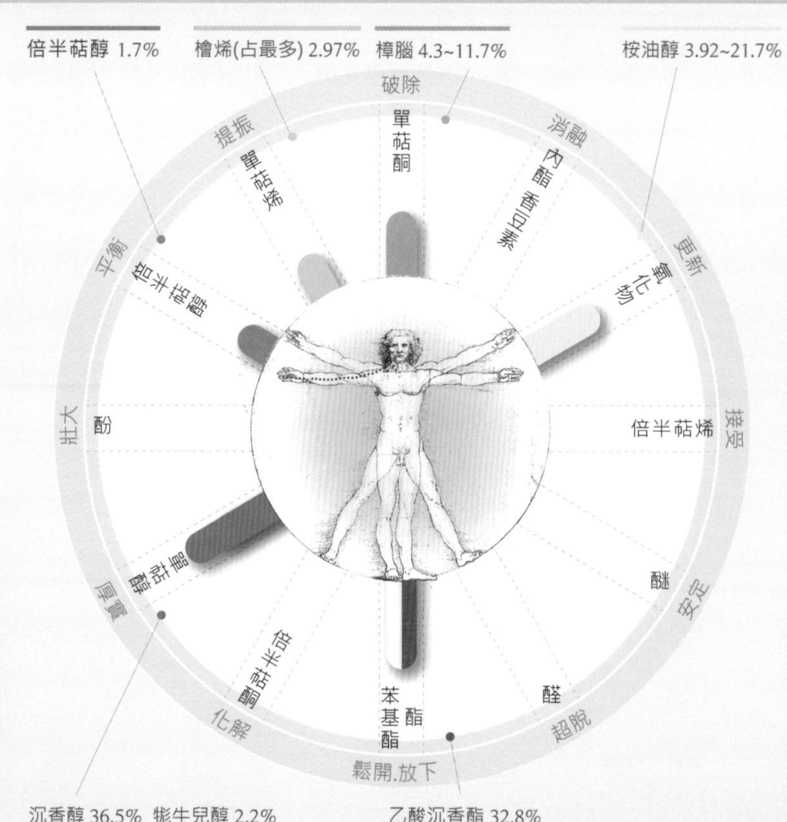

注意事項

1. 同一產區的醒目薰衣草比真正薰衣草含有更多桉油醇和樟腦，有些甜度（酯類）直逼真正薰衣草，可能會讓一般人感覺氣味更鮮明。
2. 栽培種極多，Grosso 屬於沐浴肥皂等級，Abrial 富於小清新，超級甜醒目則是替身等級（氣味最接近真正薰衣草）。

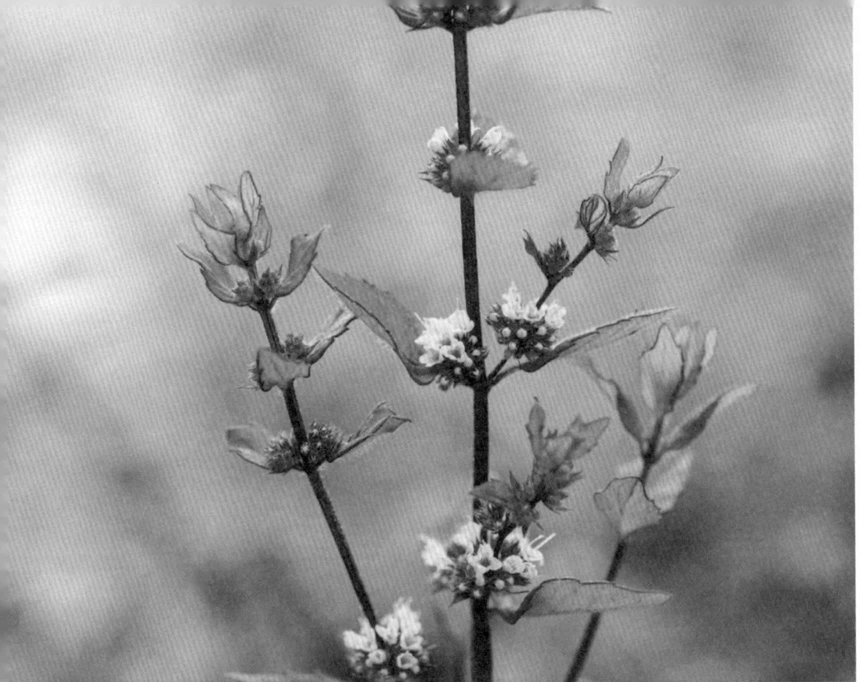

檸檬薄荷
Bergamot Mint

喜歡林地中近水處，易於生長，只要土壤不要過乾。若要香氣強，則需全日照。種在高麗菜與番茄之間可以避免蟲害。

藥學屬性	適用症候
1. 補身，補强卵巢，强化男性性機能（作用於骶神經叢）	卵巢功能不良，男性性機能衰弱
2. 平衡神經（作用於延髓和自主神經系統），抗痙攣	神經疲勞，心跳過速
3. 抗感染，抗寄生蟲（蛔蟲、阿米巴原蟲），激勵腺體（肝與胰）	腸內寄生蟲，呑氣症，痙攣性腸炎，肝胰功能不佳
4. 消炎，抗氧化，抗腫瘤	膀胱炎，肝癌，子宮頸癌

學　　名｜Mentha citrata

其他名稱｜柑橘薄荷 / Orange Mint

香氣印象｜髮型設計師拿鏡子讓自己看剪好的樣子

植物科屬｜唇形科薄荷屬

主要產地｜印度、阿根廷、法國

萃取部位｜開花之整株藥草（蒸餾）

適用部位 腎經、性輪

核心成分

萃油率 1.1%，28 個可辨識之化合物（占 92.8%）

倍半萜醇 <1%　單萜烯 <1%　桉油醇 2.3%　順式與反式沉香醇氧化物 1.2 & 1.3%

破除　單萜酮
消融　內酯 香豆素
更新　氧化物
接受　倍半萜烯
安定　醚
超脫　醛
鬆開.放下　苯基酯 酯
化解　倍半萜酮
厚實　單萜醇
壯大　酚
平衡　倍半萜醇
提振　單萜烯

沉香醇 23.8~35.4%　α-萜品醇 1~2.8%　乙酸沉香酯48.7~60.9%　乙酸牻牛兒酯 0.7~1.8%

心靈效益｜放下柴米油鹽，給自己一個俐落的造型

注意事項

1. 其實是水薄荷 Mentha aquatica 的一個栽培種。
2. 短期疲勞可以用來提神，遇到長期疲勞則可發揮補眠的效果。

含笑

Dwarf Chempaka

原生於中國南方，喜歡溫暖潮濕、微酸壤土，不耐乾燥瘠薄，但也怕積水。見於雜木林，溪谷沿岸尤其茂盛，性喜半陰，忌強烈陽光直射。

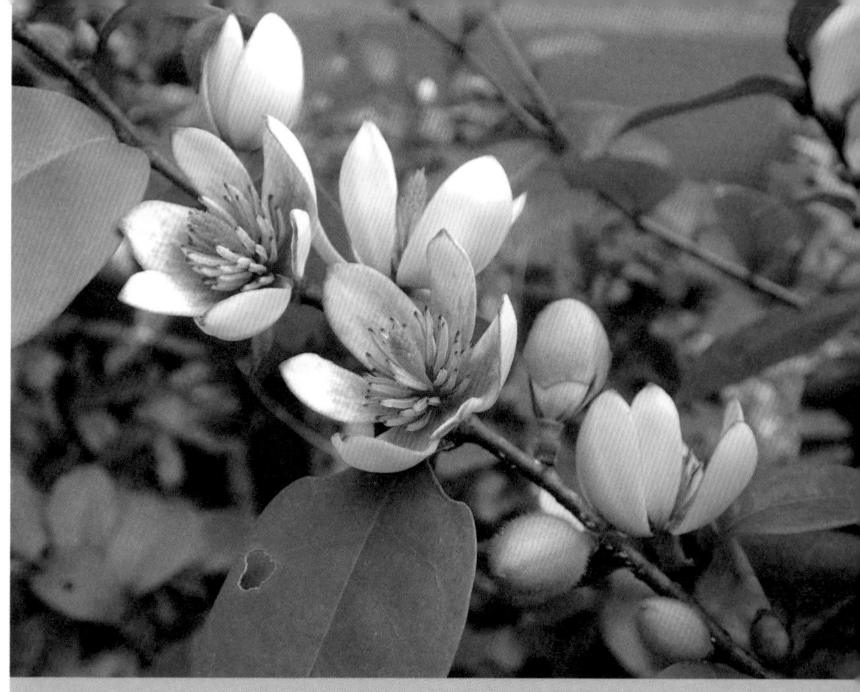

學　　名｜Michelia figo / Magnolia figo

其他名稱｜香蕉花 / Banana Shrub

香氣印象｜19 世紀初追求獨立的貴族女孩

植物科屬｜木蘭科含笑屬

主要產地｜中國

萃取部位｜花（蒸餾）

藥學屬性	適用症候
1. 去淤生新	面皰坑洞，陳年傷疤，整形手術後之修復
2. 活血止痛	月經不調，經痛，胸脇間隱隱作痛
3. 安定神經	工作狂，埋首備考，家務繁重，心力交瘁
4. 降低腫瘤細胞有絲分裂能力，誘發腫瘤細胞凋亡，抑制腫瘤細胞的生長	喉癌，大腸癌

適用部位　肺經、心輪

核心成分

萃油率 0.08~0.17%，31 個可辨識之化合物（占 93~96%）

心靈效益｜放下擋箭牌，給自己的情感解嚴

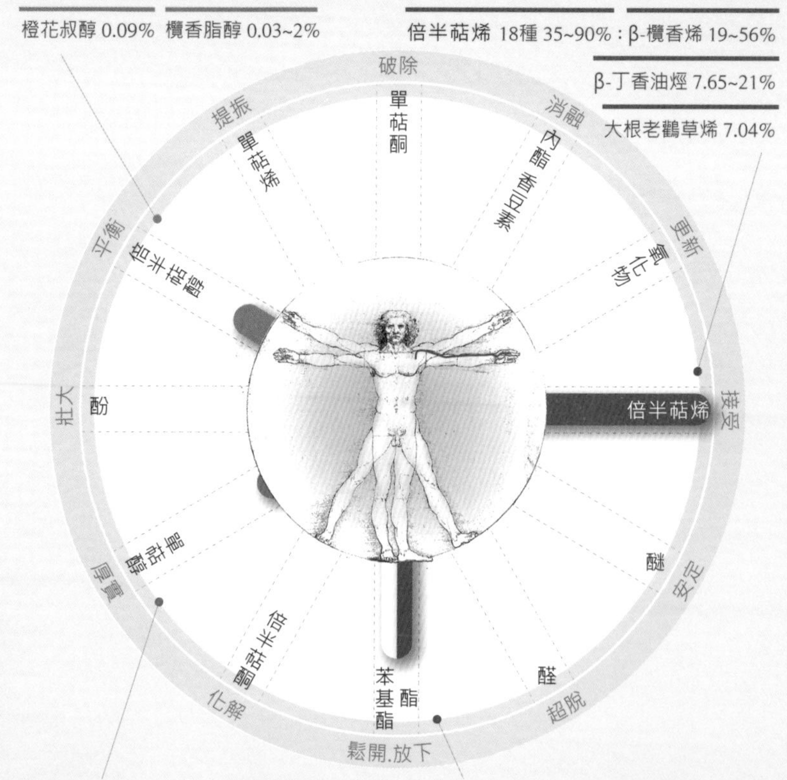

注意事項

1. 溶劑萃取的原精和蒸餾的精油組成差距不大，只是比例不同。但鮮花的頂空分析顯示酯類最多，而蔬果香的乙酸異丁酯占比最高（81.9%）。

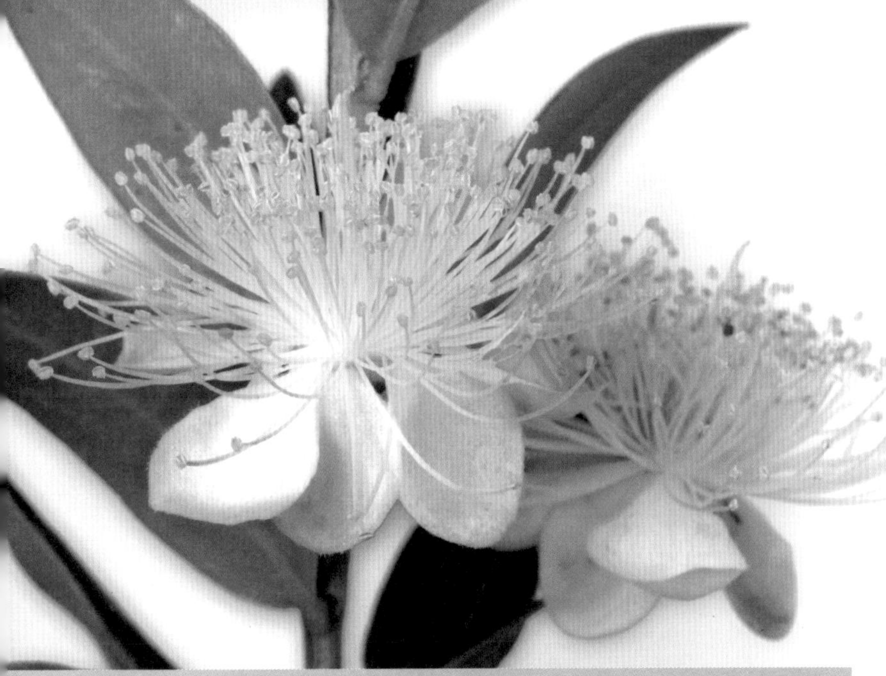

紅香桃木

Red Myrtle

需要無死角的全日照，但過於乾熱的空氣會使葉片凋萎。冬季若有 7°C的冷卻期將生長得更好，不能忍受潮濕的土壤。

藥學屬性	適用症候
1. 抗菌，抗念珠菌，抗病毒（α-丁香油烴的作用），殺蚊蟲	牙齒的根管治療，呼吸道與泌尿道的感染，停留於環境汙染嚴重地區
2. 抗痙攣	緊張時的腸胃不適，過度疲勞引起的經期不適
3. 降血糖，疏通靜脈與淋巴	四體不勤的生活形態導致的貪嗜甜食、水腫、靜脈曲張
4. 消炎，抗氧化	皮膚鬆垮

學　　名｜Myrtus communis, CT Myrtenyl acetate

其他名稱｜摩洛哥香桃木 / Moroccan Myrtle

香氣印象｜在秋風中飄飛的粉紅絲巾

植物科屬｜桃金孃科香桃木屬

主要產地｜摩洛哥、葡萄牙、阿爾巴尼亞、希臘

萃取部位｜連枝帶葉（蒸餾）

適用部位 三焦經、喉輪

核心成分

萃油率 0.74%，35 個可辨識之化合物

心靈效益｜放下評分表，笑看成敗

α-松油萜 10~21.5%
1,8-桉油醇 40%
破除
單萜酮
消融
內酯 香豆素
更新
氧化物
接受
倍半萜烯
安定
醚
超脫
醛
鬆開.放下
苯基酯 酯
化解
倍半萜酮
厚實
單萜醇
壯大
酚
平衡
倍半萜醇
提振
單萜烯
沉香醇 6.2%
乙酸桃金孃酯 25%

注意事項

1. 地中海地區的香桃木分兩類化學品系（CT），以乙酸桃金孃酯之有無來區別。
2. 即使是相同化學品系的香桃木，也會因為地形、氣候、萃取部位和季節差異而使精油的氣味（成分比例）產生很大的差距。

水果鼠尾草
Fruity Sage

原生於宏都拉斯，1950 年之後才成為園藝新寵，開大型洋紅色花。耐寒 (1~2℃仍可存活)，冬天開花。喜歡潮濕，砂質土，以及全日照。

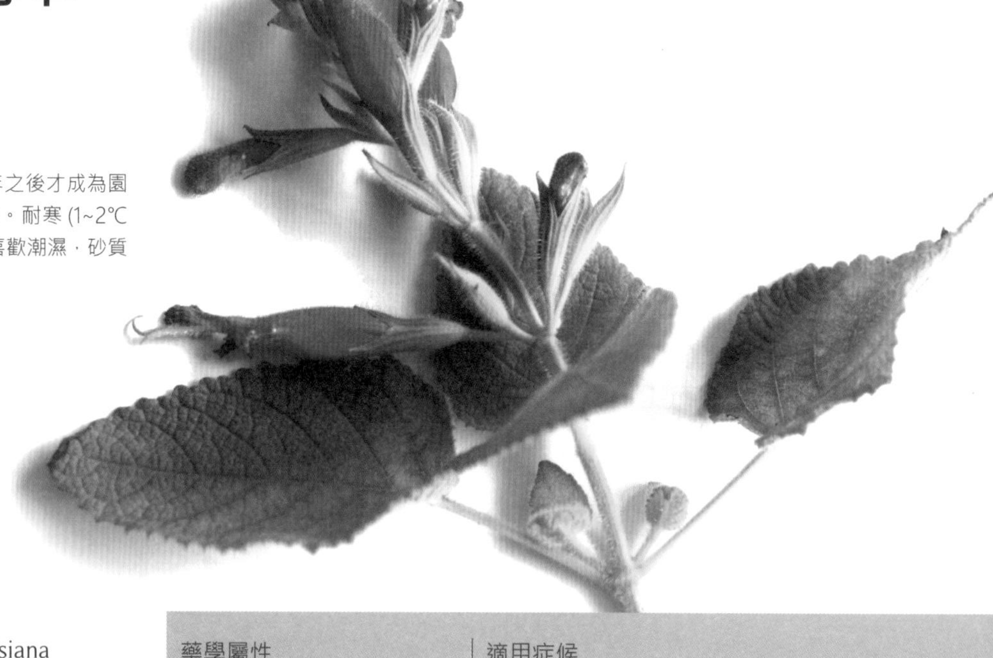

學　　名｜Salvia dorisiana

其他名稱｜水蜜桃鼠尾草 / Peach Sage

香氣印象｜加了許多熱帶水果的雞尾酒

植物科屬｜唇形科鼠尾草屬

主要產地｜中南美洲

萃取部位｜開花之整株藥草（蒸餾）

適用部位　心包經、心輪

心靈效益｜放下一成不變的生活，享受跳針與作怪

藥學屬性	適用症候
1. 消炎，舒張支氣管，減輕支氣管黏膜腫脹	氣喘，支氣管炎
2. 驅蚊，殺孑孓	戶外活動，陰暗潮濕的環境
3. 皮膚搔癢	蚊蟲叮咬，食物引起的皮膚發癢
4. 鎮靜安撫	人多擁擠引起的胸悶與煩躁

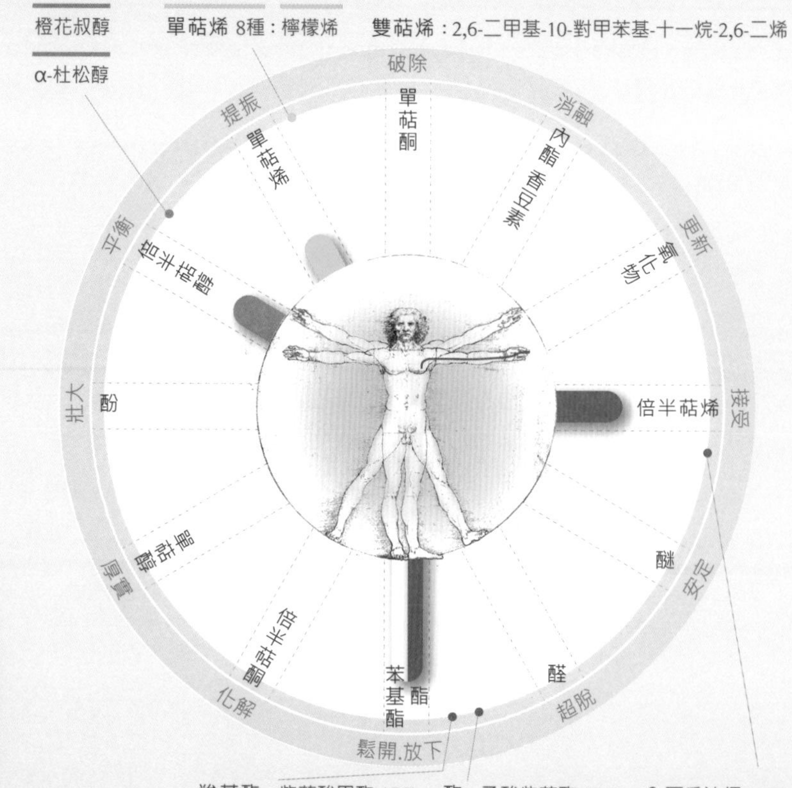

注意事項

1. 存在另外兩種化學品系：倍半萜醇型（以喇叭茶醇 45.8% 為主），及倍半萜烯型（以香樹烯 25.7% 和古芸烯 17% 為主）。

快樂鼠尾草
Clary Sage

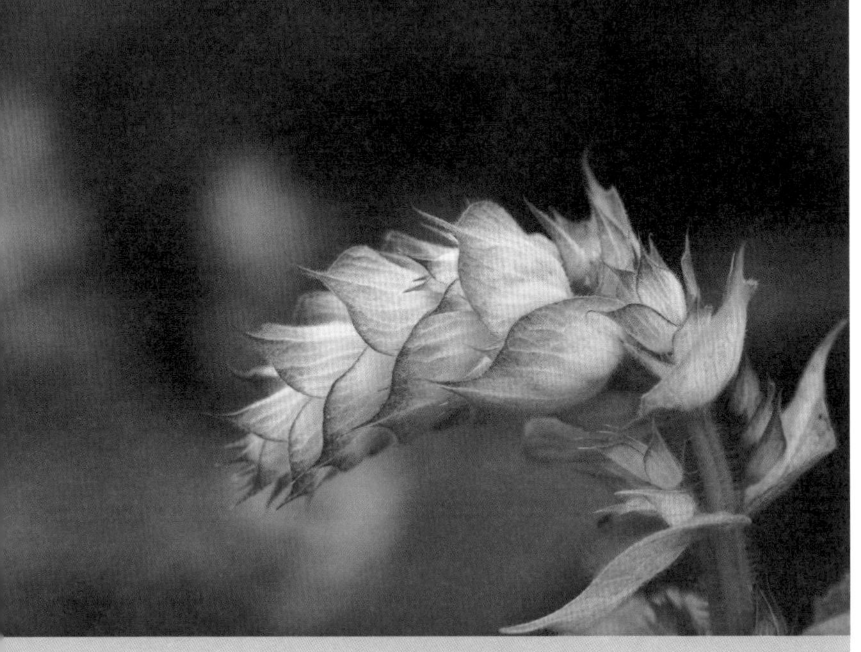

原生於地中海北部盆地與中亞，喜歡日照，耐旱，無法忍受高溫潮濕。土壤愈肥沃，植株愈高大。但在貧瘠之地也能短小精悍地活著。

藥學屬性	適用症候
1. 似雌激素，催情	月經不至，少經，前更年期症候群，陰道感染（荷爾蒙不足引起）
2. 補強靜脈，抗菌、抗黴菌	靜脈曲張，痔瘡，靜脈瘤，皮膚真菌感染，皮膚粗乾
3. 抗高膽固醇，誘發細胞凋亡	膽固醇過高，直腸癌，白血病
4. 抗痙攣、抗癲癇、補神經（延髓與小腦），啓動鴉片類受體，調節多巴胺	慢性疲勞症候群，憂鬱症（實驗效果超過薰衣草與羅馬洋甘菊）

學　名	Salvia sclarea
其他名稱	麝香鼠尾草 / Muscatel Sage
香氣印象	赤裸上身、手捧龍涎香的法老王俊奴
植物科屬	唇形科鼠尾草屬
主要產地	俄羅斯、美國、法國、保加利亞
萃取部位	開花之整株藥草（蒸餾）

含硫化合物：薄荷硫化物
雙萜醇：香紫蘇醇 1.2%　淚杉醇 0.2%
香豆素 微量

破除　單萜酮
消融　內酯　香豆素
更新　氧化物
接受　倍半萜烯
安定　醚
超脫　醛
鬆開.放下　苯基酯　酯
化解　倍半萜酮
厚實　單萜醇
壯大　酚
平衡　倍半萜醇
提振　單萜烯

單萜醇 11種：
沉香醇 16%
酯 11種：乙酸沉香酯 62~75%
β-丁香油烴 3%
大根老鸛草烯 4%

適用部位　任脈、性輪

核心成分

萃油率 0.3%，59 個可辨識之化合物（ 占 94.2%，總共約 250 個組成成分）

心靈效益 | 放下矜持，跟著自己的心跳擺動

注意事項

1. 乳房纖維囊腫與雌激素相關癌症患者宜避免使用。

鷹爪豆
Spanish Broom

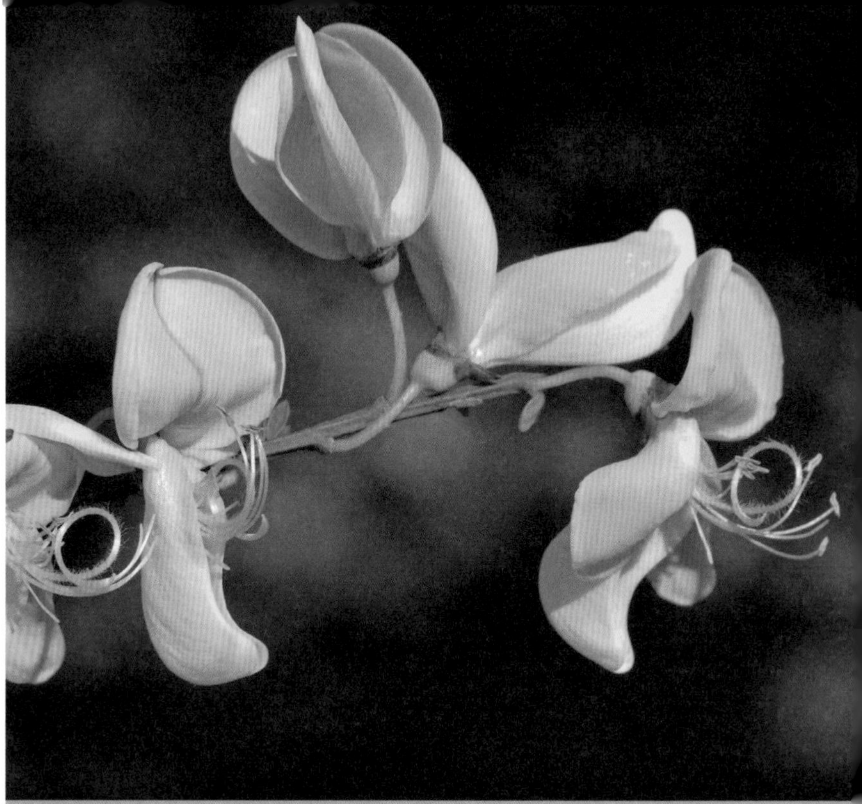

通常都長在乾燥石灰岩上，生長快速。和許多豆科植物一樣有固氮作用。耐空汙，耐鹽分，耐貧瘠，但不耐陰。日照愈強，香氣愈足。

學　名	Spartium junceum
其他名稱	金雀枝 / Genet
香氣印象	杜麗娘與柳夢梅之遊園驚夢
植物科屬	豆科鷹爪豆屬
主要產地	義大利、法國
萃取部位	花（溶劑萃取）

適用部位　心經、心輪

核心成分

萃油率 0.027%，48 個可辨識之化合物

心靈效益 | 放下反覆和遲疑，給出愛的承諾

藥學屬性	適用症候
1. 消炎，止痛	胃潰瘍，腹脘長期悶痛，胸口緊縮
2. 通便，通經，利尿	便祕，少經遲經，水腫
3. 抗氧化，強心，收縮血管	心臟水腫，心肌衰弱
4. 鎮靜	心緒不寧，心煩意亂

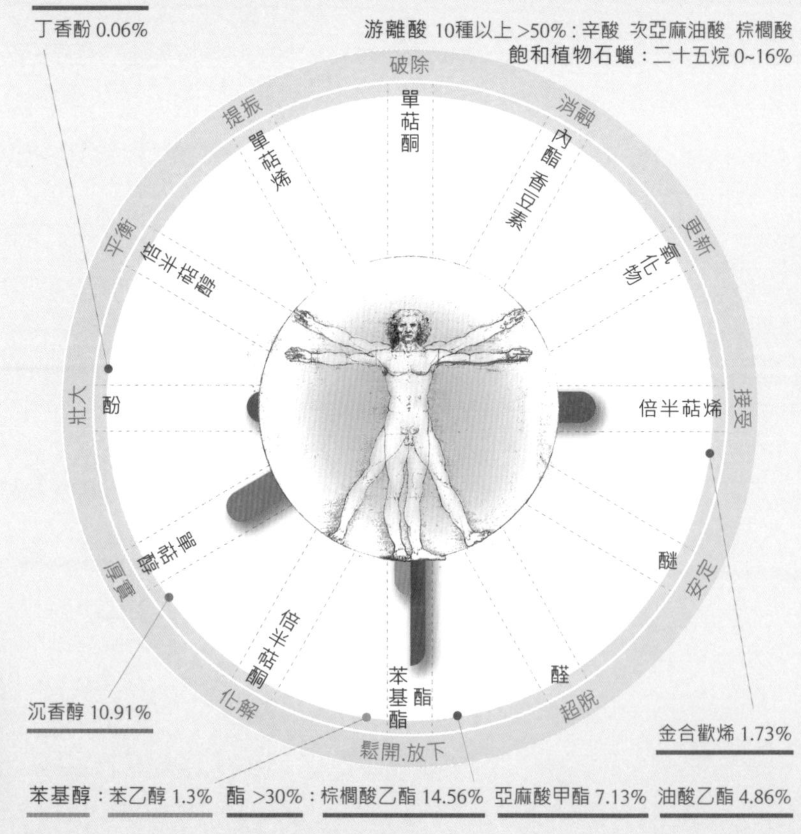

丁香酚 0.06%
游離酸 10種以上 >50%：辛酸 次亞麻油酸 棕櫚酸
飽和植物石蠟：二十五烷 0~16%
破除　消融　更新　接受　安定　超脫　鬆開.放下　化解　厚實　壯大　平衡　提振
單萜酮　內酯 香豆素　氧化物　倍半萜烯　醚　醛　苯基酯　倍半萜酮　單萜醇　酚　倍半萜醇　單萜烯
沉香醇 10.91%
金合歡烯 1.73%
苯基醇：苯乙醇 1.3%　酯 >30%：棕櫚酸乙酯 14.56%　亞麻酸甲酯 7.13%　油酸乙酯 4.86%

注意事項

1. 過量會導致反胃與血壓降低。
2. 屬於慢性與長效型止痛，用後 3~6 個小時可持續發揮作用。

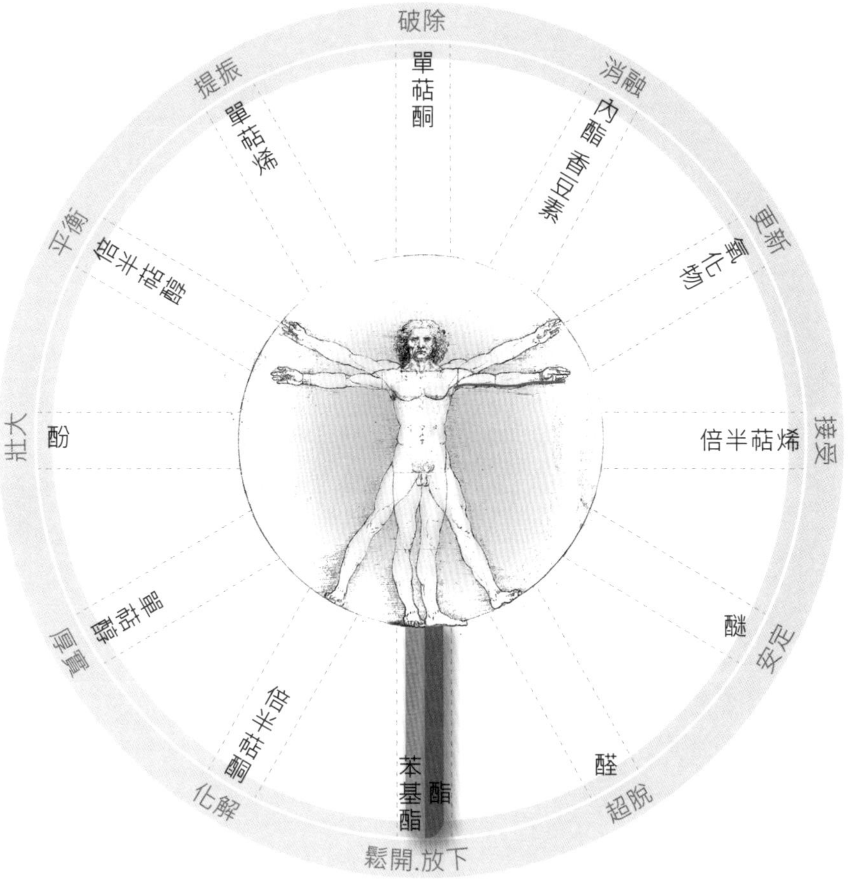

破除
單萜酮
消融
內酯 香豆素
更新
氧化物
接受
倍半萜烯
安定
醚
超脫
醛
鬆開.放下
苯基酯
酯
化解
倍半萜酮
厚實
單萜醇
壯大
酚
平衡
倍半萜醇
提振
單萜烯

VII 2

苯基酯類

Benzene-based Ester

即指含有苯環（又叫芳香環）的酯類。另外，苯基醇（芳香醇）的作用也類似，因此歸在同一組。

銀合歡
Mimosa

原生於澳洲東南，廣布地中海氣候區，是灌木林火災後的先驅植物。可以快速長到 30 公尺高，但 30 歲左右便會讓位給其他樹種。

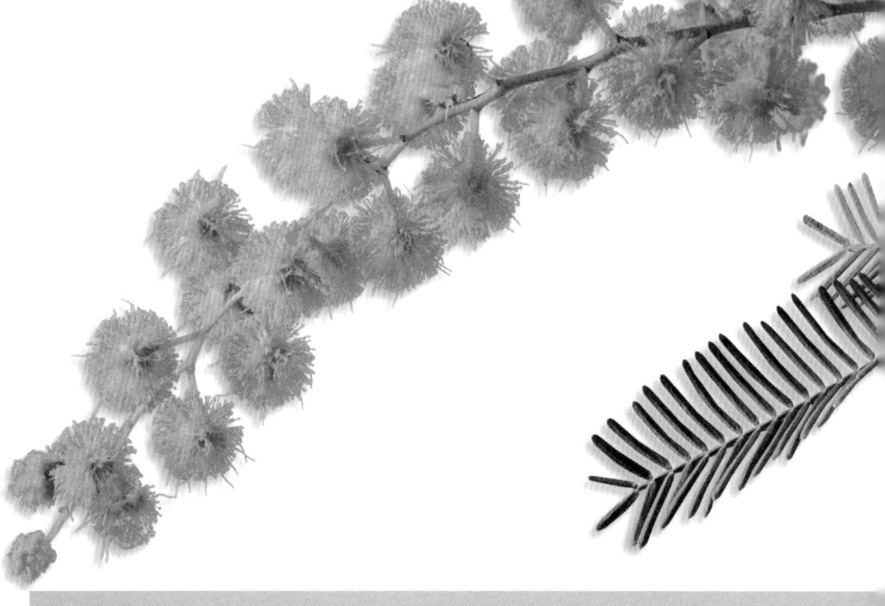

學　　名｜Acacia dealbata
其他名稱｜銀栲 / Silver Wattle
香氣印象｜沉魚落雁，閉月羞花
植物科屬｜豆科含羞草亞科金合歡屬
主要產地｜摩洛哥
萃取部位｜花（溶劑萃取）

適用部位　肺經、心輪

核心成分

萃油率 0.018%，37 個可辨識之化合物

心靈效益｜鬆開緊鎖的眉頭，抿嘴而笑

藥學屬性	適用症候
1. 抗發炎，抗氧化，抑制酪胺酸酶	關節炎，整形手術後的傷口修復，淡化膚色
2. 抑制雄性激素受體之訊息，抑制 NF-kB，抗細胞突變	降低攝護腺癌之死亡率及再發率，化解化療之副作用，皮膚黑色素癌，胰臟癌，乳癌
3. 抑制 TH2 淋巴細胞，減少分泌介白素 IL-4，保護腎臟，抗瘧原蟲	氣喘，腎結石，瘧疾
4. 降壞膽固醇 LDL，抑制生物酵素 PTP-1B	心血管疾病，糖尿病

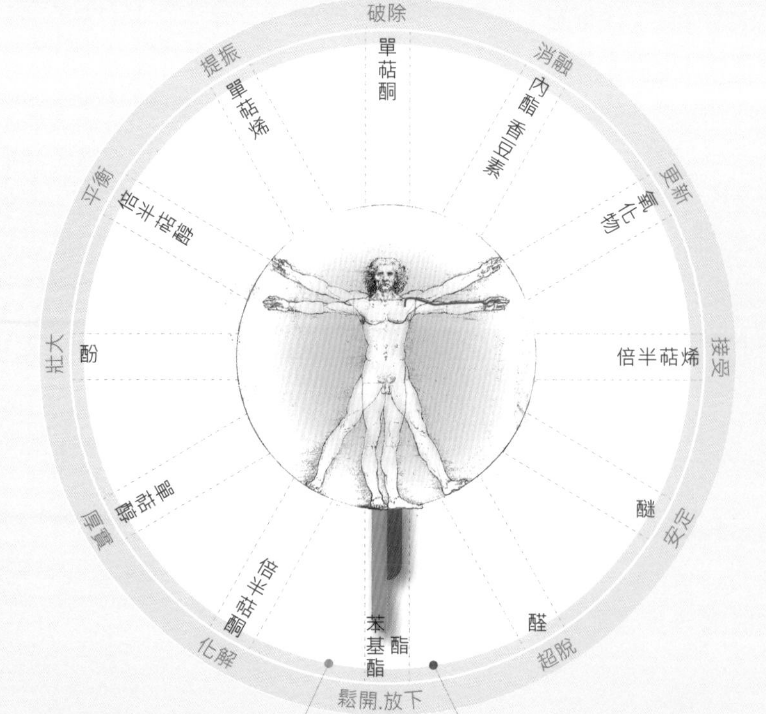

注意事項

1. 因為原精黏稠，通常會加入 40% 的酒精以利使用。

大高良薑

Galanga

常生於海拔 100~1300 公尺之陰濕草叢、灌木叢及林下，土質需肥沃。3 個月即可採收做香料，7 個月以後可萃油，製藥最好等 36~42 個月。

藥學屬性	適用症候
1. 抗菌，抗黴菌（白色念珠菌），抗卡他	卡他性與氣喘性支氣管炎，肺結核
2. 消炎，止痛	風濕，骨關節炎，腰痛，胸口痛
3. 抗痙攣，降血糖，抗潰瘍	脹氣，腹瀉，胃炎，暈船嘔吐，食物中毒之腸絞痛，糖尿病，消化性潰瘍
4. 抗腫瘤，抗 HIV（這兩個作用取決於 1'-乙醯氧基胡椒酚乙酸酯）	腹水瘤，骨髓瘤，愛滋病

學　　名	Alpinia galanga
其他名稱	山薑 / Greater Galangal
香氣印象	蒲公英的種子飛飛飛
植物科屬	薑科山薑屬
主要產地	印度、中國、印尼、馬來西亞
萃取部位	根莖（蒸餾）

適用部位　脾經、本我輪

核心成分

萃油率 0.27~0.56%，47 個可辨識之化合物（占 87.7%）

心靈效益｜鬆開上緊的螺絲，做個開心的自由落體

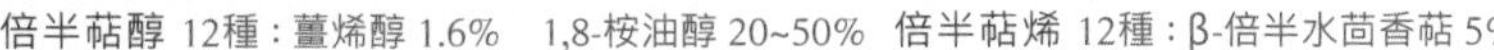

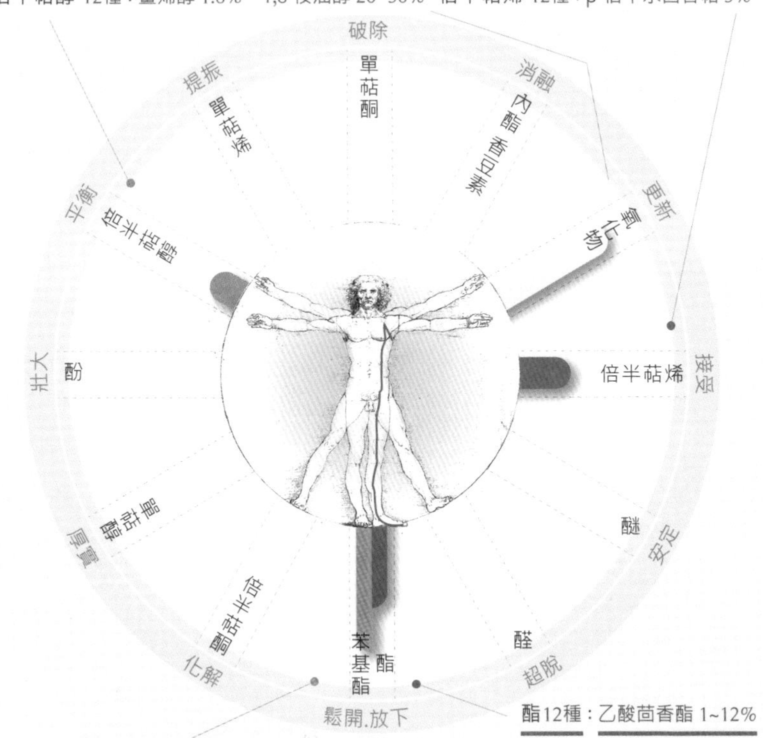

注意事項

1. 大高良薑的成熟果實也是一味中藥，名為"紅豆蔻"。
2. 大高良薑有五種化學品系，桉油醇通常都是占比最高的成分。不過不同產地的精油組成與比例差距很大。
3. 另外有一品種小高良薑 A. officinarum，中藥稱"高良薑"，效用相近。請見本書 71 頁。

黃樺

Yellow Birch

樹皮黃銅色，性喜冷涼北坡，見於沼澤與溪澗，不耐乾熱，遍布北美東部。因為生長條件類似，常與東部鐵杉並立，會像糖楓一樣流出大量的樹汁。

學　　名 | Betula alleghaniensis

其他名稱 | 黃金樺 / Golden Birch

香氣印象 | 印度安戰士滲著汗滴的二頭肌

植物科屬 | 樺木科樺木屬

主要產地 | 美國

萃取部位 | 枝條（蒸餾）

適用部位　膀胱經、本我輪

核心成分

萃油率 0.2~0.41%

心靈效益 | 鬆開上班族的白襯衫，挑戰戶外體能活動

藥學屬性	適用症候
1. 抗痙攣	風濕肌痛，肌腱炎，抽筋，關節炎，肱骨上髁炎
2. 消炎	高血壓，頭痛
3. 激勵肝臟，淨化血液	肝功能輕度失調

注意事項

1. 甜樺 Betula lenta 和黃樺的氣味都和白珠樹相同。
2. 真正的樺樹精油極難得見，目前市場上的樺樹精油多是合成的水楊酸甲酯，存在有害人體的同分異構物。

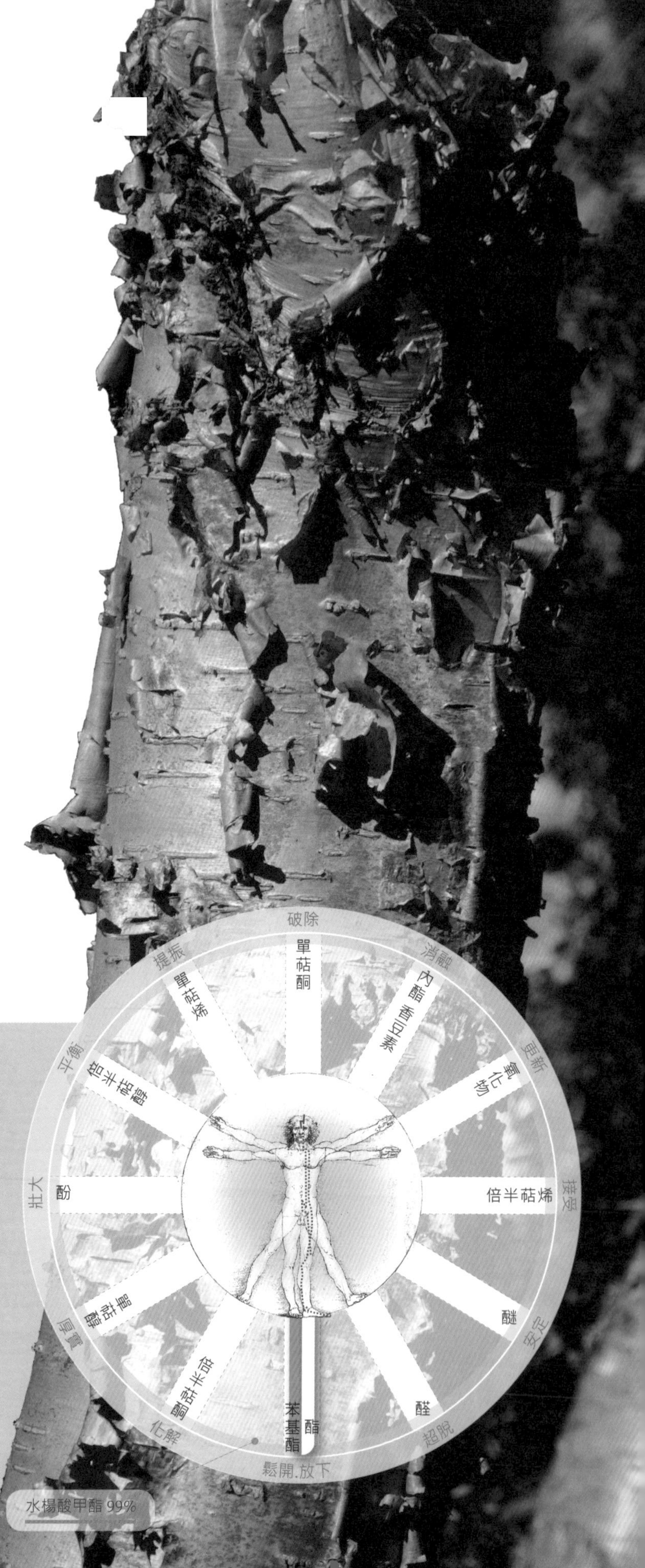

波羅尼花
Boronia

原生於澳洲西南潮濕低地，與赤桉、白千層共生。種子善於休眠，一旦冒出地表便會飛快生長。

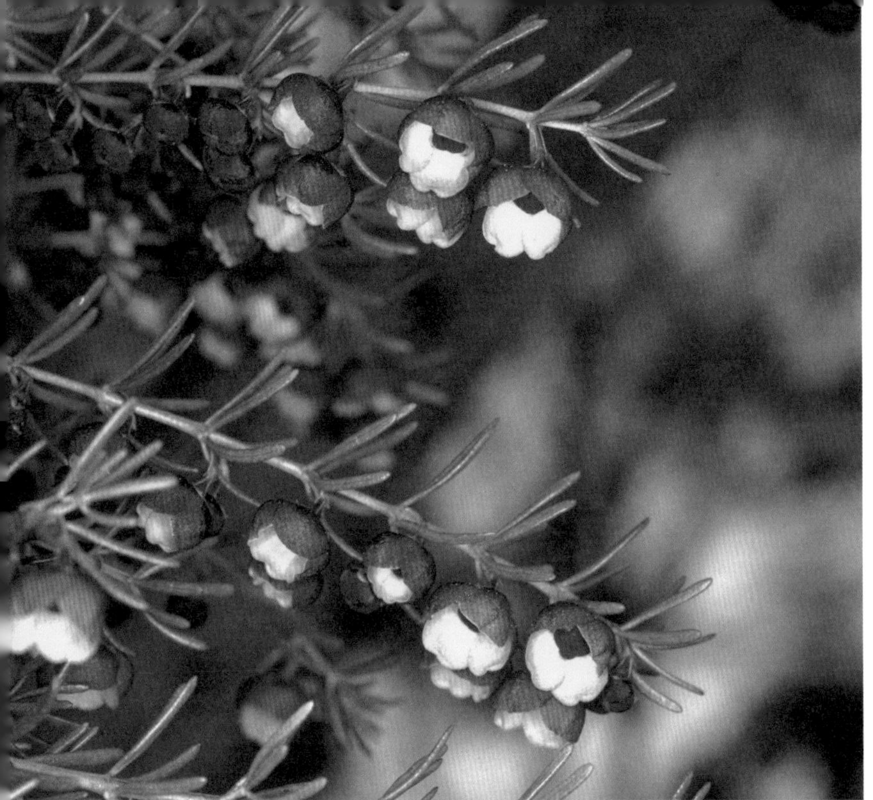

藥學屬性	適用症候
1. 抗痙攣	胸悶，空調引起的咳嗽，經前症候群之腹部沉重
2. 抑制腫瘤細胞生長，抗移轉	乳癌，肝癌，白血病
3. 費洛蒙作用	缺乏性吸引力，缺乏性趣

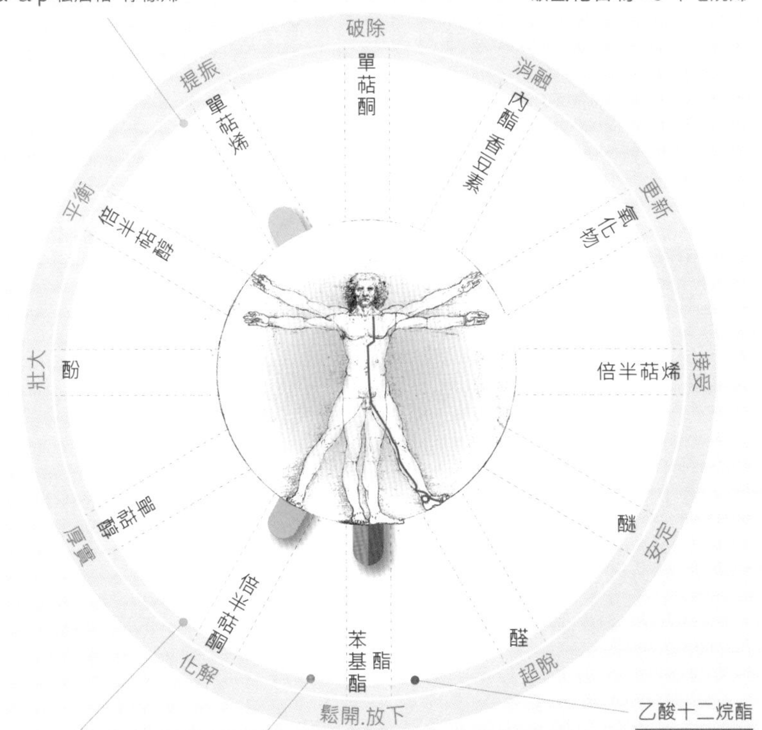

學　　名｜Boronia megastigma

其他名稱｜棕色波羅尼 / Brown Boronia

香氣印象｜穿著 YSL 品嘗馬卡龍

植物科屬｜芸香科波羅尼屬

主要產地｜澳洲

萃取部位｜花（溶劑萃取）

適用部位　腎經、性輪

核心成分

萃油率 0.4~0.8% 凝香體，從中可得 60% 原精，160 個可辨識之化合物

心靈效益｜鬆開四維八德的教條，拿到愛的悠遊卡

注意事項

1. 這種原精被食品加工業用來增添水果風味。它也是萃取 β-紫羅蘭酮的重要天然資源。

蘇剛達
Sugandha Kokila

高度 24 公尺，生長於潮濕地區，最高分布海拔為 1300 公尺。葉片油綠，樹皮暗灰，木材堅實耐用，全株芳香。

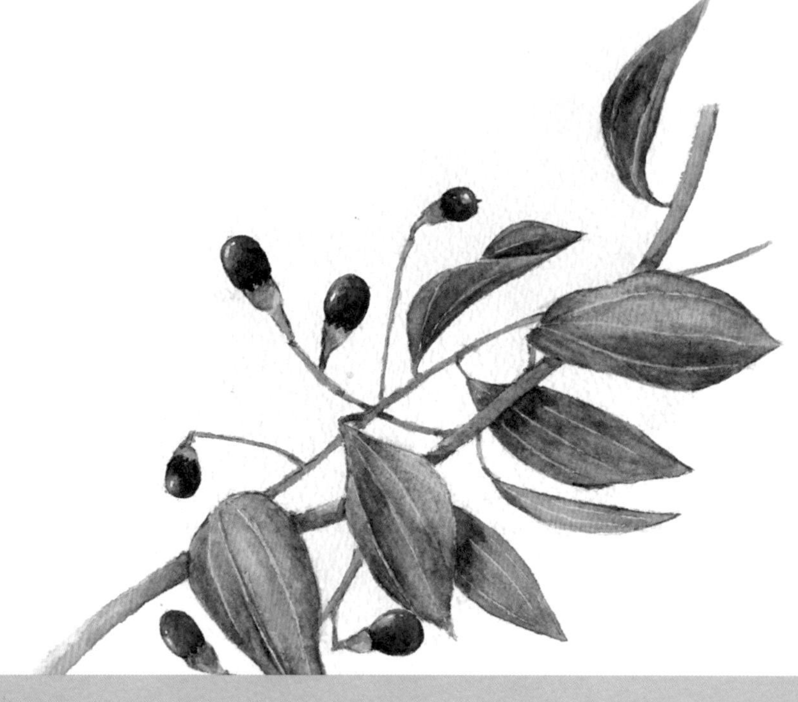

學名	Cinnamomum glaucescens / C. cecicodephne
其他名稱	灰樟漿果 / Cinnamon Berry
香氣印象	獵人在闊葉林裡臨時搭的小屋
植物科屬	樟科樟屬
主要產地	尼泊爾
萃取部位	果實（蒸餾）

適用部位　胃經、本我輪

心靈效益｜鬆開令人窒息的熊抱，獨自一人出去走走

藥學屬性	適用症候
1. 抑制黃麴毒素生長，殺蟲（如綠豆象）	穀物和豆類堅果的防蠹
2. 祛脹氣、助消化、健胃	暴飲暴食後遺症，情緒引起的茶飯不思
3. 放鬆肌肉，止痛	關節炎，感冒與經期的關節痠痛，抽筋
4. 補強神經	受到過度關注的疲憊感，無所適從的空虛感

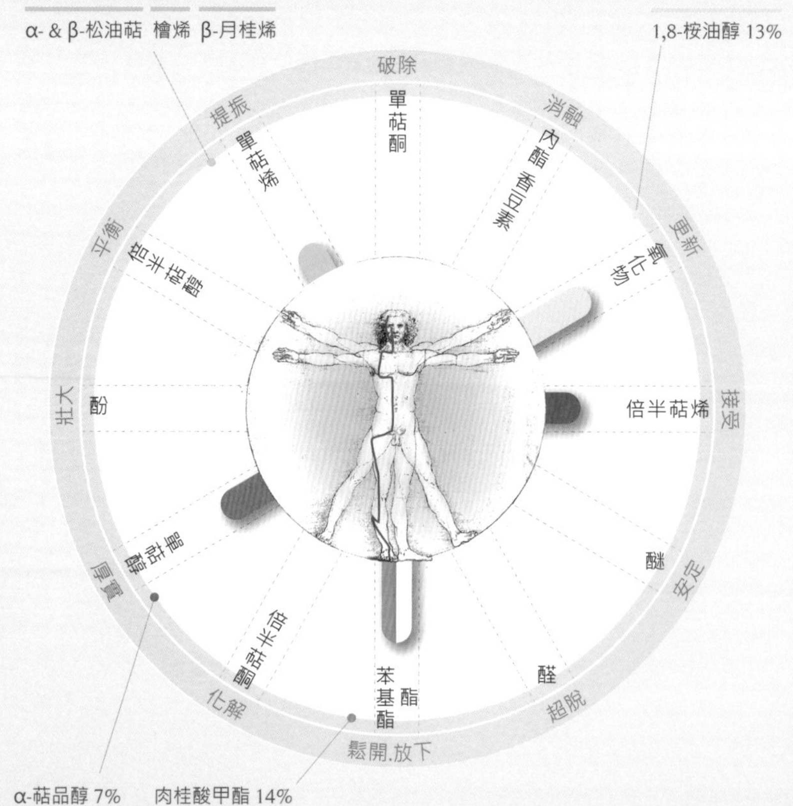

注意事項

1. 這種乾燥漿果是尼泊爾使用最廣的香料，木材也常被砍伐使用，在野外已成為瀕危樹種。尼泊爾政府規定不能以植物原料出口，必須先萃取成油，並開始執行人工栽種計畫。

桔葉
Petitgrain Mandarin

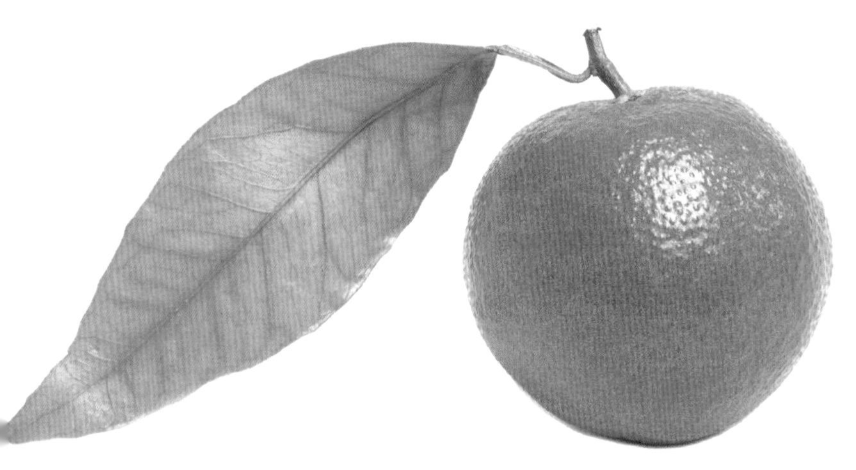

喜歡溫暖濕潤但排水良好的山坡地，是今日各種柑橘水果的四大元祖之一。主要分四類：地中海桔、國王桔、薩摩桔和各種柑。

學　　名	Citrus reticulata Blanco var. Balady
其他名稱	橘子葉 / Mandarin Orange Leaf
香氣印象	松風吹解帶，山月照彈琴
植物科屬	芸香科柑橘屬
主要產地	埃及、義大利
萃取部位	葉片（蒸餾）

藥學屬性	適用症候
1. 止痛，抗痙攣	呼吸道敏感引起之咳嗽，消化道敏感引起之腹瀉與絞痛
2. 保護神經	精神官能症，自主神經失調，思覺失調
3. 助眠	失眠
4. 鎮靜安神	創傷後壓力症候群，暴力傾向

適用部位　心包經、心輪

核心成分

萃油率 0.1~0.4%，42 個可辨識之化合物（占 88.2%）

心靈效益｜鬆開牢牢抓住之所愛，讓彼此自由

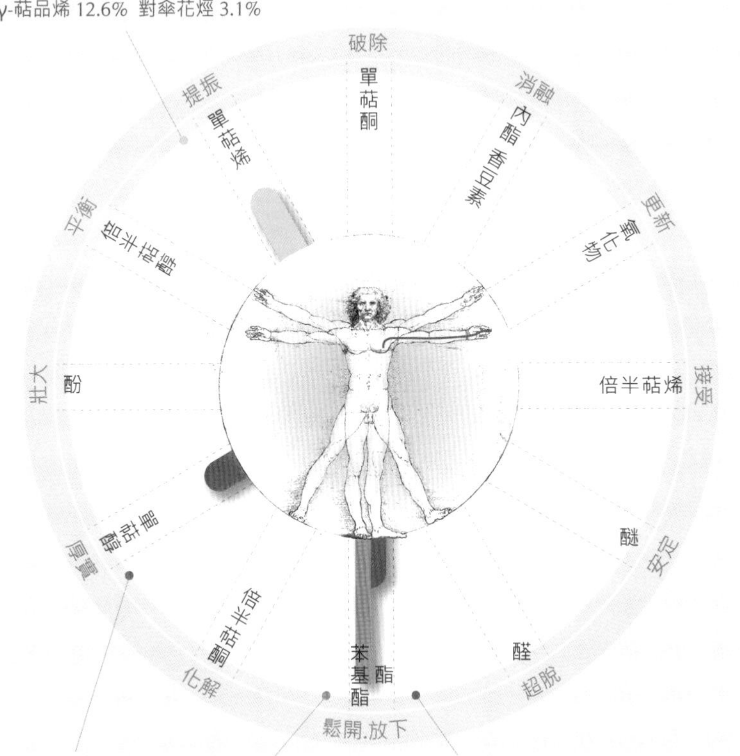

注意事項

1. 桔的栽培種很多，桔葉精油因此可分出三種化學品系：

   a. 鄰氨基苯甲酸甲酯——來自 var. Balady，是經典型，其他變種均不含此成分。

   b. 沉香醇 / 百里酚——來自 var. Yussuf Effendy，var. Dancy，var. Maya。

   c. 檜烯 / 萜品烯-4-醇——來自 var. Clementine，var. Michal，var. Nectarine，var. Satsuma。科西嘉產的克萊蒙桔葉精油就屬於這一類，激勵效果較强。

2. 中國也有很多桔，而中國桔葉的精油成分以萜品烯與沉香醇為主，比較接近 b 型。

沙棗花
Persian Olive

落葉有刺小喬木，生命力極强，抗旱抗風沙，耐鹽鹼貧瘠，根能固氮。野生時只分布於荒漠，16℃以上開花，20℃以上結果（盛夏高溫期）。

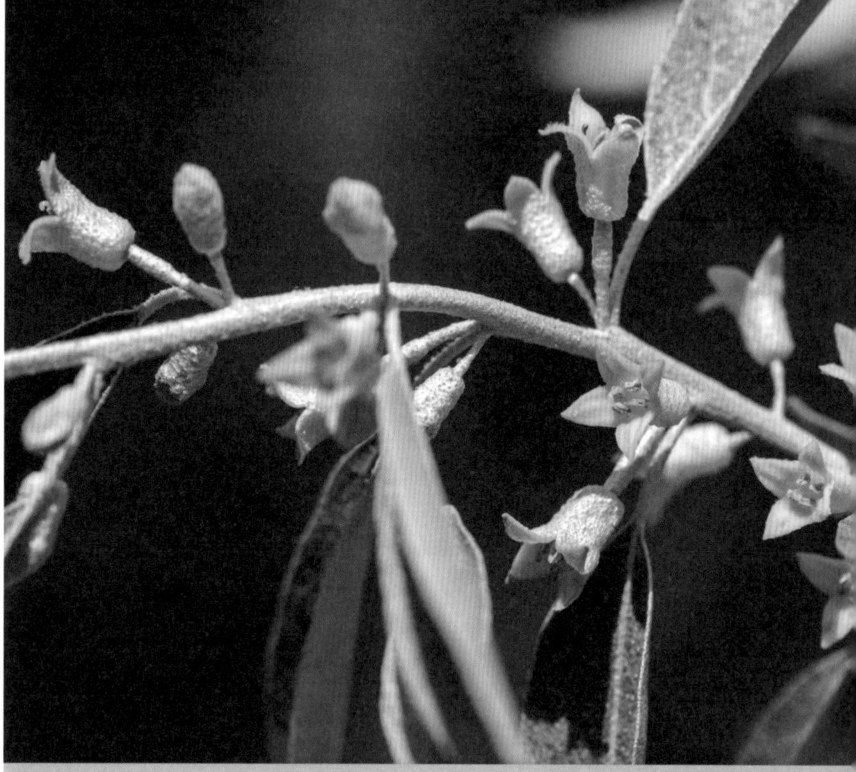

學　　名	Elaeagnus angustifolia
其他名稱	銀柳 / Silver Berry
香氣印象	容妃和卓氏入宮，帶來祥瑞（荔枝在北方結果）
植物科屬	胡頹子科胡頹子屬
主要產地	中國（甘肅、新疆）、土耳其、伊朗、俄羅斯（中亞與西亞地區）
萃取部位	花朵（溶劑萃取）

適用部位　肺經、心輪

核心成分

萃油率 0.62%，17 個可辨識之化合物（占 89.27%）

心靈效益 | 鬆開蓋頭，大方展現美麗

藥學屬性	適用症候
1. 保護神經	神經衰弱，嘈雜喧鬧的環境
2. 抗痙攣，止咳平喘	胸悶氣短，肺熱咳嗽，支氣管炎
3. 健胃	胃痛，腹瀉，胃腹脹痛，食慾不佳，消化不良
4. 補身	大病初癒，身體虛弱

注意事項

1. 花的使用見於苗藥、維藥、蒙藥。是波斯傳統中過年必備七樣擺桌供品之一。
2. 蒸餾所得的精油含 54 個化合物（占 96.89%），主要成分為反式肉桂酸乙酯（77.36%）、(E)-2-甲氧基-4-丙烯基苯酚（3.03%）、乙縮醛（2.70%）、順式肉桂酸乙酯（1.09%）、苯乙酸乙酯（1.06%）、苯甲酸乙酯（1.03%）、反式橙花叔醇（1.03%）。
3. 超臨界萃取的花油含 60 個化合物：正二十烷（29.48%）、9-辛基十七烷（29.48%）、二十一烷（13.52%）、苯甲酸烷基酯（13.63%）。

雙萜醇：3,7,11,15-四甲基-2-十六碳烯-1-醇 0.25%　烷酮：6,10,14-三甲基-2-十五烷酮 0.1%

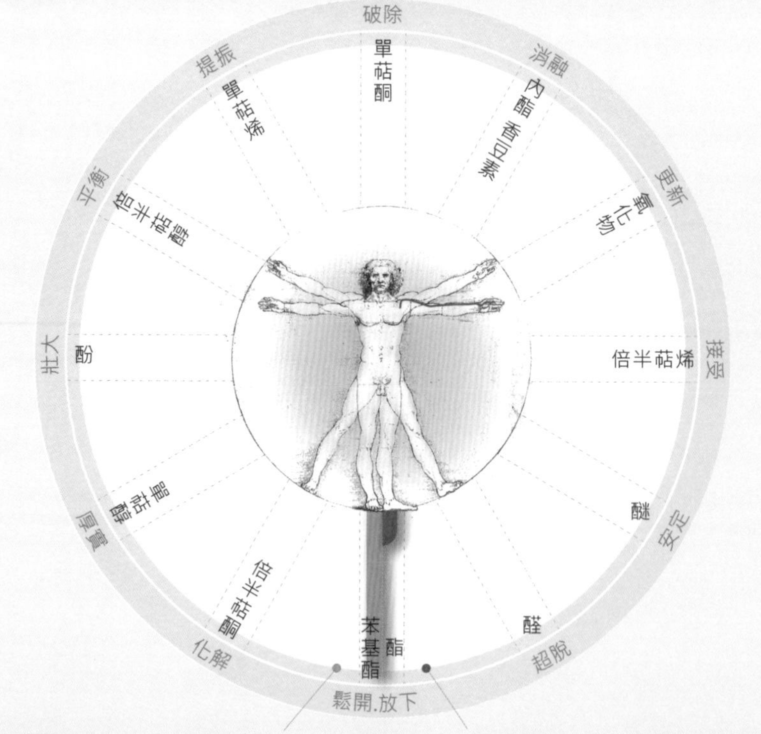

苯基酯 11種 82%：肉桂酸乙酯 77%　肉桂酸甲酯 2%　油酸乙酯 1%　十八烷酸乙酯 0.13%

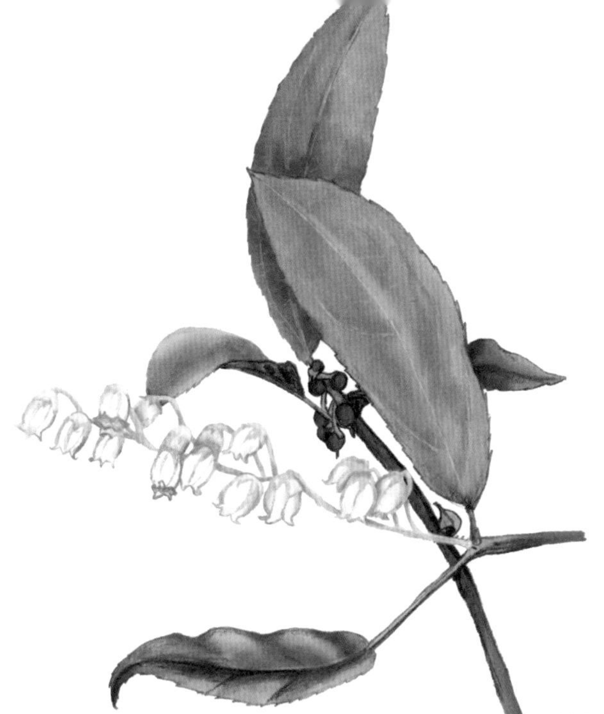

芳香白珠
Fragrant Wintergreen

高 1.75 公尺的小樹，長在喜馬拉雅 1500~2700 公尺山區。習慣很高的雨量和空氣濕度，適應酸性土壤，需要遮蔭。

藥學屬性	適用症候
1. 抗痙攣	肌腱炎，抽筋，背痛，網球肘，風濕，關節炎
2. 擴張血管	高血壓，冠狀動脈炎（發作時有治癒作用）
3. 消炎，抗菌，抗黴菌，殺蟲	著涼症狀，腸絞痛，牙齒退化
4. 激勵肝臟	頭痛（肝毒循環所致），發燒

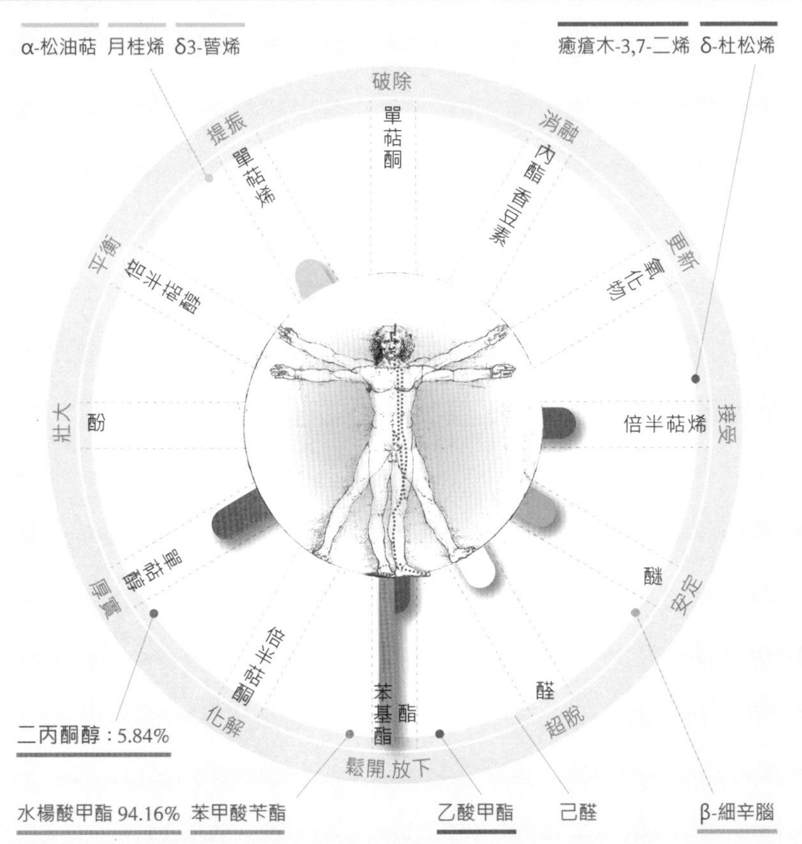

學　　名 | Gaultheria fragrantissima

其他名稱 | 尼泊爾冬青 / Wintergreen Nepalese

香氣印象 | 在深夜食堂裡無限暢飲

植物科屬 | 杜鵑花科白珠樹屬

主要產地 | 尼泊爾、印度

萃取部位 | 葉片（蒸餾）

適用部位　膀胱經、本我輪

核心成分

萃油率 1.22~1.79%，20 個可辨識之化合物

心靈效益 | 鬆開職場倫理的瓶塞，釋出積壓已久的怨氣

注意事項

1. 30ml 白珠樹精油 =171 顆阿斯匹靈錠片，過量使用會產生氣喘等過敏反應，外用亦然。
2. 傳統的冬青油，來自於匍匐白珠 Gaultheria procumbens（美國冬青），高約 10 公分，生長緩慢，萃油率 0.66~1.30%，現已罕見生產。
3. 中國西南也有芳香白珠，另外廣泛用來製藥與萃油的是滇白珠 Gaultheria yunnanensis，市場上叫天然冬青油。

大花茉莉
Jasmine

原生於南亞，喜愛溫暖濕潤的氣候、充足的陽光，和具黏質的壤土。枝條柔長而垂墜，常綠攀緣，須用屏架扶起。

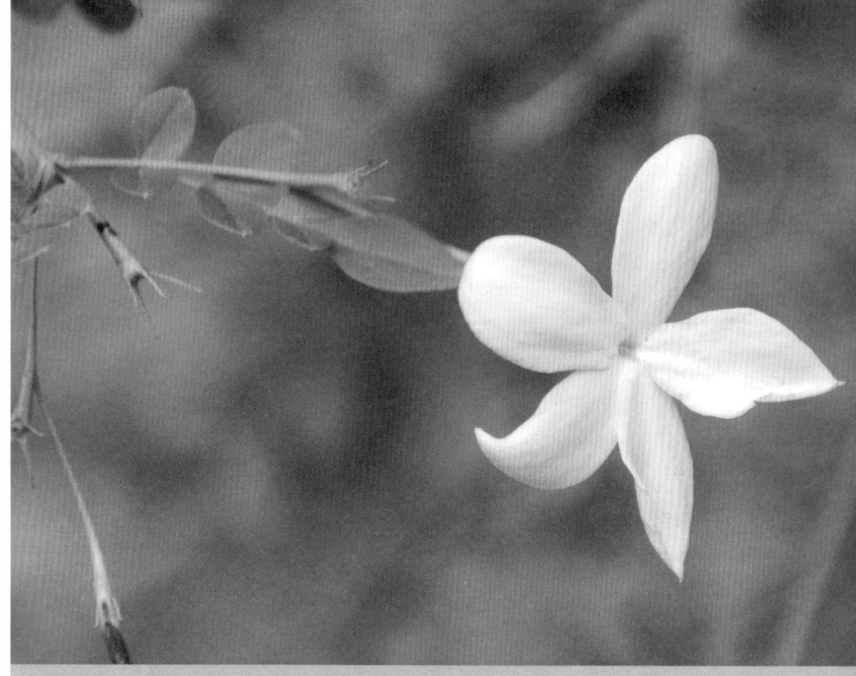

學　名	Jasminum officinale var. grandiflorum
其他名稱	法國素馨 / Spanish Jasmine
香氣印象	地平線上方繽紛璀璨的煙火
植物科屬	木犀科素馨屬
主要產地	摩洛哥、埃及、印度
萃取部位	花（溶劑萃取）

適用部位　任脈、性輪

核心成分

萃油率 0.2%，60 個可辨識之化合物

心靈效益｜鬆開冷硬的隔閡，引爆熱情與自信

藥學屬性	適用症候
1. 啓動過氧化物酶體增殖物活化受體 α（PPAR-α），調節肝臟脂肪代謝，抗結核	肝炎，口腔炎，皮膚瘙癢，淋巴結結核
2. 提高性慾，激勵催產素	陽痿，性冷感，分娩
3. 抑制過高的雌激素，減緩環境荷爾蒙的刺激	月經不調，痛經，白帶，睪丸炎，乳腺炎
4. 提高腦中 γ-胺基丁酸的效用，抗抽搐	輾轉反側，焦躁不安，癲癇，頭痛

注意事項

1. 蒸餾而得的精油，可辨識組分有 30 個（占 99.28%），占比高的為植醇 25.77%，苯基酯 <10%，不含吲哚和素馨酮。
2. 可能降低黃體酮含量，懷孕初期不建議使用。
3. 另一品種天星茉莉（Jasminum auriculatum）的花形較接近大花茉莉，枝條具半蔓性，花期長而花苞量大，又能抗癭蟎，所以原精價格較低。印度傳統用它的花抗尿路結石與肺結核，關鍵成分為硬脂酸甲酯-D35 和 4-甲基-2-丙基-1-戊醇。

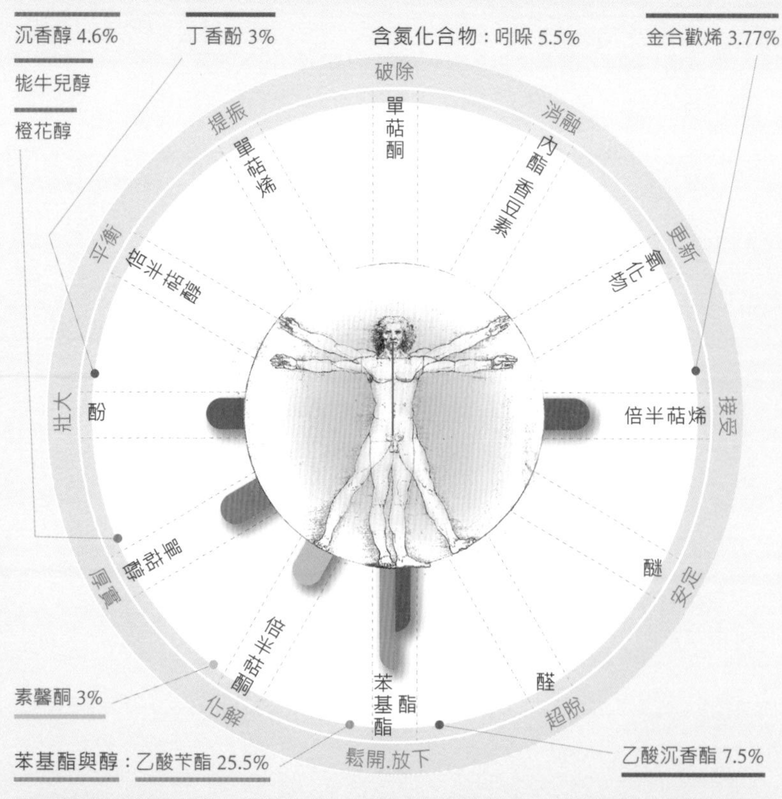

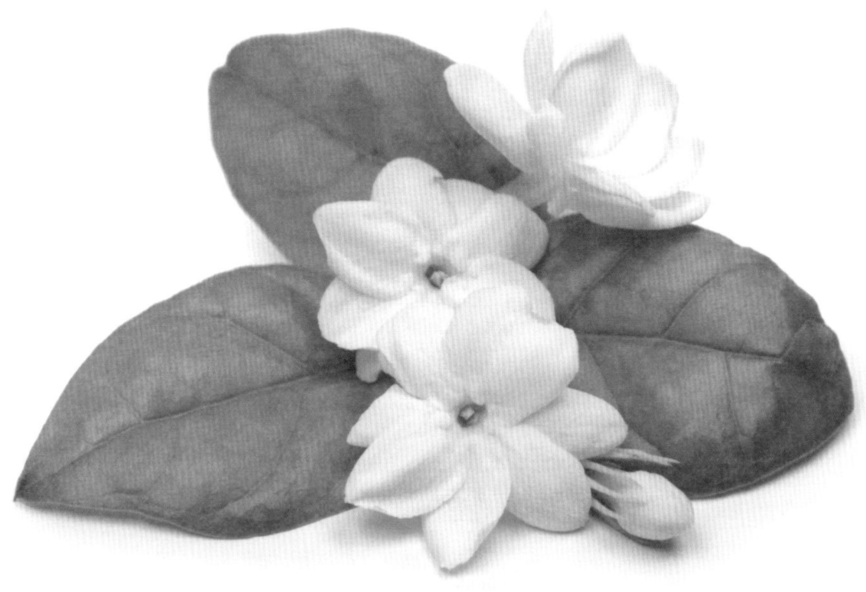

小花茉莉
Sambac

半落葉的蔓性小灌木，來自於潮濕的熱帶氣候，耐雨力強，下雨不易落蕾。畏寒、畏旱，不耐鹼土，砂質壤土較適合。通風良好、半陰環境生長最好。

藥學屬性	適用症候
1. 激勵 β 腦波，調節自主神經，解鬱，抗腫瘤	重度憂鬱，達爾頓腹水淋巴瘤，子宮頸癌，腫瘤相關成纖維細胞
2. 抗痙攣，止痛，血管舒張	支氣管敏感之咳嗽，胸口緊悶，耳痛，頭痛，下痢腹痛，心跳過速
3. 抑制過高之血漿泌乳素，強力催情	宮冷不孕，產後憂鬱症，無月經，睪丸功能不全，性功能障礙
4. 療癒傷口，抗菌消炎	敏感肌，瘡毒疽瘤，黑眼圈

學　　名｜Jasminum sambac
其他名稱｜阿拉伯茉莉 / Arabian Jasmine
香氣印象｜翡冷翠之窗外有藍天
植物科屬｜木犀科素馨屬
主要產地｜印度、中國
萃取部位｜花（溶劑萃取）

適用部位　肝經、性輪

核心成分
萃油率 0.1%，81 個可辨識之化合物（占 46%，剩餘成分的含量皆小於 0.03%）

香榧醇 4.86%
含氮化合物：吲哚 0.08~5.5%
α-丁香油烴 6.9%
破除
單萜酮
消融
內酯 香豆素
更新
氧化物
接受
倍半萜烯
安定
醚
超脫
醛
鬆開.放下
苯基酯
化解
倍半萜酮
厚實
單萜醇
壯大
酚
平衡
倍半萜醇
提振
單萜烯
沉香醇 11~23%
素馨酮 1.4~5.2%
苯基酯與醇：乙酸苄酯 26.09%
丙酸苄酯 9.65%
苯甲醇 5.79%
鄰氨基苯甲酸甲酯 4.1%
苯甲酸己烯酯 17.19%

心靈效益｜鬆開攫取神志的鬼魅，讓陽光照進心坎

注意事項

1. 蒸餾所得的精油，吲哚與素馨酮的含量明顯低於原精，而單萜醇的占比則高於苯基酯。
2. 懷孕初期最好暫停使用。

蘇合香
Styrax

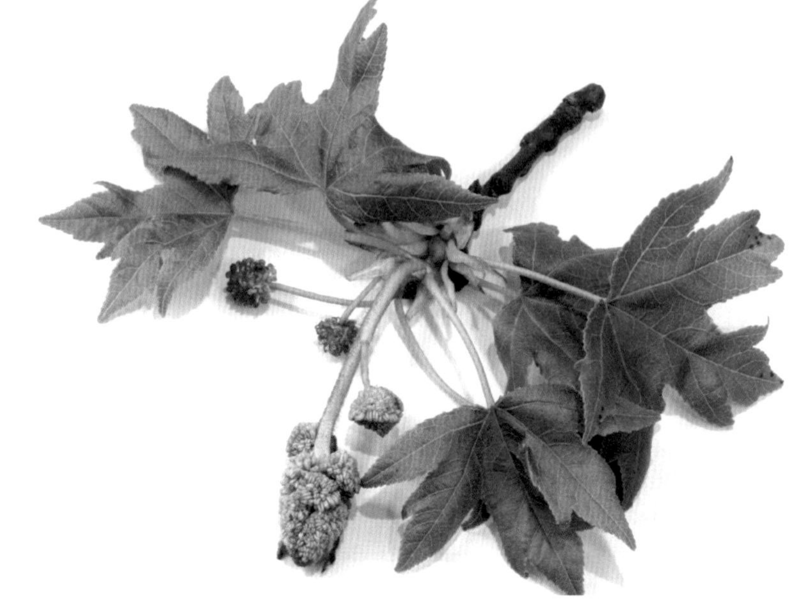

原生於小亞細亞南部的沖積平原，年雨量 1000 毫米，年均溫 18°C。特別喜歡肥沃潮濕的土壤，例如河岸。樹高 30 公尺，6 月開始取樹脂。

學　　名	Liquidambar orientalis
其他名稱	帝膏 / Oriental Sweetgum
香氣印象	溫文儒雅的書生臨窗揮毫
植物科屬	楓香科楓香屬
主要產地	中國、土耳其、敘利亞
萃取部位	樹脂（蒸餾）

適用部位　心包經、心輪

核心成分

52 個可辨識之化合物（占 73%）

心靈效益｜鬆開成功立業的金箍咒，做個和光同塵的原子

藥學屬性	適用症候
1. 殺白蟻，強力抗黴菌	陰暗潮濕的空間
2. 降低過度的鈣離子內流，提高血腦屏障通透性，激勵 γ-胺基丁酸以抗驚厥	腦部缺血缺氧的損傷，猝然昏倒，阿茲海默症，癲癇，延長持續睡眠的時間
3. 祛痰，降低血清 NO、丙二醛及腫瘤壞死因子 α 含量	痰濕體質，胃潰瘍，壞疽與傷口不癒
4. 抗氧化、抗血小板聚集及抗血栓作用	心肌缺血缺氧之損傷，高山症

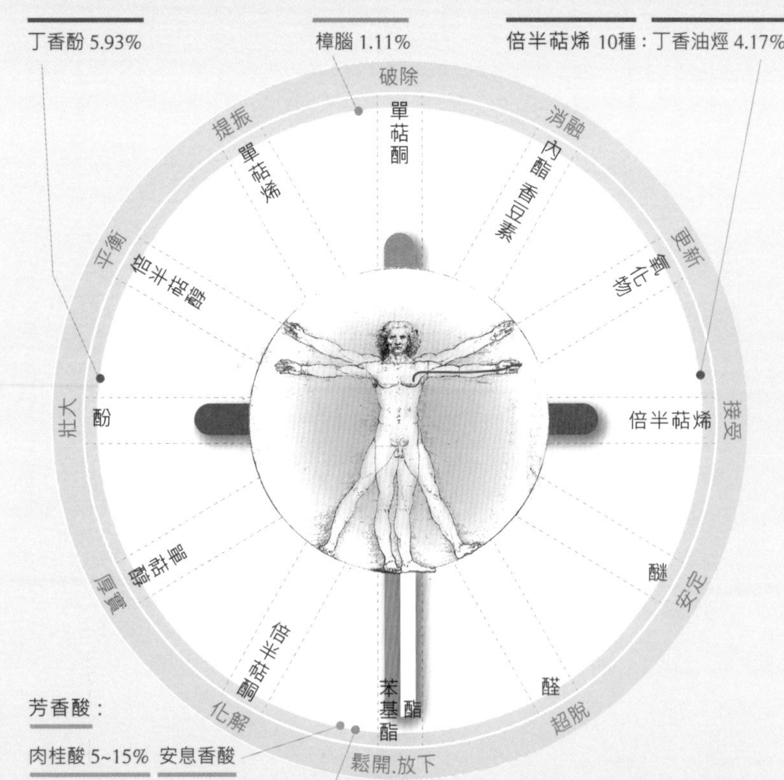

注意事項

1. 本品在中藥被歸類為芳香開竅藥，只宜暫用，不可久服。

白玉蘭
Magnolia Blossom

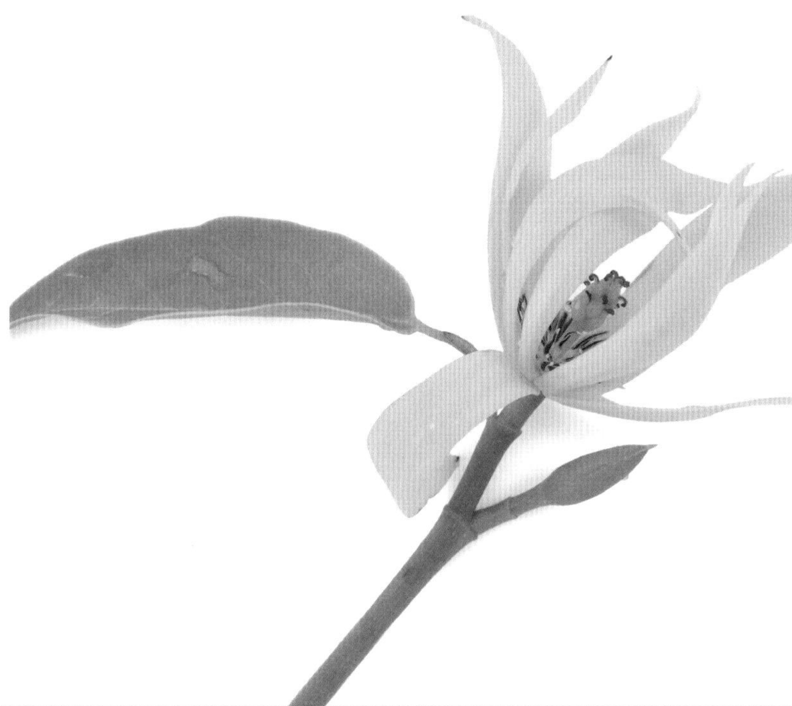

20 公尺的常綠喬木，喜歡日照充足溫度高、保濕力強且微酸的土壤。根部肥厚多肉，不易移植，但植株發育快且樹冠大，需要很大的生長空間。

學　　名｜Michelia alba / Magnolia × alba

其他名稱｜白蘭 / Champaca, White

香氣印象｜神父把聖水灑在嬰兒頭上

植物科屬｜木蘭科含笑屬

主要產地｜中國、印度

萃取部位｜花（溶劑萃取）

適用部位　肺經、心輪

核心成分

萃油率 0.96%，100 個可辨識之化合物（含量小於 0.05% 的成分占 70% 以上）

心靈效益｜鬆開追逐鬥爭的發條，虛心謙讓

藥學屬性	適用症候
1. 止咳化痰	咳嗽，百日咳，鼻炎流涕，鼻塞不通
2. 開胸散鬱，抗痙攣	中暑胸悶，氣滯腹脹，暈車暈船
3. 除濕化濁，抗菌，抗念珠菌，消炎	脾濕型白帶，狐臭，皮膚敏感
4. 安定神經	心悸，緊張，腦子轉不停

沉香醇 29~43.76%

酸：2-甲基丁酸 33%

破除
單萜酮
消融
內酯 香豆素
更新
氧化物
接受
倍半萜烯
安定
醚
超脫
醛
鬆開.放下
苯基酯
化解
倍半萜酮
厚實
單萜醇
壯大
酚
平衡
倍半萜醇
提振
單萜烯

β-紫羅蘭酮 4.35%

甲基醚丁香酚 3.03%

苯基酯與醇：苯乙醇 8.93%

脂肪酸酯：

甲酸苄酯 0~4.71%　異丁酸苯乙酯 5%

γ-亞麻酸甲酯 9.7%　亞油酸甲酯 7.47%

注意事項

1. 玉蘭葉 Magnolia Leaf 也可蒸餾萃油，含沉香醇 80%，長於治慢性支氣管炎。
2. 蒸餾所得之玉蘭精油萃油率較高，含有壓倒性的沉香醇（66~72.8%），微量吲哚，但不含苯乙醇與脂肪族酯類。脂吸法則可得到高比例的吲哚（35.49%）。原精中未見吲哚的原因或許要歸因於己烷的極性與混溶作用。
3. 木蘭屬植物 Magnolia denudata 也被稱作白玉蘭，兩者花形氣味均不同。

黃玉蘭
Champaca

原生於喜馬拉雅山東麓 1000 公尺以下，高可達 50 公尺。與山含笑雜交而得白玉蘭，樹形與花都和白玉蘭相仿，但花色金黃。

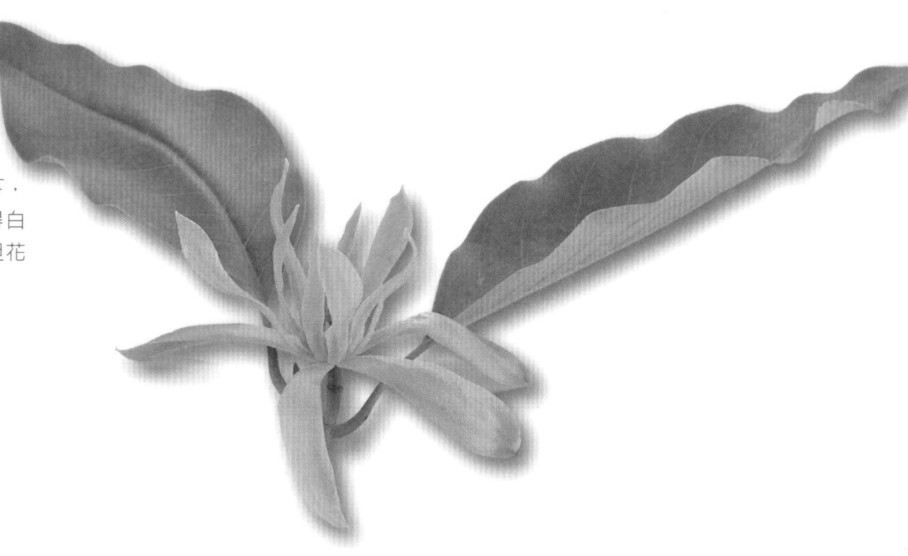

學　名	Michelia champaca / Magnolia champaca
其他名稱	金厚朴 / Red Champaca
香氣印象	小女孩夢想中的粉紅蓬蓬裙
植物科屬	木蘭科含笑屬
主要產地	印度、中國、印尼
萃取部位	花（溶劑萃取）

適用部位　心包經、心輪

核心成分

萃油率 0.03%，250 個可辨識之化合物

心靈效益｜鬆開纏繞心田的藤蔓，喜悅重生

藥學屬性	適用症候
1. 止咳化痰，退燒	咳嗽，支氣管炎，發燒
2. 降血糖，抗胃酸過多	糖尿病，胃潰瘍，胃灼熱
3. 癒合傷口	痲瘋，外傷流血，皮膚病
4. 抗痙攣，止痛	嘔吐，腸絞痛，風濕，痛風，排尿困難，經痛

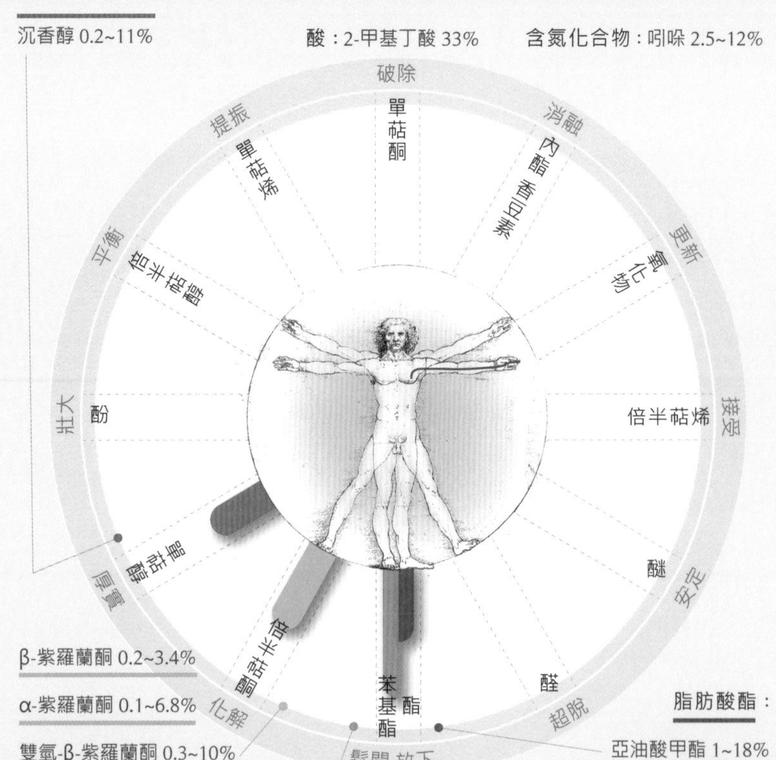

注意事項

1. 蒸餾所得的精油含有比較多的倍半萜烯以及單萜烯，鮮花經過頂空分析，則是以倍半萜烯與苯基酯為主。

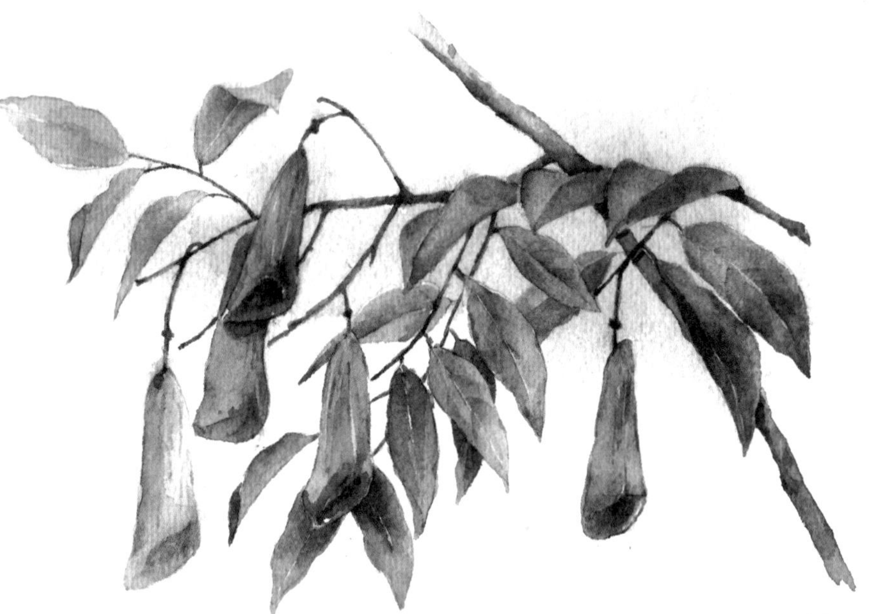

秘魯香脂
Peru Balsam

原生於中美洲，高約 18 公尺，近親吐魯香脂則可長到 40 公尺高。分布在 200~690 公尺之間的熱帶森林，常見於河流旁，木質耐蛀防腐。

藥學屬性	適用症候
1. 抗黏膜發炎，止咳化痰	各類支氣管炎（急性、慢性、氣喘性），咳嗽，流行性感冒，肺結核
2. 抗感染，抗菌	大腸桿菌引起的膀胱炎，尿道炎，腎盂炎，拔牙後的乾槽症
3. 促進傷口癒合（激勵表皮細胞的生長），消炎，抗寄生蟲，消毒，止癢	燒燙傷，凍瘡，寄生蟲引起之皮膚病（疥癬、虱子病、頭癬）
4. 強心，提升血壓，溫暖人心	低血壓，無精打采，冷淡

學名	Myroxylon balsamum var. pereitae
其他名稱	奎納 / Quina
香氣印象	南歐宗教慶典吃的甜點糕餅
植物科屬	豆科南美槐屬
主要產地	薩爾瓦多
萃取部位	樹脂（溶劑萃取）

適用部位 肺經、心輪

核心成分

萃油率 50%，10 個可辨識之化合物

心靈效益 | 鬆開領結，拋下身分，和大家狂歡同樂

橙花叔醇 3.6% 金合歡醇

香豆素 微量

破除 單萜酮
消融 內酯 香豆素
更新 氧化物
接受 倍半萜烯
安定 醚
超脫 醛
鬆開.放下 苯基酯
化解 倍半萜酮
厚實 單萜醇
壯大 酚
平衡 倍半萜醇
提振 單萜烯

芳香醛：香草素 微量

芳香酸：肉桂酸 11.5% 苯甲酸 6.9%

苯基酯與醇：苯甲酸苄酯 49.5%

肉桂酸苄酯 10.5% 苯甲醇 1% 肉桂酸甲酯 0.6%

注意事項

1. 敏感皮膚應在使用前做貼膚測試，一般膚質也要注意劑量與頻率，以免導致接觸性皮膚炎。
2. 吐魯香脂 Myroxylon balsamum var. balsamum 含 25~50% 的游離酸如肉桂酸，其他組成與秘魯香脂類似，但氣味較為輕快。

水仙
Narcissus

原生於南歐，喜歡全日照，花朵總是朝向太陽，球莖兩三年就要換一次。不怕濕土，通常長在山澗旁，小動物不敢啃食，也幾乎沒有蟲害。

學　　名	Narcissus poeticus
其他名稱	口紅水仙 / Poet's Daffodil
香氣印象	紅磨坊裡的絕代舞伶
植物科屬	石蒜科水仙屬
主要產地	法國、義大利
萃取部位	花（溶劑萃取）

適用部位　肺經、心輪

核心成分

萃油率 0.1%，16 個可辨識之化合物（占 91.3%）

心靈效益｜鬆開髮帶，飄灑浪漫情懷

藥學屬性	適用症候
1. 調經	子宮疾病，月經不調，更年期臉潮紅
2. 抗腫瘤，抗氧化，抑制乙醯膽鹼酯酶	乳癌，老年癡呆
3. 消炎，止痛，抗敏，清熱解毒	腮腺炎，癰瘡疔毒初期的紅腫熱痛，痢疾，瘡腫
4. 調節血清素，抗憂鬱	神疲頭昏，小兒驚風，頹廢枯槁

注意事項

1. 中國水仙 Narcissus tazetta var. chinensis（單瓣品種）以頂空分析時可得 35 個組分，香氣主軸是乙酸苄酯 25% 和 β-羅勒烯 62%，吲哚 0.33%，也具備以上效用。
2. 劑量過高可能引起頭暈反胃。

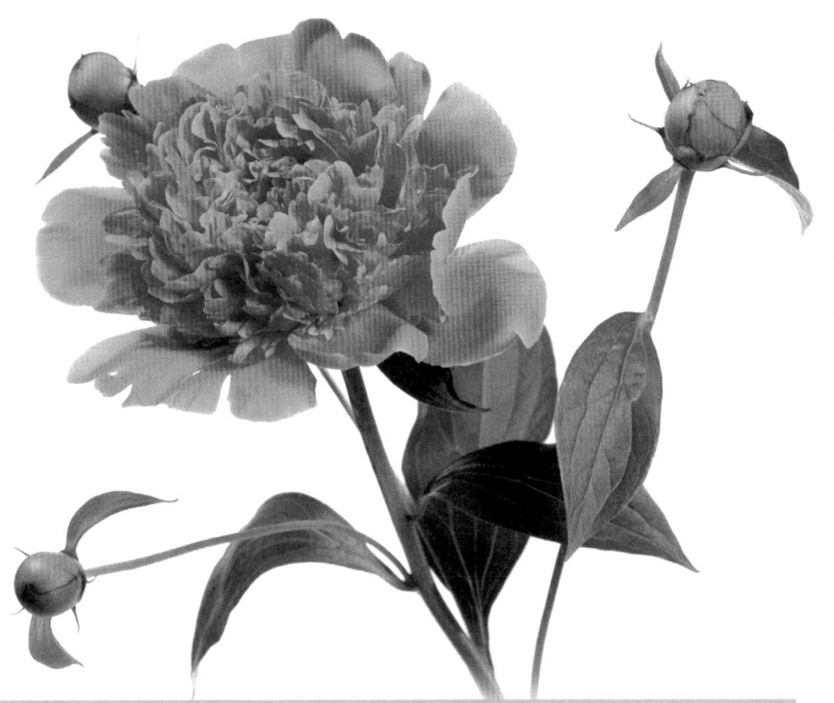

牡丹花
Peony

需要充足的陽光、涼爽乾燥的環境，不耐酸性或黏重土壤及高溫高濕。可存活30~60 年，中國是其發祥地，藥用栽培品種的花多為白色。

藥學屬性	適用症候
1. 鎮靜	狂躁，鑽牛角尖，强迫症
2. 消炎	長期疲勞，發低燒
3. 調節內分泌	月經週期紊亂，性冷感，產後血瘀腹痛
4. 抗氧化	皮膚暗沉，色斑，老人斑，痤瘡，皺紋

學　　名｜Paeonia suffruticosa

其他名稱｜木芍藥 / Tree Peony

香氣印象｜孔雀開屏

植物科屬｜芍藥科芍藥屬

主要產地｜中國

萃取部位｜花（蒸餾）

適用部位　肝經、本我輪

核心成分

萃油率油率 0.005%，27 個可辨識之化合物（占 96.04%）

心靈效益｜鬆開保護主義的門閂，慷慨大度，兼善天下

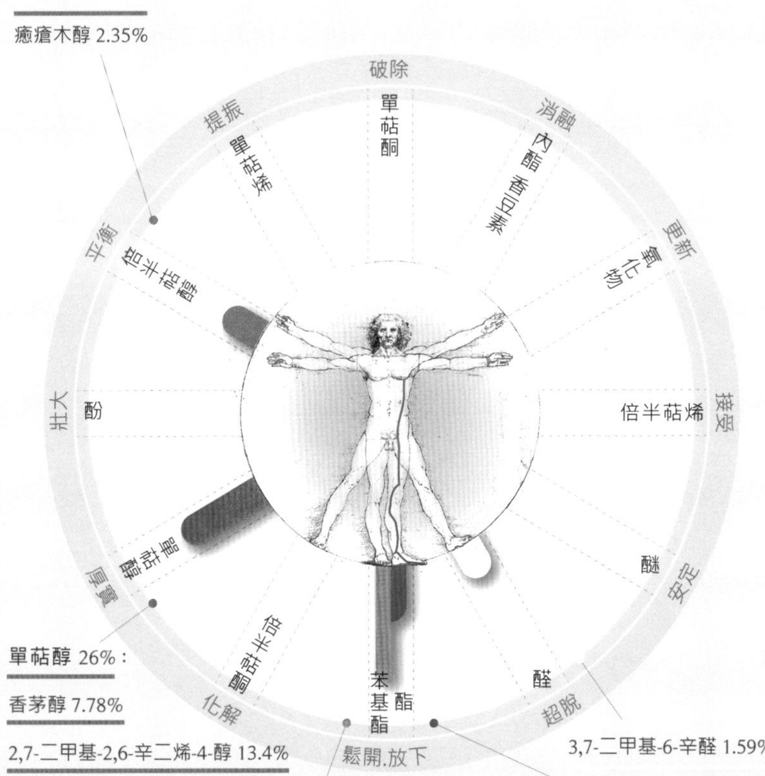

注意事項

1. 頂空固相萃取可得 38 個組分，以醚類占比最高（1,3,5-三甲氧基苯 29%），另含酯類 7 種（丙酸橙花酯 6%、丙酸牻牛兒酯 5%），醇類 8 種（香茅醇 5%、牻牛兒醇 2%）。
2. 中藥入藥的是根部，藥名「牡丹皮」。
3. 牡丹是木本，芍藥是草本，花形和葉片都相似，但芍藥開花較晚，也比牡丹耐寒。

紅花緬梔
Frangipani

陽性落葉小喬木，原生於中美洲，生命力強，不怕乾旱。體內多汁，無需常澆水，太潮濕則葉大花少，受傷時會流出白色乳汁。

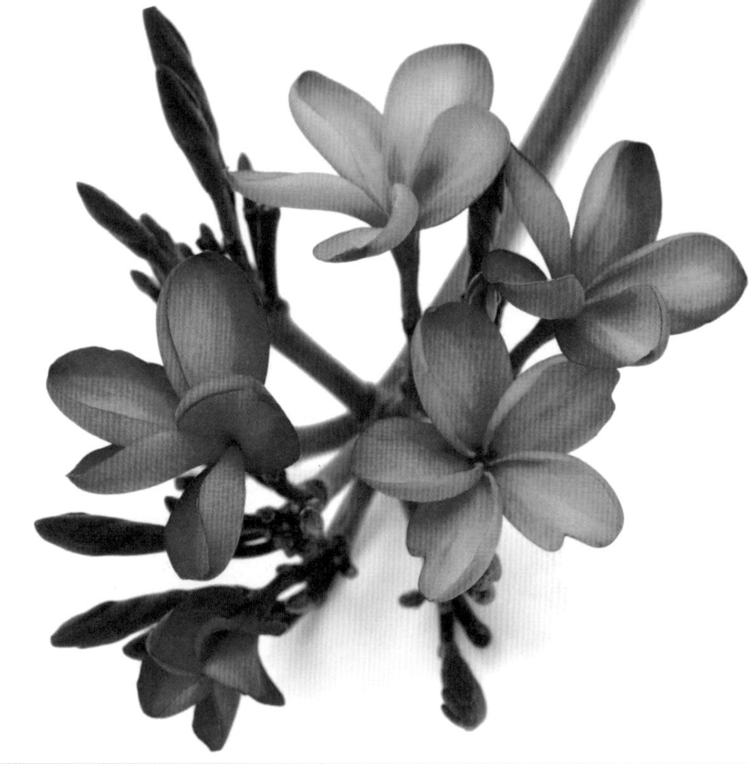

學　　名｜Plumeria rubra

其他名稱｜雞蛋花／Temple Tree

香氣印象｜英國女教師與暹羅國王翩翩起舞

植物科屬｜夾竹桃科緬梔屬

主要產地｜印度

萃取部位｜花（溶劑萃取）

適用部位　脾經、本我輪

核心成分

萃油率 0.037%，31 個可辨識之化合物（占 89%）

心靈效益｜鬆開陰沉的死結，擁抱明媚的春光

藥學屬性	適用症候
1. 抗焦慮，抗憂鬱	失敗的陰影，心碎的記憶，受打壓的委屈
2. 降血脂，抗氧化	高血壓，糖尿病，發癢與腳底龜裂，皮膚粗黑
3. 消炎，促進代謝	支氣管炎，百日咳，發燒，不汗不尿不饑不渴
4. 抗菌	細菌性痢疾，消化異常

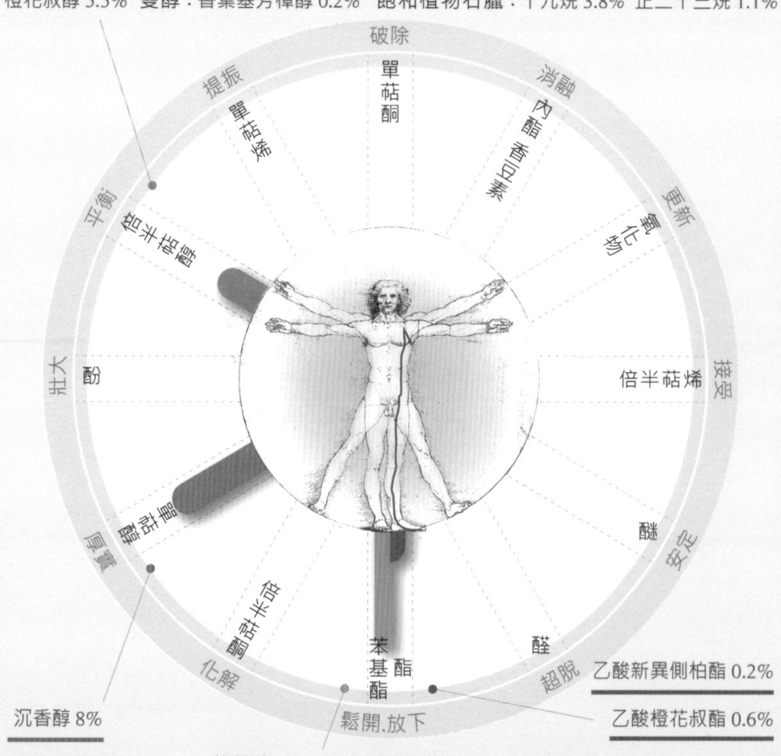

注意事項

1. 蒸餾所得的精油成分與原精相仿，但水楊酸苄酯較少（26.7%），苯甲酸苄酯較多（22.3%）。
2. 葉片也可以萃取精油，以倍半萜烯（金合歡烯、廣藿香烯、古巴烯）和植醇為主，具有抗菌和抗腫瘤的作用。

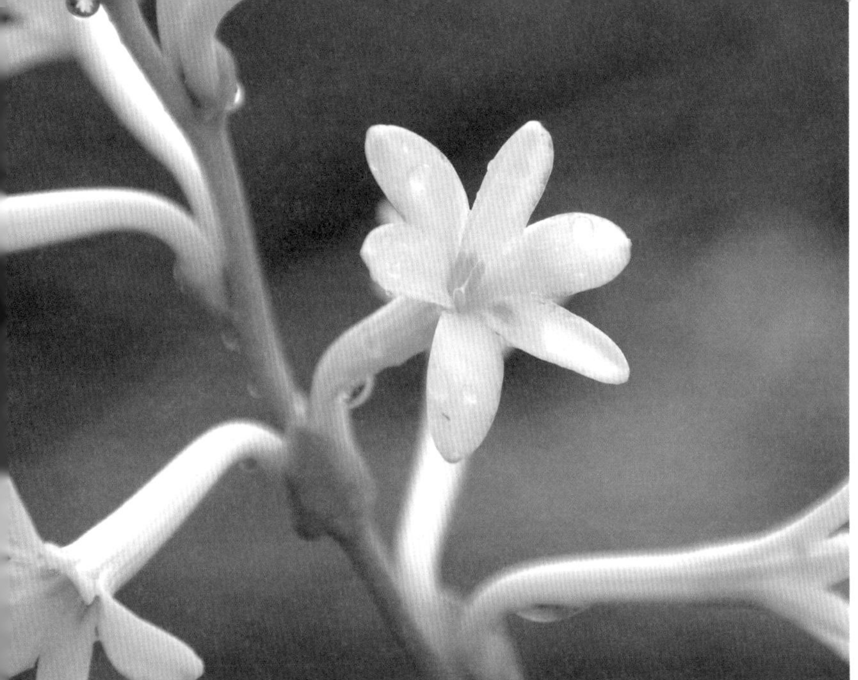

晚香玉
Tuberose

原生於墨西哥，喜歡充足的陽光，春末花芽分化時要求最低氣溫在 20℃。對土壤要求不嚴，微鹼性的重壤土最好，對濕度比較敏感，耐旱力差。

藥學屬性	適用症候
1. 止痛，抗痙攣，消炎	膝蓋、小腿發炎扭傷，經常性落枕，腰傷
2. 放鬆神經肌肉組織，減輕生理疾病加諸隨意肌與不隨意肌的壓力，抗焦慮	高血壓，中樞神經不平衡，失眠，恍神，考試緊張
3. 排毒，利尿，抗黴菌	嬰兒臉部濕疹，胎毒
4. 有益於呼吸與循環，抗氧化	氣喘，胸悶，血液黏稠，心悸

學　　名｜Polianthus tuberosa

其他名稱｜月下香 / Nardo

香氣印象｜在峇里島泡露天 SPA 眺望梯田

植物科屬｜龍舌蘭科晚香玉屬

主要產地｜印度、摩洛哥、阿根廷

萃取部位｜花（溶劑萃取）

適用部位　大腸經、本我輪

核心成分

萃油率 0.028%，14 個可辨識之化合物

心靈效益｜鬆開塑身馬甲，優雅接受原來的我

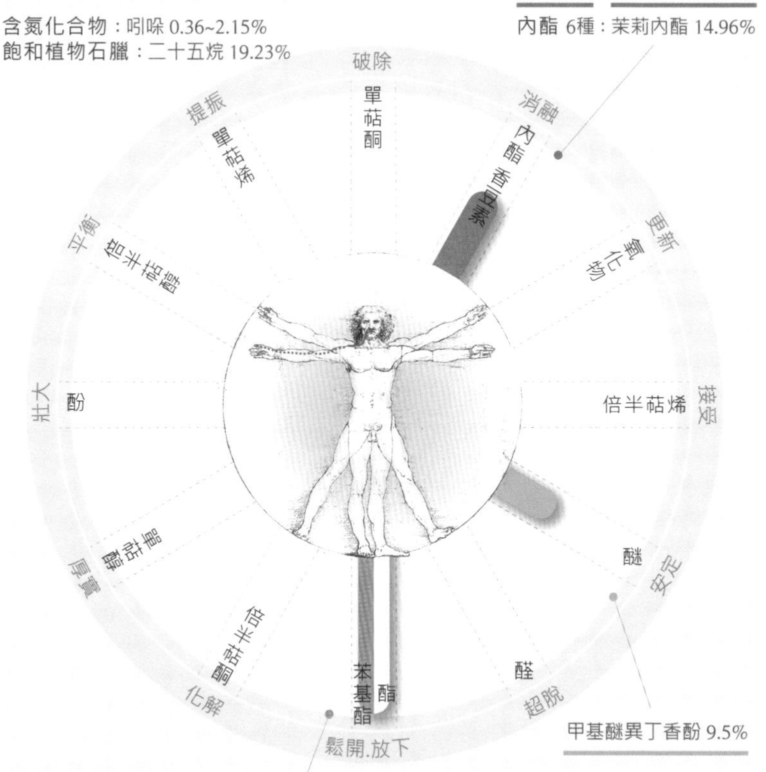

注意事項

1. 過量令人呆滯。
2. 單瓣的晚香玉吲哚含量一般高於重瓣。pm 9:00~am 3:00 香氣最濃，下午三點香氣最弱。夜間釋放的香氣含有較多的鄰氨基苯甲酸甲酯、茉莉內酯。

五月玫瑰
Rose de Mai

17 世紀才由荷蘭培育出來的雜交品種，大馬士革玫瑰是其親株之一。習慣中性土壤全日照，喜肥，積水易致病，枝條不宜過密，需要通風良好。

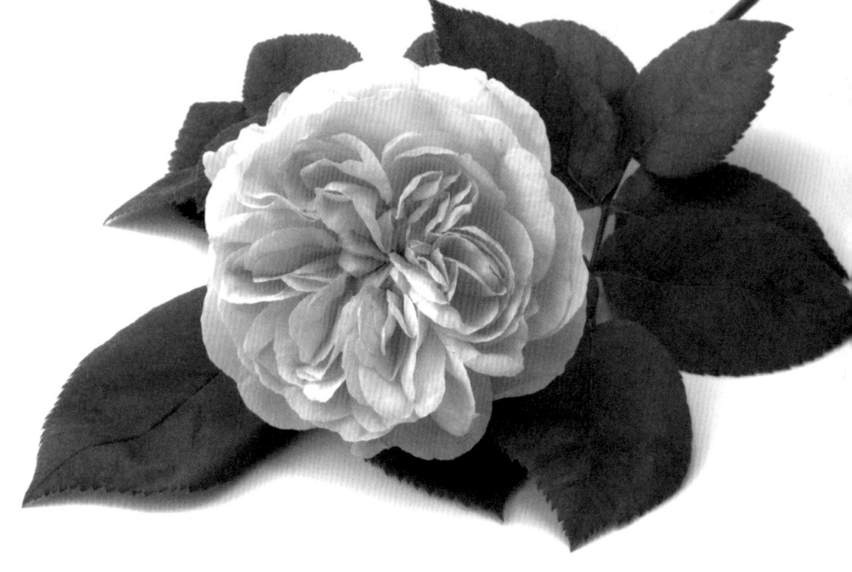

學　名	Rosa centifolia
其他名稱	捲心玫瑰 / Cabbage Rose
香氣印象	卡拉瓦喬名畫「年輕的酒神」
植物科屬	薔薇科薔薇屬
主要產地	法國、摩洛哥、巴基斯坦
萃取部位	花（溶劑萃取）

適用部位　心經、心輪

核心成分

萃油率 0.128%，13 個可辨識之化合物（色譜峰在 100 個以上）

心靈效益｜鬆開長年壓抑的想望，從平庸單調中透出意想不到的光芒

藥學屬性	適用症候
1. 局部麻醉，抑制血管收縮，放鬆消化道平滑肌，擴張支氣管	偏頭痛，情緒刺激血壓升高，心臟疼痛，腸胃痙攣，喉嚨緊縮，咳嗽
2. 激勵腦內啡與血清素分泌	消極，自暴自棄，萎靡不振，情緒化
3. 抑制不正常增生的淋巴細胞，強心（保護心臟不受化療藥物毒害），抗氧化，抗腫瘤	急性淋巴細胞性白血病，化療病患，心臟方面疾病，乳癌，肺癌，子宮頸癌
4. 消炎，保濕，除體臭，退燒	皮膚莫名的突起與發癢，極度乾燥，狐臭，不明原因發燒

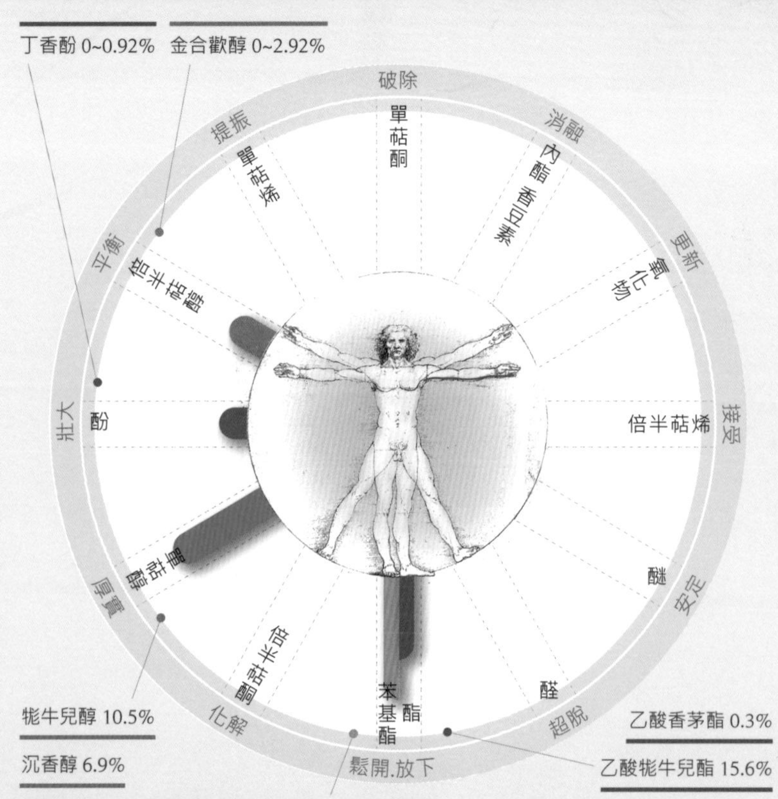

注意事項

1. 蒸餾的精油中苯乙醇只有 0.38%（其他成分為乙醇 0.12%，香茅醇 + 橙花醇 15.3%，牻牛兒醇 6.75%，飽和植物石蠟：十七烷 4.5%、十九烷 17%、正二十一烷 8.4%），因此原精對情緒幫助更大。
2. 這個品種是格拉斯名產，花形在油玫瑰中最大（另兩種為大馬士革玫瑰和藥師玫瑰 R. gallica）。

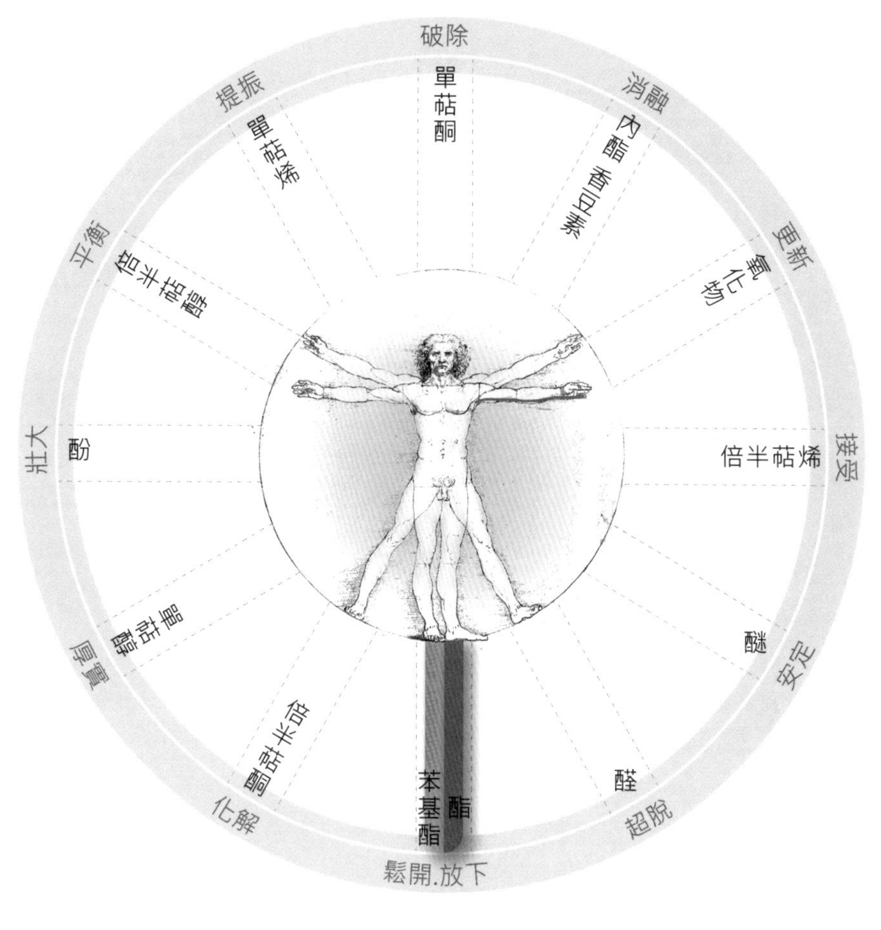

VII 3

芳香酸與芳香醛類

Aromatic Acid & Aromatic Aldehyde

即指含有苯環的酸與醛類,作用近似苯基酯,因此歸在同一組。不過,芳香醛的作用比較複雜,本書會歸在不同兩組:(1)相對較具激勵作用的芳香醛,例如肉桂醛,抗感染強,高量會刺激皮膚,因此歸在「酚類」組。(2)相對較具舒緩作用的芳香醛,例如香草素,適合放鬆身心,因此歸在「芳香酸」組。但在「化學成分中英對照」中,則統一放在「酚與芳香醛類」,以方便讀者查詢。

蘇門答臘安息香

Sumatra Benzoin

原生於印尼蘇門答臘北部高地森林，現在多栽種於較平坦的燒墾火耕地。8 歲以上樹木開始割取樹脂，一年兩次，可持續 20 年。

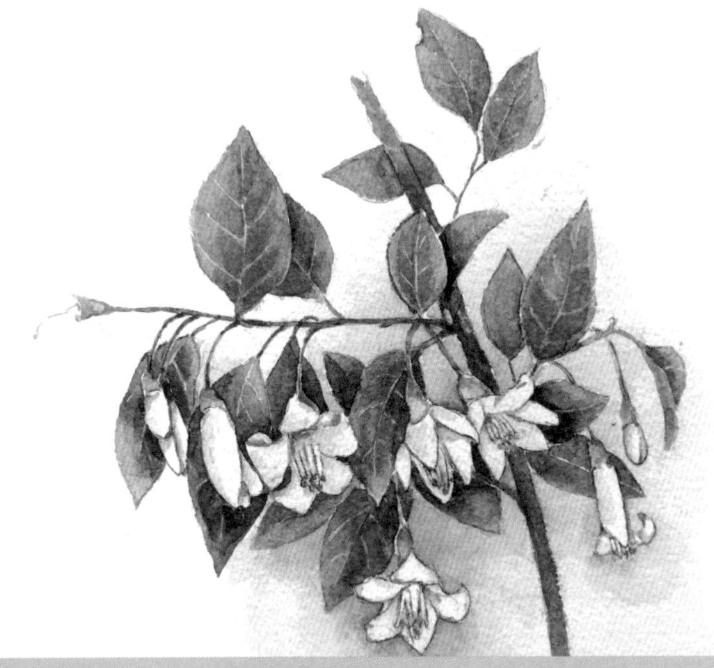

學　　名｜Styrax benzoin

其他名稱｜拙具羅香 / Gum Benjamin

香氣印象｜敦煌石窟看飛天

植物科屬｜安息香科安息香屬

主要產地｜印尼（蘇門答臘）

萃取部位｜樹脂（溶劑萃取）

適用部位　心包經、心輪

核心成分

每樹可收成 1~3 公斤樹脂，直接溶於酒精類溶劑備用，6 個可辨識之化合物

心靈效益｜鬆開威脅恫嚇的綑綁，得到安全的保障

藥學屬性	適用症候
1. 抗黏膜發炎，化痰，抗胸腔病菌，抗生物膜	肺炎，支氣管炎
2. 殺蟲，防腐，抗病毒，抗腫瘤	防蠹蟲，瘧疾，利什曼病，HIV 感染，唇疱疹，子宮頸癌，肺癌
3. 促進傷口癒合，強力抗氧化	粉刺，傷口，癰，潰瘍，凍瘡，皮膚老化
4. 安定神經系統	陰沉，暗黑，膽戰心驚，惡夢連連

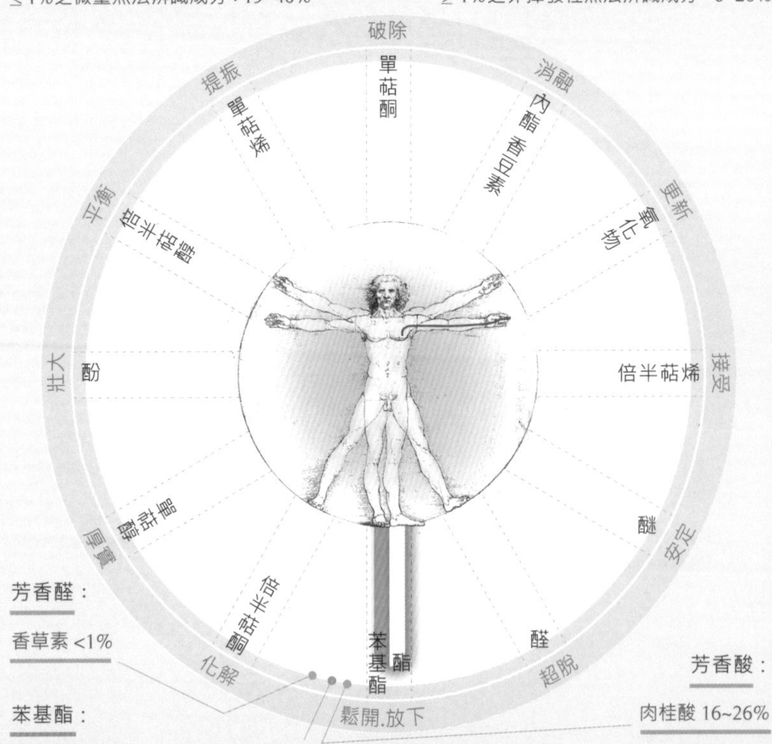

注意事項

1. 敏感皮膚宜避免使用。
2. 現今的蘇門答臘安息香，多採自印尼另一品種 Styrax paralleloneurum，該品種的採集時間可長達 60 年。
3. 安息香屬於香脂類（Balsam）。樹脂成分中含有安息香酸（苯甲酸）或肉桂酸才能稱做香脂，所以班傑明樹膠（Gum Benjamin）這個名稱是不正確的，因為安息香樹脂並不是多醣類。
4. 安息香其名源於古代波斯（安息帝國），當地產的安息香樹脂來自 Styrax officinalis 這個品種。

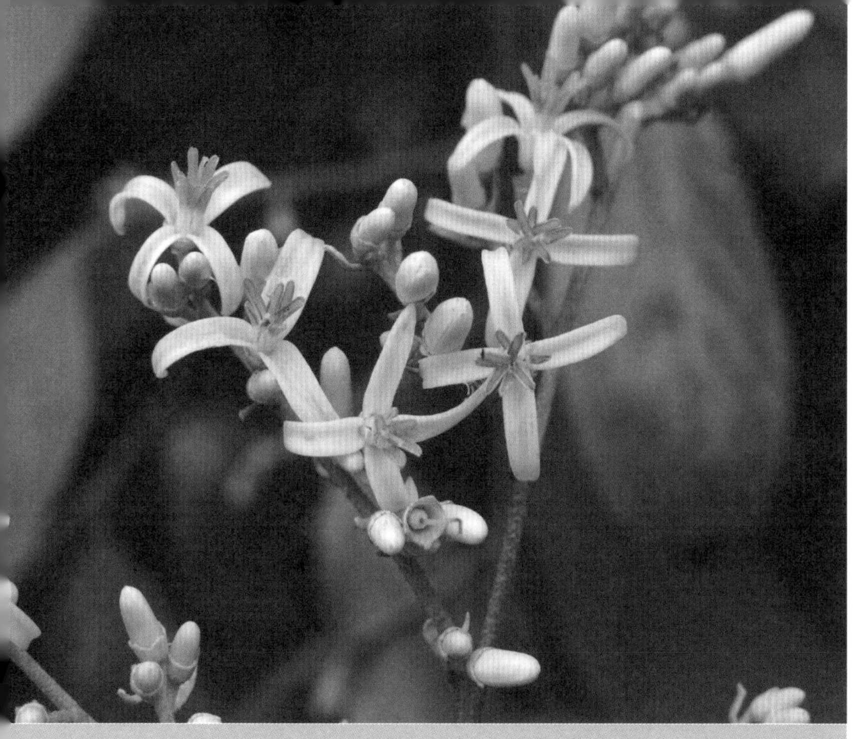

暹羅安息香
Siam Benzoin

典型的東南亞條件：年雨量 1500~2200 毫米，年均溫 15~26°C，長日照。7 歲以上樹木開始割取樹脂，一年一次，可持續 10 年。

藥學屬性	適用症候
1. 抗黃麴黴菌，抗菌，抗黏膜發炎，化痰	上呼吸道發炎，喉炎，口腔衛生
2. 消炎止痛，抗腫瘤	肌肉痠痛，關節炎，白血病
3. 促進傷口癒合	皮膚炎，粉刺，濕疹，乾癬，糠疹，傷口，凍瘡
4. 安定神經系統	害羞，挫敗，軟弱，運衰

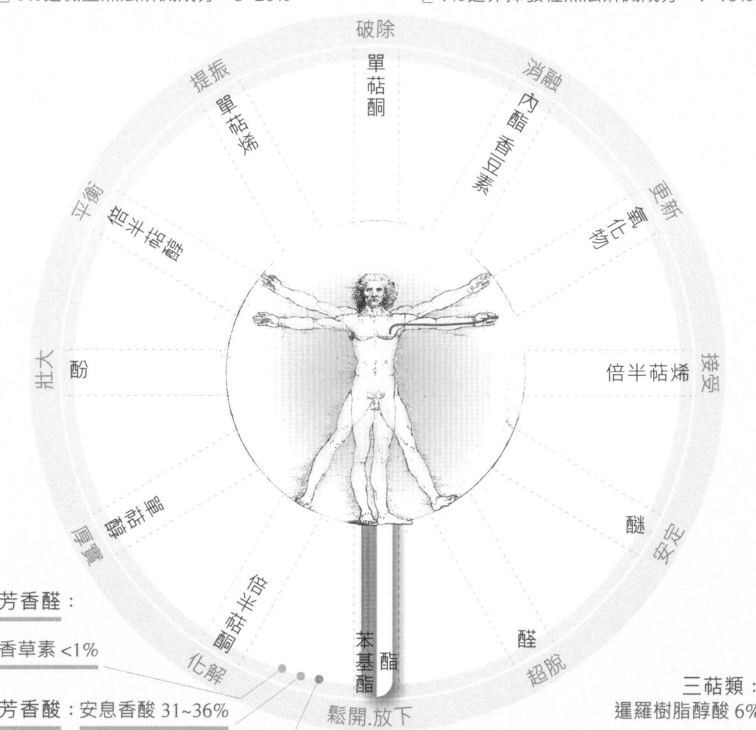

學　名 | Styrax tonkinensis
其他名稱 | 白花樹 / Saigon Benzoë
香氣印象 | 在雪地圍著篝火烤手
植物科屬 | 安息香科安息香屬
主要產地 | 寮國、泰國、越南
萃取部位 | 樹脂（溶劑萃取）

適用部位　心包經、心輪

核心成分

每樹可收成 1~3 公斤樹脂，直接溶於酒精類溶劑備用，7 個可辨識之化合物

心靈效益 | 鬆開冷酷無情的限制，得到溫暖的肯定

注意事項

1. 敏感皮膚宜避免使用。
2. 有時被稱作 Storax，因此容易與蘇合香混淆。
3. 暹羅安息香屬落葉樹，蘇門答臘安息香則是長青樹。兩者香氣最大的分別在於，蘇門答臘比暹羅多了肉桂酸及其酯類。
4. 蘇門答臘安息香的樹脂感較重，多用於製藥，暹羅安息香的甜品感較濃，是香料香精產業的首選。

香草

Vanilla

原產墨西哥，攀緣藤本，喜愛溫暖濕潤、雨量充沛。土壤最好是富含腐植質的微酸性，夜間開花，須人工授粉。

學　　名｜Vanilla planifolia

其他名稱｜香莢蘭 / Flat-leaved Vanilla

香氣印象｜桑德羅・波提切利的《維納斯的誕生》

植物科屬｜蘭科香莢蘭屬

主要產地｜馬達加斯加、留尼旺島

萃取部位｜豆莢（溶劑萃取）

適用部位　任脈、性輪

核心成分

萃油率 2.35%，64~130 個可辨識之化合物

心靈效益｜鬆開思想的柵欄，享受百花齊放

藥學屬性	適用症候
1. 抑制細菌之群聚效應（QS），消炎，止痛	食物不潔引起之腹瀉，腸胃絞痛，經痛，牙痛
2. 抗氧化（於肝臟），解肝毒，抗腫瘤，強化細胞膜，降三酸甘油脂	酒精性肝病變，肝癌，反覆感染（感冒），心血管疾病，胰臟炎
3. 提高性能量，改善性機能	不舉，早洩，冷感，無性趣
4. 收驚，鎮定安撫	重大檢測與手術前的壓力，生活平淡無味的苦悶

脂肪族酸 20種：次亞麻油酸 1%　醋酸 0.55%

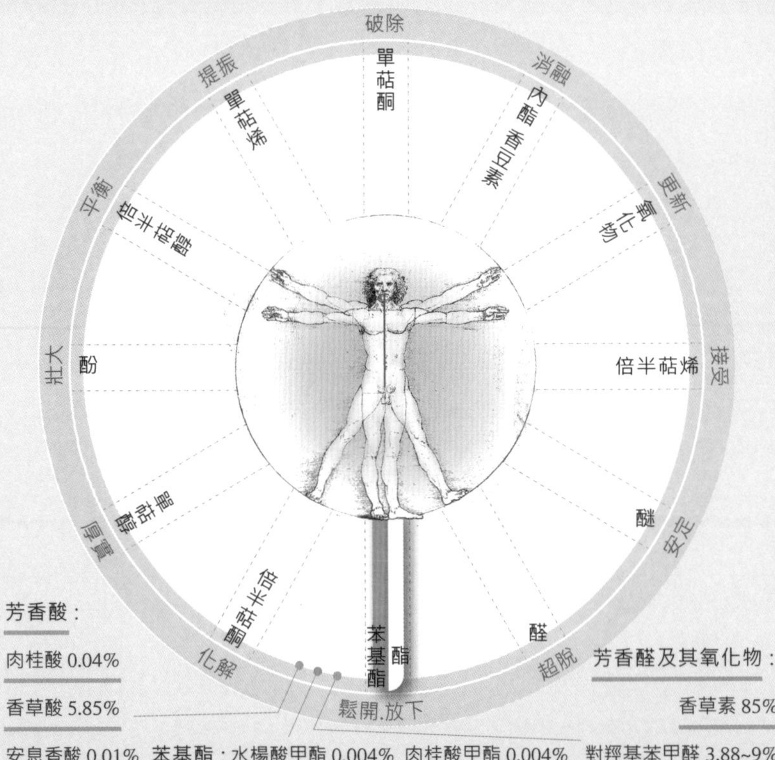

注意事項

1. 早在 1874 年已由松柏苷合成香草素，許多商品中的「香草萃取」就是這類合成物質，而純的原精則會溶於酒精中備用。
2. 不同產地的香草素含量差異很大：馬達加斯加（85%）和留尼旺島（50%）是第一級，墨西哥（30%），加勒比海、印尼、大溪地屬於次一級。印度和斯里蘭卡最少。其中大溪地的氣味因為多了胡椒醛而與眾不同。

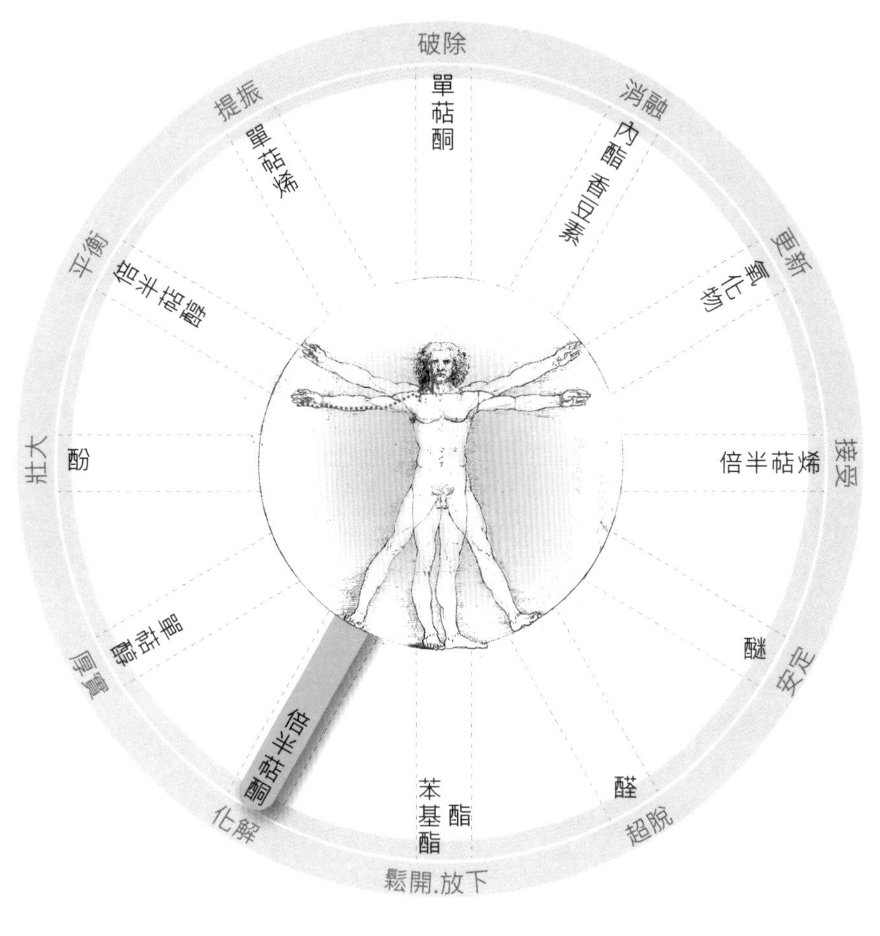

VIII 倍半萜酮類

Sesquiketone

無與倫比的療傷聖手，不論是針對體表或心靈，尤其是積累已深，看似不可動搖的硬痂。不存在單萜酮的神經毒性，但同樣善於修補受創細胞，還擁有陣容堅強的抗腫瘤軍團（大西洋酮、芳薑黃酮、莎草酮、大根老鸛草酮…）。配合啟動小腸經，就能把生命裡的糟粕化作精微。是精神分析與心理諮商的最佳搭檔，也是研究疾病人格與處理情志病的必修學分。

印蒿酮白葉蒿

White Mugwort, CT Davanone

喜歡沙漠地帶。叢高 40 公分，莖與葉都毛茸茸的。

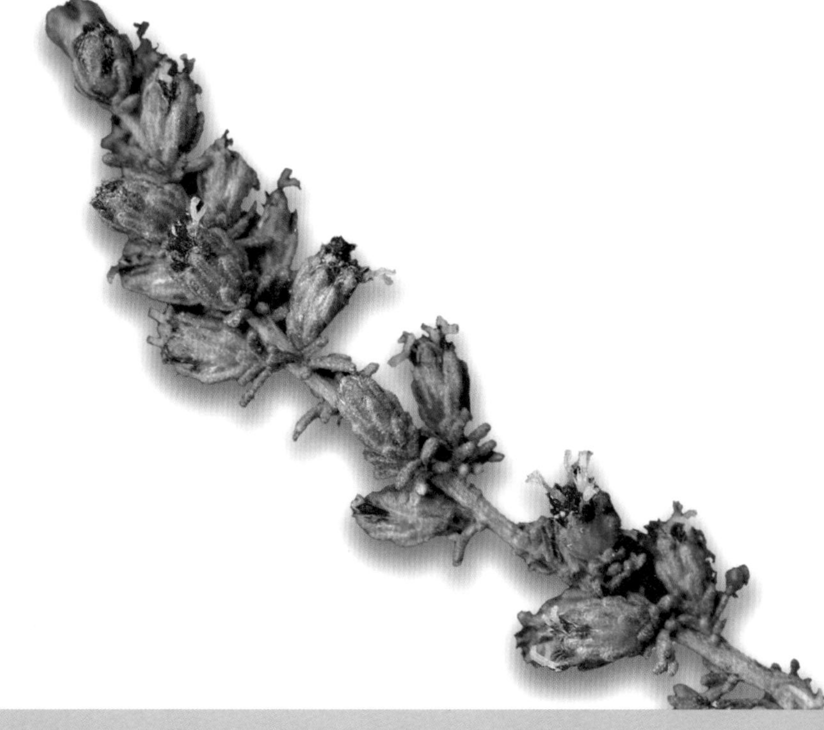

學　　名	Artemisia herba-alba
其他名稱	白苦艾 / White Wormwood
香氣印象	孤高的臉龐上浮現一抹微笑
植物科屬	菊科艾屬
主要產地	摩洛哥、西班牙南部
萃取部位	全株藥草（蒸餾）

適用部位　肺經、心輪

核心成分

萃油率 0.68~1.93%，20 個可辨識之化合物（占 99.36%）

心靈效益 | 化解揪心的沉重，學會放手和看淡

藥學屬性	適用症候
1. 抗痙攣	氣喘
2. 抗黴菌，消解黏液	慢性氣管炎，呼吸短促，胸悶
3. 抗心肌梗塞（菊烯酮的作用）	冠心病

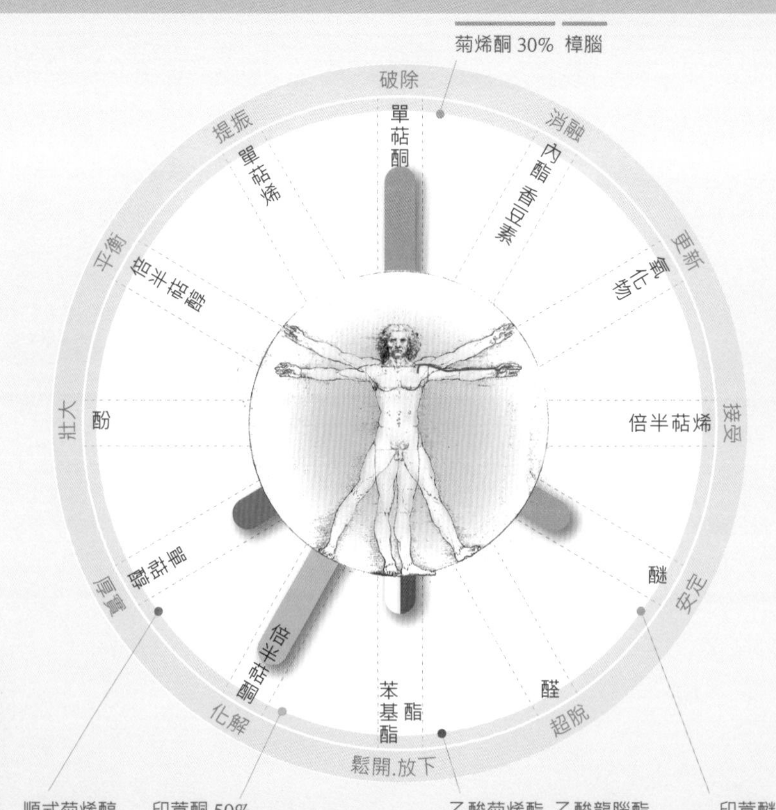

注意事項

1. 孕婦與嬰幼兒避免使用。
2. 尚有多種化學品系，成分與作用各異。

銀艾
Silver Wormwood

喜歡全日照和乾燥砂土。披針形葉片呈銀綠色，葉端鋸齒狀。長勢迅猛，地下莖綿延，可長成 120 公分高，60 公分寬的草叢。

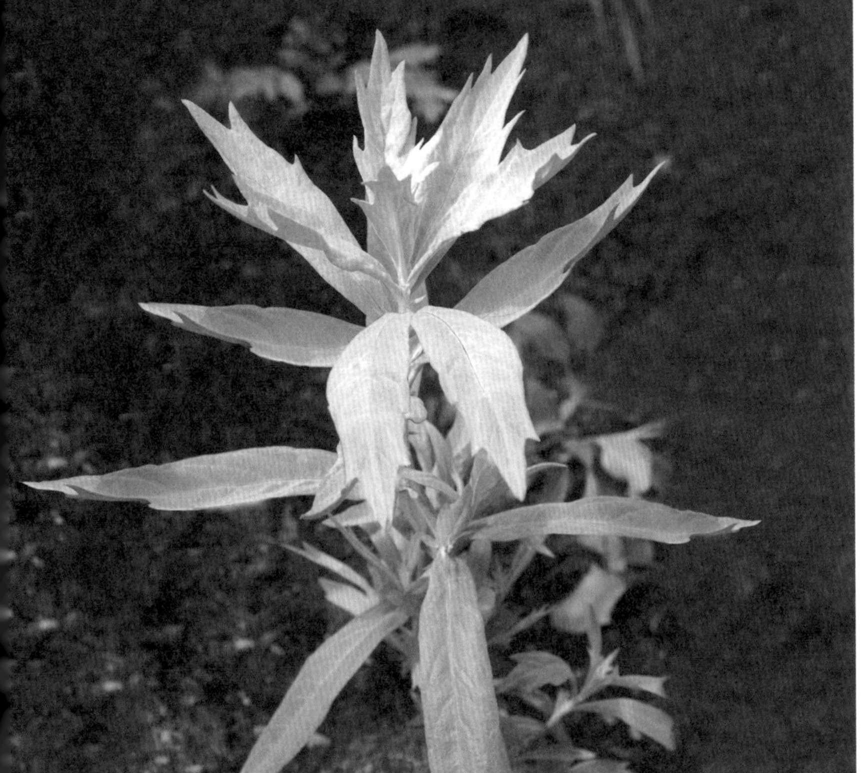

藥學屬性	適用症候
1. 止痛（啓動腦內啡機轉）	頭痛，風濕痛
2. 抗痙攣	腹絞痛，胃痙攣
3. 抗菌，化痰，排除堆積的黏液	感冒，扁桃腺炎，痰濕咳嗽
4. 修復神經與皮膚組織，止汗	昆蟲咬傷，濕疹，多汗，體味，鼻血

樟腦 15%　菊烯酮 1.3%　桉油醇 20%　道格艾氧化物 0.9%

破除　單萜酮
消融　內酯　香豆素
更新　氧化物
接受　倍半萜烯
安定　醚
超脫　醛
鬆開.放下　苯基酯　酯
化解　倍半萜酮
厚實　單萜醇
壯大　酚
平衡　倍半萜醇
提振　單萜烯

龍腦 20%　倍半萜酮 25%：印蒿酮 11.5%　呋喃：蘇式印蒿呋喃 0.3%　印蒿醚 2.9%

學　　名	Artemisia ludoviciana
其他名稱	白鼠尾草 / White Sage
香氣印象	甜度最高的艾屬植物，宛如春夏之交、被太陽曬暖的草地
植物科屬	菊科艾屬
主要產地	美國、加拿大西部、墨西哥
萃取部位	全株藥草（蒸餾）

適用部位　督脈、頂輪

核心成分

萃油率 0.4%，45 個可辨識之化合物（占 75%）

心靈效益｜化解集體意識帶來的焦慮和恐懼，淨化與自己不相合的磁場

* 北美印地安人在蒸氣儀式（Sweat Lodge）中用來洗滌靈性

注意事項

1. 孕婦與嬰幼兒需在專業芳療師指導下使用。
2. 吸聞時劑量過高，可能使精神過於亢奮。
3. 有多個亞種，成分頗有差異。

印蒿

Davana

喜歡肥沃壤土，無法承受太多雨量，最好陽光充足而冬季爽冽。60 公分高，耐旱，跟其他類似的艾屬植物一樣外觀灰白。

學　　名	Artemisia pallens
其他名稱	神明草 / Dhavanam
香氣印象	長年受人供奉的神龕
植物科屬	菊科艾屬
主要產地	南印度的紅土地帶
萃取部位	開花時全株藥草（蒸餾）

適用部位　腎經、基底輪

核心成分

萃油率 3.2%，26 個可辨識之化合物

心靈效益｜化解無法停止的憂慮，彷彿得到神明庇佑

藥學屬性	適用症候
1. 抗焦慮（低劑量），抗痙攣，退燒	神經衰弱，精神異常，收驚
2. 消解黏液，降血糖，降血壓	膿痰引發的咳嗽，糖尿病，高血壓
3. 抗黴菌，抗蠟樣芽孢桿菌，抗病毒	變質食物引發的嘔吐，痲疹
4. 癒合傷口，收緊皮膚	妊娠紋

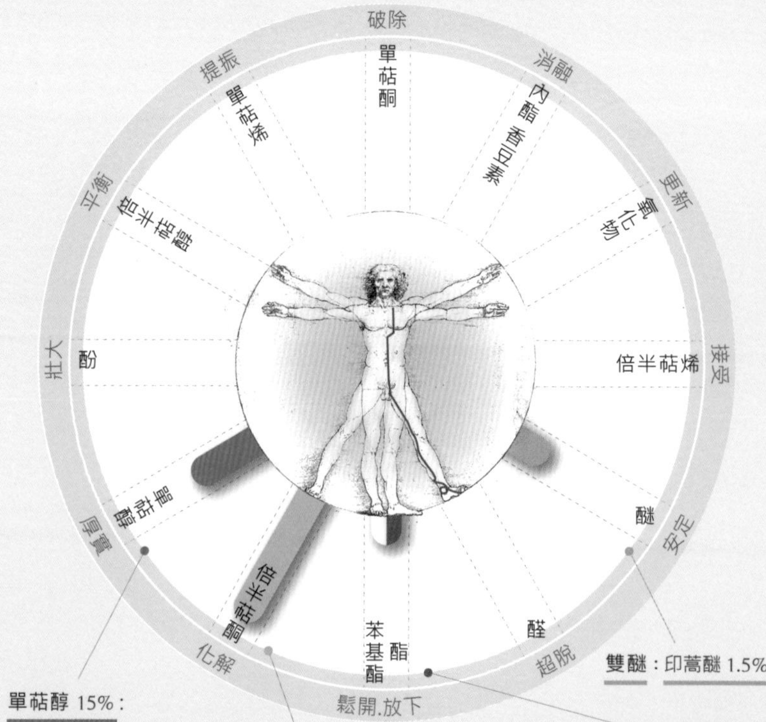

注意事項

1. 孕婦與嬰幼兒需在專業芳療師指導下使用。
2. 精油幾乎都集中在花，枝葉的含量甚少。

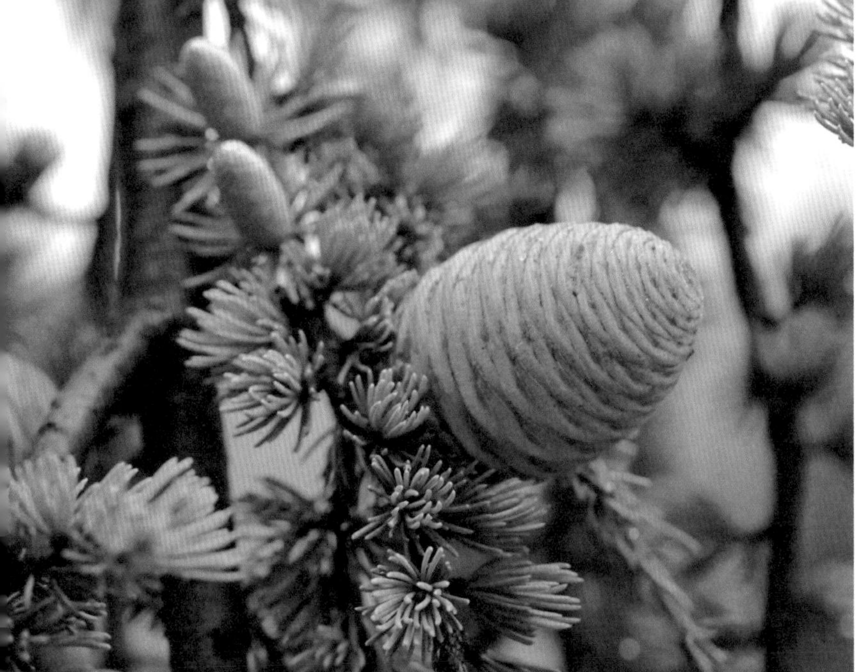

大西洋雪松
Cedarwood

喜歡在 1370~2200 公尺的高度形成雪松純林。樹高 30~35 公尺，比大多數的針葉樹更能容忍乾熱。

藥學屬性	適用症候
1. 促進傷口癒合，促進毛髮生長	脂漏性皮膚炎，圓禿，產後大量落髮
2. 促進淋巴流動，消解脂肪，促進動脈之再生力	橘皮組織，水分滯留，動脈硬化
3. 抗腫瘤，抑制產生抗藥性的癌細胞	白血病
4. 抗菌，抗黴菌，抗痙攣（喜馬雪松醇的作用）	淋病，手術後止痛

學　　名｜Cedrus atlantica

其他名稱｜北非雪松 / Atlas Cedar

香氣印象｜軟厚密實、圖案繁複的手工織毯

植物科屬｜松科雪松屬

主要產地｜摩洛哥的亞特拉斯山（原生地）、阿爾及利亞、法國南部

萃取部位｜木材鋸屑（蒸餾）

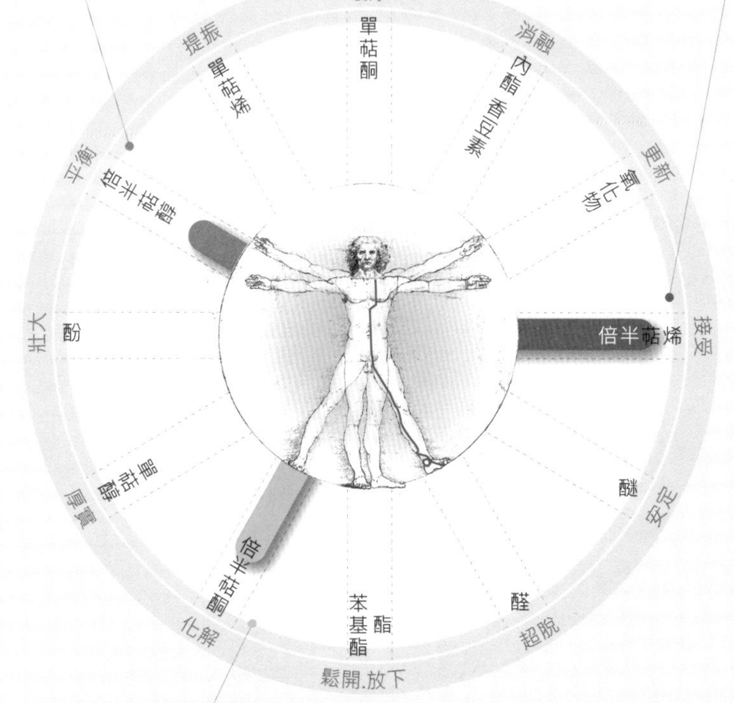

適用部位　腎經、基底輪

核心成分

萃油率 2.5%，23 個可辨識之化合物（占 73~96%）

心靈效益｜化解深埋的恥辱，長出重如泰山的自尊

注意事項

1. 黎巴嫩雪松 (Cedrus libani) 與大西洋雪松的外觀與香氣都很接近，差別在黎巴嫩雪松年老時樹冠狀如平頂，精油中的喜馬雪松醇和大西洋酮較多，分布在黎巴嫩、敘利亞、土耳其。
2. 大西洋雪松的針葉精油含有比例較高的單萜烯，氣味更接近其他松樹。

喜馬拉雅雪松
Himalayan Cedar

喜歡和煦的冬天與涼夏，長在 1500~3200 公尺的氤氳聖地，樹高 50 公尺。有別於大西洋雪松針葉的堅挺上揚，喜馬拉雅雪松的葉端溫柔下垂。

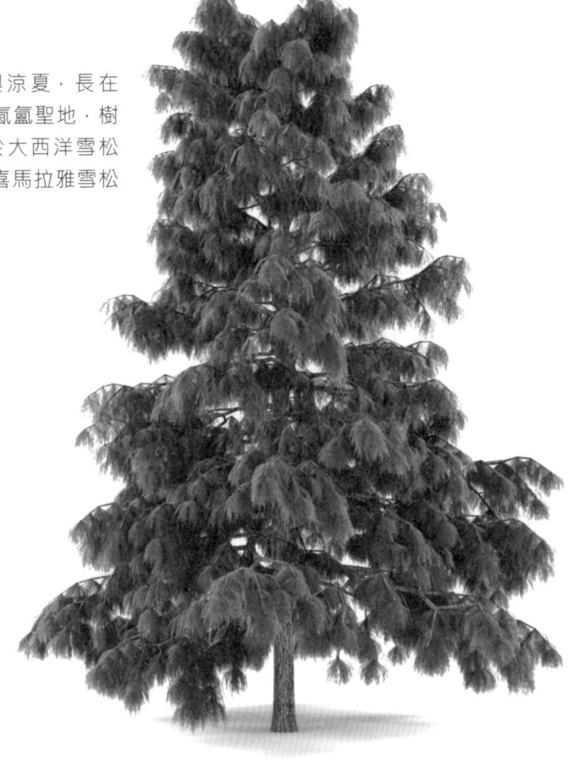

藥學屬性	適用症候
1. 化解黏液堆積，抗腫瘤（α-大西洋酮的作用），調節免疫	氣喘，花粉熱，發燒，癌症，皮膚潰瘍
2. 消解脂肪	肥胖，高血脂
3. 强化大腦前扣帶迴	躁鬱症，自閉症
4. 驅蟲，抗黴菌	幫助家畜與儲糧防蟲害

注意事項

1. 市面上很多喜馬拉雅雪松精油都經過精餾與提純，油色與氣味較不濁重，但 α-大西洋酮比例甚少。
2. 喜馬拉雅雪松的針葉精油以單萜醇為主，氣味大不同。

學　　名｜Cedrus deodara

其他名稱｜神木雪松 / Deodar Cedar

香氣印象｜若隱若現的透光亞麻布窗簾

植物科屬｜松科雪松屬

主要產地｜原生於喜馬拉雅山西麓（印度、尼泊爾、西藏）

萃取部位｜根部與枝幹的木片（蒸餾）

適用部位　膽經、頂輪

核心成分

萃油率 0.98%，34 個可辨識之化合物（占 98.3%）

心靈效益｜化解難與人親近的距離感，安詳融入環境或團體

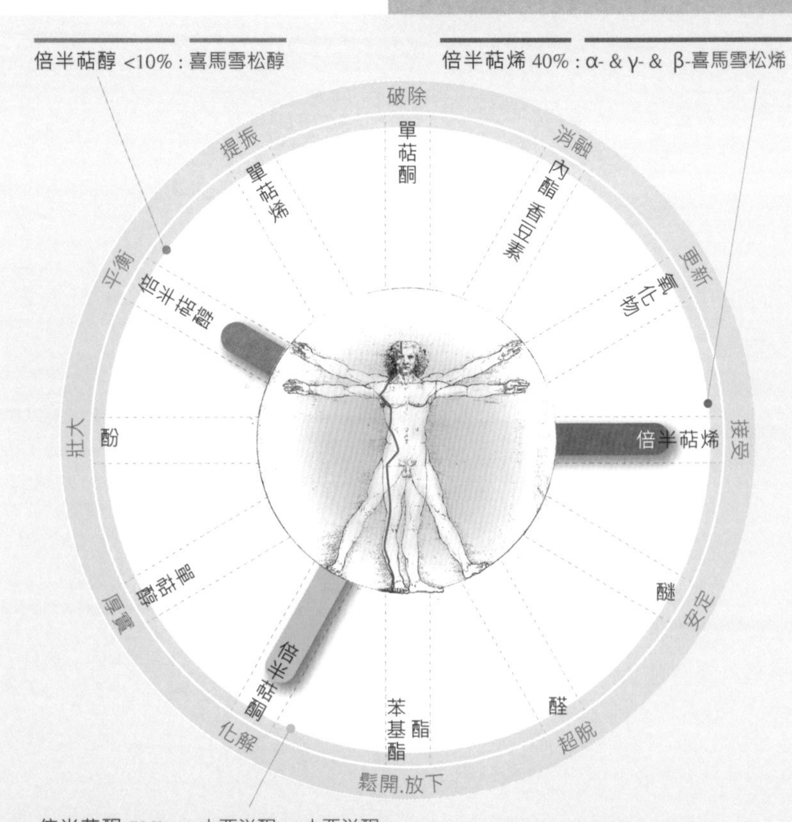

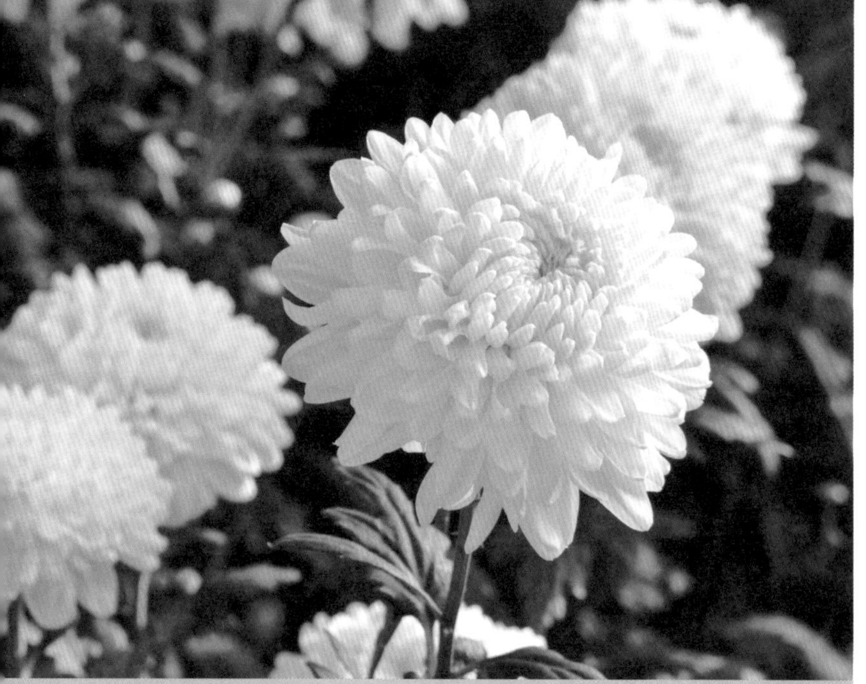

杭白菊
Chrysanthemum

耐寒，不耐高溫。適應性強，不擇土壤，但長期過濕會造成爛根。喜歡充足的陽光，光照不足易開花不良。水旱輪作可減輕病蟲害。

藥學屬性	適用症候
1. 消炎，解熱，抗菌，抗敏（減少前列腺素 E2），祛痰	胃潰瘍，皮膚發紅浮腫，肺炎
2. 抗氧化，抗衰老	腦血管病變，腦功能退化，形容枯槁
3. 舒血管、降血脂、明目，提高心肌細胞對缺氧的耐受能力	高血壓，膽固醇過高，身軀臃腫，眼睛疲勞發紅，頭痛眩暈
4. 抗腫瘤，驅鉛，養肝	肝癌，喉癌，大腸癌，飲水汙染造成之肝功能受損及神經受損

反式長松香芹醇 6.18%
α-沒藥醇 0.86%
天藍烴-2-醇 0.64%
艾蒿酮 2.47%
3-甲基-2-環己烯-1-酮 0.43%
二表雪松烯-1-氧化物 7.77%
破除
提振
消融
平衡
更新
壯大
接受
厚實
安定
化解
超脫
鬆開.放下
單萜酮
單萜烯
內酯 香豆素
倍半萜醇
氧化物
酚
倍半萜烯
單萜醇
醚
倍半萜酮
苯基酯
酯
醛
檜腦 10.15%
大根老鸛草酮 6.82%
長松香芹酮 1.97%
α-順式喜馬雪松烯 3.37%
α-薑黃烯 2.86%

學　　名｜Chrysanthemum morifolium
其他名稱｜甘菊 / Florist's Daisy
香氣印象｜清風徐來，水波不興
植物科屬｜菊科菊屬
主要產地｜中國（浙江桐鄉市）
萃取部位｜花（蒸餾）

適用部位　肝經、本我輪

核心成分

萃油率 0.19%，55 個可辨識之化合物（占 63.64%）

心靈效益｜化解伴隨熱望的煎熬，學會欣賞虛靜之美

注意事項

1. 本品就是菊花茶所用的菊花，分白菊花和黃菊花兩種，精油主要萃取自白菊花。

薑黃
Turmeric

喜歡雨量豐沛、溫度 20~30℃的環境。可以連作，無需換地栽種。根莖在冬季莖葉枯萎時採收，比薑渾圓而分枝少，切開為橘黃色。

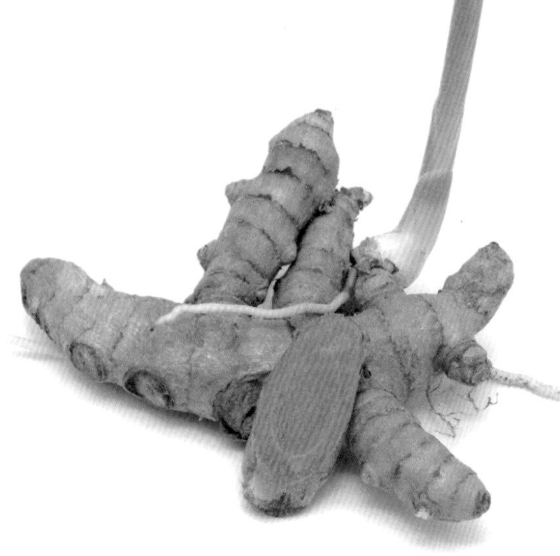

藥學屬性	適用症候
1. 養肝，降血糖（活化 PPAR-γ 受體），抗凝血（勝過阿斯匹靈），降膽固醇	脂肪肝，糖尿病，高血壓
2. 抗腫瘤，使神經幹細胞增生 80%（皆來自芳薑黃酮的作用）	子宮頸癌，乳腺癌，白血病，阿茲海默症
3. 收斂傷口	曬傷燙傷，皮膚老化，毒素充塞的皮膚（如嚴重面皰）
4. 抗菌，抗黴菌，抗氧化，消炎	眼睛感染，頸椎病和肩周炎，蛇毒

注意事項

1. 孕婦與嬰幼兒需在專業芳療師指導下使用。
2. 中醫藥典的「鬱金」來自另一品種 Curcuma aromatica。
3. 薑黃精油不含薑黃素，春薑黃與紫薑黃的精油含量高於秋薑黃。

學　名	Curcuma longa
其他名稱	寶鼎香 / Curcuma
香氣印象	土地飽吸陽光後散放的幸福煙塵
植物科屬	薑科薑黃屬
主要產地	南亞（印度為原產地）、東南亞、中國
萃取部位	根莖（蒸餾）

適用部位　肝經、本我輪

核心成分

萃油率 0.6~3%，18 個可辨識之化合物（占 99%）

心靈效益｜化解鬼打牆似的執念，展開新的關係與生活

* 印度教用來連結象頭神 Ganesha 排除萬難的智慧

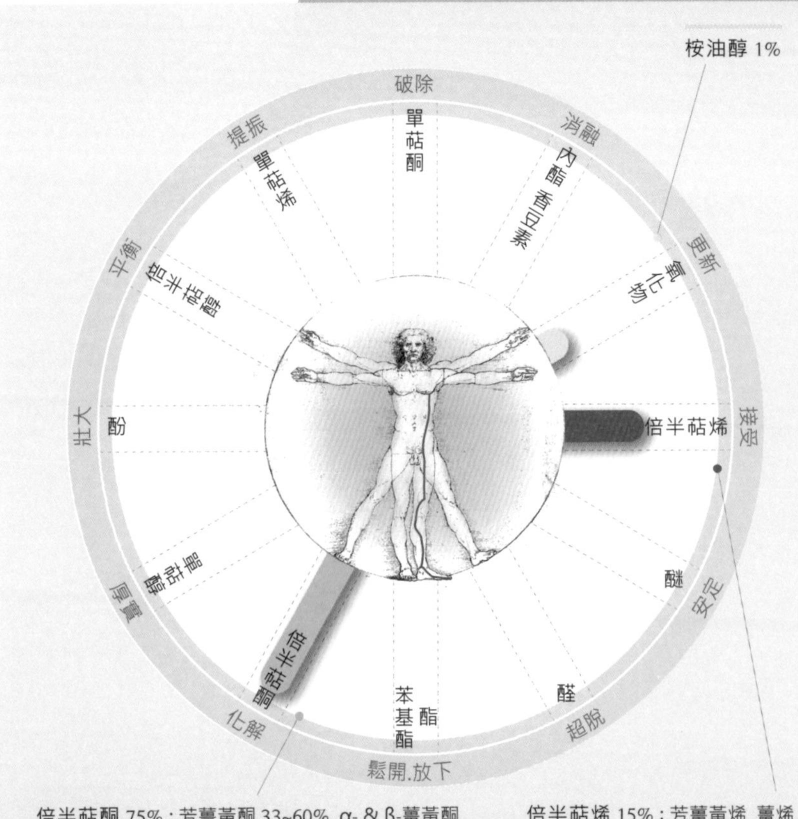

莪蒁
Zedoary

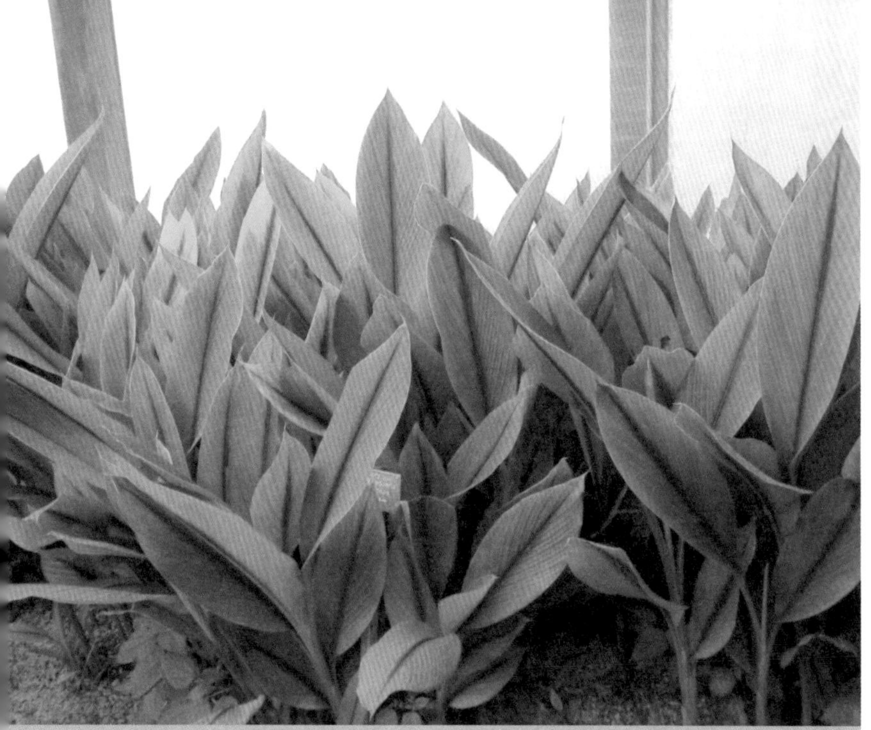

喜歡熱帶雨林。葉中勒為紫色，可和薑與薑黃區別。地下莖貌似薑黃，剖開內裡則像薑（淡黃色）。

藥學屬性	適用症候
1. 通經，健胃，止痛	痛經，脘腹脹痛
2. 抗腫瘤（激勵巨噬細胞活性，啓動癌細胞凋亡，主要為異莪蒁醇和莪蒁二酮的作用）	皮膚癌，非小細胞肺癌，子宮頸癌，卵巢癌，膀胱癌，鼻咽癌
3. 消炎，抗組織胺	減輕癌末的腫脹不適，子宮頸糜爛
4. 吸收血塊（化瘀）	跌打損傷

學　名｜Curcuma zedoaria
其他名稱｜蓬莪術 / White Turmeric
香氣印象｜久未打開的木桌抽屜
植物科屬｜薑科薑黃屬
主要產地｜印度、印尼
萃取部位｜根莖（蒸餾）

適用部位　脾經、本我輪

核心成分

萃油率 1.5%，36 個可辨識之化合物（占 77.33%）

心靈效益｜化解忍氣吞聲的卑微感，沖淡見不得光的悲哀

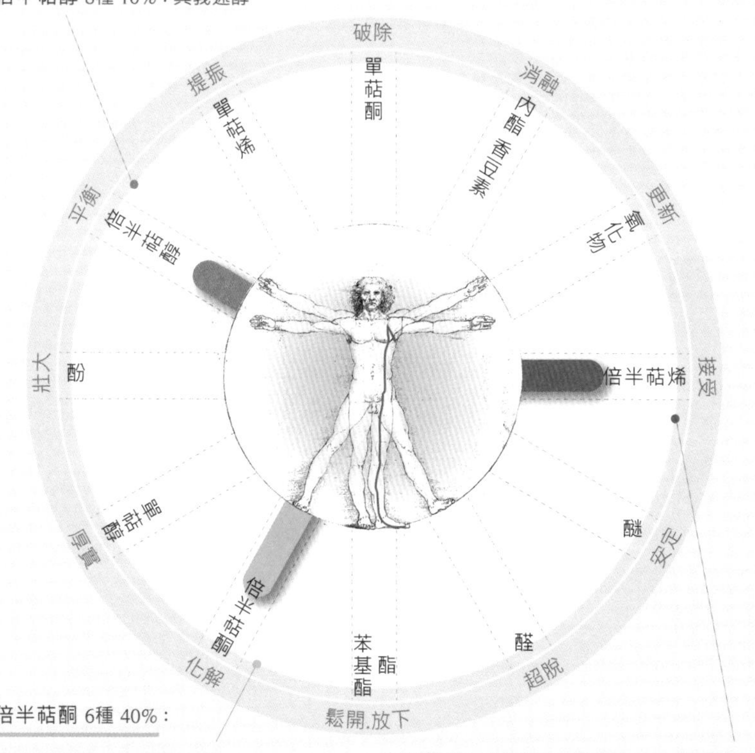

注意事項

1. 孕婦避免使用。

莎草
Cypriol

喜歡濕熱的貧瘠之地，如沼澤、水塘。繁衍快速。地表下 3 公分可挖出集結的根莖，狀如小芋頭，大小不一。

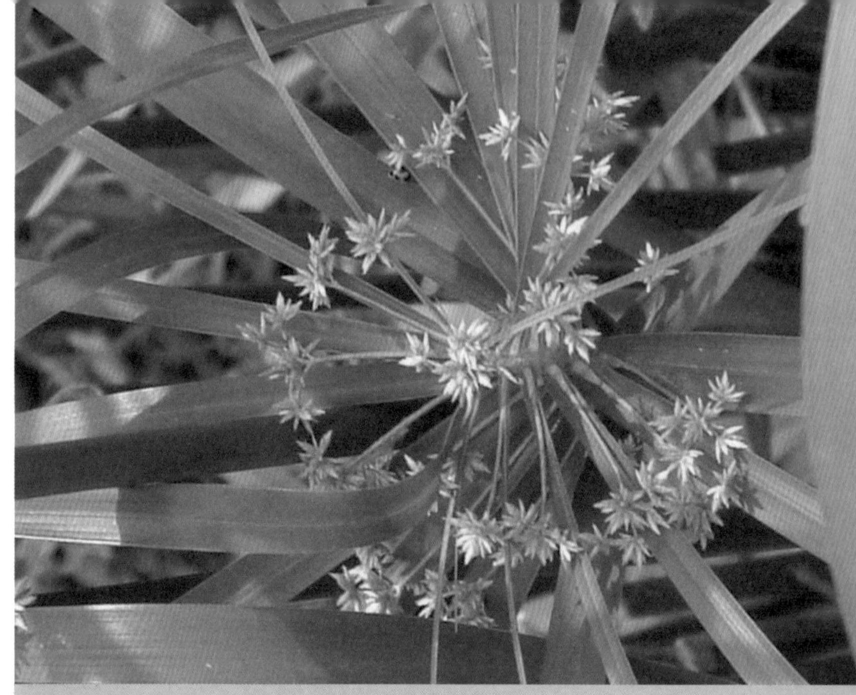

學　名	Cyperus scariosus
其他名稱	香附 / Nagarmotha
香氣印象	靜謐森林中的一潭深水
植物科屬	莎草科莎草屬
主要產地	印度、中國、南非、太平洋島嶼
萃取部位	根莖（蒸餾）

適用部位　肝經、性輪

核心成分

萃油率 0.5~1%， 51 個可辨識之化合物

心靈效益｜化解期待落空的失重感，不再為維護夢想而拒絕真相

* 印度傳統 Vashikarana 以此增強愛的運勢

藥學屬性	適用症候
1. 通經，抗沮喪（抑制正腎上腺素之回收），止痛，抗痙攣	月經困難，經期沮喪，癌症
2. 養肝，抗糖尿，抗菌，抗黴菌，消炎	B 型肝炎，糖尿病，腹瀉，發燒，中暑
3. 抗腫瘤（其特有的倍半萜類對卵巢癌細胞有抗癌作用）	壓力引發的各種退化現象，含落髮、貧血、濕疹
4. 收斂傷口，抗曬	UVB 引起之斑點、皺紋、和皮膚炎

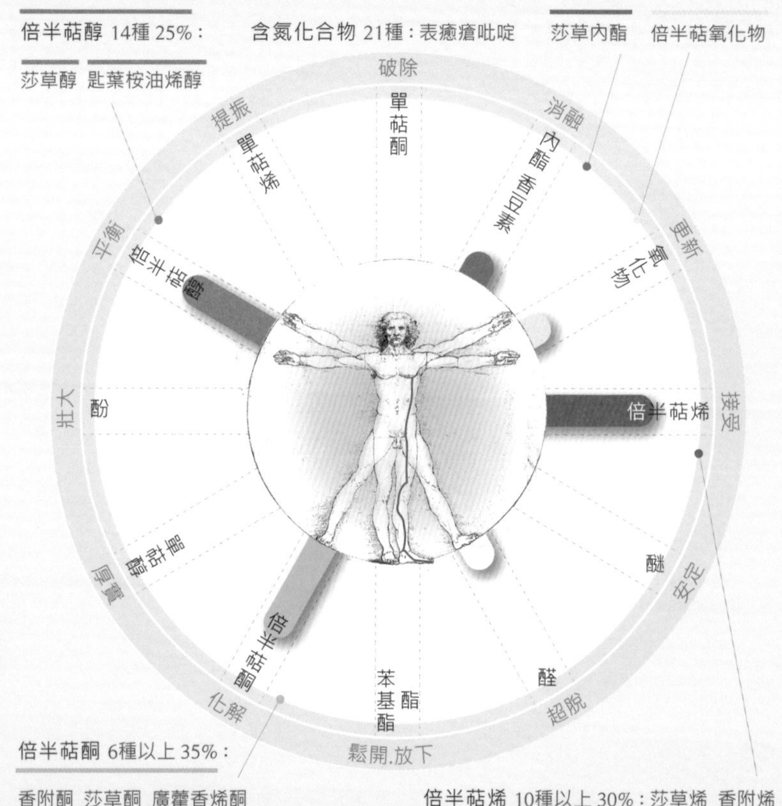

注意事項

1. 中藥「香附」採用的是另一品種 Cyperus rotundus，其精油的主要成分為莎草烯（15.73%），β-蛇床烯（17.99%），α-香附酮（26.15%），是婦科良藥。

大根老鸛草

Bigroot Geranium

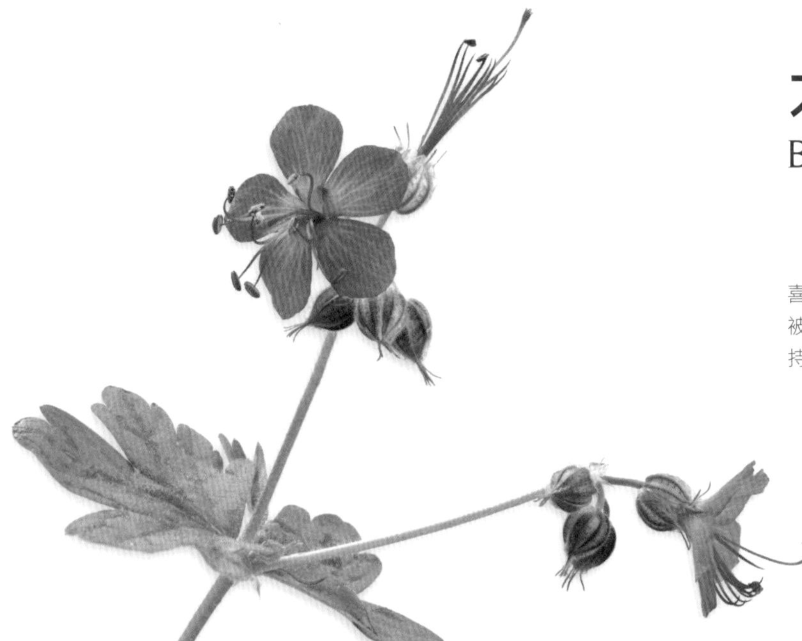

喜歡溫帶多岩石的林地，高 50 公分，常被當作地被植物。摘採後仍可長時間保持挺立不垂軟。

藥學屬性	適用症候
1. 抗腫瘤（大根老鸛草酮的作用），逆轉癌細胞的多重抗藥性	肝癌，乳癌，神經膠質瘤（腦癌），攝護腺癌
2. 抗病毒	流行性感冒，貓卡加西病毒感染（貓的呼吸道疾病）
3. 抗枯草桿菌	因傷口或腸道感染導致的腦膜炎、肺炎、敗血症
4. 調節雄性激素，似費洛蒙	雄性禿，攝護腺肥大，痤瘡

學　名	Geranium macrorrhizum
其他名稱	保健草 / Zdravets
香氣印象	愈嚼愈有味，先苦後回甘的醃橄欖
植物科屬	牻牛兒科老鸛草屬
主要產地	巴爾幹半島（保加利亞）、阿爾卑斯山東南
萃取部位	開花時全株藥草（蒸餾）

適用部位　大腸經、性輪

核心成分

萃油率 0.08%，16 個可辨識之化合物

心靈效益｜化解長年的悔恨與遺憾，概括承受生命中的資產與負債

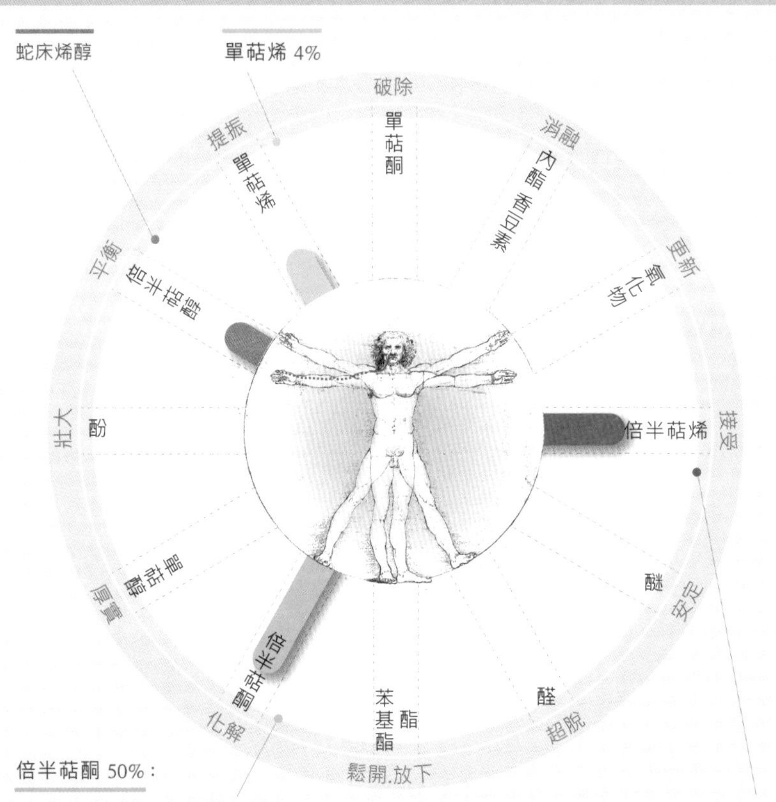

注意事項

1. 質地黏稠，甚至結晶凝固。
2. 能提高藥性成分的滲透效果（通過皮膚和黏膜），複方調油必備。
3. 根部萃取的精油，含 δ-癒瘡木烯 50%，成分與全株大不相同。

義大利永久花
Immortelle

喜歡陡峭的岩岸或不毛的沙地。植株高 25~50 公分。花簇由鵝黃、金黃、到棕黃，能夠一直保持色調，不會凋謝。

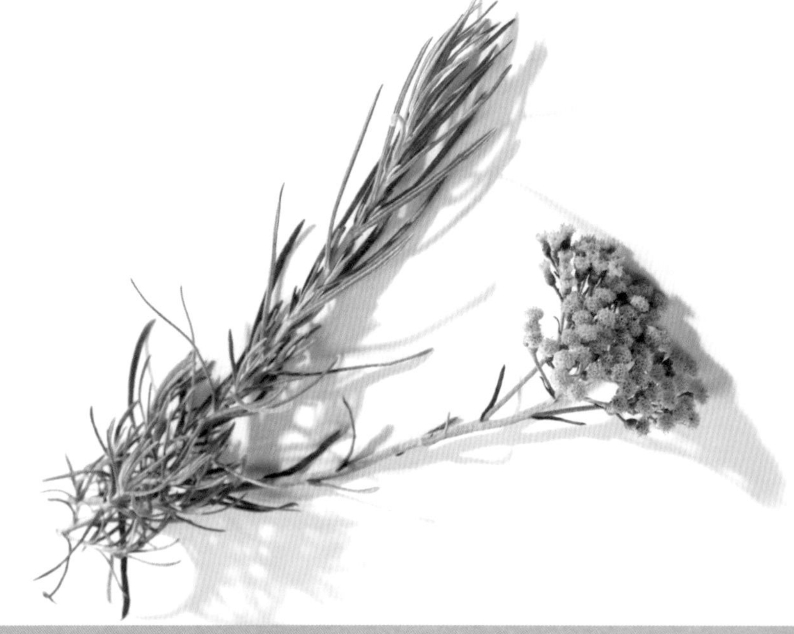

學　名	Helichrysum italicum
其他名稱	蠟菊 / Helichrysum
香氣印象	散落著貝殼與海草，有寄居蟹出沒的海灘
植物科屬	菊科蠟菊屬
主要產地	科西嘉、薩丁尼亞、托斯卡尼、克羅埃西亞、克里特島
萃取部位	開花時全株藥草（蒸餾）

適用部位　心經、心輪

核心成分

萃油率 0.2%，54 個可辨識之化合物

心靈效益｜化解失去所愛的創痛，打破自我禁錮的囚籠

藥學屬性	適用症候
1. 去瘀（所有精油中效果最強者），抗血腫，通經絡	體內或體外瘀血，靜脈炎，皮膚紅變、酒糟鼻
2. 降低膽固醇，激勵肝細胞，分解黏液，抗痙攣	前庭大腺炎，子宮內膜異位
3. 減緩組織纖維化	腱膜攣縮症，多發性關節炎，硬皮症，紅斑性狼瘡
4. 促進傷口癒合，促進膠原生成	整形手術預後處理，老化皮膚

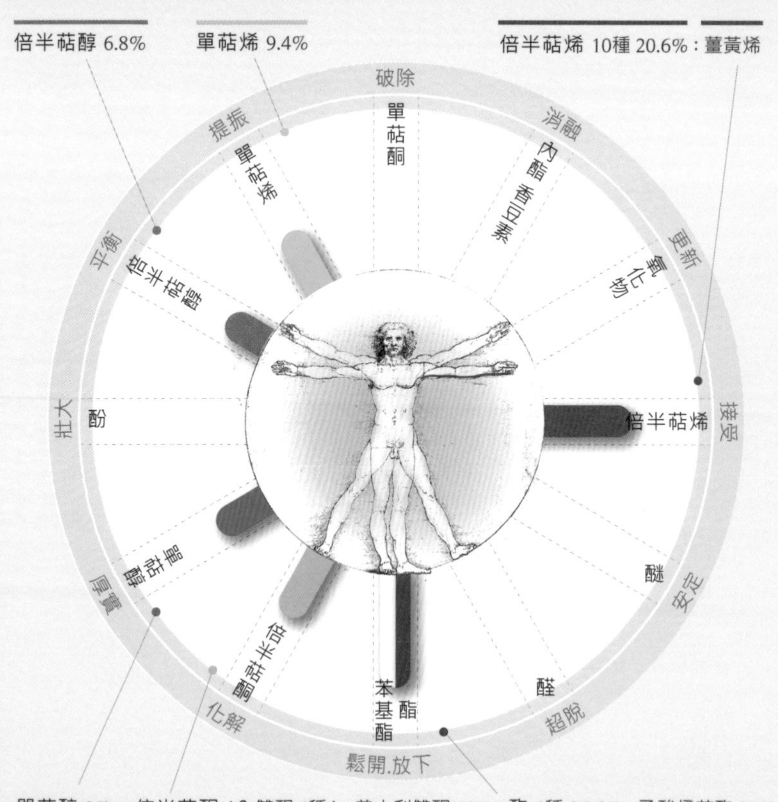

注意事項

1. 有三個亞種與五個化學品系：南法型，義大利暨克羅埃西亞型，希臘型，葡萄牙型，群島型。以群島型裡的科西嘉擁有最多的義大利雙酮。
2. 科西嘉島的永久花愈北含雙酮愈多，愈南含酯類愈多。
3. 蒸餾時間短（2 小時左右），所得以酯為主，味較甜；蒸餾時間長（4~5 小時），所得之雙酮較多，味較重。

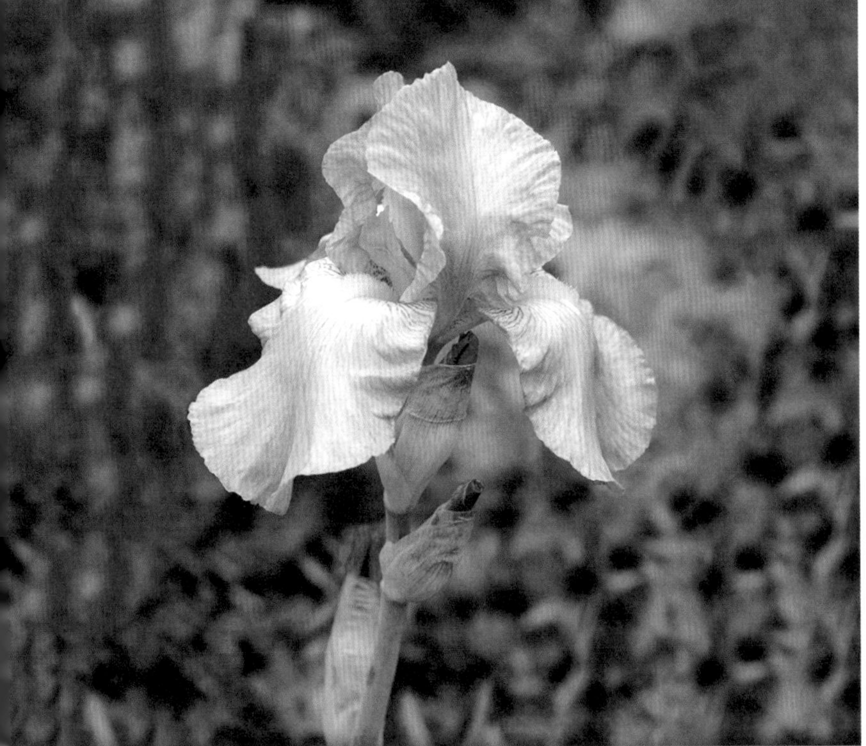

鳶尾草
Iris

喜歡地中海的岩石地帶，植株高 50~80 公分。根莖需要養 2~3 年才採收，採下的根莖還要再乾燥 2~3 年才能萃油。

藥學屬性	適用症候
1. 緩減松果體的鈣化，抗膽鹼酯酶	睡眠品質低落，時差，多發性硬化症，慢性疲勞症候群，老年癡呆
2. 抗腫瘤（鳶尾醛的作用，鳶尾酮是由鳶尾醛緩慢氧化而成）	多重性神經膠母細胞瘤（最嚴重的惡性腦瘤），及多種腫瘤
3. 調節荷爾蒙	荷爾蒙相關疾病

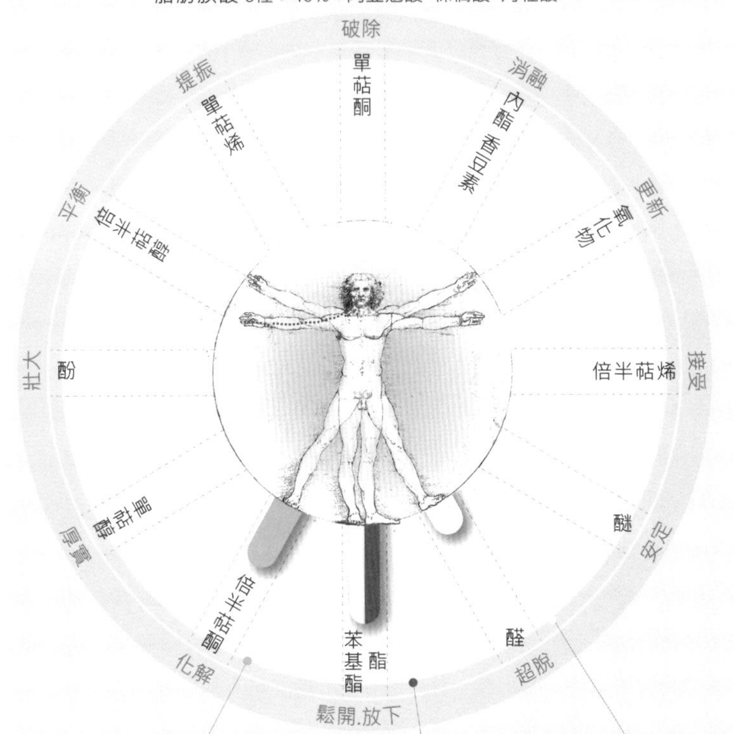

學　　名｜Iris pallida

其他名稱｜香根鳶尾 / Orris

香氣印象｜一整籃黑森林現採的鮮甜蘑菇與漿果

植物科屬｜鳶尾科鳶尾屬

主要產地｜原生地是克羅埃西亞的達爾馬提亞海岸，原精產於北非、法國、中國

萃取部位｜根莖（溶劑）

適用部位　三焦經、頂輪

核心成分

萃油率 0.04%，45 個可辨識之化合物

心靈效益｜化解背叛的傷害，散發出崇高大度的氣息

注意事項

1. 萃油的品種有二，法國和義大利是 I. pallida，摩洛哥是 I. germanica。這兩個品種的香型很接近。中國用的是 I. pallida 的雜交品種。
2. 新鮮根部不具鳶尾酮，鳶尾酮含量和萃油率會隨時間增長。
3. 市售品常把原精溶在酒精中以利使用，所含原精比例約占 70%。

馬纓丹

Lantana

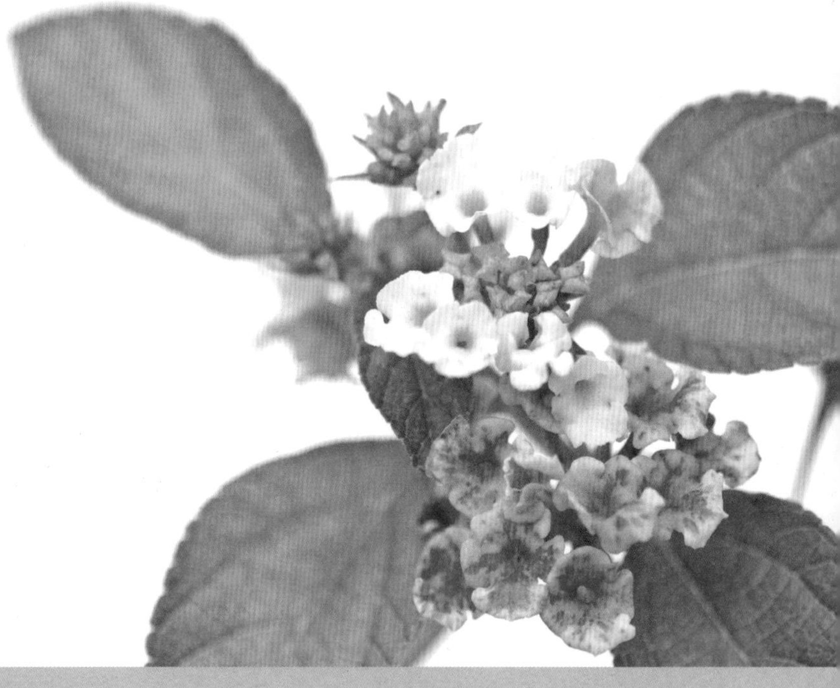

喜歡各種環境，可以快速擴充地盤。莖上長有倒刺，使動物不敢踐踏。條件適合時，甚至終年開花、大量結果，周圍往往不見其他植物。

學　　名｜Lantana camara

其他名稱｜五色梅 / Tickberry

香氣印象｜野草恣意生長的熱帶園林

植物科屬｜馬鞭草科馬纓丹屬

主要產地｜原生於南美洲與西印度群島，現在遍布熱帶與亞熱帶。精油多來自馬達加斯加

萃取部位｜枝葉（蒸餾）

適用部位　腎經、基底輪

核心成分

萃油率 0.1~0.17%，43 個可辨識之化合物（占 97%）

心靈效益｜化解霸凌的陰影，走進理直氣壯的陽光裡

藥學屬性	適用症候
1. 修復神經組織	憂鬱症，强迫症，思覺失調
2. 修復黏膜與皮膚組織，抗黴菌	過敏性鼻炎，皮膚癢，胯下癢，汗疱疹
3. 通經，消炎	婦科手術後的沾黏
4. 促進傷口癒合	下肢靜脈潰瘍，糖尿病患的傷口處理

注意事項

1. 馬纓丹的護肝、抗腫瘤、抗病毒作用主要來自枝葉的齊墩果酸，精油雖不含此成分，但研究顯示仍具抗腫瘤可能性。
2. 各地馬纓丹的精油成分差異很大，只有東非外海的馬達加斯加與留尼旺島富於印蒿酮，而且必須為花色粉紫的品種。花色橘黃的以倍半萜烯為主要成分。

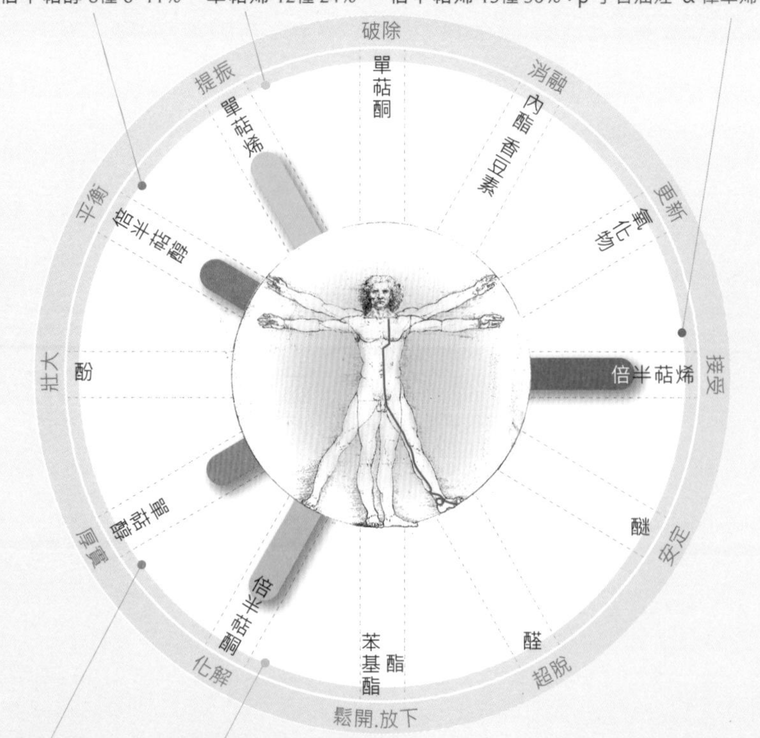

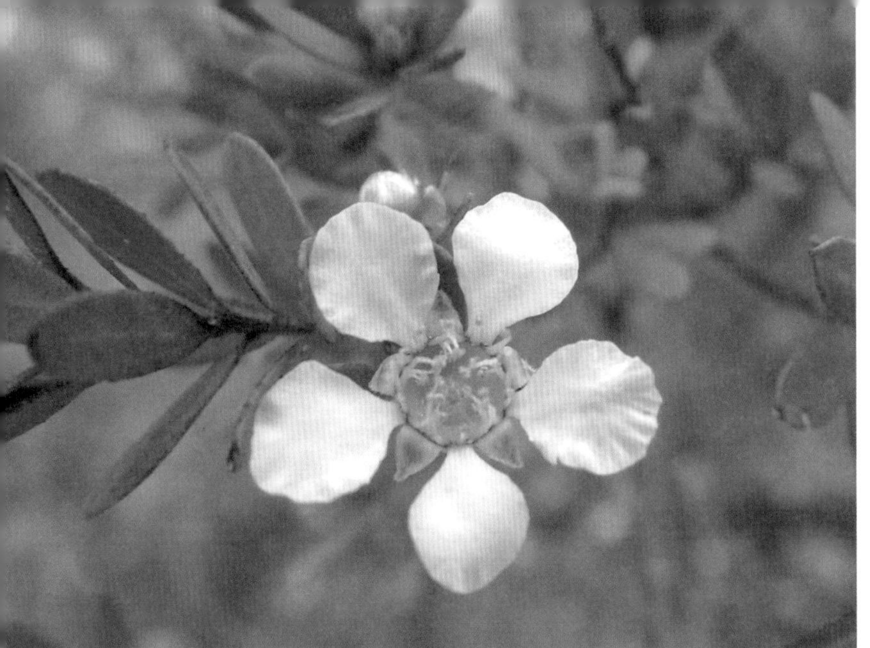

松紅梅
Manuka

喜歡乾燥的低營養土壤，大火燒林後常以先驅灌木的姿態出現。一般高 2~5 公尺，有機會也能長到 15 公尺。與卡奴卡的分別在於葉片會扎手。

藥學屬性	適用症候
1. 保護神經系統，調節神經傳導物質如組織胺，抗痙攣	創傷後壓力症候群
2. 促進皮膚與黏膜組織再生	皮膚過敏，所有因情緒引起的皮膚問題
3. 抗皮膚感染，抗單純疱疹病毒 I 和 II 型	口唇疱疹，生殖器疱疹
4. 似費洛蒙，增強性吸引力，抗皮膚黴菌	陰道搔癢、分泌物多

學　名	Leptospermum scoparium
其他名稱	麥蘆卡（毛利語）/ New Zealand Teatree
香氣印象	最幽微敏感的私密角落
植物科屬	桃金孃科薄子木屬
主要產地	澳洲東南部（原生地）、紐西蘭
萃取部位	葉（蒸餾）

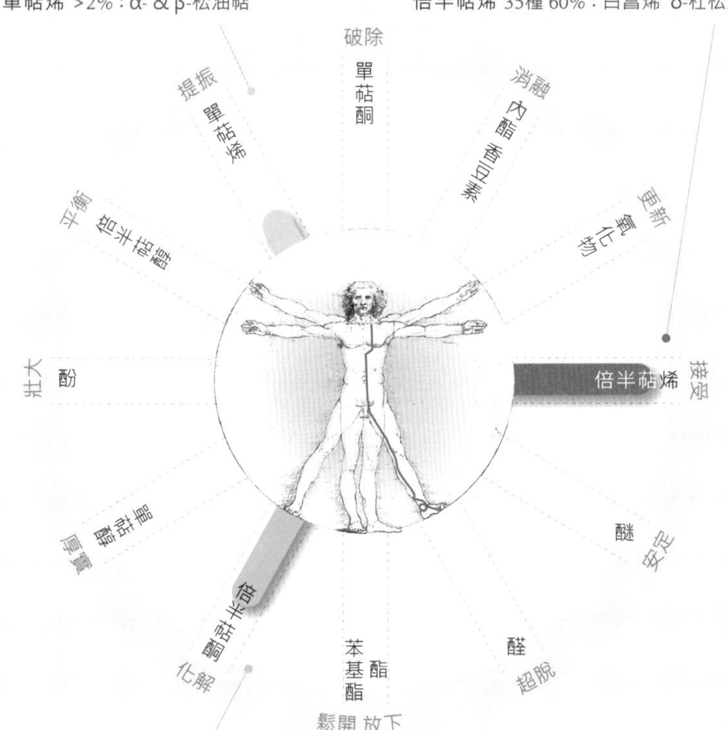

適用部位　腎經、基底輪

核心成分

萃油率 0.3%，51 個可辨識之化合物

心靈效益｜化解怕被批評的緊繃，勇於嘗試新事物

注意事項

1. 有四種成分差異頗大的化學品系，三酮型產自紐西蘭北島之東北。
2. 澳洲產的松紅梅，三酮含量遠低於紐西蘭產。

桂花
Osmanthus

喜歡溫暖濕潤，微酸性砂質壤土。能耐氯氣、二氧化硫、氟化氫等有害氣體，所以在城市也能自在生長。

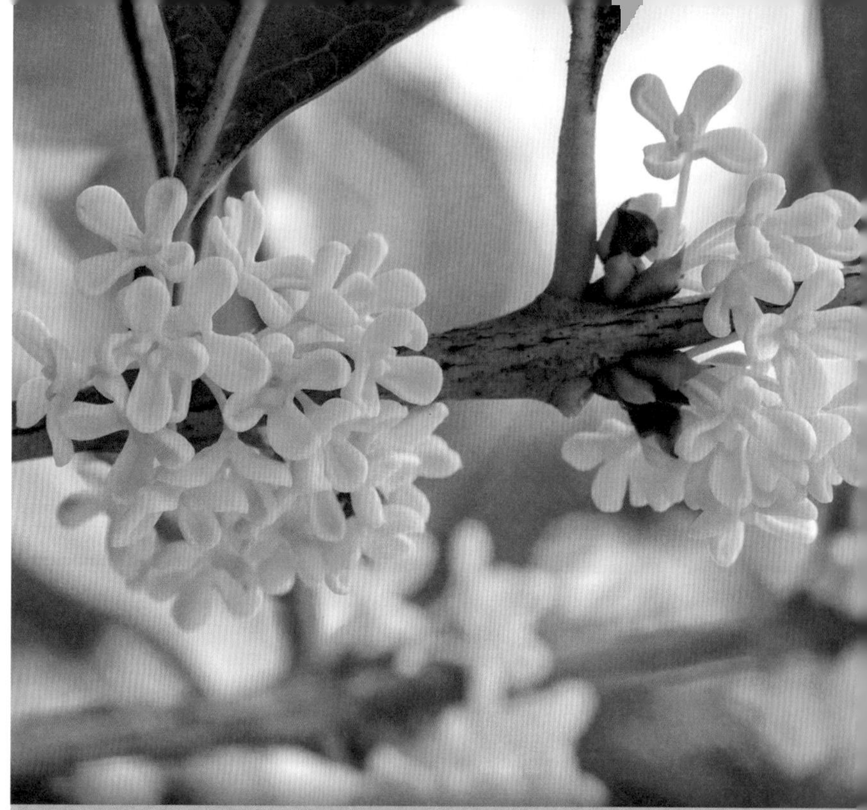

學　　名｜Osmanthus fragrans

其他名稱｜岩桂 / Sweet Osmanthus

香氣印象｜樹影搖曳、月光皎潔的秋夜

植物科屬｜木犀科木犀屬

主要產地｜原產中國西南，現在廣泛栽種於淮河流域以南

萃取部位｜花（溶劑）

適用部位 肝經、性輪

核心成分

萃油率 0.025%，19 個可辨識之化合物

心靈效益｜化解不被認可的憤怒，脫掉工作狂的緊身衣

藥學屬性	適用症候
1. 排毒肝腎（苯酞的作用）	發炎性痤瘡，丹毒，蜂窩組織炎
2. 抗腫瘤（紫羅蘭酮的作用）	肝癌，乳腺癌
3. 保護神經，防衰老	偏頭痛，神經疲勞
4. 排除堆積的黏液	咳喘痰多

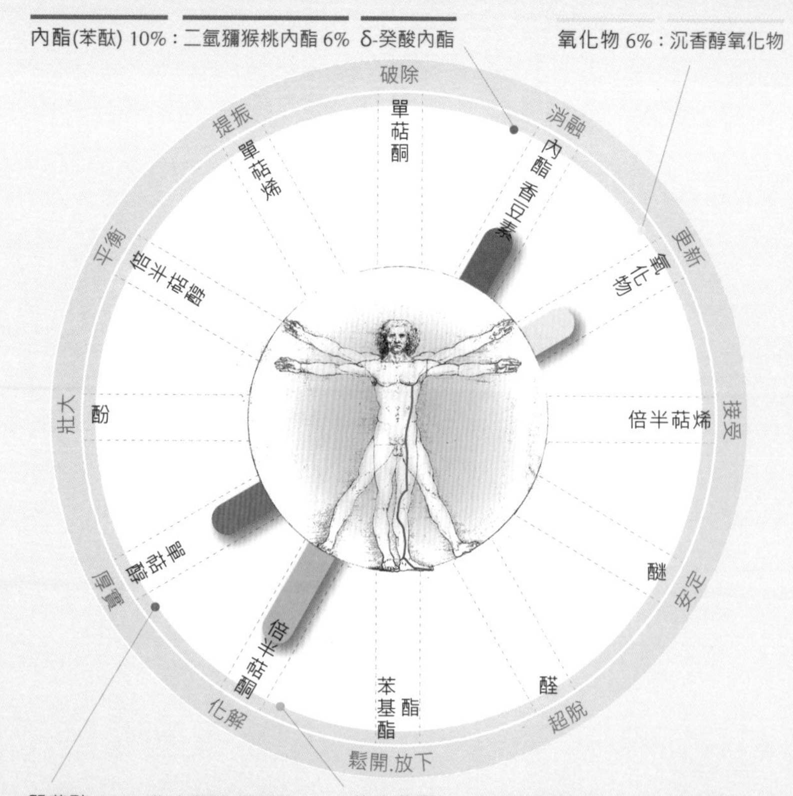

注意事項

1. 共有四個種群（金桂、銀桂、丹桂、四季桂），13~17 個品種。主要用來萃取原精的是花色偏黃的金桂（O. fragrans var. thunbergii）。

紫羅蘭

Violet

分布於地中海地區以及小亞細亞，喜歡冷涼的林邊空地，植株高 15 公分。只在空氣最乾淨的地方生長。

藥學屬性	適用症候
1. 放鬆神經，強力助眠	長期失眠（依賴藥物助眠者）
2. 抗腫瘤（紫羅蘭最著名的功能）	肺癌，乳癌，咽喉癌，腸癌
3. 清除黏附在肺泡的 PM2.5	慢性支氣管炎，乾咳
4. 消解結石	腎結石，膽結石

學　　名｜Viola odorata

其他名稱｜香堇菜 / Sweet Violet

香氣印象｜眾裡尋他千百度，那人卻在燈火闌珊處

植物科屬｜堇菜科堇菜屬

主要產地｜（原精）埃及

萃取部位｜葉（溶劑）

適用部位　三焦經、頂輪

核心成分

萃油率 0.05% 凝香體中再萃出 4% 原精，26 個可辨識之化合物（占 92.77%）

心靈效益｜化解草木皆兵的戒心，用深長的呼吸挺過莫測風雲

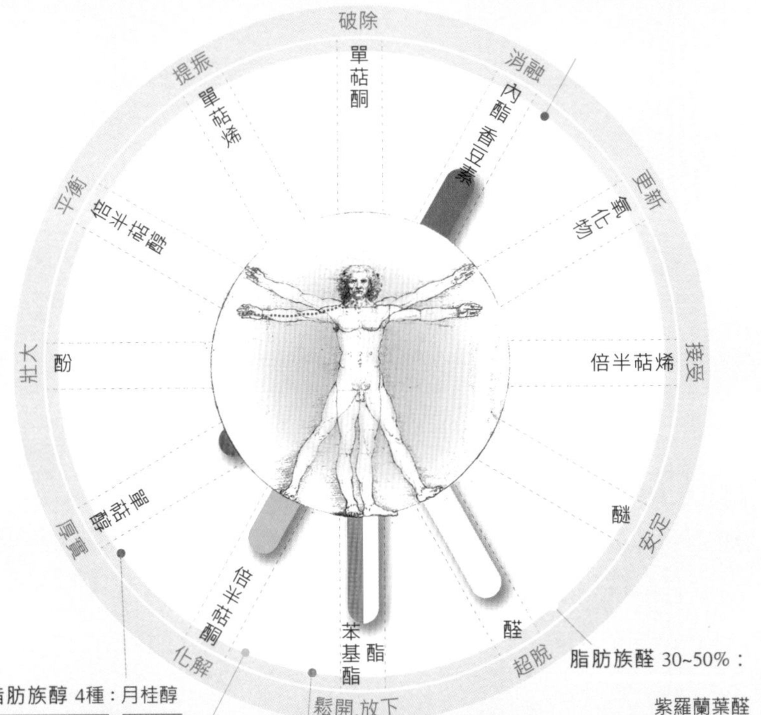

注意事項

1. 紫羅蘭花的氣味和葉很不一樣，但現在已經沒有商業生產。市面上的紫羅蘭花都是人工合成的香精。

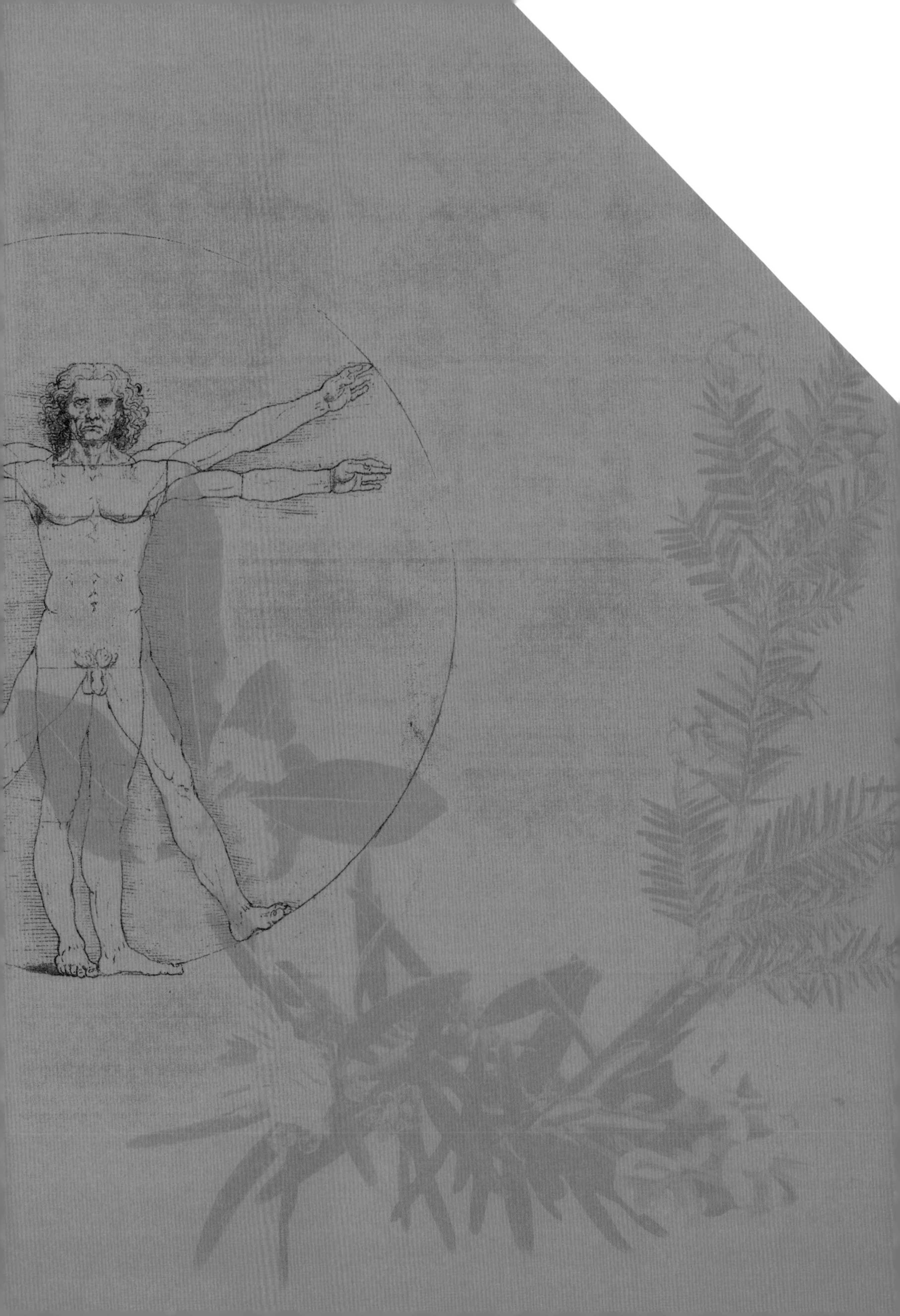

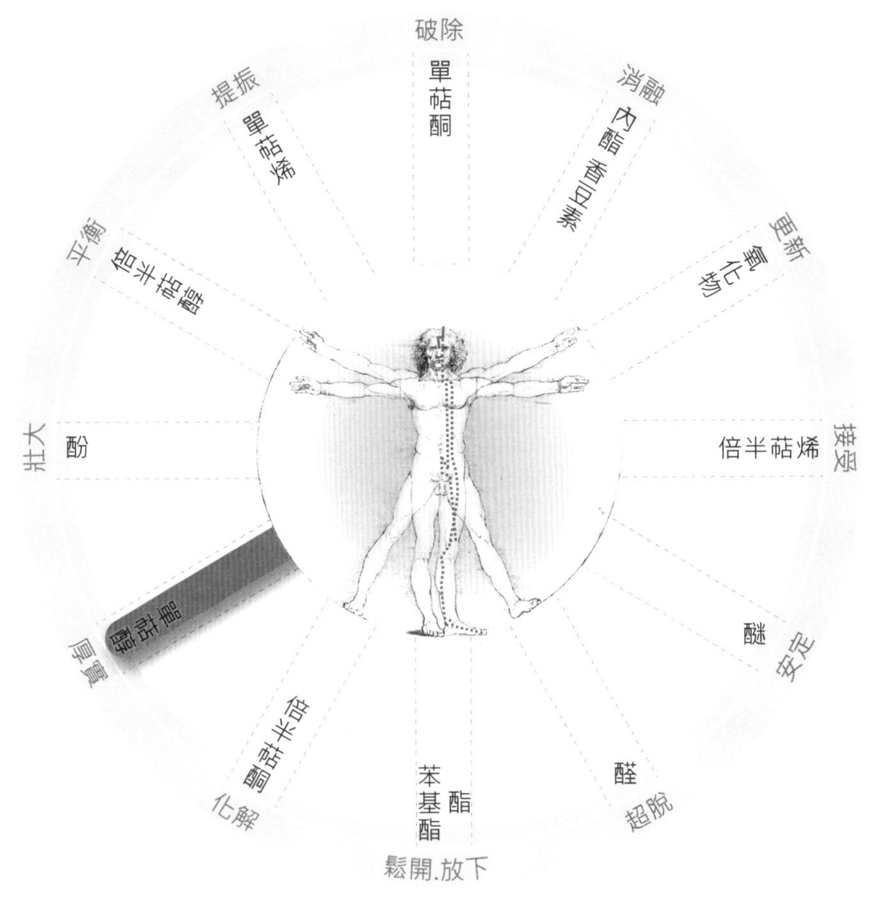

IX

單萜醇類

Monoterpenol

免疫系統的盟友，抵抗力的保障，一旦出現虛弱或衰敗的跡象，便可請它上場。能迅速築起第一道防線阻擋風寒及各種感染，用在膀胱經最為相得益彰。有些理論將它們一律視為"陽性"精油，但由於各分子間的協同作用，使單萜醇類精油充滿陽光而未必陽剛，表現在氣味上也不乏賞心悅鼻者，如花梨木（沉香醇）、玫瑰（牻牛兒醇）、薄荷（薄荷腦）。

花梨木
Rosewood

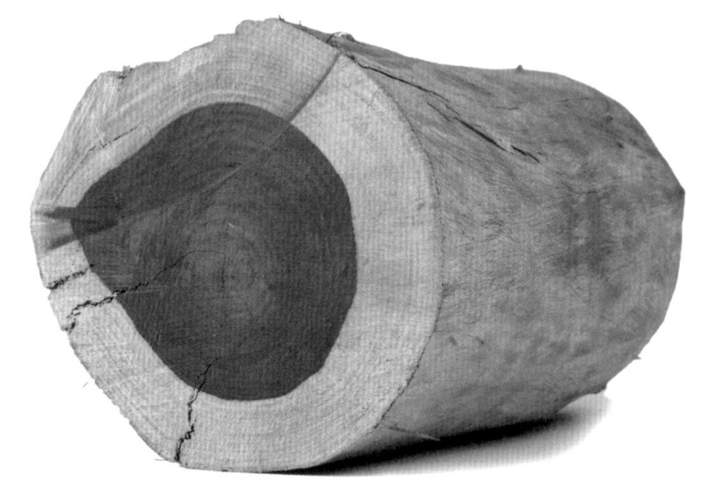

30 公尺高 2 公尺寬的大樹，是南美熱帶雨林特產，習慣炎熱潮濕的氣候。因為生長在亞馬遜偏遠地區，通常在放倒後順流而下送去蒸餾。

學　名	Aniba rosaeodora
其他名稱	巴西玫瑰木 / Bois De Rose
香氣印象	英挺暖男騎自行車滑行伯朗大道
植物科屬	樟科安尼樟屬
主要產地	巴西
萃取部位	心材（蒸餾）

適用部位　膀胱經、基底輪

核心成分

萃油率 1%，31 個可辨識之化合物（占 98.5%）

心靈效益｜厚實永續的底氣，韜光養晦準備走更長的路

藥學屬性	適用症候
1. 抗感染，抗菌，抗病毒，抗寄生蟲，祛痰，放鬆支氣管	成人與嬰幼兒之耳鼻喉部感染，以及胸腔支氣管之感染
2. 抗黴菌	陰道之念珠菌感染
3. 激勵補身	沮喪，虛弱無力，工作過度、過勞
4. 強化免疫，消炎，抗腫瘤（啓動癌細胞凋亡）	化療期間，白血病，子宮頸癌

氧化物 (帶呋喃環)：反式沉香醇氧化物 0.79%　順式沉香醇氧化物 0.83%
破除
提振
消融
更新
接受
安定
超脫
鬆開.放下
化解
厚實
壯大
平衡
單萜酮
單萜烯
內酯 香豆素
氧化物
倍半萜醇
酚
倍半萜烯
醚
醛
苯基酯
倍半萜酮
單萜醇
沉香醇 78~93%　α-萜品醇 3.6%　苯甲酸苄酯 0.75%　α-蛇床烯 1.05%　δ-癒瘡木烯 0.79%

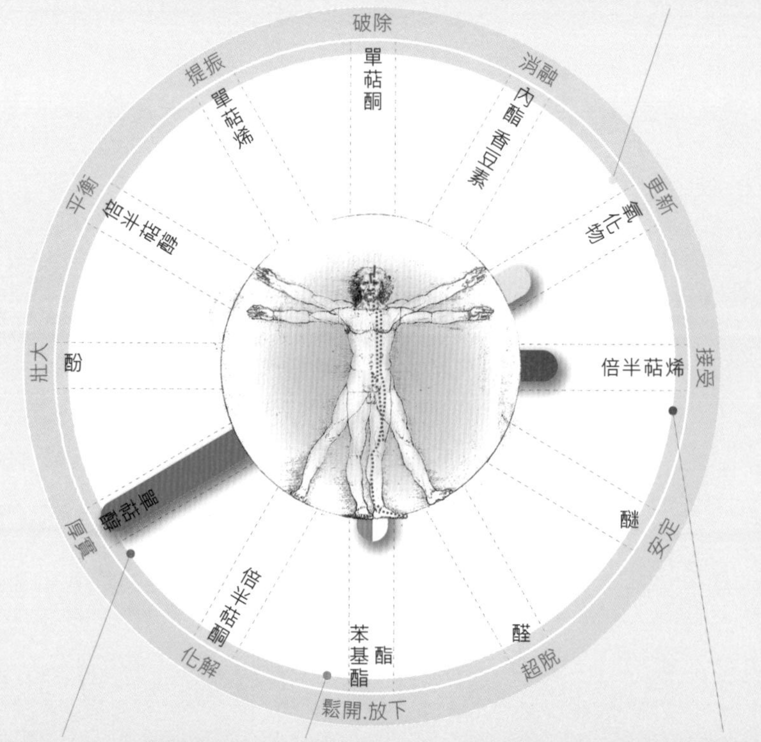

注意事項

1. 本樹已被華盛頓公約列為瀕危植物，不受節制的生產將會使之絕種。2012 年巴西發表研究，顯示樹齡 4 歲的幼木枝葉可萃出成分非常相近的精油（得率 0.75%），無須砍伐樹木。除了人工種植以外，未來葉油應可取代木油，使花梨木得以永續發展。

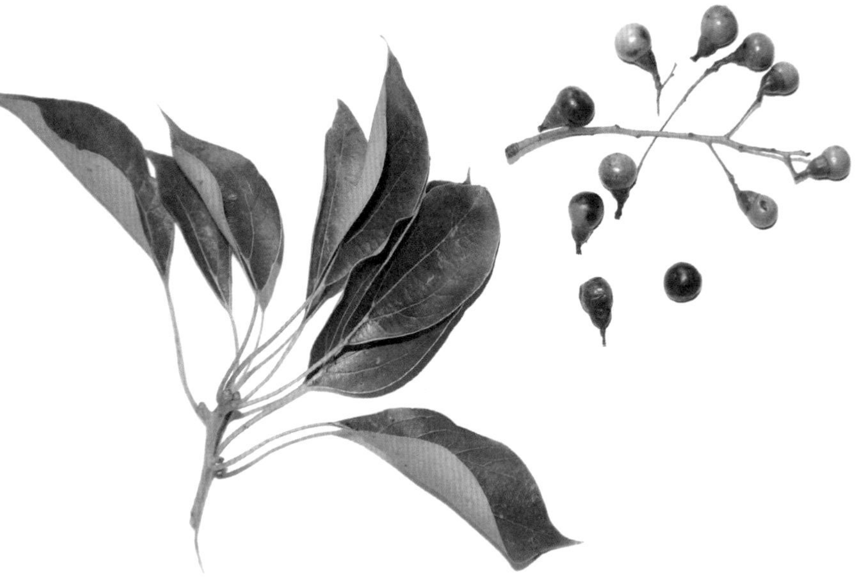

芳樟
Ho Wood

喜歡溫暖濕潤、日照充足風力弱之處，不耐乾旱，土壤越肥沃越好。根系龐大，生長環境需土層深厚疏鬆、多分布於丘陵地，能抗空汙。

藥學屬性	適用症候
1. 鎮痛（急性與慢性疼痛反應），强化嗎啡的作用	腸絞痛，坐骨神經痛，癌末病患安寧療護
2. 抗焦慮，提高紋狀體之多巴胺，鎮靜，降血壓	社交緊張，幽閉恐懼，帕金森氏症，多惡夢，輕度高血壓
3. 强力抗感染，抗病毒，抗黴菌，抗菌（金黃葡萄球菌、牙周致病菌、致齲細菌）	呼吸道、消化道、與生殖泌尿道的感染問題，牙周病，蛀牙
4. 消炎，抗腫瘤（與他汀類藥物聯用可抑制腫瘤細胞增長），抗氧化	肺炎，白血病，肝癌

學　　名｜Cinnamomum camphora Sieb. var. linaloolifera

其他名稱｜香樟 / Ho-Sho

香氣印象｜英氣勃發的伊頓公學男學生

植物科屬｜樟科樟屬

主要產地｜中國、台灣

萃取部位｜葉（蒸餾）

適用部位　膀胱經、心輪

核心成分

萃油率 3.94%，68 個可辨識之化合物（占 100%）

心靈效益｜厚實承擔責任的肩膀，好整以暇迎接挑戰

單萜烯 15種 1.9%　樟腦 0.7%　氧化物 (帶呋喃環)：反式沉香醇氧化物 0.3%

順式沉香醇氧化物 0.5%

破除　提振　消融　更新　平衡　接受　壯大　安定　厚實　化解　鬆開.放下　超脫

單萜酮　單萜烯　內酯 香豆素　氧化物　倍半萜醇　酚　倍半萜烯　單萜醇　醚　倍半萜酮　苯基酯　酯　醛

沉香醇 87.3%　α-萜品醇 0.4%　水合樟烯 1.5%　β-丁香油烴 2%　β-蛇床烯 0.8%

注意事項

1. 在台灣的樟樹造林中占 18.2~26.0%。
2. 花與果也能萃油，花的萃油率 2.77%，組分有 77 個化合物（沉香醇占 72.4%，倍半萜烯比葉多），果實萃油率 0.55~0.57%，含黃樟素較多。

橙花
Neroli

無霜且排水良好的環境，壤土與黏土都能生長，酸鹼皆宜。雖然只需要少量灌溉，但土壤必須保持濕潤，而且最好不要遮蔭。

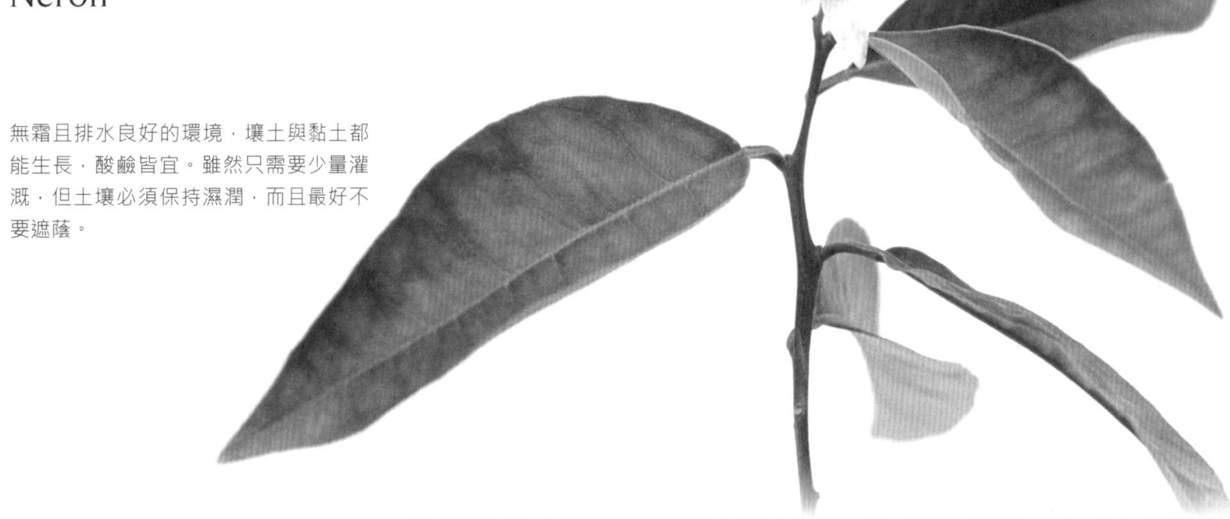

學　　名 | Citrus aurantium

其他名稱 | 尼羅利 / Orange Blossom

香氣印象 | 成群蝴蝶翩翩落至濕地吸水

植物科屬 | 芸香科柑橘屬

主要產地 | 摩洛哥、突尼西亞、埃及

萃取部位 | 花（蒸餾）

藥學屬性	適用症候
1. 抗感染，抗菌（大腸桿菌、分枝桿菌），抗寄生蟲（鉤蟲、鞭毛蟲）	支氣管炎，肺結核，胸膜炎，細菌性與寄生蟲性結腸炎
2. 強化靜脈	靜脈曲張，痔瘡
3. 利消化	肝胰功能低下
4. 補強神經（充電，平衡），抗沮喪，降血壓	疲勞，抑鬱，高血壓，生產（強化肌肉的彈性）

適用部位　大腸經、本我輪

核心成分

萃油率 0.12%，26 個可辨識之化合物（占 99.44%）

心靈效益 | 厚實築夢的志向，不受世俗牽絆

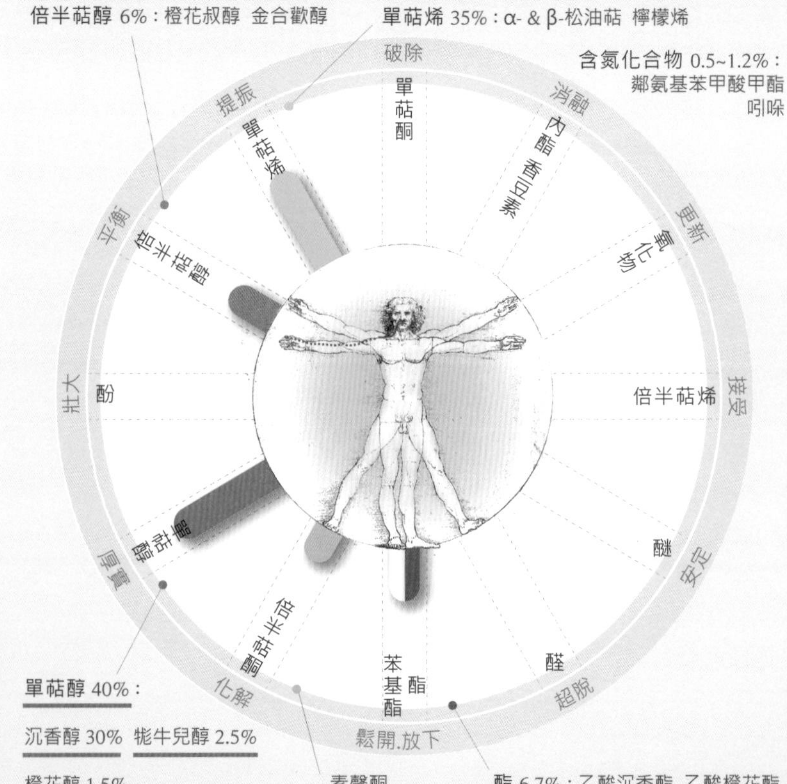

注意事項

1. 柑橘屬另有一栽培品種「玳玳花」（Citrus × aurantium Amara），也能生產精油，香氣與橙花接近。

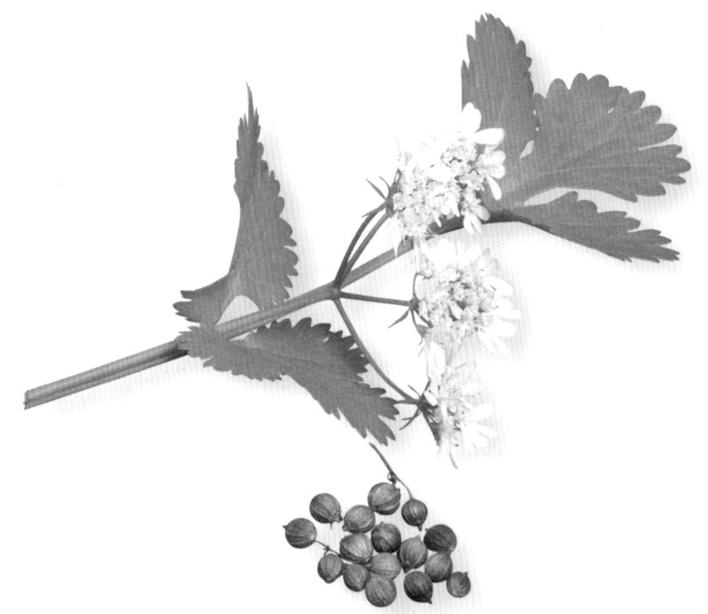

芫荽籽

Coriander

原生地中海東部，性喜陽光但不耐高溫，寧在冷涼環境生長。有兩個變種：大粒香菜香氣弱，生長快產量高；小粒香菜香味濃，但生長慢產量低。

藥學屬性	適用症候
1. 激勵，補身，使人愉悅，調節神經（抑制腦神經瘤和腺苷酸環化酶 1 型）	虛弱，疲勞，失眠，憂鬱症，神經母細胞瘤，自閉症
2. 抗感染，殺菌，殺黴菌，殺病毒，殺寄生蟲	氣喘，流行性感冒，大腸桿菌性膀胱炎，狐臭
3. 止痛，抗氧化	關節炎，月經不至，卵巢囊腫，粉刺面皰
4. 調節消化機能	食慾不振，消化不良，吞氣症，發酵性腸炎，口臭，壓力引起之消化性潰瘍

學　　名 | Coriandrum sativum

其他名稱 | 香菜 / Cilantro

香氣印象 | 唯美的芭蕾雙人舞

植物科屬 | 繖形科芫荽屬

主要產地 | 匈牙利、埃及、土耳其、印度

萃取部位 | 果實（蒸餾）

適用部位　膀胱經、頂輪

核心成分

萃油率 0.31%，38 個可辨識之化合物（占 99.3%）

單萜烯 25%：γ-萜品烯 1~8%　對傘花烴 3.5%

樟腦 0.9~4.9%

破除　單萜酮

提振　單萜烯

消融　內酯　香豆素

平衡　倍半萜醇

更新　氧化物

壯大　酚

接受　倍半萜烯

厚實　單萜醇

安定　醚

化解　倍半萜酮

鬆開.放下　苯基酯

超脫　醛

沉香醇 60~80%　牻牛兒醇 1.2~4.6%

乙酸牻牛兒酯 0.1~4.7%　乙酸沉香酯 0~2.7%

心靈效益 | 厚實與人相交的熱忱，得到水乳交融的感動

注意事項

1. 芫荽葉精油以脂肪族醛如反式-2-癸烯醛為主，氣味較難被接受。萃油率約 0.23%，組分比芫荽籽精油複雜，可多達 60 個化合物。芫荽葉的作用在於消炎鎮靜，改善壓力型的腸胃炎，尤其擅長重金屬排毒。

巨香茅
Ahibero

原生於非洲熱帶莽原，高 2.5 公尺，大火過後能快速占領空地。習慣乾燥、高溫的環境，土壤要有足夠養分。

藥學屬性	適用症候
1. 抗瘧疾（抑制具抗藥性的約氏瘧原蟲），抗扁蝨，抗布氏錐蟲	瘧疾，扁蝨叮咬，黃熱病，非洲人類錐蟲病（昏睡病）
2. 抗自由基，抗氧化	高血壓，長時間使用電腦後之肩頸僵硬，消除疲勞
3. 消炎（抑制 5-脂氧合酶），止痛	風濕，發燒，黃疸，咳嗽，喉嚨痛，流產過後之調養，偏頭痛
4. 抗菌，抗白色念珠菌	陰道搔癢，足癬，孩童之口腔炎與牙齦發炎

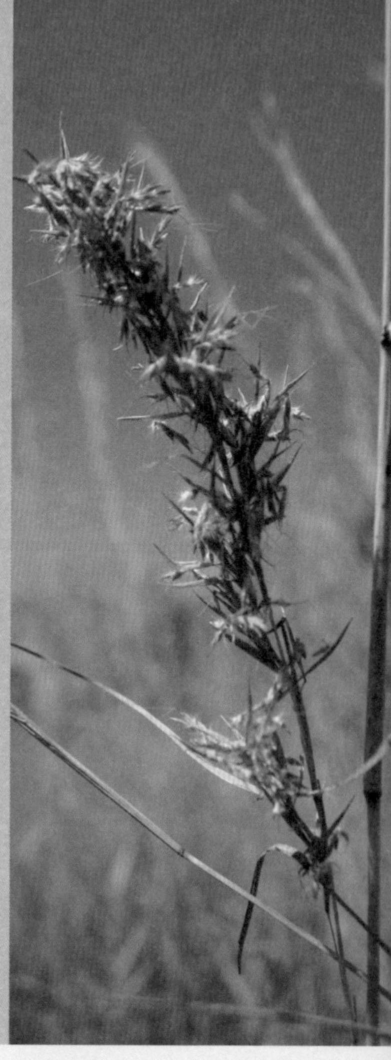

學　　名｜Cymbopogon giganteus
其他名稱｜燥離草 / Tsauri Grass
香氣印象｜母獅領著小獅昂首闊步
植物科屬｜禾本科香茅屬
主要產地｜馬達加斯加、奈及利亞、布吉納法索、貝南、象牙海岸
萃取部位｜葉（蒸餾）

適用部位　大腸經、本我輪

核心成分
萃油率 0.4%，55 個可辨識之化合物

心靈效益｜厚實接地的能量，展現四兩撥千斤的功力

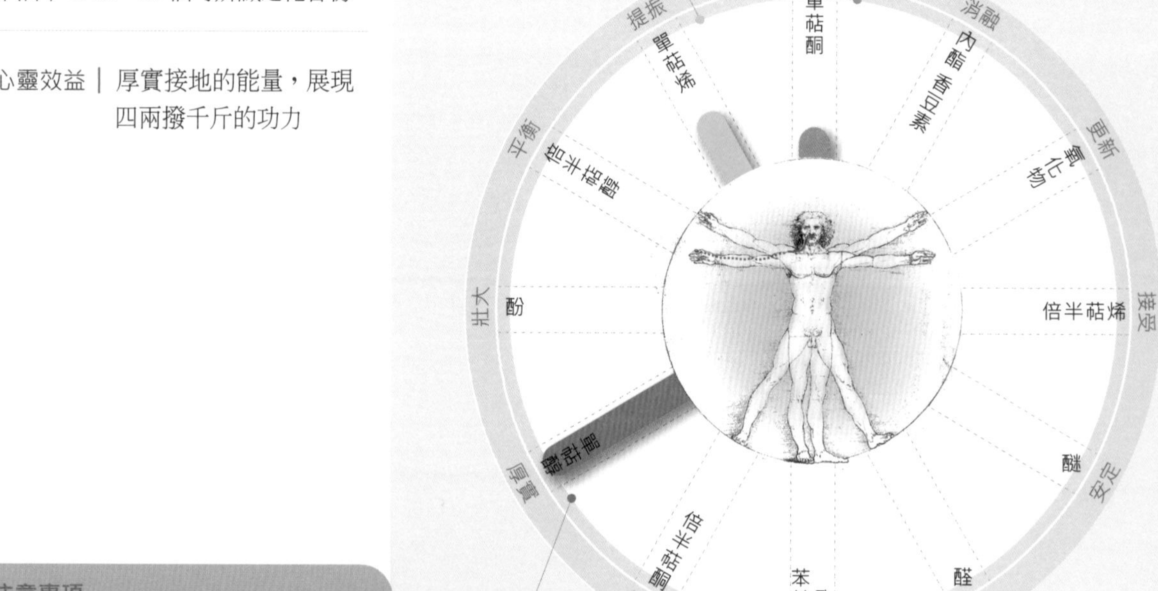

注意事項

1. 西非重要的民間藥，常與萊姆並用。

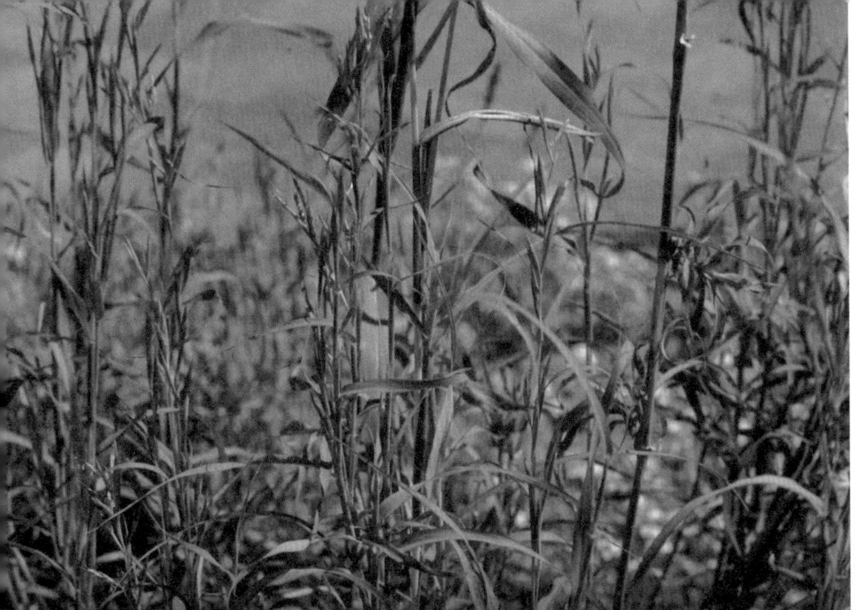

玫瑰草
Palmarosa

廣泛栽種在炎熱潮濕之處，選擇 pH 7~8 的低氮沙土，需要大量水分。生長速度不快，三個月才會開花，一開花即可採收，一年可收 3~4 次。

藥學屬性	適用症候
1. 抗多種病菌，抗黴菌，抗病毒，驅線蟲，補子宮	鼻咽炎，耳炎，腸炎，膀胱炎，陰道炎，子宮頸炎，輸卵管炎，分娩
2. 補身，補神經，抑制單胺氧化酶，抗痙攣	神經痛，癲癇，厭食症，憂鬱症
3. 強化皮膚之抵抗力，消炎，調節免疫，抗蜱蟲	白色葡萄球菌感染之粉刺面皰，乾性與滲水性濕疹，預防萊姆病
4. 抗氧化，補心臟，擴張支氣管與血管，降膽固醇，養肝，控制血糖	心臟無力，病毒血症，脂肪肝，藥物性肝損害，糖尿病

金合歡醇 2.33%　欖香醇 0.2~1%　羅勒烯 1.3~3.1%　丁香油烴氧化物 0.1~1.8%

破除　消融　更新　接受　安定　超脫　鬆開.放下　化解　厚實　壯大　平衡　提振

單萜酮　內酯 香豆素　氧化物　倍半萜烯　醚　醛　苯基酯 酯　倍半萜酮　單萜醇　酚　倍半萜醇　單萜烯

牻牛兒醇 83.6~91.3%　沉香醇 1.72%　乙酸牻牛兒酯 2.3%　牻牛兒醛 1%　β-丁香油烴 0.48%

學　　名 | Cymbopogon martinii var. motia
其他名稱 | 摩提亞 / Motia
香氣印象 | 在草原上嬉鬧打鬥的幼獅
植物科屬 | 禾本科香茅屬
主要產地 | 尼泊爾、印度、巴基斯坦
萃取部位 | 葉（蒸餾）

適用部位　膀胱經、心輪

核心成分

萃油率 3.61%，33 個可辨識之化合物（占 99.8%）

心靈效益 | 厚實樂觀的心態，擺脫自卑感和罪惡感

注意事項

1. 另外有一變種 Cymbopogon martinii var. sofia，俗稱“薑草”Gingergrass。比例最高的關鍵成分是對孟二烯醇 ρ-menthadienols，另含胡椒醇、香芹醇、檸檬烯、藏茴香酮。氣味、作用與玫瑰草均大不相同，並不只是“味道比較粗糙的玫瑰草”，可調節消化問題。

忍冬

Japanese Honeysuckle

喜陽光充足，耐寒耐旱也耐澇，但乾旱和低溫可促使綠原酸含量增多。酸性岩石風化而成的棕壤能提供乾旱的立地條件，也有利於綠原酸的形成。

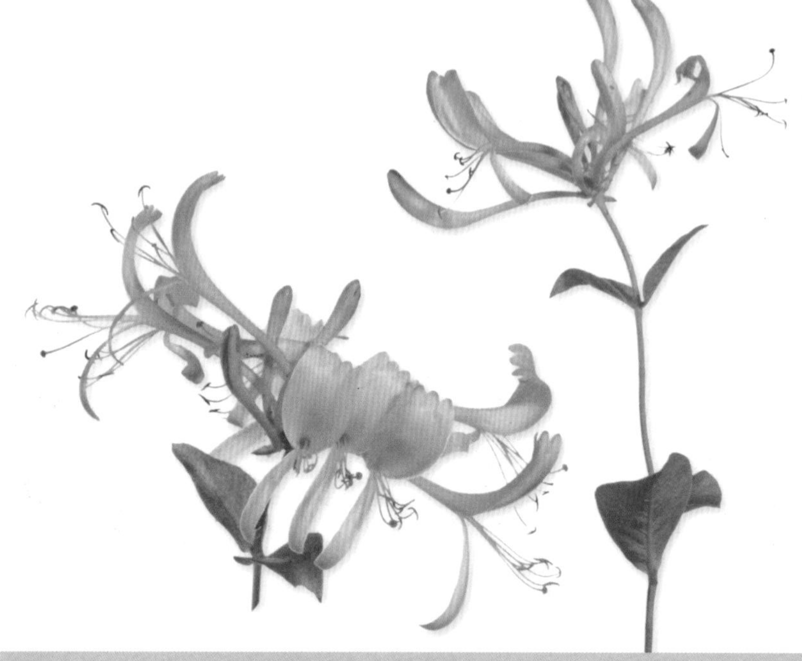

學　　名 | Lonicera japonica

其他名稱 | 金銀花 / Golden-and-Silver Honeysuckle

香氣印象 | 楊過絕情谷重逢小龍女

植物科屬 | 忍冬科忍冬屬

主要產地 | 中國（山東、河南）、日本、韓國

萃取部位 | 花（蒸餾）

適用部位　肺經、心輪

核心成分

萃油率 0.025%，34 個可辨識之化合物（占 85%）

心靈效益 | 厚實愛的憧憬，維持乾淨的信念

藥學屬性	適用症候
1. 抗菌，抗黴菌，抗病毒	流感，急慢性扁桃腺炎，牙周病
2. 增强免疫，解熱消炎（散風熱，解血毒）	各種熱性病，如中暑、發疹、痱子、發斑、瘡癰腫毒、咽喉腫痛
3. 保肝利膽，降血脂降糖，抗氧化	不當外食引起之身體疲倦，高血壓，動脈粥樣硬化
4. 止瀉，通經絡	痢疾，關節紅腫熱痛不利屈伸

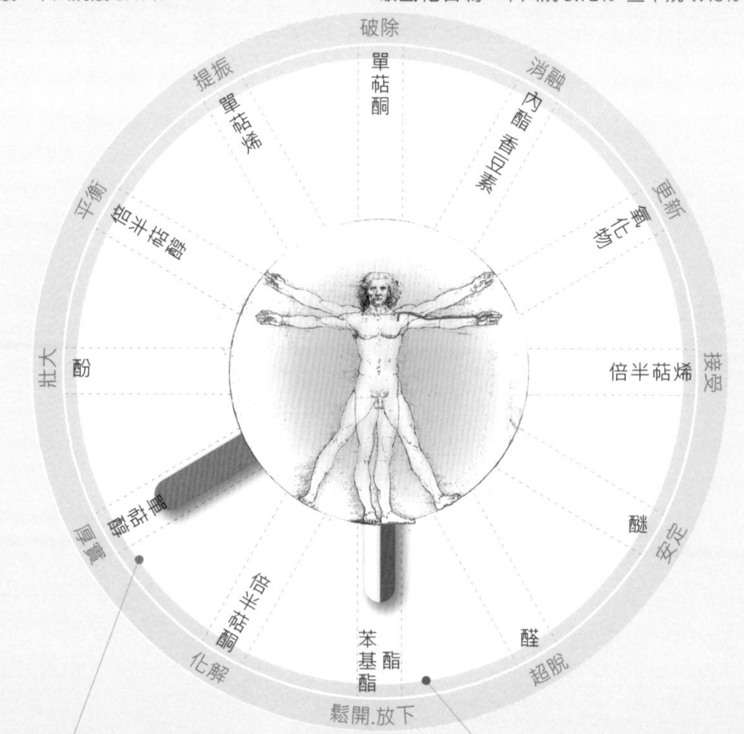

注意事項

1. 萃取方式會使成分呈現巨大差異。如果用溶劑萃取，將得到壓倒性的沉香醇，CO_2 萃取者主含飽和烷烴（二十九烷 26.15%，二十六烷 9.29%），而 CO_2 萃取加夾帶劑以有機酸和有機酸酯（二甲基-1-十六烷酯 14.92%，二十四烷酸甲酯 14.91%）為主。另外，歐洲產比亞洲產的含較多倍半萜醇。

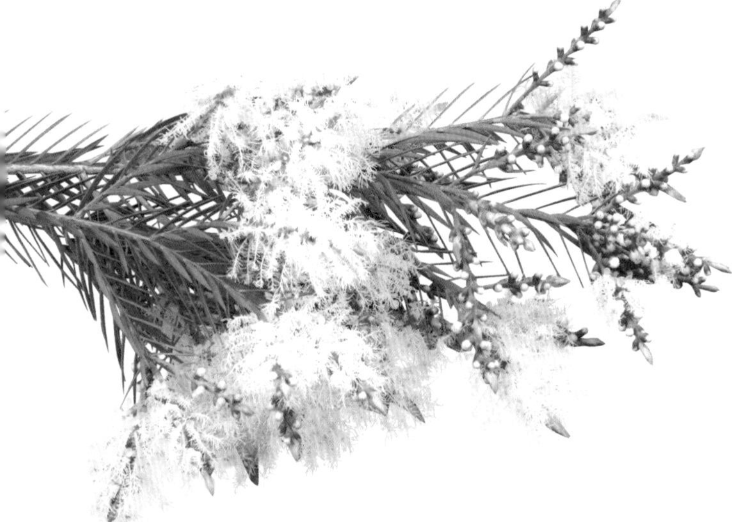

茶樹
Tea Tree

在原產地的分布範圍並不大，多沿著溪流或沼澤濕地生長。生性強健的優勢物種，18 個月採收一次，可持續採收至樹齡 27 歲。

藥學屬性	適用症候
1. 強力抗菌，抗黴菌，抗病毒，抗寄生蟲，激勵抗體與補體	牙齦炎，口腔潰瘍，口咽炎，唇疱疹，化膿性支氣管炎，肺氣腫，闌尾炎
2. 消炎，保護表皮免受放射線傷害	慢性念珠菌性外陰炎，滴蟲性陰道炎，卵巢充血，放射療法前預防皮膚損傷
3. 強心，解消靜脈充血，補強靜脈	大腦毛細血管循環遲緩，心臟無力，靜脈曲張，動脈瘤
4. 補身，補強神經	筋疲力竭，虛弱，沮喪，經前或經期之神經緊張，畏寒，開刀後之驚嚇狀態

綠花醇 1.8%
γ-萜品烯 20.1%
α-萜品烯 9.6%
對傘花烴 2.7%
1,8-桉油醇 3.1%
破除
單萜酮
消融
內酯 香豆素
更新
氧化物
接受
倍半萜烯
安定
醚
超脫
醛
鬆開.放下
苯基酯
酯
化解
倍半萜酮
厚實
單萜醇
壯大
酚
平衡
倍半萜醇
提振
單萜烯
萜品烯-4-醇 39.8%
香樹烯 2.1%

學　　名｜Melaleuca alternifolia

其他名稱｜互生葉白千層 / Narrow-leaved Paperbark

香氣印象｜身上刺滿圖騰的南島語族

植物科屬｜桃金孃科白千層屬

主要產地｜澳洲

萃取部位｜枝葉（蒸餾）

適用部位　膀胱經、本我輪

核心成分

萃油率 1~2%，100 個可辨識之化合物

心靈效益｜厚實利他心與博愛情懷，離開鬥雞眼式的自我關注

注意事項

1. 本身有 6 個化學品系（CT），產業看重的是萜品烯-4-醇型。
2. 小河茶樹 M. dissitiflora 的精油有如粗獷版的茶樹，萜品烯-4-醇與對傘花烴的比例較高；夏雪茶樹 M. linariifolia 則像文雅版的茶樹，成分非常接近，可作為澳洲茶樹的替身。
3. 台灣產的茶樹普遍含較高的桉油醇（27.7%），與較少的萜品烯-4-醇（33%）。

沼澤茶樹

Rosalina

喜愛接近海岸的沼澤地帶，耐鹽耐濕耐陰。9 公尺高，比白千層瘦長。開花時的香氣能夠吸引鳥類，是沼澤生態的指標樹。

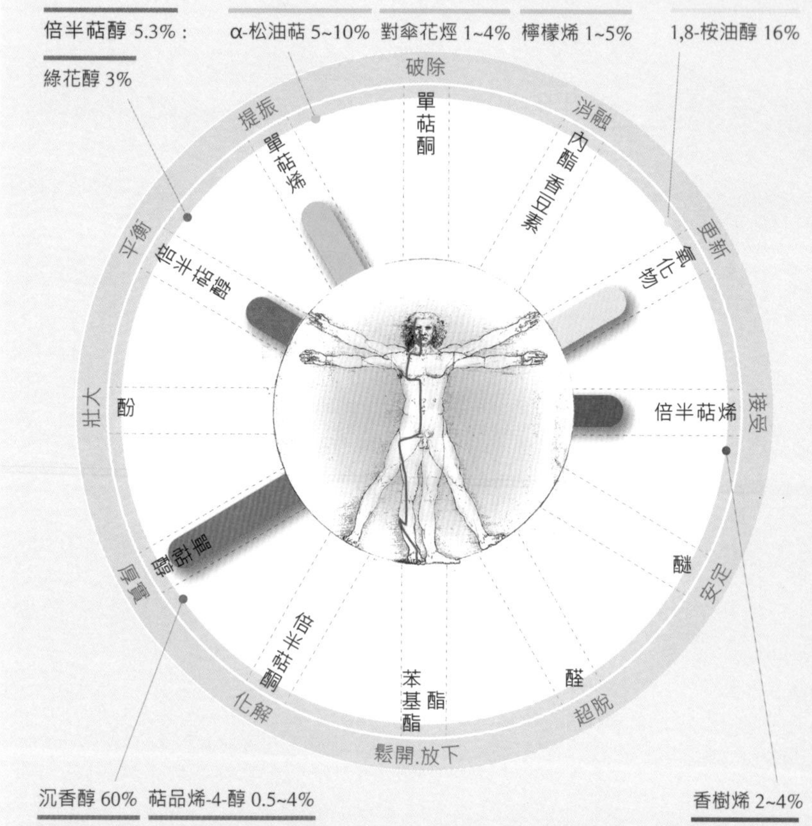

學　　名｜Melaleuca ericifolia

其他名稱｜石南葉白千層 / Swamp Paperbark

香氣印象｜民國時期，帶著金框眼鏡的留洋書生

植物科屬｜桃金孃科白千層屬

主要產地｜澳洲東南

萃取部位｜枝葉（蒸餾）

藥學屬性	適用症候
1. 鎮靜，抗痙攣	經前乳房脹痛
2. 抗病毒，抗腫瘤	著涼腹瀉，緊張腹瀉
3. 調節油脂分泌，抗菌，抗黴菌	痤瘡
4. 促進血液循環	手腳、膝蓋、小腹冰涼

適用部位　胃經、本我輪

核心成分

萃油率 0.6~3.2%

心靈效益｜厚實信賴感，不再用犬儒的姿態拒人於千里之外

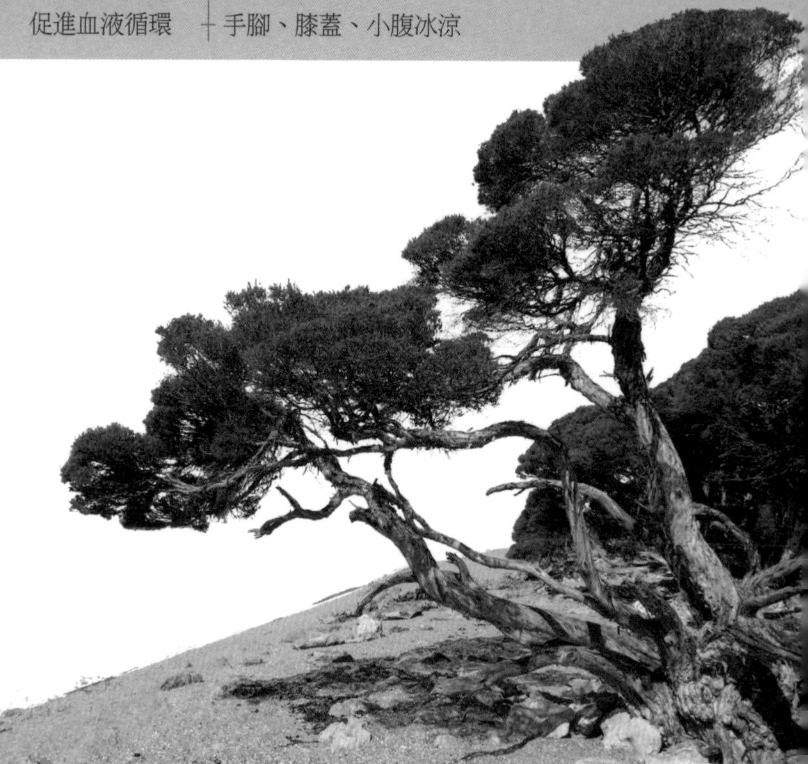

注意事項

1. 新南威爾斯州產的沉香醇最多，愈往南沉香醇愈少、桉油醇愈多。到了維多利亞州和塔斯馬尼亞省，沉香醇只剩下 3%，而桉油醇可高達 34%，幾乎已經是完全不同的精油了。

野地薄荷
Field Mint

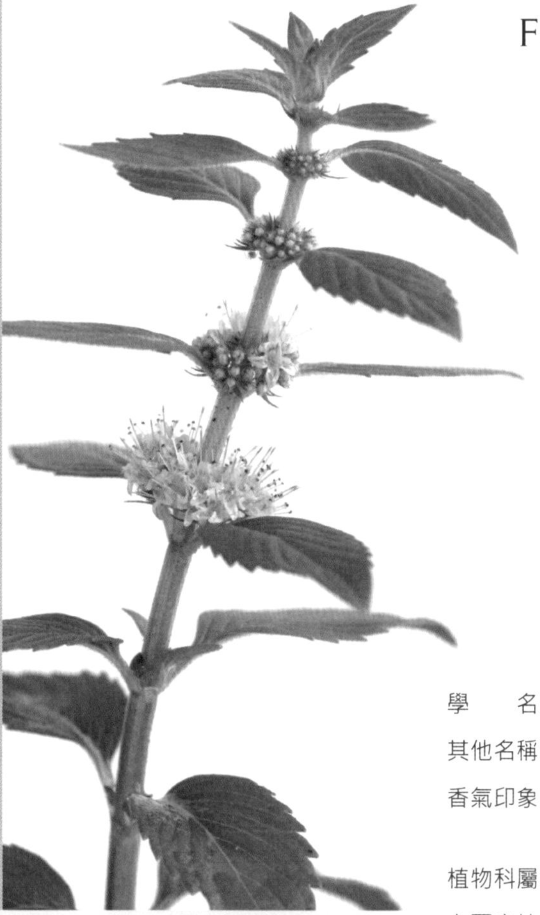

全日照或部分遮蔭，土壤 pH 6.5~8.5，基本上喜歡溫暖潮濕。生長容易，無需特別照顧，一年可以兩穫。

藥學屬性	適用症候
1. 止痛，調節運動和感覺神經	頭痛，偏頭痛，神經痛，牙痛，坐骨神經痛，腎絞痛
2. 抗感染，抗菌，抗腫瘤	鼻炎，鼻咽炎，喉炎，鼻竇炎，口腔癌，子宮頸癌
3. 較高劑量：抑制感覺敏銳度	蕁麻疹，濕疹，皮膚發癢
4. 較低劑量：激勵消化腺體分泌（胃、膽），促進血管收縮	低血壓，消化性潰瘍，腸炎，肝絞痛，嘔吐，便祕，寄生蟲病

學　名｜Mentha arvensis

其他名稱｜玉米薄荷 / Corn Mint

香氣印象｜揮汗爬上峰頂後吹來的第一陣風

植物科屬｜唇形科薄荷屬

主要產地｜尼泊爾、印度

萃取部位｜開花之全株藥草（蒸餾）

適用部位　膽經、頂輪

核心成分

萃油率 0.6~1%，43 個可辨識之化合物（占 99%）

心靈效益｜厚實續航力，不輕言放棄

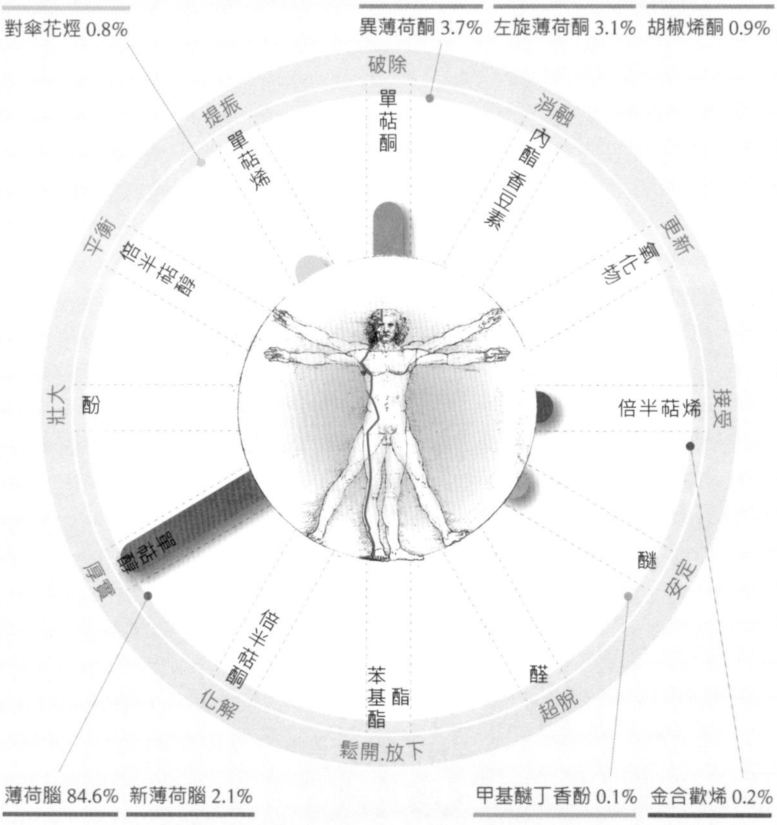

注意事項

1. 也被稱作日本薄荷，因為日本曾經是最大的產國，現在則已被印度取代。
2. 心室顫動與蠶豆症患者避免使用，嬰幼兒的頭臉部也應避開。
3. 市售的野薄荷油多半經過冷凍過程去除 50% 的薄荷腦，使薄荷酮的比例相對提高。

胡椒薄荷

Peppermint

綠薄荷 M. spicata 和水薄荷 M. aquatica 的雜交種，喜歡有遮蔭的濕地。靠匍匐莖繁衍，生長快速，很容易就成為野生的馴化植物。

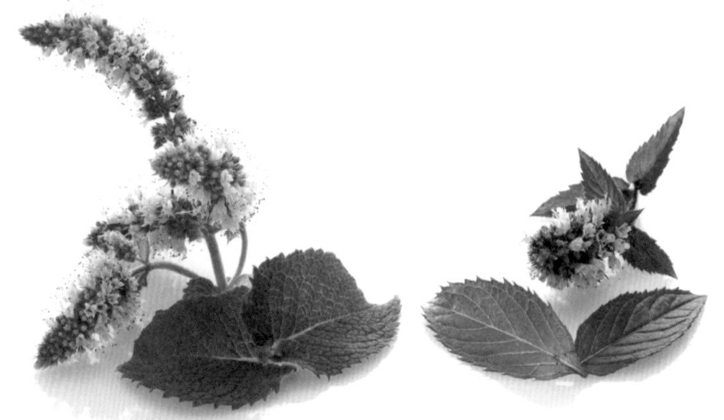

學　　名 | Mentha × piperita

其他名稱 | 歐薄荷 / Menthe Poivree

香氣印象 | 恢復速度驚人的金鋼狼

植物科屬 | 唇形科薄荷屬

主要產地 | 印度、美國

萃取部位 | 開花之全株藥草（蒸餾）

適用部位　肝經、頂輪

核心成分

萃油率 0.7%，61 個可辨識之化合物（占 99.7%）

心靈效益 | 厚實創造力，化腐朽為神奇

藥學屬性	適用症候
1. 強肝利膽，促肝細胞再生，強化胰臟，殺細菌黴菌，殺寄生蟲，驅脹氣，止吐	肝胰功能低下，病毒性肝炎，肝硬化，黃熱病，膽絞痛，胃痛，痙攣性結腸炎，吞氣症，結腸脹氣，暈車暈船，嘔吐
2. 止痛，麻醉，補強神經，抗感染，殺病毒，抗氧化，抗腫瘤	頭痛，偏頭痛，坐骨神經痛，帶狀皰疹，病毒性神經炎（影響視神經），肺癌，胃癌，白血病
3. 祛痰，抗黏膜發炎，腸道與泌尿道之消炎，解除攝護腺之充血	鼻竇炎，耳炎，喉炎，膀胱炎，攝護腺炎，腎絞痛，搔癢（蕁麻疹、濕疹）
4. 強心，升血壓，補強子宮，類荷爾蒙，調經（調節卵巢功能），激勵補身	循環不良引發之視力障礙，低血壓，分娩，暈厥，自主神經性肌張力不全

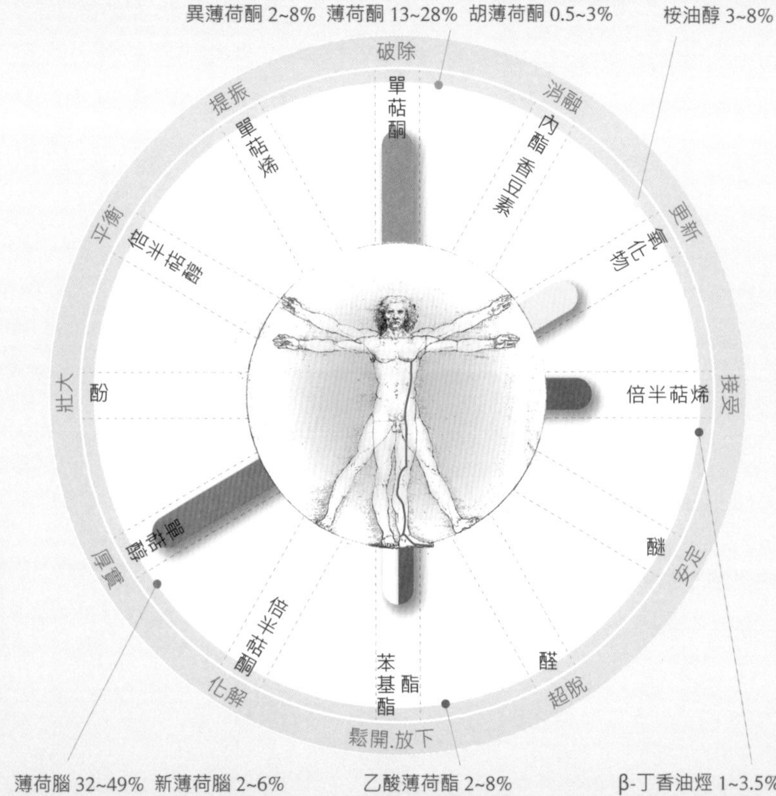

注意事項

1. 心室顫動與蠶豆症患者避免使用，嬰幼兒的頭臉部也應避開。
2. 健康皮膚的安全劑量是 5.4%。
3. 高品質薄荷油的要求是薄荷腦含量在 45~60%，而具有毒性的薄荷呋喃含量為 0~0.3%。

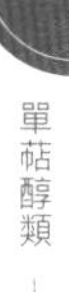

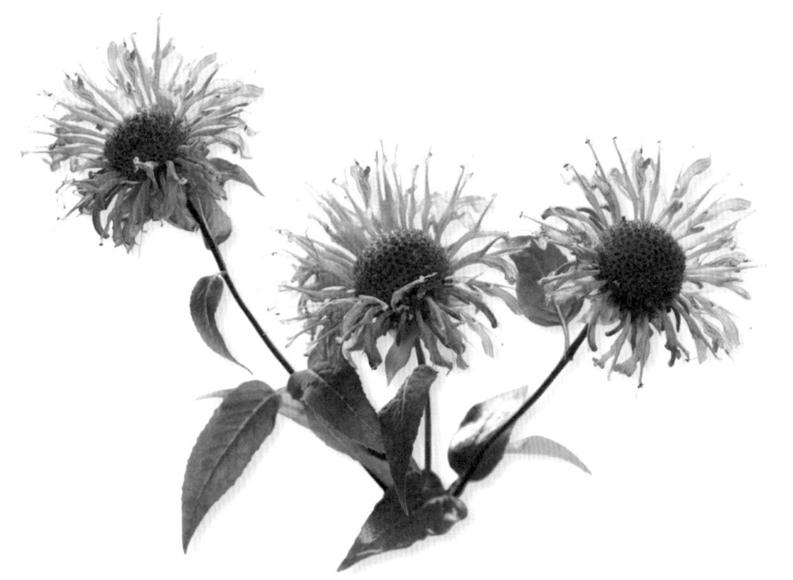

蜂香薄荷
Monarda

原產於加拿大草原地帶，耐乾冷，花色為煙粉紅而偏紫。喜歡全日照與排水良好的潮濕土壤，植株抗病性高，有許多變種和雜交種。

藥學屬性	適用症候
1. 抗感染，抗病毒，抗黴菌（念珠菌），抗菌（作用範圍廣泛）	呼吸道與生殖泌尿道之各種感染症狀，單純皰疹，天花
2. 補身，強化神經，強化子宮，抗潰瘍，促胰島素分泌	無力，發燒，少經，消化性潰瘍，糖尿病
3. 遏止纖維化，消炎，抗老化	動脈粥樣硬化，念珠菌性皮膚炎，脂漏性皮膚炎，粉刺，肌膚下垂
4. 抗氧化，抗腫瘤，強化抗癌藥物對癌細胞的作用	大腸癌，乳癌，肺癌，攝護腺癌，胰臟癌，肝癌

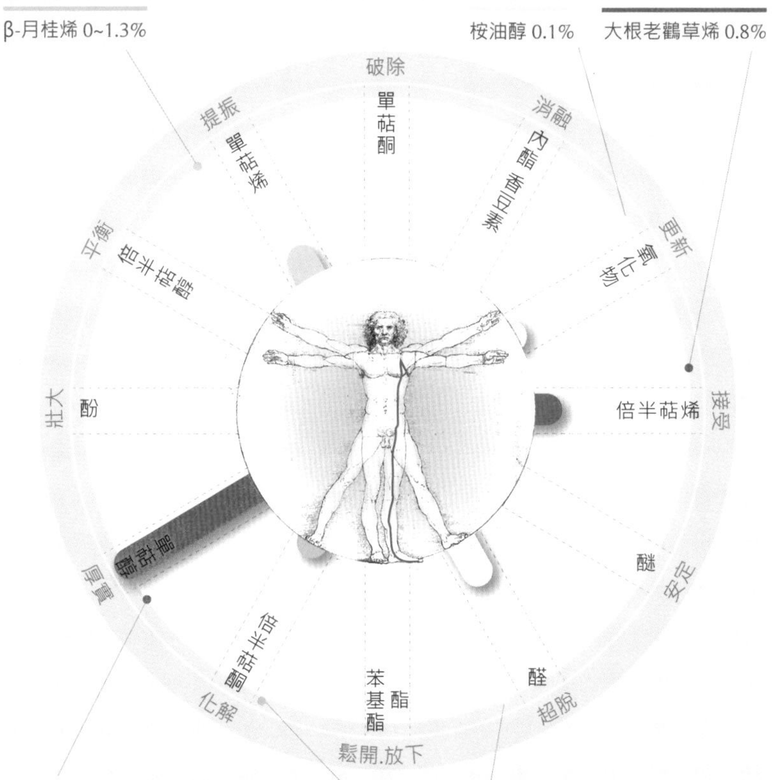

學　名 | Monarda fistulosa

其他名稱 | 佛手柑草 / Bergamot Herb

香氣印象 | 如波浪起伏的草裙舞

植物科屬 | 唇形科美國薄荷屬

主要產地 | 法國、美國

萃取部位 | 開花之全株藥草（蒸餾）

適用部位　脾經、本我輪

核心成分

萃油率 1.2%，25 個可辨識之化合物

心靈效益 | 厚實寬大的胸襟，如海納百川

注意事項

1. 另一品種“管蜂香草”Monarda didyma 是個紅花品種，成分以沉香醇為主(64.5~74.2%)，常與蜂香薄荷雜交，產生 5 種化學品系：百里酚型、香荊芥酚型、牻牛兒醇型、龍腦型、對傘花烴型。

可因氏月橘
Sweet Neem Leaves

喜歡全日照、略帶酸性而排水良好的土壤，尤其耐濕熱。這種小樹一旦長成，即使土壤貧瘠或氣候極端，也能毫髮無傷地活下去。

學　　名｜Murraya koenigii

其他名稱｜咖哩葉 / Curry Leaf

香氣印象｜遠渡重洋，乘風破浪

植物科屬｜芸香科月橘屬

主要產地｜印度、斯里蘭卡

萃取部位｜葉（蒸餾）

適用部位　大腸經、本我輪

核心成分

萃油率 1%，33 個可辨識之化合物（占 97.56%）

心靈效益｜厚實心靈的防火巷，避免思慮過多而作繭自縛

藥學屬性	適用症候
1. 消炎（抑制脂氧化酶），抗氧化作用大於 BHT 與丁香酚	口乾舌燥，發燒，頭皮與皮膚乾癢
2. 降血糖，降血脂，降血壓，健胃整腸，驅脹氣	糖尿病，高血壓，思慮過度導致之消化不良，反胃
3. 抗腫瘤，調節免疫（介白素“(IL)-2, 4,10”和腫瘤壞死因子-α“TNF-α”）	乳癌，子宮頸癌，白血病
4. 比抗生素優越的抗菌效用，抗黴菌，殺蟲卵	牙齦炎，口腔炎，除跳蚤與蟑螂

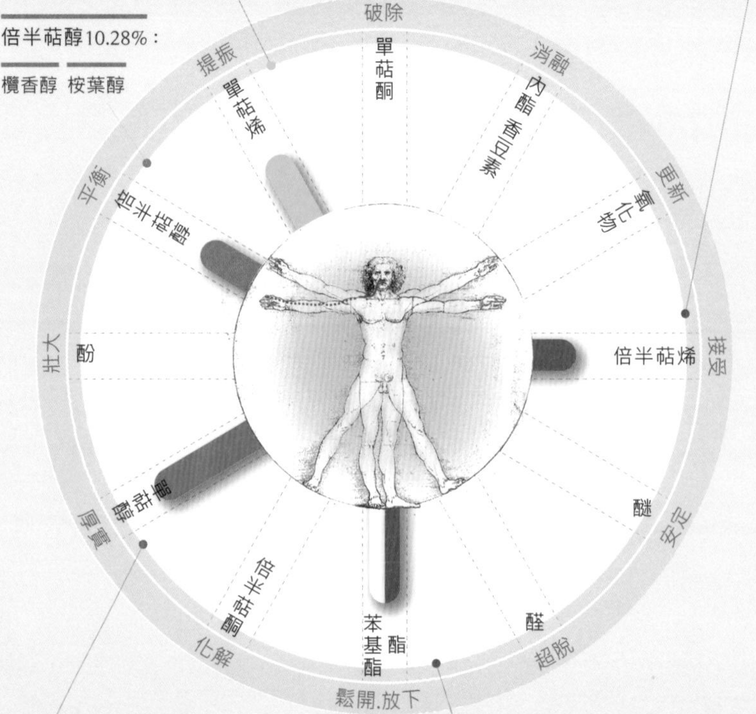

注意事項

1. 葉片不能製作咖哩粉，氣味也不具一般熟悉的“咖哩味”，但確實是南印度和斯里蘭卡地區料理的必備香料。

檸檬荊芥
Nepeta

喜愛全日照，耐旱。高度可達 100 公分，枝葉開展而柔軟，花色比貓薄荷更紫。

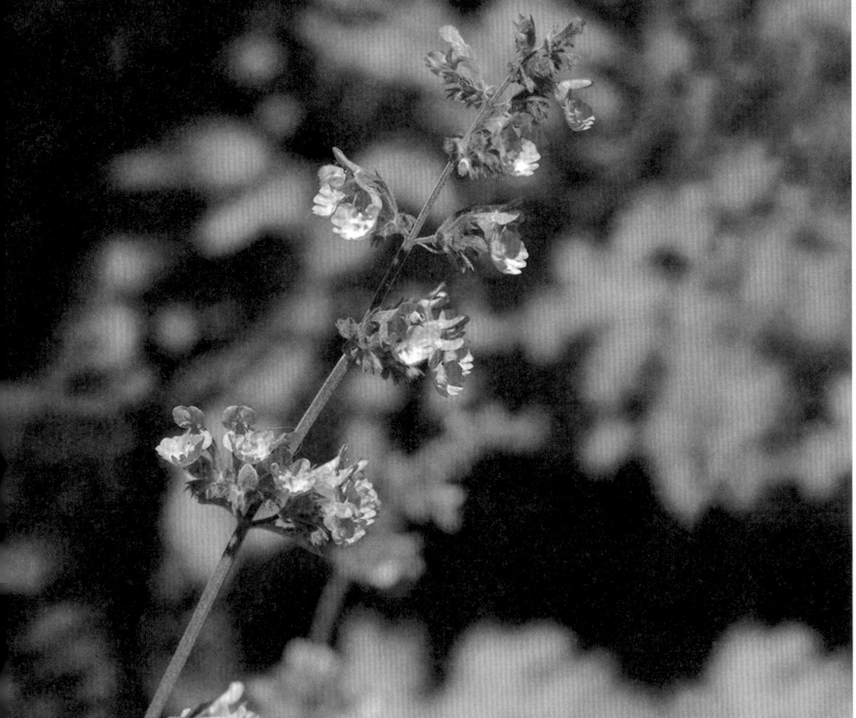

藥學屬性	適用症候
1. 消炎，安撫，鎮靜	精神疾病，憂鬱症
2. 消結石	膽結石
3. 抗病毒，抗特定類型之感染	疱疹
4. 調節多巴胺	男性之不舉，減輕性行為前之緊繃

三萜醇：α-脂檀素 0.81%（熊果酸的前驅物）

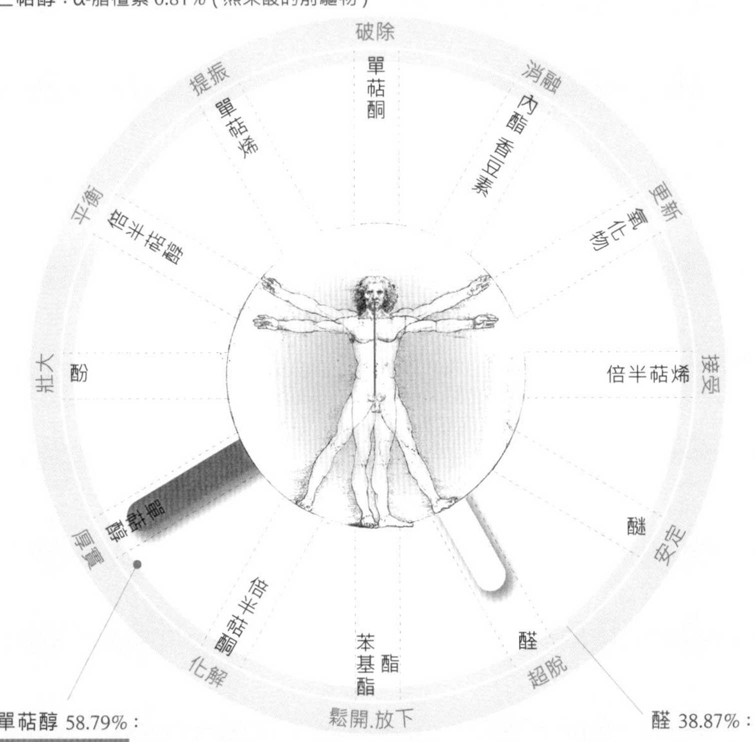

單萜醇 58.79%：
牻牛兒醇 32.89% 香茅醇 25.21%

醛 38.87%：
牻牛兒醛 20.85% 橙花醛 14.52% 香茅醛 1.09%

學　　名｜Nepeta cataria var. citriodora

其他名稱｜檸檬貓薄荷 / Lemon Catnip

香氣印象｜剛梳過毛的貓，懶洋洋躺在西曬的窗台上

植物科屬｜唇形科荊芥屬

主要產地｜南歐、東歐

萃取部位｜花（蒸餾）

適用部位　任脈、性輪

核心成分

萃油率 1.5%，17 個可辨識之化合物

心靈效益｜厚實自在感，像備受尊寵的貓科動物一樣我行我素

注意事項

1. 這個品種是尋常貓薄荷的一個化學品系，香氣大不同。貓薄荷讓貓咪著迷的成分是荊芥內酯，檸檬荊芥中含量微乎其微。

甜羅勒
Sweet Basil

喜歡溫暖，8°C便停止生長，最好保持全日照，怕旱也怕積水。氮肥愈少，沉香醇的比例愈高（鉀肥則可助長沉香醇）。

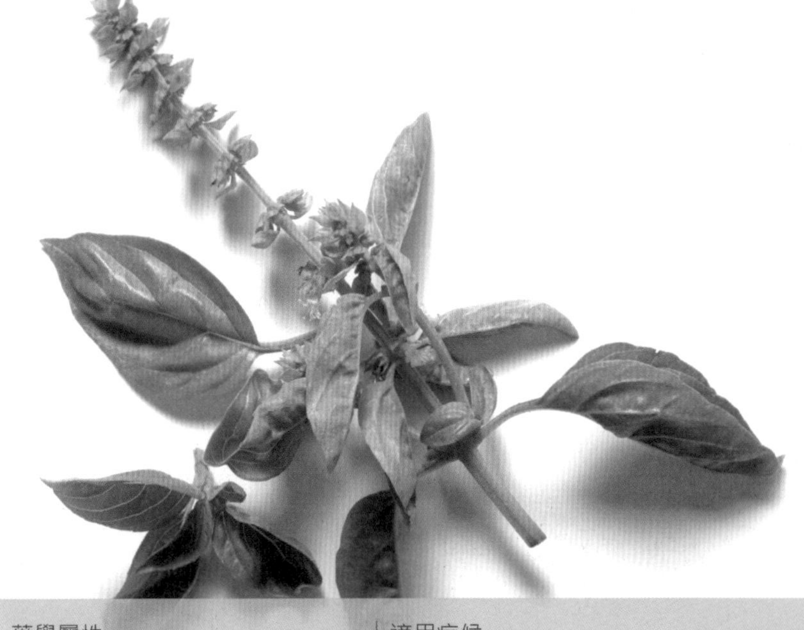

學　　名｜Ocimum basilicum
其他名稱｜熱那亞羅勒 / Genovese Basil
香氣印象｜舒適柔軟的大抱枕
植物科屬｜唇形科羅勒屬
主要產地｜埃及、尼泊爾、印度
萃取部位｜開花之全株藥草（蒸餾）

適用部位 腎經、基底輪

核心成分
萃油率 0.48%，65 個可辨識之化合物（占 99%）

心靈效益｜厚實抗壓性，以不變應萬變

藥學屬性	適用症候
1. 補身，激勵，補強神經	虛弱，腎上腺皮質荷爾蒙不足，沮喪，乾性濕疹
2. 補強消化功能（幫助消化、祛脹氣、養肝）	肝膽功能低下，胃積氣，胃炎，胃潰瘍
3. 解除充血阻塞現象（攝護腺、子宮），具中度抗感染力	攝護腺阻塞充血，子宮充血，大腸桿菌引起之膀胱炎
4. 抗動脈粥樣硬化	冠狀動脈功能不良，冠狀動脈炎，心律不整，心跳過速，動脈硬化，低血壓

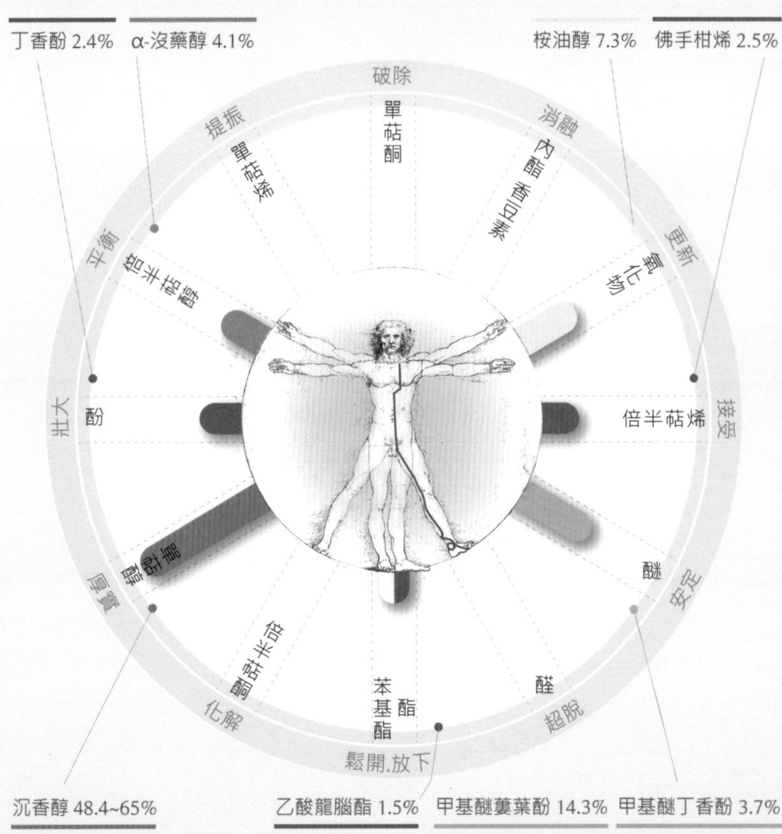

注意事項

1. 健康皮膚的安全劑量為 1.5%。
2. 傳統上把羅勒分為四個化學品系：沉香醇型（歐洲型），甲基醚蔞葉酚型（非洲型），甲基醚丁香酚型（亞洲型），肉桂酸甲酯型（太平洋型）。近年則發現還有更多。
3. 市售的甜羅勒精油有些混摻 α-沉香醇以提高甜度（自然狀態只有 β-沉香醇）。

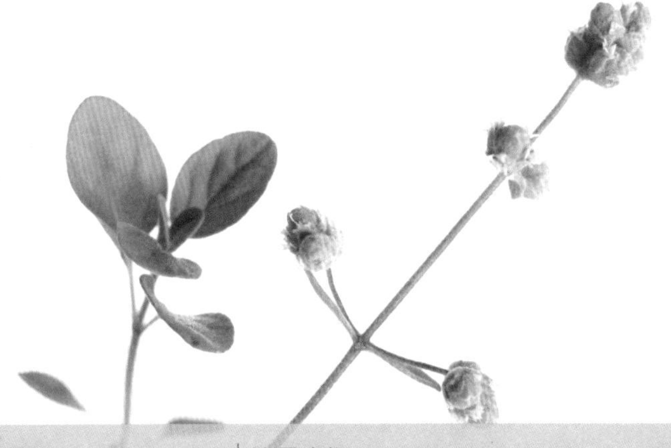

甜馬鬱蘭

Sweet Marjoram

對冷度很敏感的地中海植物，但也無法忍受過於濕熱，生長緩慢。需要全日照和 pH 6.7~7.0 的土壤，減少鹽分與提高水分都能增加精油含量。

藥學屬性	適用症候
1. 强化神經，尤其有益副交感神經（降血壓、擴張血管、鎮靜、節慾）	自主神經失調，甲狀腺機能亢進引發之問題：心臟血管方面（心悸、過度亢奮、心律不整、高血壓、昏厥），肺部方面（呼吸困難），消化方面（膽固醇過高、十二指腸潰瘍、腸炎、結腸炎），性機能方面（性器亢奮、性執迷、乙醚上癮），神經心理方面（焦慮、壓力引起之躁鬱、神經衰弱、心情沉重、精神病、失眠、麻痺、癲癇、眩暈）
2. 鎮痛	各種疼痛：神經痛，風濕痛
3. 抗感染，抗菌（肺炎球菌、金黃葡萄球菌、大腸桿菌），健胃，利尿	呼吸道感染（鼻炎、鼻咽炎、鼻竇炎、支氣管炎、耳炎、百日咳）與消化道感染（口腔潰瘍、腹瀉、腸胃炎）
4. 抗氧化，抗乙醯膽鹼酯酶	老年癡呆

學　　名	Origanum majorana
其他名稱	墨角蘭 / Knotted Marjoram
香氣印象	動漫世界中拯救人類的新世紀福音戰士
植物科屬	唇形科牛至屬
主要產地	埃及、突尼西亞、土耳其
萃取部位	開花之全株藥草（蒸餾）

適用部位　膀胱經、眉心輪

核心成分

萃油率 0.82%，35 個可辨識之化合物（占 96.3~98.6%）

心靈效益 | 厚實正義感，掙脫渾沌曖昧而恢復秩序

- 匙葉桉油烯醇 0.8%
- γ-萜品烯 7.3~9.8%
- 丁香油烴氧化物 0.9%
- 1,8-桉油醇 0.4%
- 水合檜烯 7.1~13.8%
- 萜品烯-4-醇 16.4~31.6%
- α-萜品醇 3.8~8.3%
- 乙酸沉香酯 7.4~10.5%
- 乙酸萜品烯-4-酯 2.3~5.7%

注意事項

1. 這個品種在某些產地也會出現富含酚類的化學品系，所以不能只靠學名來選購，必須確認氣味與成分。

野洋甘菊
Wild Chamomile

原生於地中海地區，10~40 公分高，從平地到 500 公尺都有分布。習慣鹼性砂質土和半乾旱的氣候，但在潮濕肥沃的土壤上能長得更好。

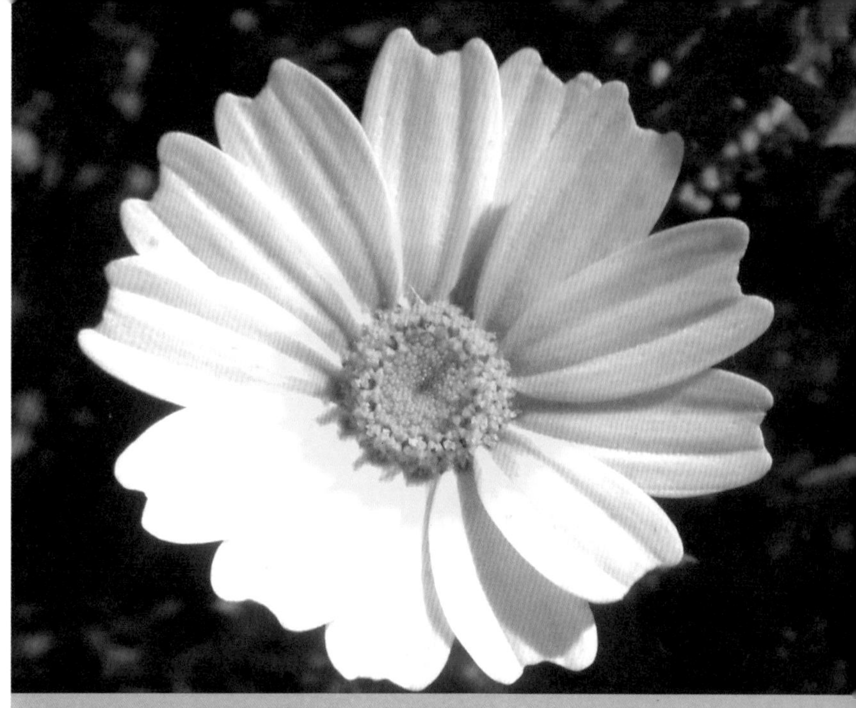

學　　名 | Cladanthus mixtus / Ormenis mixta

其他名稱 | 摩洛哥洋甘菊 / Moroccan Chamomile

香氣印象 | 在石礫堆中敏捷穿梭的變色龍

植物科屬 | 菊科枝花屬

主要產地 | 摩洛哥

萃取部位 | 花（蒸餾）

藥學屬性	適用症候
1. 養肝	肝機能不全，胃機能不全，乾性濕疹，皮膚搔癢
2. 抗菌（大腸桿菌），殺寄生蟲（蟯蟲、阿米巴原蟲）	大腸桿菌性結腸炎，腸道寄生蟲，阿米巴囊腫
3. 抗感染	性病，淋球菌病，大腸桿菌性膀胱炎，攝護腺炎
4. 補身，補强神經，催情	性機能低下，憂鬱症

適用部位 大腸經、本我輪

核心成分

萃油率 0.3%，55 個可辨識之化合物（占 73.9%）

心靈效益 | 厚實適應力，快速融入新環境

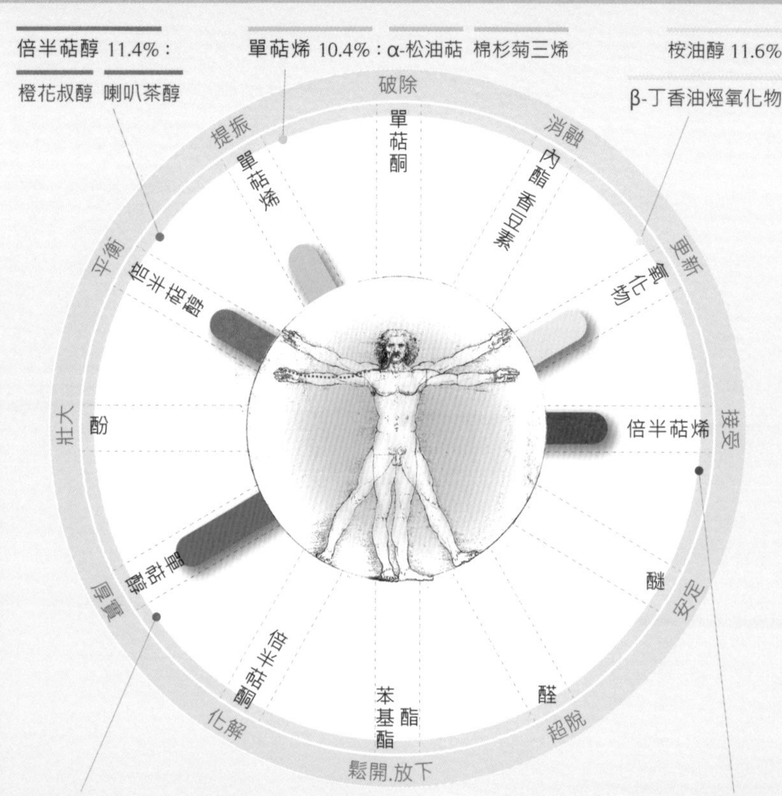

注意事項

1. 這種植物過去有多個通用的名稱，如 Ormenis mixta，Anthemis mixta，Ormenis multicaulis，Chamaemelum mixtum。但是學界近年根據基因研究，又把 Ormenis（升月屬）重新命名為 Cladanthus（枝花屬）。
2. 摩洛哥各地的氣候與地形變化多，精油成分差異頗大，而油色因此有藍有黃。油色黃者以棉杉菊醇為主，淺藍者以樟腦為主（兼微量天藍烴）。

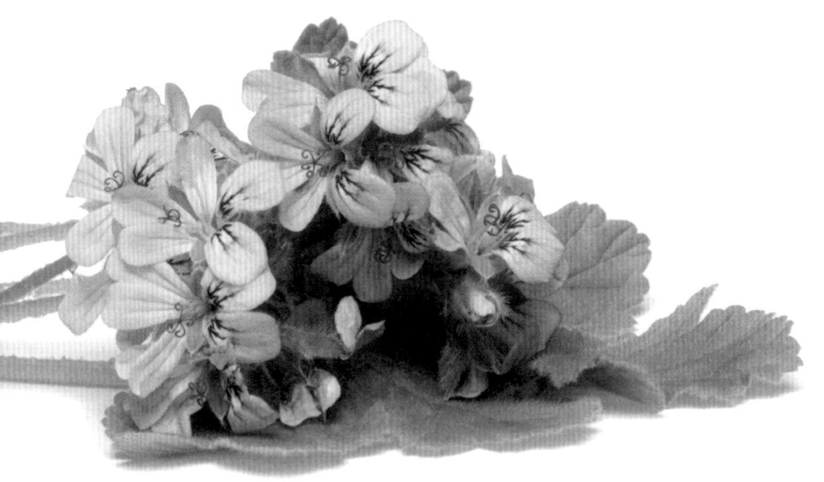

天竺葵
Geranium

發源於南非，喜愛溫暖氣候，年降雨需1000毫米，但怕黏重土壤與積水。低於15℃和高於35℃就不會開花，日照愈多，含油量愈高。

學　名	Pelargonium graveolens / Pelargonium × asperum
其他名稱	香葉天竺葵 / Sweet Scented Geranium
香氣印象	脫我戰時袍，著我舊時裳的花木蘭
植物科屬	牻牛兒科天竺葵屬
主要產地	中國、埃及、摩洛哥、留尼旺島
萃取部位	葉（蒸餾）

適用部位　任脈、性輪

核心成分

萃油率 0.2%，45 個可辨識之化合物（占 95%）

藥學屬性	適用症候
1. 抗感染，抗菌，抗黴菌，抗腫瘤	尖銳濕疣，疱疹感染後的神經痛，下痢，大腸癌，鼻咽癌，子宮頸癌
2. 消炎，止痛，抗痙攣，放鬆平滑肌，抗氧化，補強淋巴與靜脈，止血	風濕性骨關節炎，神經性結腸炎，男性不孕，尿路結石，痔瘡，經血流量過大
3. 清潔毛孔，淨化油性膚質，提高皮膚吸收力（48倍），收斂緊實	痔瘡性搔癢，割傷，潰瘍，黴菌皮膚病，面皰，膿疱，預防妊娠紋
4. 降血糖，激勵肝臟與胰臟，排肝毒，補身	糖尿病，膽囊炎，胃潰瘍，黃疸，肝臟與胰臟之機能低下，煩躁不安、焦慮

10-表-γ-桉葉醇 tr~5.2%
異薄荷酮 3.4~9.8%
丁香油烴氧化物 3.7%
破除　消融　更新　接受　安定　超脫　鬆開.放下　化解　厚實　壯大　平衡　提振
單萜酮　內酯 香豆素　氧化物　倍半萜烯　醚　醛　苯基酯 酯　倍半萜酮　單萜醇　酚　倍半萜醇　單萜烯
香茅醇 20.3~47.7%
牻牛兒醇 7.3~30.3%
甲酸香茅酯 4.8~12.4%
甲酸牻牛兒酯 1.6~7.6%
癒瘡木-6,9-二烯 0.1~6.8%

心靈效益｜厚實自我肯定的信念，命好不怕運來磨

注意事項

1. 本品栽培種有三類：

   A.《留尼旺島型》→香茅醇、牻牛兒醇(1:1)、甲酸香茅酯、癒瘡木-6,9-二烯、異薄荷酮。

   B.《非洲型（埃及、摩洛哥）》也有1:1的香茅醇、牻牛兒醇，但占比略低，另外10-表-γ-桉葉醇是其特色成分，占比高於癒瘡木-6,9-二烯。

   C.《中國型》則是香茅醇、甲酸香茅酯具壓倒性比例，而牻牛兒醇在三者中最少。數量不多的波旁型很接近留尼旺島型。由此可知，留尼旺島型/波旁型的氣味比較甜美。

2. 所謂的玫瑰天竺葵乃栽培種，由 P. capitatum × P. radens 雜交而成。親株 P. radens 又稱波旁天竺葵。

大馬士革玫瑰

Damask Rose

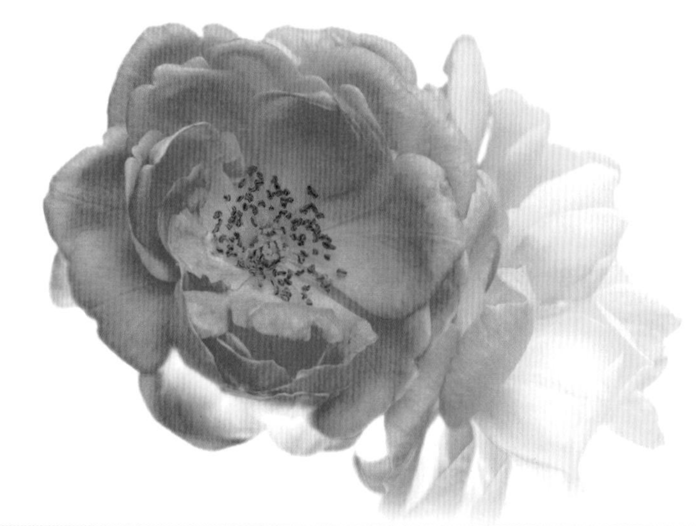

喜愛排水佳、含粉砂 pH 6.0~6.5 的土壤，並不需要溫暖的氣候，唯獨怕乾燥的風。濕度在 70% 可免油分蒸發，每 8~10 年將植株修到與地面等高便可再生。

學　　名｜Rosa × damascena

其他名稱｜突厥玫瑰 / Rose of Castile

香氣印象｜拜訪春天的香格里拉

植物科屬｜薔薇科薔薇屬

主要產地｜保加利亞、土耳其、摩洛哥

萃取部位｜花（蒸餾）

適用部位　任脈、性輪

核心成分

萃油率 0.032~0.049%，60 個主要成分（占 83%），共 400 可辨識之化合物

心靈效益｜厚實美的感受力，在任何逆境中都能找到生存的意義

注意事項

1. 為 R. gallica 和 R. phoenicia 的雜交種。世界各地，包括中國，雖已引種並大範圍栽種，但品質（組分）與保加利亞和土耳其仍有較大的差距。
2. 微量的 β-大馬士革酮、β-紫羅蘭酮、和玫瑰醚是大馬士革玫瑰獨有香氣的關鍵成分。另外香茅醇 / 牻牛兒醇的比例在 1.25~1.3 之間最佳。烷類多則香氣較持久。
3. 溶劑萃取的原精可得 78.38% 的苯乙醇，抗憂鬱與催情效果突出，也能抗 MRSA。
4. 白玫瑰 R. alba 能在較惡劣的條件生長，精油含較多玫瑰蠟與倍半萜烯，香氣較淡，但是組分複雜性超過大馬士革玫瑰，消炎作用更好。

	藥學屬性	適用症候
1.	激勵腦內啡與多巴胺生成，血清素受體的拮抗效應，抗驚厥，抗痙攣	憂鬱症，長期壓力，癲癇，腎絞痛，術後疼痛
2.	抗氧化，增大生精小管，提高精子數量與活動力，調節雌激素受體	衰老，記憶減退，不孕，冷感，不舉，經前症候群，更年期症候群，經痛
3.	抑制血管收縮素轉化酶、胰脂肪酶、α-葡萄糖酶，抑制組織胺受體	高血壓，心血管疾病，糖尿病，肥胖，喘咳
4.	輕瀉 / 排毒，抗甲醛，抗腫瘤，抗菌，抗病毒（HSV-1、副流感病毒 3 型），抗 HIV	過敏，頭痛，大腸癌，肝癌，黑色素瘤，皰疹，流感，愛滋病

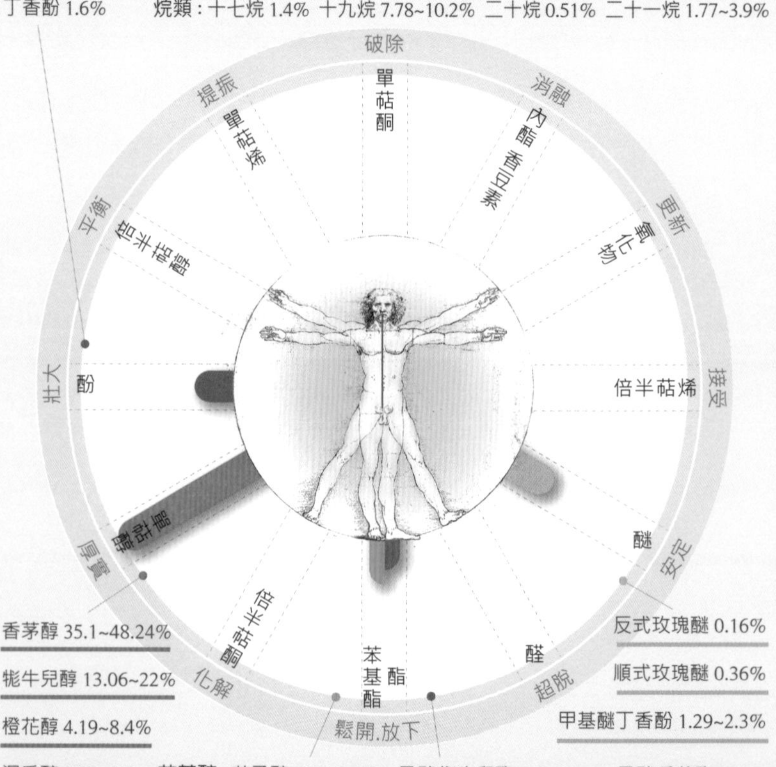

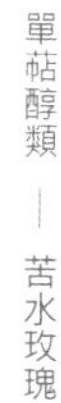

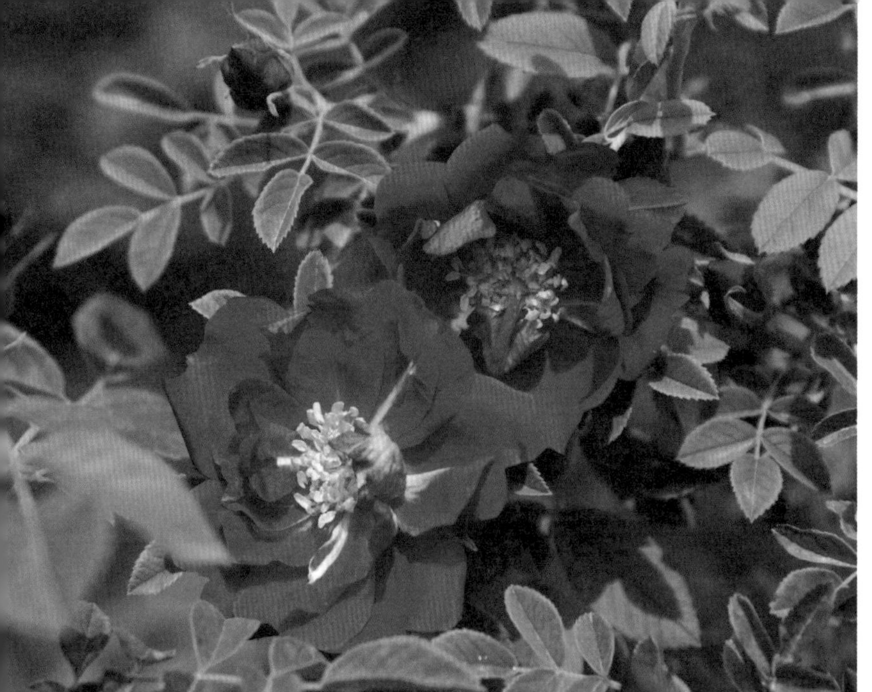

苦水玫瑰

Chinese Kushui Rose

鈍葉薔薇與中國玫瑰的雜交品種，耐寒耐旱抗病蟲害耐瘠薄之土壤。開花前大量在土中灌水叫做花前水，可以使玫瑰增產 15~20%。

藥學屬性	適用症候
1. 抗血栓	動脈粥樣硬化
2. 抗氧化，抗衰老	食品添加劑產生之肝毒，空氣汙染導致之頭痛，皮膚鬆垮，劣級食用油引起之痤瘡
3. 抑制中樞神經，鎮靜催眠	睡眠困擾，躁鬱
4. 抑制前列腺素合成（消炎止痛）	慢性胃炎，經期不適

學　　名｜Rosa sertata × Rosa rugosa

其他名稱｜刺玫花 / Rose, Chinese Kushui Type

香氣印象｜紅色娘子軍

植物科屬｜薔薇科薔薇屬

主要產地｜中國（甘肅、陝西）

萃取部位｜花（蒸餾）

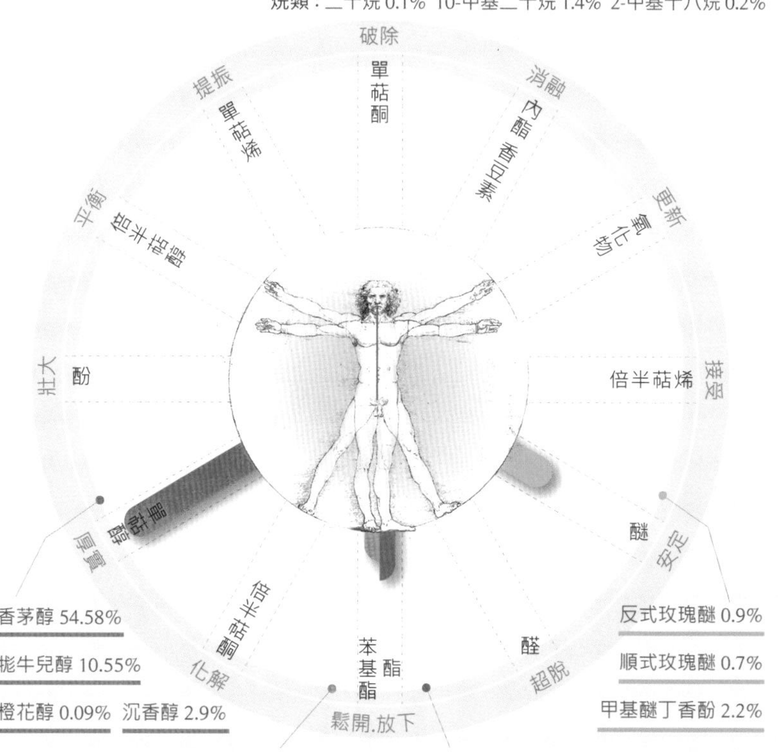

適用部位　任脈、性輪

核心成分

萃油率 0.04%，105 個可辨識之化合物

心靈效益｜厚實玻璃心的防彈程度，把人世的汙泥變成修練的沃土

注意事項

1. 苦水玫瑰油的烷烴類（玫瑰蠟）含量極低，不會在低溫時凝結。苦水玫瑰提取液中黃酮類和總酚含量高於大馬士革玫瑰。
2. 平陰玫瑰（Rosa rugosa）的甲基醚丁香酚較高（4.67%），丁香酚（0.25%）和苯乙醇（0.17%）極少。此外平陰玫瑰和苦水玫瑰的香茅醇偏高，所以香氣濃重但不以甜潤見長。

鳳梨鼠尾草
Pineapple Sage

原生於中美洲 1800~2700 公尺的高地溫帶森林，是一種短日植物。耐高溫高濕也耐霜，冬季枯敗而春季重生。

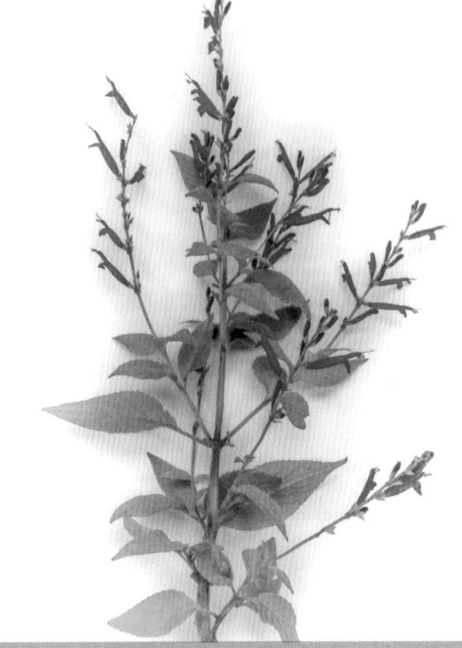

學　名 | Salvia elegans
其他名稱 | 柑橘鼠尾草 / Tangerine Sage
香氣印象 | 在舞蹈中晃動大耳環、搖曳民族風的鮮豔長裙
植物科屬 | 唇形科鼠尾草屬
主要產地 | 墨西哥、瓜地馬拉
萃取部位 | 葉片（蒸餾）

適用部位　督脈、頂輪

核心成分
萃油率 0.23%，28 個可辨識之化合物（占 94.71%）

心靈效益 | 厚實生聚教訓的能量，蓄勢待發

藥學屬性	適用症候
1. 補强神經（CNS），抗沮喪，抗焦慮	綜合性壓力，躁鬱症
2. 殺孑孓，驅蚊	陰暗潮濕的環境，防治登革熱
3. 調節免疫機能，抑制白血球不正常增生	化療後之調養
4. 保護缺血之腦組織，抑制血管緊張素轉換酶	腦中風後之調養，高血壓

匙葉桉油烯醇 10%　β-桉葉醇 10.4%
癒創木醇 4.8%
β-丁香油烴 10%　大根老鸛草烯
破除　單萜酮
消融　內酯 香豆素
更新　氧化物
接受　倍半萜烯
安定　醚
超脫　醛
鬆開.放下　苯基酯　酯
化解　倍半萜酮
厚實　單萜醇
壯大　酚
平衡　倍半萜醇
提振　單萜烯
沉香醇>30%　龍腦 17.4%
乙酸龍腦酯 5%　乙酸牻牛兒酯 6.9%

注意事項

1. 鳳梨鼠尾草目前所知共有 3 種化學品系：義大利產的單萜酮型（順式側柏酮 38.7%），印度產的倍半萜醇型（匙葉桉油烯醇 38.73%），與墨西哥產的單萜醇型（沉香醇 >30%）。

龍腦百里香

Thyme, CT Borneol

藥學屬性	適用症候
1. 激勵免疫系統，抗過高之 γ-球蛋白，抗腫瘤	慢性發炎，自體免疫系統疾病，關節炎，小鼠肥大細胞瘤
2. 強肝利膽，助消化，驅蟲	肝功能不良，膽囊運動失調，膽結石，吞氣症，咽峽炎，腸道寄生蟲病
3. 抗感染	粉刺，肺結核，病毒性與細菌性鼻竇炎，膀胱炎（感染與發炎）
4. 補強身體各個機能，補子宮，抗衰弱，催情	一般疲勞，虛弱無力，性機能衰弱，子宮鬆弛

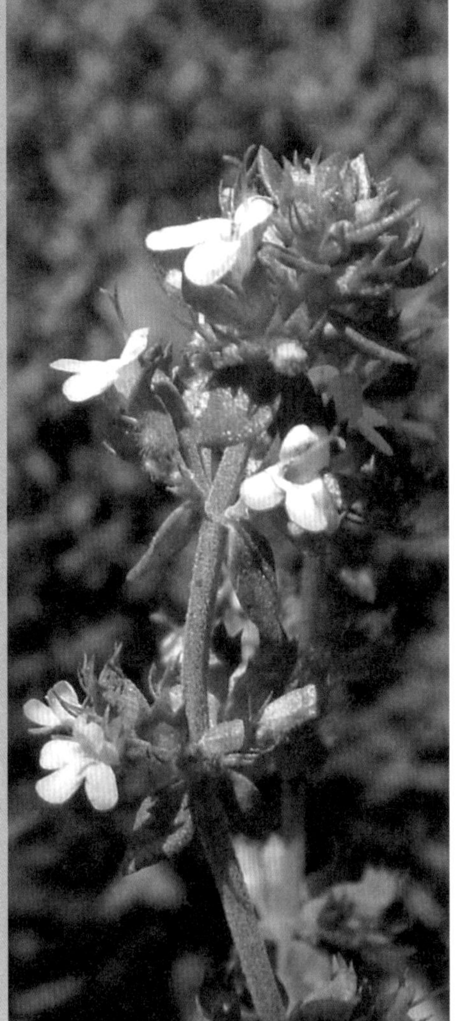

摩洛哥特有種，分布於高地亞特拉斯山（1300~2162 公尺）。年雨量 310 毫米，氣候溫暖（12~27℃），一般而言海拔愈高含油量愈多。

學　　名｜Thymus satureioides

其他名稱｜摩洛哥百里香 / Moroccan Thyme

香氣印象｜家道殷實，內斂寡言的士紳

植物科屬｜唇形科百里香屬

主要產地｜摩洛哥

萃取部位｜開花之全株藥草（蒸餾）

適用部位　任脈、性輪

核心成分

萃油率 0.2~2.3%，26 個可辨識之化合物（占 95%）

心靈效益｜厚實能撐船的肚量，笑納人生的各種「禮物」

香荊芥酚 9.83~21.21%
百里酚 1.37~5.31%
δ3-蒈烯 1.5 ~10.5%
對傘花烴 2.3~8%
樟烯 13~21%
龍腦 22.7~37.5%
α-萜品醇 3.1~10.6%
乙酸龍腦酯 3.15~7.09%
甲酸異龍腦酯 0.81~4.62%

破除　單萜酮
消融　內酯 香豆素
更新　氧化物
接受　倍半萜烯
安定　醚
超脫　醛
鬆開.放下　苯基酯 酯
化解　倍半萜酮
厚實　單萜醇
壯大　酚
平衡　倍半萜醇
提振　單萜烯

注意事項

1. 摩洛哥不同產區的龍腦含量相差頗大，最高可達 52%。也有一些化學品系是以酚類占壓倒性比例。

沉香醇百里香
Thyme, CT Linalool

喜愛高溫耐乾旱，年雨量 500~1000 毫米即可存活，水多易爛根。本種只生長在海拔 800 公尺左右的山區，栽培種的萃油率高於野生品種。

學　名｜Thymus vulgaris

其他名稱｜甜百里香 / Thyme, Sweet

香氣印象｜勤奮採花蜜的小蜜蜂

植物科屬｜唇形科百里香屬

主要產地｜法國、西班牙

萃取部位｜開花之全株藥草（蒸餾）

適用部位　膀胱經、基底輪

核心成分

萃油率 1.6%，57 個可辨識之化合物

心靈效益｜厚實自立自强的決心，不受他人情緒勒索

藥學屬性	適用症候
1. 殺黴菌（白色念珠菌），抗菌，殺病毒，驅蟲（條蟲、蛔蟲、蟯蟲）	口腔炎（念珠菌性），腸炎（葡萄球菌性與寄生蟲性），胃炎，糖尿病（作為輔藥）
2. 補身，補强神經（中樞神經系統、延髓、小腦），輕度抗痙攣	神經疲勞，風濕肌痛
3. 抗微生物，抗感染，補强子宮，催情	輸卵管炎和子宮發炎（葡萄球菌性），陰道炎和膀胱炎（念珠菌性），腎盂腎炎，腎上腺結核（愛迪生氏病），攝護腺炎（病毒性）
4. 强化皮膚與呼吸道	乾癬，疣，嬰兒尿布疹，皮膚念珠菌感染，支氣管炎，肺炎，胸膜炎，肺結核

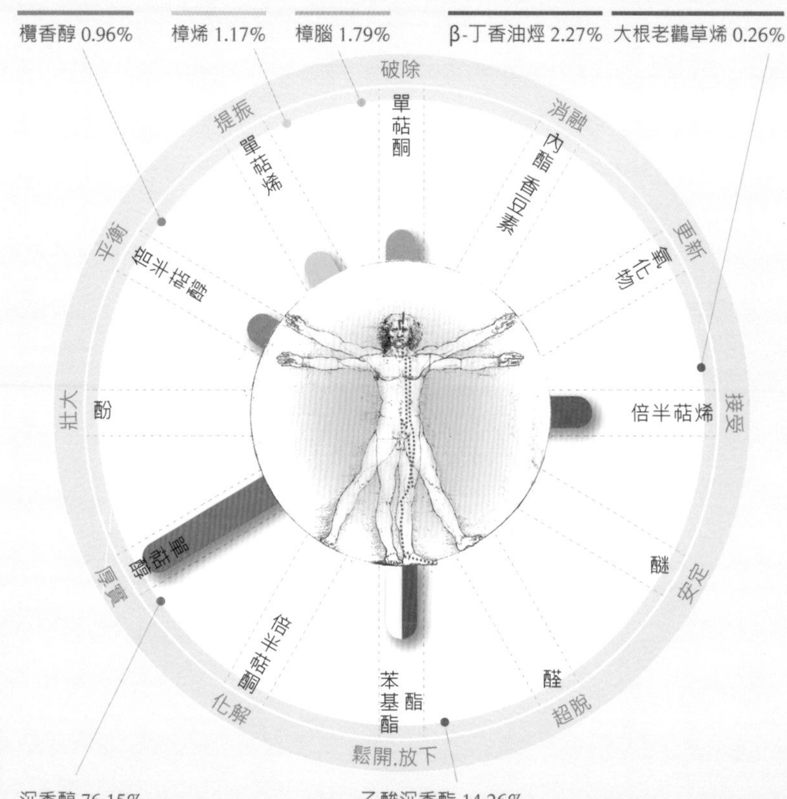

注意事項

1. 百里香有 20 種不同的化學品系。
2. 甜百里香當中，抗黴菌的效果是側柏醇型＜沉香醇型＜牻牛兒醇型。

側柏醇百里香

Thyme, CT Thujanol

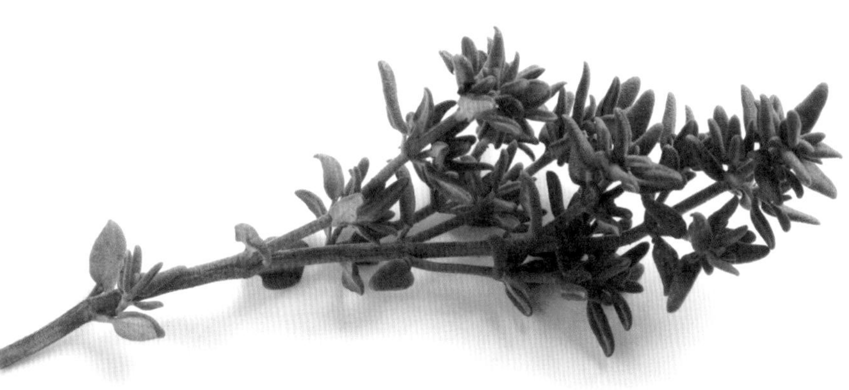

生長於普羅旺斯德隆省 300~950 公尺的山丘，相對較為冷涼。春季採收所含的側柏醇比例高於秋季。

藥學屬性	適用症候
1. 抗感染，殺菌（披衣菌），強力殺病毒	膀胱炎，外陰炎，子宮頸炎，子宮內膜異位，輸卵管炎，龜頭炎，尿道炎，攝護腺炎，尖銳濕疣
2. 激勵免疫系統（IgA），使身體溫暖（促進循環）	耳炎，鼻竇炎，鼻炎，鼻咽炎，流行性感冒，支氣管炎，肺泡炎
3. 類荷爾蒙作用，抗糖尿病，激勵肝細胞	口腔炎，扁桃腺炎，小腸結腸炎，糖尿病，吞氣症，肝功能不良，皮膚炎
4. 平衡與補強神經（中樞神經系統、延髓、小腦）	關節炎，肌腱炎，神經問題，虛弱無力

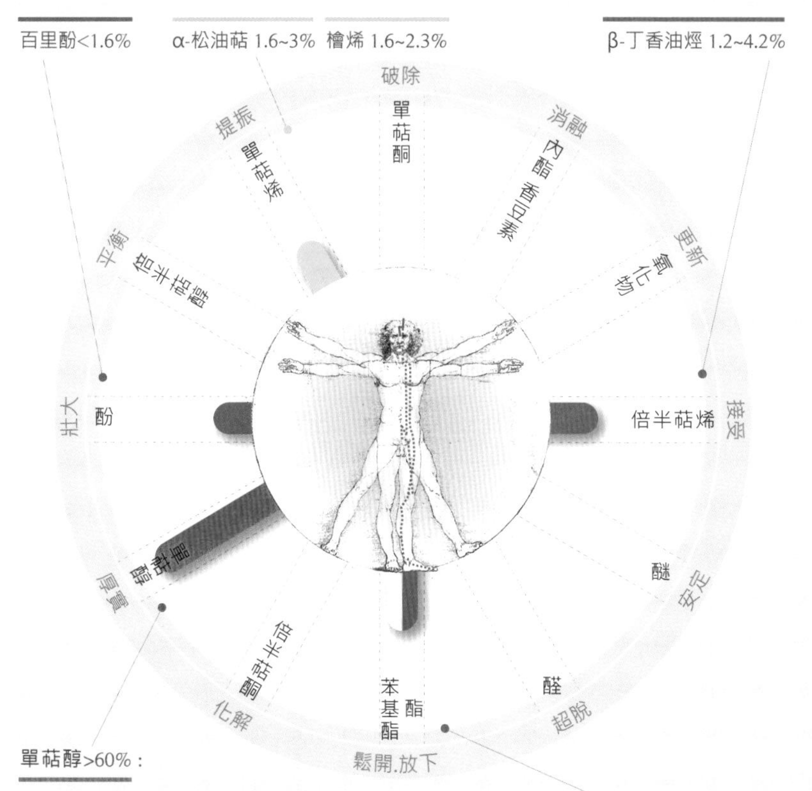

學　　名｜Thymus vulgaris

其他名稱｜溫和百里香 / Thyme, Mild

香氣印象｜拯救父親的緹縈

植物科屬｜唇形科百里香屬

主要產地｜法國

萃取部位｜開花之全株藥草（蒸餾）

適用部位　膀胱經、本我輪

核心成分

萃油率 0.2~0.8% ，24 個可辨識之化合物

心靈效益｜厚實東山再起之力，愈挫愈勇

注意事項

1. 側柏醇 thujanol 有時又稱作“水合檜烯”（sabinene hydrate）。

牻牛兒醇百里香

Thyme, CT Geraniol

習慣全日照與排水良好的山區。最合適的海拔高度是 800 公尺，比沉香醇百里香的分布區域略低。

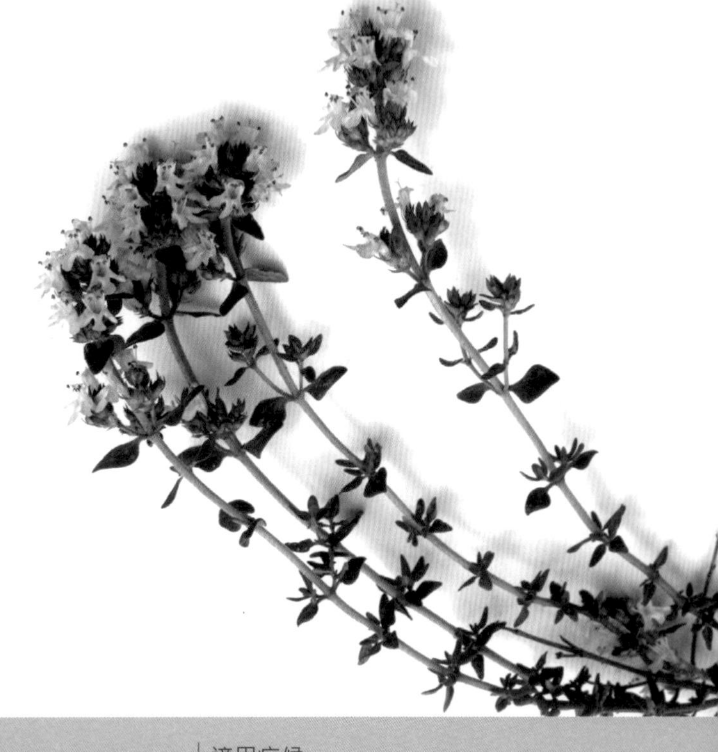

學　　名｜Thymus vulgaris

其他名稱｜甜百里香 / Sweet Thyme

香氣印象｜曬過太陽的蠶絲被

植物科屬｜唇形科百里香屬

主要產地｜法國南部德龍省

萃取部位｜開花之整株藥草（蒸餾）

適用部位　膀胱經、基底輪

核心成分

56 個可辨識之化合物

心靈效益｜厚實母性，提高付出的意願與能力

藥學屬性	適用症候
1. 激勵雌激素（高劑量）	月經失調，更年期症候群，骨質疏鬆
2. 補强子宮機能，助產	子宮脫垂，分娩
3. 抗腫瘤	大腸癌，乳癌，皮膚癌，肝癌，肺癌
4. 抗氧化，消炎	老化皮膚（低劑量）

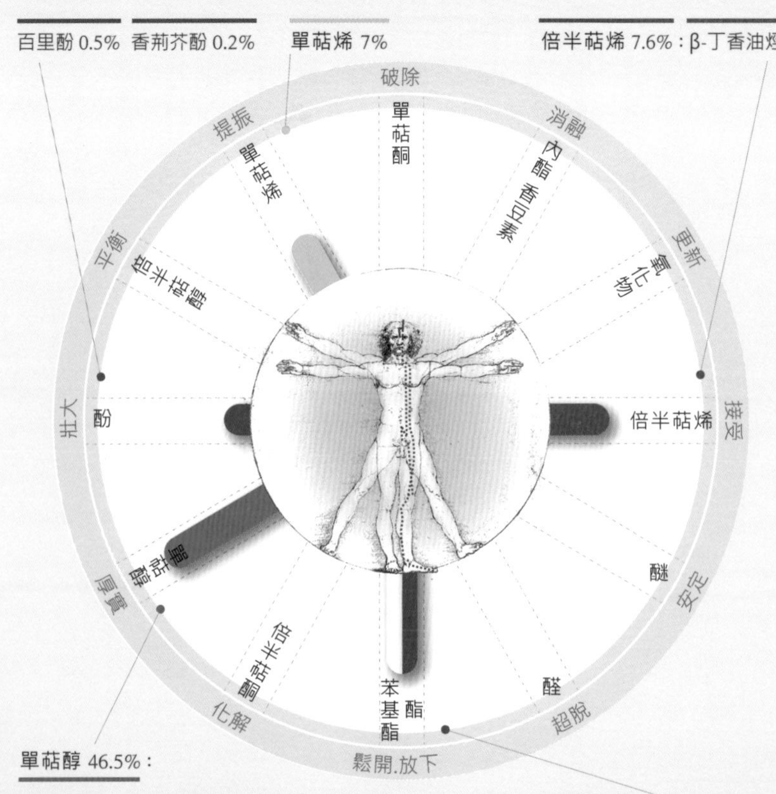

注意事項

1. 通用百里香共有 9 個重要的化學品系：醇類有四種，單萜烯兩種，酚類兩種，氧化物一種。

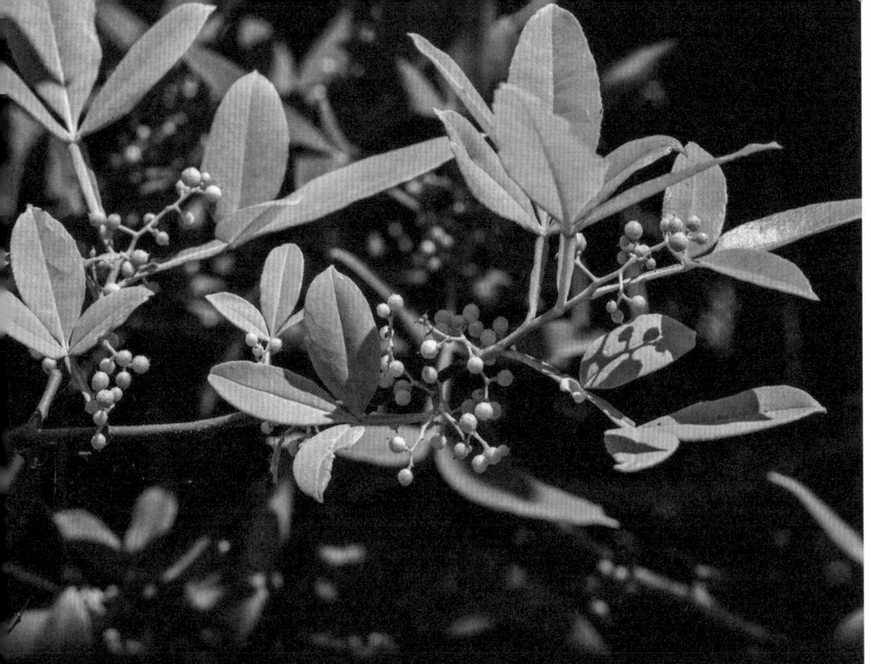

竹葉花椒
Timur

渾身是刺，三葉相連，常見於印北1300~2500公尺山區的山谷混交林。喜歡溫暖的環境以及黑色沖積土，可以長到5公尺高。

藥學屬性	適用症候
1. 勝過DMP之驅蚊效果，殺蟲卵，驅蟲	登革熱，小黑蚊，家蠅，感染蛔蟲
2. 鈣離子拮抗劑，抗痙攣	高血壓，腹瀉，痢疾，霍亂，肚子痛，高山症，暈眩，手腳發麻
3. 消炎，抑制皮膚過敏	疥瘡，特定食物引起的唇部腫脹，日光浴曬傷，剃鬚脫毛後之紅癢，蚊蟲咬傷
4. 抗菌，抗黴菌	維護口腔衛生

學　　名｜Zanthoxylum alatum / Z. armatum

其他名稱｜印度花椒 / Indian Prickly Ash

香氣印象｜長臂猿在樹林間盪來盪去

植物科屬｜芸香科花椒屬

主要產地｜印度、尼泊爾

萃取部位｜果實外皮（蒸餾）

適用部位　大腸經、本我輪

核心成分

萃油率1.5%，56個可辨識之化合物（占99.5%）

心靈效益｜厚實膽識，化險為夷

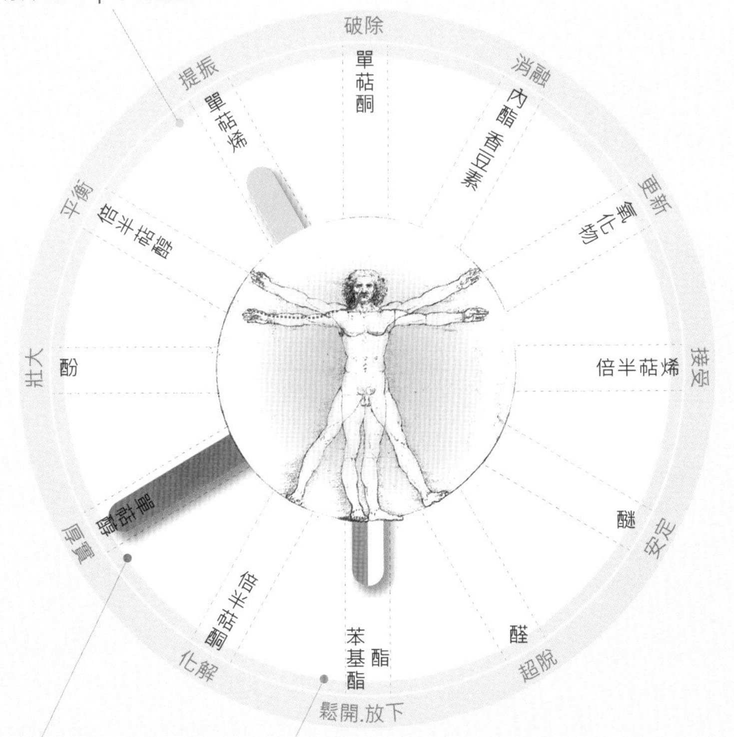

注意事項

1. 另外一種印度花椒，學名為Zanthoxylum rhetsa（爪哇雙面刺），氣味在花椒屬中最為甜美，以單萜烯為主，適合安撫神經緊張，也能處理熱帶地區寄生蟲病。
2. 竹葉花椒在日本叫做冬山椒，在韓國則稱為犬山椒。但真正的山椒其實是另一品種Zanthoxylum piperitum，精油以檸檬烯、香茅醛與雙萜烯為主。

食茱萸

Ailanthus-Leaved Pepper

老幹長滿瘤狀尖刺，葉片密布透明油腺，是重要的蜜源植物，生於低海拔山坡疏林、曠地及溪流附近的濕潤地帶，喜歡肥厚的土壤。

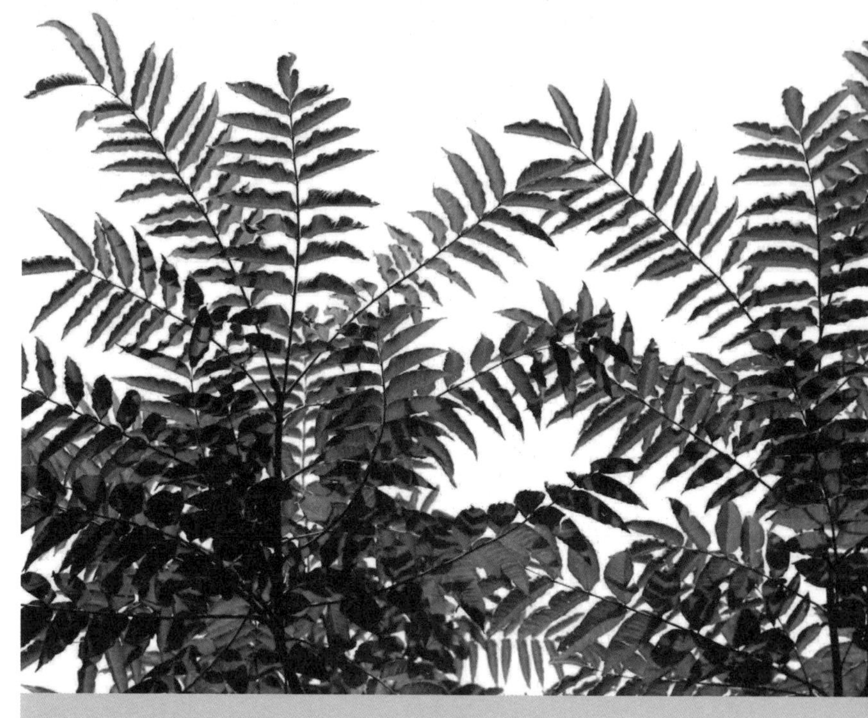

藥學屬性	適用症候
1. 抗氧化，啓動腫瘤之細胞凋亡	白血病
2. 溫中，燥濕	感冒，中暑
3. 祛風濕，通經絡，活血散瘀，止痛	跌打損傷，腰骨疼痛，風濕痛，關節炎，頭痛
4. 防止皮膚搔癢，殺蟲	蛇咬腫痛，蚊蟲叮咬，外傷出血

學　　名 | Zanthoxylum ailanthoides

其他名稱 | 椿葉花椒 / Ailanthus-like Prickly Ash

香氣印象 | 啜飲著檸檬紅茶逛部落

植物科屬 | 芸香科花椒屬

主要產地 | 中國大陸、台灣、日本、菲律賓

萃取部位 | 葉片（蒸餾）

適用部位　大腸經、本我輪

核心成分

萃油率 2.5%，33 個可辨識之化合物（占 99.99%）

心靈效益 | 厚實好奇心，提高探索世界的熱情和力氣

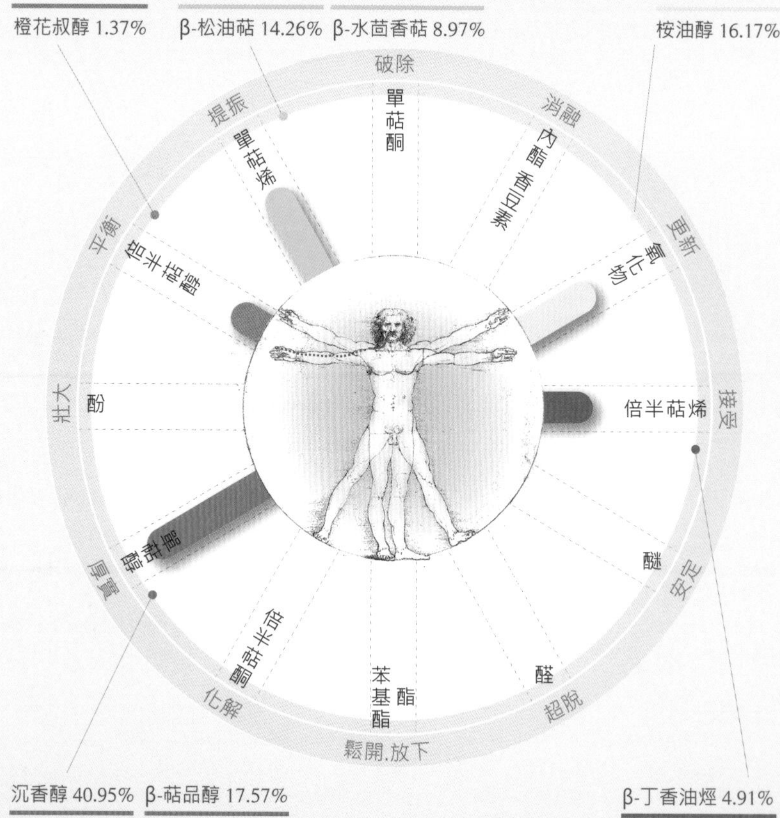

注意事項

1. 中國長江以南資源豐富，葉片精油以酮為主，如2-十一酮或2-壬酮（42.87%），另含沉香醇（19.12%）、β-水茴香萜（14.4%）。果實精油以單萜烯為主，含檸檬烯（22.3%）、2-甲基-2-苯基丙烷（15.85%）、桉油醇（15.69%），有殺蚊活性。
2. 台灣的食茱萸在春季以外，葉片精油以β-松油萜為主。

花椒
Sichuan Pepper

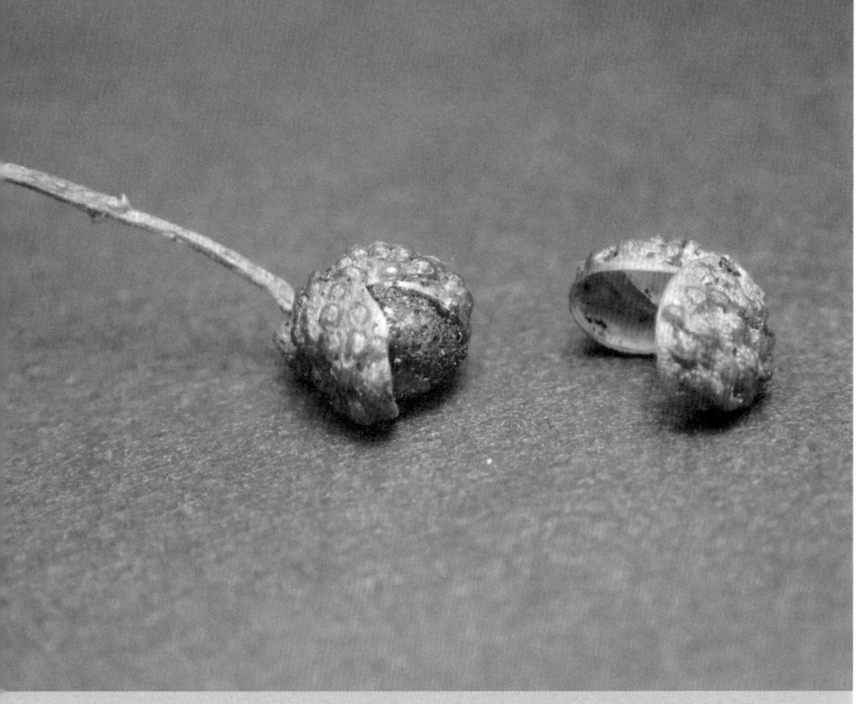

落葉小喬木，7~10 月結果。性喜溫暖，不耐嚴寒，淺根陽性樹種，需光性強而耐乾旱。只要不是黏重土壤都能生長，背風的丘陵山坡比較適合。

藥學屬性	適用症候
1. 强力除溼排寒，止癢，抗痙攣，麻醉，止痛，止瀉	下肢水腫，風濕，氣喘，牙痛，腹瀉
2. 消炎，抗氧化，保肝利膽，抗腫瘤	子宮頸癌，肺癌，白血病，肝癌
3. 抗菌，抗黴菌，殺蟲（菸草甲、赤擬穀盜、豬蛔蟲、人體蠕形蟎）	足癬，倉儲危害，蟎蟲引起的過敏
4. 降血壓，抗動脈粥樣硬化	心血管疾病

學　　名｜Zanthoxylum bungeanum

其他名稱｜大紅袍 / Chinese Prickly Ash

香氣印象｜在漫天黃土中跳安塞腰鼓

植物科屬｜芸香科花椒屬

主要產地｜中國（陝西與四川為主）

萃取部位｜果實外皮（蒸餾）

適用部位　脾經、本我輪

核心成分

萃油率 1.2~4%，56 個可辨識之化合物（占 88.38%）

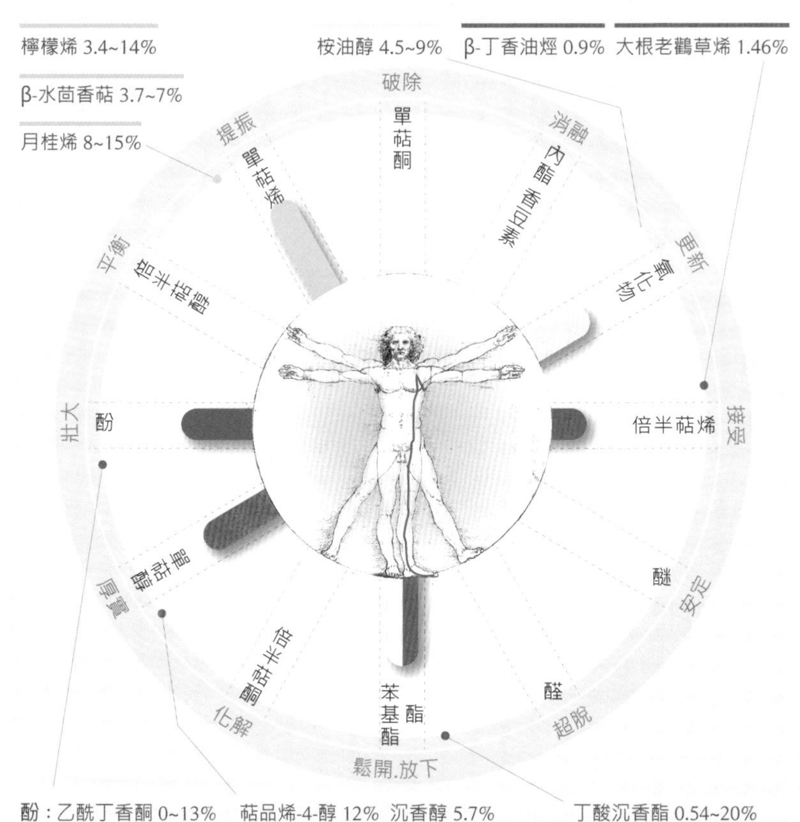

心靈效益｜厚實苦中作樂的本領，同時保有猛勁與巧勁

注意事項

1. 避開口舌以免發麻，塗抹皮膚亦須降低劑量。
2. 中國藥典裡的花椒包含兩種：紅花椒與青花椒，本條所載為紅花椒。紅花椒香甜醇厚，帶果香與木香；青花椒清涼透發，有芳草香。但花椒栽培區域廣大，各地香氣成分的差異也非常大。
3. 青花椒的學名為翼柄花椒 Zanthoxylum schinifolium，精油含 55 個組分，以 β-水茴香萜、香茅醛、乙酸牻牛兒酯為主，可抑制環氧化酶 2、細胞黏附因子、細胞因子、與誘導型一氧化氮合酶，藥理活性與紅花椒相近。

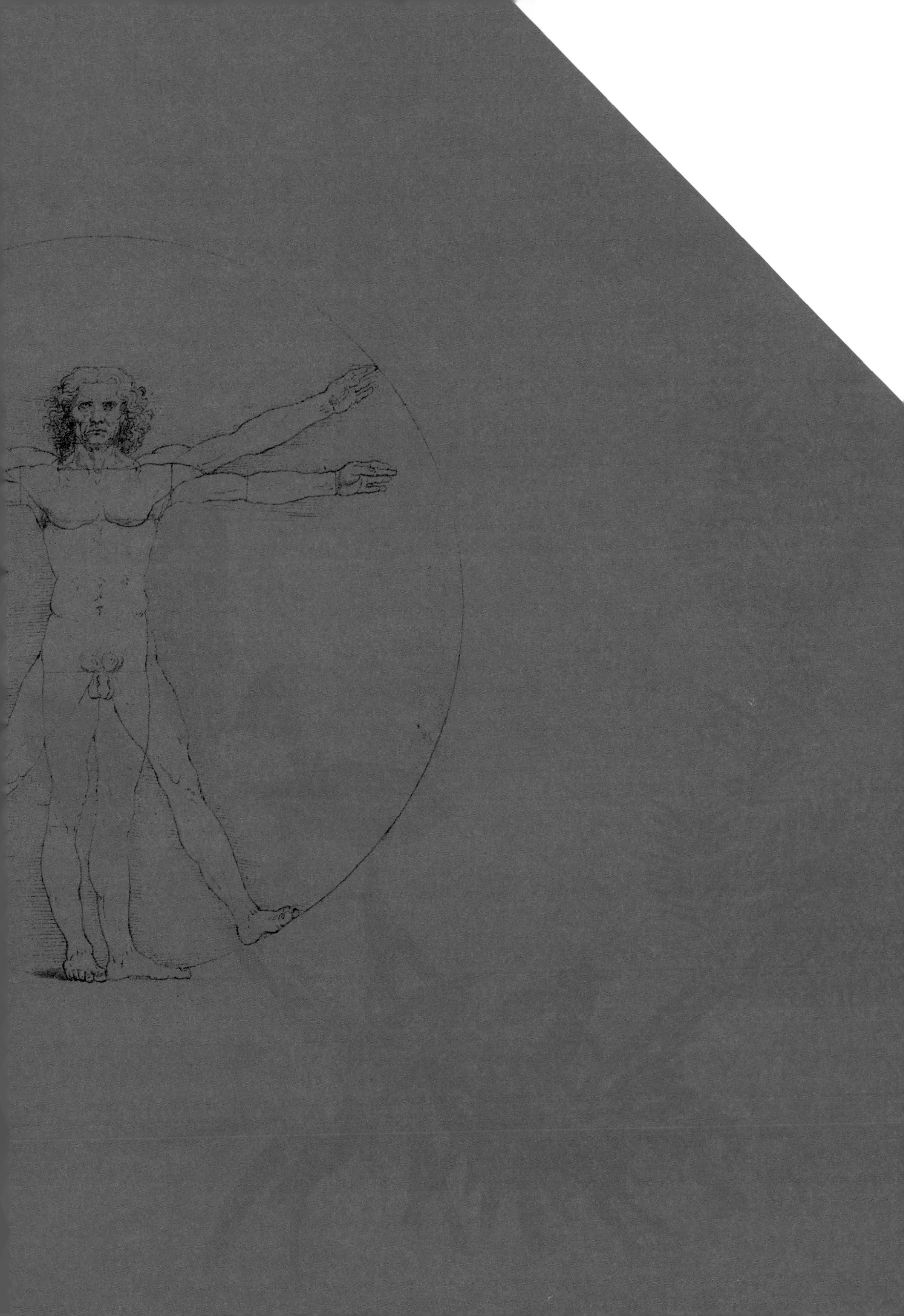

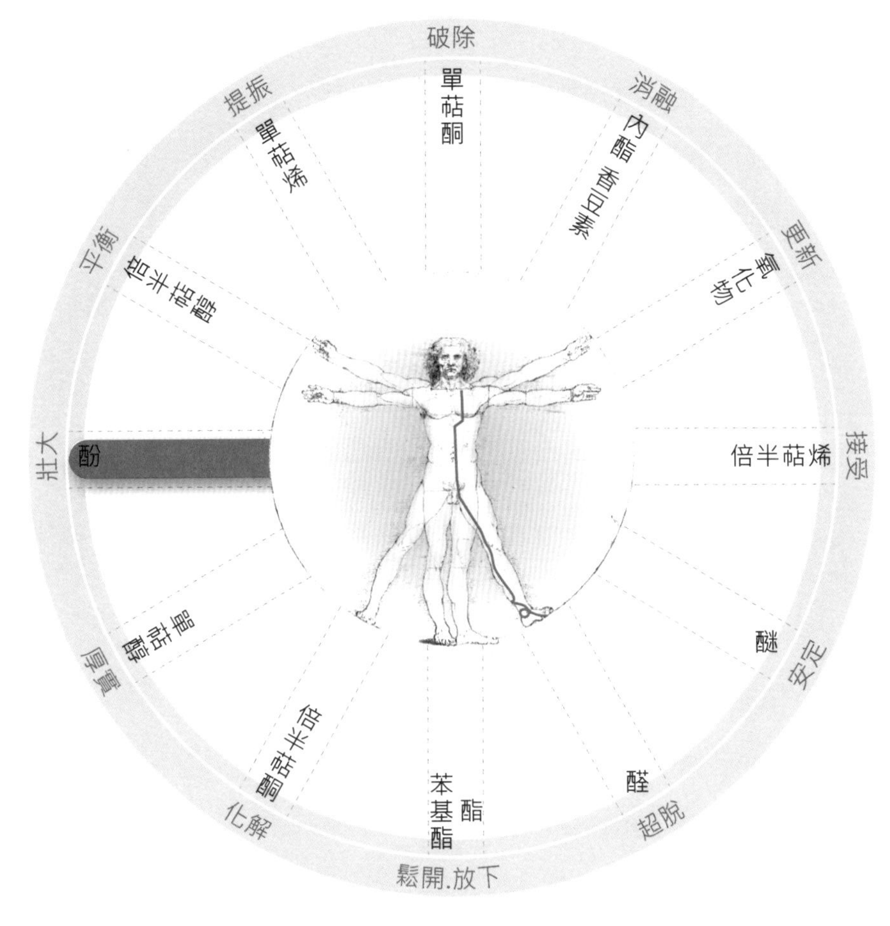

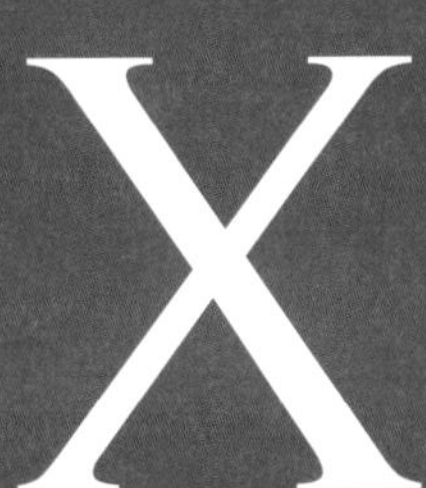

X 酚與芳香醛類

Phenol & Aromatic Aldehyde

火神的化身，具備重量級的戰鬥力與刺激性，短時間用高劑量可以立竿見影控制病徵，持續低劑量則能護養元陽，支持腎經，對於兩性的性機能都有正面的影響。普遍抗氧化與抗腫瘤，全面鞏固消化系統，應用範圍從牙痛、腹瀉、到糖尿病，無所不包。芳香醛是酚類的兄弟，屬性一致，兩者既是排寒的王牌，也是熱帶瘴癘之氣的剋星。

中國肉桂

Cassia

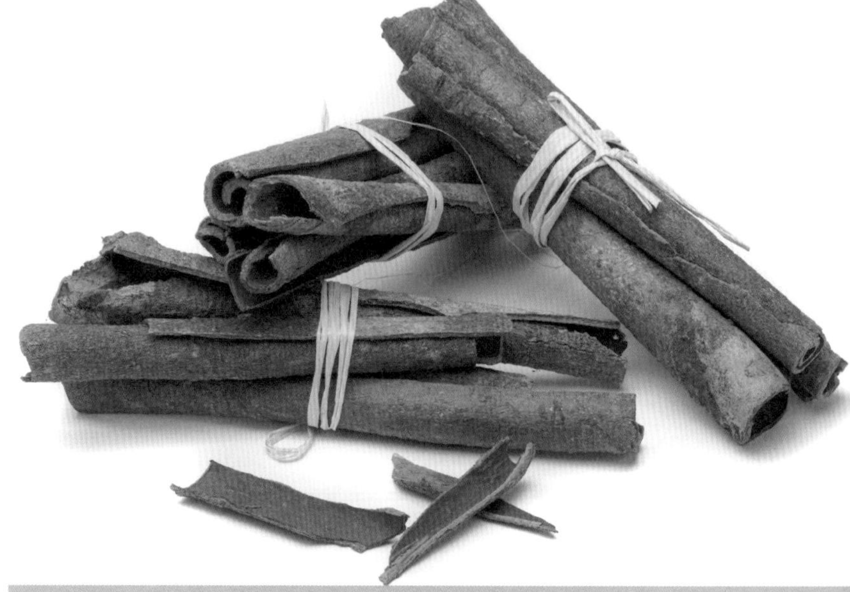

原產廣西南部，但從越南引進變種（大葉清化桂）而廣泛栽培，喜溫暖潮濕。多植於 200~1300 公尺的斜坡，屬半陰性植物，需肥沃沙壤土或酸性紅土。

學　名	Cinnamomum cassia
其他名稱	菌桂 / Chinese Cinnamon
香氣印象	你儂我儂，忒煞情多，情多處，熱如火
植物科屬	樟科樟屬
主要產地	中國（兩廣）
萃取部位	樹皮（蒸餾或超臨界）

藥學屬性	適用症候
1. 抑制群聚效應，活化 T 細胞 B 細胞與巨噬細胞，抗病毒（HIV-1 和 HIV-2）	念珠菌病，食物中毒，腹瀉，A 型流感，愛滋病
2. 抗血小板聚集，抑制單胺氧化酶，提高大腦衍生神經滋養因子表現	腦缺血後再灌注組織的損傷，血栓，憂鬱症
3. 消炎，改善老化帶來的性機能衰退	陽痿，寒凝血瘀型痛經，腰膝冷痛
4. 降血糖，抑制黃嘌呤氧化酶，降膽固醇，抗氧化，抗腫瘤（抑制 NF-kB）	糖尿病，痛風，直腸癌，乳癌，肺癌

適用部位　腎經、性輪

核心成分

萃油率 1.5%（超臨界），37 個可辨識之化合物（占 93.48%）

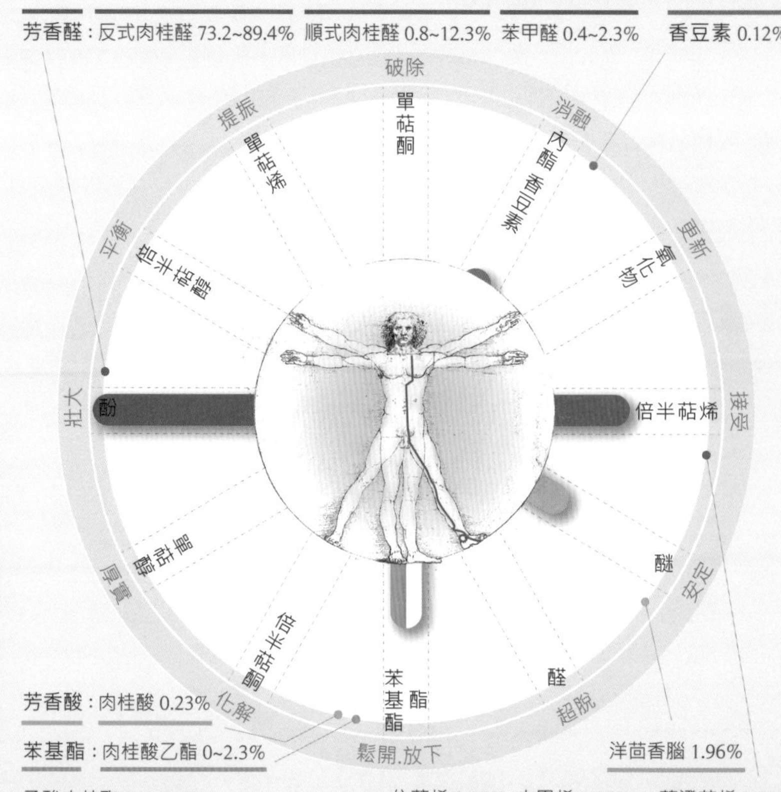

心靈效益｜壯大愛的翅膀，負載承諾與期望飛向太陽

注意事項

1. 極度刺激，健康皮膚之安全劑量為 0.05%，5 歲以下幼童不宜。
2. 按照不同生長年限可分為官桂（5~6 年）、企邊桂（十多年）和板桂（老樹），精油成分會因而不同。肉桂醛含量隨樹齡增加而逐漸減少，倍半萜烯則遞增。

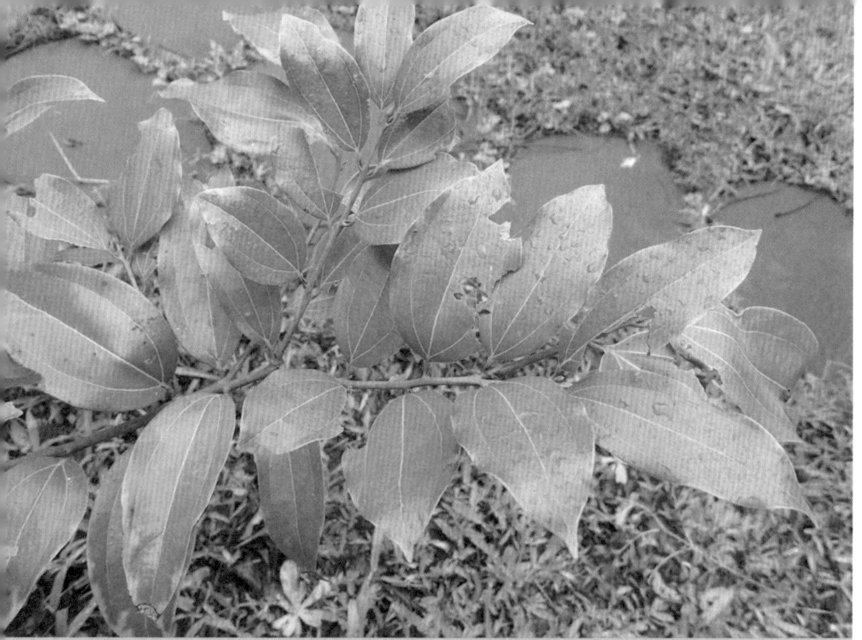

台灣土肉桂

Indigenous Cinnamon

分布於台灣 400~1500 公尺的闊葉林中，以緩坡地栽種為好，一年只長 30 公分。冬季應維持不低於 5°C的棚室溫度，盛夏則需要增濕降溫 。

藥學屬性	適用症候
1. 抗菌，抗黴菌，抗病毒，殺孑孓，抗甘比亞瘧蚊，抗蟎，抗紅火蟻	退伍軍人症，小黑蚊，登革熱，瘧疾，植物病蟲害
2. 抑制巨噬細胞分泌細胞激素 IL-1β 和 IL-6，消炎，提高性機能	腸胃炎，心血管慢性發炎，關節炎，性冷感，早洩
3. 抑制黃嘌呤氧化酶，抗高尿酸血，抗結石，降血糖	痛風，膽結石，腎結石，糖尿病
4. 抗腫瘤，調節免疫，抗氧化，抑制酪胺酸酶	肝癌，直腸癌，乳癌，淋巴癌，白血病，膚色黯黑，斑點

學　　名 | Cinnamomum osmophloeum

其他名稱 | 假肉桂 / Pseudocinnamomum

香氣印象 | 世界甜點博覽會

植物科屬 | 樟科樟屬

主要產地 | 台灣

萃取部位 | 葉片（蒸餾）

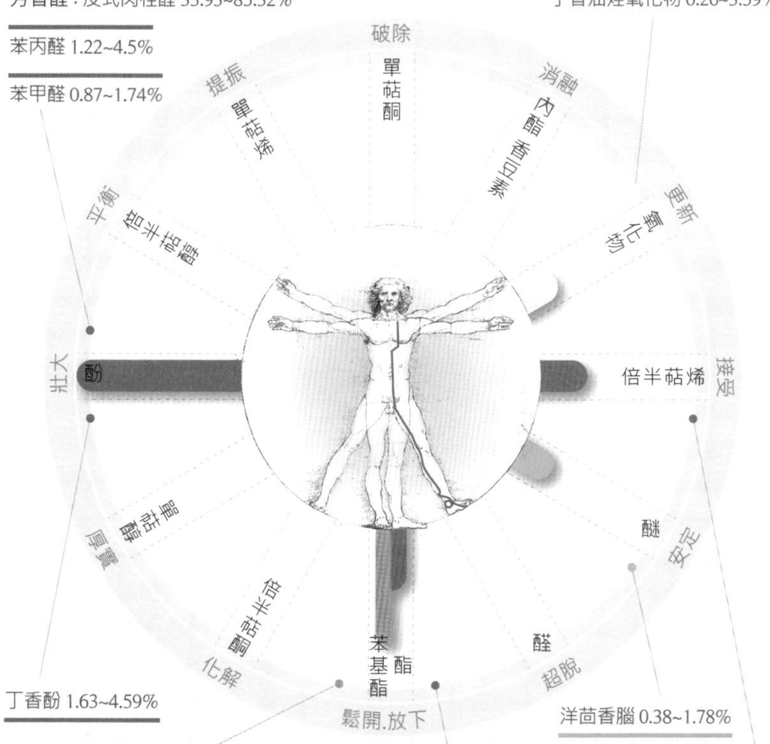

適用部位　腎經、性輪

核心成分

萃油率 1.02~2.19% ，20 個可辨識之化合物（占 99.3~100%）

心靈效益 | 壯大審美情懷，無懼現實摧磨

注意事項

1. 另有沉香醇型（90.61%）、樟腦型（43.99%）、杜松醇型（29%）三個化學品系。
2. 土肉桂枝幹萃油率 0.08%，25 個化合物（占 97.63%）。含肉桂醛 4.07%，乙酸龍腦酯 15.89%，丁香油烴氧化物 12.98%，杜松醇 10%。具良好消炎作用，實驗中顯示可抑制肝腫瘤細胞株。
3. 相當刺激皮膚，宜微量使用。

印度肉桂
Indian Cassia

分布在 900~2000 公尺高的喜馬拉雅山區坡地和谷地。高 20 公尺，橄欖綠的葉片比月桂葉長約三倍。

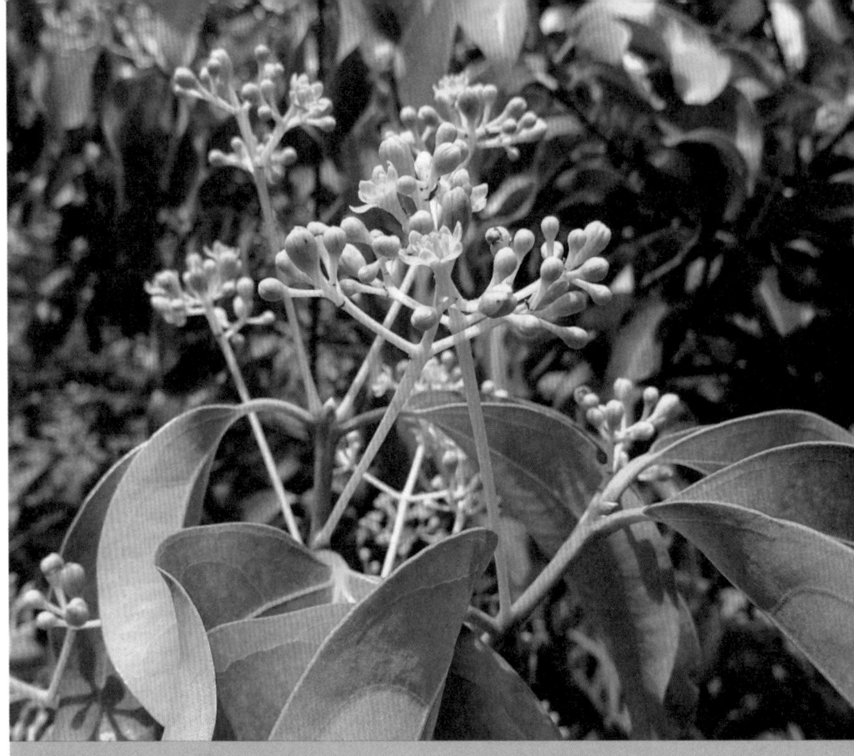

學　名 | Cinnamomum tamala

其他名稱 | 柴桂 / Tejpat

香氣印象 | 身披紗麗，漫步在午後的闊葉林間

植物科屬 | 樟科樟屬

主要產地 | 印度、巴基斯坦、尼泊爾、中國雲南

萃取部位 | 葉（蒸餾）

藥學屬性	適用症候
1. 降血糖，抗高血脂	糖尿病
2. 抗黴菌，抗菌，殺蟎劑	腸絞痛，腹瀉，蛇咬
3. 抗氧化，消炎，健胃，養肝	肝中毒
4. 抗腫瘤（丁香酚和 β-丁香油烴可干擾癌細胞的拓樸異構酶），調節免疫機能	卵巢癌，腎癌，脾腫大，蟎蟲引起的過敏

適用部位　胃經、本我輪

核心成分

萃油率 1.5%，54 個可辨識之化合物

心靈效益 | 壯大自主性，不再被他人的言語牽動神經

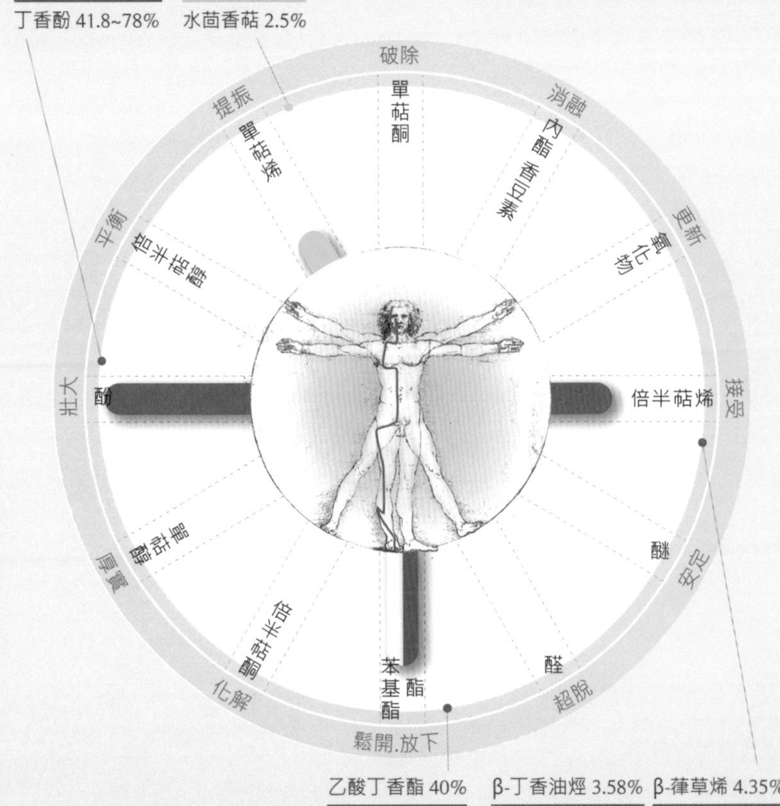

注意事項

1. 在印度有 4 個化學品系：丁香酚，肉桂醛，沉香醇，甲基醚丁香酚。其中以丁香酚為主的最常見。
2. 自古即是阿育吠陀常用的藥材，以及印度烹調常用的香料，是“肉桂”類精油在使用上最安全的一種。皮膚建議劑量為 0.6%。

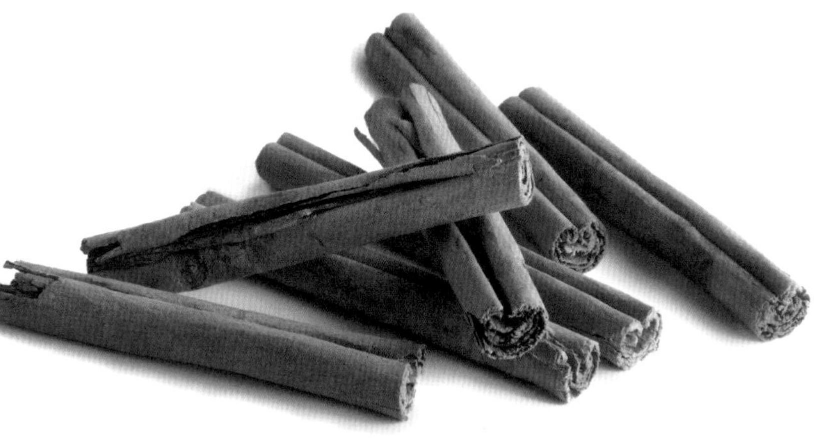

錫蘭肉桂
Cinnamon Bark

原生於斯里蘭卡與印度最南端，歡迎全日照，但仍需少量遮蔭。不能缺水，需要護根，土壤應含有機質，生長緩慢。

藥學屬性	適用症候
1. 抗感染，強效抗菌（對 98% 的病菌均有效），抗病毒，抗黴菌（念珠菌，麴霉菌），抗寄生蟲	齒槽膿漏，腹瀉，感染性與痙攣性結腸炎，傷寒，腸道寄生蟲病，阿米巴痢疾，成人型腸毒血症，結腸積氣，熱帶地區之感染性與發熱性疾病
2. 壯陽（提高精蟲質量），催經（强化子宮收縮），麻醉效果	白帶，陰道炎，細菌性膀胱炎，尿道感染，少經，男性性機能不振
3. 利呼吸及利神經（强化交感神經系統），强化認知能力，激勵補身，抗氧化	支氣管炎，胸膜炎，老年癡呆，帕金森氏症，嗜睡，虛弱，沮喪
4. 改善胰島素抵抗，使局部皮膚充血，輕度抗凝血，降血脂，降膽固醇	糖尿病，手腳冰冷，動脈粥樣硬化

學　　名｜Cinnamomum verum / Cinnamomum zeylanicum

其他名稱｜真肉桂 / Ceylon Cinnamon

香氣印象｜抖擻壯遊海上絲路

植物科屬｜樟科樟屬

主要產地｜斯里蘭卡、印度、馬達加斯加

萃取部位｜樹皮（蒸餾）

適用部位　腎經、性輪

核心成分

萃油率 0.5~1%，37 個可辨識之化合物（占 93.48%）

心靈效益｜壯大抱負，超越顛峰

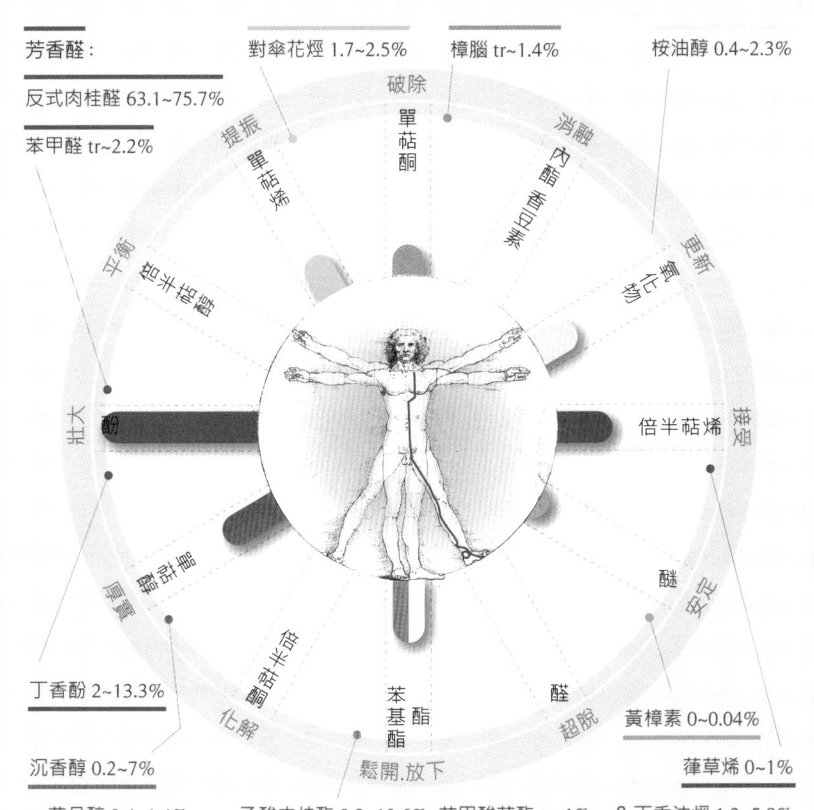

注意事項

1. 極度刺激皮膚，健康皮膚之安全劑量為 0.07%，5 歲以下幼童不宜。
2. 肉桂葉精油成分以丁香酚為主（68.6~87%），萃油率為 0.75%，共有 32 個化合物。皮膚建議劑量為 0.6%。肉桂花與果實的精油成分則以乙酸肉桂酯為主。
3. 香豆素比例極微，安全性高於中國肉桂。

頭狀百里香
Conehead Thyme

喜愛乾燥低地，不能忍受樹蔭。紫花盛開時會吸引大批蜜蜂，是極重要的蜜源植物。

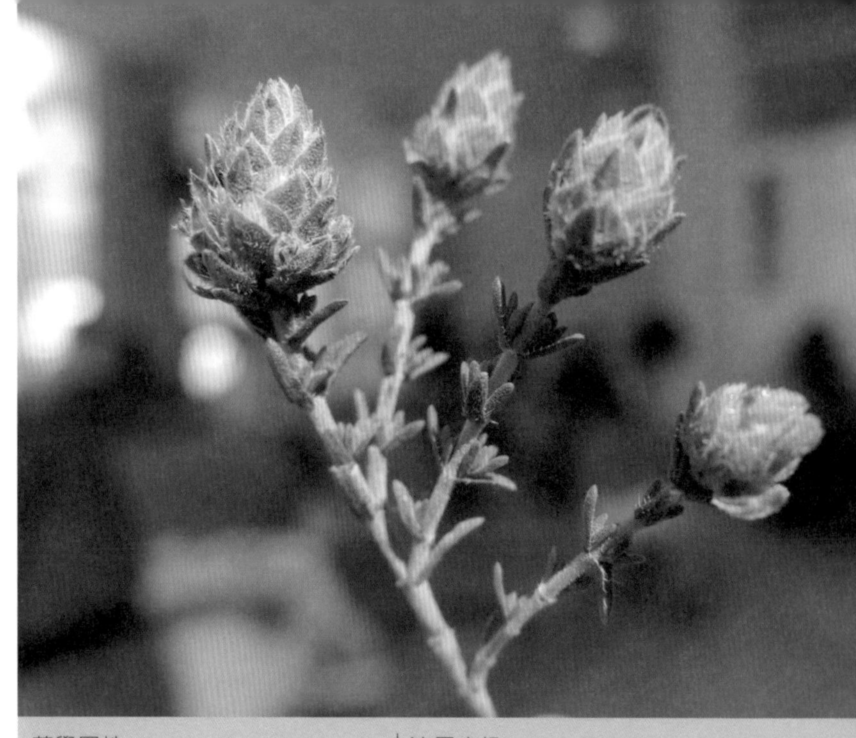

學　名	Corydothymus capitatus
其他名稱	西班牙野馬鬱蘭 / Spanish Oregano
香氣印象	牛樟五斗櫃裡藏著一顆小小的榴槤
植物科屬	唇形科百里香屬
主要產地	西班牙、希臘、土耳其
萃取部位	開花之植株（蒸餾）

適用部位　腎經、基底輪

核心成分

萃油率 1.1%，40 個可辨識之化合物（占 99.8%）

心靈效益	壯大持久性，不畏勞苦勤奮打拼

藥學屬性	適用症候
1. 强力抗感染，抗病毒，全方位抗菌，抗黴菌，抗寄生蟲	各個部位與系統的感染
2. 滋補强身	癱瘓、半身不遂之復健（泡浴或蒸氣浴）
3. 抗痙攣	大考過後或是完成任務之後的空虛感（病懨懨）
4. 使皮膚發紅	蒼白無力，過於害羞，怯於求愛

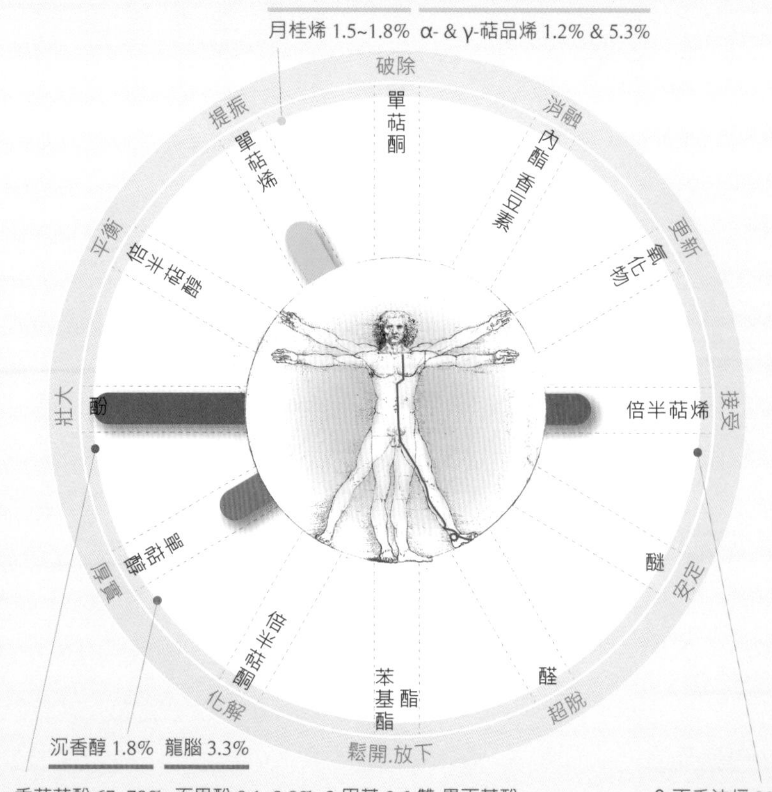

注意事項

1. 酚類比例高，需調和倍半萜類或是低劑量使用，以免刺激皮膚。盡量避免接觸黏膜組織。健康皮膚之安全劑量為 1.1%。
2. 生長在低海拔者較多香荊芥酚，海拔越高則百里酚越多。

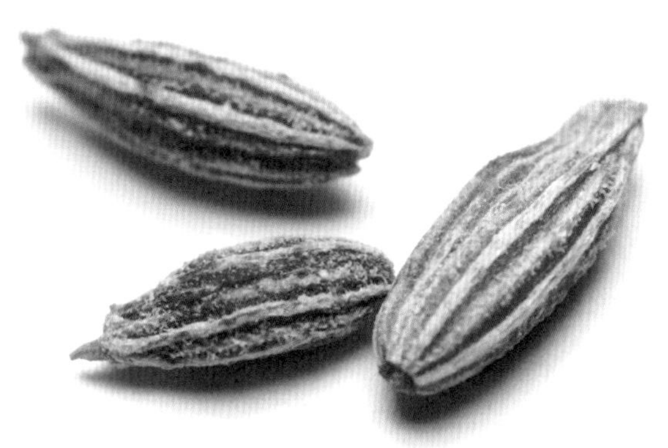

小茴香
Cumin

原生於地中海東岸，現在遍布中東與中亞，耐旱不耐蔭 。一邊開花，一邊結果，生長期間最怕狂風。

藥學屬性	適用症候
1. 激勵消化、開胃、驅脹氣，止吐，抗黴菌，抗溶血	消化不良，吞氣症，上腹疼痛，結腸積氣，痙攣性腸炎，肝炎
2. 助眠，抗痙攣，止痛，保護神經，抗澱粉樣蛋白，抑制 α-突觸核蛋白原纖維化	失眠，氣喘，癲癇，嗎啡耐藥性，壓力症候群，老年癡呆，帕金森氏症
3. 消炎，降血糖，抑制醛糖還原酶，抗血管栓塞，抑制精子生成，抗骨質疏鬆	甲狀腺機能低下，關節炎，風濕，睪丸炎，糖尿病，高血壓，避孕，骨質疏鬆
4. 抗氧化，抗腫瘤，提高細胞色素 P450 水平，調節免疫，抑制酪胺酸酶	子宮頸癌，胃癌，代謝藥物、致癌物、食品添加物、環境汙染物，膚色黯黑

學　　名 | Cuminum cyminum

其他名稱 | 孜然 / Zeera

香氣印象 | 夜市裡的歡樂時光

植物科屬 | 繖形科孜然芹屬

主要產地 | 印度、埃及、土耳其、中國

萃取部位 | 種子（蒸餾）

適用部位　脾經、本我輪

核心成分

萃油率 2.5~4.5%，37 個可辨識之化合物（占 98%）

心靈效益 | 壯大兼容並包的肚量，順暢消化各種歧異

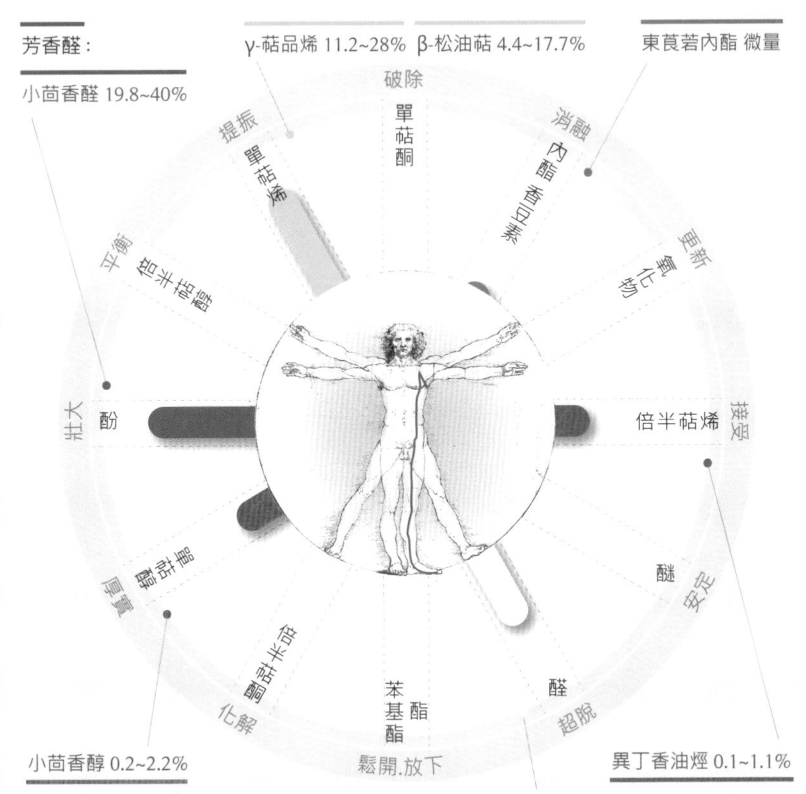

注意事項

1. 可能刺激皮膚，略具光敏性，健康皮膚之安全劑量為 0.4%，超過此用量，12 小時內不宜接受日曬。

丁香花苞
Clove Bud

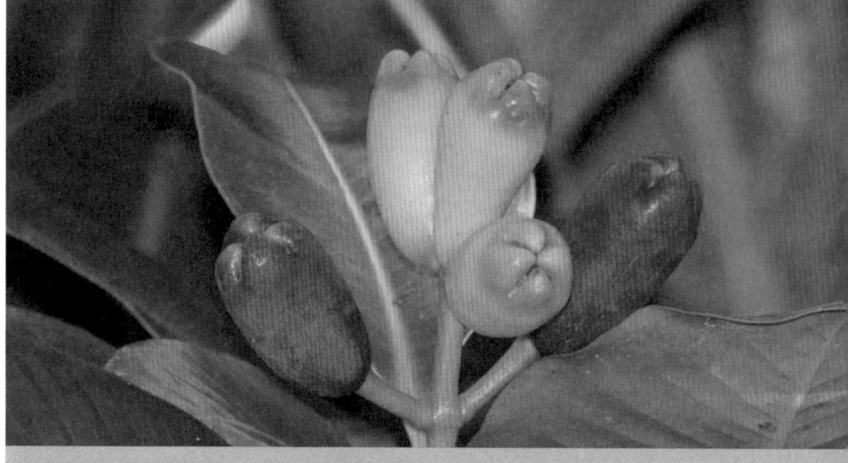

原生於印尼東部的摩鹿加群島，海平面 10~1400 公尺處。生長緩慢但相當長壽，可超過 100 歲，需要潮濕溫暖且富饒的土質。

學　　名 | Eugenia caryophyllus / Syzygium aromaticum

其他名稱 | 丁子香 / Cengkeh

香氣印象 | 芙烈達·卡蘿的兩道濃眉

植物科屬 | 桃金孃科蒲桃屬

主要產地 | 馬達加斯加、印尼、坦尚尼亞、斯里蘭卡

萃取部位 | 花苞（蒸餾）

適用部位　任脈、性輪

核心成分

萃油率 7.05%，35 個可辨識之化合物

心靈效益 | 壯大逆轉力，從苦難裡面長出花朵

藥學屬性	適用症候
1. 抗感染，強力抗菌，抗病毒，抗黴菌，抗寄生蟲，消毒	牙痛，扁桃腺炎，唇疱疹與生殖器疱疹，病毒性肝炎，病毒性和細菌性腸炎，霍亂（上吐下瀉與發燒），胃潰瘍，阿米巴性消化道疾病，痙攣性結腸炎，瘧疾
2. 整體性的激勵功能，補強子宮，升高血壓，略具催情作用，燒灼表皮	體力與心智之無力感，極度疲勞，低血壓，生產困難，甲狀腺機能不規律，表皮寄生蟲病，疥瘡，面皰感染，感染性皮疹
3. 補強神經，非類固醇性消炎止痛	病毒性神經炎，神經痛，風濕性關節炎，帶狀疱疹，多發性硬化症，脊髓灰質炎，膀胱炎，輸卵管炎，子宮炎，鼻竇炎，支氣管炎，流行性感冒，結核病
4. 強力抗氧化，抗腫瘤	子宮頸癌，直腸癌，霍奇金氏淋巴瘤，白血病，皮膚癌，攝護腺癌，肝癌，乳癌

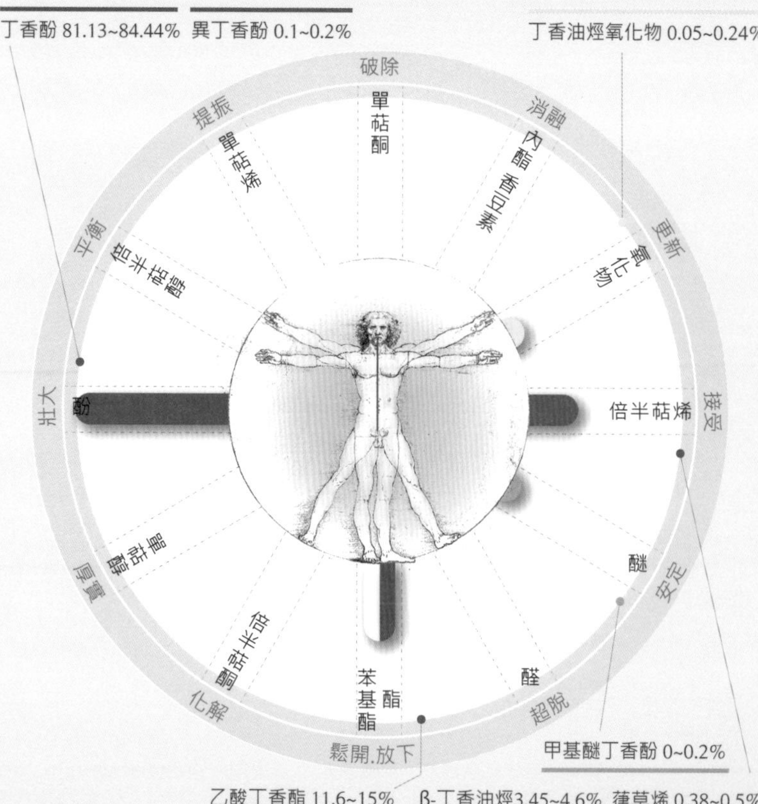

注意事項

1. 可能刺激皮膚，健康皮膚之安全劑量為 0.5%，幼童宜格外小心。
2. 印尼的花苞、葉片、枝幹的精油中，丁香酚含量分別為 84.44%、86.04%、98.83%；β-丁香油烴為 4.6%、16.16%、1.73%；乙酸丁香酯為 15.02%、3.05%、0.73%。
3. 印尼葉油的萃油率為 3.21%、枝幹精油的萃油率為 3.58%。印尼花苞油的丁香酚高而酯類少於馬達加斯加花苞油。

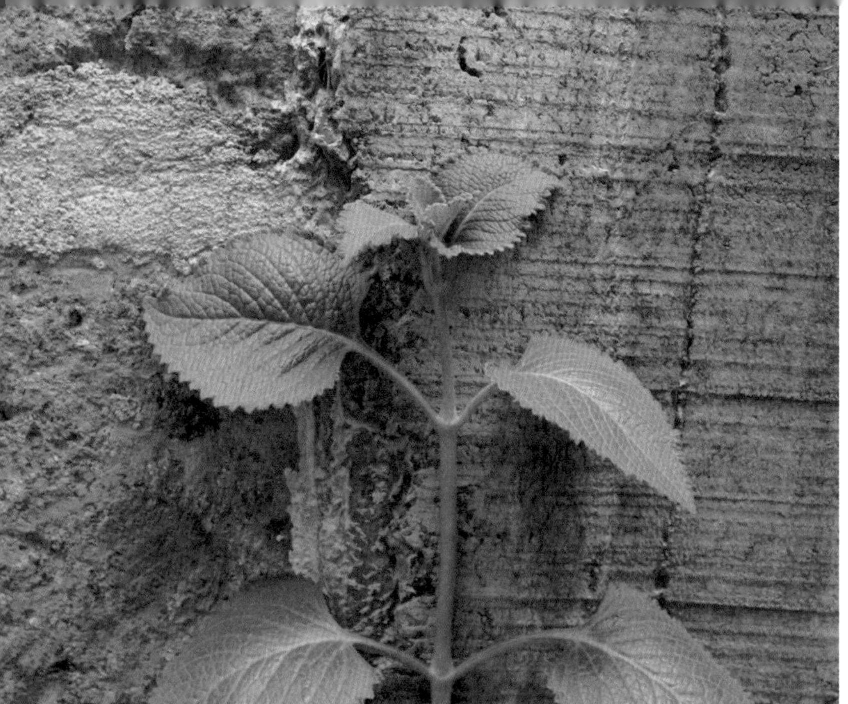

重味過江藤
Scented Lippia

分布在 350 公尺左右的乾燥石礫坡，或是略濕的灌木叢，不耐霜。鮮豔的白花終年不斷，尤愛在雨後綻放，需要全日照和質地較輕的土壤。

藥學屬性	適用症候
1. 抗黴菌（黃麴黴菌），抗菌，殺蟲防螨	玉米之病蟲害，食物感染，禽隻感染（動物飼料中取代抗生素），狗的壁蝨（蜱）
2. 抗氧化，抗腫瘤	肺癌，乳癌，肝癌，子宮頸癌
3. 抗病毒（單純疱疹病毒I型，呼吸道融合病毒）	唇疱疹，幼兒及老年人下呼吸道感染
4. 抗痙攣，抗焦慮	心慌意亂，脆弱而瀕臨崩潰

學　　名｜Lippia graveolens

其他名稱｜墨西哥牛至 / Mexican Oregano

香氣印象｜打進甲子園的嘉農棒球隊

植物科屬｜馬鞭草科過江藤屬

主要產地｜薩爾瓦多、墨西哥

萃取部位｜葉（蒸餾）

適用部位　腎經、心輪

核心成分

萃油率 3~4%，46 個可辨識之化合物（占 99.4%）

心靈效益｜壯大志氣，在世界的中心呼喊自己

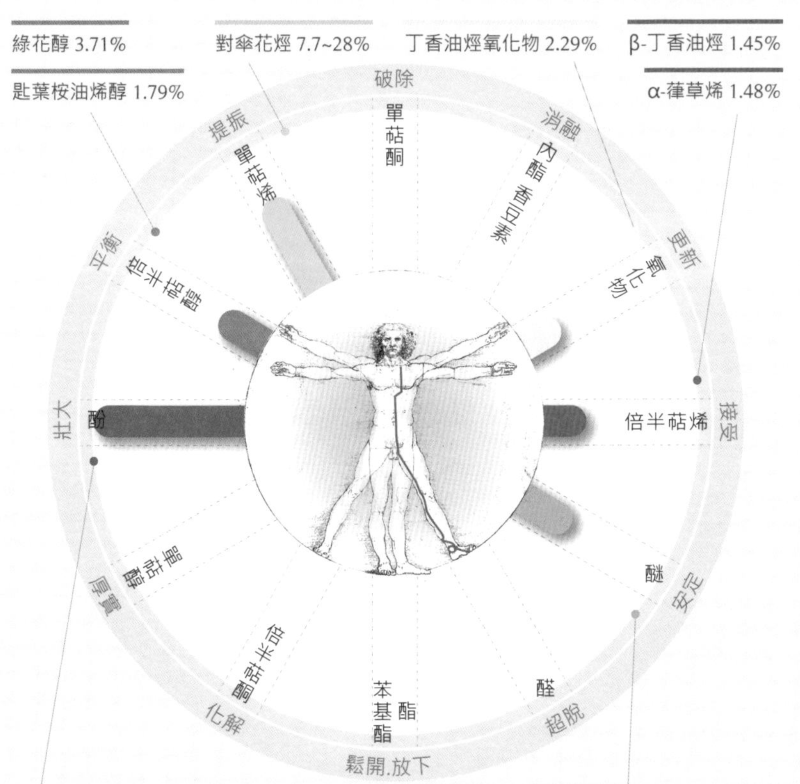

注意事項

1. 可能刺激皮膚，孕婦與幼童不宜，健康皮膚之安全劑量為 1.2%。
2. 中美洲最常見的家庭香料，還有其他 3 種化學品系：百里酚型（88.47%）、百里酚 / 香荊芥酚型（22.8 / 22.7%）、倍半萜醇型（65.7%）。

黑種草
Black Cumin

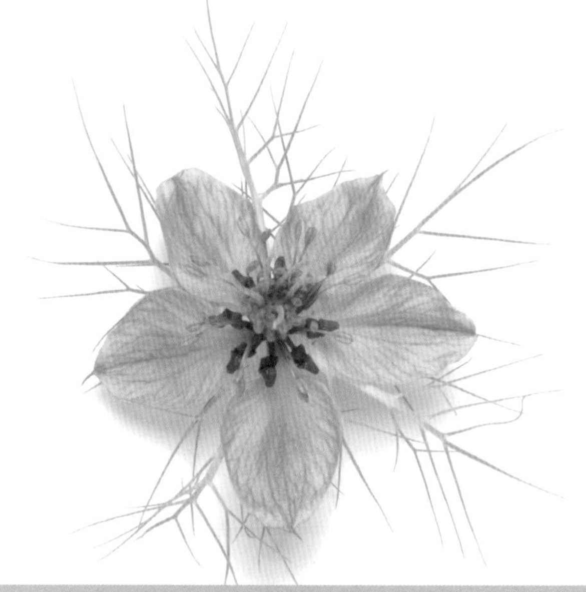

原生於西南亞，所需水量不多，喜愛全日照和富含有機質的土壤。花形美麗，萃油品種的花瓣呈淡藍色，觀賞用品種花色較深。

學　　名｜Nigella sativa

其他名稱｜黑小茴香籽 / Black Seed

香氣印象｜阿拉丁神燈

植物科屬｜毛茛科黑種草屬

主要產地｜伊朗、印度、阿爾及利亞

萃取部位｜種子（蒸餾）

適用部位　肺經、喉輪

核心成分

萃油率 0.73%，46 個可辨識之化合物（占 98.02%）

心靈效益｜壯大避震性，讓自己立於不敗之地

藥學屬性	適用症候
1. 保護神經（調節 γ-氨基丁酸，提高血清素），抗神經損傷與毒性，抗驚厥，止痛	沮喪，焦慮，阿茲海默症，帕金森氏症，缺血性腦中風，癲癇，坐骨神經痛
2. 調節免疫，抗敏，抗組織胺，抗菌，抗黴菌，雌激素作用	氣喘，頭痛，感冒，過敏性鼻炎，皮膚黴菌感染，避孕
3. 抗氧化，抗腫瘤	白血病，子宮頸癌，黑色素瘤，肝癌，肺癌，直腸癌，口腔癌
4. 降血糖，降高半胱胺酸，消炎，抗牙菌斑	糖尿病，血栓，風濕，齒槽骨炎，口腔黏膜炎，牙垢，齲齒，牙周病

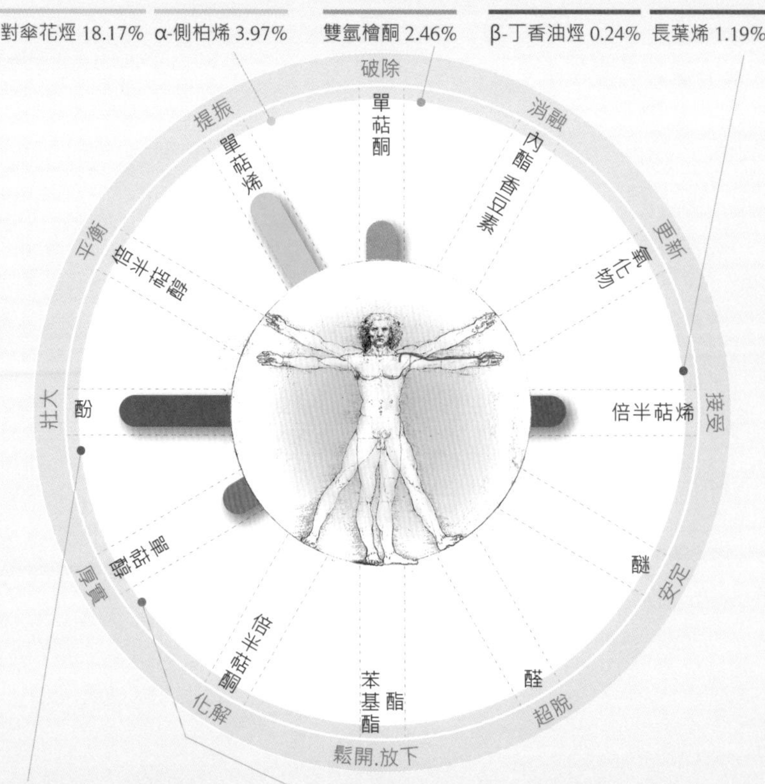

注意事項

1. 可能刺激皮膚，兩歲以下幼童應注意，孕婦及哺乳母親不宜。
2. 醌是酚的氧化產物，結構接近酮，而作用接近酚。不同產地的黑種草所含百里醌 Thymoquinone 比例差異極大（微量~54.8%），印度產的以酚類前身對傘花烴為主成分（50% 以上），伊朗產的以洋茴香腦為主（38.3%），北非產的百里醌比例最高。

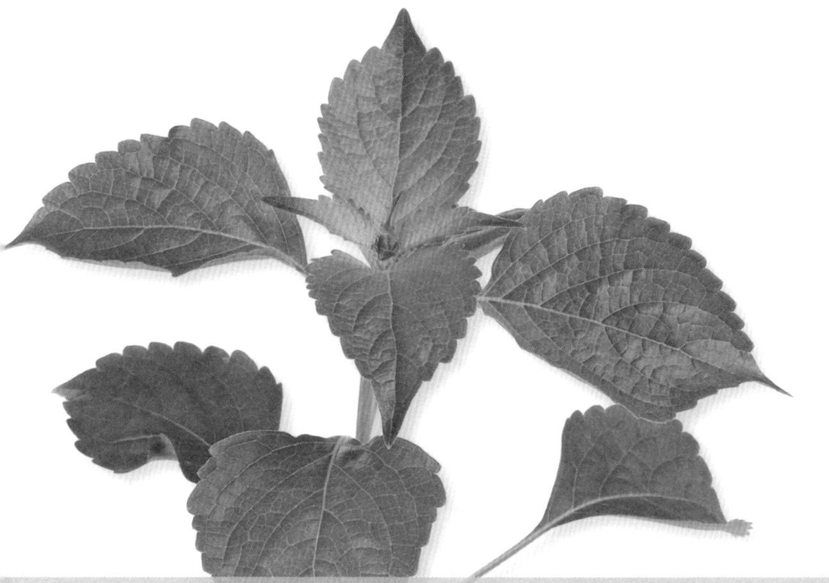

丁香羅勒
Clove Basil

日照需六小時以上，夜間溫度不能低於12℃，在非洲喜歡海濱與湖畔。植株比九層塔高大，葉片比九層塔寬圓並披覆柔毛。

藥學屬性	適用症候
1. 抗糖尿，抗高血脂，抑制肝臟星狀細胞活化	糖尿病，肝炎，預防肝硬化
2. 止痛，減輕躁動不安	牙痛，頭痛，腰痛；神經病變，多發性硬化症；過動，儀式性的安魂除穢
3. 消炎，抗感染，抗黴菌	中暑，發燒，耳鼻喉炎症，頸椎關節炎，腸胃不適，皮膚搔癢
4. 驅趕小黑蚊（台灣鋏蠓），抗利什曼原蟲、藍氏賈弟鞭毛蟲、鉤蟲	蚊蟲叮咬，腸道寄生蟲病

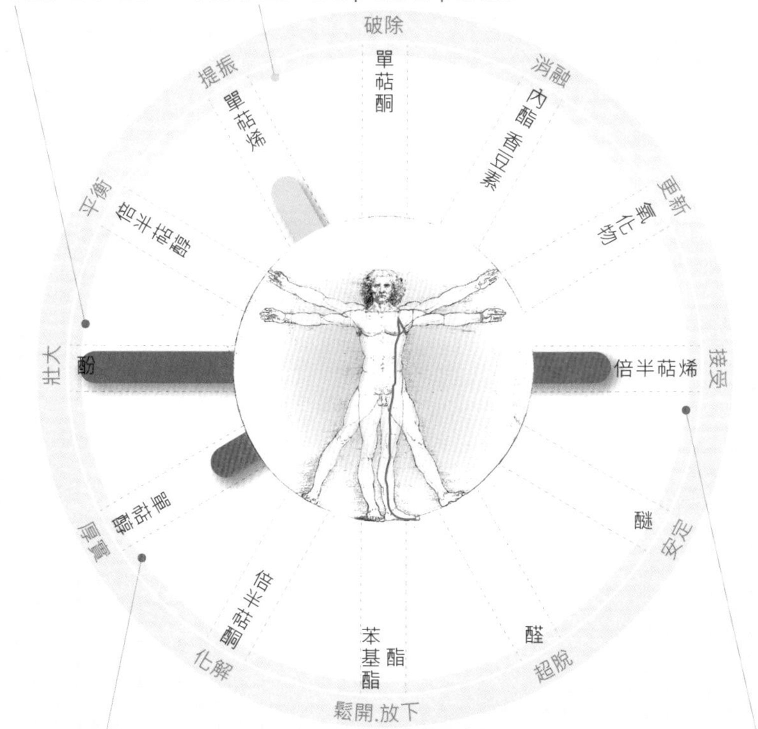

學　名｜Ocimum gratissimum

其他名稱｜七層塔 / African Basil

香氣印象｜脖子上掛滿鮮花的非洲巫師

植物科屬｜唇形科羅勒屬

主要產地｜馬達加斯加、印度、越南

萃取部位｜開花之植株（蒸餾）

適用部位　脾經、本我輪

核心成分

萃油率 0.8~1.2%，31 個可辨識之化合物（占 99.87%）

心靈效益｜壯大防備力，兵來將擋、水來土掩

注意事項

1. 已知的化學品系有六種：丁香酚，百里酚，檸檬醛，肉桂酸乙酯，牻牛兒醇，沉香醇。商業上最重要的是丁香酚型。
2. 使用劑量太高反而會降低肝臟代謝功能。

神聖羅勒
Holy Basil

原生於印度次大陸的中北部，需要全日照、濕潤富饒的土壤。對生的葉片為綠色或紫色，略帶鋸齒，莖幹有毛，紫花輪生。

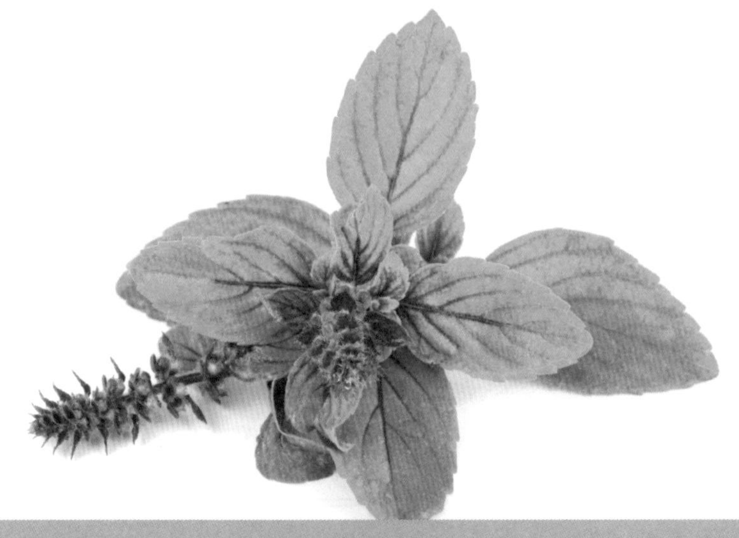

學　名	Ocimum sanctum / Ocimum tenuiflorum
其他名稱	克里希那羅勒 / Tulsi
香氣印象	機敏勇敢的神猴哈努曼
植物科屬	唇形科羅勒屬
主要產地	印度、尼泊爾
萃取部位	開花之全株藥草（蒸餾）

適用部位　督脈、頂輪

核心成分

萃油率 0.16~0.55%，24 個可辨識之化合物（占 95.09%）

心靈效益 | 壯大情緒的穩定性，堅強面對恐懼或哀傷

藥學屬性	適用症候
1. 補强消化道，降血糖，降膽固醇，保護心臟，適應原作用，抗輻射與基因毒性	壓力性胃潰瘍，慢性肝病，糖尿病，心肌梗塞，鉻與汞引起的染色體畸變
2. 補强神經（修復海馬迴），强力抗壓，抗驚厥，抑制環氧合酶（非類固醇性消炎止痛）	壓力性心身症，頭痛，學習障礙，多發性硬化症，非炎性關節病（頸椎，腰椎）
3. 抗感染，殺菌，殺病毒，驅蚊，殺寄生蟲，療癒傷疤	肺結核，氣喘，淋病，陰道毛滴蟲病，蟲咬，登革熱，肥厚性疤痕和蟹足腫
4. 抑制精蟲數量，抗氧化，抗腫瘤，降甲狀腺素 T4	避孕，攝護腺阻塞充血，化學性致癌物，甲狀腺機能亢進

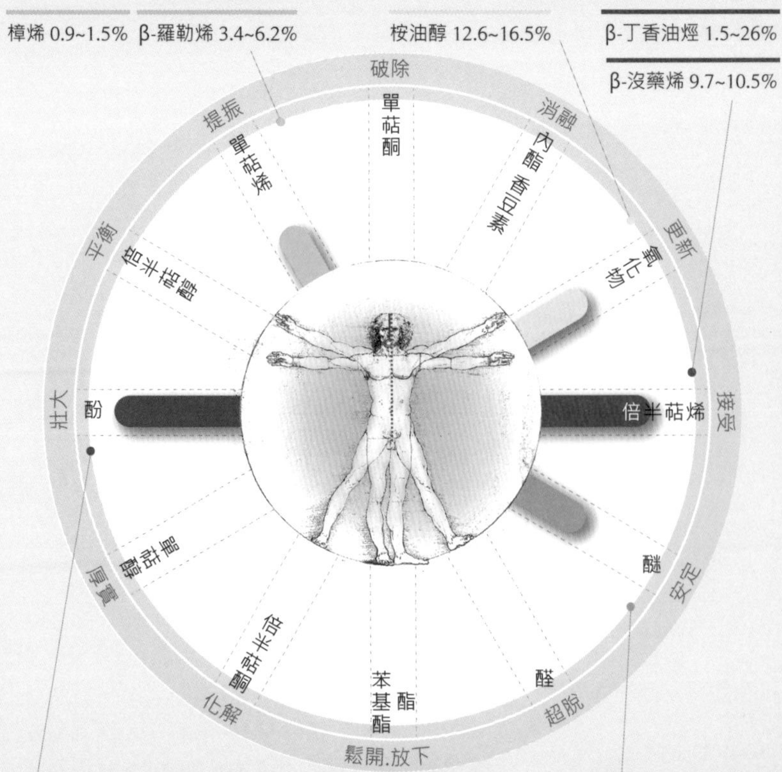

注意事項

1. 健康皮膚之安全劑量為 1%。
2. 南印度西高止山所產富於甲基醚丁香酚（可達 89%）。
3. 綠葉型稱黑天羅勒（Krishna Tulasi），紫葉型稱吉祥天女羅勒（Lakshmi Tulasi）。傳說克里希那總在脖子上掛著一串神聖羅勒編成的花環，用來破除我執，堅定信仰，持續奉獻，是印度教的神聖植物，阿育吠陀用作萬靈丹。

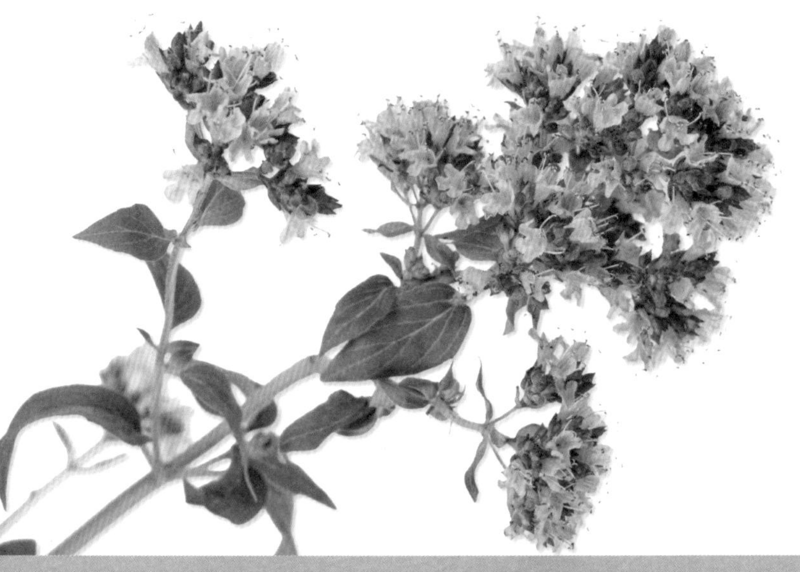

野馬鬱蘭
Oregano

原生於摩洛哥西部山麓，喜歡偏鹼的土壤，不能忍受陰影和過潮。在摩洛哥是最受看重的家庭萬靈丹，開粉紫色花。

藥學屬性	適用症候
1. 強力抗感染，應用範圍廣泛（呼吸道，消化道，生殖泌尿道，神經，血液循環方面，淋巴結），殺病毒，殺菌，殺黴菌，殺寄生蟲	呼吸系統感染，淋巴結炎，咽喉炎，結腸炎，消化不良，病毒敗血症，瘧疾
2. 止痛，消炎，抗痙攣	腎炎，膀胱炎
3. 抗氧化，抗腫瘤，抗基因毒性，抗肝毒，保護肝臟，抗蛋白質酶	乳癌，肺腺癌，肝癌，直腸癌，環境汙染，病毒複製（如 HIV）
4. 激勵補身，保護神經，乙醯膽鹼酯酶抑制，提升免疫機能	神經炎，虛弱無力，神經疲勞，老年癡呆，低血壓

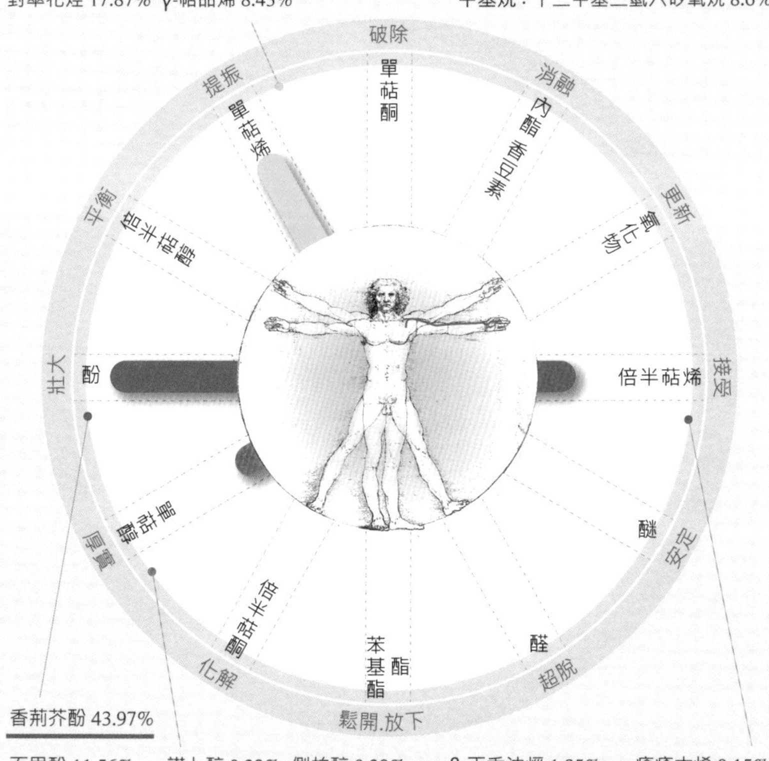

學　　名｜Origanum compactum

其他名稱｜結實牛至 / Zaatar

香氣印象｜在大地與蒼穹之間飄蕩搖曳的五色經幡

植物科屬｜唇形科牛至屬

主要產地｜摩洛哥

萃取部位｜開花之全株藥草（蒸餾）

適用部位　肺經、喉輪

核心成分

萃油率 0.31~2.44%，26 個可辨識之化合物（占 99.37%）

心靈效益｜壯大抗汙力，即便誤入泥沼也不被染

注意事項

1. 健康皮膚之安全劑量為 1.1%，孕婦不宜。
2. 通用牛至Origanum vulgare 開粉紫花，香荊芥酚 16.6~83.4%。雖然各地成分差異頗大，但都能高效抗菌和抗氧化。藥草是動物飼料的首選添加物。用來萃取精油的主要是 ssp. vulgare 和 ssp. hirtum 兩個亞種。
3. 土耳其牛至 Origanum onites 開白花，是土耳其與希臘的常見品種與常用香料，含香荊芥酚 66.5~80.4%。

巖愛草
Dittany

克里特島特產，需全日照，野生於偶感濕涼的陡峭岩壁。莖葉密布柔軟細毛，灰綠的葉片豐厚，與一般牛至屬植物的外觀不同。

學　　名	Origanum dictamnus
其他名稱	白蘚牛至 / Erontas
香氣印象	歷經千辛萬難重回沙漠洞穴拯救愛人
植物科屬	唇形科牛至屬
主要產地	希臘克里特島
萃取部位	開花之全株藥草（蒸餾）

適用部位　腎經、性輪

核心成分

萃油率 1.05~3.14%，44 個可辨識之化合物（占 99.8%）

心靈效益｜壯大追求幸福的決心，相信真愛

藥學屬性	適用症候
1. 消炎，止痛，通經，助產	牙齦發炎，風濕，腸胃絞痛，經痛，生產困難
2. 抗氧化，抗腫瘤，安撫神經	飲酒引起之肝毒，肝癌，乳癌，失戀或大受打擊後之魂不附體
3. 抗菌，抗黴菌，驅蟲，開胃補身	食物中毒（生菜與肉品），受寒後的腹痛腹瀉，過度勞累後的感冒與咳嗽
4. 促進皮膚代謝，癒合傷口	排出刺入皮膚的尖細物體，感染性傷口，鬆垮乾皺的皮膚

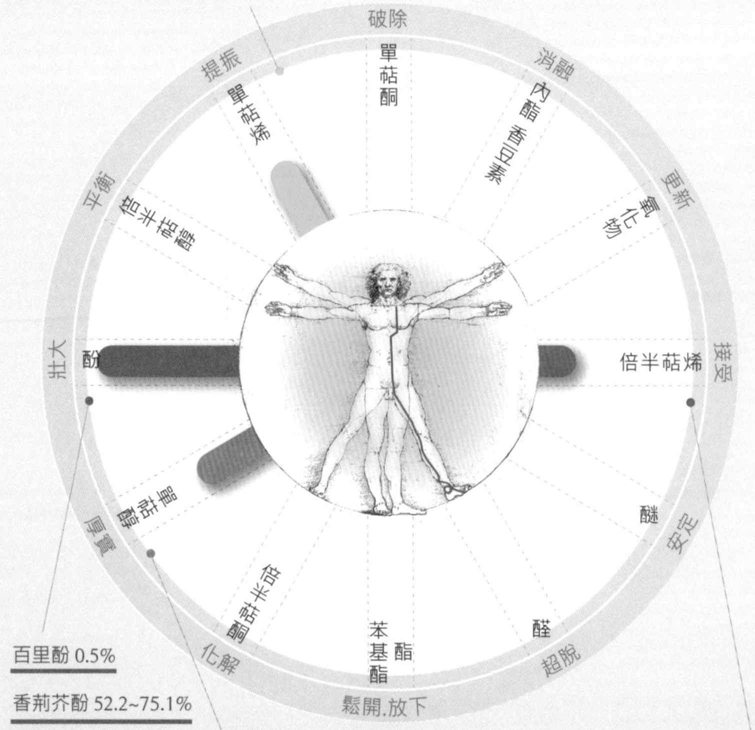

注意事項

1. 可能刺激皮膚，宜低劑量使用，孕婦不宜。
2. 在克里特島，野生植株含香荊芥酚比例高於栽培種。希臘北部無此慮，然而栽培種的化合物總數明顯減少。

希臘野馬鬱蘭

Greek Oregano

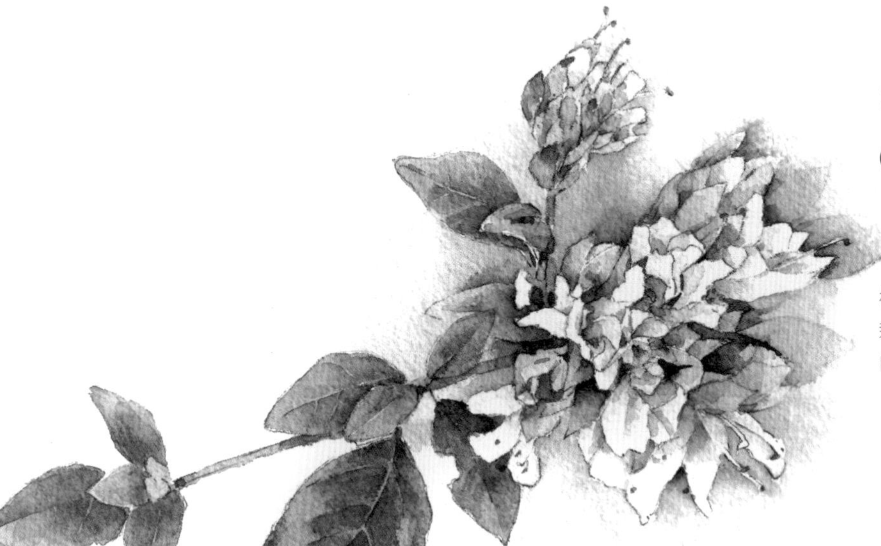

根系超級強壯，喜愛沃土但不喜過濕，栽種前三年土壤不能種其他作物。花色白而微黃，植株愈割刈愈能生長。

藥學屬性	適用症候
1. 强力抗感染，抗菌，抗黴菌，抗病毒，抗寄生蟲	呼吸道、消化道、生殖泌尿道的感染
2. 滋補强身	重大疾病後的復健（手術或療程完畢後）
3. 調節免疫	罕見疾病與自體免疫疾病患者的輔助
4. 抑制瞬時受體電位通道以保護神經	神經衰弱，大腦創傷後之修復

學　　名	Origanum heracleoticum
其他名稱	白馬鬱蘭 / White Marjoram
香氣印象	幽黑隧道盡頭的刺目白光
植物科屬	唇形科牛至屬
主要產地	南歐、東歐
萃取部位	開花之植株（蒸餾）

適用部位　腎經、基底輪

核心成分

萃油率 1.5%，26 個可辨識之化合物

心靈效益 | 壯大耐受力，愈挫愈勇

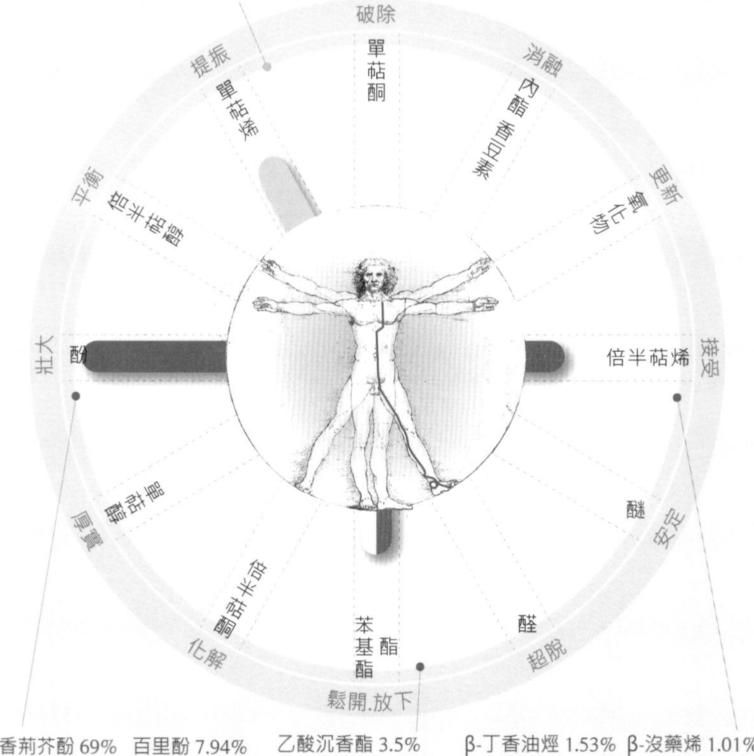

注意事項

1. 本品種是各種野馬鬱蘭中最辣的一種，氣味比一般的野馬鬱蘭“明亮”。
2. 分布區域重疊且成分接近的土耳其野馬鬱蘭 / 土耳其牛至（Origanum onites），有抗纖維瘤的作用。
3. 含酚量高，用於皮膚和黏膜部位時宜特別謹慎。

多香果
Allspice

多香果屬是加勒比海地區特有植物，也分布在中美洲的熱帶森林。果實在青綠階段便採下，靠太陽曝曬呈棕黑色。

學　　名｜Pimenta dioica
其他名稱｜牙買加胡椒 / Jamaica Pepper
香氣印象｜加勒比海盜之神鬼奇航
植物科屬｜桃金孃科多香果屬
主要產地｜牙買加、墨西哥、宏都拉斯、古巴
萃取部位｜果實（蒸餾）

適用部位　腎經、性輪

核心成分
萃油率 2.68%，45 個可辨識之化合物（占 95.86%）

心靈效益｜壯大果敢心，從冒險犯難中鍛鍊生存能力

藥學屬性	適用症候
1. 消炎，抗白色念珠菌，大範圍抗菌，抗病毒，抗寄生蟲	牙髓炎，扁桃腺炎，病毒性肝炎與腸炎，膀胱炎，輸卵管炎，尿道炎
2. 抗氧化，抗腫瘤（可與抗生素及抗癌藥物產生協同作用）	子宮頸癌，白血病，黑色素瘤，皮膚癌，直腸癌，乳癌，攝護腺癌，肝癌
3. 保護神經，抗沮喪，激勵，抑制蛋白質糖化	憂鬱症，壓力，身心俱疲，帶狀皰疹，多發性硬化症，甲狀腺失調，糖尿病
4. 提高雌二醇與抑制黃體酮，補強子宮，麻醉止痛，放鬆肌肉，使皮膚發熱	更年期問題，痛經，生產困難，牙痛，風濕痛，神經痛，四肢僵硬冷痛

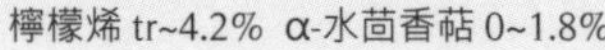

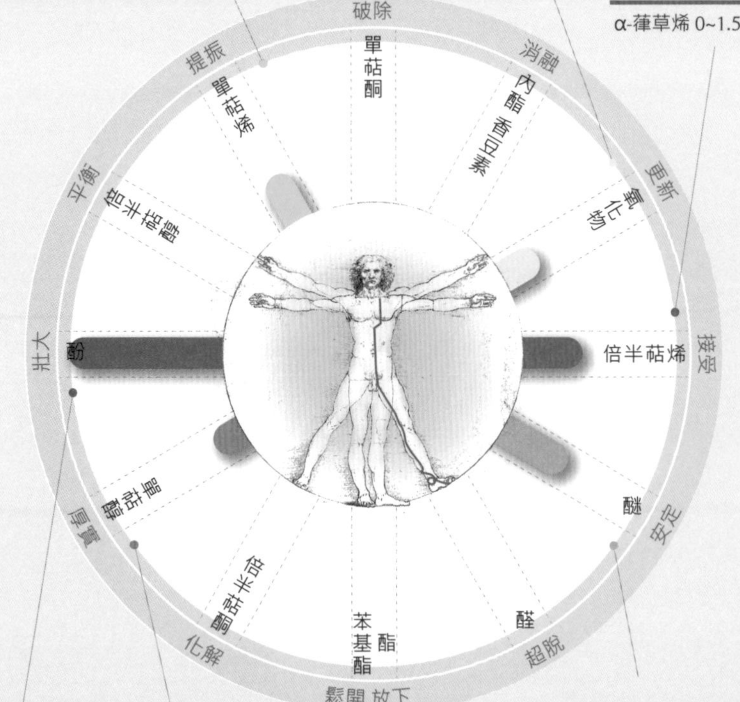

注意事項

1. 可能刺激皮膚，健康皮膚之安全劑量為 0.15%，孕婦不宜。
2. 果實是加勒比海地區最重要的香料，葉油的成分與果油接近，丁香酚 58~85.33%，β-丁香油烴 4.36%，桉油醇 4.19%，沉香醇 0.83%。

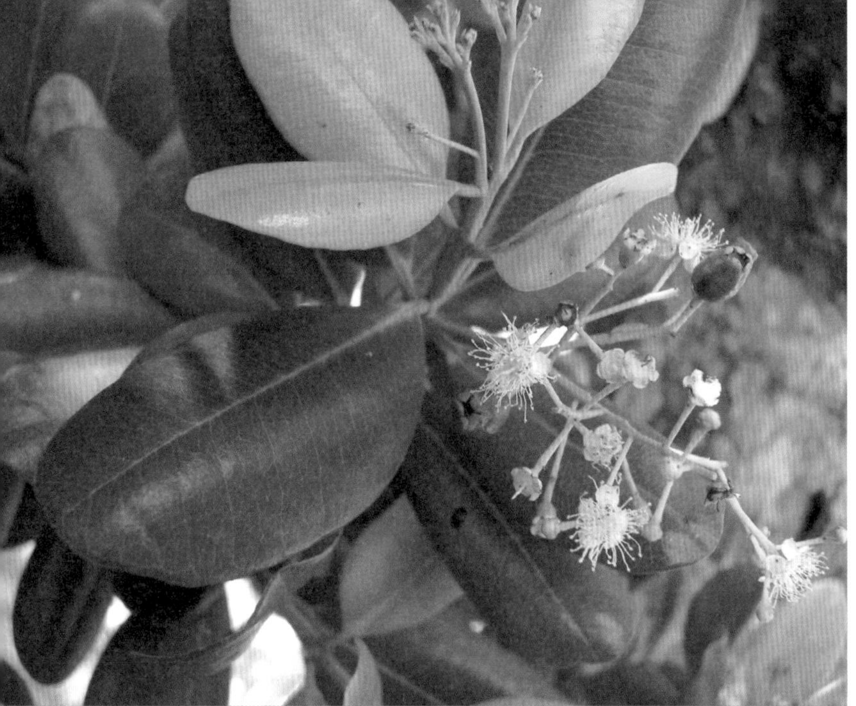

西印度月桂
Bay St. Thomas

原生於加勒比海，已在非洲與亞洲馴化，長在 750 公尺以下的熱帶低地。需要勤勞灌溉與充足的陽光，一般而言生長緩慢，2~3 年換一次葉。

藥學屬性	適用症候
1. 消炎，抗潰瘍，養肝	胃潰瘍，肝功能低下，脹氣，發燒
2. 抗氧化，抗腫瘤	低密度膽固醇過高，乳癌，攝護腺癌，口腔癌，直腸癌，胃癌，黑色素瘤
3. 抗黴菌，抗菌，殺蟎，殺壁蝨，殺孑孓，抗病毒（登革熱病毒）	環境髒亂，登革熱
4. 止痛	痛經，肌肉痠痛，筋骨扭傷，胃痛

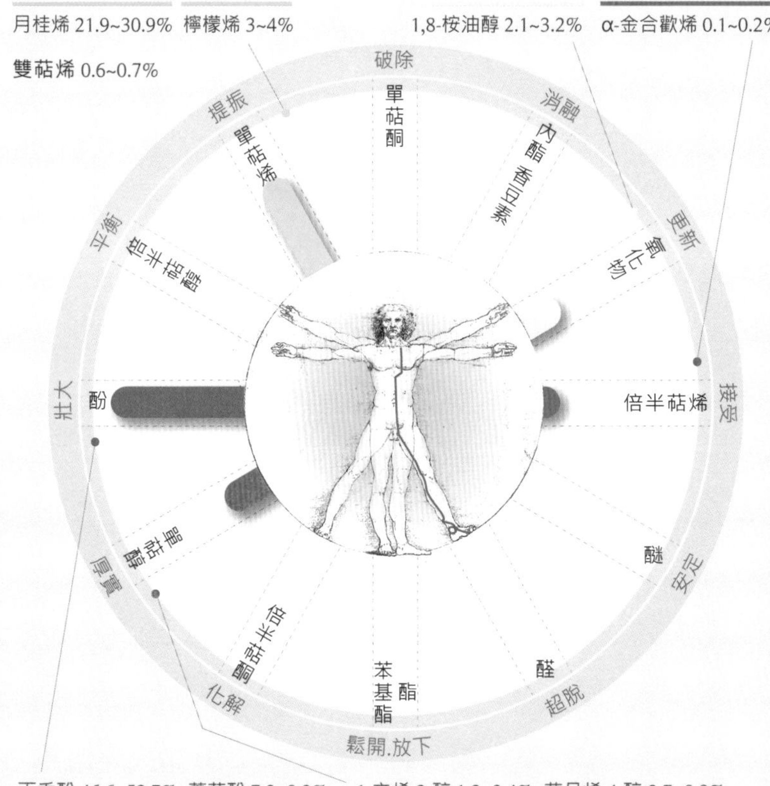

學　　名 | Pimenta racemosa

其他名稱 | 香葉多香果 / Bay Rum Tree

香氣印象 | 跳著大量換氣的舞蹈進入屬靈的狀態

植物科屬 | 桃金孃科多香果屬

主要產地 | 牙買加、埃及

萃取部位 | 葉（蒸餾）

適用部位　腎經、本我輪

核心成分

萃油率 0.9~2.4%，26 個可辨識之化合物（占 99.5%）

心靈效益 | 壯大翻轉的能量，一躍而為貧民百萬富翁

注意事項

1. 可能刺激皮膚，健康皮膚之安全劑量為 0.9%。
2. 葉油有三種化學品系：丁香型（丁香酚為主）、洋茴香型（甲基醚蔞葉酚為主）、檸檬型（檸檬醛為主）。
3. 花油以 1,8-桉油醇（75.4%）和沉香醇（9%）為主，有抗氧化與抗腫瘤的生物活性。

到手香
Indian Borage

原產於非洲東南部，現在遍及熱帶及亞熱帶。插枝即能活，生長快速。怕霜，需肥量不高，只要半遮蔭和稍稍供水就能枝繁葉茂，9 月採收最佳。

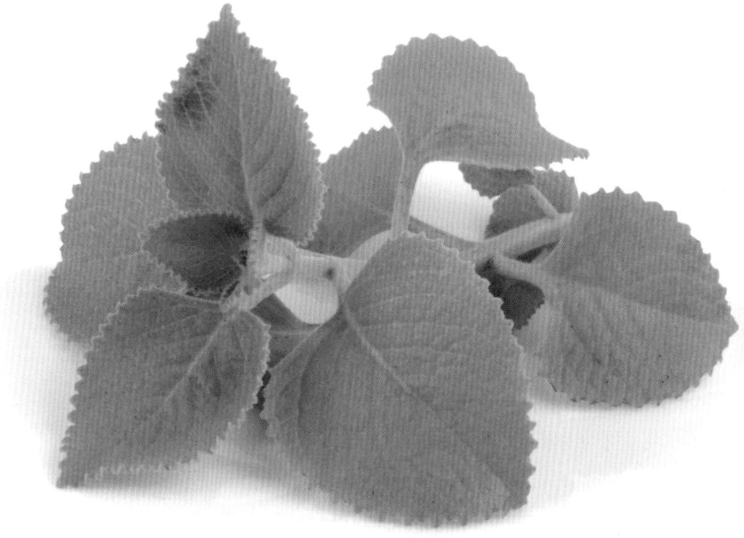

學　　名 | Plectranthus amboinicus

其他名稱 | 左手香 / Broad-leaf Thyme

香氣印象 | 黝黑壯碩的南島語族

植物科屬 | 唇形科香茶屬

主要產地 | 印度、印尼、埃及

萃取部位 | 葉（蒸餾）

適用部位　腎經、基底輪

核心成分

萃油率 0.2%，36 個可辨識之化合物（占 95.4~99.9%）

心靈效益 | 壯大雄心，勇於開發與拓展未知的領域

藥學屬性	適用症候
1. 抗菌（MRSA），抗黴菌，抗病毒（VSV, HSV1 & HIV），抗感染	感冒，咳嗽，慢性氣喘，喉嚨痛，鼻塞，口腔炎，唇疱疹
2. 消炎，止痛，強心，抗氧化，抗腫瘤	風濕，頭痛，筋骨痠痛，暑熱頭暈，鬱血性心衰竭，肺癌
3. 養肝，促消化，產後通乳	肝腎功能低下，脹氣，腹瀉，生殖泌尿道發炎，膀胱結石，乳腺阻塞
4. 抗驚厥，殺孑孓，癒合傷口	癲癇，抽搐，腦膜炎，蠍子和蚊蟲咬傷，皮膚感染，曬傷與燒燙傷

對傘花烴 6.5~12.6%　α-萜品烯 1.4~6%　丁香油烴氧化物 2.2%　β-丁香油烴 7.4%　α-葎草烯 2.1%

破除　消融　更新　接受　安定　超脫　鬆開.放下　化解　厚實　壯大　平衡　提振

單萜酮　內酯 香豆素　氧化物　倍半萜烯　醚　醛　苯基酯 酯　倍半萜酮　單萜醇　酚　倍半萜醇　單萜烯

香荊芥酚 53~67%　百里酚 7.2%　水楊酸乙酯3.2%　甲基醚蔞葉酚 4.4%

注意事項

1. 可能刺激皮膚。
2. 成分受季節與產地影響很大，夏末秋初以及印度南部的酚類含量高，冬季以及濕度高地區如馬來西亞、台灣，酚類含量較低。

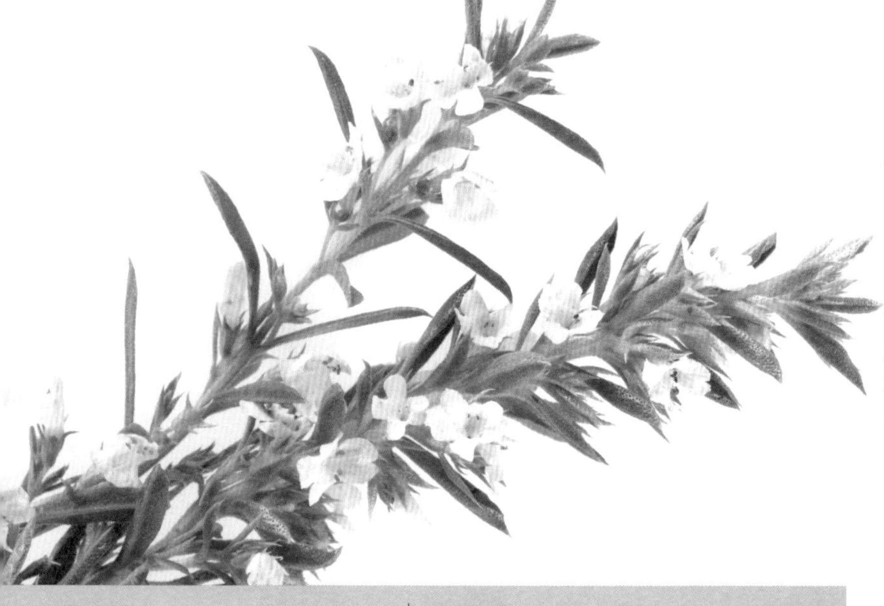

冬季香薄荷
Winter Savory

地中海特產，易生長，能冬眠，冬季無須修剪，枯枝逢春自會冒綠葉。常見於貧瘠多石的山區向陽面，與玫瑰共植可防蚜蟲與黴菌。

藥學屬性	適用症候
1. 强力抗感染，抗病毒，抗菌，抗黴菌，抗寄生蟲	細菌性支氣管炎，肺結核，腎結核，念珠菌或淋球菌性之膀胱炎，阿米巴原蟲病，瘧疾
2. 提升免疫機能，抗氧化，抗腫瘤	結腸炎，淋巴結炎，子宮頸癌，乳癌，直腸癌，肺腺癌
3. 普遍之激勵補身效果，修復睪丸損傷，提高睪丸酮水平	低血壓，虛弱無力，神經疲勞，性機能衰退，早洩
4. 鎮痛（經皮吸收），補强神經，補强循環	風濕性關節炎，關節炎，牛皮癬

學　名｜Satureja montana

其他名稱｜高地香薄荷 / Mountain Savory

香氣印象｜腳踩風火輪、手執火尖槍的哪吒

植物科屬｜唇形科風輪菜屬

主要產地｜法國、克羅埃西亞、阿爾巴尼亞

萃取部位｜開花之全株藥草（蒸餾）

適用部位　腎經、性輪

核心成分

萃油率 1.56~1.7%，32 個可辨識之化合物（占 99.85%）

心靈效益｜壯大駕馭感，世界宛如在自己腳下

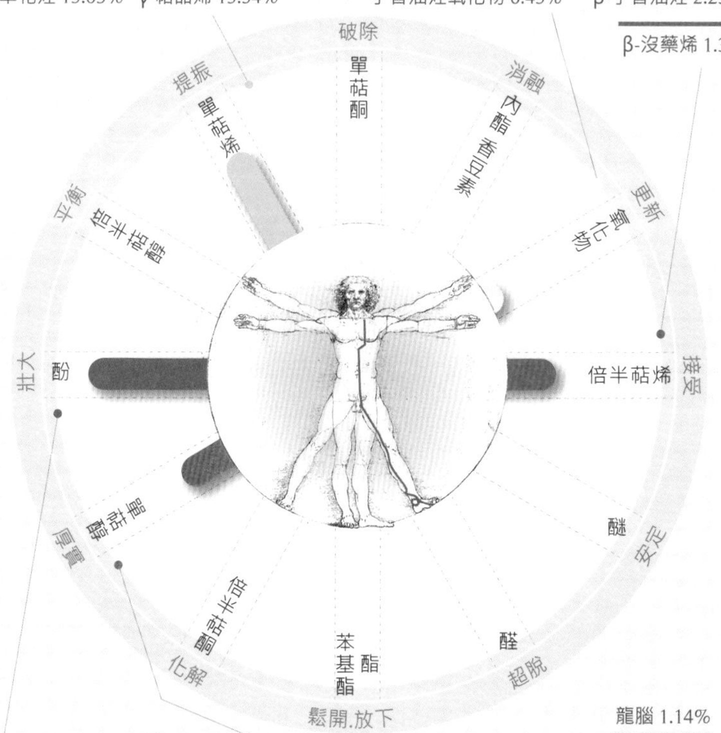

注意事項

1. 刺激黏膜與皮膚，用於幼兒尤其宜小心。健康皮膚之安全劑量為 1.2%。
2. 夏季香薄荷 Satureja hortensis 長相比冬季香薄荷纖細，氣味也較單薄，因為分子總數少於冬香，此外 γ-萜品烯較多（19.5~42.8%），香荊芥酚略少。夏香與冬香用法相當，但冬香效果更為突出。

希臘香薄荷
Greek Savory

喜歡溫暖乾燥的環境，最怕水多，土壤也不宜過肥。開花時酚類含量到達頂點，開花後可採鮮葉，開花前則宜採放成乾葉。

學　　名	Satureja thymbra
其他名稱	粉紅香薄荷 / Pink Savory
香氣印象	希臘神話中半人半羊的精靈薩堤爾
植物科屬	唇形科風輪菜屬
主要產地	希臘、土耳其
萃取部位	開花之全株藥草（蒸餾）

適用部位　腎經、性輪

核心成分

萃油率 2.5%，22 個可辨識之化合物（占 99.5%）

心靈效益 | 壯大挑戰的能耐，上山下海如履平地

藥學屬性	適用症候
1. 抗病毒，强效抗菌，抗寄生蟲	食物中毒，上吐下瀉，蟎蟲感染，狗身上的壁蝨（蜱蟲）
2. 消炎止痛	鼻竇炎，關節痛
3. 抗氧化，抗腫瘤	口腔癌，食道癌，膀胱癌，乳癌，腎癌，攝護腺癌，黑色素瘤
4. 强化免疫與心血管功能	疲勞引起的長期感冒，久坐引起的腰痠背痛及雙腿無力

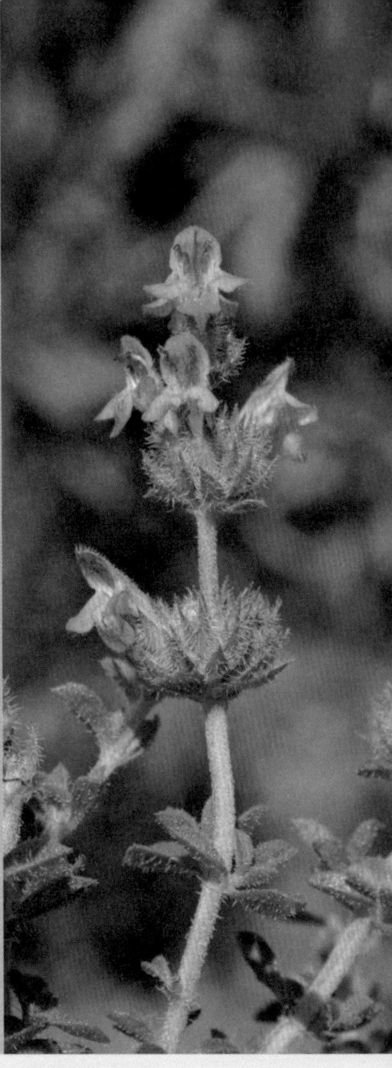

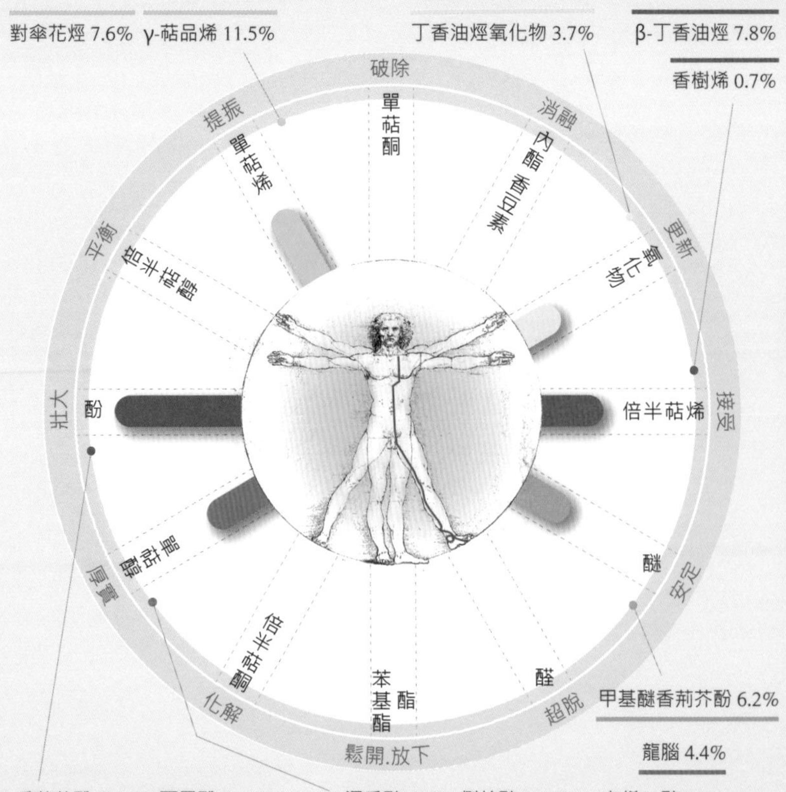

注意事項

1. 刺激黏膜與皮膚，用於幼兒尤其宜小心。健康皮膚之安全劑量為 1.2%。
2. 生長於低地者含香荊芥酚較多，生於高地者含百里酚較多。
3. 黎巴嫩產的組分與其他地區不同：γ-萜品烯（34.06%）、香荊芥酚（23.07%）、百里酚（18.82%）。

百里酚百里香
Thyme, CT Thymol

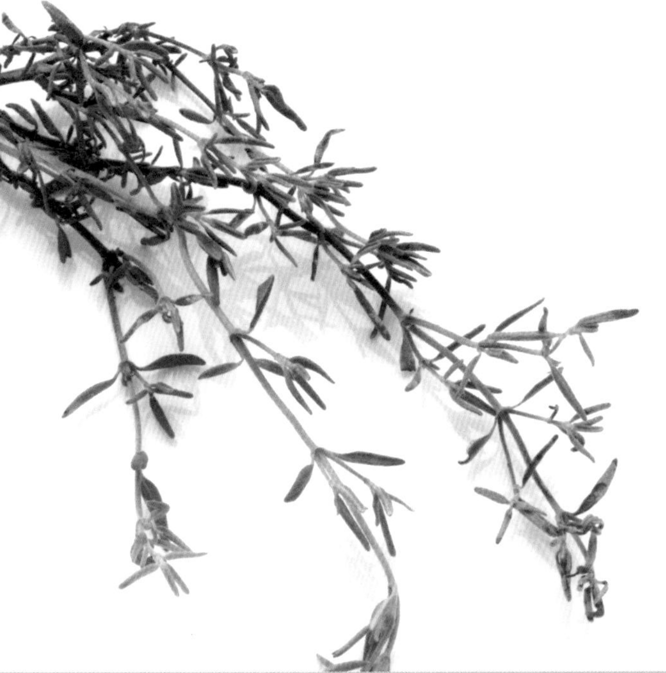

伊比利半島之原生種，比通用百里香 (Thymus vulgaris) 小而葉片較窄。灌溉水量超過 30% 蒸散量，精油含量便會下降（水多則油少）。

藥學屬性	適用症候
1. 全面抗感染，殺蟲，抗黴菌，抗病毒	各部位的感染，髒亂的環境
2. 補強身體各機能，激勵胃液分泌	疲憊（一般性），攝食過多肉類、乳酪或油炸及燒烤食物
3. 消炎止痛	咽喉腫痛，關節痛，鼻竇炎
4. 抗氧化，抗腫瘤	乳癌，肺腺癌，肝癌

學　　名｜Thymus zygis

其他名稱｜庭園百里香 / Tomillo Salsero

香氣印象｜地表最強格鬥士

植物科屬｜唇形科百里香屬

主要產地｜西班牙、葡萄牙

萃取部位｜開花之全株藥草（蒸餾）

適用部位　腎經、本我輪

核心成分

萃油率 2.3~3.6%，41 個可辨識之化合物（占 93.4%）

心靈效益｜壯大求生意志，絕不向命運低頭

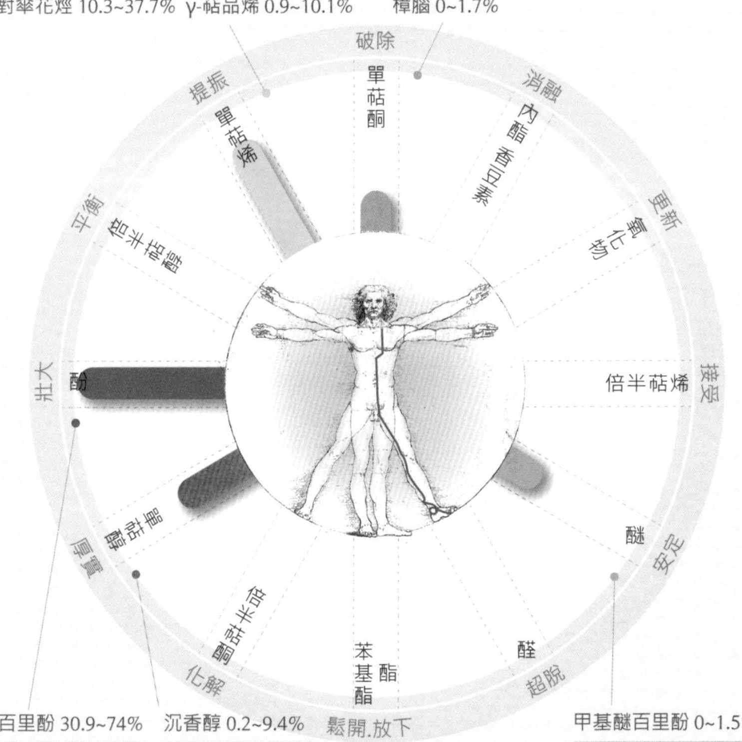

注意事項

1. 刺激黏膜與皮膚，用於幼兒尤其宜小心。健康皮膚之安全劑量為 1.3%。
2. 商業上標註為“百里香精油”的多半來自於這個品種，西班牙南部是最大的供應地，占世界八成的產量。
3. 所謂紅百里香油是因為與蒸餾桶的鐵起反應而油色偏紅，再次蒸餾後得到油色透明者稱為白百里香油。但品質良好者應呈現正常的油黃色。另外混摻的百里香油因為添加了合成香荊芥酚，反而不會因氧化而黏稠結晶。

野地百里香
Wild Thyme

原生於歐亞大陸的舊熱帶區，多見於土層較薄的灌木叢或溪流道旁。鋪地生長耐踩踏，也能容忍少量的供水。

學　　名｜Thymus serpyllum

其他名稱｜匍匐百里香 / Creeping Thyme

香氣印象｜拯救生態的返鄉農青

植物科屬｜唇形科百里香屬

主要產地｜土耳其、克羅埃西亞

萃取部位｜開花之全株藥草（蒸餾）

適用部位　腎經、心輪

核心成分

萃油率 1.5%，47 個可辨識之化合物（占 99.67%）

心靈效益｜壯大行動力，默默地一償宿願

藥學屬性	適用症候
1. 補身，補強神經，止痛	虛弱疲憊，精神障礙，自主神經失衡，坐骨神經痛，腰痛，酒精中毒，關節痛
2. 抗感染，抗菌，抗病毒，抗黴菌，抗寄生蟲，消毒	流感，支氣管炎，咳嗽，百日咳，感染引發氣喘與肺氣腫，肺結核，皮膚感染，膿痂疹，膿腫，炭疽病，甲溝炎
3. 抗氧化，抗腫瘤	傷口不癒，落髮，乳癌，攝護腺癌，腫瘤相關成纖維細胞
4. 健胃整腸	胃炎，消化不良，脹氣，腸胃感染，膀胱炎，腎盂腎炎

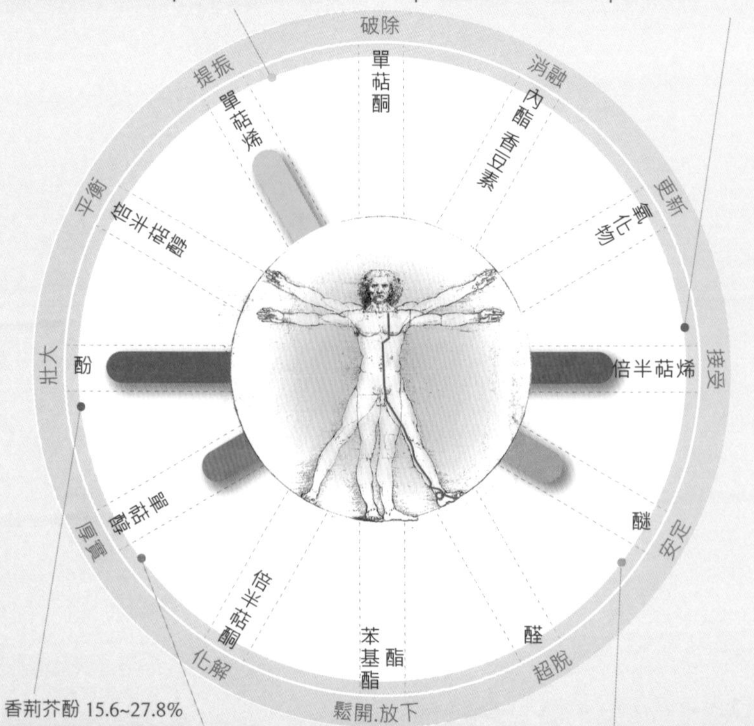

注意事項

1. 刺激黏膜與皮膚，用於幼兒尤其宜小心。健康皮膚之安全劑量為 1.3%。
2. 分布地區廣大，各地的萃油率與組分差異也很大。

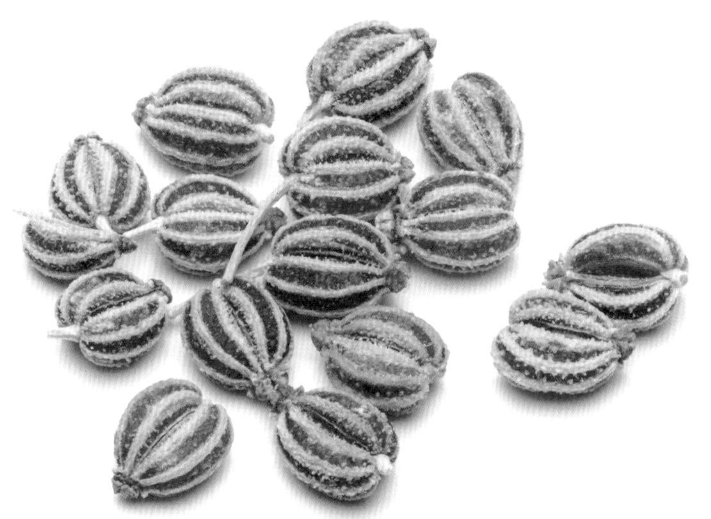

印度藏茴香
Ajowan

原生於埃及，常見於貧瘠而鹽分高的土壤，但能適應各種土質。不宜過濕，乾濕分明可以長得更好。海平面到 2200 公尺的向陽面皆可生長。

藥學屬性	適用症候
1. 強力抗感染，抗病毒，抗菌，抗黴菌，消毒，止吐，殺積穀害蟲（綠豆象），抗寄生蟲	腸道感染，霍亂，C 型肝炎，上吐下瀉，脹氣，消化不良，皮膚感染
2. 激勵補身，抗氧化，抗腫瘤，止痛，抑制黃麴毒素，養肝	食慾不振，腹腔腫瘤，肝毒反應（自由基壓力）
3. 擴張支氣管，止咳，降血壓，降膽固醇，抗血小板凝結，利尿，抗草酸鈣結石	鼻炎，支氣管炎，氣喘，心血管疾病，尿路結石
4. 通經，催情，催乳，殺精，反著床	月經不至，乳汁不足，避孕

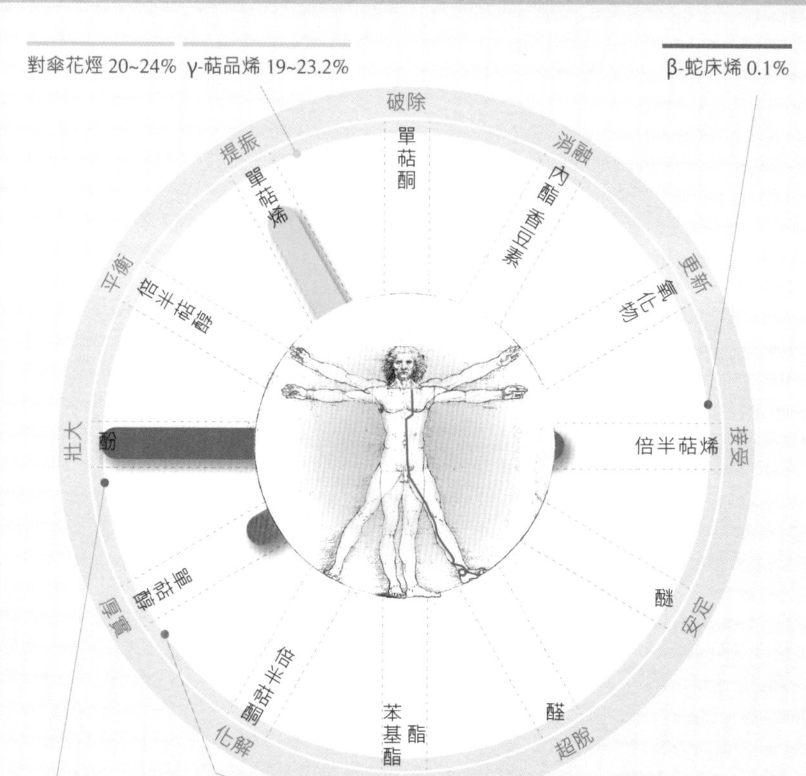

學　　名 | Trachyspermum ammi

其他名稱 | 印度西芹子 / Carom

香氣印象 | 能跟牛鬼蛇神打交道的通靈少女

植物科屬 | 繖形科糙果芹屬

主要產地 | 印度、巴基斯坦、伊朗

萃取部位 | 種子（蒸餾）

適用部位　腎經、本我輪

核心成分

萃油率 2~4.4%，26 個可辨識之化合物（占 96.3%）

心靈效益 | 壯大陽氣，無懼各種類型的催狂魔

注意事項

1. 孕婦不宜。
2. 會刺激黏膜與皮膚，用於幼兒尤其宜小心。健康皮膚之安全劑量為 1.4%。

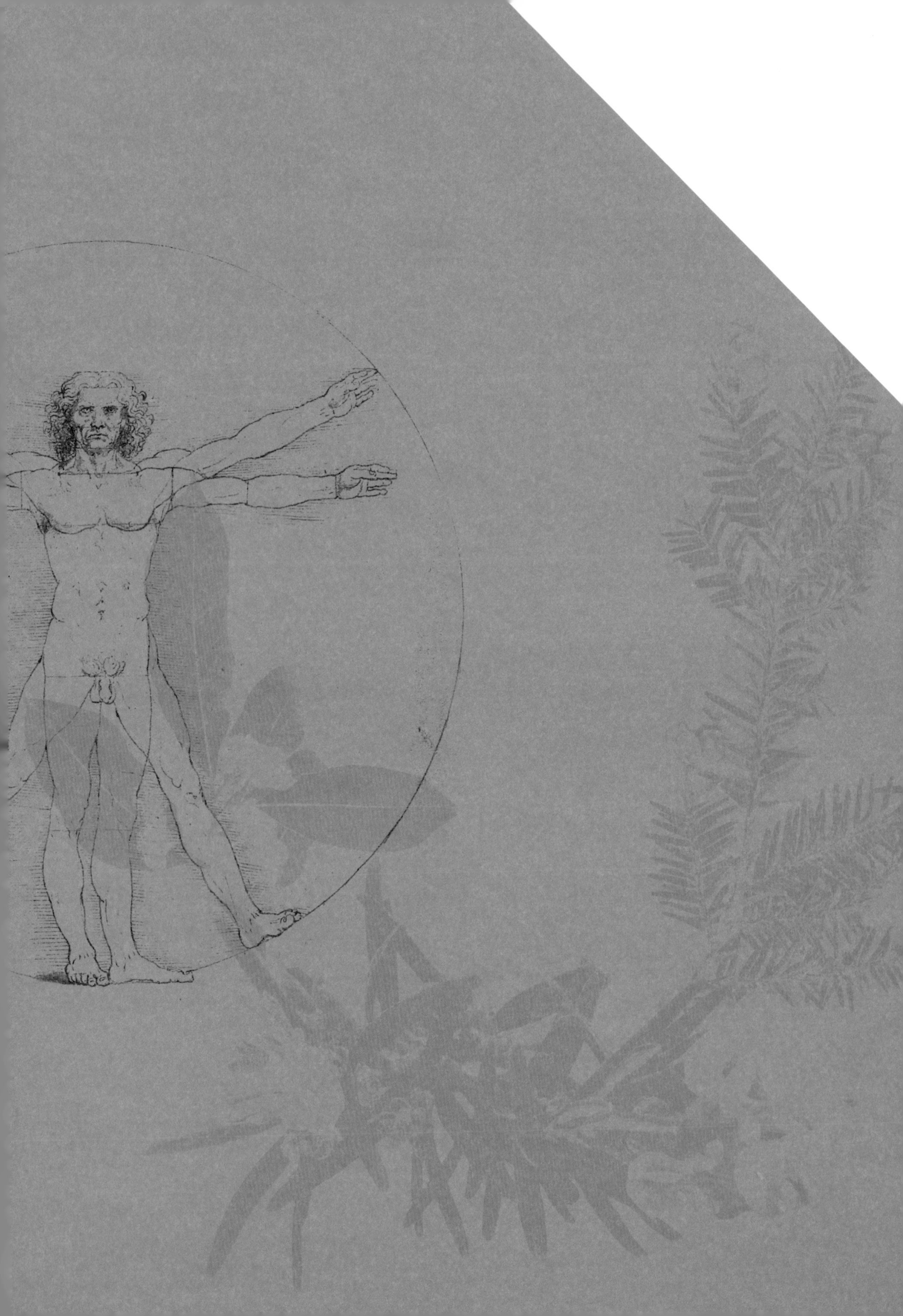

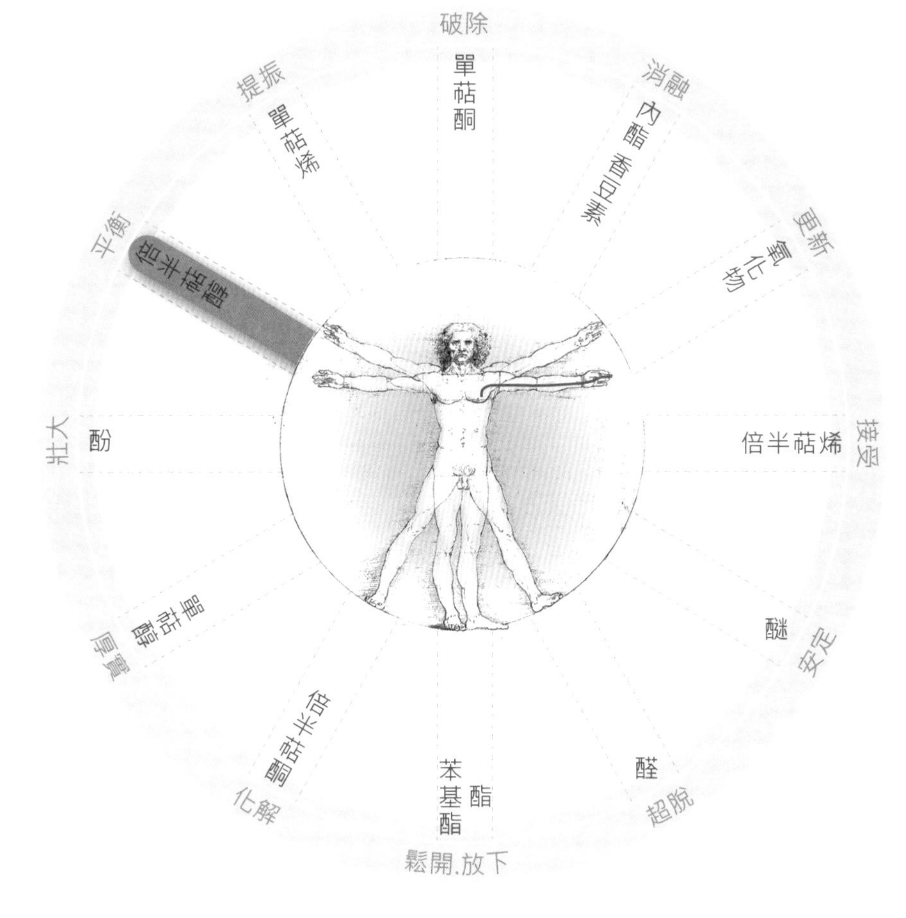

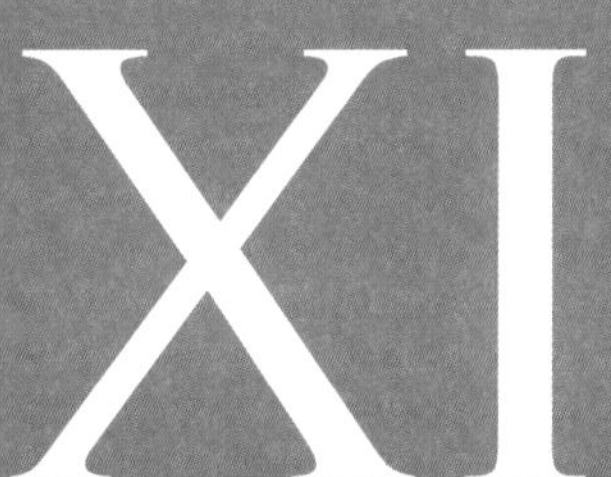

倍半萜醇類

Sesquiterpenol

修行、冥想的良伴，瑜珈、氣功之推手，這類精油是都市生活與現代節奏的平衡桿。一方面促進身體微循環，活絡靜脈與淋巴，另一方面調節高血壓、撫平躁鬱的情緒，同時改善敏感、老化皮膚乃至濕疹。多見於植物的根部與木質，所以香氣比較沉穩，貴重的沉香、檀香都屬於此類。用在心包經能產生加乘的效果，用於腳底有助於接地氣。

阿米香樹
Amyris

3~6 公尺的小樹，生長在少雨而含鈣量高的土地，或是沖刷邊坡。含油量高又木質堅硬，做木樁可以百年不倒，暗夜可燃燒做蠟燭用。

學　名	Amyris balsamifera
其他名稱	西印度檀香 / West Indian Sandalwood
香氣印象	劈柴砍草，安營紮寨
植物科屬	芸香科阿米香樹屬
主要產地	海地、牙買加、多明尼加、委內瑞拉
萃取部位	心材（蒸餾）

適用部位　心包經、基底輪

核心成分

萃油率 2~4%，14 個可辨識之化合物

心靈效益｜平衡過度的腦力活動，找回塵封的身體感

藥學屬性	適用症候
1. 抗超級細菌（尤其是克雷伯氏肺炎菌）	醫院工作或長期住院
2. 驅蟲（扁蝨、蚊子），殺孑孓	野外生活，衛生環境差的空間
3. 暢通靜脈與淋巴循環	長期伏案工作，生活習慣缺乏運動，靜脈曲張，痔瘡
4. 強心	心肌缺氧，疲倦無力

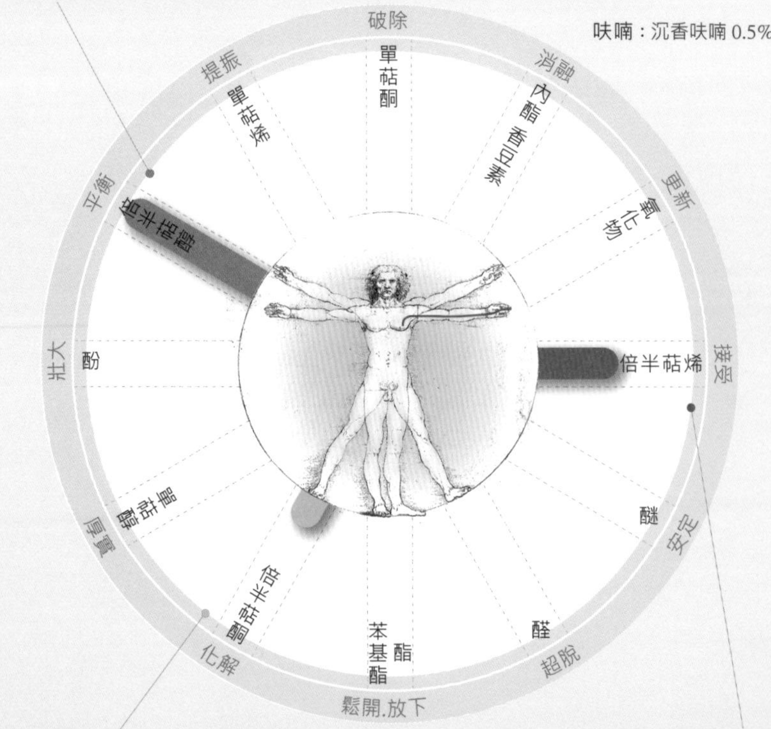

注意事項

1. 存放半年以上的木材（老木）能得到品質更佳的精油，但新木的萃油量較高。

沉香樹
Agarwood

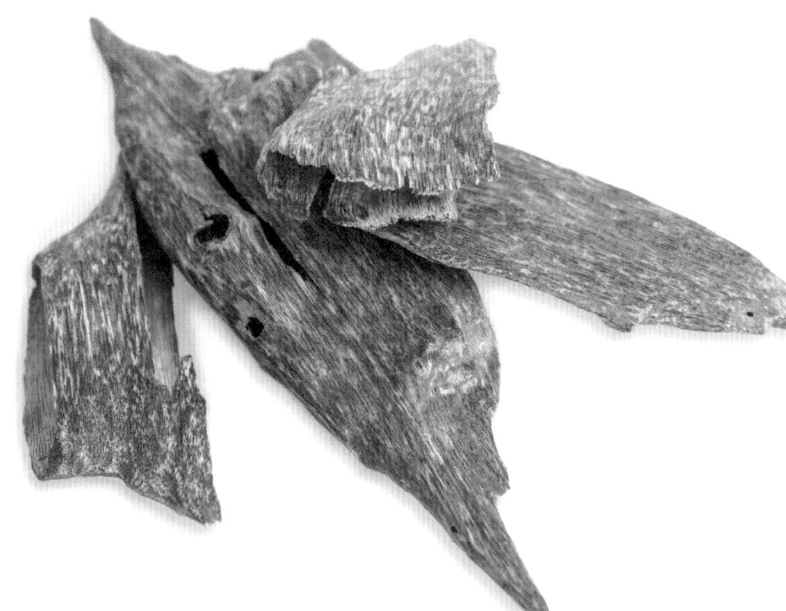

30 公尺的大樹，生於潮濕而陽光充足的熱帶闊葉林中，因真菌感染而結香。在坡度較陡、含砂石較多的黃紅色鐵鋁土上，能結出質量俱佳的香樹脂。

學　　名｜Aquilaria agallocha / A. malaccensis

其他名稱｜水沉香 / Eaglewood

香氣印象｜長長的楠木桌上擺著一盆池坊流插花

植物科屬｜瑞香科沉香屬

主要產地｜越南、馬來西亞、印尼、中國

萃取部位｜心材（蒸餾）

藥學屬性	適用症候
1. 解除平滑肌痙攣	氣喘，嘔吐，腸胃絞痛
2. 提高性能量	冷感，陽痿，草食男女
3. 麻醉，止痛，抗腫瘤	腰膝虛冷，乳癌
4. 鎮靜，安神	失眠，頭暈耳鳴，潮熱盜汗，健忘多夢

適用部位　腎經、基底輪

核心成分

萃油率 0.35%（人工結香）~ 0.8%（天然結香），36~42 個可辨識之化合物

心靈效益｜平衡一切不調，即使水深火熱也能心平氣和

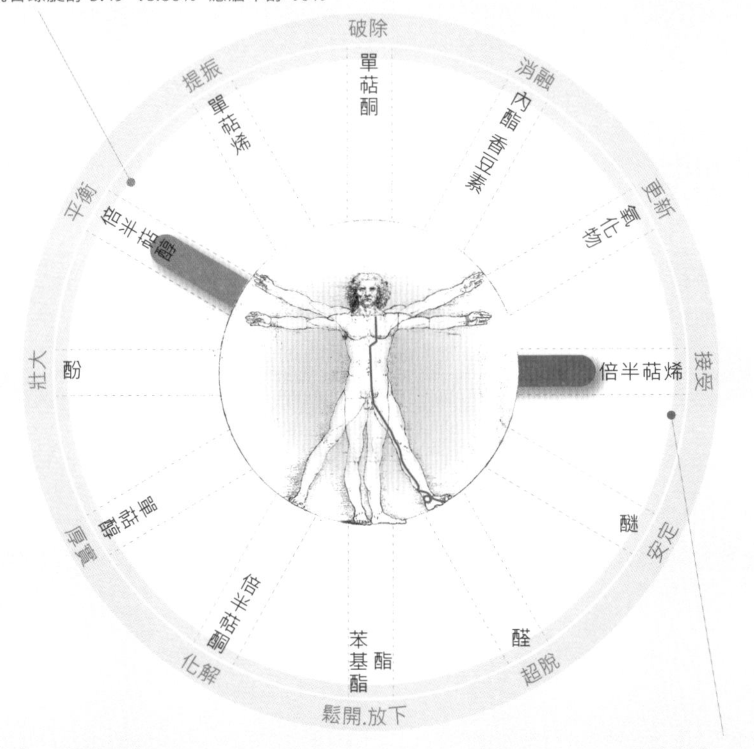

注意事項

1. 品質最好的是越南奇楠沉香，目前野生資源已經枯竭，透過人工栽種與植菌技術達成的聚脂率已有 50%，但香氣無法與野生相比。
2. 近年評價較高的是馬來西亞與印尼產沉香，前者帶清雅藥香，後者帶活潑花香。
3. 中國地區的沉香有三個品種，現今主要栽種與推廣的是 Aquilaria sinensis（白木香）。香氣成分以白木香醛最多，沉香的指標成分在比例上較奇楠沉香少。

玉檀木
Guaiac Wood

高 10 公尺的熱帶樹木，是巴拉圭查科地區最有代表性的樹種（占比 3/4）。生長在乾燥但富於磷值的沖積土，心材含草酸鈣結晶，呈現美麗的墨綠色。

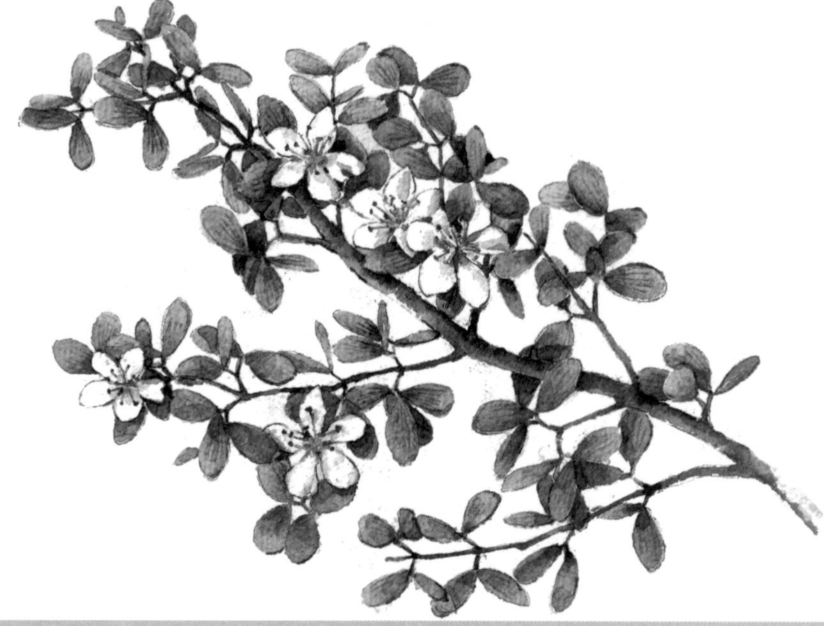

學　　名	Bulnesia sarmientoi
其他名稱	巴拉圭癒瘡木 / Paraguay Lignum Vitae
香氣印象	印地安酋長的厚重斗篷
植物科屬	蒺藜科維臘木屬
主要產地	巴拉圭、巴西、玻利維亞、阿根廷
萃取部位	心材與木屑（蒸餾）

藥學屬性	適用症候
1. 修復皮膚，消炎	利什曼病，皮膚感染，傷口潰爛（如糖尿病與口腔癌之傷口）
2. 抗結核桿菌，驅蚊，驅蟲	肺結核，重度空汙地區，園藝活動
3. 疏通淤塞的靜脈與淋巴	長坐久站，下肢水腫，骨盆腔充血，靜脈曲張，痔瘡
4. 激勵中樞神經，安撫太陽神經叢	三心兩意，舉棋不定，行動的侏儒，神經性胃炎

適用部位　胃經、本我輪

核心成分

萃油率 3~4%，36 個可辨識之化合物（占 88.85%）

心靈效益｜平衡過多的想望，一心不亂投入所愛

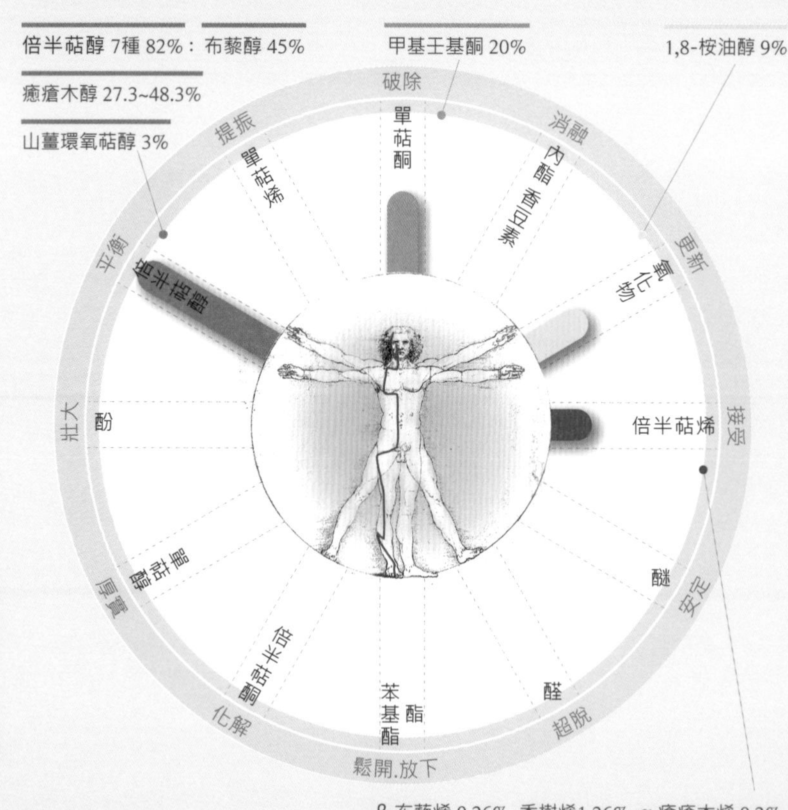

注意事項

1. 癒瘡木其實是蒺藜科癒瘡木屬 Guaiacum officinale，玉檀木和它是近親，氣味作用都很相似，所以玉檀木油常被標示為 Guayacol 或 Guaiac Wood。
2. 直接萃出的油十分濃稠，呈半固體狀，常會加入 25% 的酒精以利使用。
3. 具溫暖柔軟的氣息，早期也是混摻玫瑰油的選項之一。

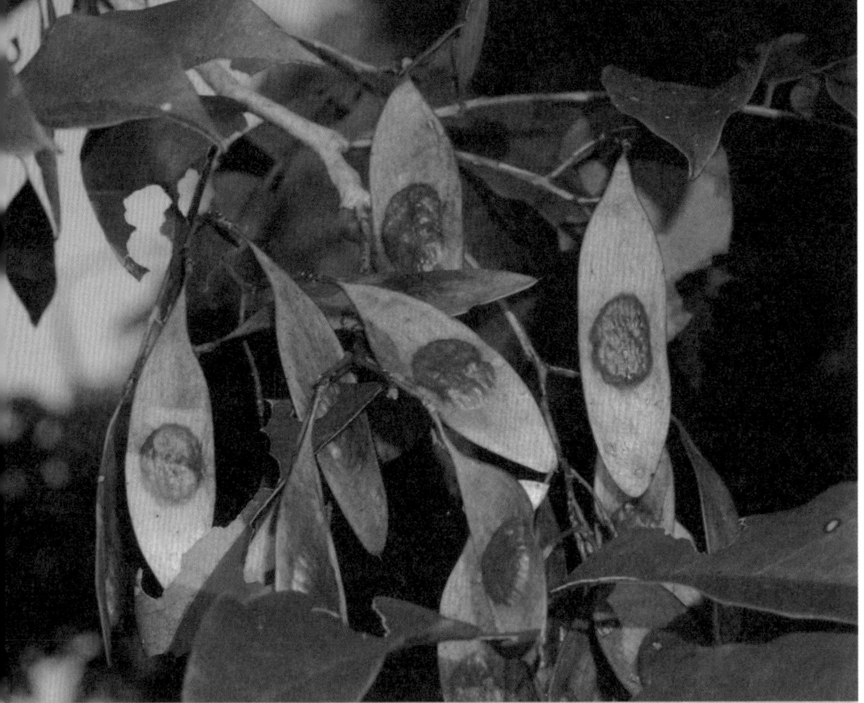

降香

Jiàng Xiāng

原產地是海南島海拔 600 公尺以下的地區，不畏瘦瘠但成材緩慢。喜光，適溫 20~30℃，密林中無法生長，開闊疏林中則可長成直幹大材。

藥學屬性	適用症候
1. 療傷，消腫生肌（傳統之金瘡藥），抗黴菌，促進酪胺酸酶活性	跌打損傷，外傷，灰指甲，足癬，白癜風
2. 抗氧化，抗凝血，抑制血栓，止咳	瘀傷，重大手術後之調理，胸悶刺痛、心悸氣短及冠心病
3. 抗腫瘤，抗過敏	乳癌，子宮頸癌，白血病
4. 保護神經，鎮靜	帕金森氏症，焦慮

學　　名｜Dalbergia odorifera

其他名稱｜黃花梨 / Fragrant Rosewood

香氣印象｜聽竹林七賢撫琴吟詩

植物科屬｜豆科黃檀屬

主要產地｜中國（福建、廣東、海南、廣西）

萃取部位｜樹幹和根部（蒸餾）

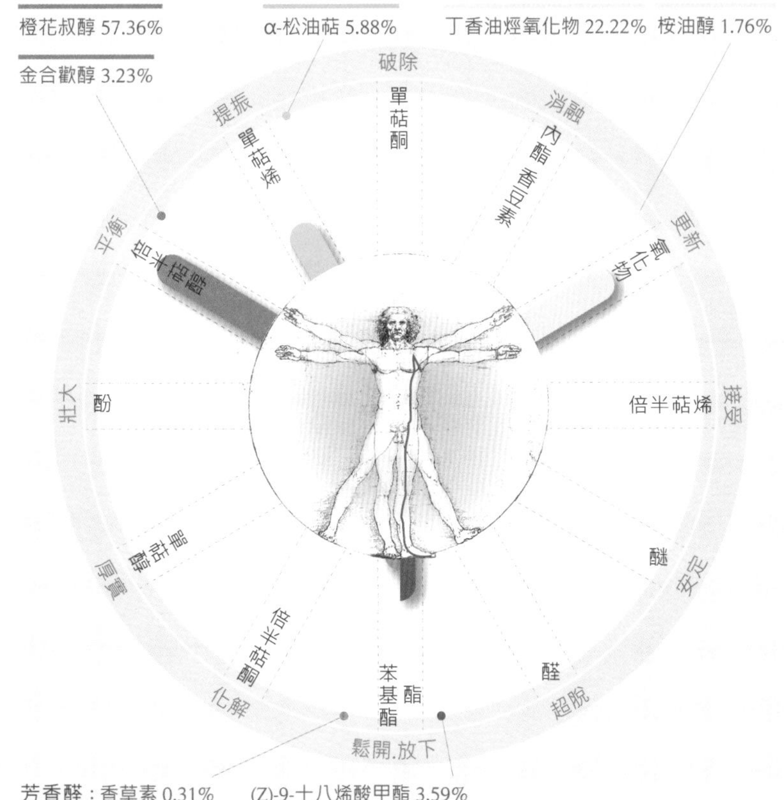

適用部位　脾經、本我輪

核心成分

萃油率 2.15%，13 個可辨識之化合物（占 97.14%，共 35 組分）

心靈效益｜平衡世俗的重壓，體會山不在高、水不在深

注意事項

1. 為明式家具的主要用材，因過度砍伐，在海南已成瀕危種。現在都從越南進口以製作古典紅木家具。
2. 市售降香的入藥來源有多種，包括降香黃檀、海南黃檀 Dalbergia hainanensis、印度黃檀 Dalbergia sissoo、印度紫檀 Pterocarpus indicus、芸香科山油柑 Acronychia pedunculata，精油含量和組成都不太一樣。本條所列為降香黃檀。

胡蘿蔔籽

Carrot Seed

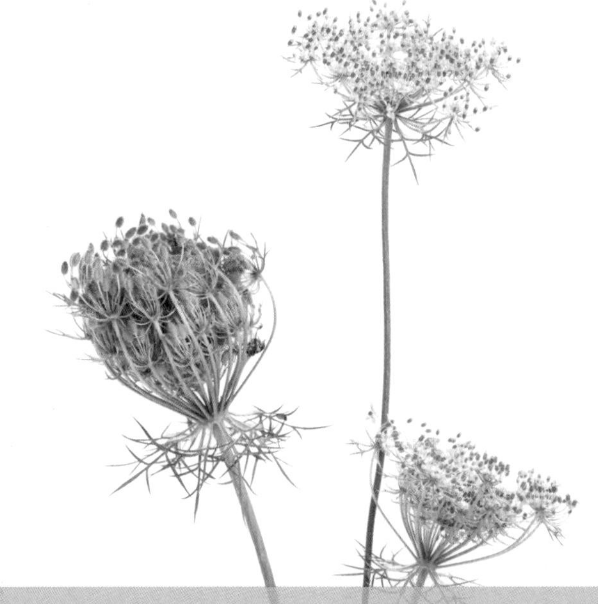

除了特別熱的地區，幾乎都能生長，但還是比較喜歡 15~18℃的冷涼。原產於亞洲西南，阿富汗是最早演化中心，約在 13 世紀從伊朗引入中國。

學　　名｜Daucus carota

其他名稱｜野胡蘿蔔 / Bishop's Lace

香氣印象｜保存十年的高麗人參拿來泡酒

植物科屬｜繖形科胡蘿蔔屬

主要產地｜法國

萃取部位｜種子（蒸餾）

藥學屬性	適用症候
1. 促進肝臟細胞再生，解毒肝腎，抗腫瘤	長年外食，飲酒過量，葡萄球菌引發之肝臟膿腫，乳癌
2. 調整皮膚細胞的代謝作用	濕疹，落屑皮疹，癬子，酒糟鼻，老人斑
3. 降低血膽固醇含量，略具抗凝血作用	三高症狀
4. 補強神經，提升血壓	甲狀腺機能失調，神經衰弱，低血壓，貧血

適用部位　肝經、本我輪

核心成分

萃油率 0.83%，34 個可辨識之化合物（占 98.94%）

心靈效益｜平衡對他人過多的付出，把愛灌溉在自己身上

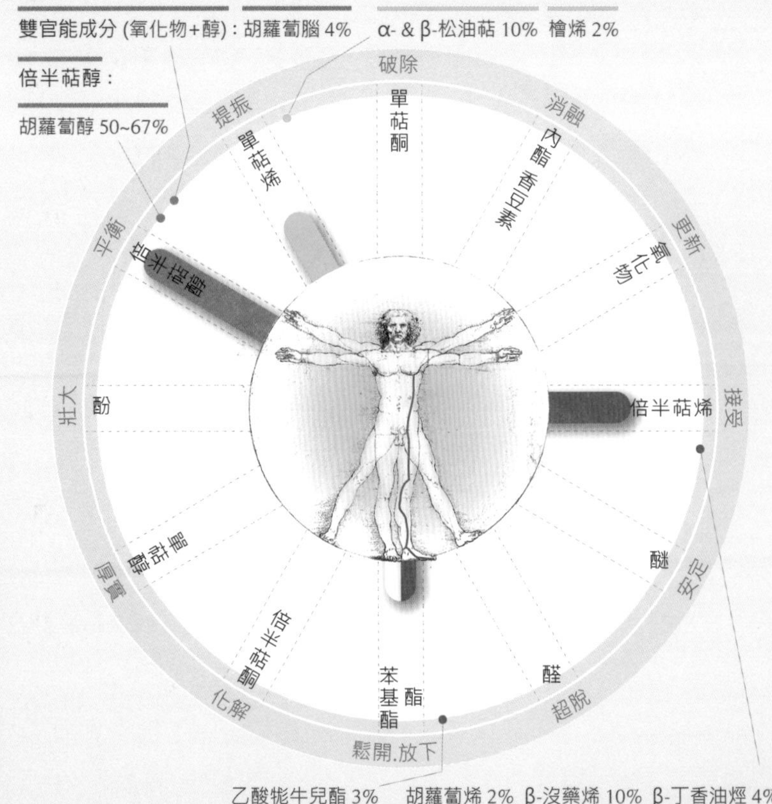

注意事項

1. 會因產地不同而產生極大的成分差距。
2. 胡蘿蔔種子也可以榨取食用油，其主要脂肪酸為洋芫荽子酸，而此食用油中也含有高量的胡蘿蔔醇（30.55%）和胡蘿蔔腦（12.6%），所以對護膚很有幫助。

暹羅木
Siam Wood

30公尺高，需要溫和的氣候與充分的雨水，長於山地的酸性潮濕土壤。淺根性陽性樹種，喜歡花崗岩、砂頁岩、流紋岩。

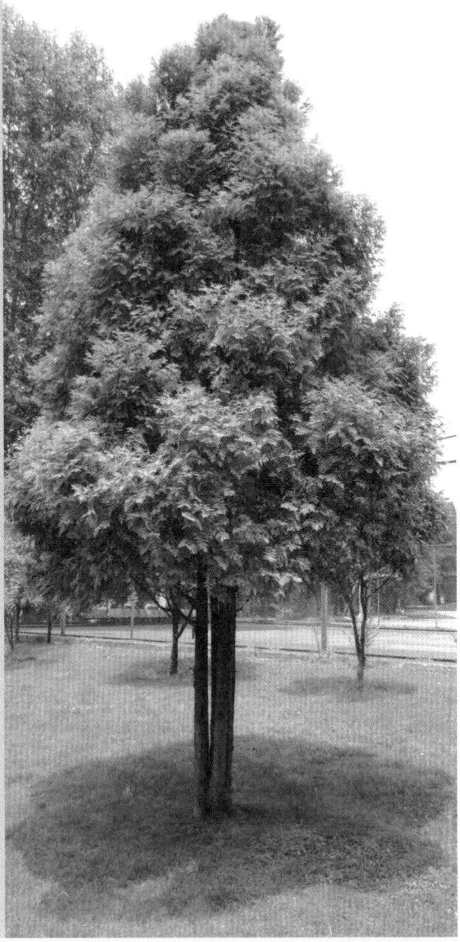

藥學屬性	適用症候
1. 强化腦下腺與睪丸、腎上腺的連結	男性荷爾蒙不足，腎上腺疲勞
2. 抗氧化，抗腫瘤，抗病毒	乳癌，子宮頸癌，肝癌，大腸癌
3. 止痛，消炎，抗潰瘍，殺蟲（驅蚊與家蠅）	腹部絞痛，神經性胃炎，消化性潰瘍，惡劣的環境衛生
4. 保護神經	神經系統之退化性疾病，如帕金森氏症，老年看護

學　名｜Fokienia hodginsii

其他名稱｜福建柏 / Pemou Oil

香氣印象｜冷井情深

植物科屬｜柏科福建柏屬

主要產地｜中國（福建、雲南、浙江）、越南、寮國

萃取部位｜木質根部（蒸餾）

適用部位　腎經、基底輪

核心成分

萃油率 0.8~1%，59個可辨識之化合物

心靈效益｜平衡生命裡的各種貪戀，無欲則剛

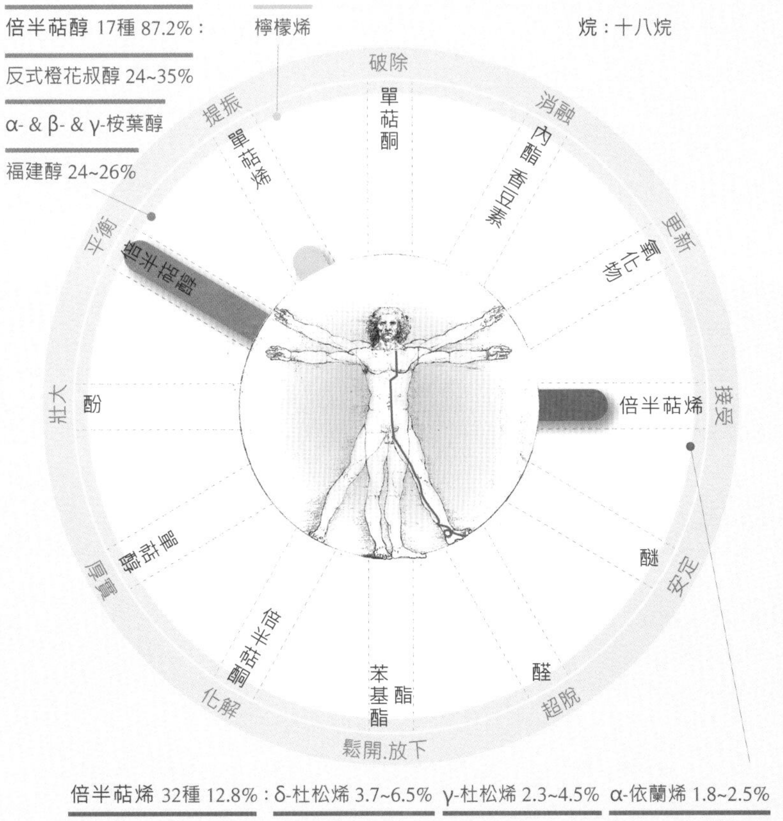

倍半萜醇 17種 87.2%：
反式橙花叔醇 24~35%
α- & β- & γ-桉葉醇
福建醇 24~26%

檸檬烯

烷：十八烷

破除　消融　更新　接受　安定　超脫　鬆開.放下　化解　厚實　壯大　平衡　提振

單萜酮　內酯 香豆素　氧化物　倍半萜烯　醚　醛　苯基酯　倍半萜酮　單萜醇　酚　倍半萜醇　單萜烯

倍半萜烯 32種 12.8%：δ-杜松烯 3.7~6.5%　γ-杜松烯 2.3~4.5%　α-依蘭烯 1.8~2.5%

注意事項

1. 被視為活化石，是紋理勻直的優良用材，天然林面積日益縮小，屬漸危種，福建已開始培育人工林。
2. 女性要注意用量和使用頻率。

白草果
Gingerlily

生於海拔 1200~2900 公尺的山地空曠處，外觀很像野薑花。需要潮濕的土壤，但不能生長在樹蔭下。

學　　名｜Hedychium spicatum
其他名稱｜土良薑 / Sanna
香氣印象｜行腳節目的主持人
植物科屬｜薑科薑花屬
主要產地｜印度、中國（雲南、西藏）
萃取部位｜根部（蒸餾）

適用部位　脾經、本我輪

核心成分
萃油率 0.24~0.53%，29 個可辨識之化合物（占 84.96~91.33%）

心靈效益｜平衡過度低調與避世，坦然迎風而立

藥學屬性	適用症候
1. 消炎，抗氣喘，解除攝護腺之充血	心包膜炎，腸胃炎，咳嗽，體格壯碩之氣喘病患，發燒，攝護腺炎
2. 養肝，抗寄生蟲，解蛇毒	曾因熱帶生活感染疾病而肝功能不彰，嘔吐，打嗝，蛇咬
3. 抗腫瘤	肺癌，乳癌，子宮頸癌，直腸癌，頭頸部癌症
4. 鎮靜，抗癲癇	激動不安，癲癇（減緩發作的強度）

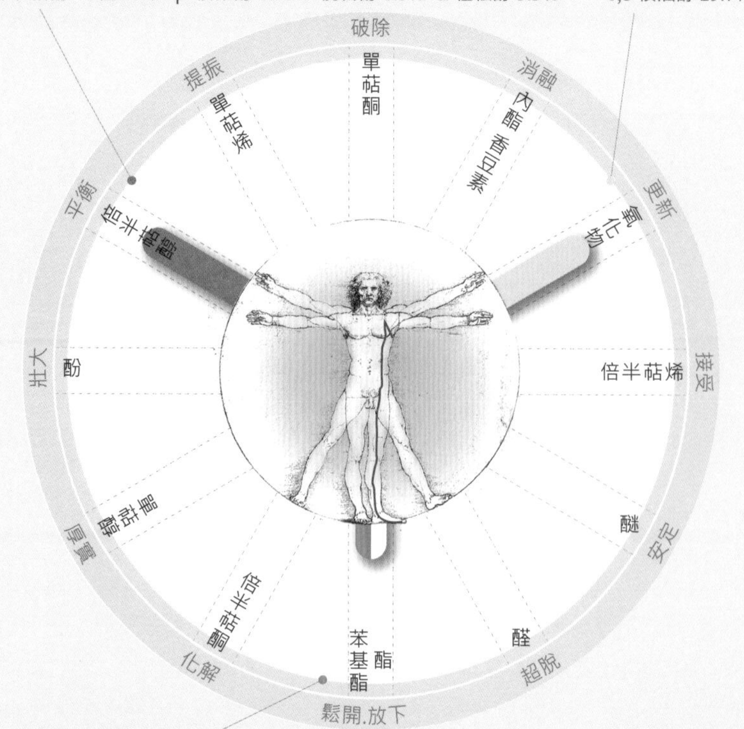

注意事項

1. 並非花香撲鼻的野薑花（Hedychium coronarium），英文俗名常令人混淆。

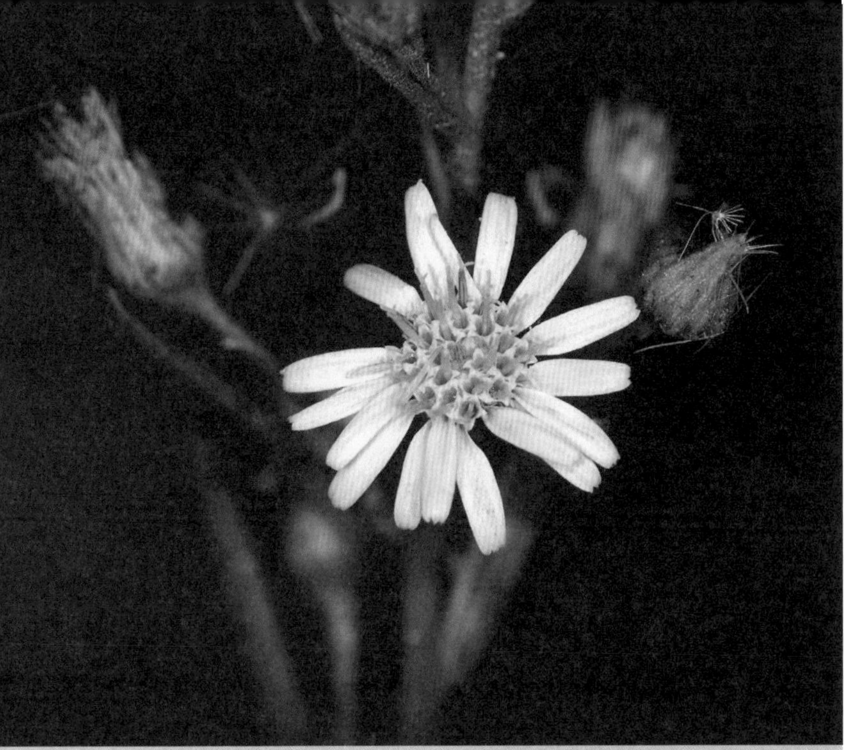

黏答答土木香
Sticky Fleabane

典型的地中海植物，常見於乾涸的河床、路邊和荒地。只要求光照。作為先驅植物，是土地含氮量與生態豐富性的指標，也能淨化汙染的土地。

藥學屬性	適用症候
1. 消炎，退燒	支氣管炎，鼻竇炎，著涼發燒
2. 抗病毒，抗幽門螺旋桿菌，抗腫瘤	胃潰瘍，胃癌
3. 止痛，療癒傷口，驅蟲	風濕，關節炎，腰背痠痛，蚊蟲叮咬，寄生蟲感染
4. 抗菌、抗黴菌，抗氧化	體癬，股癬，足癬

學　　名｜Inula viscosa / Dittrichia viscosa

其他名稱｜黃飛蓬 / Yellow Fleabane

香氣印象｜周星馳電影裡的小人物

植物科屬｜菊科旋覆花屬

主要產地｜約旦、以色列、土耳其、義大利

萃取部位｜開花之整株藥草（蒸餾）

倍半萜醇 18種：反式橙花叔醇 19.75%
α- & β-桉葉-6-烯-4α-醇 5.64%
福建醇 20.87%
丁香油烴氧化物 2.57%
倍半萜烯 11種 10%：
β-丁香油烴 1.52%
α-金合歡烯 0.89%
破除　單萜酮
消融　內酯　香豆素
更新　氧化物
接受　倍半萜烯
安定　醚
超脫　醛
鬆開.放下　苯基酯　酯
化解　倍半萜酮
厚實　單萜醇
壯大　酚
平衡　倍半萜醇
提振　單萜烯
α-岩蘭草酮 3.6%　大根老鸛草酮 0.96%
乙酸丁香酯 1.35%　乙酸雪松烯酯 2%

適用部位　膀胱經、心輪

核心成分

萃油率 0.05~1.49%，47 個可辨識之化合物（占 92.7%）

心靈效益｜平衡歧視或有色的眼光，人不知而不慍

注意事項

1. 溶劑萃取或 CO_2 萃取會得到 inuviscolide，這種倍半萜內酯有治療糖尿病、脂肪肝、抗惡性黑色素瘤的功能，但也可能引起皮膚過敏。

昆士亞
Kunzea

大型灌木，滿開白花，可達 3 公尺，原生於澳洲的冷涼海岸地帶。和紅千層屬是近親，不太需要照顧。在砂石與花崗岩上堅挺站立。

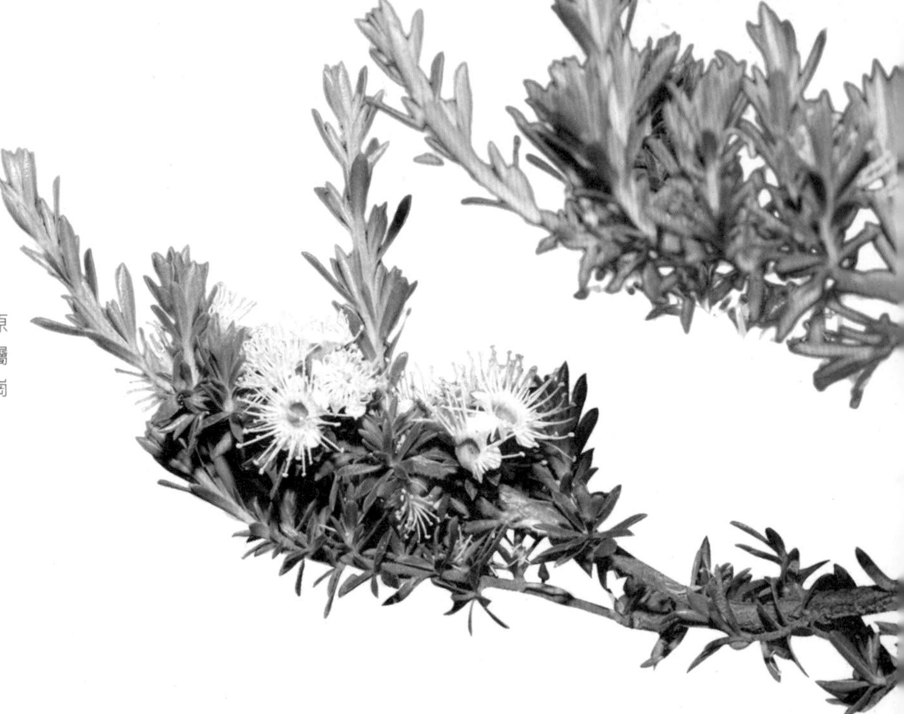

學　　名	Kunzea ambigua
其他名稱	蜱灌木 / Tick Bush
香氣印象	從海底一百層樓潛出水面
植物科屬	桃金孃科昆士亞屬
主要產地	澳洲（塔斯馬尼亞東北部、巴斯海峽島嶼）
萃取部位	枝葉（蒸餾）

適用部位　腎經、基底輪

核心成分

萃油率 0.3~3.8%，64 個可辨識之化合物

心靈效益｜平衡一意孤行的偏執，獨樂樂不如眾樂樂

藥學屬性	適用症候
1. 抗病毒，抗超級細菌	流感症狀
2. 傷口癒合，止癢，靜脈注射後使靜脈消腫	撞傷，燒燙傷，濕疹，皮膚排毒，化療或其他點滴注射後
3. 止痛，消炎	痛風，風濕，關節炎，肌肉痠痛，頭痛
4. 鎮定神經	鑽牛角尖，工作繁重，面臨截止日期

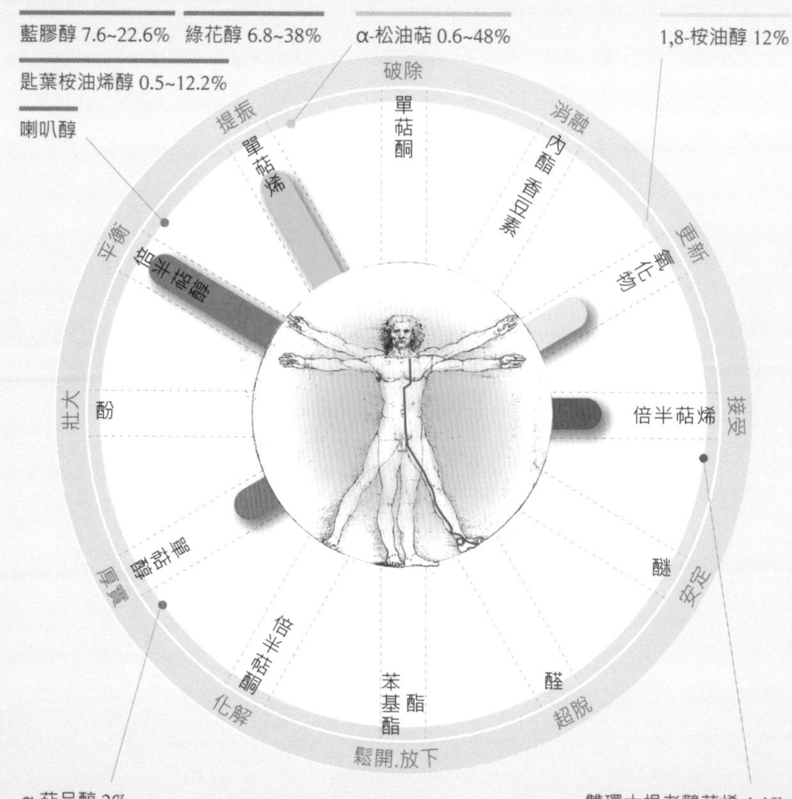

注意事項

1. 紐西蘭的卡奴卡 Kunzea ericoides 也是昆士亞屬。
2. 不同地區生長的昆士亞成分差距很大。

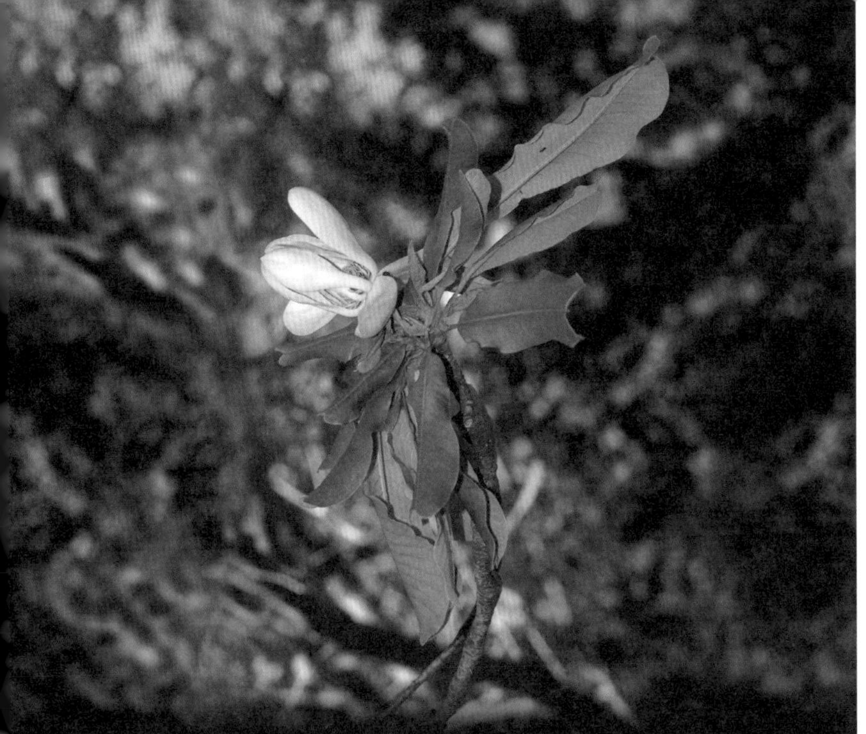

厚朴
Houpu Magnolia

喜光，分布於海拔 300~1500 公尺的山地，喜涼爽、濕潤、多雲霧的環境。在腐植質豐富、排水良好的微酸性土壤生長良好。常混生於落葉闊葉林內。

藥學屬性	適用症候
1. 鎮靜，抑制中樞神經	躁鬱症，胸悶，無事喘咳
2. 消炎，抗沙門氏菌，抗潰瘍	時常外食引起的消化不良、腸胃發炎
3. 養肝	時常外食引起的肝毒表現
4. 抗腫瘤	膽管癌

倍半萜醇 62%：α-桉葉醇 20.4% β-桉葉醇 30.9%
γ-桉葉醇 11.4%
β-丁香油烴氧化物 5.43%
破除
單萜酮
消融
內酯 香豆素
更新
氧化物
接受
倍半萜烯
安定
醚
超脫
醛
鬆開.放下
苯基酯 酯
化解
倍半萜酮
厚實
單萜醇
壯大
酚
平衡
倍半萜醇
提振
單萜烯
乙酸龍腦酯 1.9% 倍半萜烯 13種 6%：α-杜松烯 β-丁香油烴

學　　名｜Magnolia officinalis

其他名稱｜紫朴 / Magnolia-bark

香氣印象｜斗笠遮臉、乘船渡海的學問僧

植物科屬｜木蘭科木蘭屬

主要產地｜中國（四川、湖北、貴州、河南）

萃取部位｜樹皮（蒸餾）

適用部位　大腸經、本我輪

核心成分

萃油率 0.35~1.15%，59~88 個可辨識之化合物

心靈效益｜平衡被外在事物牽動的情緒，八風吹不動

注意事項

1. 藥材來源有二：厚朴與凹葉厚朴 M. officinalis subsp. biloba。
2. 傳統認為川朴（產於四川貴州）的質量優於溫朴（產於浙江福建）。
3. 傳統認為孕婦與脾胃虛寒者不宜食用厚朴，但精油外用則沒有這個問題。

橙花叔醇綠花白千層
Niaouli, CT Nerolidol

立足酸性潮濕的沼澤地或氾濫平原，森林大火後會迅速從徒長枝落地生根。密生的白花能提供多種蝙蝠、鳥類和昆蟲豐富的營養（花蜜）。

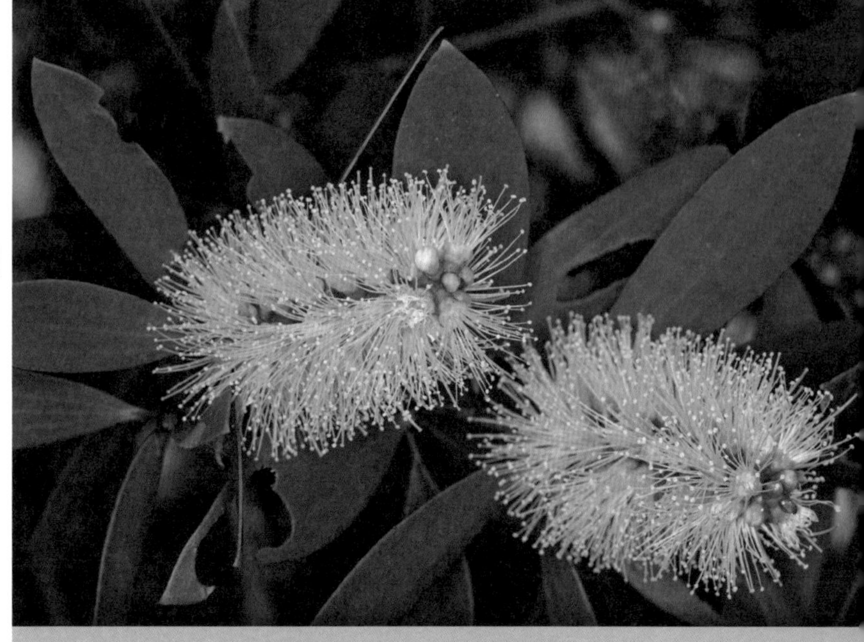

學　　名｜Melaleuca quinquenervia

其他名稱｜寬葉白千層 / Broad-leaved Paperbark

香氣印象｜薄霧籠罩的草原迎接清晨第一道曙光

植物科屬｜桃金孃科白千層屬

主要產地｜澳洲東部海岸、巴布亞紐幾內亞、新喀里多尼亞

萃取部位｜枝葉（蒸餾）

適用部位　任脈、性輪

核心成分

萃油率 1~3%，40 個可辨識之化合物

心靈效益｜平衡過高的自我期許，厚實一步一腳印的自信

藥學屬性	適用症候
1. 補强神經（平衡交感神經）	過度緊繃後的癱軟無力與崩潰，高血壓
2. 消炎（特別是呼吸道與生殖泌尿道的黏膜部位）	鼻竇炎
3. 荷爾蒙作用（由下視丘調節與強化睪丸和腎上腺）	提高男性生殖力
4. 抗寄生蟲，抗病毒，抗腫瘤	瘧疾，帶狀疱疹，類風濕性關節炎，次級感染皮膚炎，乳癌與子宮頸癌

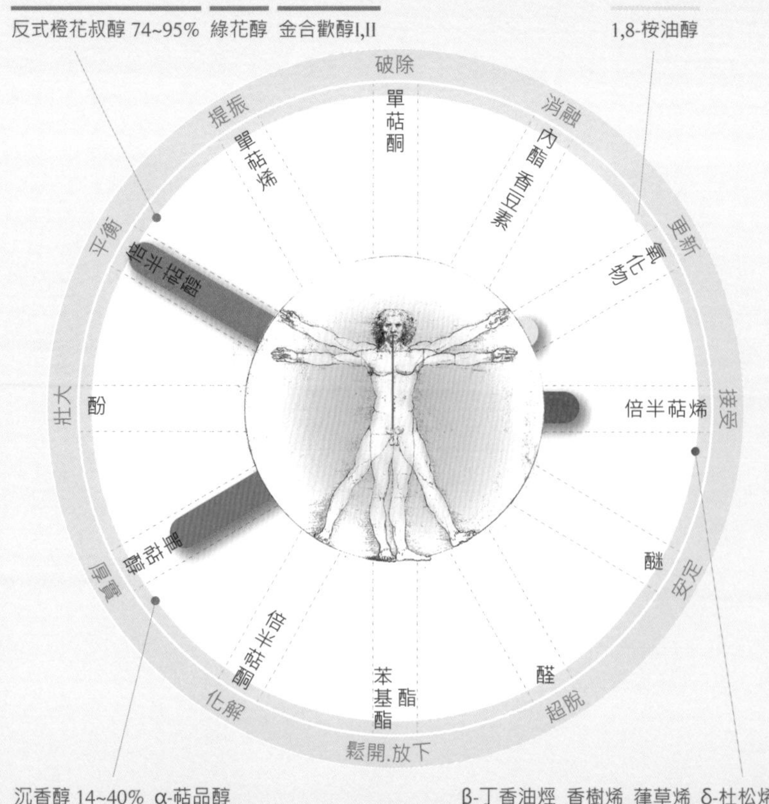

注意事項

1. 澳洲的綠花白千層主要有兩大化學品系：A. 綠花白千層醇＋桉油醇（最常見）；B. 橙花叔醇＋沉香醇。其中 B 型又可分高沉香醇型（含量在 40% 以上）和低沉香醇型（含量在 14% 以下）。低沉香醇型也就是橙花叔醇型。
2. 女性宜少量使用橙花叔醇綠花白千層，沉香醇綠花白千層則沒有這個問題。但沉香醇型對荷爾蒙和病毒的作用不及橙花叔醇型。

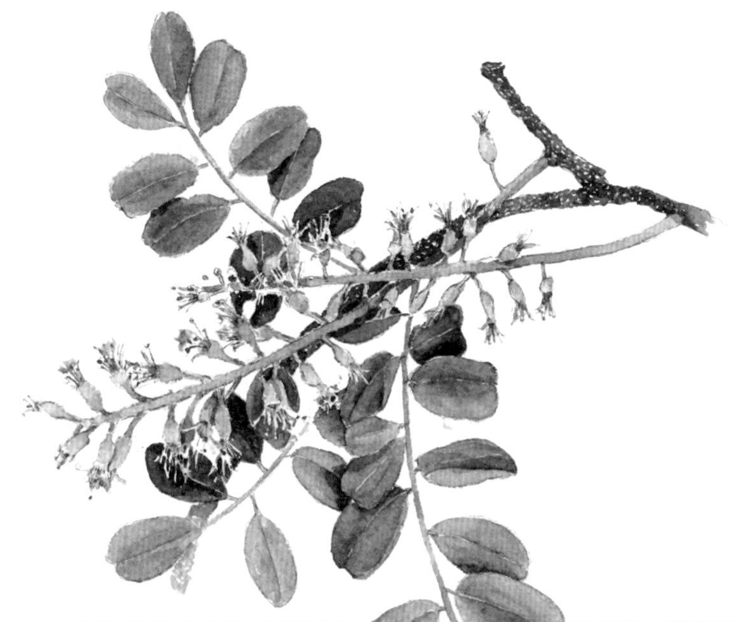

香脂果豆木
Cabreuva

見於熱帶雨林，以及乾樹林到草原之間的過渡地帶，喜歡肥沃的黏土。生長快速，但不像其他豆科植物與土中細菌有共生關係，不具固氮作用。

藥學屬性	適用症候
1. 提高藥物的皮膚吸收率，抗瘧原蟲	皮膚粗乾（不易吸收保養品或藥品），瘧疾
2. 抗腫瘤，抗病毒，消炎止痛，抗齲齒	乳癌與子宮頸癌，流感，風濕性關節炎，蛀牙
3. 神經發炎和退化，抗焦慮	帕金森氏症，功成名就的壓力，人際關係的壓力
4. 强化下視丘與睪丸和腎上腺的訊息傳導	用腦過度，筋疲力竭

反式橙花叔醇 77%　反式金合歡醇 2.1%　沒藥醇 16%

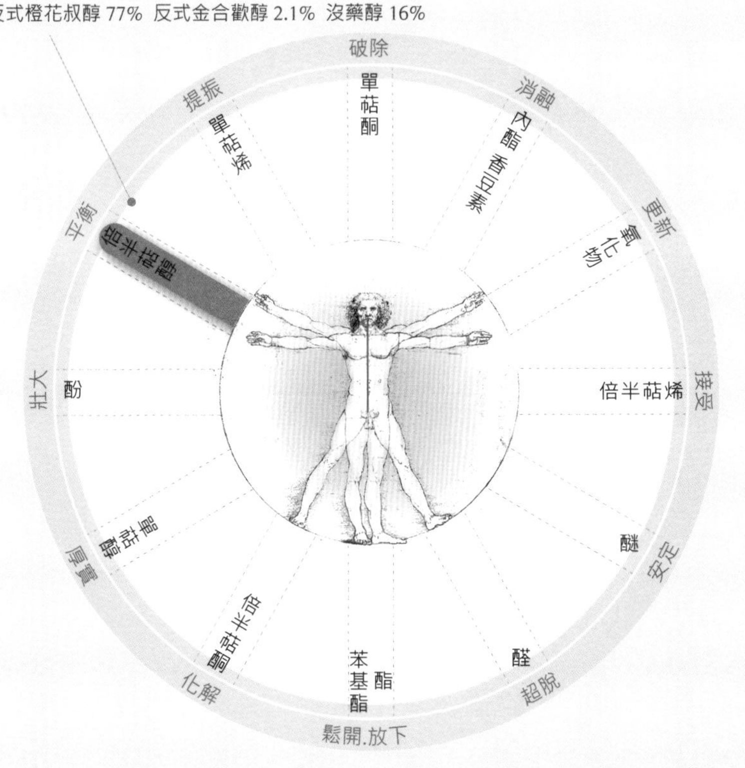

學　　名｜Myrocarpus fastigiatus

其他名稱｜巴西檀木 / Kaburé-Iwa（“Owl Tree”）

香氣印象｜曾國藩帶湘軍平定太平天國

植物科屬｜豆科脂果豆屬

主要產地｜巴西（東部）

萃取部位｜木材（蒸餾）

適用部位　任脈、性輪

心靈效益｜平衡面面俱到的企圖，盡人事聽天命

注意事項

1. 女性要留意使用的劑量和頻率。

新喀里多尼亞柏松
Araucaria

常綠針葉樹，最高 10 公尺，生於潮濕的熱帶，多分布在河邊。喜歡排水良好、富於礦物質的蛇紋岩土，能承受極鹼的條件。

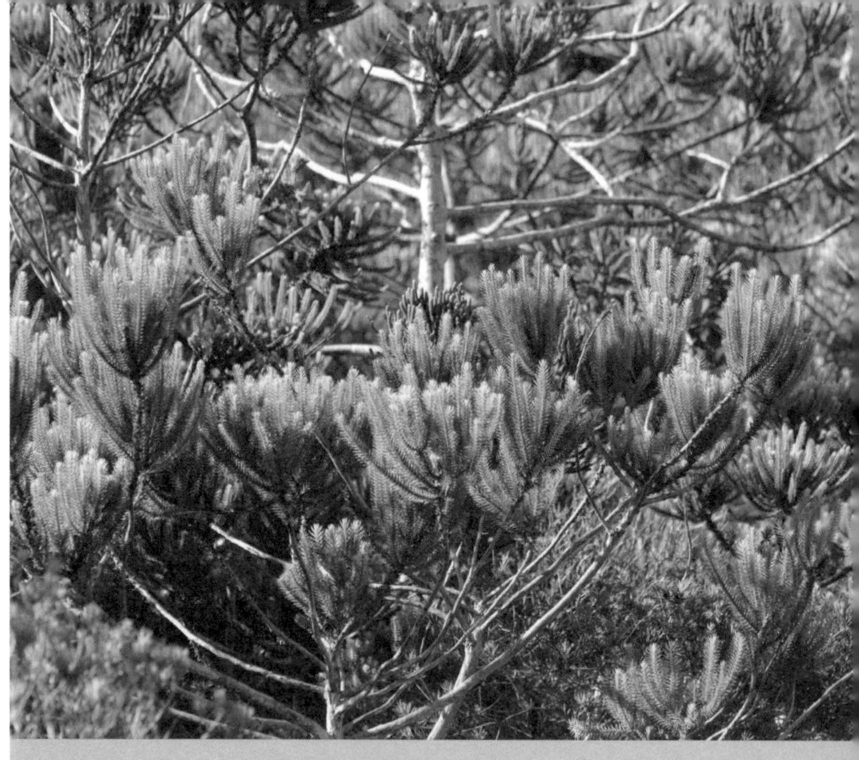

學　名	Neocallitropsis pancheri / Callitris pancheri
其他名稱	嘉稀木 / Carrière
香氣印象	鋪上花梨木地板的新家
植物科屬	柏科新喀里多尼亞柏松屬
主要產地	新喀里多尼亞
萃取部位	心材（蒸餾）

適用部位　心包經、心輪

核心成分

萃油率 6.9%，40 個可辨識之化合物

心靈效益｜平衡快速刺激的步調，開始慢活

藥學屬性	適用症候
1. 抗腫瘤，抗血管增生	化療病患，癌後保健（防復發）
2. 抗菌，殺蟎劑	感染牛壁蝨，居家防蟎蟲
3. 養肝	幼年曾罹患單核血球增多症者，B 肝帶原者
4. 鎮靜（對 CNS 有抑制作用），降血壓	躁鬱症，高血壓

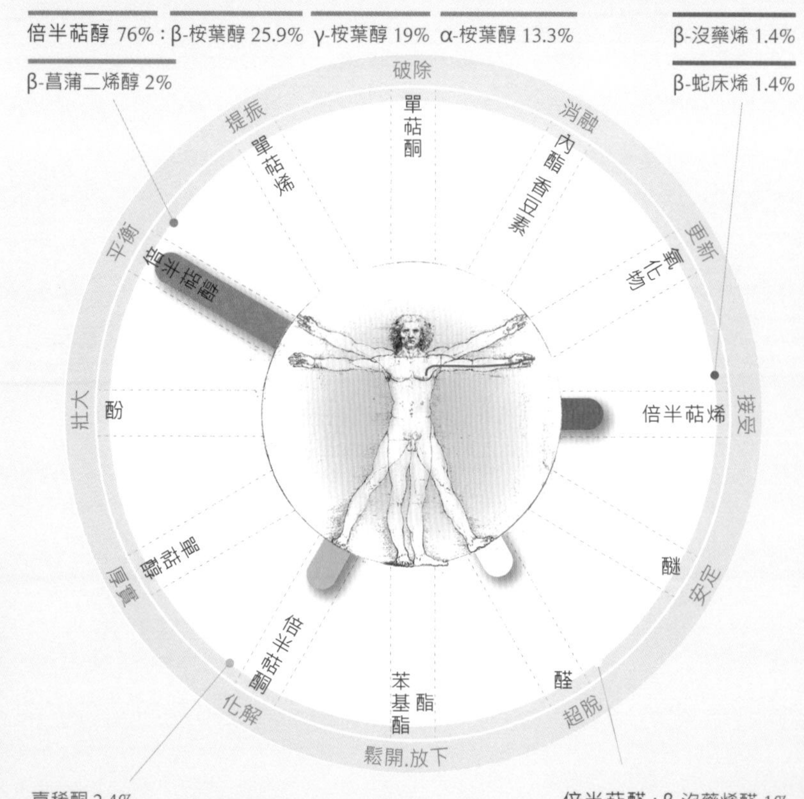

注意事項

1. 孕婦與哺乳母親不建議使用（因為抗血管增生的作用）。
2. 接受大手術、胃潰瘍、服用抗凝血藥與血壓過低者不建議使用（因為 β-桉葉醇可能抑制血小板聚集）。

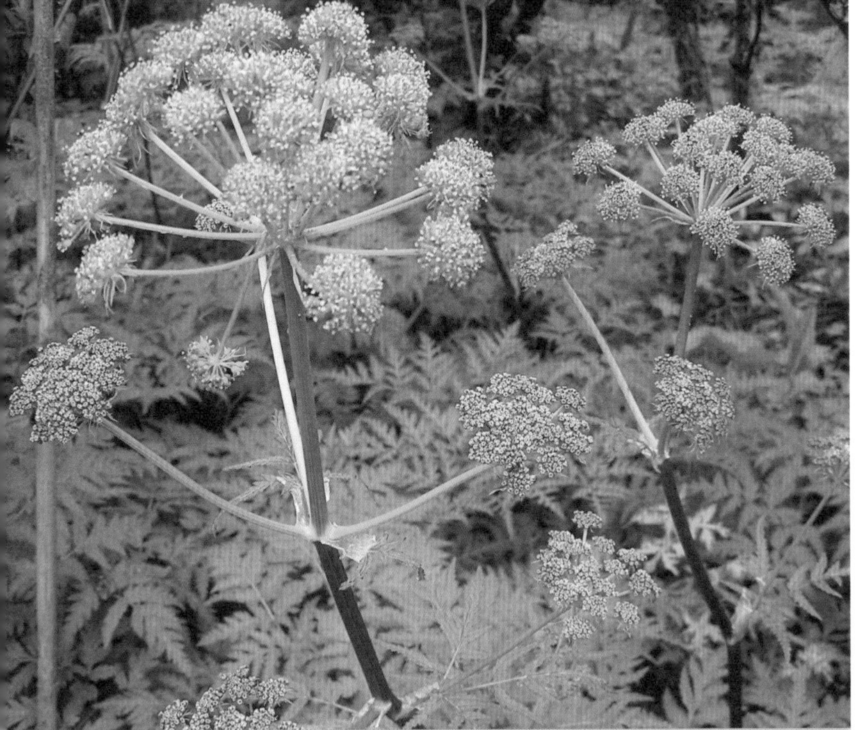

羌活
Qiang Huo

生長於海拔 2000~4000 公尺的林緣及灌叢，喜涼爽濕潤，耐旱耐陰。忌連作，對土壤要求不嚴，但以土層深厚土質疏鬆的壤土或沙土為宜。

藥學屬性	適用症候
1. 消炎，抗過敏	感冒風寒，四肢浮腫，遲發性過敏反應
2. 鎮痛（主散風邪寒濕）	風濕，頭痛，關節痛，一身盡痛
3. 擴張冠狀動脈，增加心肌營養性血流量	冠狀動脈粥樣硬化，腦下垂體後葉素引起的心肌缺血
4. 解熱	感染發燒

學　　名｜Notopterygium incisum

其他名稱｜川羌 / Notopterygium Root

香氣印象｜在狂風吹襲的峭壁間緩步攻頂

植物科屬｜繖形科羌活屬

主要產地｜中國（西藏、青海、四川、甘肅、陝西）

萃取部位｜根部（蒸餾）

適用部位　膀胱經、心輪

核心成分

萃油率 2.7%，83 個可辨識之化合物（占 75.77%）

心靈效益｜平衡强迫症的心心念念，順勢而為

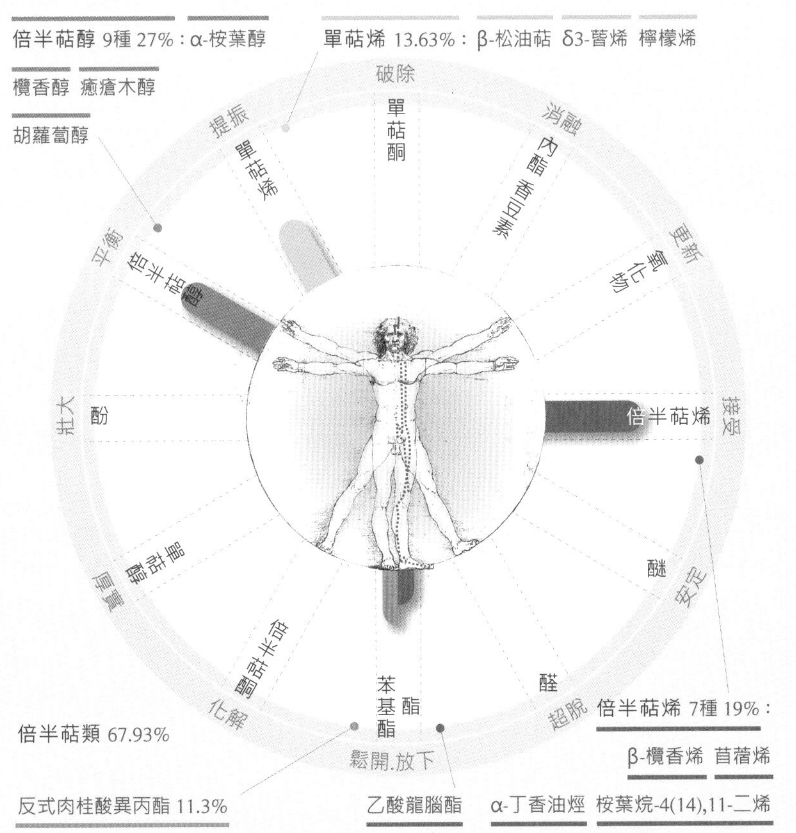

注意事項

1. 藥材來源有二，狹葉羌活 N. incisum 以倍半萜類為主，寬葉羌活 N. forbesii 則以單萜類為主。
2. 因為四川與青海過度採挖，野生資源面臨枯竭的危機。甘肅已成功實現人工種植，稍微減輕供需的壓力。

華澄茄
Cubeb

攀緣植物，高可達 6 公尺，在原生地印尼常與咖啡種在一起。喜歡高溫多濕。與黑胡椒很像，但果實較長，而且果實有柄，所以常被稱為“尾胡椒”。

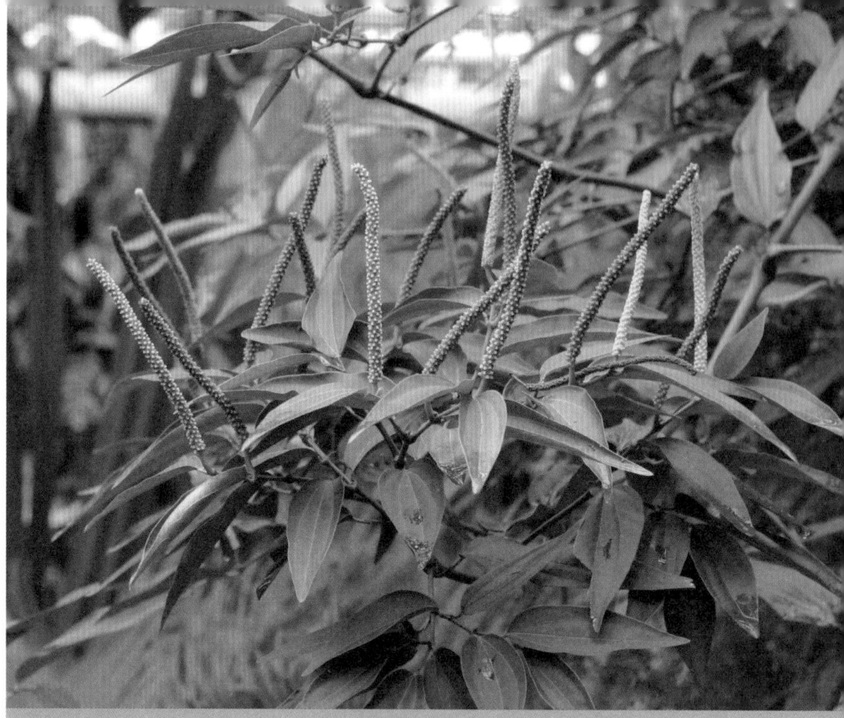

學　　名｜Piper cubeba

其他名稱｜爪哇胡椒 / Java Pepper

香氣印象｜敲擊甘美朗的明亮回音

植物科屬｜胡椒科胡椒屬

主要產地｜印尼、印度、斯里蘭卡

萃取部位｜果實（蒸餾）

適用部位　腎經、基底輪

核心成分

萃油率 11.8%，105 個可辨識之化合物（占 63.1%）

心靈效益｜平衡忡忡憂心，驅散被害的迷霧

藥學屬性	適用症候
1. 抗感染，抗菌	生殖泌尿道感染，膀胱炎，尿道炎，陰道炎（白帶型），性病
2. 健胃，補身，解熱，抗瘧原蟲	腸胃炎，熱帶地區之腹瀉消瘦，瘧疾
3. 消炎，養腎（抗腎毒）	風濕病，各類腎臟疾病，預防攝護腺癌
4. 保護神經	同樣的惡夢反覆出現，疑神疑鬼，膽小怕事

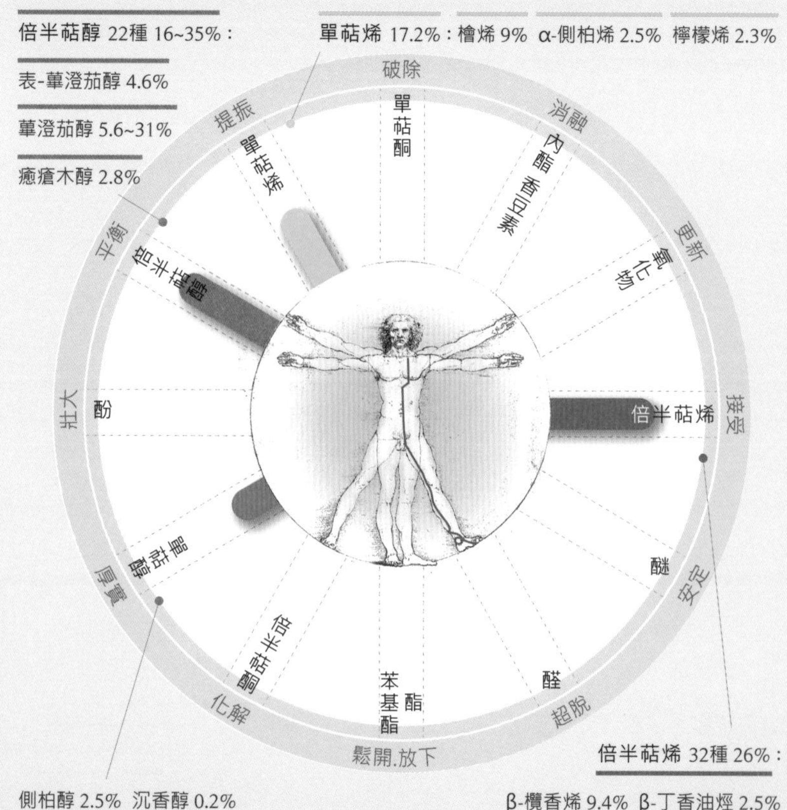

注意事項

1. 《中國藥典》收錄的華澄茄是樟科植物山雞椒 Litsea cubeba，與生藥學和芳香療法裡的華澄茄不是同一種植物。
2. 葉油成分和果油相彷，主要是比例的差異。但果油含有非常多的微量成分（小於 0.05%），葉油則無。

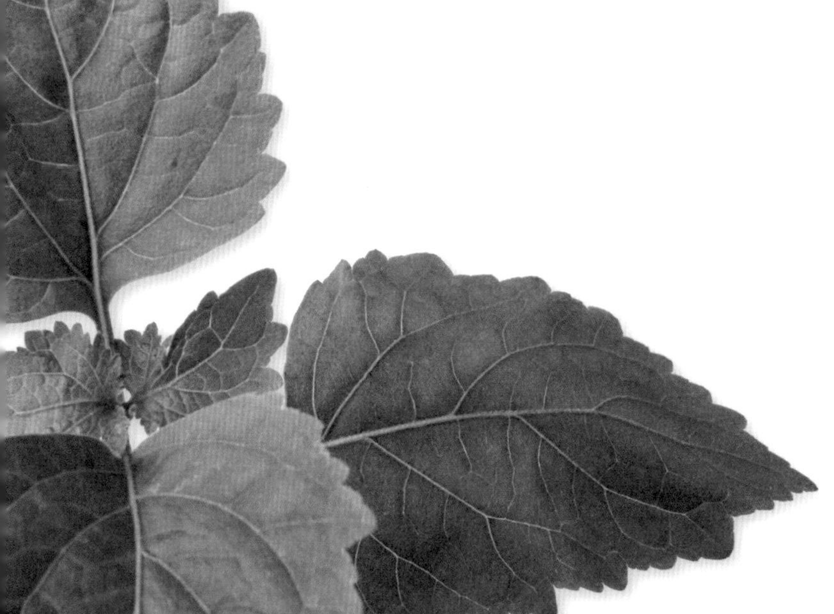

廣藿香

Patchouli

生長在潮濕溫暖的地帶，極耗地力，但種植 8 個月便可採收。是農夫親善藥草，很容易照顧。乾葉擺放半年再蒸餾的話，品質更佳。

藥學屬性	適用症候
1. 促進組織再生，祛濕	濕疹，脂漏性皮膚炎，粉刺，手腳龜裂，頭皮屑，足癬，褥瘡，白癜風
2. 補身，激勵，助消化（健胃），有鈣拮抗活性	防止感冒惡化，宿醉，中暑，嘔吐，鼻塞引起的頭暈
3. 消炎，抗部分感染，抗菌抗黴菌，退燒，驅蟲	感染性結腸炎，寄生蟲病，宅邸淨化
4. 消除淤塞現象（如充血），補強靜脈	內外痔，靜脈曲張

學　名｜Pogostemon cablin

其他名稱｜藿香 / Kabling

香氣印象｜60 年代的嬉皮文化

植物科屬｜唇形科刺蕊草屬

主要產地｜印尼、印度、中國（廣東與海南）

萃取部位｜整株（蒸餾）

適用部位　脾經、本我輪

核心成分

萃油率 0.3~1.5%，34 個可辨識之化合物（占 97.38%）

心靈效益｜平衡太多的自我關注，開始意識別人的存在

倍半萜醇 6種：廣藿香醇 43~57%　刺蕊草醇 2.4%　環氧倍半萜類　吡喃酮　酸類

破除
單萜酮
消融
內酯 香豆素
更新
氧化物
接受
倍半萜烯
安定
醚
超脫
醛
鬆開.放下
苯基酯 酯
化解
倍半萜酮
厚實
單萜醇
壯大
酚
平衡
倍半萜醇
提振
單萜烯

廣藿香酮 1.5%　倍半萜烯 13種：α- & β-布藜烯 26%　癒瘡木烯 6%

注意事項

1. 分廣藿香酮和廣藿香醇兩種化學品系（CT），中藥的藿香正氣散傳統上是以廣藿香酮（30%）為主，但現今市售的藥材較多是以廣藿香醇為主。
2. 印尼與印度都是廣藿香醇型，接近中國的南香（海南產）、湛香（湛江產）。

狹長葉鼠尾草

Blue Mountain Sage

生長在高海拔水道或潮濕地區的含鈣或含鹽土壤，需要全日照。窄長的葉片觸感粗糙，多為野生，少見栽種。

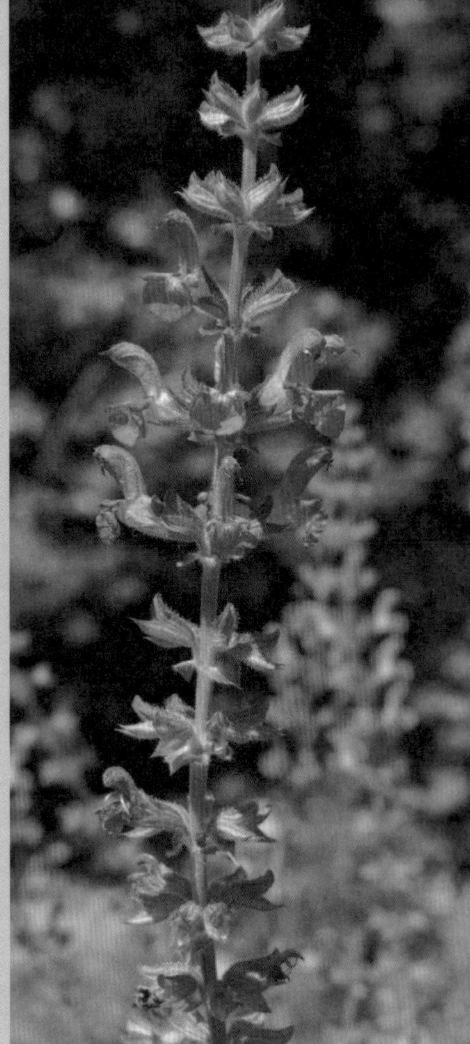

藥學屬性	適用症候
1. 强力消炎，抗菌，除穢	呼吸道發炎，感冒咳嗽，肺結核，淨化病宅
2. 傷口癒合	各種傷口護理，皮膚敏感
3. 收斂體液	多汗，多痰，多唾液
4. 驅蟲，抗瘧原蟲	熱帶寄生蟲病，瘧疾

學　　名 | Salvia stenophylla

其他名稱 | 藍山鼠尾草 / African Tea Tree

香氣印象 | 日正當中，正直的警長一人迎擊匪徒

植物科屬 | 唇形科鼠尾草屬

主要產地 | 南非（中部與東部）

萃取部位 | 葉片（蒸餾）

適用部位　肺經、心輪

核心成分

萃油率 0.41%，33 個可辨識之化合物（占 95.63%）

心靈效益 | 平衡獨孤求敗的羞怯，漸漸走近人群

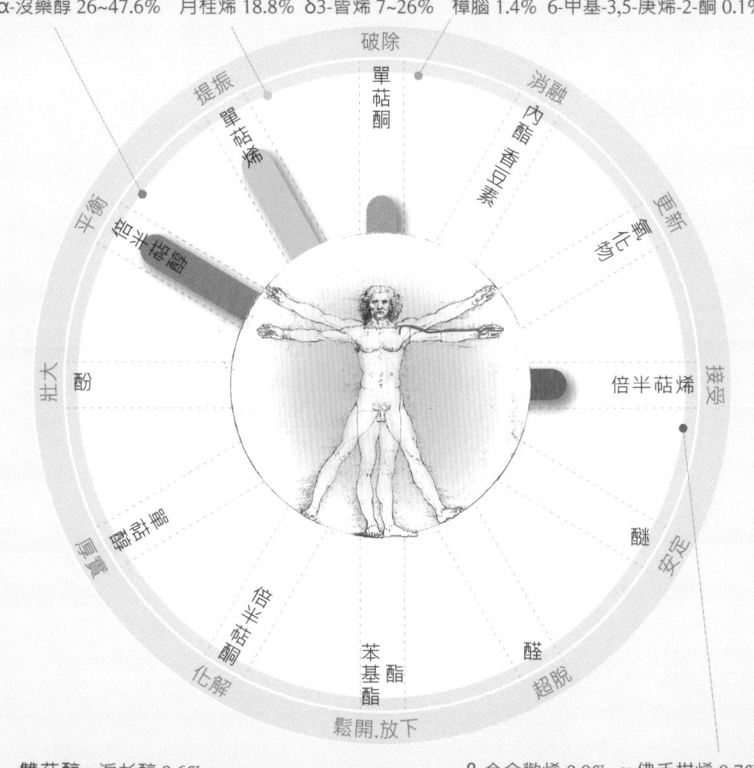

注意事項

1. 1976 年首現於市場，1980 年開始有成分研究發表，取得不易。
2. 另一新興南非特有種鼠尾草為 Salvia chamelaeagnea，分布於開普敦西南，主要成分為檸檬烯（38.67%），桉油醇（16.2%），綠花醇（7%）。

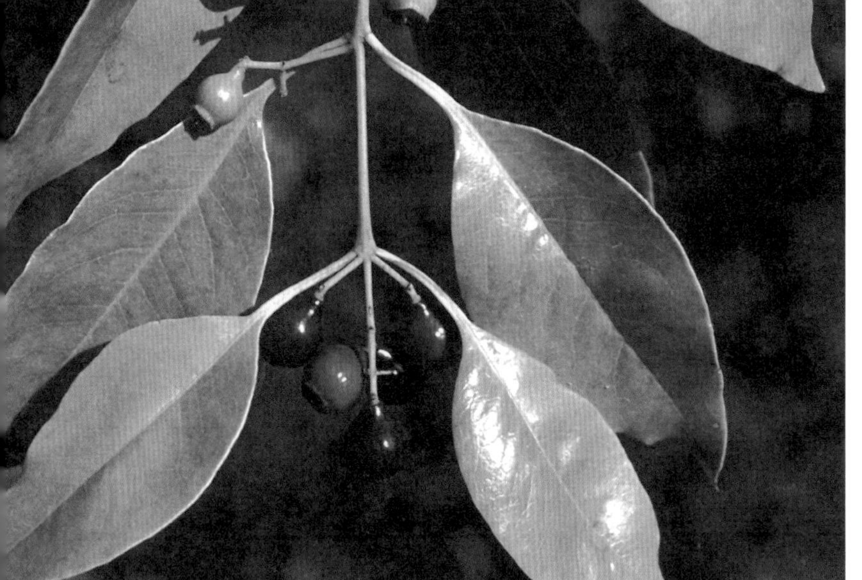

檀香
Sandalwood

4~20 公尺、生長緩慢的熱帶小樹，以根部吸盤從多種寄生植物獲得養分。種植時必須同時挑選適合與其共同生存的植物，寄主植物並不會因而凋零。

藥學屬性	適用症候
1. 解除淋巴與靜脈之壅塞，抑制酪胺酸酶	靜脈曲張，骨盆腔充血，臉部皮膚的紅血絲，美白
2. 強心，安撫神經，抑制乙醯膽鹼酯酶，競爭血清素與多巴胺受體，強化聽力	心臟無力，坐骨神經痛，腰痛，記憶力退化，憂鬱症，耳鳴，聽力受損
3. 抗腫瘤，抗病毒，抗感染，退燒	皮膚癌，疱疹，H3N2 流感，扁平疣，尿道炎，淋病
4. 抗幽門螺旋桿菌，降血糖，護肝養腎	胃潰瘍，糖尿病，化學製劑中毒，腎炎

倍半萜醇 30種 78.5%：α- & β-白檀醇 49~70%　　倍半萜之異構體 5種 4.4%

香柑醇 0.37~10%

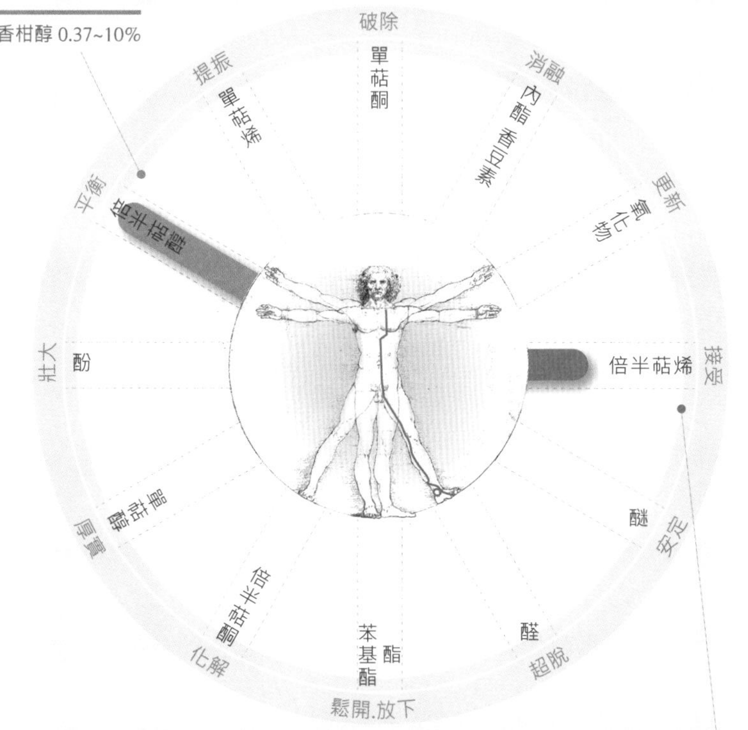

酸：白檀酸 0.4%　　倍半萜烯 9種 7.8%：大根老鸛草烯 5%　菖蒲二烯 1.39%

學　　名｜Santalum album

其他名稱｜印度白檀 / Indian Sandalwood

香氣印象｜泰姬瑪哈陵的倒影

植物科屬｜檀香科檀香屬

主要產地｜印度、印尼、澳洲

萃取部位｜心材（蒸餾）

適用部位　腎經、基底輪

核心成分

萃油率 4%，53 個可辨識之化合物（占 99.9%）

心靈效益｜平衡大江東去的落寞，享受夕陽的美感

注意事項

1. 熟年樹種的經濟效益較高，適宜萃油的時間是 30 歲以後。因為需求量過大，為免於滅絕，印度政府已經禁止檀香木的出口。
2. 許多地區積極投入印度白檀的栽種，斯里蘭卡產的含白檀醇 56%，萃油率 6.36%；澳洲產的白檀醇可達 70%，萃油率 6.2%。印尼也有印度白檀，白檀醇為 49%，萃油率 1.3%。澳洲自己另有一原生品種，澳洲檀香 S. spicatum，香氣和印度白檀大不同，白檀醇偏低。

太平洋檀香

Sandalwood Pacific

香氣組成受環境影響大於基因，如寄生於苦楝根的檀香也會得其殺蟲成分，α- & β-白檀醇則會受黴菌與四種細菌的影響而產生比例的變化。

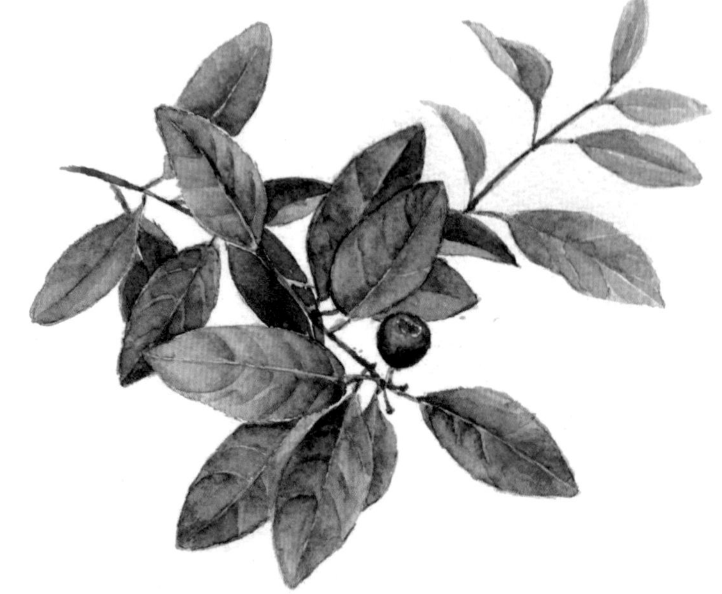

學　　名	Santalum austrocaledonicum
其他名稱	新喀里多尼亞白檀 / New Caledonian Sandalwood
香氣印象	南島風情的木刻版畫
植物科屬	檀香科檀香屬
主要產地	新喀里多尼亞、萬那杜
萃取部位	心材（蒸餾）

適用部位　腎經、基底輪

核心成分

萃油率 2.2%，84 個可辨識之化合物

心靈效益｜平衡文明的扭曲，還原心靈的原生態

藥學屬性	適用症候
1. 解除淋巴與靜脈之壅塞，抑制酪胺酸酶	靜脈曲張，臉部皮膚的紅血絲，淡斑
2. 安撫神經，競爭血清素與多巴胺受體，強化聽力	神經痛，憂鬱症，耳鳴
3. 抗腫瘤，抗病毒，抗感染，退燒	皮膚癌，疱疹，扁平疣，尿道炎
4. 健胃，降血糖，護肝養腎	胃潰瘍，糖尿病，化學製劑中毒，腎炎

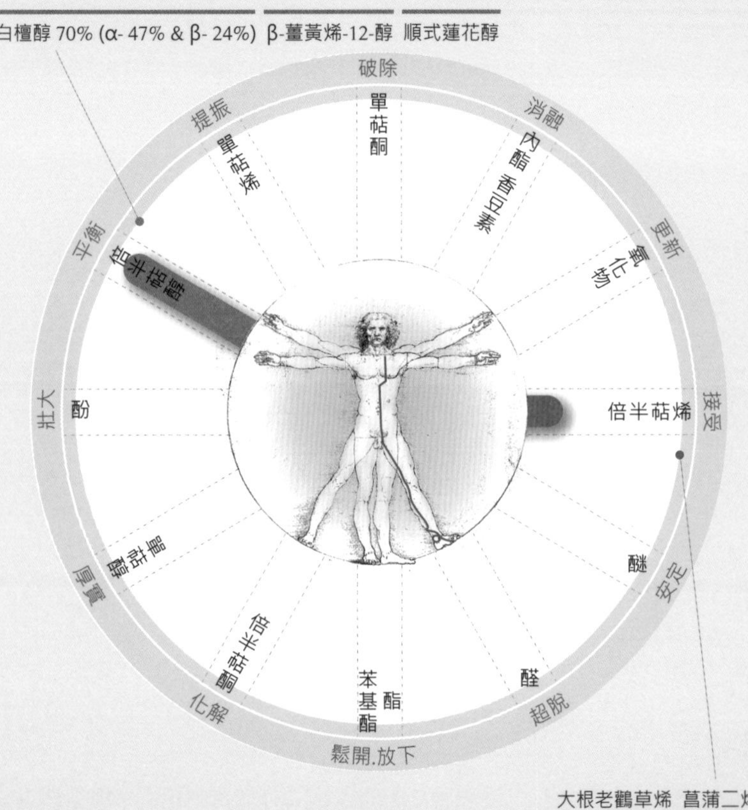

注意事項

1. 優質檀香油的國際標準是 α-白檀醇 > 41%，β-白檀醇 >16%。萬那杜共和國的北方島嶼約有兩成的樹可達標。而太平洋檀香的香氣組成是最接近印度檀香的一種。
2. 澳洲檀香 S. spicatum 含 α-白檀醇 9.1%，β-白檀醇 8%，屬於輕版檀香。
3. 夏威夷檀香 S. paniculatum 含 α-白檀醇 34.5~40.4%，β-白檀醇 11~16.2%，也是比較接近印度檀香的品種。

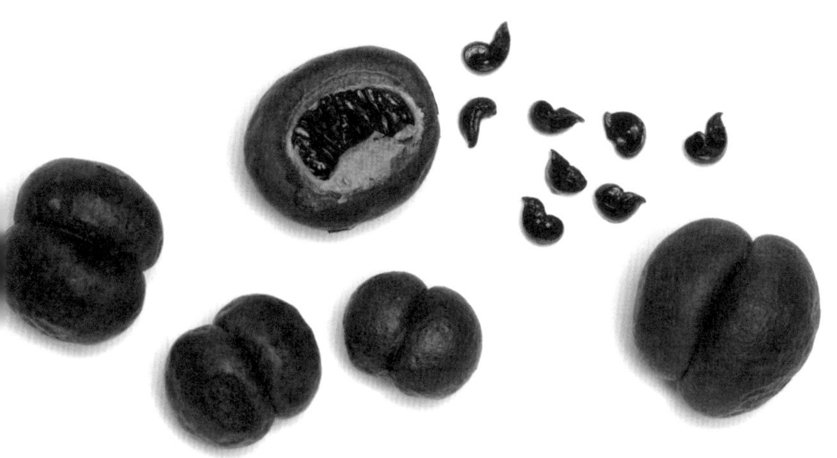

塔斯馬尼亞胡椒

Tasmanian Pepper

高大的灌木，2~5 公尺，紅棕枝幹十分醒目，豌豆大的紫黑莓果成串。喜歡冷涼氣候與非石灰岩的土壤，需要半遮蔭，常見於高山的山溝中。

藥學屬性	適用症候
1. 抗菌防腐，抗黴菌，抗氧化	胃痛，腸絞痛，食物中毒
2. 抗感染，防蟲	性病，戶外活動，陰暗潮濕的室內環境
3. 消炎，抗敏，止痛，抗腫瘤	皮膚發癢，紅疹，肺癌，白血病，腹水腫瘤，安寧療護
4. 舒張血管，抗焦慮	情緒緊張引起的高血壓

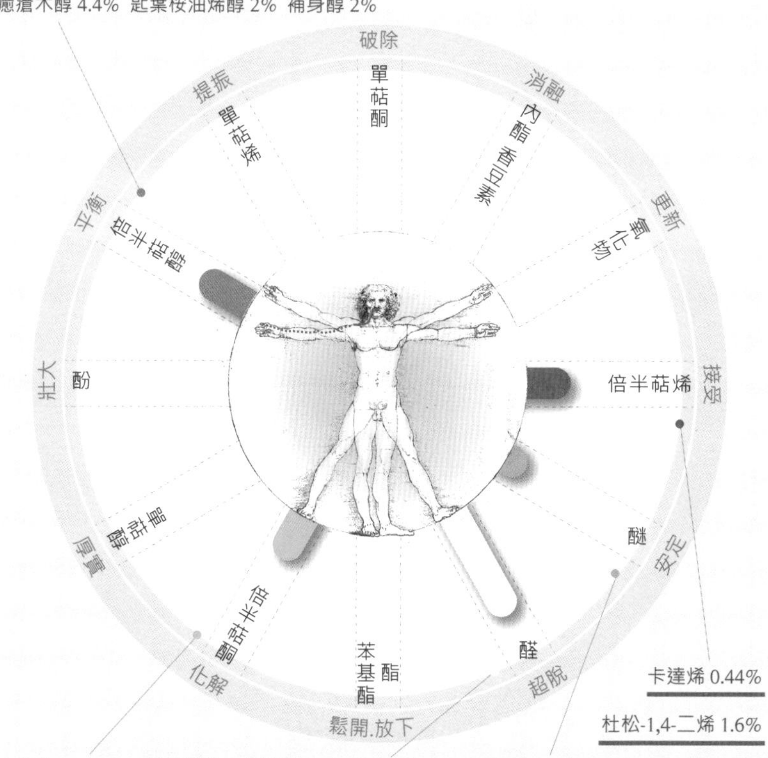

學　　名｜Tasmannia lanceolata / Drimys lanceolata

其他名稱｜假八角 / Mountain Pepper

香氣印象｜獨角仙在光蠟樹上安靜地交配

植物科屬｜林仙科澳洲林仙屬

主要產地｜澳洲（塔斯馬尼亞）

萃取部位｜果實（溶劑萃取）

適用部位　大腸經、心輪

核心成分

萃油率 1~6%

心靈效益｜平衡高漲的競爭意識，散放不刺眼的光亮

注意事項

1. 油色墨綠，相當黏稠。
2. 全株都有香氣，葉片也能萃取精油，比果油含有更多倍半萜類。葉和果的抗氧化力是藍莓的 3 倍。

纈草

Valerian

高海拔、肥沃、弱鹼性沙質土壤能使產油率提高。耐寒，性喜濕潤。挖出的根不可以用水洗，也不能曝曬，只能陰乾，以免降低含油量。

學　　名｜Valeriana officinalis

其他名稱｜鹿子草 / Baldrian

香氣印象｜冥王之后 Persephone 波賽鳳從地底回到人間

植物科屬｜敗醬科纈草屬

主要產地｜東歐、中國

萃取部位｜根部（蒸餾）

適用部位　心經、基底輪

核心成分

萃油率 0.3%，84 個可辨識之化合物（占 90%）

心靈效益｜平衡對於物質和精神的追求，信守中庸

藥學屬性	適用症候
1. 鎮靜（降低中樞神經的反應，放鬆肌肉，尤其是呼吸系統與運動之肌肉），抗痙攣，平衡神經，抗抑鬱	失眠，神經衰弱，躁鬱，神經痛，頭痛，癲癇，過動，腸躁症，壓力失憶症
2. 退燒，腎臟保護作用	發燒，II 型糖尿病的腎受損
3. 利膽，抗頭皮屑	膽結石，膽囊炎，油膩的膚質和髮質
4. 擴張冠狀脈血管，降血壓，調節血脂，抗脂質過氧化	心肌缺血，冠心病，心絞痛，心律不整

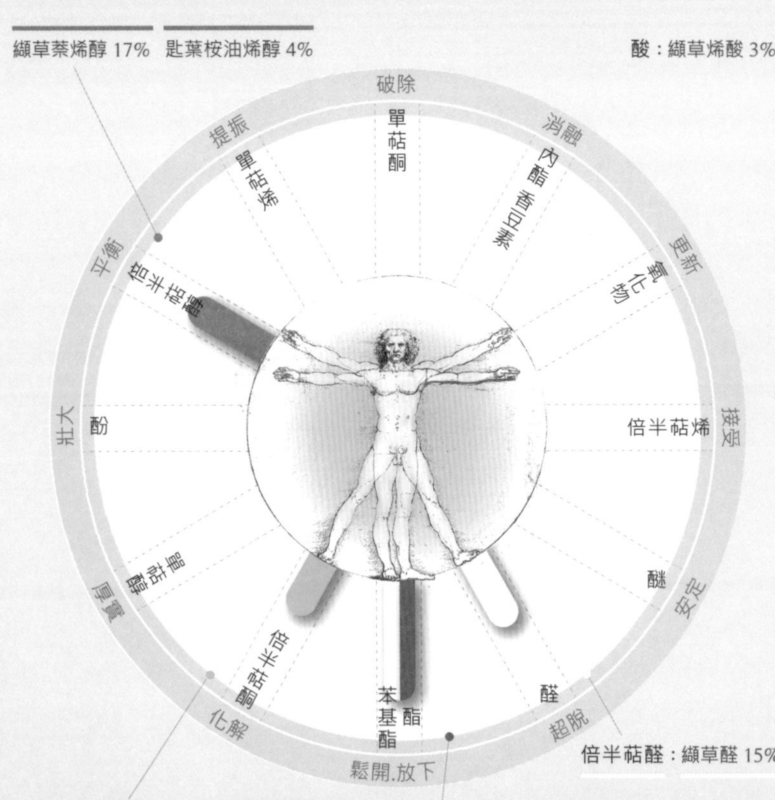

注意事項

1. 栽培種與野生的精油成分差異不大，一年生含量要高於二年生，但儲存後纈草含油量降低。
2. 中國產纈草精油與歐洲產的主要區別在於不含纈草烯酸。
3. 對神經系統影響最大的是纈草醛和纈草烯酸。

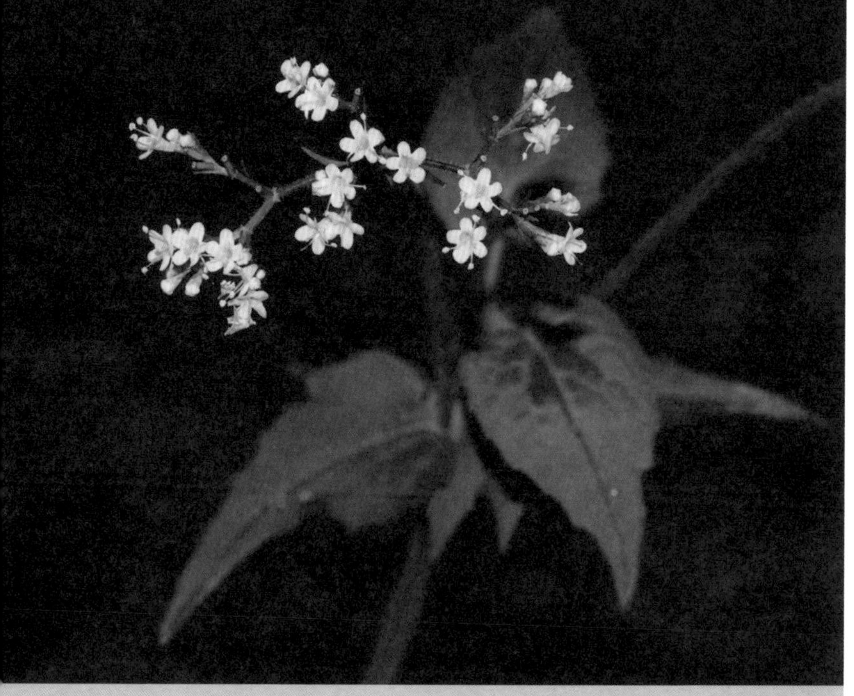

印度纈草
Indian Valerian

原生於喜馬拉雅西北，1300~3300 公尺山區。小型藥草（高 14~45 公分），能夠激勵蚯蚓的活動，並增加土壤的含磷量。

藥學屬性	適用症候
1. 補强神經，抗痙攣，阿育吠陀之補藥	發狂，癲癇，歇斯底里，疲累無力
2. 消炎	皮膚病，蛇毒、蠍子、蜘蛛等有毒物種之叮咬
3. 抗糖尿，調節消化，祛脹氣	肥胖，糖尿病後遺症（如認知退化）
4. 解除靜脈壅塞，强化靜脈循環	內痔外痔，靜脈曲張

學　　名	Valeriana wallichii / Valeriana jatamansi
其他名稱	蜘蛛香 / Tagar
香氣印象	充滿腐植質的森林黑土
植物科屬	敗醬科纈草屬
主要產地	尼泊爾、印度、中國
萃取部位	根部（蒸餾）

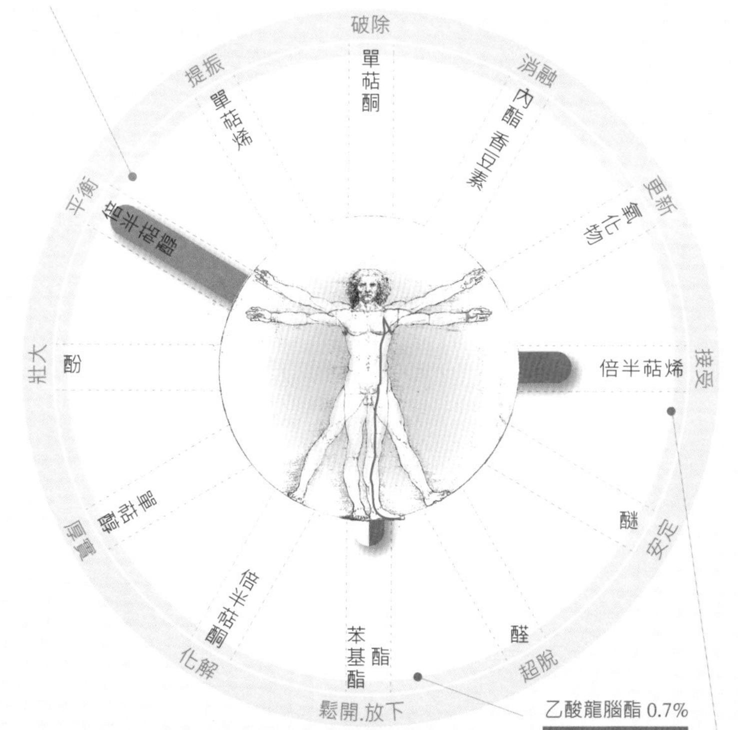

適用部位　脾經、本我輪

核心成分

萃油率 0.64~1.67%，21 個可辨識之化合物（占 98.9%）

心靈效益 | 平衡思考多於行動的傾斜，帶來大地的護佑與祝福

注意事項

1. 本品種可分為兩大化學品系，但都屬於倍半萜醇類：廣藿香醇型和馬欖醇型。香水業需求較大的是廣藿香醇型，本書所列也是廣藿香醇型。
3. 喜馬拉雅山區共有 16 個作用相近的纈草品種，本品種最常被拿來取代歐洲纈草。

岩蘭草
Vetiver

原生於印度，適應各種土質，但現今遍布熱帶的植株都來自美國的栽培種。窄葉品種比寬葉品種茂盛而芳香，深密的根部可以強化水土保持。

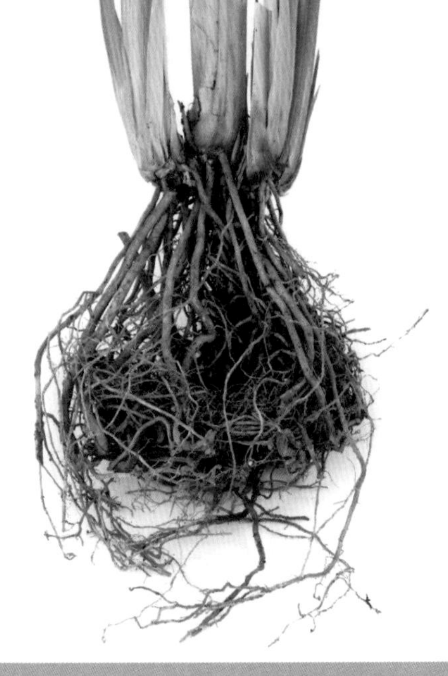

學　名｜Vetiveria zizanioides / Chrysopogon zizanioides

其他名稱｜香根草 / Khus-Khus

香氣印象｜演歌歌手忘詞後瀟灑道歉

植物科屬｜禾本科岩蘭草屬（金鬚茅屬）

主要產地｜海地、印度、中國、巴西、印尼

萃取部位｜根部（蒸餾）

適用部位　脾經、本我輪

核心成分

萃油率 0.64~1.67%，80 個可辨識之化合物（占 94.5%）

心靈效益｜平衡過於潔癖的態度，無入而不自得

藥學屬性	適用症候
1. 修復皮膚，保濕，抗皺，抑制酪胺酸酶	缺水的皮膚，妊娠紋，魚尾紋，蕁麻疹，黑斑
2. 促進循環，增加紅血球數量，通經	冠狀動脈炎，肩頸腰背痠痛，無月經，少經
3. 激勵免疫系統，激勵淋巴，補強腺體	口瘡，發燒，頭痛，胃炎，肝臟充血
4. 鎮靜，強化神經	分離焦慮，幽閉恐懼，怯場，失戀

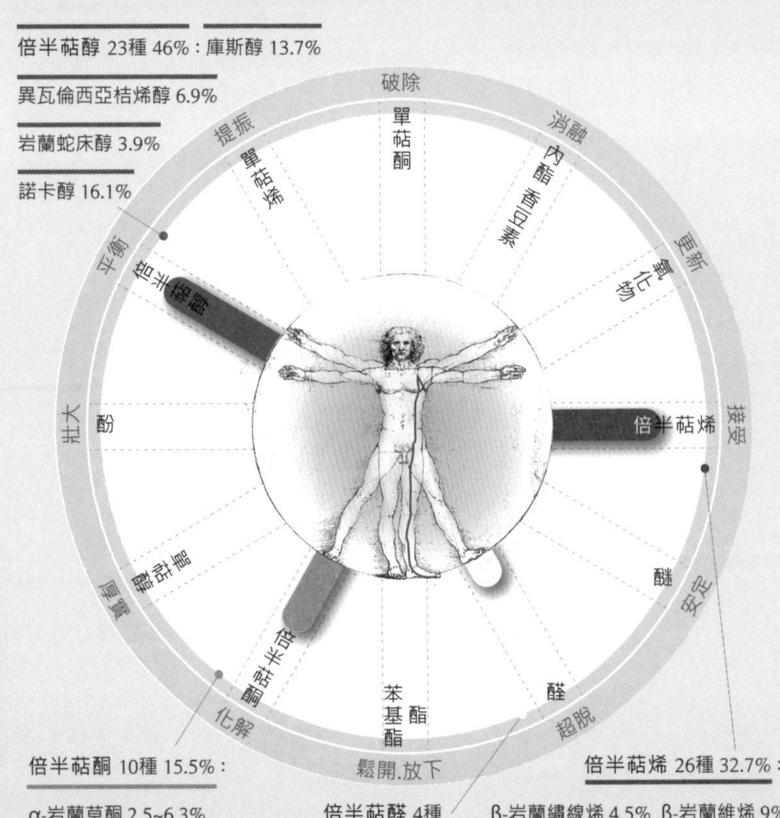

注意事項

1. 香型主要分兩類：
   - 海地與留尼旺島屬於較甜的花香調，所以香水業較偏愛。
   - 印度野生的屬於香脂木質調，北印度富於土地感，南印度則較有香料感。

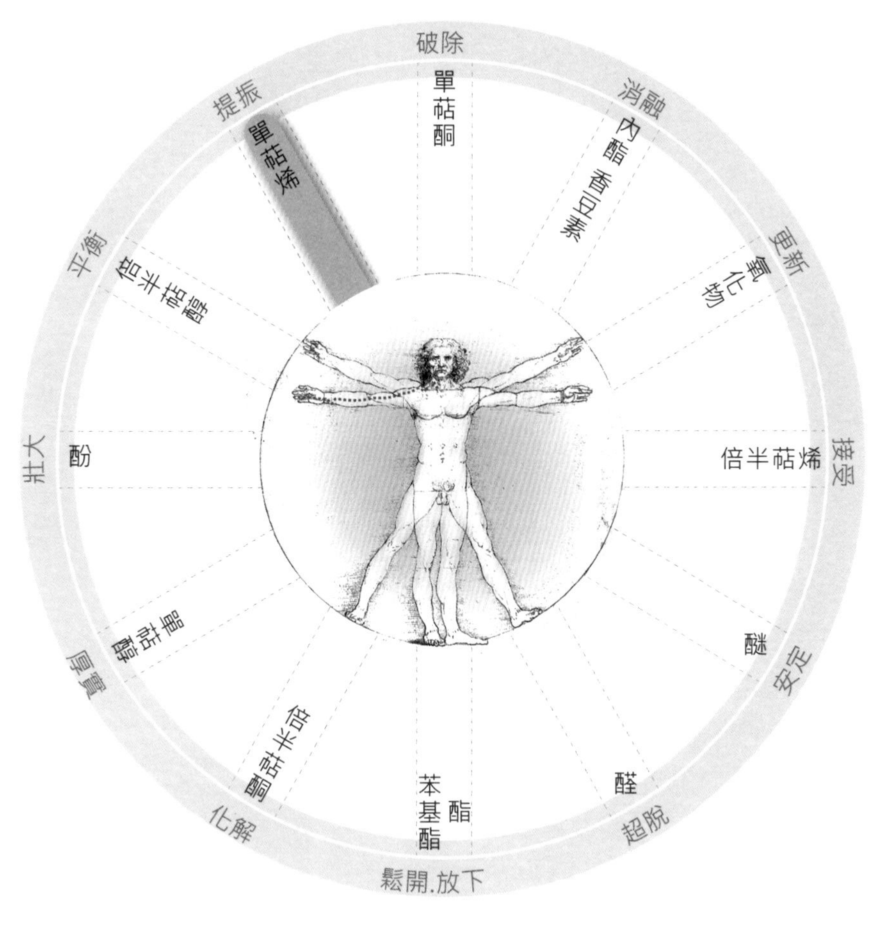

XII 單萜烯類

Monoterpene

數量最多的香氣類型，以針葉樹、果皮、與樹脂類精油為核心。專門激勵體內各種傳導物質（神經、免疫、內分泌），藉牽一髮動全身的方式，展現全息療效，比較常見的表現為消水腫、退燒、止痛。單萜烯類精油疏通三焦經，是恢復健康的關鍵。從日常保健，到危機處理，乃至於術後調養，都需要單萜烯類精油打基礎。看似無甚出奇，實則影響深遠。

歐洲冷杉
Silver Fir

主要分布在 500~1700 公尺的朝北山坡，年降雨超過 1000 毫米，樹身既白又輕盈。最高可達 68 公尺，極耐陰，喜歡土壤潮濕微酸，無法忍受空氣汙染和強風。

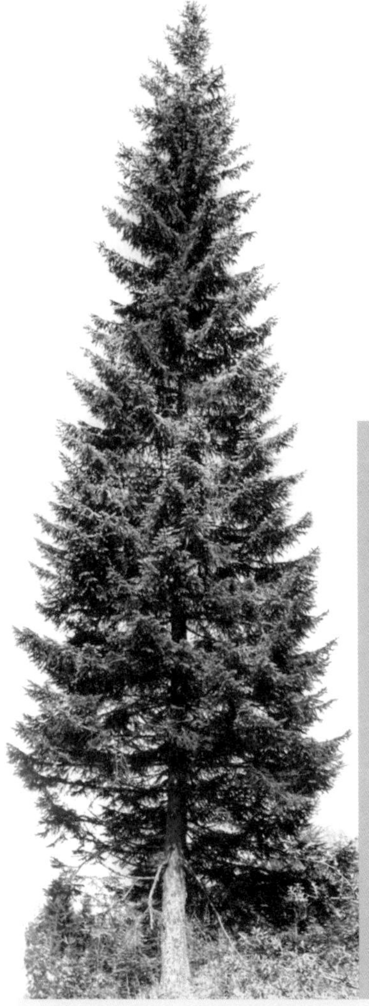

藥學屬性	適用症候
1. 中度抗菌，抗氧化，防腐保鮮	食物汙染導致之肝臟負擔
2. 祛痰，抗卡他	急性與慢性支氣管炎，著涼感冒，人群中不由自主的咳嗽
3. 消炎，輕度抗腫瘤	關節病，莫名腰痛，肩頸僵硬
4. 激勵	軟弱無助，畏首畏尾，遺棄感，位高權重者或師長施加的壓力

學　　名 | Abies alba
其他名稱 | 銀樅 / White Fir
香氣印象 | 嶔崎磊落的漢子
植物科屬 | 松科冷杉屬
主要產地 | 法國、奧地利、保加利亞、羅馬尼亞
萃取部位 | 針葉 / 樹枝（蒸餾）

適用部位　三焦經、本我輪

核心成分

萃油率 0.25~0.35%，20~39 個可辨識之化合物（占 95.6~99.9%）

心靈效益 | 提升自我的價值，不屈服於權威

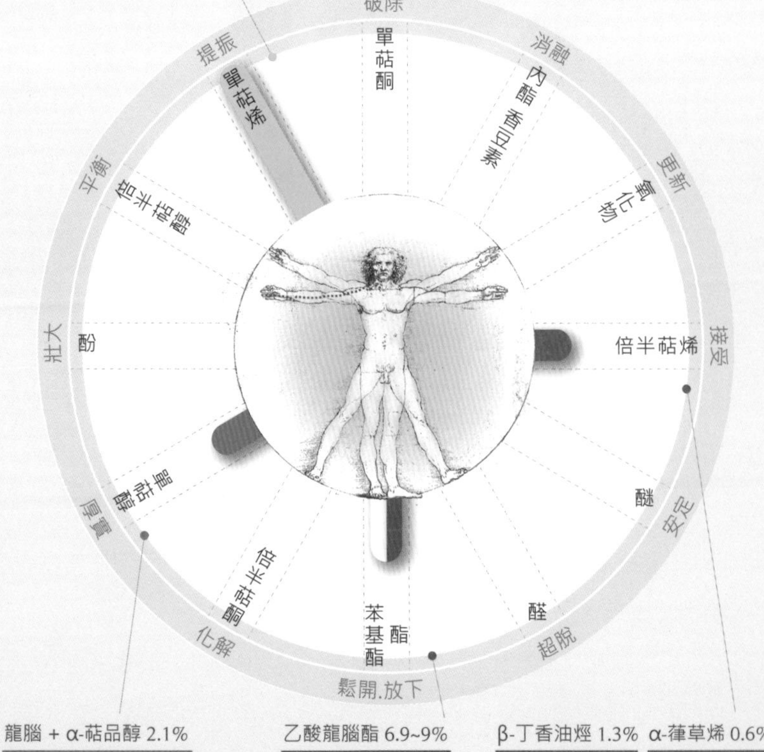

注意事項

1. 毬果所萃的精油叫做 Templin，松油萜（50%）高於檸檬烯（34%），化合物的總數也更多，氣味更為堅毅。
2. 喜馬拉雅冷杉（Abies spectabilis）同樣富含檸檬烯（29.36%），還有 20% 倍半萜烯（β-丁香油烴，白菖油萜，β-波旁烯，β-馬欖烯，α-葎草烯，δ-杜松烯），是倍半萜烯最多的一種冷杉，研究顯示具明顯抗癌活性（大腸癌，乳腺癌）。

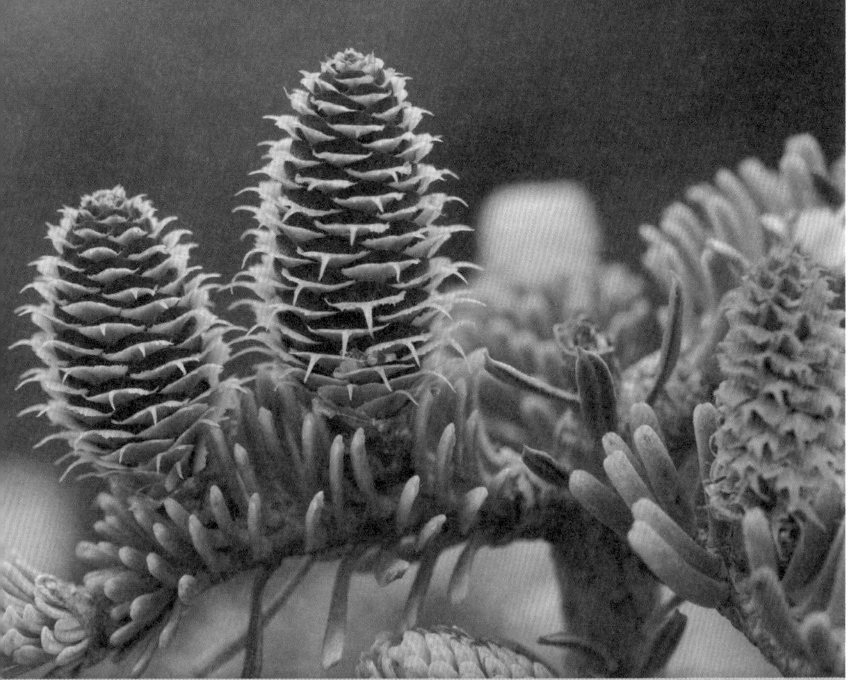

膠冷杉
Balsam Fir

原生於北美洲寒冷潮濕的山區，高約 25 公尺。是加拿大最具優勢的樹種。硬木林中與雲杉相伴時生長快速，在山頂或沼澤中則生長緩慢而細瘦。

藥學屬性	適用症候
1. 抗菌	鼻炎，支氣管炎，鼻竇炎，著涼感冒，空汙嚴重地區的呼吸困難
2. 抗痙攣，抗寄生蟲	吞氣症，蛔蟲病
3. 抗氧化，抗腫瘤	關節病，乳癌，攝護腺癌，肺腺癌，大腸癌，黑色素瘤
4. 激勵	鬱悶，透不過氣，灰心喪志，悲慟哀傷

學　　名｜Abies balsamea

其他名稱｜加拿大樅 / Canadian Fir

香氣印象｜像畢達哥拉斯一樣地玩數學

植物科屬｜松科冷杉屬

主要產地｜加拿大

萃取部位｜針葉（蒸餾）

適用部位　三焦經、心輪

核心成分

萃油率 0.591%，25 個可辨識之化合物

百里酚 0.45%　單萜烯 >96%：β-松油萜 38%　δ3-蒈烯 12%　水茴香萜 7.8%　樟腦 0.2%

破除　單萜酮　消融　內酯 香豆素　更新　氧化物　接受　倍半萜烯　安定　醚　超脫　醛　鬆開.放下　苯基酯 酯　化解　倍半萜酮　厚實　單萜醇　壯大　酚　平衡　倍半萜醇　提振　單萜烯

β-丁香油烴 0.4%

α- & β-萜品醇 1.5%　龍腦 1.1%　乙酸龍腦酯 14.6%　α-葎草烯 0.2%　右旋加拿大烯 0.1%

心靈效益｜提升理性，冷靜幽默地化解難題

注意事項

1. 可分為兩種化學品系，一種有略高的 δ3-蒈烯和百里酚，另一種則無。研究顯示，膠冷杉的重要藥效來自於微量成分（倍半萜烯），而非占比高的單萜烯。
2. 冷杉屬植物彼此之間有很多雜交與基因滲入的現象，所以精油成分的重疊性很高。

西伯利亞冷杉
Siberian Fir

西伯利亞優勢樹種，習慣副極地氣候的濕冷，分布於 1900~2400 公尺的山地或河谷。極度耐陰耐霜，可在零下 50°C存活，但樹齡很少超過 200 歲。

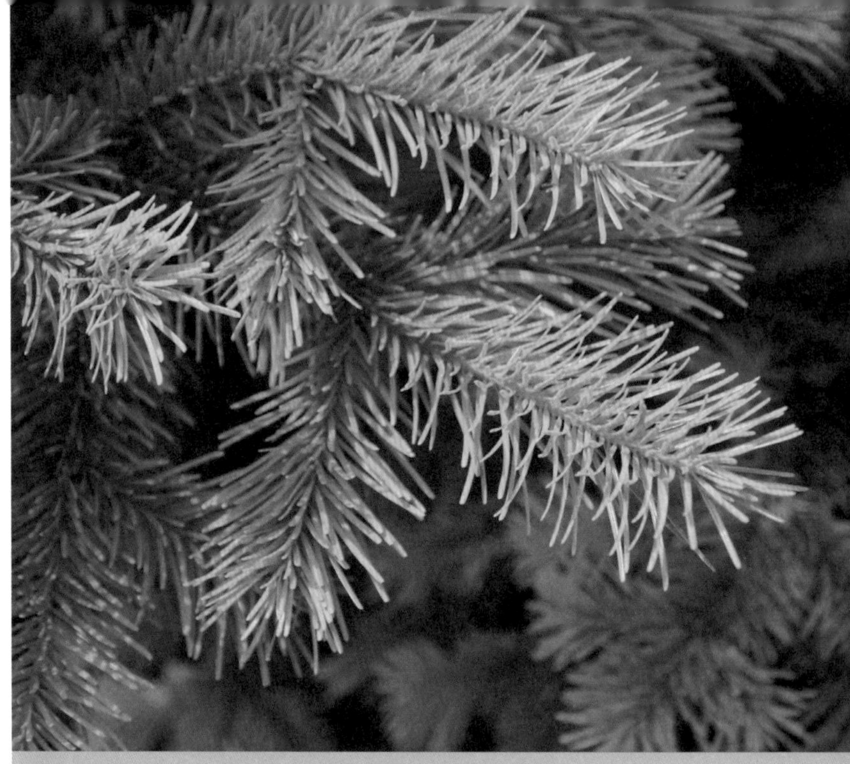

學　　名｜Abies sibirica

其他名稱｜俄羅斯樅 / Russian Fir

香氣印象｜和奇妙仙子一同飛翔的彼得潘

植物科屬｜松科冷杉屬

主要產地｜俄羅斯

萃取部位｜針葉（蒸餾）

藥學屬性	適用症候
1. 消炎	氣喘性支氣管炎
2. 抗痙攣	痙攣性腸炎，長時間固定姿勢引發之抽筋
3. 抗黴菌	齒槽膿漏，口腔衛生
4. 鎮靜（提高 α 腦波活動，降低 β 腦波活動）	時間或金錢短缺引發的壓迫感，氣急敗壞

適用部位　三焦經、喉輪

核心成分

萃油率 0.8~1.2%，31 個可辨識之化合物

心靈效益｜提升心靈的自由度，不受世俗制約

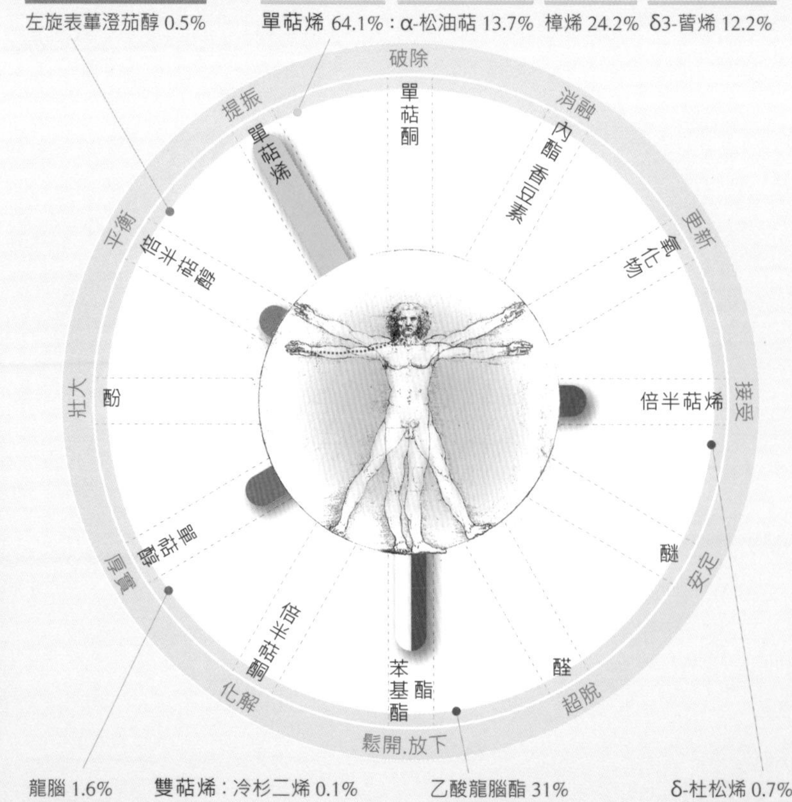

注意事項

1. 另一個富於酯類的冷杉是巨冷杉 Giant Fir（Abies grandis），有 59 個化合物，單萜烯占 70%（β-松油萜、樟烯、β-水茴香萜），乙酸龍腦酯 26.2%，另含特殊的雙萜烯（冷杉二烯 0.1%）和倍半萜醇（左旋表華澄茄油烯醇 0.5%）。和西伯利亞冷杉一樣適用於被親情綁架或被主流價值排擠的困境。

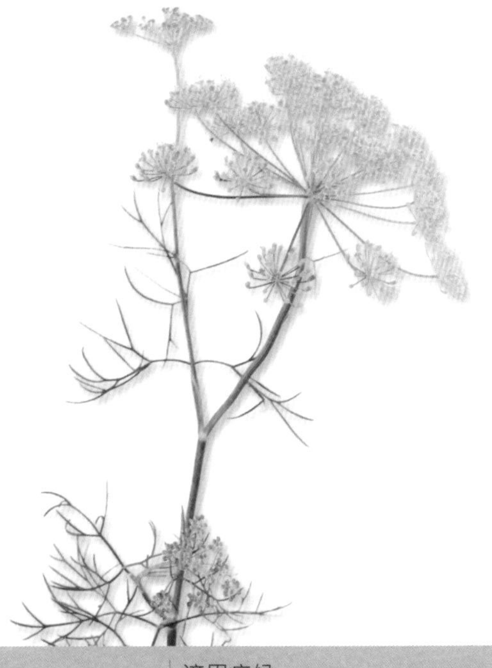

蒔蘿(全株)
Dill Herb

原生於地中海與西亞，喜歡全日照和富饒鬆軟的土壤。夏季的艷陽可以助長精油含量，遮蔭則使油量減少，乾燥將導致提早結實。

藥學屬性	適用症候
1. 抗菌，消解黏液	急性支氣管黏膜發炎
2. 利膽，促進膽汁分泌，幫助消化	兒童消化問題（腸胃太嬌嫩，食物太“營養”），成人肝膽功能不足，消化不良
3. 抗氧化，消炎，抗腫瘤，提高適應原作用	腎功能低下，腎炎，壓力導致之頻尿，壓力導致之健忘
4. 抗凝血，抗痙攣，提高胰島素，降低甲狀腺素	心肌梗塞，類固醇誘發之 II 型糖尿病

α-水茴香萜 19.12~46.33%　檸檬烯 13.72~26.34%　檜烯 11.34%　藏茴香酮 2.11%
橙花叔醇 0.71~1.48%
胡椒酮 0.23~4.6%
破除　消融　更新　接受　安定　超脫　鬆開.放下　化解　厚實　壯大　平衡　提振
單萜酮　內酯 香豆素　氧化物　倍半萜烯　醚　醛　苯基酯 酯　倍半萜酮　單萜醇　酚　倍半萜醇　單萜烯
丁香酚 0.79~1.55%
蒔蘿腦 0.59~4.16%
蔞葉酚 0.24~1.62%　香芹醇 0.66~3.24%　蒔蘿醚 0.45~19.63%　肉豆蔻醚 1.07%

學　　名｜Anethum graveolens
其他名稱｜土茴香 / Soya Leaf
香氣印象｜伊斯坦堡的香料市場
植物科屬｜繖形科蒔蘿屬
主要產地｜法國、匈牙利、埃及
萃取部位｜全株（蒸餾）

適用部位　三焦經、本我輪

核心成分
萃油率 0.08~ 1.1%，19 個可辨識之化合物（占 99.9%）

心靈效益｜提升轉換能力，總能從爛牆縫隙看見光

注意事項

1. 蒔蘿種子萃油率達 3.2%，成分以藏茴香酮為主（62.48%），另含蒔蘿醚（19.51%）和檸檬烯（14.61%），屬於單萜酮類精油，孕婦與嬰幼兒不宜使用。
2. 種子油的藥學屬性為抗菌，抗黴菌，殺蟲，消炎，驅脹氣，抗痙攣，通乳，提高黃體酮與催產素，利尿，抗氧化，抗腫瘤（子宮頸癌與乳癌細胞株），降血脂，降膽固醇，降血糖。
3. 種子油的適用症候包括痔瘡，便祕，氣喘，胃潰瘍，腎絞痛，排尿困難，經痛，生產困難，神經痛，糖尿病等等。

歐白芷根

Angelica Root

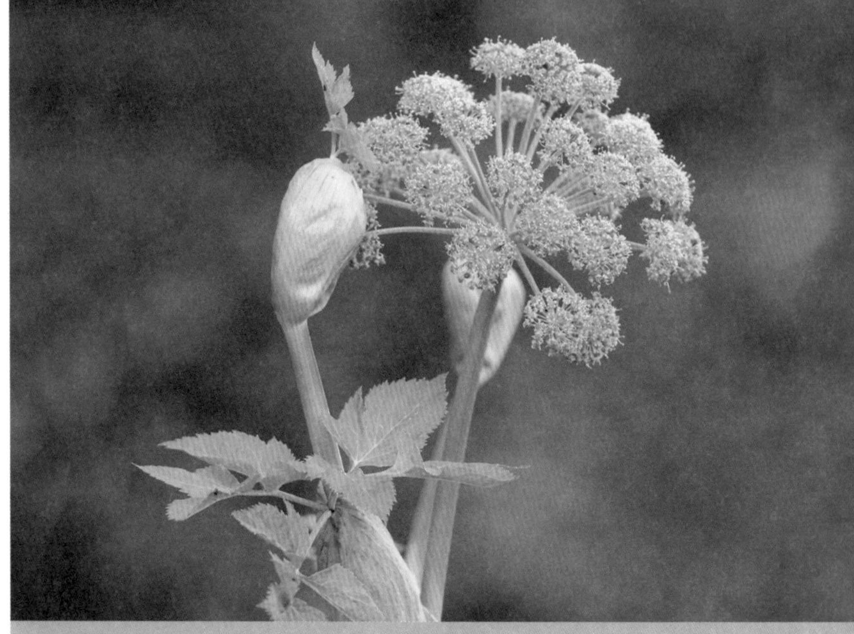

身長 1~3 公尺，喜歡潮濕富饒的土壤，不懼零度以下的低溫，屬於先驅植物。這種北國藥草需要一點遮蔭，多見於針葉樹間及溪流旁，淺根粗大，剖開呈黃白色。

學　名	Angelica archangelica
其他名稱	西洋當歸 / Garden Angelica
香氣印象	深夜加油站遇見蘇格拉底
植物科屬	繖形科當歸屬（白芷屬）
主要產地	波蘭、荷蘭、法國、比利時
萃取部位	根部（蒸餾）

藥學屬性	適用症候
1. 鎮靜（局部作用於中樞神經），抗驚厥	焦慮，神經衰弱，失眠，腹部痙攣，癲癇，驚嚇過度
2. 助消化，除脹氣，抗黃麴黴菌，養肝，抗幽門螺旋桿菌	食慾不振，脹氣，吞氣症，便祕，痙攣性腸炎，酒精中毒，酒癮，胃潰瘍
3. 抗凝血，提高正腎上腺素，調節皮膚角質，消炎	血栓，壞血病，感冒，咳嗽，瘟疫，發燒，乾癬，白癜風，痔瘡
4. 抗氧化，抗腫瘤，強身，通經	痛風，乳癌，胃癌，T 細胞淋巴瘤，提高性能量，經期不順

適用部位　三焦經、本我輪

核心成分

萃油率 0.1~0.5%，60 個可辨識之化合物（占 99.3%）

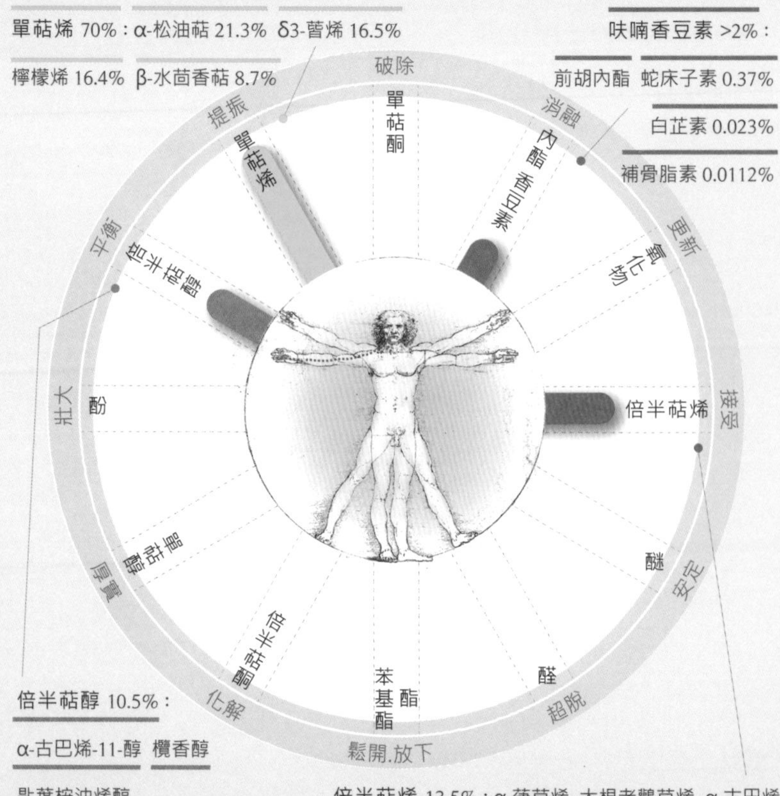

心靈效益 | 提升正能量，擊退情緒的黑武士

注意事項

1. 有光敏性，用後 12 小時避免日曬。健康皮膚的安全劑量為 0.8%。能通經，孕婦與哺乳母親避免使用。
2. 歐白芷種子萃油率達0.6~1.5%，成分以 β-水茴香萜為主（62.48%），也含微量呋喃香豆素（前胡內酯、花椒毒內酯），所以也有抗腫瘤作用。
3. δ3-蒈烯的比例與緯度成正比，來自愈高緯度地區的歐白芷根，所含 δ3-蒈烯愈多。另外生長溫度愈低，萃油率愈高，因為較無病蟲害破壞植物。

白芷

Dahurian Angelica

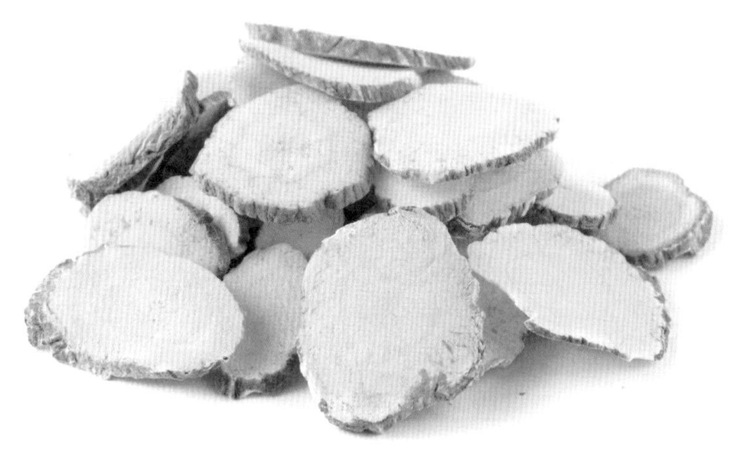

接近河岸溪流生長，植株可達 1 公尺高，夏秋季節葉黃時採收。對土質適應力佳，酸鹼度 pH 5.5~7.5 均可，只要植在排水佳的砂質土；蟲害亦少。

學　　名｜Angelica dahurica

其他名稱｜白茝 / Chinese Angelica

香氣印象｜所謂伊人，在水一方

植物科屬｜繖形科當歸屬

主要產地｜西伯利亞、俄羅斯遠東地區、中國東北和四川、日本、韓國、台灣

萃取部位｜根部（蒸餾）

適用部位　三焦經、眉心輪

核心成分

萃油率 0.1~0.5%，43 個可辨識之化合物（占 92.1%）

心靈效益｜提升優雅氣度，看淡塵世紛擾

藥學屬性	適用症候
1. 平喘，抗菌，解痙，解熱，抗過敏，通竅	感冒，鼻塞，發燒，毒蛇咬傷
2. 美白（抑制酪胺酸酶），燥濕，消腫，排膿，抗發炎	膚色暗沉，癰疽，痤瘡，皮膚燥癢，疥癬，腸漏，白帶
3. 抗氧化，抗腫瘤，保肝，阻斷醛糖還原酶	皮膚癌，白血病，肝癌，糖尿病
4. 祛風，止痛，擴張血管，改善血液循環	寒濕腹痛，眉棱骨痛，頭痛，牙齒痛，風濕痺痛，高血壓

單萜烯 62%：α-松油萜 46.3%　檜烯 9.3%　月桂烯 5.5%

癒瘡木-6,10(14)-二烯-4β-醇 0.5%

呋喃香豆素：前胡內酯

異前胡內酯

水合氧化前胡素

破除　提振　消融　平衡　更新　壯大　接受　厚實　安定　化解　鬆開.放下　超脫

單萜酮　單萜烯　內酯 香豆素　倍半萜醇　氧化物　酚　倍半萜烯　單萜醇　醚　倍半萜酮　苯基酯　酯　醛

烷醇：十二烷醇 5.2%　十三烷醇 2%

脂肪酸酯：月桂酸乙酯 5.43%　亞油酸乙酯 8.67%　β-欖香烯 1.6%　蛇床-4,11-二烯 0.5%

注意事項

1. 有光敏性，用後 12 小時避免日曬。健康皮膚的安全劑量為 0.8%。
2. 現代所用的白芷均為栽培種，依產地可分為川白芷、祁白芷、禹白芷、亳白芷、杭白芷等，成分差異頗大，但都以單萜烯與香豆素為主。本條所載為川白芷。
3. 蒸餾法易得低沸點的揮發性成分，精油長時間接觸空氣及光會逐漸氧化變質，形成樹脂樣物質，且萃油率較低。CO_2 萃取法萃油率高又能大量保存有效成分，但是有些極性大的或以結合狀態存在的成分，無法被此技術提取出來。

獨活

Du Huo

分布於海拔 1500~2000 公尺的草叢或稀疏灌木林下。喜涼爽濕潤。在肥沃、疏鬆的鹼性土、黃砂土或黑油土生長良好，黏重土或貧瘠土不宜種植。

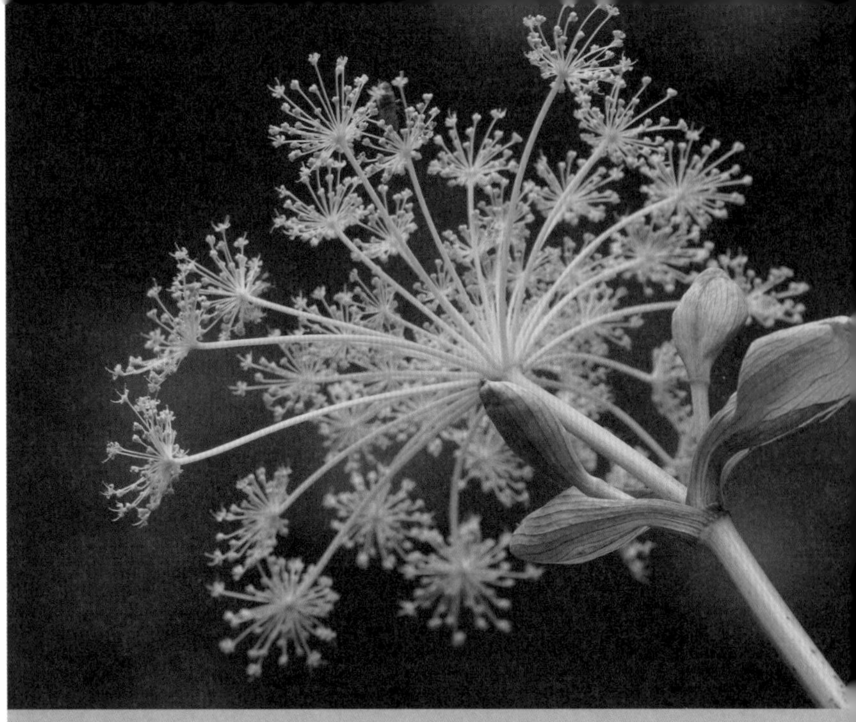

學　　名 | Angelica pubescens

其他名稱 | 重齒毛當歸 / Pubescent Angelica Root

香氣印象 | 園藝工作中沾滿泥土的雙手

植物科屬 | 繖形科當歸屬

主要產地 | 中國（湖北、四川、浙江）

萃取部位 | 根部（蒸餾）

適用部位　膀胱經、心輪

核心成分

萃油率 0.22%，88 個可辨識之化合物（占 78.23%）

心靈效益 | 提升獨處能力，降低依賴性與不安感

藥學屬性	適用症候
1. 抑制5-脂氧合酶和環氧合酶（消炎）	雙腳沉重，行動困難，腰膝疼痛
2. 抑制乙醯膽鹼導致的腸痙攣	缺乏運動者的消化困難及脹氣腹痛
3. 抑制血栓形成，擴張血管，降血壓	心血管疾病
4. 鎮靜	提高睡眠品質

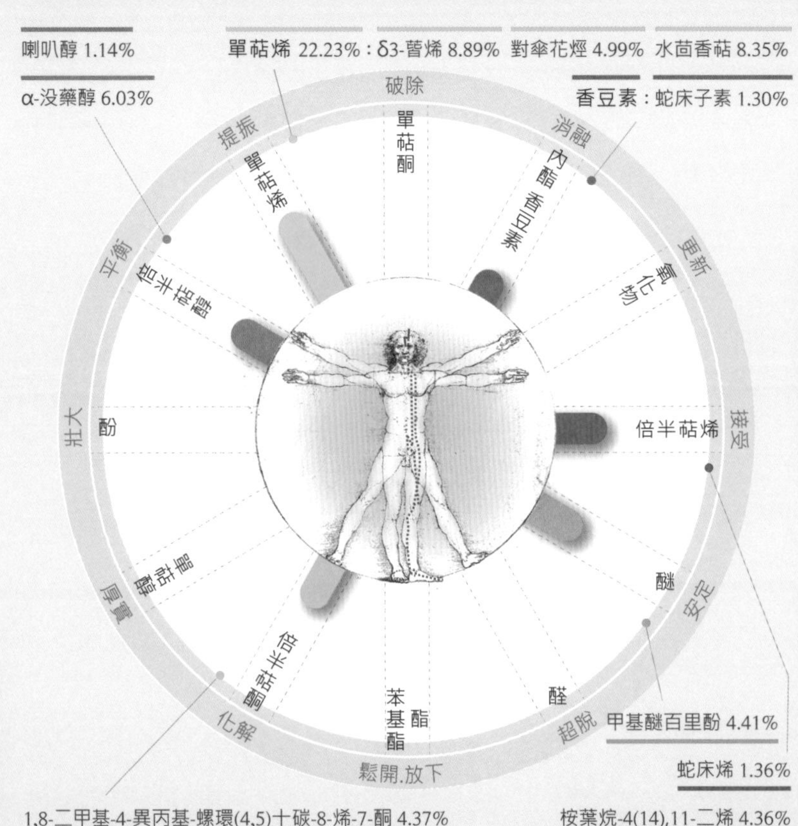

注意事項

1. 藥材中含香柑油內酯，必須確定取得的精油是否也含香柑油內酯，若含有則應在外用時小心光敏性。

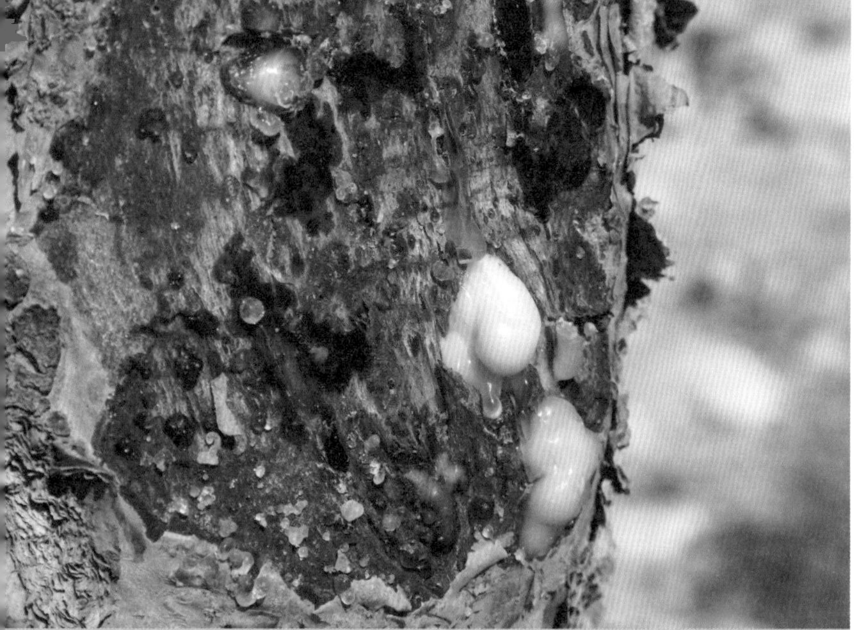

乳香
Frankincense

分布於西非至阿拉伯半島南端，乳香屬75% 集中在非洲東北隅。適應乾熱貧瘠的環境，但由於濫採，樹木群落已逐年遞減，種子萌芽率也大幅下降。

學　名	Boswellia carterii / B. sacra
其他名稱	多伽羅香 / Olibanum
香氣印象	天堂的大門
植物科屬	橄欖科乳香屬
主要產地	衣索比亞、阿曼
萃取部位	樹脂（蒸餾）

適用部位　肝經、頂輪

核心成分

萃油率 3%，58 個可辨識之化合物（占 97.9%）

心靈效益｜提升眼界，超越是非，與天地同在

藥學屬性	適用症候
1. 促進傷口癒合，生肌除疤消痕，活血行氣止痛，化瘀伸筋蠲痹	傷口，潰瘍，肌膚鬆垮（如眼袋），妊娠紋，整形後，開刀後，中風後
2. 抗黏膜發炎，化痰	支氣管黏膜炎，氣喘性支氣管炎，氣喘
3. 抗腫瘤，激勵免疫系統，抗念珠菌	膀胱癌，胰臟癌，乳癌，肝癌，子宮癌，皮膚癌，免疫機能不全，鵝口瘡
4. 抗憂鬱，降低血液中的可體松水平	鬱悶，沮喪，絕望，巨大的壓力

綠花醇
依蘭油醇
橙花叔醇 0.2%
α-松油萜 10.3~51.3%　檸檬烯 6~21.9%　α-水茴香萜 0~41.8%
大環二萜類：
西松烯 0.27%
異西松烯 0.28%

破除　消融　更新　接受　安定　超脫　鬆開.放下　化解　厚實　壯大　平衡　提振
單萜酮　內酯香豆素　氧化物　倍半萜烯　醚　醛　苯基酯　酯　倍半萜酮　單萜醇　酚　倍半萜醇　單萜烯

五環三萜類：
輪狀三烯 6%
α-古巴烯　δ-蛇床烯
酯 12種 40%：乙酸度瓦三烯二醇酯 21.35%　乙酸辛酯 13.39%　乙酸乳香酯　沒藥烯

注意事項

1. 乳香屬共有 20 個種，商業生產常會混合好幾個品種一起蒸餾。最具代表性的是阿曼 / 葉門乳香 B. sacra 和索馬利亞乳香 B. carterii，兩者曾被視為同義詞，但 2012 年的研究顯示，其 GCMS 雖接近，旋光性與對掌性卻有很大分別，是獨立的兩個品種。
2. 個別品種中，B. rivae 和 B. sacra 抗菌力最佳，B. socotrana 抗氧化和抑制乙醯膽鹼酯酶最出色，B. sacra 和 B. carterii 抗腫瘤，B. papyrifera 抗生物膜最强。
3. 以產地區隔，阿拉伯南端產的以 α-松油萜（43%）為主，非洲東北產的以乙酸辛酯（52%）為主。

印度乳香

Indian Frankincense

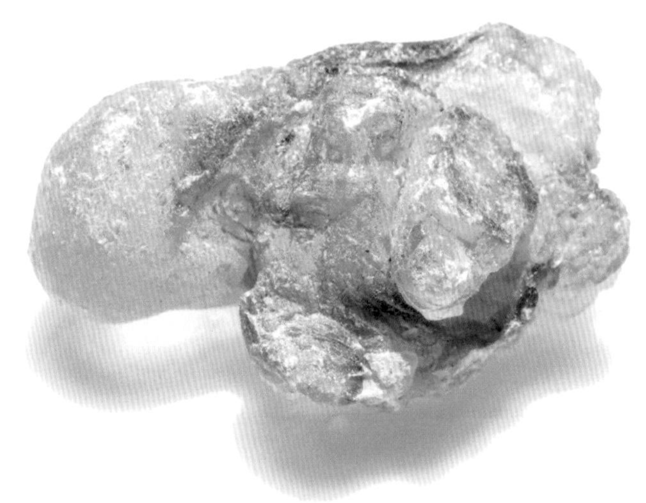

原生於印度東邊的中部和北部，3~4 月割劃樹皮，夏秋兩季拾取樹脂。乳香樹脂只能連續生產 3 年，之後質量便會下降，傳統要讓樹休息幾年再採。

學　　名	Boswellia serrata
其他名稱	莎賴 / Salai
香氣印象	綿密厚實的雲海
植物科屬	橄欖科乳香屬
主要產地	印度
萃取部位	樹脂（蒸餾）

適用部位　肝經、頂輪

核心成分

萃油率 6.1%，28 個可辨識之化合物（占 92.3%）

心靈效益｜提升包容力，整合歧見，完成使命

藥學屬性	適用症候
1. 抗菌，抗黴菌	腹瀉，發燒，咳嗽，喉炎，氣喘
2. 強力消炎，止痛，養肝，降血脂，抗血管硬化	風濕性關節炎，骨關節炎，頸椎病，皮膚病，口瘡，黃疸，心血管疾病
3. 抗氧化，抗腫瘤	落髮，肝癌，大腸癌
4. 調經	月經不規則，白帶，痔瘡，梅毒

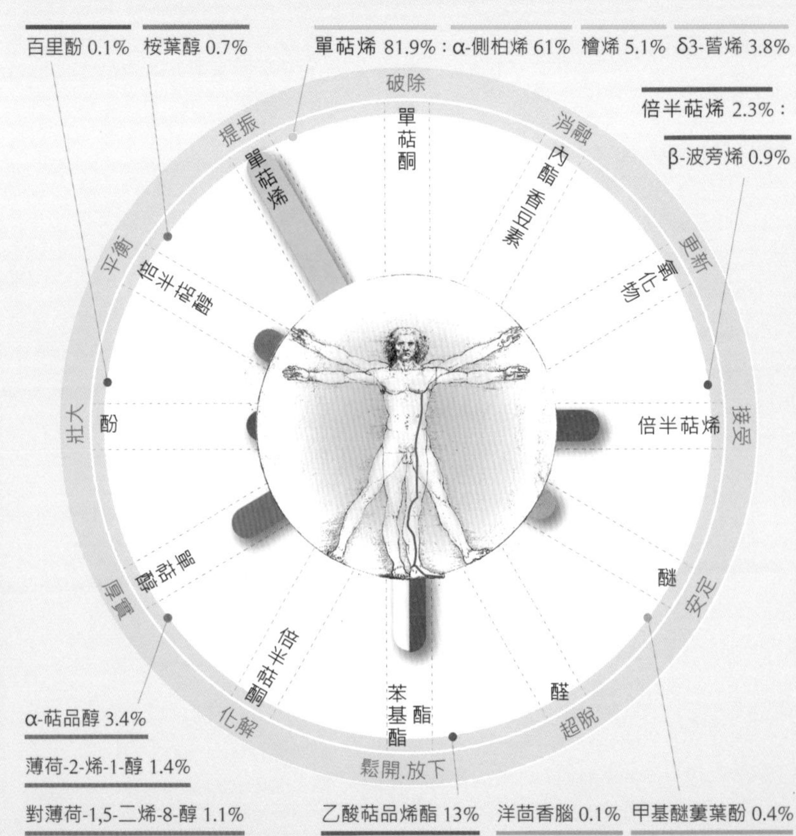

注意事項

1. 乳香屬在品種上的爭議很多，很多研究是依據樹脂商品而非原物種所做的分析，更增加混淆性。印度乳香則是在分類學及精油成分方面較無疑點的一種。
2. 乳香樹脂在療效方面最有名的成分：11-羰基-β-乙酰乳香酸 AKBA（分子式 $C_{32}H_{48}O_5$），並不存於精油之中。但研究顯示精油整體的協同作用仍能印證傳統已知的功能。

秘魯聖木

Palo Santo

生長於熱帶美洲，由墨西哥到秘魯都有分布，會流出樹脂。習慣半枯乾的低地，樹齡愈老，含油量愈高。

藥學屬性	適用症候
1. 止痛	風濕痛，胃痛
2. 鎮靜，放鬆	驚慌失措，草木皆兵，惡夢連連，負能量纏身
3. 驅蟲（無鞭毛體的利什曼原蟲）	利什曼症
4. 催汗，抗腫瘤	久處空調室之循環不良，乳癌

學　　名	Bursera graveolens
其他名稱	印加老聖木 / Holy Wood
香氣印象	印地安巫師在儀式中熬煮死藤水
植物科屬	橄欖科裂欖屬
主要產地	厄瓜多爾
萃取部位	心材（蒸餾）

適用部位　三焦經、頂輪

核心成分

萃油率 5.2%，81 個可辨識之化合物（占 90.5%）

心靈效益｜提升自我覺察的通透性，百毒不侵

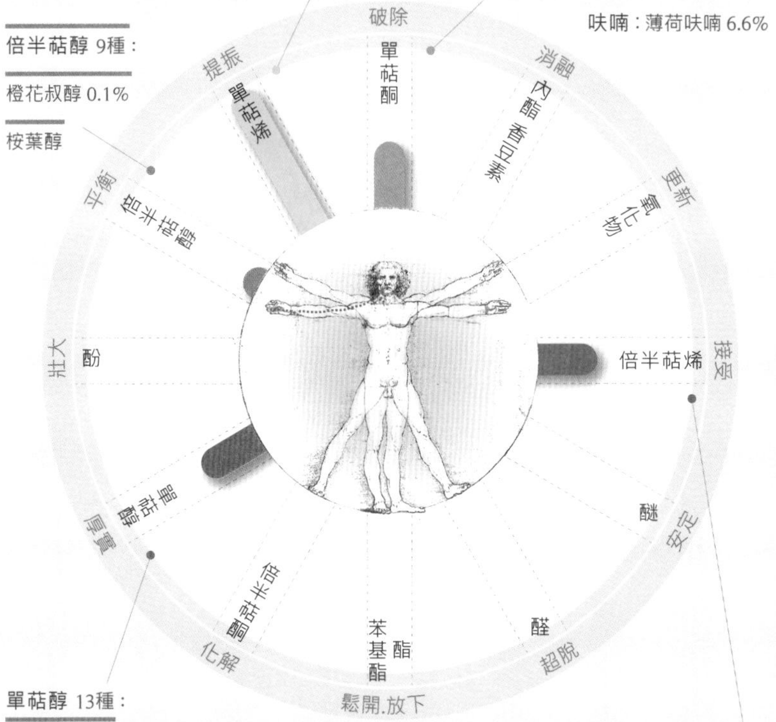

注意事項

1. 避免使用擺放過久而氧化的秘魯聖木油以防刺激皮膚。
2. 健康皮膚的安全劑量為 3.4%。
3. 另有倍半萜醇型的秘魯聖木油（綠花醇 70%），萃取自枝幹。

欖香脂
Elemi

生於熱帶雨林，雨季開始時割取樹脂，每隔一天割一回，一個月採收一次。幾乎全年可採，但乾季流量少。成熟的樹一年可生產 45 公斤的樹脂。

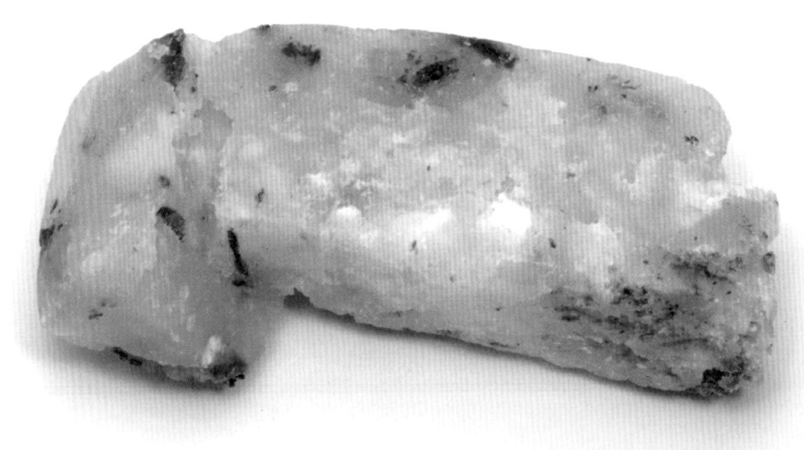

學　名｜Canarium luzonicum

其他名稱｜馬尼拉樹脂 / Malapili

香氣印象｜盲歌手高唱海闊天空

植物科屬｜橄欖科橄欖屬

主要產地｜菲律賓

萃取部位｜樹脂（蒸餾）

適用部位　三焦經、頂輪

核心成分

萃油率 12%，14~39 個可辨識之化合物（占 96.3%）

心靈效益｜提升奮鬥意志，不輕易認輸

藥學屬性	適用症候
1. 激勵腺體，健胃	消化不良
2. 抗卡他	支氣管炎
3. 抗菌，抗黴菌（白色念珠菌），抗阿米巴原蟲	鵝口瘡，阿米巴痢疾，腹瀉，結腸痙攣
4. 促進細胞再生，傷口癒合，強化皮膚	靜脈潰瘍，傷口不癒，膿腫，皺紋

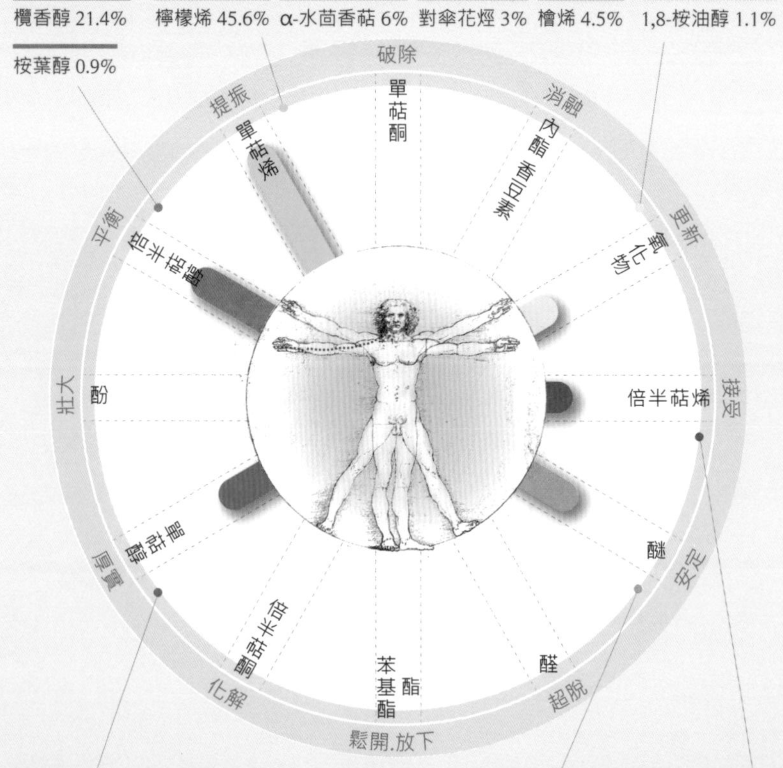

注意事項

1. 有些商品會加入額外的檸檬烯和 α-水茴香萜來強化氣味。

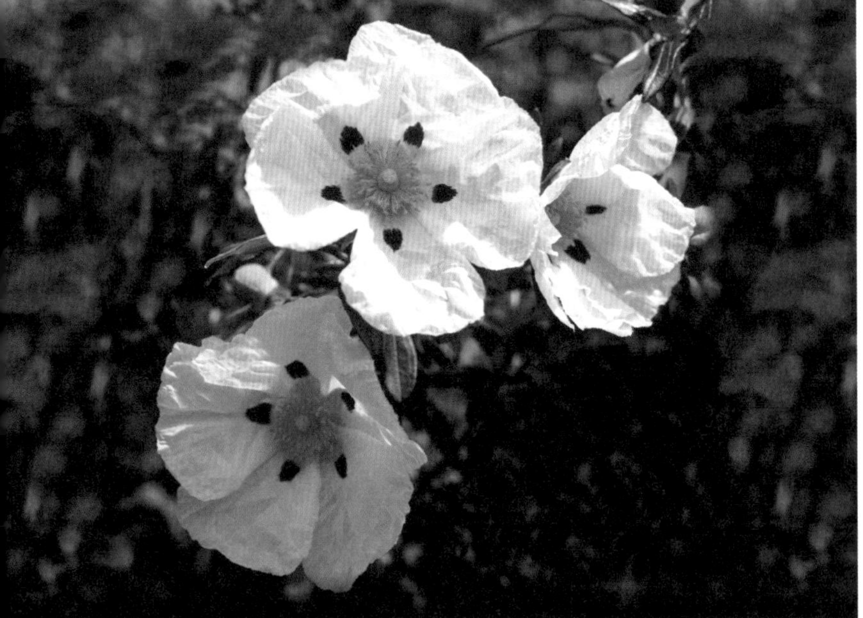

岩玫瑰
Cistus

外觀特徵為白色花瓣，花瓣底部有紫紅色斑點，葉片細長而黏手。適應大陸化的地中海氣候，能同時承受夏日久旱與寒冬，侵占性極強。

學　　名	Cistus ladaniferus / Cistus ladanifer
其他名稱	岩薔薇 / Gum Rockrose
香氣印象	摩西帶領以色列人出埃及，使紅海分開
植物科屬	半日花科岩薔薇屬
主要產地	葡萄牙、西班牙、科西嘉、摩洛哥
萃取部位	葉片（蒸餾）

適用部位　三焦經、頂輪

核心成分

萃油率 0.16~0.41%，45 個可辨識之化合物（占 83%）

心靈效益｜提升斷開能力，不再因循舊習和重蹈覆轍

藥學屬性	適用症候
1. 抗感染，抗病毒，抗菌	嬰兒疾病，病毒性疾病，皰疹，水痘，痲疹，猩紅熱，百日咳
2. 促進傷口癒合，收斂與緊實皮膚	出血性傷口，皺紋，皮膚鬆垮下垂，毛孔粗大，痤瘡
3. 抗動脈炎，強效止血	動脈炎，內外出血，出血性直腸炎，子宮內膜異位與子宮肌瘤導致的經血過量
4. 補強神經，調節中樞神經（作用於副交感）	肌張力障礙，風濕性關節炎，多發性硬化症，自體免疫疾病（如紅斑性狼瘡）

α-松油萜 35~56%
樟烯 1.9~10%
2,2,6-三甲基環己酮 1.7~5.7%
松樟酮 0.9%
綠花醇 0~11.8%
喇叭茶醇 0~6.6%
丁香油烴氧化物 0.4%
破除
提振
消融
平衡
更新
壯大
接受
厚實
安定
化解
超脫
鬆開.放下
單萜酮
單萜烯
內酯 香豆素
倍半萜醇
氧化物
酚
倍半萜烯
單萜醇
醚
倍半萜酮
苯基酯
醛
反式松香芹醇 0.8~3.4%
萜品烯-4-醇 0.8~2.6%
乙酸龍腦酯 2.1~3.7%
α-樟烯醛 0.8~2.3%
別香樹烯 0.7~1.9%
喇叭茶烯 0.9%

注意事項

1. 香水業用以替代龍涎香，或拿來合成琥珀的氣味，是重要的定香劑。
2. 岩玫瑰樹脂油（labdanum oil）其實是不同的產物，專取葉片表面流出之樹膠蒸餾而得，特徵氣味來源為半日花烷型二萜。岩玫瑰葉油的獨有氣味則來自 2,2,6-三甲基環己酮。
3. 克里特岩玫瑰 Cistus creticus，開紫花，葉片只在持續 30℃高溫下才會滲出樹脂。此樹脂是古埃及人製作木乃伊的關鍵成分，法老王執於右手的權杖，就是採集克里特岩玫瑰的工具。現在僅克里特島有少量生產，買主為德國藥廠與中東富豪。

苦橙
Bitter Orange

原生於亞洲東南，是柚和橘的雜交種，喜歡微酸性的肥沃壤土與充足陽光。水量必須適中。安土重遷，定根後最好不要移植。

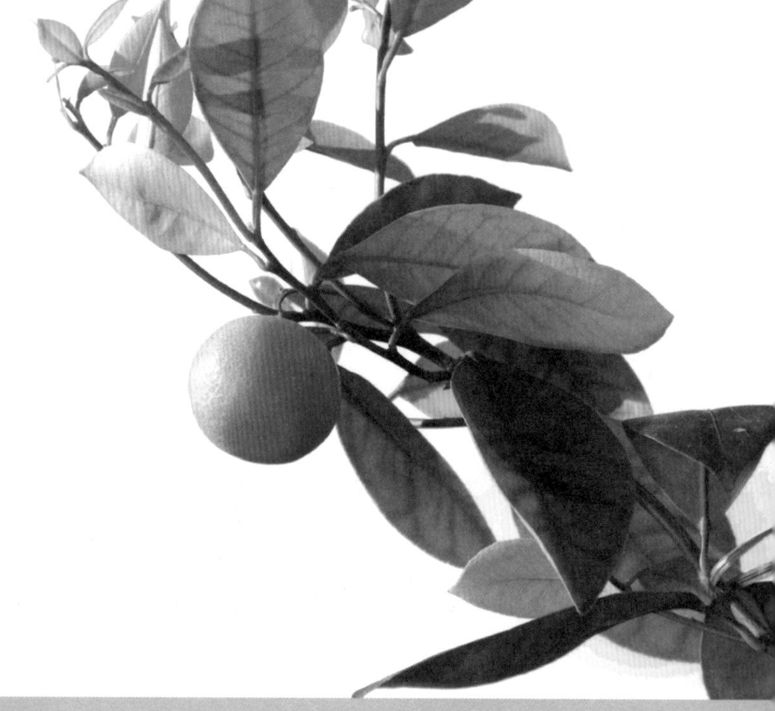

學　　名 | Citrus aurantium
其他名稱 | 塞維爾橙 / Seville Orange
香氣印象 | 兩個黃鸝鳴翠柳，一行白鷺上青天
植物科屬 | 芸香科柑橘屬
主要產地 | 義大利、埃及
萃取部位 | 果皮（壓榨）

適用部位　三焦經、本我輪

核心成分
萃油率 0.46~1.21%，19 個可辨識之化合物

心靈效益 | 提升對生活的滿意指數，轉角就能遇見幸福

藥學屬性	適用症候
1. 安撫，鎮靜（調節血清素受體），抗驚厥	焦慮，神經緊張，難以入眠，癲癇（降低發作頻率）
2. 促進消化，抗黴菌	消化不良，腸道痙攣，胃口不佳，厭食
3. 促進循環，抗凝血，殺孑孓	長坐久站，血栓，動脈粥樣硬化，蚊蟲滋生的環境
4. 消炎，抗腫瘤	大腸癌

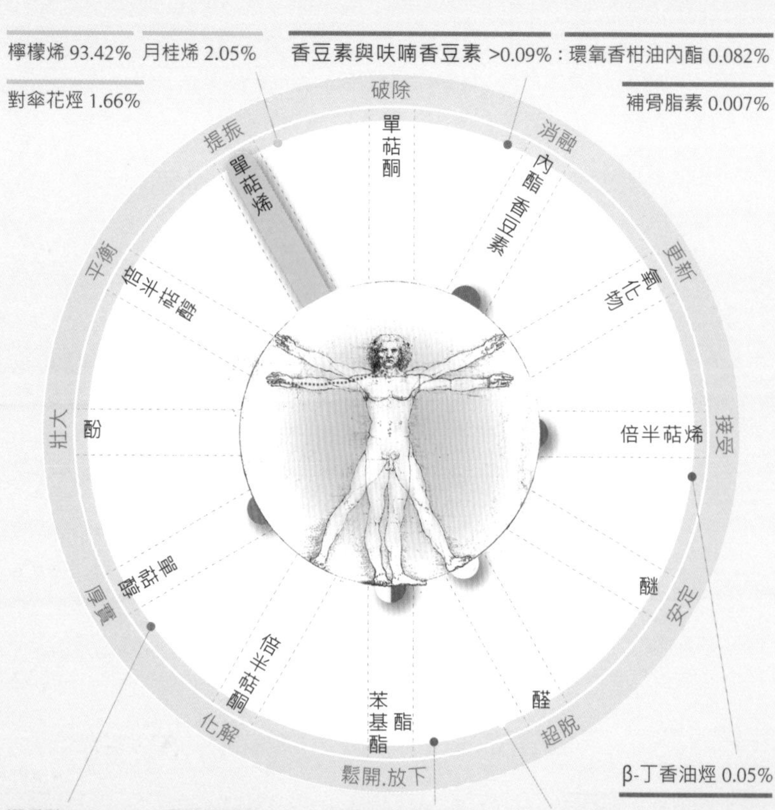

注意事項

1. 微具光敏性，健康皮膚的安全劑量為 1.25%，用油後 12 小時不宜日曬。含高量檸檬烯，氧化後可能刺激皮膚，應謹慎保存。
2. 甜橙 Citrus sinensis，主要產地義大利和巴西。所謂紅橙與血橙也屬於這個品種。含檸檬烯 96.1%，檸檬醛 0.08%，辛醛 0.06%，沉香醇 0.18%。作用基本與苦橙同，包括抗腫瘤，擴香可抗黴菌，另能防止骨質流失。氣味明顯比苦橙鬆甜。

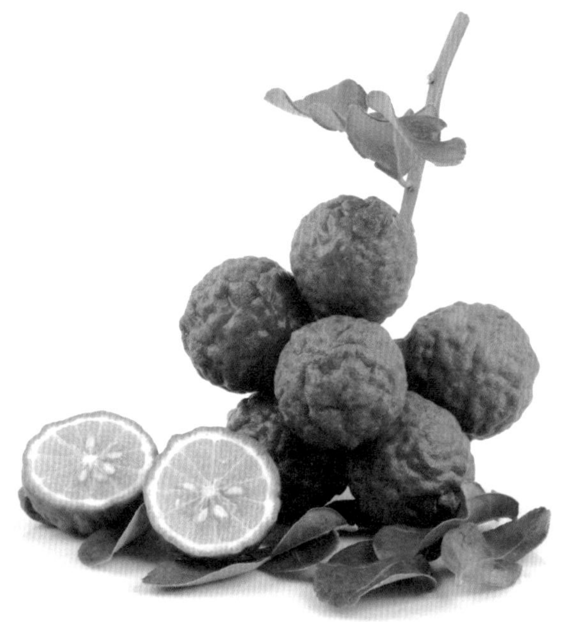

泰國青檸
Kaffir Lime

分布熱帶亞洲，高 1.8~10.7 公尺的多刺灌木。出名的葫蘆型雙葉，和凹凸不平的果皮，都能入菜。

藥學屬性	適用症候
1. 抗感染，抗菌	呼吸系統的傳染病
2. 緩解肝臟的毒素淤塞，促進膽汁流動	食品添加劑與農藥、殺蟲劑導致的肝毒，油脂不足導致的膽囊不收縮
3. 補强神經	無精打采，鬱鬱寡歡
4. 荷爾蒙作用，促子宮作用（反著床）	卵巢與睪丸機能低下，避孕

學　名｜Citrus hystrix
其他名稱｜箭葉橙 / Combava
香氣印象｜河床旁的大小石塊被烈日曬得發燙
植物科屬｜芸香科柑橘屬
主要產地｜泰國、馬來西亞、印尼
萃取部位｜果皮（蒸餾）

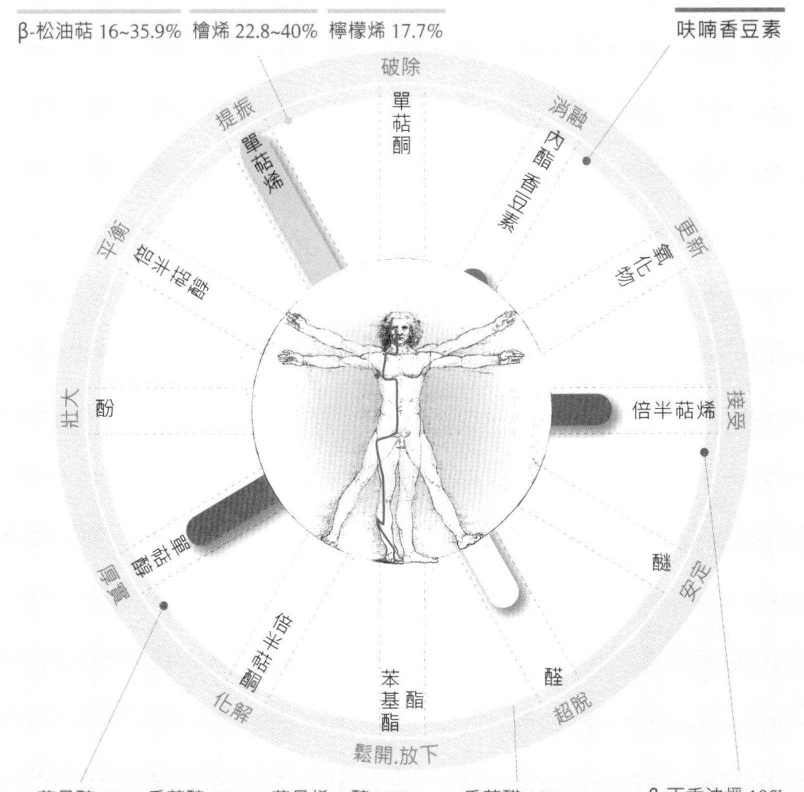

適用部位　胃經、本我輪

核心成分
萃油率 1%，102 個可辨識之化合物

心靈效益｜提升社交和運動的興致，保持活力

注意事項
1. 懷孕初期避免使用。
2. 外用宜小心光敏性。

日本柚子

Yuzu

宜昌橙和橘子的雜交品種，喜光，尤愛日間溫暖夜間陰涼。無須費力照顧，可耐零度氣溫，土壤需要良好的排水。

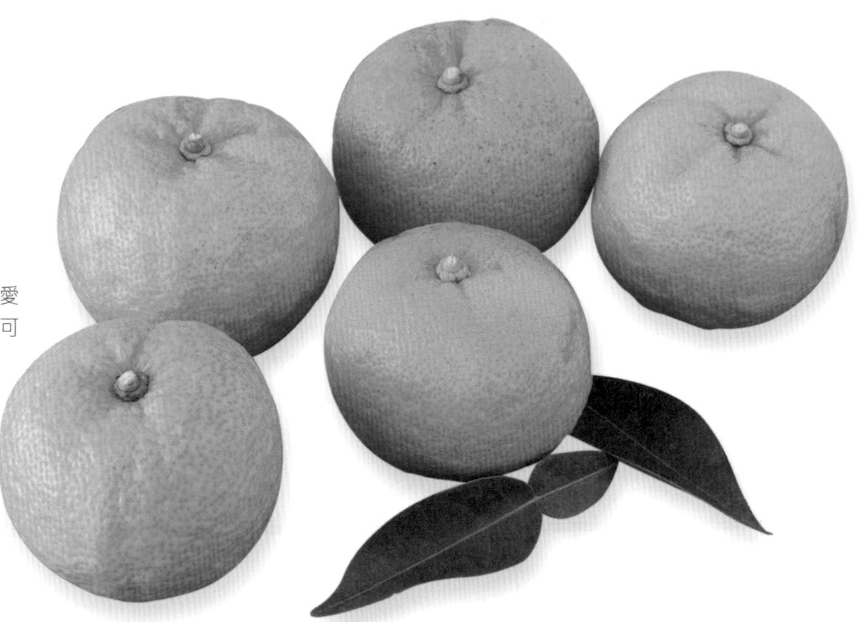

學　　名｜Citrus junos

其他名稱｜香橙 / Japanese Lemon

香氣印象｜懷石料理的擺盤

植物科屬｜芸香科柑橘屬

主要產地｜日本、韓國

萃取部位｜果皮（壓榨）

適用部位　三焦經、心輪

核心成分

萃油率 0.18~1.34%，69~77 個可辨識之化合物（占 98.5~99.6%）

心靈效益｜提升主靜的功夫，從容品味細節

藥學屬性	適用症候
1. 抗氧化，抗血小板	血管硬化
2. 抑制N-亞硝基二甲胺，抗腫瘤	肝癌，膀胱癌，乳癌，胰臟癌，肺癌，皮膚癌
3. 抗焦慮	完美主義，面試或上台焦慮，控制狂，幽閉恐懼症
4. 消炎，抑制細胞激素	氣喘

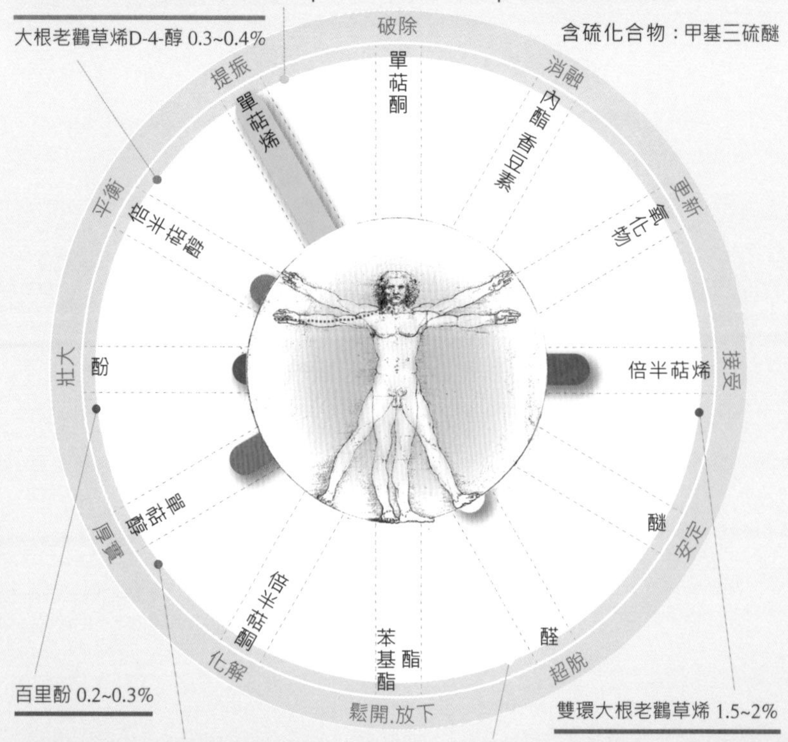

注意事項

1. 含高量檸檬烯，氧化後可能刺激皮膚，應謹慎保存。
2. 中文的柚子指的是 Pomelo（Citrus maxima / Citrus grandis），精油含檸檬烯 32.63%、脂肪酸 10.8%、含氮化合物（油酸酰胺 20.38%）。有改善心血管疾病、提高睡眠品質、抗菌、抗氧化、降血糖的作用。

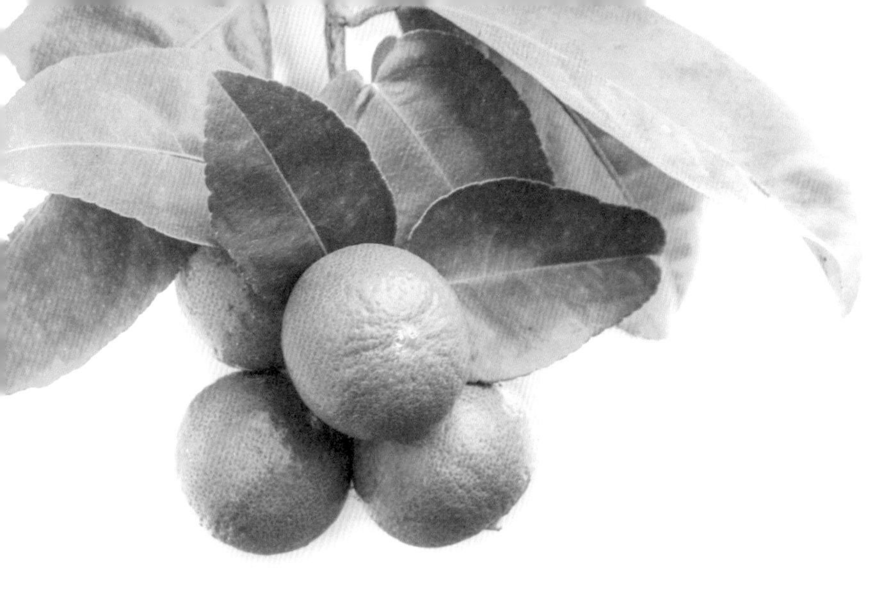

萊姆
Key Lime

原生東南亞，常被亞熱帶與熱帶地區民眾誤認為檸檬（或被稱作無籽檸檬）。喜歡全日照與排水通風良好，需忌避冷風。根系淺，宜種在溝壑或多岩塊的土壤。

學名	Citrus × aurantifolia
其他名稱	墨西哥萊姆 / Mexican Lime
香氣印象	黑人女數學家演算太空船返航軌道
植物科屬	芸香科柑橘屬
主要產地	墨西哥、印度
萃取部位	果皮（蒸餾）

適用部位　三焦經、本我輪

核心成分

萃油率 0.1% ，55 個可辨識之化合物（占 99.6%）

藥學屬性	適用症候
1. 抗感染，抗菌，抗黴菌，殺蟲	泌尿道感染，熱帶感染性疾病
2. 降血糖，降血壓，降血脂	糖尿病，高血壓，動脈粥樣化，肥胖
3. 消炎，抗氧化，抗腫瘤，抑制乙醯膽鹼酯酶	直腸癌，老年癡呆
4. 保護肝臟，保護骨骼（冷榨油），抗痙攣	黃麴毒素造成的肝損害，更年期之骨質流失（冷榨油），腸絞痛

單萜烯 89.3%：檸檬烯 58.4%
β-松油萜 15.4%
γ-萜品烯 8.5%
倍半萜烯 3.6%：β-沒藥烯 1.3%
反式α-佛手柑烯 0.9%
破除
單萜酮
消融
內酯 香豆素
更新
氧化物
接受
倍半萜烯
安定
醚
超脫
醛
鬆開.放下
苯基酯
酯
化解
倍半萜酮
厚實
單萜醇
壯大
酚
平衡
倍半萜醇
提振
單萜烯
沉香醇 0.3%　橙花醇 0.3%
乙酸橙花酯 1.1%　乙酸牻牛兒酯 1.1%
檸檬醛 4.4%

心靈效益｜提升判斷力，專注於事理的邏輯而不被表象混淆

注意事項

1. 蒸餾所得的萊姆精油不含呋喃香豆素，並無光敏性，但應防檸檬烯氧化。
2. 墨西哥萊姆是 Citrus micrantha 和 Citrus medica（香櫞）的雜交種，親株的香櫞精油能健胃消炎止痛，用以排除消化障礙、抗糖尿與減重。
3. 甜萊姆 Citrus limetta 原生於南亞，其果汁是印度與巴基斯坦街頭常見的飲料，果皮精油有抗菌、抗痙攣和抑制腫瘤生長的作用。
4. 波斯萊姆 Citrus latifolia Tanaka 的精油能抑制導致發炎的物質，進而發揮抗移轉的作用，還可抗菌、鎮靜、健胃。

檸檬
Lemon

原生於南亞，不耐寒，溫度底線為 7 ℃，喜歡略帶酸性、排水良好的土壤。需要充足的陽光和水分，也需要勤於修剪，以免徒長枝葉不長果。

學　　名	Citrus × limon / Citrus limonum
其他名稱	檸果 / Citron
香氣印象	本來無一物，何處惹塵埃
植物科屬	芸香科柑橘屬
主要產地	義大利、印度、巴西
萃取部位	果皮（壓榨）

適用部位　三焦經、頂輪

核心成分

萃油率 1.3%，40 個可辨識之化合物（占 93.55%）

心靈效益｜提升悟性，保持清明的洞見

藥學屬性	適用症候
1. 抗鏈球菌，抵抗藉芽胞繁殖的細菌，抑制已產生抗藥性的不動桿菌	醫院與托兒所淨化空氣，傳染病流行期間
2. 抗氧化，清血，排除四氯化碳產生之肝毒，抑制腫瘤生成	環境汙染損害之肝功能，飲食作息引發的痤瘡，貧血，血栓，白血病，大腸癌
3. 化解結石，除脹氣，保護胃黏膜，消炎	腎絞痛，消化機能不良，胃潰瘍
4. 鎮靜神經，鎮痛，保護海馬迴	惡夢，神經退化疾病，創傷後壓力症候群

注意事項

1. 具光敏性，健康皮膚的安全劑量為 2%，用油後 12 小時不宜日曬。含高量檸檬烯，氧化後可能刺激皮膚，應謹慎保存。

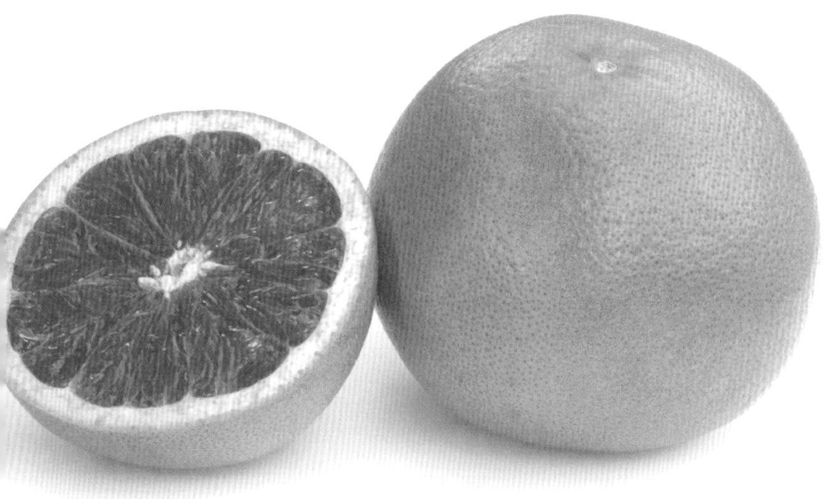

葡萄柚
Grapefruit

18 世紀在巴貝多由甜橙和柚子雜交而成，溫度要求年均溫 18°C以上，但比檸檬耐寒。需肥量較多，供水量要充足。

藥學屬性	適用症候
1. 提高交感神經活動，通過視交叉上核調節神經傳導，抑制乙醯膽鹼酯酶	時差，萎靡不振，夜貓子（晝夜顛倒的作息），老年癡呆
2. 解毒，抗氧化，抗腫瘤	帶狀疱疹，乳癌，皮膚癌
3. 收斂，抗菌，抗黴菌	念珠菌感染，粉刺
4. 激勵肝臟製造膽汁，降低食慾，促進脂肪分解，利尿	食慾過旺，肥胖，水腫，橘皮組織

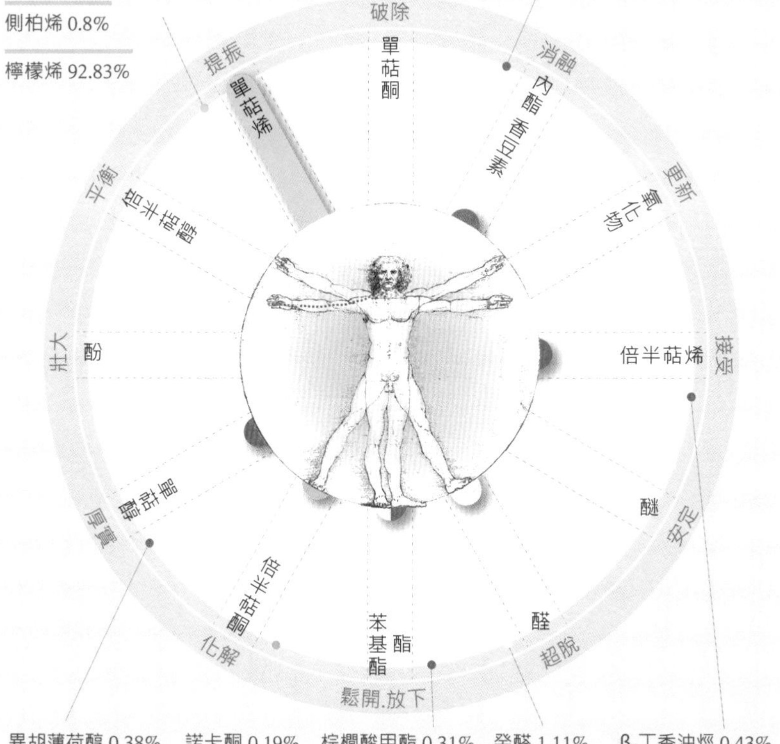

學　　名｜Citrus × paradisi

其他名稱｜西柚 / Pamplemousse

香氣印象｜集美貌與才華於一身的搞笑女子

植物科屬｜芸香科柑橘屬

主要產地｜美國、巴拉圭、古巴

萃取部位｜果皮（壓榨）

適用部位　三焦經、頂輪

核心成分

萃油率 16.41%，25 個可辨識之化合物（占 95.26%）

心靈效益｜提升自尊，從幽默感中煥發自信

注意事項

1. 有輕微的光敏性，健康皮膚的安全劑量為 4%。
2. 精油不含葡萄柚汁抑制藥物代謝的成分（DHB，一種呋喃香豆素），所以不會與藥物交互作用。

桔(紅/綠)
Mandarin (red / green)

需要充足日照，否則徒長枝葉而不開花，也要通風良好。溫度不能低於 -9°C，但比柚子甜橙耐寒。疏鬆肥沃的沙壤土較佳，忌積水。

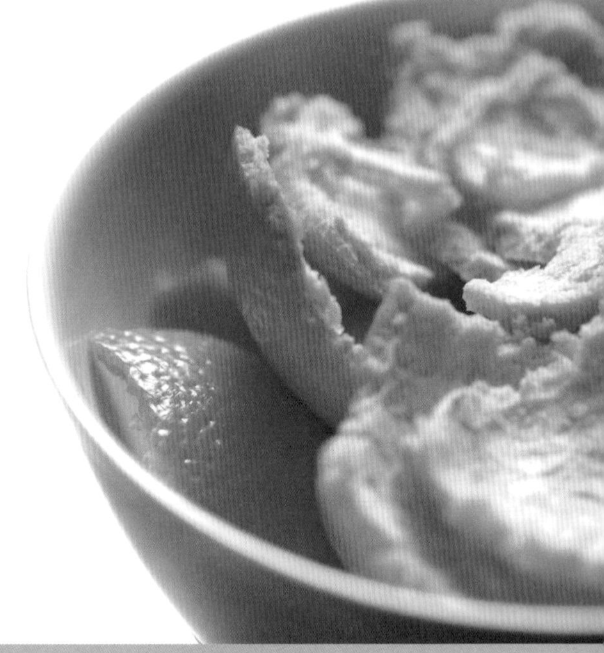

學　　名	Citrus reticulata
其他名稱	橘 / Mandarin Orange
香氣印象	除夕早晨灑掃完畢的前廊（綠桔） 年初一茶几上的紅包和軟糖（紅桔）
植物科屬	芸香科柑橘屬
主要產地	義大利（西西里島）、巴西
萃取部位	果皮（壓榨或蒸餾）

適用部位　胃經、本我輪

核心成分

萃油率 2.7%，29 個可辨識之化合物（共五十多個峰）

心靈效益｜提升對生活的期許，不再自暴自棄

藥學屬性	適用症候
1. 安撫交感神經，鎮靜放鬆，輕微催眠	失眠，激動，恐慌
2. 輕微抗痙攣，健胃整腸，利膽，降血糖	過敏性血管炎，糖尿病
3. 抗菌，抗黴菌	積食不消，打嗝，吞氣症，呼吸急促
4. 抑制脂肪堆積，防癌	情緒惡劣之暴飲暴食

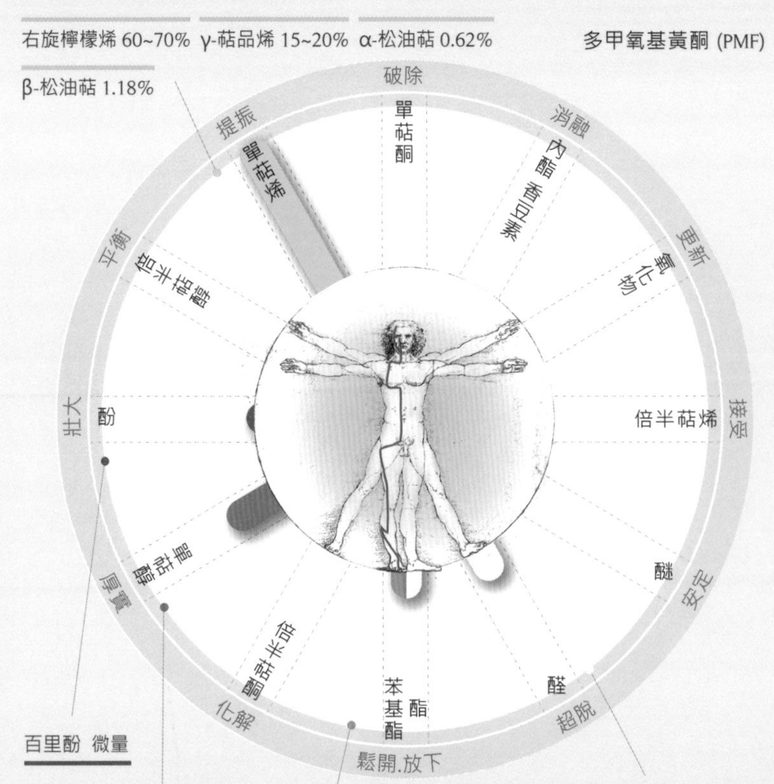

注意事項

1. 綠桔含油量高於紅桔，紅桔的檸檬烯和γ-萜品烯多於綠桔。整體上紅桔的抗菌力高於綠桔（但綠桔抗大腸桿菌較強），而綠桔更有益於心輪。
2. 另外有一相似的果皮精油 Tangerine，學名為甌柑 Citrus tangerina。
3. 壓榨所得的精油中呋喃香豆素含量極微小，不致產生光敏性。

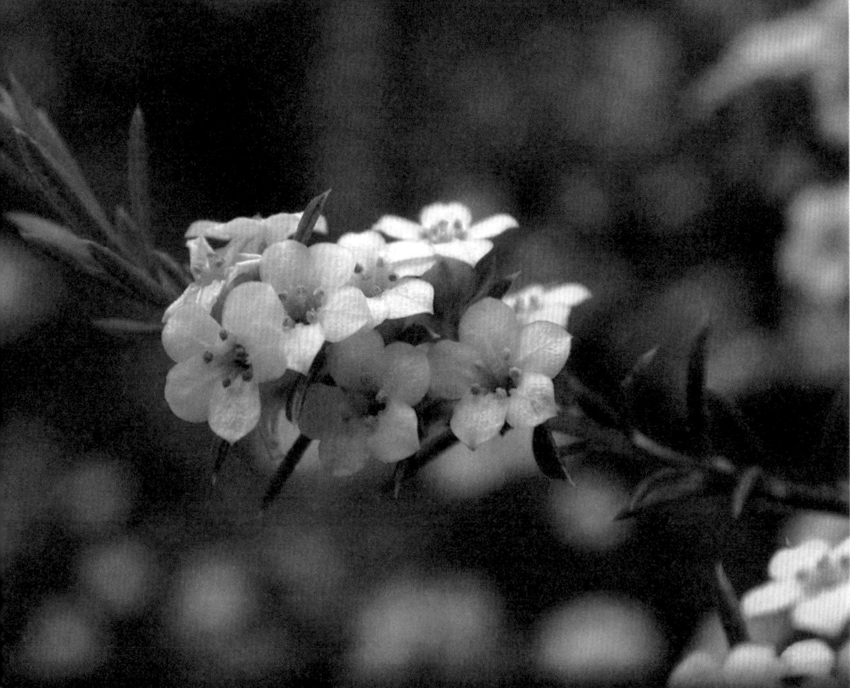

岬角白梅
Cape May

無懼強風的海岸植物，生長於 750 公尺以下山壁。常從砂岩和花崗岩間蹦出，但不愛石灰岩，長得緊密結實。

藥學屬性	適用症候
1. 驅蟲（螞蟻和蚊子），除腥臭	戶外活動必備
2. 祛痰，解除平滑肌的痙攣現象，強力止痛	侷促不安導致的咳嗽，切除手術後的疼痛
3. 抑制環氧化酶-2（COX-2）	橘皮組織，靜脈發炎
4. 抗氧化，抗黴菌	焦躁時的皮膚發癢

學　　名｜Coleonema album

其他名稱｜白碎紙灌木 / White Confetti Bush

香氣印象｜刷洗過的釣魚器具

植物科屬｜芸香科鞘絲屬

主要產地｜南非開普敦省

萃取部位｜葉（蒸餾）

單萜烯 20種 88%：β-水茴香萜 30.4%　月桂烯 20.5%

單萜酮 4.1%：月桂烯酮　松樟酮　馬鞭草酮

破除　消融　更新　接受　安定　超脫　鬆開.放下　化解　厚實　壯大　平衡　提振

單萜酮　內酯 香豆素　氧化物　倍半萜烯　醚　醛　苯基酯 酯　倍半萜酮　單萜醇　酚　倍半萜醇　單萜烯

單萜醇 11種 3.8%：α-萜品醇　香茅醇

適用部位　肝經、本我輪

核心成分

萃油率 0.27%，43 個可辨識之化合物

心靈效益｜提升信念的堅定度，不為誘惑所動

注意事項

1. 有時被稱作野布枯，但是跟布枯是完全不相關的藥草。

海茴香

Sea Fennel

海邊岩塊之間的兼性鹽生植物，不一定需要鹽分，鹽分太高反而抑制生長。在岩岸和沙地都能看到，莖葉多肉含汁，種子也富於脂肪酸。

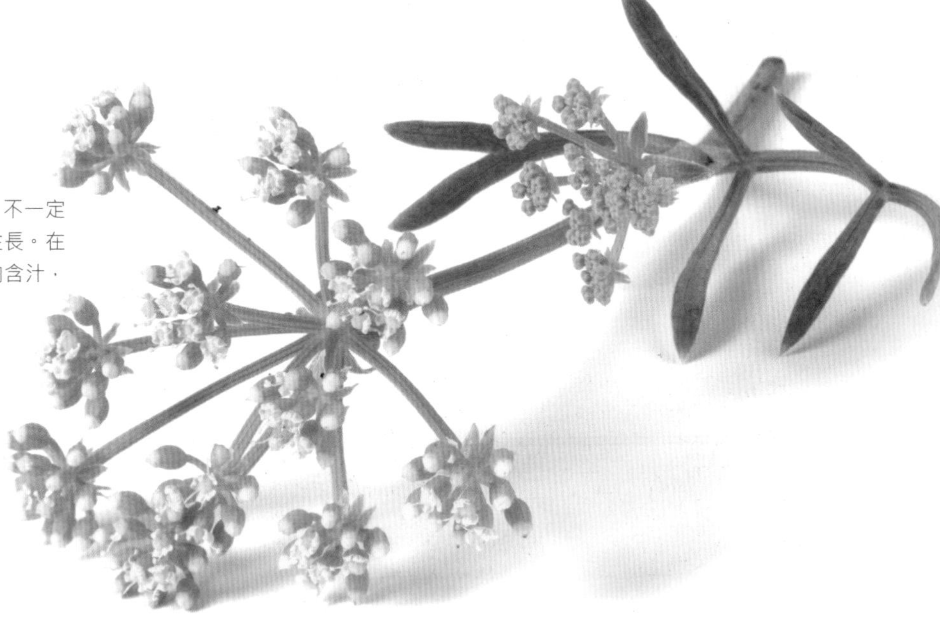

學　　名｜Crithmum maritimum

其他名稱｜石海蓬子 / Rock Samphire

香氣印象｜沙蟹泥灘上輕快地挖洞築穴

植物科屬｜繖形科海茴香屬

主要產地｜法國、希臘、義大利、土耳其

萃取部位｜整株（蒸餾）

適用部位　大腸經、本我輪

核心成分

萃油率 0.2%，23 個可辨識之化合物（占 99%）

心靈效益｜提升意志力，穿越銅牆鐵壁般的難關

藥學屬性	適用症候
1. 利尿，抗多血症	腎結石，水腫，橘皮組織
2. 驅蟲	寄生蟲引起之腸炎
3. 抗氧化，抑制乙醯膽鹼脂酶	老化肌膚，老年癡呆
4. 輕瀉，抗痙攣	排便不順暢，四肢僵硬

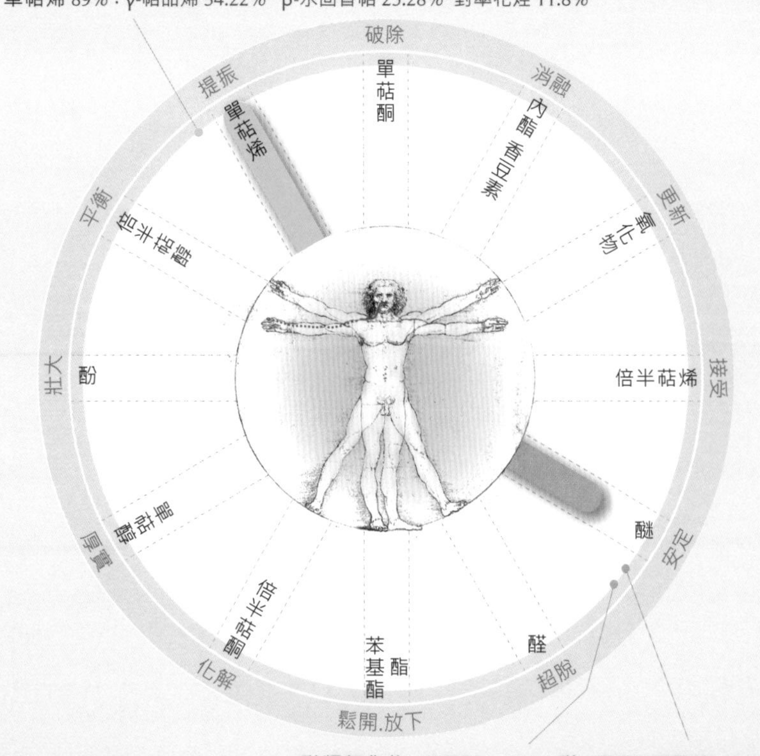

注意事項

1. 原植物萃取已證實能激勵膠原蛋白和彈力蛋白生成，被廣泛用於商品以促進皮膚回春。精油只占此萃取物的一部分，另外還有多酚類、黃酮類、礦物質與維生素 C。

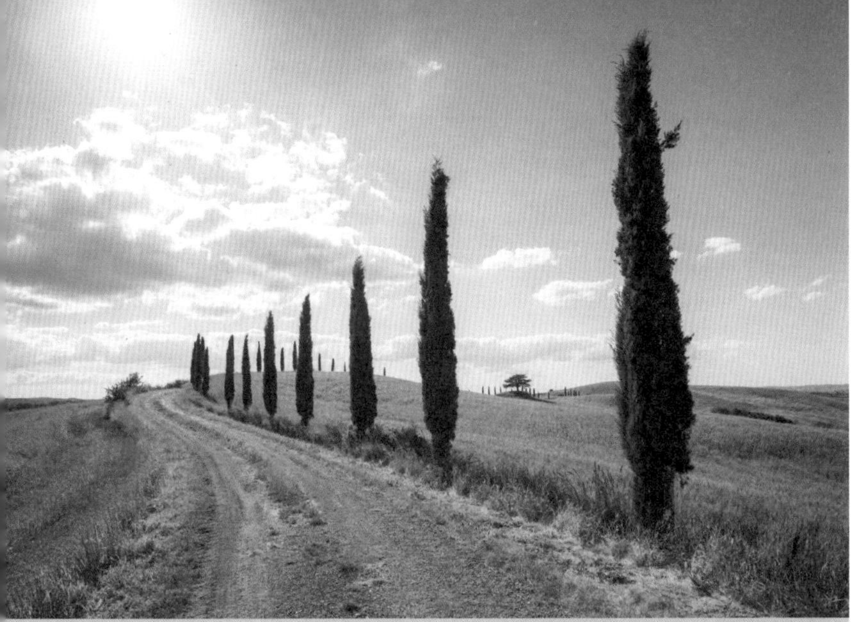

絲柏
Cypress

原生於地中海盆地，耐旱耐風耐空汙，根系發達，土壤酸鹼皆宜。生在空汙或多粉塵地區會提高精油中的單萜烯，而倍半萜烯則大幅減少。

藥學屬性	適用症候
1. 排除靜脈與淋巴鬱積之毒素與廢物	靜脈曲張，內外痔，皮下組織水腫
2. 紓解攝護腺之腫脹充血，抗氧化，抗腫瘤	遺尿，攝護腺肥大，腎細胞癌，黑色素細胞瘤
3. 補身，滋補神經與腸，強化骨質（雌激素作用）	胰臟功能低下（外分泌腺），腸功能遲緩，虛弱無力，更年期骨質疏鬆
4. 抗感染，抗菌（肺炎克雷伯氏菌），抗黴菌，抗生物膜	各種支氣管炎，百日咳，支氣管痙攣，結核，肺結核，胸膜炎

學　名 | Cupressus sempervirens
其他名稱 | 義大利柏木 / Italian Cypress
香氣印象 | 飛行速度接近光速的太空船上“看著”時間變慢
植物科屬 | 柏科柏屬
主要產地 | 法國、西班牙、摩洛哥
萃取部位 | 枝幹 / 毬果（蒸餾）

適用部位　三焦經、頂輪

核心成分

萃油率 0.87~0.51%，20~67 個可辨識之化合物（占 98.1~97.69%）

心靈效益 | 提升專注力，知止而後有定，定而後能靜

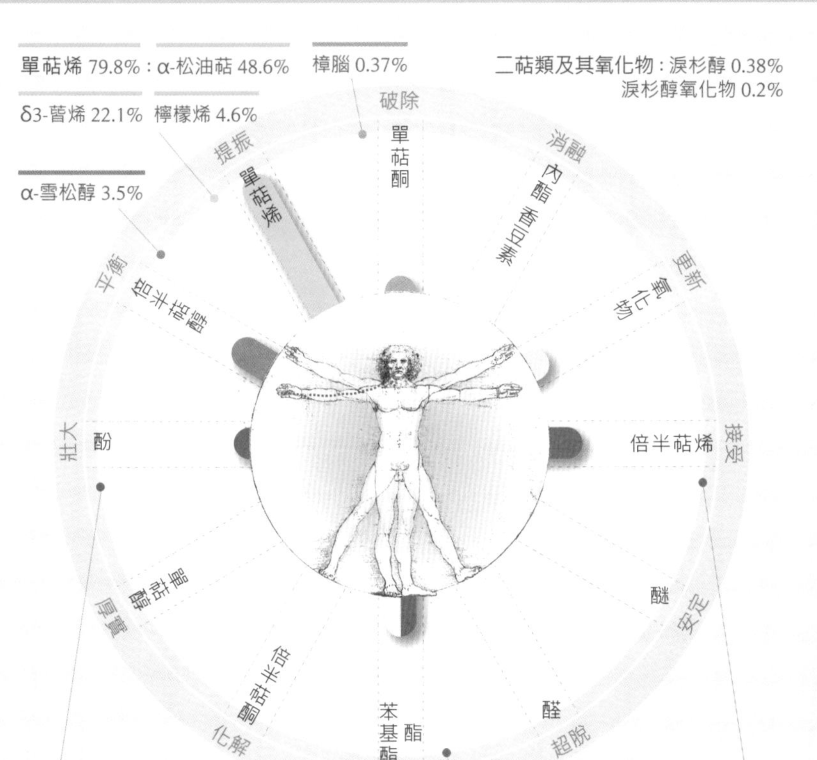

注意事項

1. 乳房有硬性結節者避免使用含二萜的絲柏精油。
2. 絲柏的雌激素作用來自於毬果所含的二萜類。枝幹與針葉精油中則不含二萜類。兩者合起來蒸餾的精油也會有少量二萜。

非洲藍香茅

African Bluegrass

分布於南非山區草原和降雨較多的濕地，喜愛夾雜石塊的壤土坡。強韌的莖葉長可達 2.4 公尺，花與根部的含油量也很高。

學　　名	Cymbopogon validus
其他名稱	松節油草 / Turpentine Grass
香氣印象	選美比賽中的民族服飾大觀
植物科屬	禾本科香茅屬
主要產地	南非
萃取部位	葉（蒸餾）

適用部位　三焦經、本我輪

核心成分

萃油率 2.0%，28 個可辨識之化合物

心靈效益｜提升抗爭力，找到為自己發聲的方式

藥學屬性	適用症候
1. 抗菌，抗黴菌，抗感染	食物中毒之腸胃炎
2. 抗氧化，消炎，止痛，止吐	舟車勞頓之疲憊，長途跋涉與久站之腿部痠痛，嘔吐，害喜
3. 驅蚊，驅蟲與鼠類	髒亂環境引起之皮膚搔癢
4. 收斂皮膚，男性皮膚抗老	褥瘡，皮膚過度出油，頭皮屑，男性皮膚老化

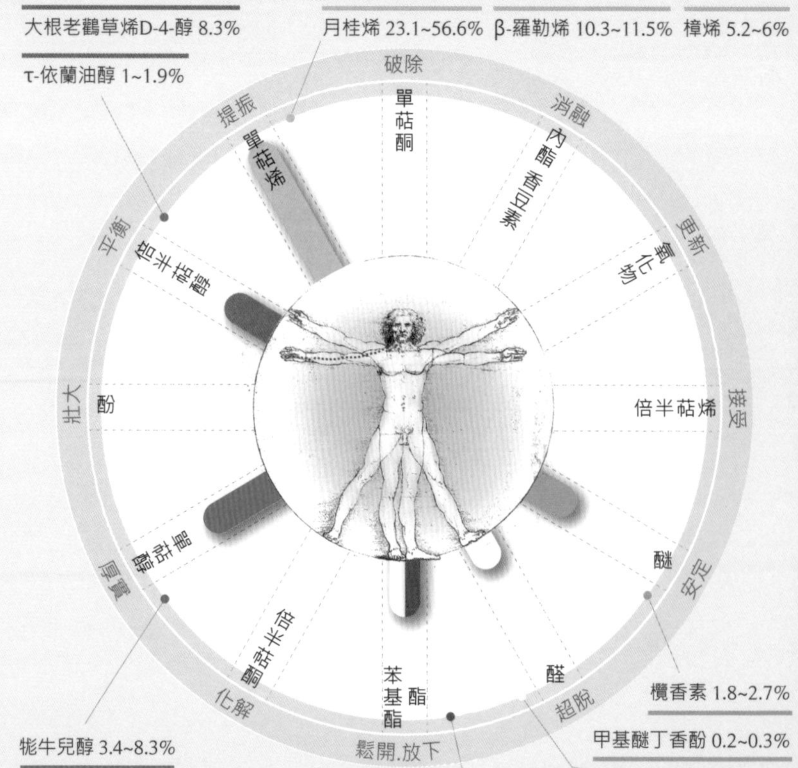

注意事項

1. 另有單萜酮型的化學品系（艾蒿酮 7.5%，馬鞭草酮 13.5%），消炎作用更為突出。

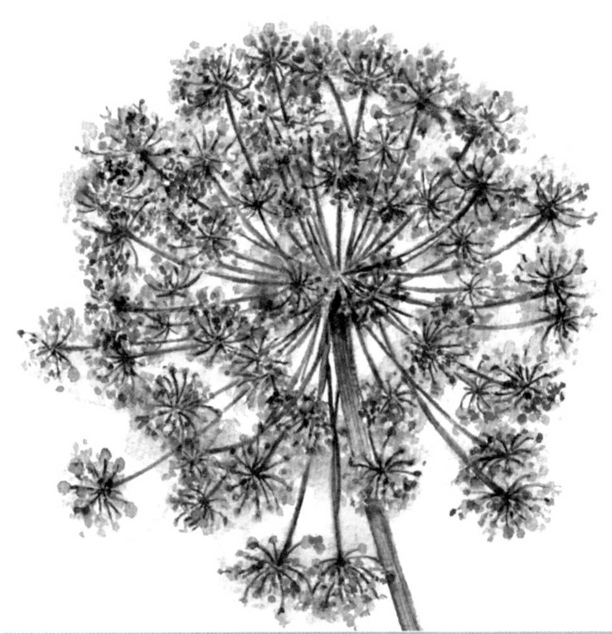

白松香
Galbanum Gum

生長在伊朗西部與北部山區，海拔1800~3000公尺。習慣乾旱，開黃花，莖幹堅實而中空，根部富含油腺，會流出樹膠。

藥學屬性	適用症候
1. 抗感染，抗菌，消腫	咳嗽，感冒，潰瘍，膿腫，淋巴腺病變
2. 補身，抗氧化，強化記憶	頭重腳輕（外用），感覺隨時要翻船，頭腦昏亂
3. 強化生殖泌尿道，通經（雌激素樣活性）	白帶，痛經
4. 消炎，鎮痛，輕微抗痙攣，抑制局部膜電位作用	關節痛，腸絞痛，癲癇

學　　名｜Ferula galbaniflua / F. gummosa

其他名稱｜阿魏脂 / Bārzad

香氣印象｜吉爾伽美什與恩奇都大戰一場後結為好友

植物科屬｜繖形科阿魏屬

主要產地｜伊朗

萃取部位｜樹脂（蒸餾）

適用部位　三焦經、心輪

核心成分

萃油率15%，16個可辨識之化合物（占99.9%）

心靈效益｜提升穩重感，疏散極端或激烈的情緒

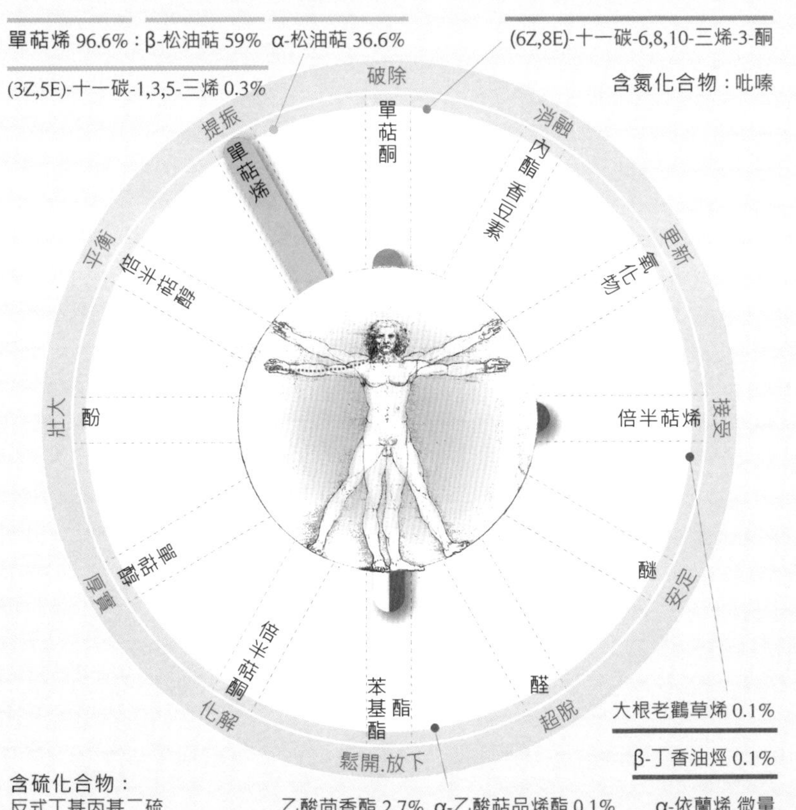

注意事項

1. 白松香樹脂有兩種：硬白松香（Persian galbanum）、軟白松香（Levant galbanum），通常都用軟白松香樹脂萃取精油，因其油含量較多。
2. 白松香油一般不會快速老化，一旦老化（擺放過長時間），就會產生聚合反應而變得極度黏稠。
3. 與中藥阿魏（新疆阿魏）是同屬不同種的植物，中藥阿魏 Ferula sinkiangensis 可抗氧化與抗腫瘤，對脾胃問題有幫助。

連翹

Weeping Forsythia

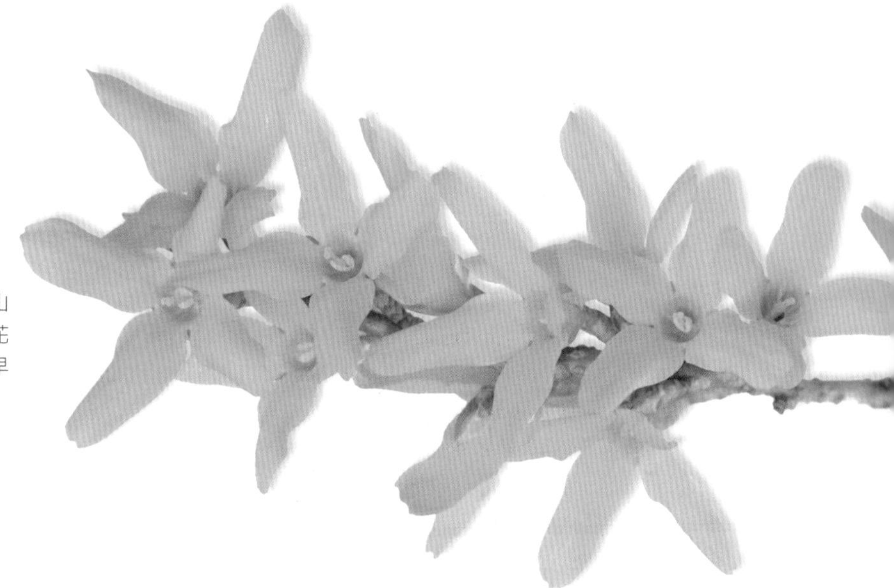

喜愛疏鬆肥沃、排水良好、背風向陽的山坡夾沙土地。耐寒耐貧瘠，就是怕澇。花開香氣淡雅，滿枝金黃，十分可愛，是早春優良觀花灌木。

學　　名｜Forsythia suspensa

其他名稱｜一串金 / Golden-bell

香氣印象｜武林高手一人在斷崖上練絕世武功

植物科屬｜木犀科連翹屬

主要產地｜中國（東北、華北、長江流域）

萃取部位｜果實（蒸餾）

適用部位　三焦經、喉輪

核心成分

萃油率 3.07%，19~21 個可辨識之化合物（占 93.37%）

心靈效益｜提升絕緣感，隔離環境的騷動與他人的情緒渲染

藥學屬性	適用症候
1. 抗菌（金黃色葡萄球菌、肺炎鏈球菌），抗黴菌（黑麴黴、白色念珠菌），抑病毒	流感，胸膜炎，急性肺損傷，癰腫毒瘡，小兒口腔潰瘍，帶狀疱疹
2. 消炎（抑制亢進之毛細血管通透性和發炎介質的釋放）	皮膚過敏起疹發癢，皮膚銀屑病，棉球肉芽腫
3. 解熱，止吐	中暑，夏季熱病，舌絳神昏
4. 抗氧化，預防性抑制 NF-kB 核轉位活化	肝癌，胃癌

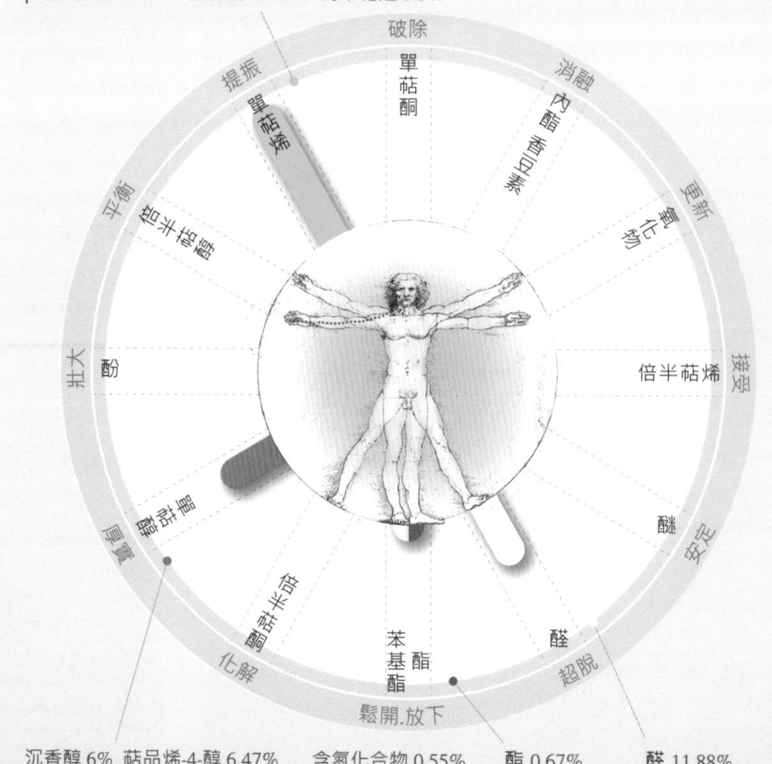

注意事項

1. 連翹藥材分為青翹與黃翹，秋季連翹果實初熟尚呈綠色時採集為青翹；果實完全成熟後採集為黃翹。

高地杜松
Mountain Juniper

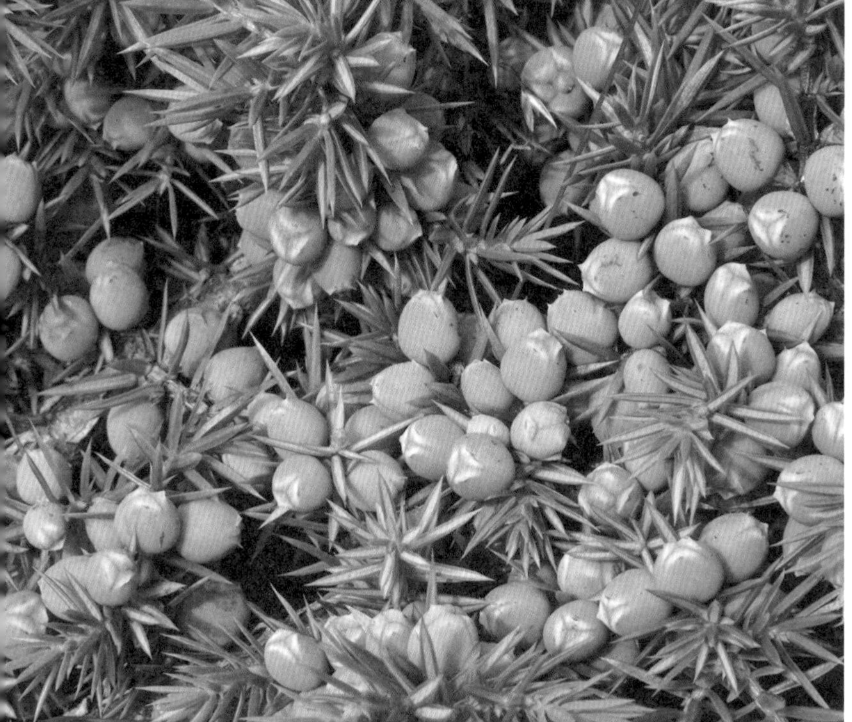

分布於副極區和溫帶高海拔山區(1700~2500公尺)，葉片背面為一道白線。貼地生長，遠望宛如草皮，一般高度約50公分，漿果也比較小。

藥學屬性	適用症候
1. 消炎、抗痙攣，止痛	神經炎，坐骨神經痛，風濕，關節炎
2. 調節自主神經系統，保護神經	自主神經性肌張力障礙，帕金森氏症
3. 保護肝臟，調節皮膚油脂分泌	化學汙染造成之肝損傷，油性面皰膚質，飲食不當造成之皮膚排毒
4. 抗菌，防腐	痙攣性與發炎性腸絞痛，發酵性腸炎

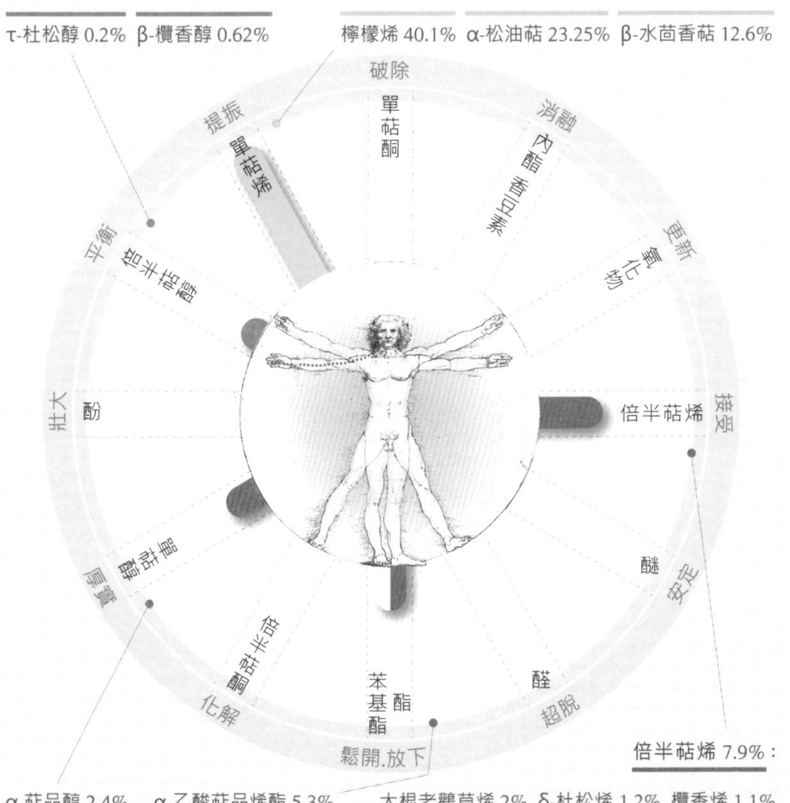

學　　名｜Juniperus communis var. montana / J. c. var. saxatilis / J. c. subsp. nana

其他名稱｜娜娜杜松 / Alpine Juniper Nana

香氣印象｜初生之犢不畏虎

植物科屬｜柏科刺柏屬

主要產地｜法國（科西嘉島、普羅旺斯）

萃取部位｜針葉與漿果（蒸餾）

適用部位　三焦經、基底輪

核心成分

萃油率 0.7%，82 個可辨識之化合物（占 96.05%）

心靈效益｜提升明亮感，濾掉過往的偏振光，讓天更藍而草更綠

注意事項

1. 有些科西嘉產的高地杜松精油呈現某種螢光綠，那是當地娜娜杜松針葉與毬果特有的色澤。此外，科西嘉高地杜松的檸檬烯含量最多，因此氣味的甜度也比其他地區高。
2. 高地杜松所含的化合物數量是針葉 > 漿果 > 枝幹 > 根部。
3. 西伯利亞杜松也是高地杜松的一種，以 α-松油萜 32~55% 和檜烯 14% 為主。

杜松漿果

Juniper Berry

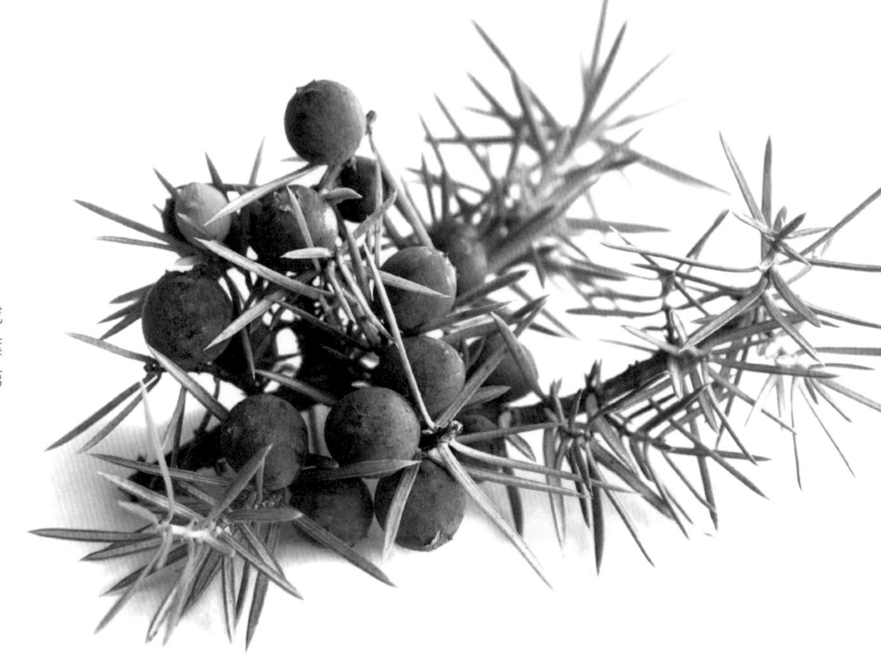

刺柏屬中唯一同時生長在東西半球的成員，也是分布區域最廣大的木本植物。葉片背面的一道白線是辨識特徵，漿果在第一年呈綠色，第二年則轉青黑色。

學　名｜Juniperus communis

其他名稱｜歐洲刺柏 / Common Juniper

香氣印象｜一元復始，萬象更新

植物科屬｜柏科刺柏屬

主要產地｜西班牙、克羅埃西亞、法國

萃取部位｜漿果狀的毬果（蒸餾）

適用部位　三焦經、基底輪

核心成分

萃油率 0.4~3.8%，42 個可辨識之化合物（占 98.57%）

心靈效益｜提升清爽度，掃除人生的淤泥和渣滓

注意事項

1. 杜松精油對孕婦沒有風險。誤解源自於 1928 年一篇研究報告，該文以杜松的俗名 Juniper 指涉會導致流產的叉子圓柏（Juniperus sabina）。此外，高量的杜松漿果有反著床的作用，漿果製成的琴酒一直被視為可能導致流產，但琴酒中所含的杜松精油比例僅 0.006%。
2. 杜松枝幹的萃油率為 0.19%，67 個化合物（占 94.41%），α-松油萜 56.1%，檸檬烯 7.4%，α-杜松醇 3.08%，δ-杜松烯 3%。藥學屬性包括保護肝臟，抗瘧疾。也有同時萃取漿果與針葉的杜松精油，藥學作用更為廣泛。

藥學屬性	適用症候
1. 利尿、抗結石	排尿困難，膽結石，腎結石
2. 激勵與補強消化系統，利胰臟，降血糖與血脂，強力抗氧化	脹氣，輕微的肝胰失調，糖尿病，膽固醇過高
3. 抗風濕，消炎，止痛，強化子宮之肌肉張力，保護神經（針葉）	膝關節炎，全身僵硬（針葉），子宮脫垂，帕金森氏症（針葉）
4. 抗菌，抗感染，抗黏膜發炎，化痰	感染性腸炎，支氣管炎，氣喘

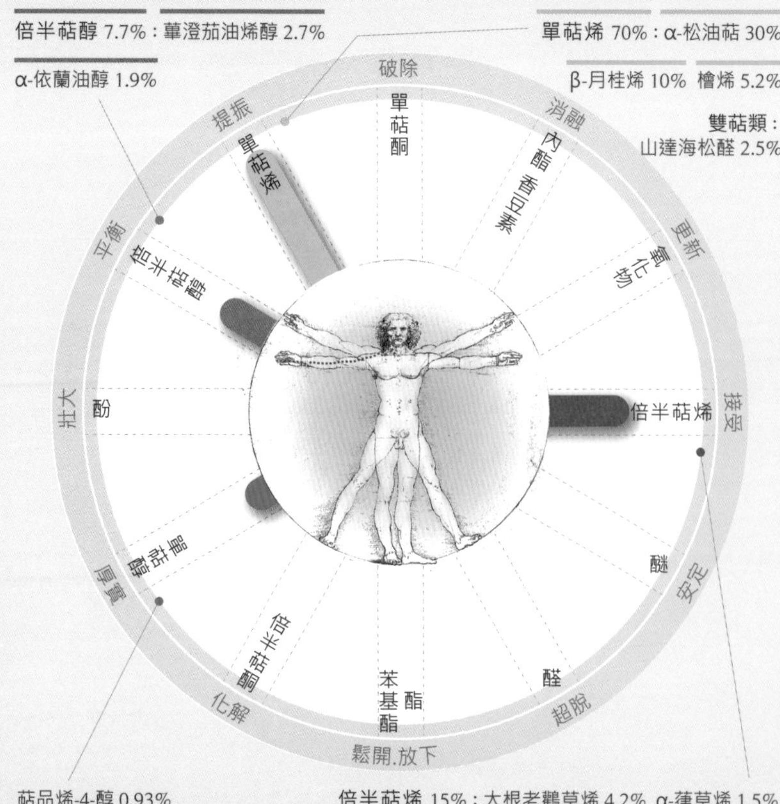

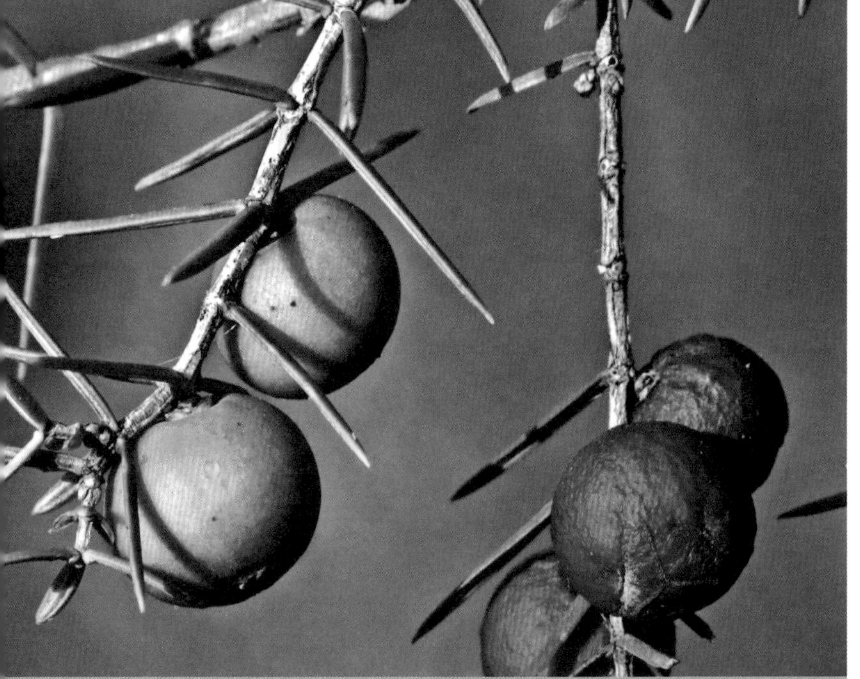

刺檜漿果
Cade Berry

遍布地中海地區多石山丘，赭色漿果和葉片背面的兩道白線是辨識特徵。海平面至1600公尺均可見，樹形多樣，有2~3公尺矮叢，也有15公尺小樹。

藥學屬性	適用症候
1. 開胃，助消化，抗氧化，降血糖	被零食、外食搞壞的胃口（無法習慣少調味的全食物），糖尿病
2. 周圍神經的止痛劑（機轉異於阿斯匹靈和嗎啡）	減輕安寧病房病患的身心疼痛，戒酒戒毒
3. 提高 IgG 免疫反應（第一型輔助 T 細胞 Th1 的免疫反應）	肺結核，呼吸道之慢性感染
4. 放鬆肌肉	運動前的暖身（慢跑、游泳、瑜珈）

學　　名 | Juniperus oxycedrus

其他名稱 | 刺柏 / Prickly Juniper

香氣印象 | 無人山徑迴盪著綠繡眼的歡唱

植物科屬 | 柏科刺柏屬

主要產地 | 阿爾巴尼亞、希臘、普羅旺斯

萃取部位 | 漿果（蒸餾）

適用部位　三焦經、基底輪

核心成分

萃油率 0.49~1.8%，27 個可辨識之化合物

心靈效益 | 提升良好的自我感覺，無視他人的無視

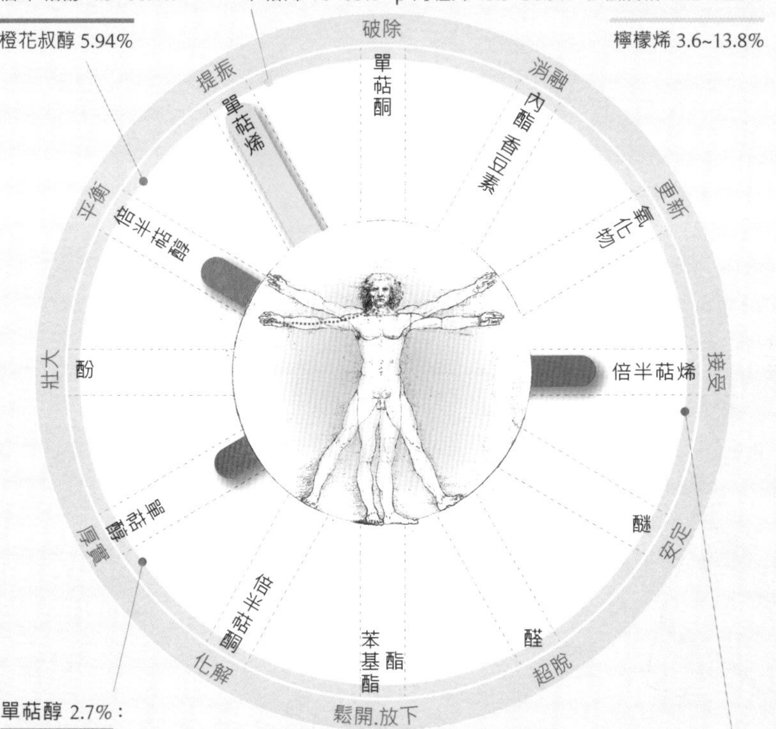

注意事項

1. 萃油率：腓尼基柏漿果 Juniperus phoenicea ssp. Turbinate 2.54% > 刺檜漿果 > 杜松漿果。腓尼基柏精油有抗腫瘤作用。
2. 因為含有高比例月桂烯，刺檜漿果氣味比杜松漿果香甜。

卡奴卡
Kanuka

一般為 5~7 公尺，葉片柔軟開白花，耐風霜乾旱，怕濕。從海平面到 1800 公尺都可存活，不挑土壤，生長快速。

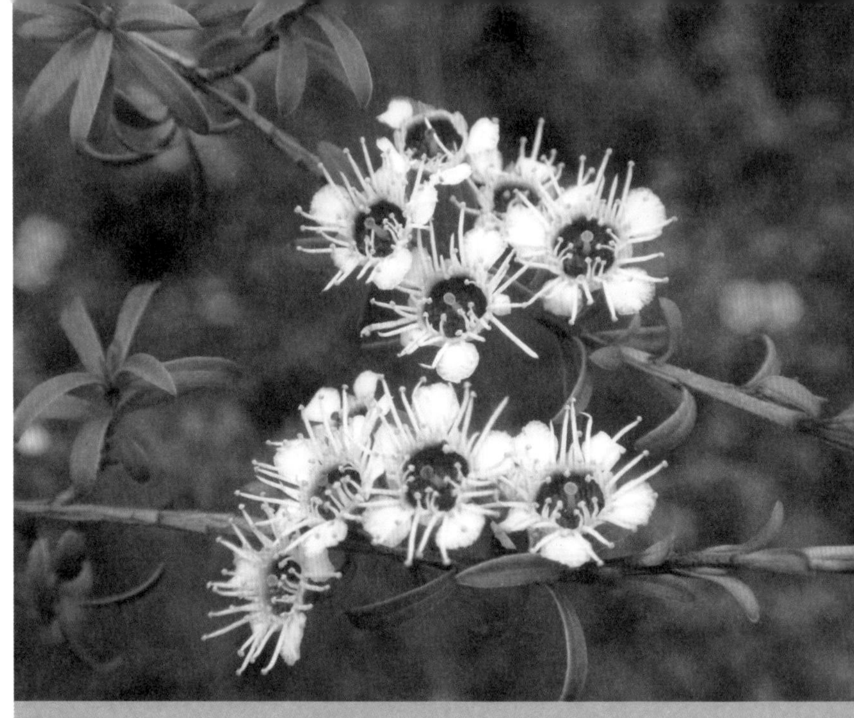

學　　名	Kunzea ericoides
其他名稱	白茶樹 / Burgan
香氣印象	橄欖球隊“全黑”賽前的毛利戰舞
植物科屬	桃金孃科昆士亞屬
主要產地	紐西蘭
萃取部位	葉片（蒸餾）

藥學屬性	適用症候
1. 抗菌（革蘭氏陽性菌），對黴菌無作用	膿痂疹
2. 保護神經系統，激勵正腎上腺素之生成，止痛	纖維肌痛症，風濕，關節痛，急性扭傷
3. 抗單純皰疹病毒 I 型與小兒麻痺病毒 I 型	唇皰疹，預防小兒麻痺
4. 平衡荷爾蒙，強化免疫力	結締組織鬆軟，淋巴型的體態，北方國家的冬季疾病

適用部位　三焦經、頂輪

核心成分

萃油率 0.4%，41 個可辨識之化合物（占 98.5%）

心靈效益｜提升士氣，在逆境中保持戰鬥力

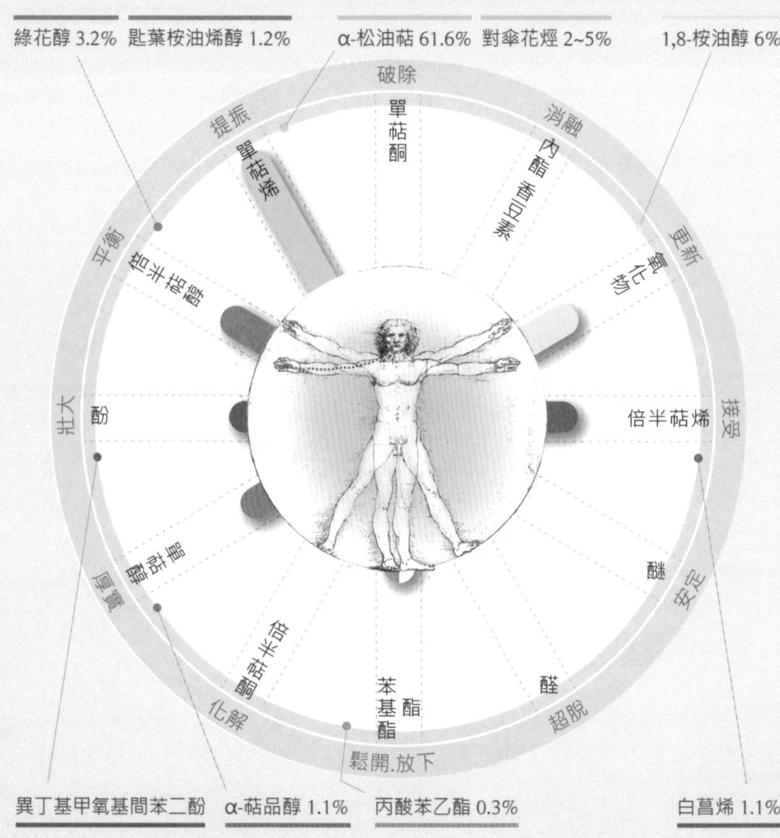

注意事項

1. 過量會導致痙攣現象（如頭痛）。
2. 紐西蘭北島的卡奴卡較多倍半萜醇，南島的卡奴卡較多倍半萜烯。南北島氣候條件差異很大（北島為亞熱帶雨林，南島為溫帶高山甚至有冰山），植物成分因此也有差距。

落葉松
Larch

原生於加拿大，多見於沼澤與低地，喜歡潮濕的泥炭土，是火後先驅樹種。雖是針葉樹，卻會變色與落葉。極耐寒，可忍受 -65℃的低溫，但不耐陰。

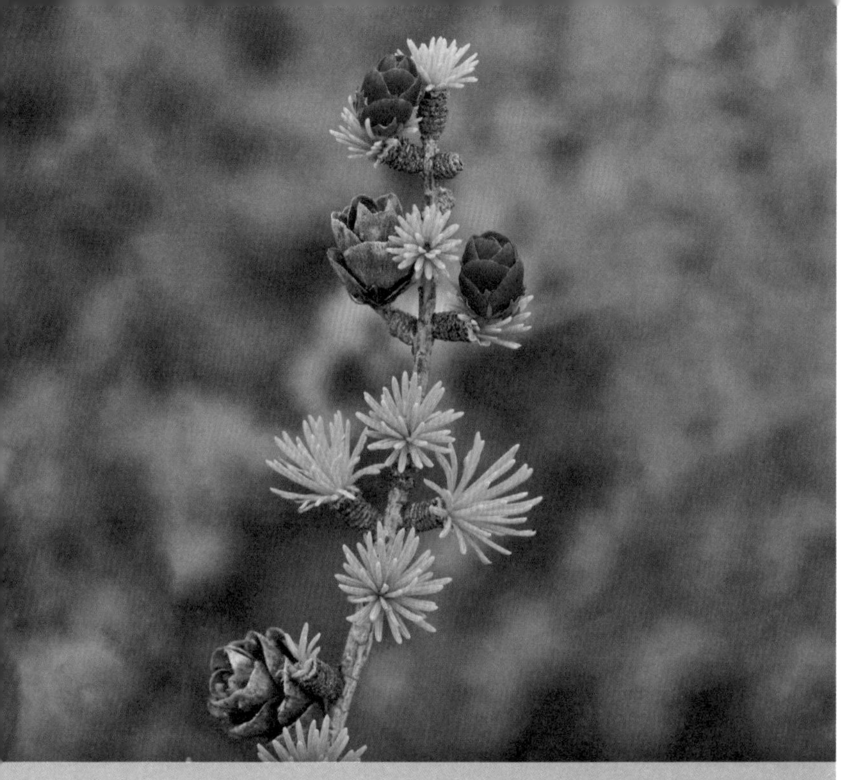

藥學屬性	適用症候
1. 抗感染（肺炎鏈球菌），殺菌消毒	肺炎，支氣管炎
2. 強化神經（補充能量，導入放鬆狀態），作用於小腦	神經疲勞
3. 激勵腎上腺	骨營養不良（受傷後骨骼生長發育不佳）

學　　名｜Larix laricina
其他名稱｜美洲落葉松 / Tamarack
香氣印象｜絢麗壯闊的極光
植物科屬｜松科落葉松屬
主要產地｜義大利
萃取部位｜針葉（蒸餾）

適用部位　三焦經、頂輪

核心成分
45 個可辨識之化合物

心靈效益｜提升競爭力，由敗部復活撐完全場

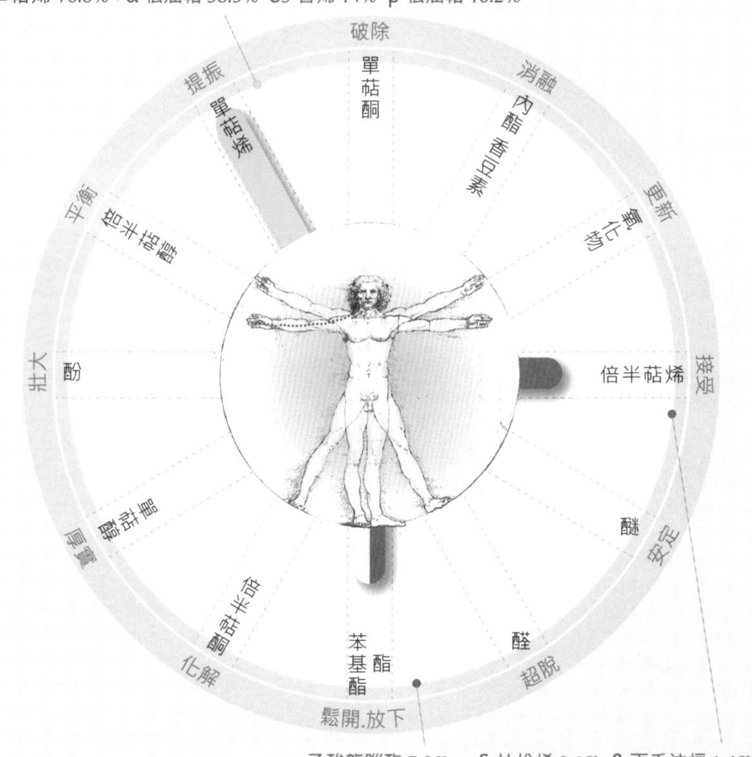

注意事項

1. 落葉松樹脂油的來源是歐洲落葉松 Larix europea（L. decidua），分布在中歐（如奧地利）。氣味比美洲落葉松針葉油沉著一些，基本作用相仿。

格陵蘭喇叭茶
Labrador Tea

分布區域從格陵蘭到阿拉斯加，常出現在沼澤或湖岸，長速緩慢。皮革般的葉片背面棕紅而帶毛，球狀叢生的白花芳香而沾手。

學　名	Rhododendron groenlandicum（舊名 Ledum groenlandicum）
其他名稱	加茶杜香 / Greenland Moss
香氣印象	印第安那瓊斯背的男用皮包
植物科屬	杜鵑花科杜鵑花屬（舊：杜香屬）
主要產地	加拿大
萃取部位	葉（蒸餾）

適用部位　三焦經、頂輪

核心成分

萃油率 0.16%，66 個可辨識之化合物（占 89.8%）

心靈效益 | 提升應變力，老神在在拆解層出不窮的機關

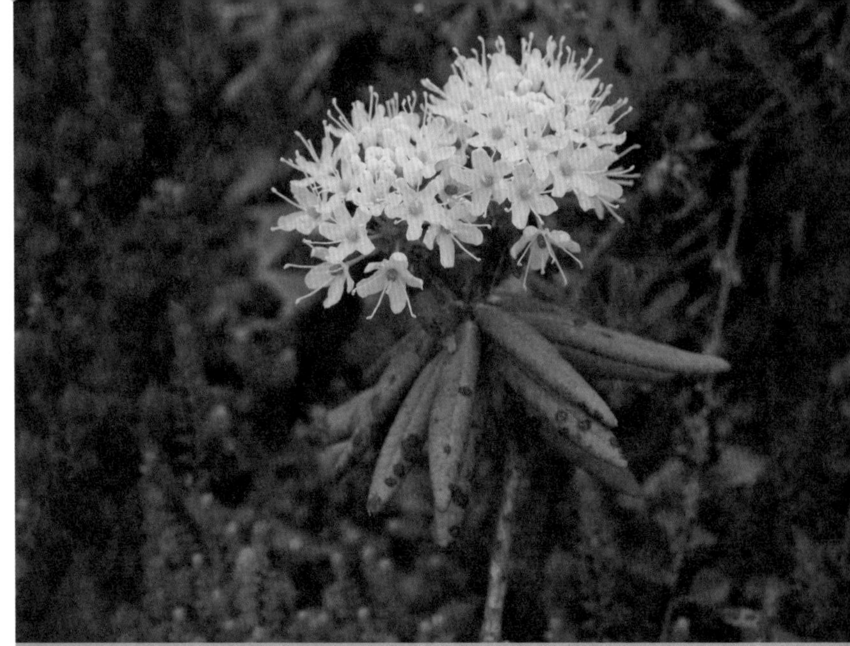

藥學屬性	適用症候
1. 引流肝臟，促進肝臟細胞再生，驅寄生蟲，降血糖	各種肝毒反應，肝功能不良，病毒性肝炎後遺症，腸炎，脹氣，糖尿病
2. 消炎，解除鬱積壅塞現象，抗氧化，抗腫瘤	毒血性與細菌性腎炎，腎結石，感染性攝護腺炎，攝護腺阻塞充血，淋巴管炎，感染性與毒血性淋巴結炎，大腸癌，肺癌，口腔癌
3. 抗菌，淨化空氣	感冒，氣喘，過敏
4. 鎮靜，抗痙攣	失眠，神經質，太陽神經叢痙攣，甲狀腺失調

注意事項

1. 使用過量會使人昏沉。
2. 不同產區的精油成分差異頗大。本來“喇叭茶”泛指三種同屬不同種的藥草：杜香 R. tomentosum、加茶杜香、腺葉杜香 R. neoglandulosum。其中加茶杜香毒性最低。
3. 杜香（舊名 Ledum palustre）也是傳統中藥材，分布於大小興安嶺和長白山，精油可保濕去斑、抑菌、消炎、鎮咳、祛痰、殺蟎、驅蟲、抗輻射、保肝、戒毒、抗腫瘤等作用，還可用於塑料降解。

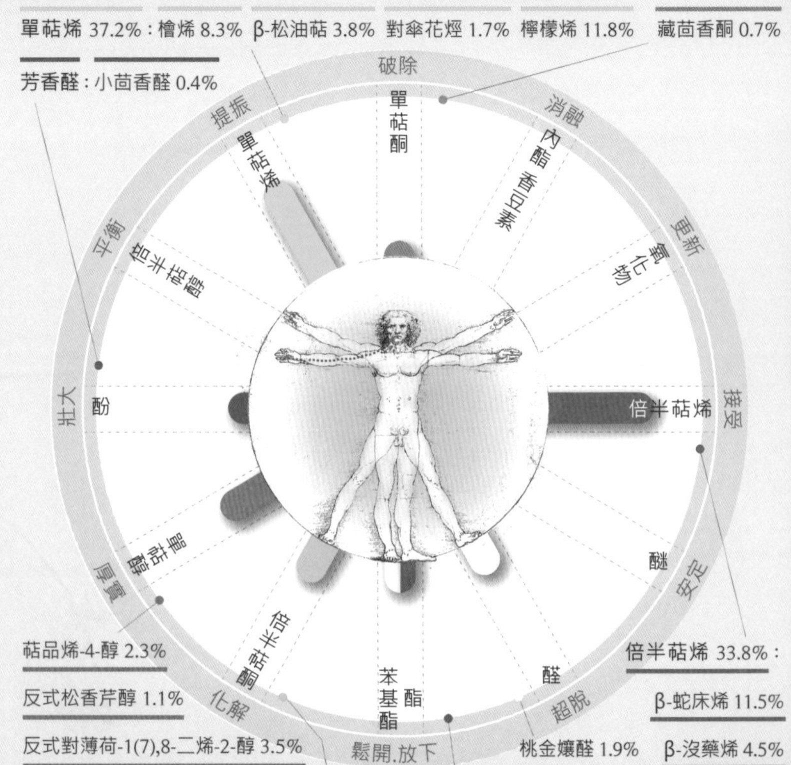

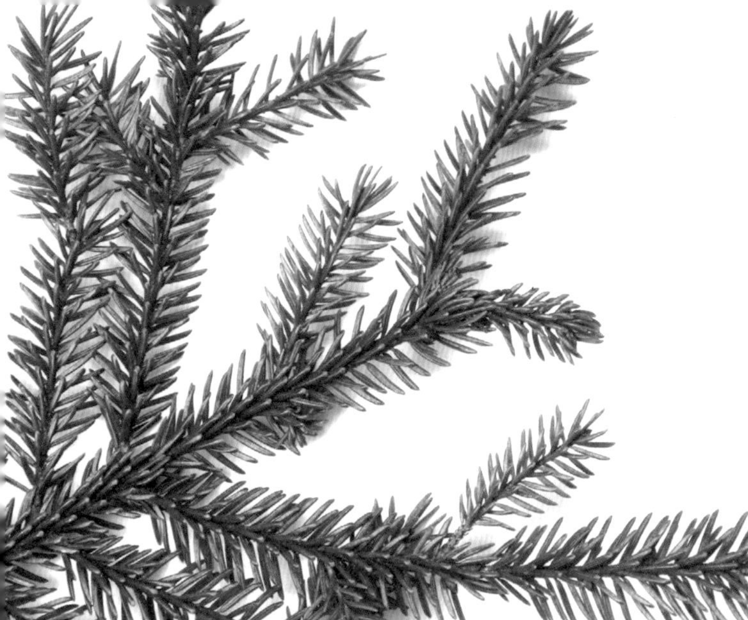

黑雲杉
Black Spruce

原生於美國落磯山，生長緩慢，淺根小樹，易受風害。喜愛濕地，能忍受貧瘠的土壤，樹齡年輕的針葉有較高的含油量。

藥學屬性	適用症候
1. 補身，補神經，重新賦予太陽神經叢能量，抗痙攣	太陽神經叢痙攣，虛弱無力，筋疲力竭
2. 抗感染，抗真菌，抗寄生蟲，抗空氣中的病菌	支氣管炎，肺結核，念珠菌，藍氏鞭毛蟲與鉤蟲引起的腸炎
3. 消炎，提高胰島素敏感性，抗氧化	粉刺與乾性濕疹，攝護腺炎，風濕肌痛，糖尿病
4. 類荷爾蒙，激勵胸腺，似可體松（腦下垂體－腎上腺，腦下垂體－卵巢）	甲狀腺機能亢進

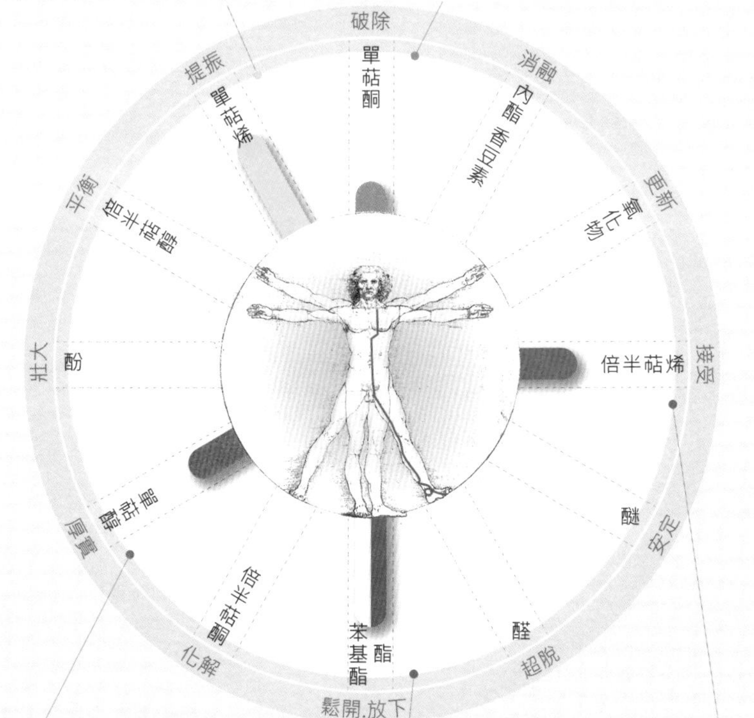

學　　名｜Picea mariana

其他名稱｜沼澤雲杉 / Swamp Spruce

香氣印象｜西雅圖酋長的宣言

植物科屬｜松科雲杉屬

主要產地｜加拿大、美國東部

萃取部位｜針葉（蒸餾）

適用部位　腎經、本我輪

核心成分

萃油率 1.4%，34 個可辨識之化合物（占 92.7%）

心靈效益｜提升柔軟度，放棄逞強，虛懷若谷地接納自己的不足

注意事項

1. 氣味和作用相近的品種包括藍雲杉 Picea pungens（乙酸龍腦酯 29.4%），紅雲杉 Picea rubens（乙酸龍腦酯 5.68%），白雲杉 Picea glauca（乙酸龍腦酯 12~31%）。白雲杉可同時對抗高糖毒性與缺糖損傷。

挪威雲杉
Norway Spruce

原生於北歐與東歐，生長迅速而長壽，植株高大，可防土壤侵蝕。在針葉樹中較為耐濕耐熱，精油的品質受土壤與空氣影響很大。

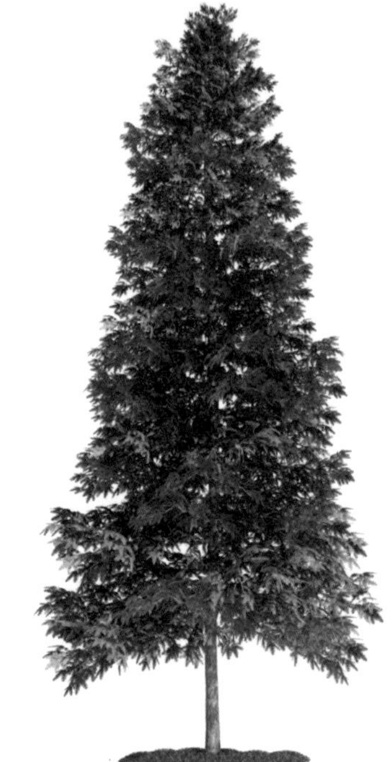

學　名	Picea abies / Picea excelsa
其他名稱	依克薩爾莎雲杉 / Excelsa Spruce
香氣印象	聖誕老公公
植物科屬	松科雲杉屬
主要產地	義大利
萃取部位	針葉（蒸餾）

適用部位　三焦經、心輪

核心成分

萃油率 1.01%，54 個可辨識之化合物（占 96.3~98.42%）

心靈效益 | 提升慈善心，不再受困於一己之利害得失

藥學屬性	適用症候
1. 抗菌，抗卡他，擴張肺泡	多痰，呼吸困難，兒童的呼吸道疾病
2. 緩解淋巴和靜脈循環淤塞	淋巴滯留，腎結石，膀胱結石
3. 癒合傷口，潰瘍	對陽光過敏的皮膚，發汗少而易搔癢的皮膚，長期臥床者的皮膚問題
4. 調節女性機能	更年期障礙

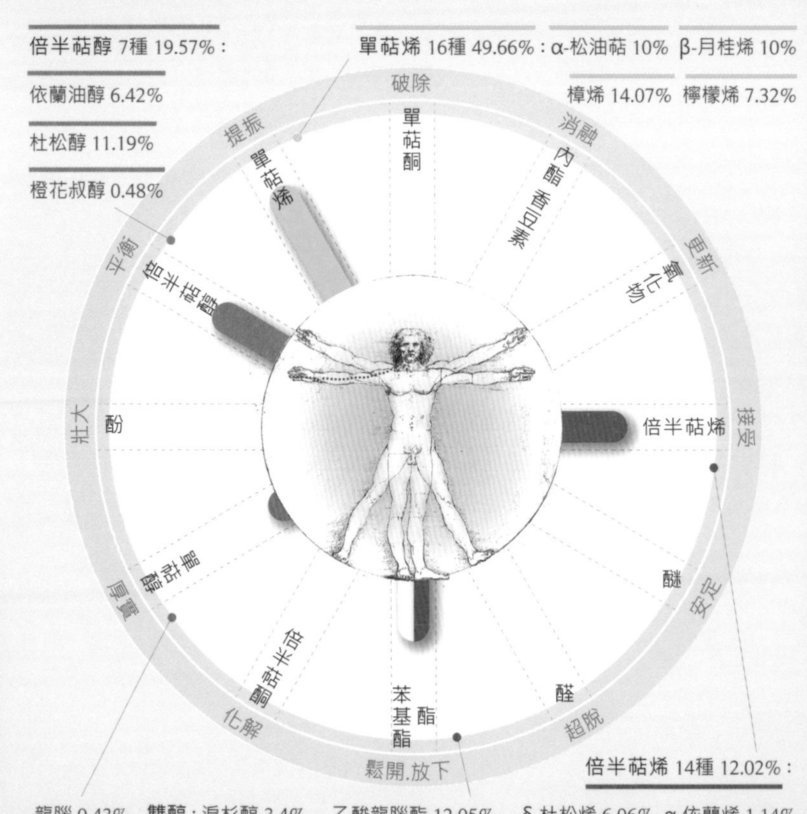

注意事項

1. 有非常多的異名，超過150種。是雲杉中栽種率最高的品種，也是歐洲極重要的經濟樹種。
2. 挪威雲杉的樹皮萃取已被證實能抑制脂肪酶，可用於減重，還有抗腫瘤的作用。

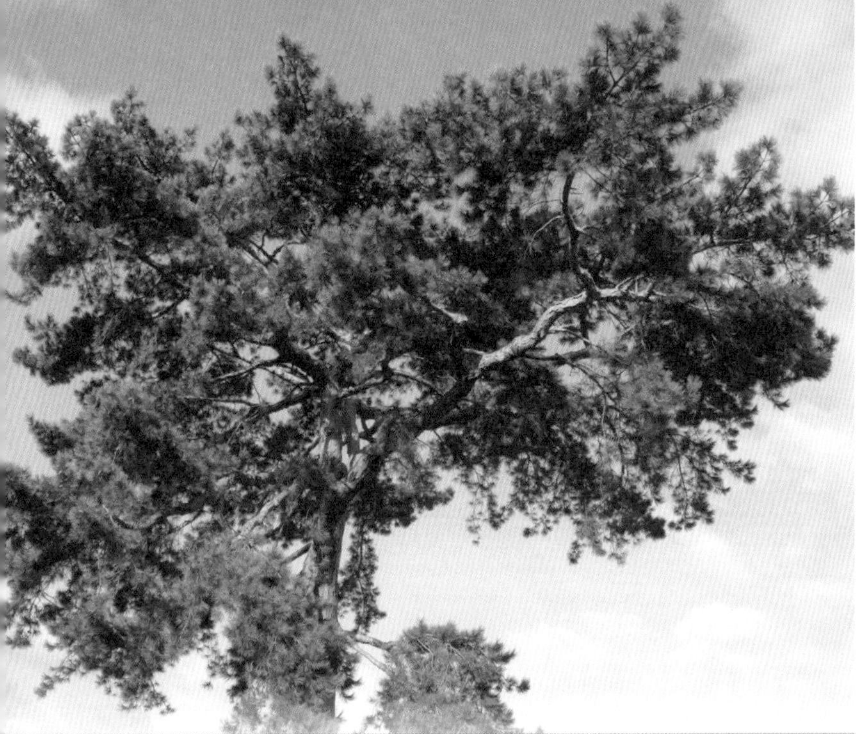

科西嘉黑松
Laricio Pine

分布在 500~1500 公尺之間的山區，筆直挺拔（40 公尺以上）。偏愛排水良好的砂質酸性土壤，但林下也常見蕨類生長。

藥學屬性	適用症候
1. 抗菌	鼻竇炎，卡他性支氣管炎
2. 激勵，滋養	大病初癒的保養
3. 紓解呼吸道、淋巴、攝護腺的充血	攝護腺充血，攝護腺炎，風濕病
4. 補充腎水	精神萎靡，不喝咖啡無法清醒的早晨

學名｜Pinus nigra subsp. laricio

其他名稱｜科西嘉松 / Corsican Pine

香氣印象｜吹著口哨、踮腳走路的小男孩

植物科屬｜松科松屬

主要產地｜科西嘉、西西里島、義大利

萃取部位｜針葉（蒸餾）

適用部位　腎經、基底輪

核心成分

萃油率 0.2~0.3%，35 個可辨識之化合物

心靈效益｜提升精神的敏銳度，活潑昂揚地探索世界

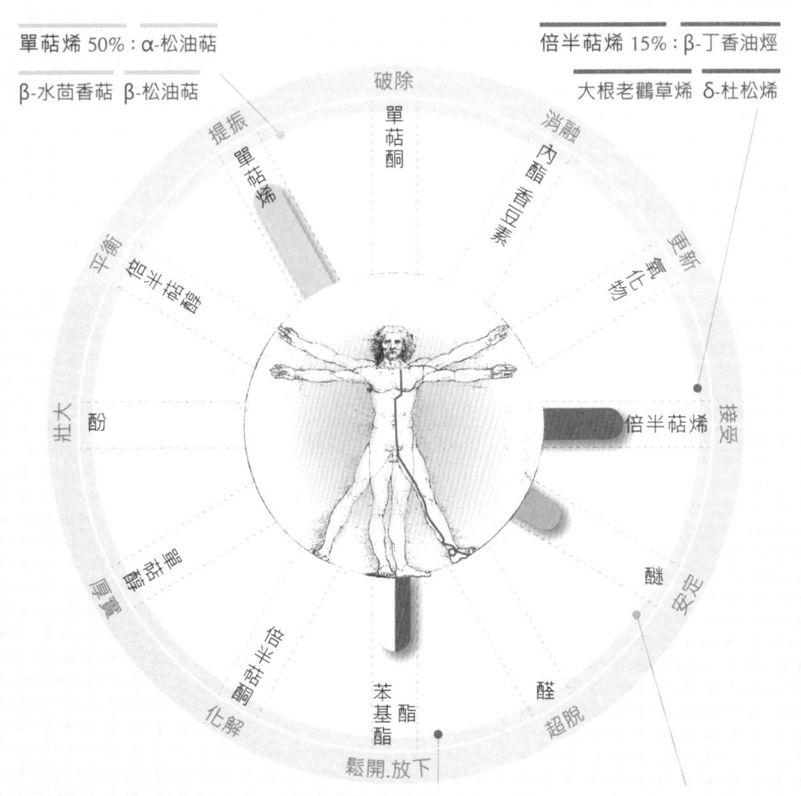

注意事項

1. 雖然氣味輕快柔和，其實是很强勁的神經補品，有些專家認為青春期前的兒童沒有使用它的必要。若要給 4 歲以上的孩子嘗試針葉樹的精油，冷杉是更合適的選擇。
2. 歐洲黑松共有兩大亞種，亞種底下又各有三四個變種。科西嘉黑松就屬於其中的一個變種。

海松
Sea Pine

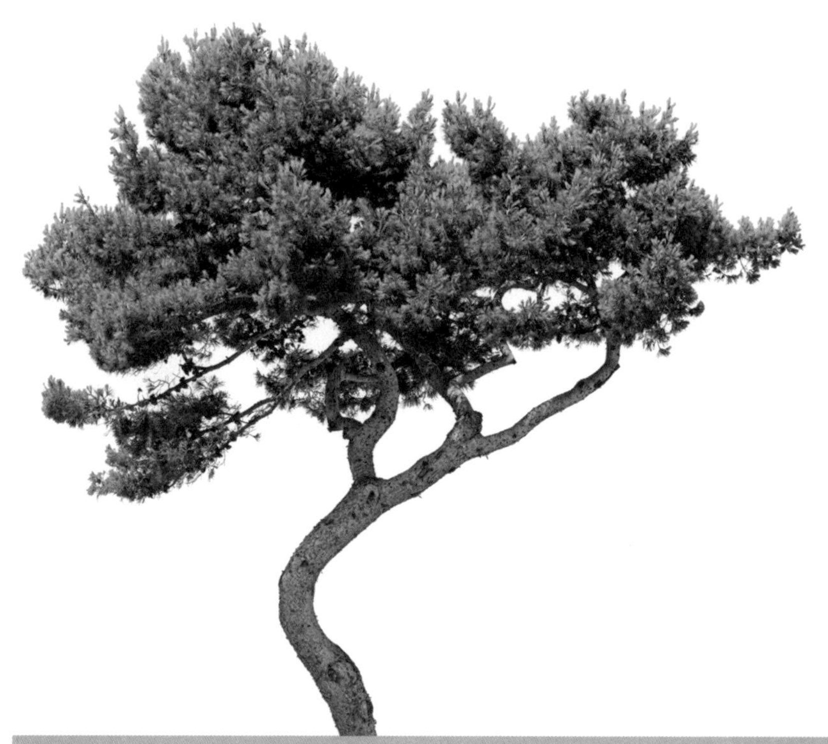

地中海西部的品種，生長範圍包括半乾燥與海洋潮濕氣候，是土耳其松的近親。木質堅硬而生長快速，喜愛酸性土壤，容易侵奪矮灌木藥草的生存空間。

學　　名｜Pinus pinaster
其他名稱｜濱海松 / Maritime Pine
香氣印象｜魯賓遜漂流記
植物科屬｜松科松屬
主要產地｜葡萄牙
萃取部位｜針葉（蒸餾）

適用部位　三焦經、基底輪

核心成分
萃油率 0.82%，19 個可辨識之化合物（占 94.34%）

心靈效益｜提升開創性，放棄偏安格局，探索新天地

藥學屬性	適用症候
1. 殺菌	鼻竇炎，支氣管炎
2. 促進循環，使皮膚發紅	局部皮膚消毒，身體陰濕部位之搔癢，小傷口
3. 利尿	長期在空調室內活動之循環代謝低下，風濕
4. 驅蟲	戶外活動防蟲

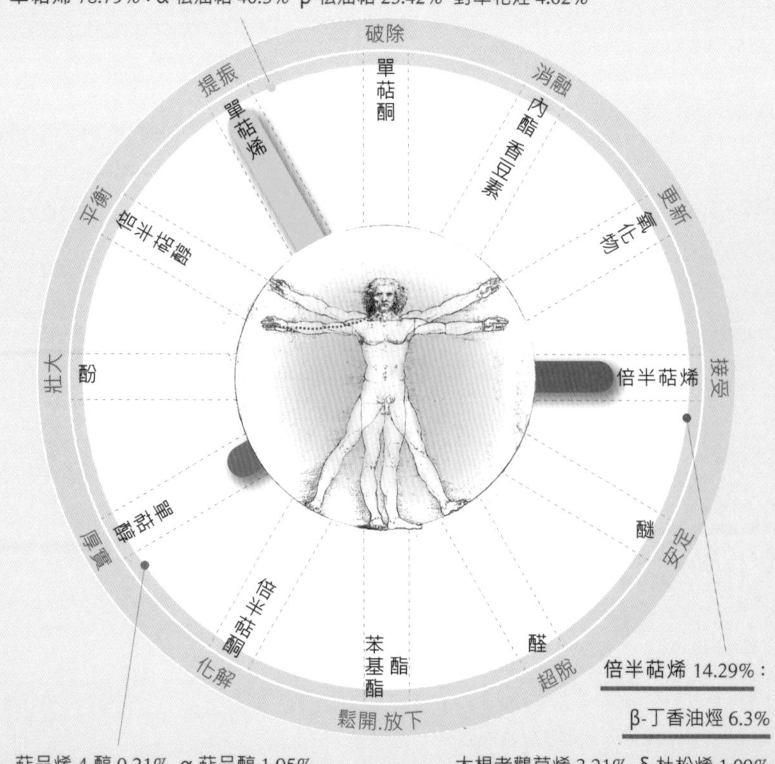

注意事項

1. 北非產的海松精油以倍半萜烯為主（*β*-丁香油烴 30.9%，*β*-蛇床烯 13.45%）。
2. 海松樹皮的精油成分以倍半萜烯與倍半萜醇為主，主治慢性支氣管炎、慢性膀胱炎、風濕。海松樹脂的精油成分含 90% 松油萜，主治呼吸道黏膜感染、暈眩無力、搭配特殊擴香儀可強化血球帶氧性。
3. 樹皮萃取物被申請專利，名為碧蘿芷 Pycnogenol®，可抗氧化與抗老化。不過許多松科樹皮都有類似功能，而 2012 年中立的考科藍實證醫學資料庫則認定碧蘿芷對許多慢性病的療效還不夠充分。

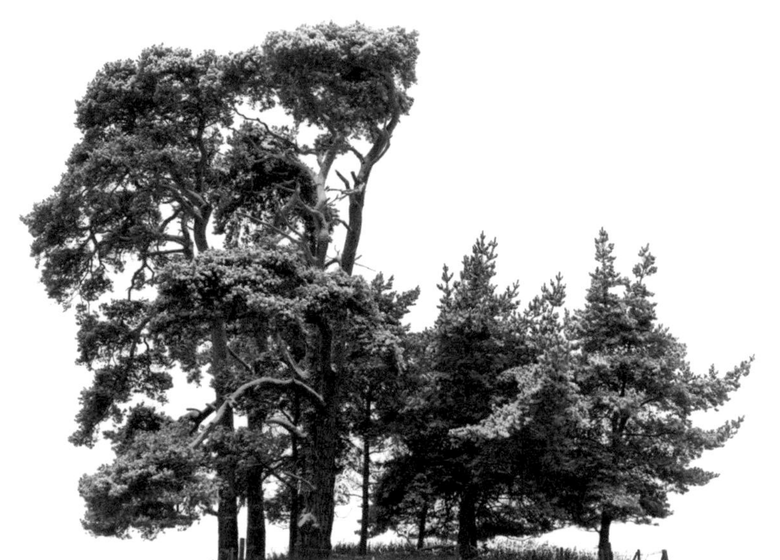

歐洲赤松
Scots Pine

分布廣大範圍。在北部的生長高度為海平面至 1000 公尺，在南方則成高山植物。是北歐唯一的原生松樹，習慣貧瘠的砂石之地，樹齡平均為 150~300 歲。

藥學屬性	適用症候
1. 類荷爾蒙，激勵性機能，解除淋巴阻塞、與子宮卵巢充血的現象	睪丸機能不彰，子宮充血淤塞
2. 激勵性的補身，補神經，提升血壓，抗糖尿病	虛弱無力，多發性硬化症，糖尿病
3. 抗感染，抗黴菌，抗菌	嚴重感染（輔藥），支氣管炎，鼻竇炎，氣喘
4. 消炎（啓動腎上腺），似可體松	任何發炎與過敏過程，關節炎，多重風濕性關節炎

學　　名｜Pinus sylvestris
其他名稱｜挪威松 / Norway Pine
香氣印象｜進擊的鼓手
植物科屬｜松科松屬
主要產地｜法國、保加利亞
萃取部位｜針葉（蒸餾）

適用部位　腎經、基底輪

核心成分
萃油率 0.27%，40 個可辨識之化合物（占 89.56%）

心靈效益｜提升自主意識，抵擋父權的威逼

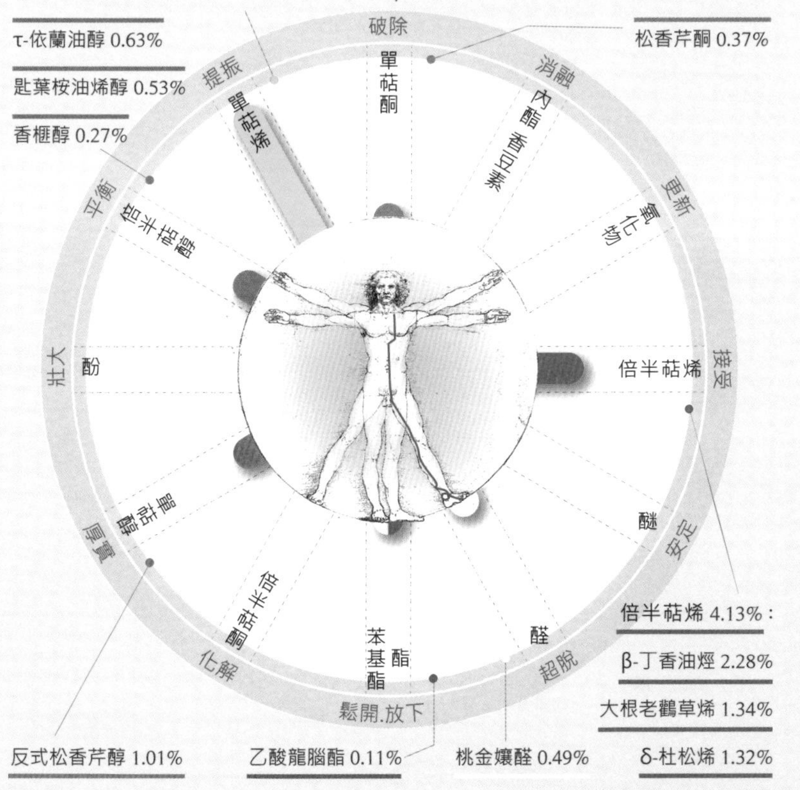

注意事項

1. 歐洲赤松同時含有左旋與右旋 α-松油萜，因此抗菌力高於其他松樹。歐洲松樹多半以左旋 α-松油萜為主，北美的松樹則較多右旋 α-松油萜，右旋 α-松油萜的抗菌抗黴菌力較強，不過左旋 α-松油萜則能抗傳染性支氣管炎病毒。

黑胡椒
Black Pepper

原產於南印度的木本藤蔓植物，通過不同的加工方法，可得到黑白綠紅四種胡椒。習慣熱帶雨林，要求高溫、濕潤、少風、土壤肥沃和排水良好的環境。

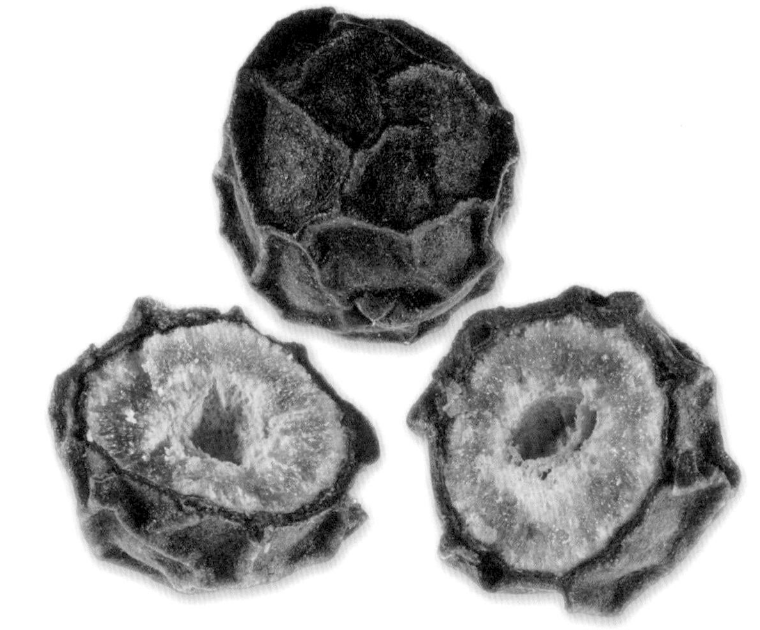

學　名｜Piper nigrum

其他名稱｜黑川 / Common Pepper

香氣印象｜葡萄牙船長用望遠鏡尋找馬拉巴海岸

植物科屬｜胡椒科胡椒屬

主要產地｜馬達加斯加、斯里蘭卡、印度

萃取部位｜果實（蒸餾）

適用部位　腎經、性輪

核心成分

萃油率 1.24%，45 個可辨識之化合物（占 98.4%）

心靈效益｜提升想像力，走入前所未見的世界

藥學屬性	適用症候
1. 抗黏膜發炎，祛痰，使黏液流動	喉炎，慢性支氣管炎，感冒
2. 退燒，鎮痛，止牙痛，降血壓	發燒，風濕性疾病，風濕痛，牙痛，高血壓
3. 消炎，激勵消化腺，抑制 II 型糖尿病酵素，抗氧化，抗腫瘤	咽峽炎，消化機能與肝胰機能不足，糖尿病，口腔癌，白血病
4. 強化性機能	性機能衰弱

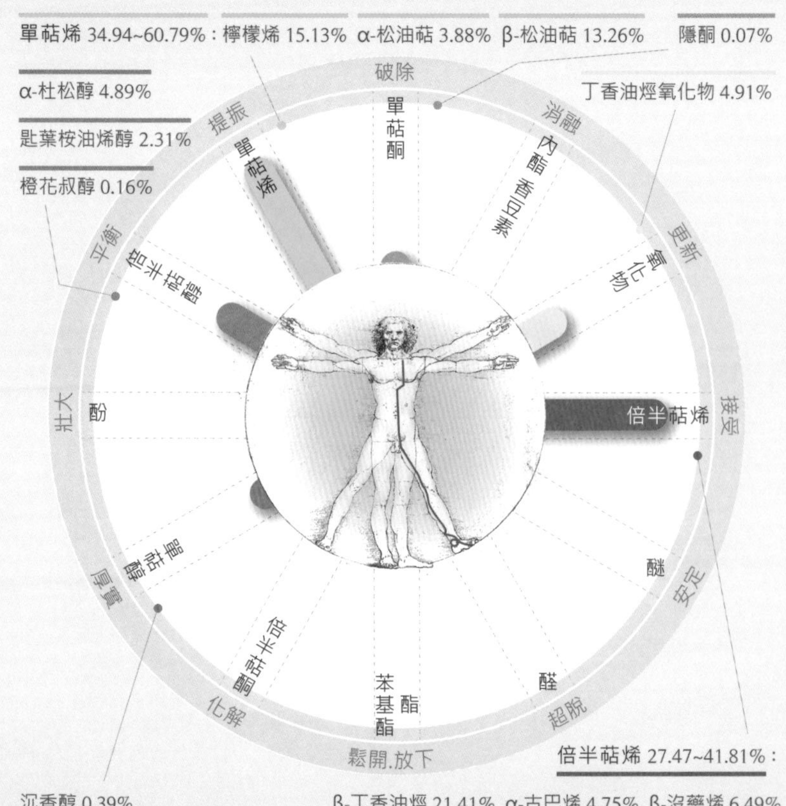

注意事項

1. 綠胡椒（Green Pepper）由未成熟的漿果製成，凍乾果實比風乾果實含更多單萜烯（84.2%）。因為倍半萜烯與含氧化物的比例高於黑胡椒，所以消炎和退燒的作用更優。黑胡椒的精油含量會因儲存時間拉長而降低，但綠胡椒儲存一年後，含油量卻翻倍增長。

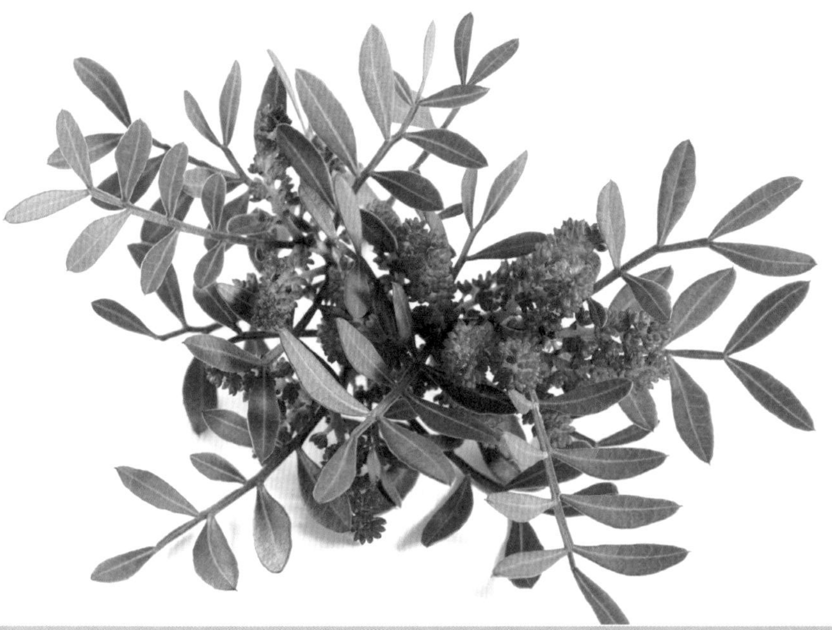

熏陸香
Mastic

強韌的先驅植物，遍布地中海周邊，習慣多石的乾燥地帶。是芳香灌木叢 maquis 的代表，不挑土壤，甚至能適應鹽土，海邊也很常見。

藥學屬性	適用症候
1. 抗氧化，降血壓	心血管疾病（如高血壓），風濕性心內膜炎（輔藥）
2. 緩解靜脈與淋巴管的阻塞現象，緩解攝護腺之充血現象，利尿	靜脈曲張，內痔外痔，血栓性靜脈炎，攝護腺炎
3. 激勵消化機能	吞氣症，結腸積氣，胃潰瘍，結腸痙攣，糖尿病（輔藥）
4. 抗菌，抗黴菌	鼻竇炎（消除阻塞感）

學　名｜Pistacia lentiscus
其他名稱｜乳香黃連木 / Pistache
香氣印象｜十八銅人行氣散
植物科屬｜漆樹科黃連木屬
主要產地｜摩洛哥、克羅埃西亞
萃取部位｜枝葉（蒸餾）

適用部位　胃經、本我輪

核心成分
萃油率 0.14%，40 個可辨識之化合物（占 88.6%）

心靈效益｜提升思想的流動程度，不在原地打轉

τ-杜松醇 1.2%
橙花叔醇 0.2%
單萜烯 57.9%：月桂烯 39.2%　檸檬烯 10.3%　α-松油萜 2.9%
樟腦 0.1%
破除　消融　更新　接受　安定　超脫　鬆開.放下　化解　厚實　壯大　平衡　提振
單萜酮　內酯 香豆素　氧化物　倍半萜烯　醚　醛　苯基酯 酯　倍半萜酮　單萜醇　酚　倍半萜醇　單萜烯
欖香素 0.1%
萜品烯-4-醇 1.6%
倍半萜烯 26%：大根老鸛草烯 4.3%　α-葎草烯 2.6%　α-古芸烯 7.8%

注意事項

1. 由於分布區域廣闊，熏陸香枝葉精油也有其他化學品系，如單萜醇型（萜品烯-4-醇為主），和倍半萜烯型（長葉烯為主）。

奇歐島熏陸香
Mastic Gum

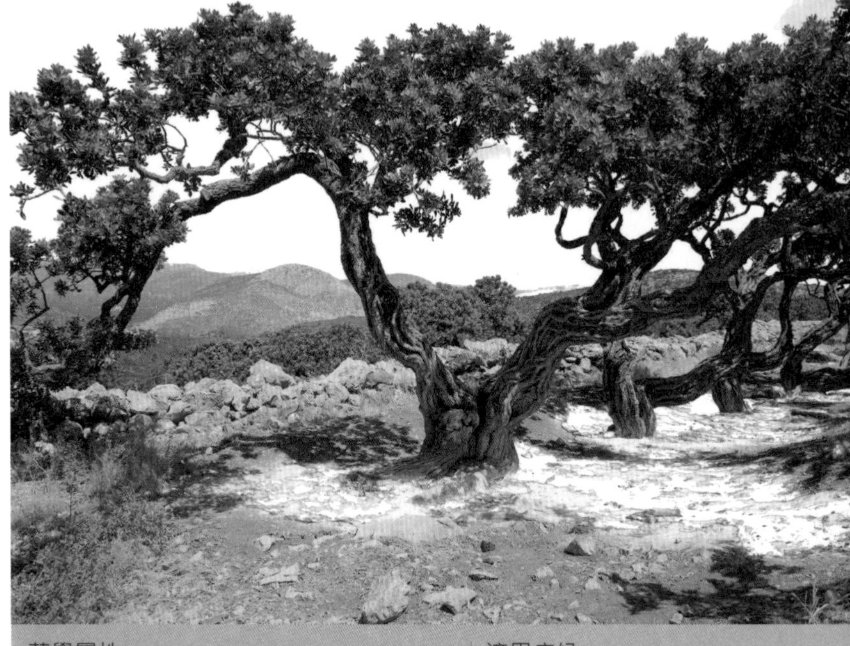

生在冬季不低於11°C的溫暖石灰岩環境，成長緩慢，40~50 歲才達熟齡。年產 150~180 克的樹脂，產期從 15~70 歲。雄株的樹脂產量較大。

學名	Pistacia lentiscus var. chia
其他名稱	黏膠乳香 / Mastiha
香氣印象	童年記憶中最歡樂的畫面
植物科屬	漆樹科黃連木屬
主要產地	希臘奇歐島
萃取部位	樹脂（蒸餾）

適用部位　胃經、本我輪

核心成分

萃油率 2%，69 個可辨識之化合物（占 90.16~99.13%）

心靈效益 | 提升諒解的跨度，接受這個世界和自己的不圓滿

藥學屬性	適用症候
1. 殺幽門螺旋桿菌（劑量 0.06 mg/ml），消炎	胃潰瘍與十二指腸潰瘍（兩周療程），胃痛，克隆氏症
2. 抗菌，抗黴菌，減少 41.5% 牙菌斑，強化牙齦，抑制牙齦卟啉單胞菌	口臭，蛀牙，牙周病，齒列矯正（輔助）
3. 抗氧化，降三酸甘油脂與低密度膽固醇，排肝毒，強化免疫，抗腫瘤	動脈硬化，糖尿病，白血病
4. 療傷，促進皮膚新生	術後傷口癒合，老化皮膚，燙傷，凍瘡

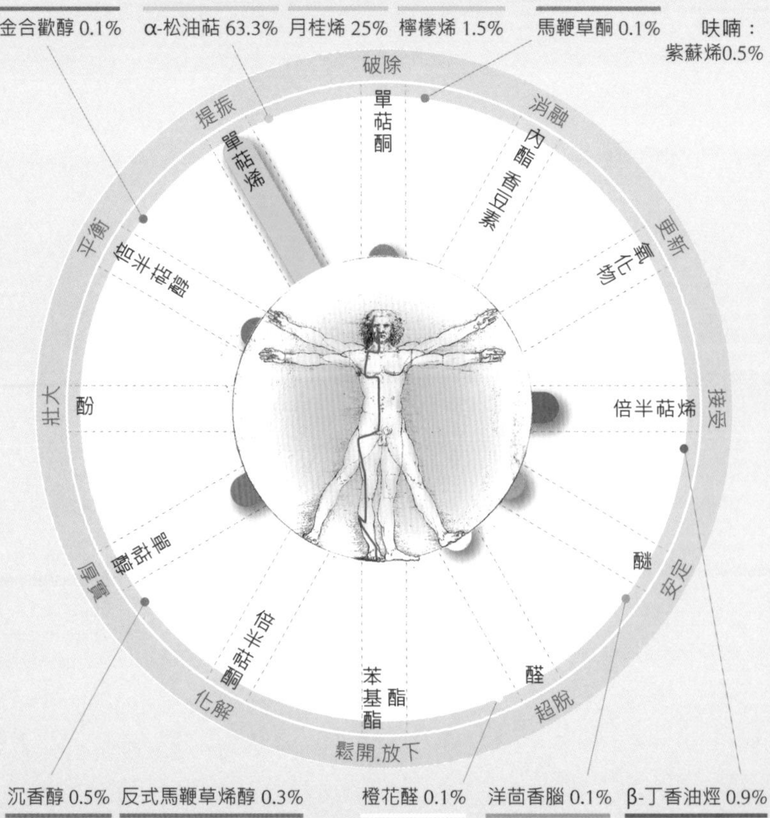

注意事項

1. 生在奇歐島南方的熏陸香是全世界唯一能流出樹脂的熏陸香品種，樹脂本身的倍半萜烯含量高於精油。
2. 熏陸香樹脂油比熏陸香枝葉油的氣味甜度要高出許多。
3. 剛流出的液態樹脂含 13.5% 的精油，乾燥成塊的樹脂則只剩 2.8%。液態樹脂裡的月桂烯達 75%、松油萜達 16.8%，塊狀樹脂中則分別含 30.9% 和 51%。儲存時間愈長，這種變化愈明顯。

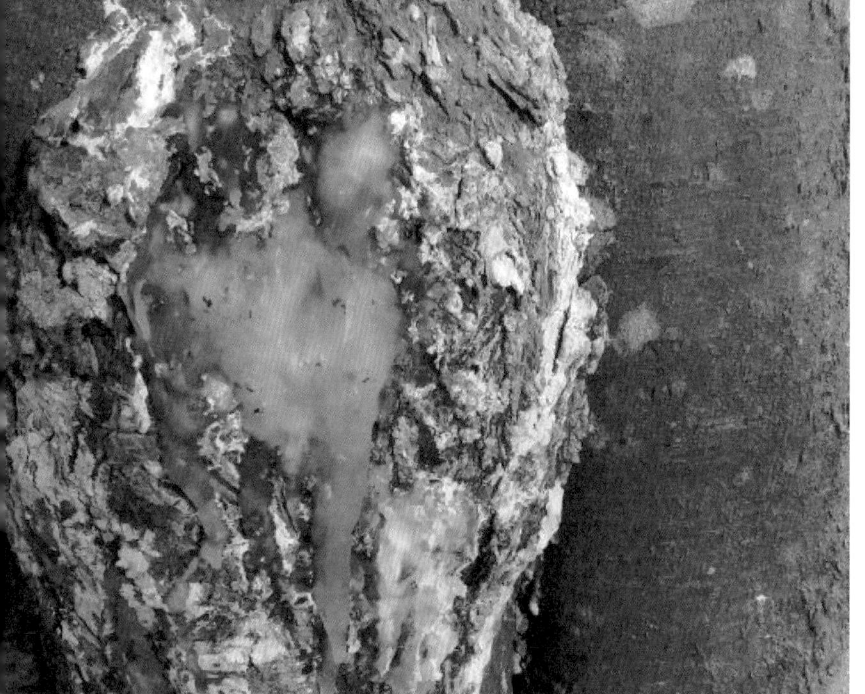

巴西乳香
Brazilian Frankincense

高 10~20 公尺，樹冠濃密，見於闊葉林和熱帶草原，濕土與沙地均能生長。最喜歡向陽的高地河岸，樹脂割取後須置放 4~5 個月才使用。

藥學屬性	適用症候
1. 抗菌，抗黴菌，止咳化痰，淨化鼻腔	鼻竇炎，支氣管炎，胸膜炎，肺結核，霧霾期的呼吸不暢
2. 消炎，促進傷口癒合，抗氧化	風濕，各式皮膚病
3. 促進腦部血液循環，強化學習力	健忘，學習遲緩
4. 抗腫瘤，抗痙攣，抗痛覺過敏，擴張血管，減緩心跳	乳癌，安寧療護，高血壓，心跳過速

學名	Protium heptaphyllum
其他名稱	七葉白蹄果 / Breu Branco
香氣印象	穿過蟲洞到達另一個銀河
植物科屬	橄欖科馬蹄果屬
主要產地	南美洲（巴西、玻利維亞、蓋亞那）
萃取部位	樹脂（蒸餾）

適用部位　膽經、頂輪

核心成分

萃油率 0.9~1.38%，40 個可辨識之化合物（占 98.59%）

心靈效益	提升意識的維度，超越眼前的生存限制

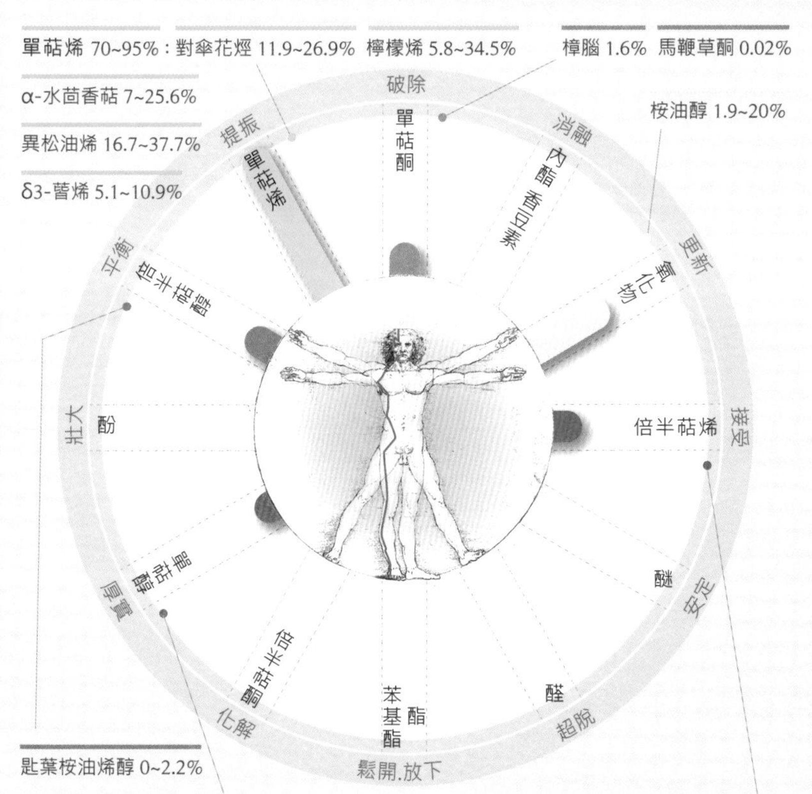

注意事項

1. 市售的巴西乳香有黑樹脂與白樹脂之分，白樹脂的精油品質較優。
2. 此樹分布巴西全境，但各地成分差異頗大。北部一般含壓倒性的單萜烯，南部的則會有稍多的倍半萜烯與酯類。另外新樹脂萃得的精油單萜烯多，老樹脂油則多苯基化合物。

道格拉斯杉
Douglas-Fir

原產於美國西北部，因為生長快且材積大，是引進歐洲比例最高的樹種。偏愛濕潤的酸性土壤，不耐陰，耐強風，但不耐海風。高可達 100 公尺。

學　　名	Pseudotsuga menziesii
其他名稱	花旗松 / Oregon Pine
香氣印象	在雷雨天氣中放風箏
植物科屬	松科黃杉屬
主要產地	法國、美國
萃取部位	針葉（蒸餾）

適用部位　三焦經、喉輪

核心成分

萃油率 0.67%，28 個可辨識之化合物（占 91.08%）

心靈效益 | 提升對公眾事務的關注，掙脫小情小愛的束縛

藥學屬性	適用症候
1. 抗黴菌，抗菌，驅蟲	皮膚割傷，燙傷，性病，口腔衛生，食物感染引起之腸胃不適
2. 抗卡他，祛痰	咳嗽，喉嚨痛，呼吸道感染
3. 促進發汗和血液循環	風濕，關節痛，癱瘓

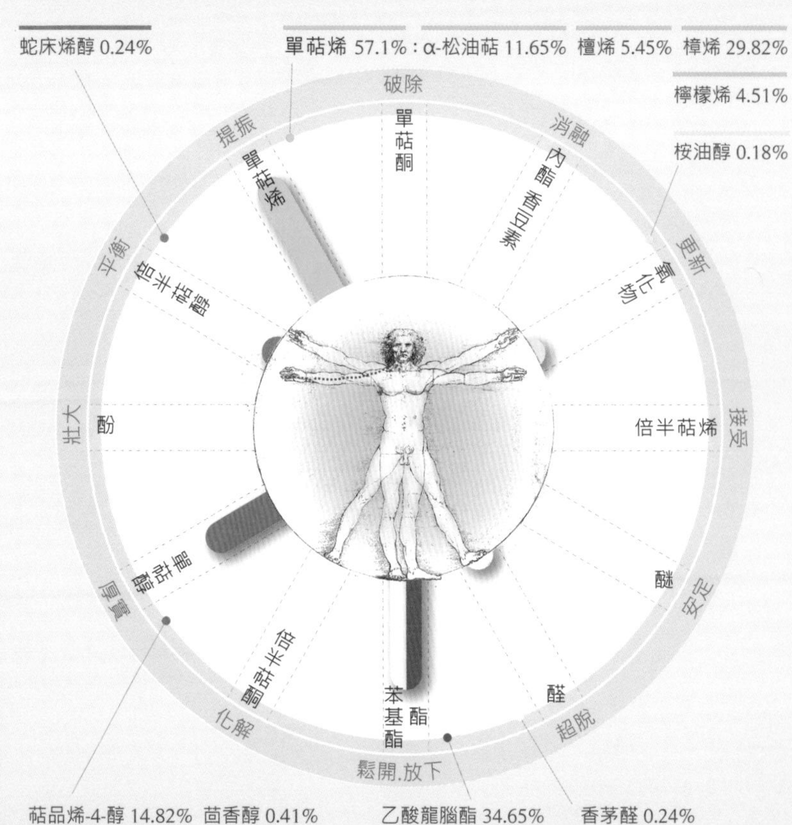

注意事項

1. 另有不含酯類的化學品系（以 α-萜品烯 32.87% / 異松油烯 15.4% 為主）。

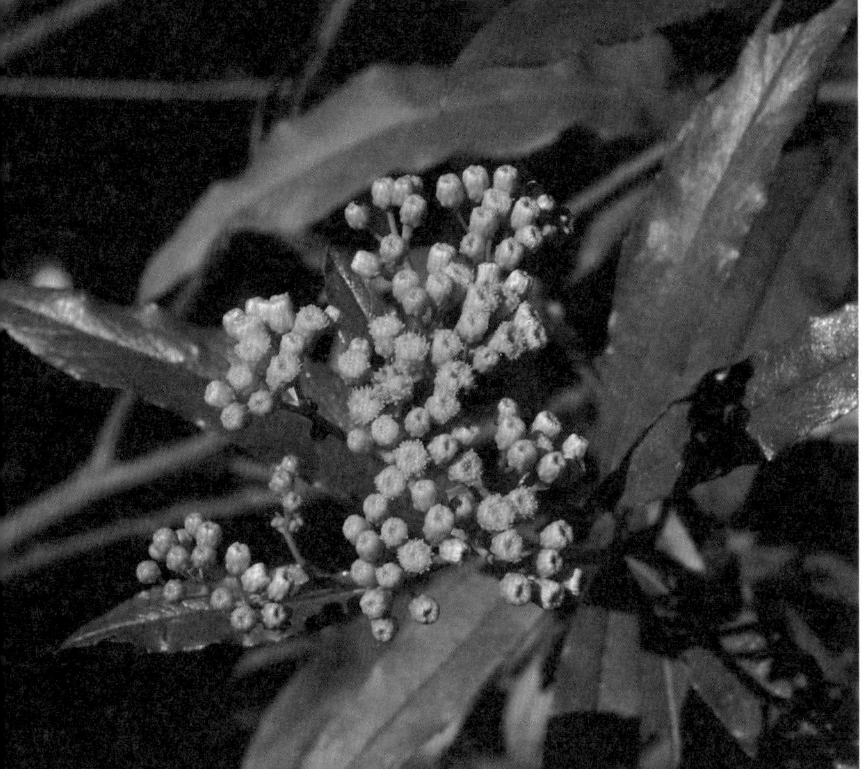

雅麗菊

lary

高可達 5 公尺的灌木，喜歡熱帶濕熱的雨季。在農民砍燒過的休耕地是優勢物種，也常見於山坡地。

藥學屬性	適用症候
1. 消毒殺菌，殺蟲，鎮定	創傷後壓力症候群，全身莫名的疼痛
2. 止血，止瀉，驅脹氣	消化系統之過敏反應，腸道潰瘍出血
3. 激勵呼吸系統	呼吸系統之過敏反應，感冒
4. 消炎，消水腫	皮膚系統之過敏反應，牛皮癬，雙腿沉重

學　名｜Psiadia altissima

其他名稱｜丁加丁加（意指一步一步邁出）/ Arina

香氣印象｜童年的泰山撥開樹上垂下的爬藤，跨過地上的倒木

植物科屬｜菊科滴葉屬

主要產地｜馬達加斯加

萃取部位｜整株藥草（蒸餾）

適用部位　三焦經、基底輪

核心成分

萃油率 0.5%，52 個可辨識之化合物（占 97.2%）

心靈效益｜提升獨立精神，走出昨日的記憶，建立全新的生活

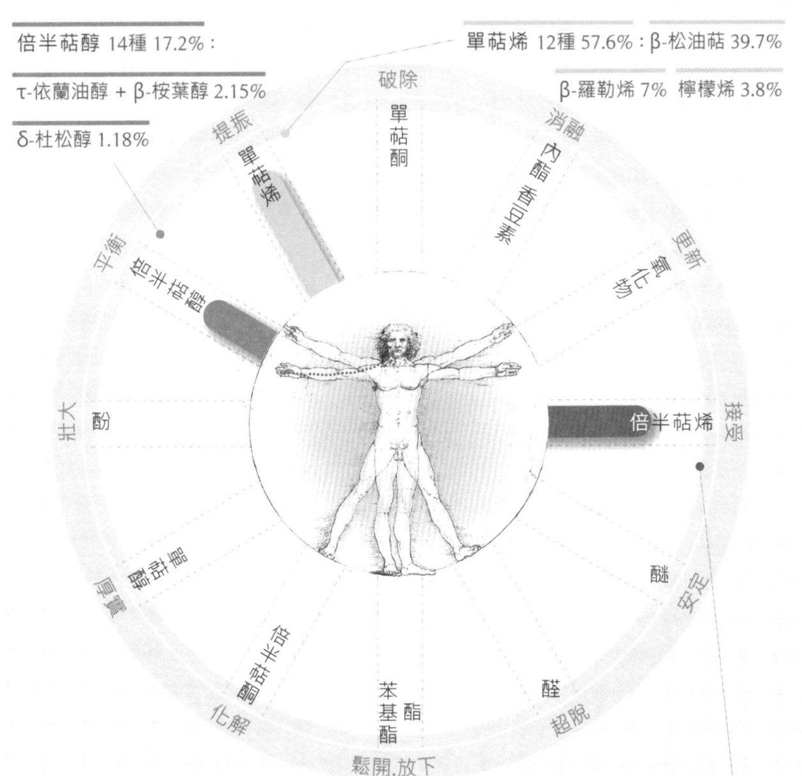

注意事項

1. 4~6 年的休耕地上長出的雅麗菊精油含量最高。許多休耕地上只長雅麗菊。

髯花杜鵑
Rhododendron

來自 3000~4500 公尺之喜馬拉雅山麓的潮濕開闊坡地，高約 60 公分。喜歡酸性高、排水好的輕質土壤，可接受半遮蔭，與鋪地長的植物不相容。

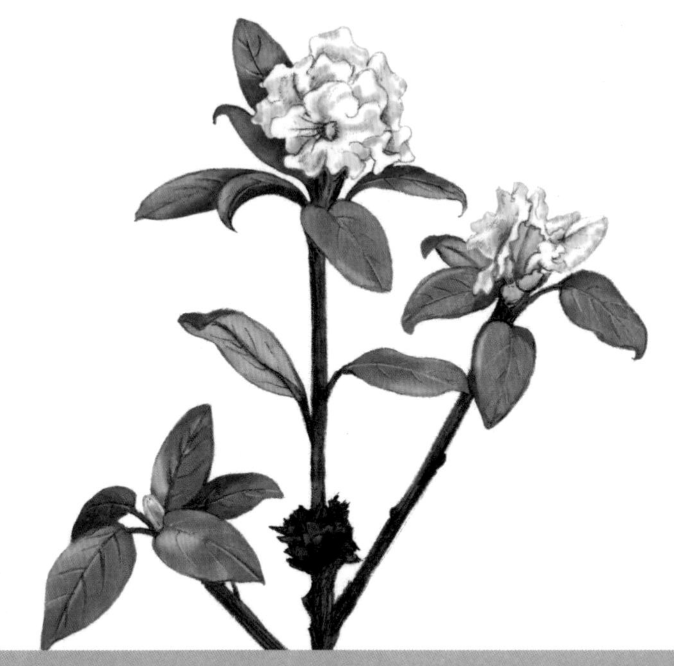

學　　名	Rhododendron anthopogon
其他名稱	聖帕地 / Sunpati
香氣印象	女蝸補天
植物科屬	杜鵑花科杜鵑花屬
主要產地	尼泊爾、中國、印度北部
萃取部位	莖葉（蒸餾）

適用部位　三焦經、心輪

核心成分

萃油率 0.3%，17 個可辨識之化合物（占 97.8%）

心靈效益｜提升輕盈感，使人不再捲進情緒漩渦

注意事項

1. 髯花杜鵑與同屬其他植物的成分有明顯差異，杜鵑花屬的葉片精油多半以倍半萜烯為主。
2. 枝葉和花都是藏藥塔勒嘎保的原植物之一，有止吐、發汗、開胃的作用，常用於治療咳嗽與皮膚病。西藏南部所產的花精油成分達47種(97.44%)，主要成分為含氮化合物N-乙酰-1,2,3,4-四氫異喹啉(29.23%，強力抗真菌)、2-乙氧丙烷(12.47%)、3-甲基-6-叔丁基苯酚(10.83%，強力抗氧化)、δ-橙花叔醇(1.92%)。

藥學屬性	適用症候
1. 消炎，似可體松，止痛	肌肉痠疼，風濕，痛風，喉嚨痛
2. 激勵正腎上腺素與多巴胺之合成，調節前列腺素之合成，補強神經	虛弱無力，思慮無組織，自憐，厭世，水土不服
3. 強力抗菌，抗白色念珠菌，抗病毒，強化免疫系統	感染性疾病（著涼、支氣管炎、流行性感冒、肺結核）
4. 淨化，抗腫瘤	肝臟疾病，卵巢癌，子宮頸癌，直腸癌

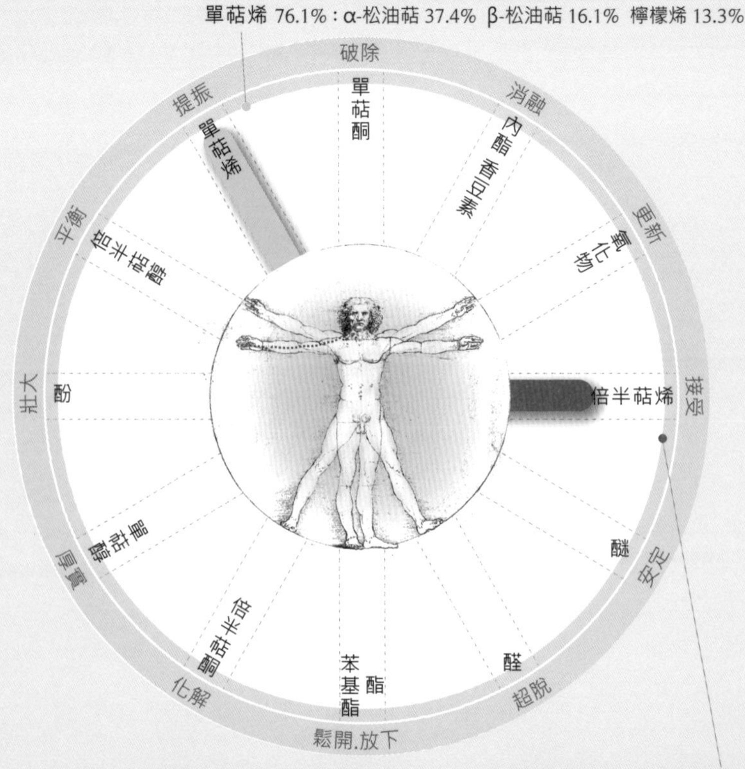

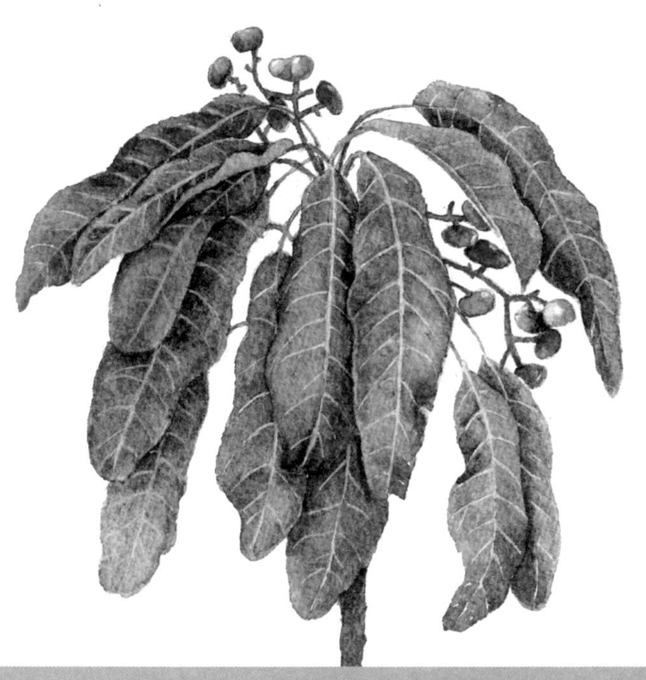

馬達加斯加鹽膚木

Tana

分布在馬達加斯加沿海的潮濕常綠林內，樹高 9 公尺。葉片有羽狀脈，葉緣狀如波浪，樹幹會流出清澈乳膠，結不開裂果。

藥學屬性	適用症候
1. 促進靜脈與淋巴的循環	靜脈曲張，長時間伏案，經濟艙症候群，四肢沉重，水腫
2. 助消化	腸胃不適，吞氣症
3. 安撫過度運作之腎上腺	男性性功能障礙，攝護腺肥大
4. 安撫中樞神經系統	慢性疲勞症候群，長期壓力

單萜烯 11種以上 >79%：
β-月桂烯+α-水茴香萜 12~15%
右旋檸檬烯 25~30%
α-松油萜 16~23%
1,8-桉油醇+β-水茴香萜 16~22%

破除 單萜酮
消融 內酯 香豆素
更新 氧化物
接受 倍半萜烯
安定 醚
超脫 醛
鬆開.放下 苯基酯 酯
化解 倍半萜酮
厚實 單萜醇
壯大 酚
平衡 倍半萜醇
提振 單萜烯

學　名｜Rhus taratana
其他名稱｜以薩 / Issa
香氣印象｜剛剛塗上護木漆的堅實欄柵
植物科屬｜漆樹科鹽膚木屬
主要產地｜馬達加斯加
萃取部位｜葉片（蒸餾）

適用部位　三焦經、本我輪

核心成分
13 個可辨識之化合物

心靈效益｜提升屏障力，擋下諸事不順的魔咒

注意事項

1. 保存不當（氧化）可能刺激皮膚，口服可能引發嘔吐。

秘魯胡椒
Peruvian Pepper

原生於秘魯安地斯山區，後被引種至地中海地區，當作行道樹和遮蔭樹。生長快速，樹高 15 公尺，是肖乳香屬中最高大與最長壽的樹，強韌耐旱。

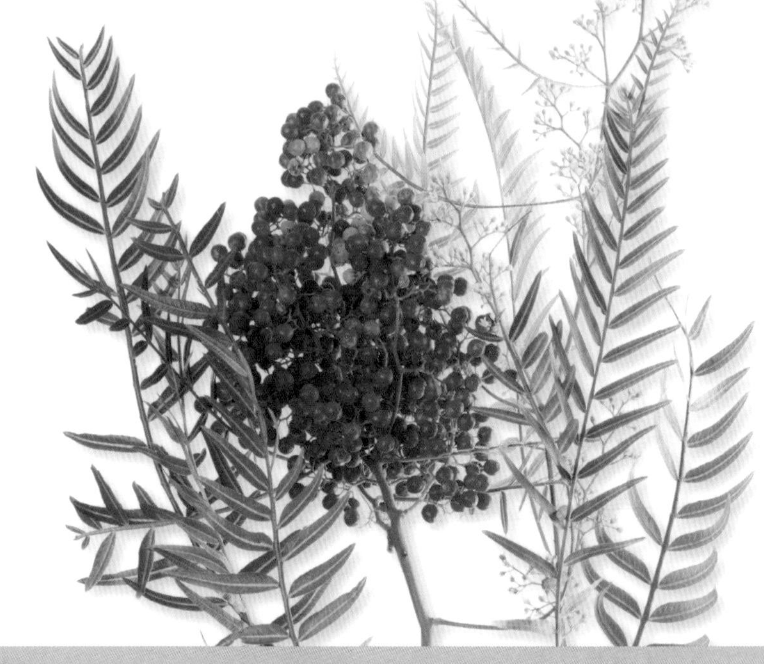

學　　名	Schinus molle
其他名稱	加州胡椒 / Californian Pepper
香氣印象	坐齊柏林飛船鳥瞰大地
植物科屬	漆樹科肖乳香屬
主要產地	秘魯、哥斯大黎加
萃取部位	果實（蒸餾）

適用部位　三焦經、本我輪

核心成分

萃油率 2.11%，38 個可辨識之化合物（占 98.5%）

心靈效益｜提升客觀性，用清明的眼睛打量四周

藥學屬性	適用症候
1. 抗菌，抗黴菌，驅蟲（米象、貓蚤、騷擾錐椿）	陰濕的儲物環境，寵物身上的跳蚤，學童的校園感染
2. 利尿，驅脹氣	長時間憋尿後之排尿困難，過度攝取發酵類食物（如起司）之腹脹
3. 消炎，止痛	暑熱引起的皮膚起疹、頭暈、懶洋洋，牙痛，風濕痛，經痛
4. 抗氧化，抗腫瘤	乳癌

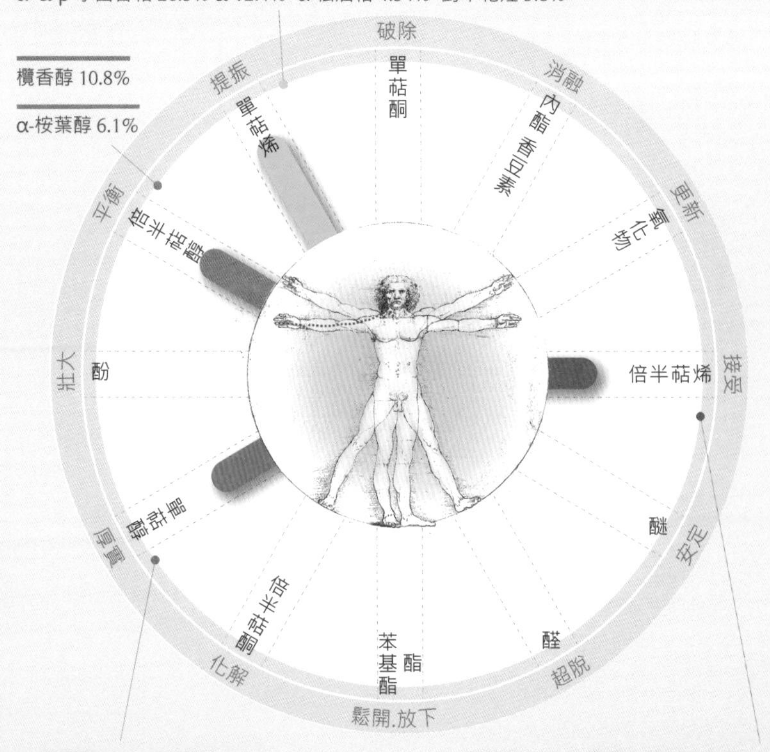

注意事項

1. 葉片精油也可抗氧化與抗腫瘤（腦瘤，乳癌），含 42 組分（97.2%），占比最高的是 α-與 β-松油萜。葉片萃取也有抗憂鬱的功能。
2. 精油成分會因土壤、收成月份、與萃取方式而產生巨大差異。

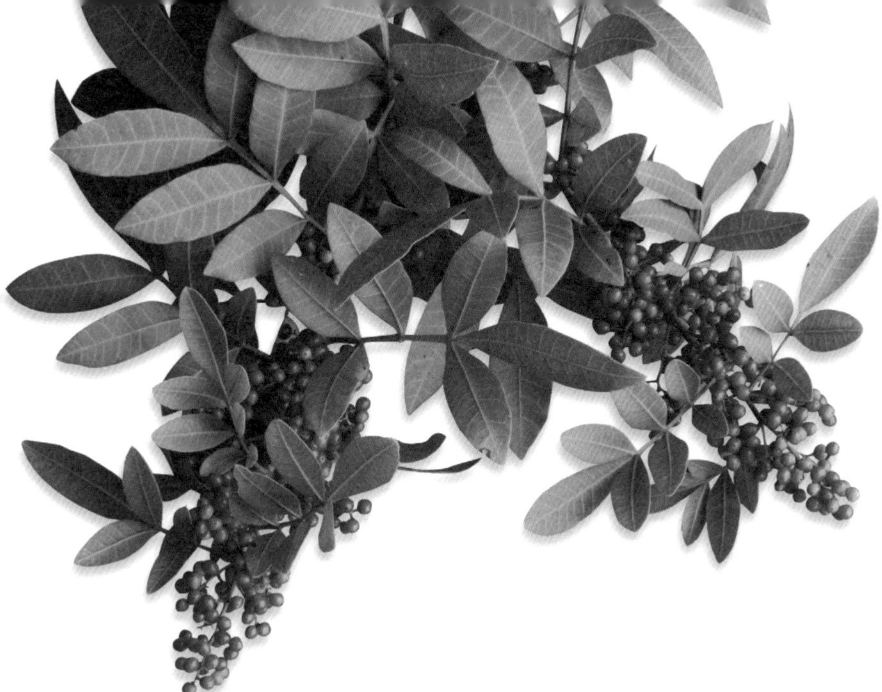

巴西胡椒
Brazilian Pepper

原產於巴西東南海岸，7~10 公尺的淺根小樹，長相多變以適應多種生態。從沙丘到沼澤都能繁衍，可能威脅引入國的原生植物。有紅果與粉紅果兩個變種。

藥學屬性	適用症候
1. 抗超級細菌，退燒	醫院內的交叉感染，呼吸道感染，生殖泌尿道感染
2. 利尿，助消化	行動不便或長期臥病者的解尿困難與消化障礙
3. 癒合傷口，淨化，消炎，止痛	香港腳，皮膚真菌病，皮膚潰瘍，念珠菌感染
4. 抗氧化，抗腫瘤	乳癌

學　名｜Schinus terebinthifolius
其他名稱｜紅胡椒 / Rose Pepper
香氣印象｜黏熱午後的一場閃電雨
植物科屬｜漆樹科肖乳香屬
主要產地｜馬達加斯加、巴西
萃取部位｜果實（蒸餾）

適用部位　三焦經、基底輪

核心成分

萃油率 6.54%，62 個可辨識之化合物（占 91.15%）

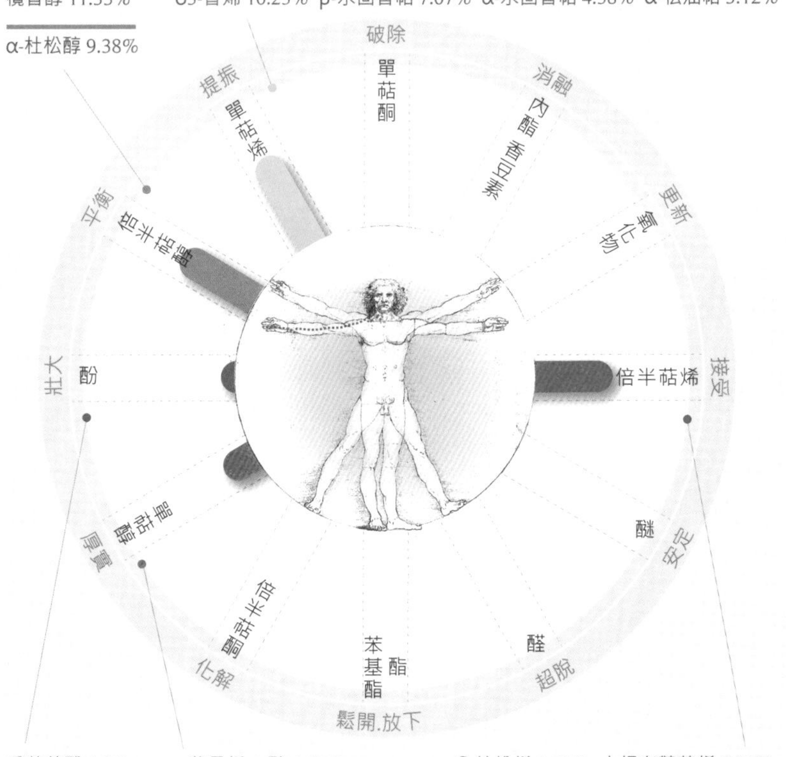

心靈效益｜提升良知，以犀利不濫情的角度聚焦問題

注意事項

1. 抗氧化與抗腫瘤作用皆優於秘魯胡椒精油。
2. 葉片精油也有抗腫瘤作用（腦瘤、白血病、子宮頸癌、乳癌），含 49 組分（占 97.9%），占比最高的都是倍半萜烯，如大根老鸛草烯（23.7%），雙環大根老鸛草烯（15%），長松烯（8.1%）。α-與 β-松油萜雖占比略低，但也展現出顯著的抗腫瘤表現。

香榧
Chinese Torreya

中國特有的經濟樹種，僅產於北緯 27° ~ 32° 亞熱帶 300~600 公尺之丘陵，喜溫暖濕潤、朝夕多霧及土質肥沃深厚的酸性凝灰岩，以及散射光。

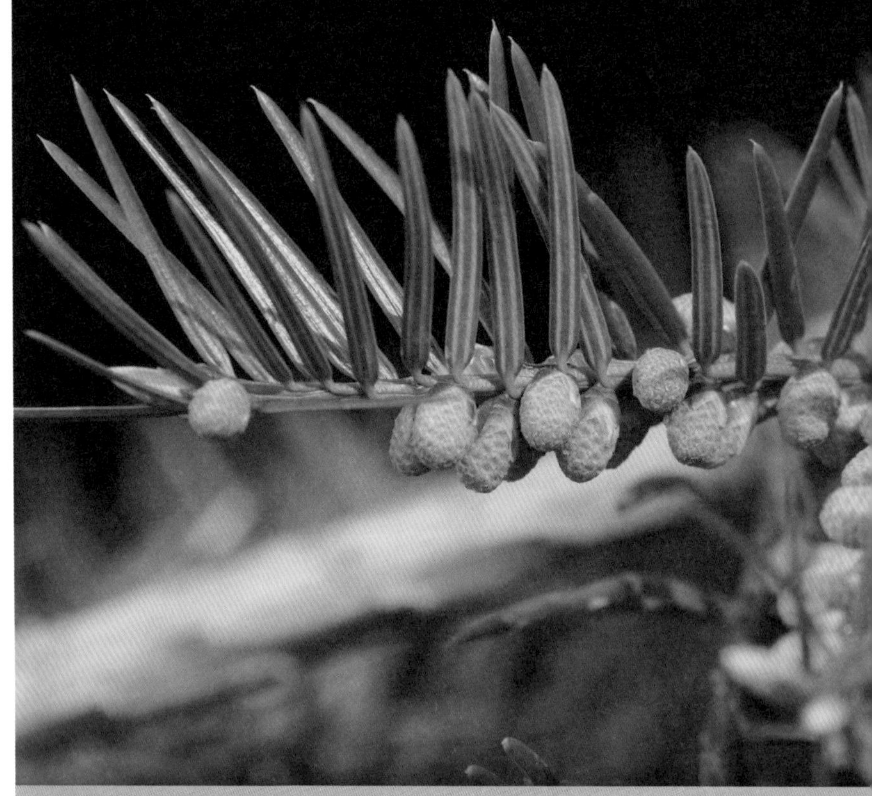

學　名	Torreya grandis
其他名稱	細榧 / Chinese Nutmeg Yew
香氣印象	桂圓蛋糕配阿薩姆紅茶
植物科屬	紅豆杉科榧屬
主要產地	中國（浙江會稽）
萃取部位	假種皮（蒸餾）

適用部位　三焦經、頂輪

核心成分

萃油率 1%，36 個可辨識之化合物（占 97.2%）

心靈效益｜提升愉悅的感受，讓生活變成一杯精緻的下午茶

藥學屬性	適用症候
1. 抑制植物病原真菌和釀酒酵母，抗皮膚癬菌	頭癬，體癬，甲癬
2. 驅蚊，驅蟲	濕熱環境，寵物與家畜防血吸蟲
3. 抗氧化	精神不濟，皮膚老化，積食不消

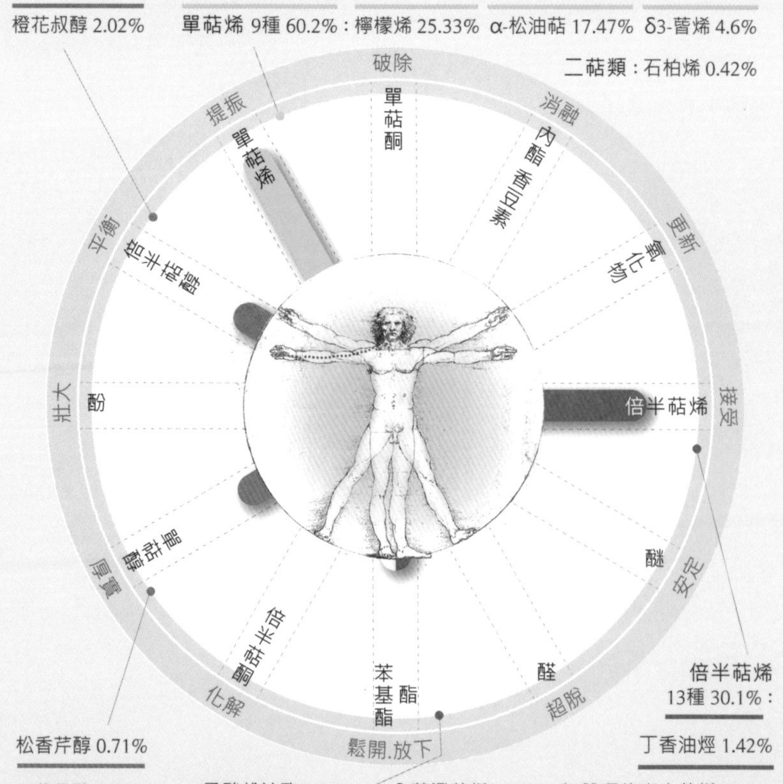

注意事項

1. 香榧壽命長、生長慢、結實期晚、盛果期長，故有「三十年開花，四十年結果，一人種榧，十代受益」之說。樹齡可上千年。
2. 香榧種子為珍稀乾果，種子外面有一層很厚的肉質化假種皮（一般誤認為果殼），約占種子重量的 50~60%。
3. 超臨界 CO_2 萃取的香榧油含 40 個組分，二萜類化合物占絕大多數，有抗癌潛力，占比最高的是香榧酯（14.90%）和 7,15-海松二烯-3-酮（14.45%），此二者都是二萜類。溶劑萃取的成分接近蒸餾，但各種官能基較全面。

加拿大鐵杉
Canadian Hemlock

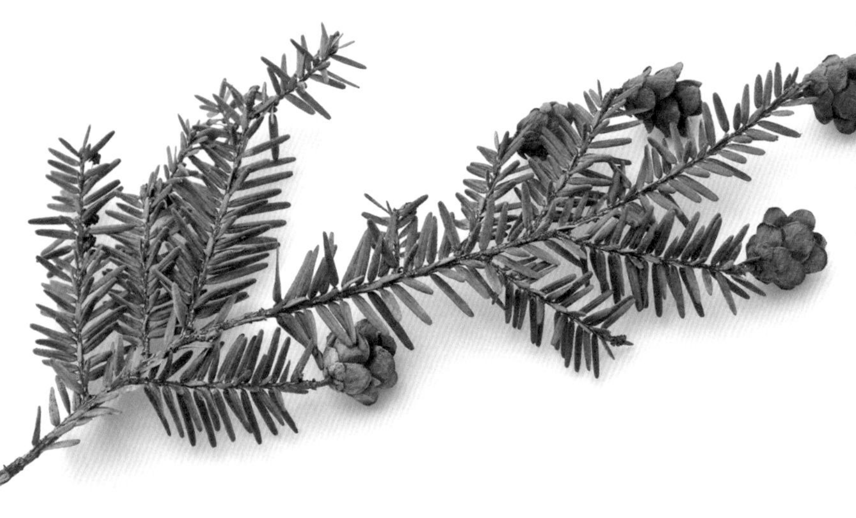

長在北美東部 600~1800 公尺的冷涼山區，喜歡微酸的土壤，葉纖柔。常與霜霧為伴，比其他針葉樹耐陰耐修剪，長壽。

藥學屬性	適用症候
1. 抗黴菌，抗菌（如火燒病病原菌）	黑頭與白頭粉刺，除體臭
2. 抗 MRSA（僅次於第一等級的香茅醛和香荊芥酚類）	住院感染超級細菌，老人與孩童進診所必備，冷濕氣候帶來的不適
3. 驅家蠅	維持公共空間之衛生，淨化氣場
4. 抗腫瘤	膀胱癌，泌尿道上皮癌

學　名｜Tsuga canadensis

其他名稱｜東部鐵杉 / Eastern Hemlock

香氣印象｜年輕母親含笑鼓勵跌倒的學步兒

植物科屬｜松科鐵杉屬

主要產地｜加拿大、美國

萃取部位｜針葉（蒸餾）

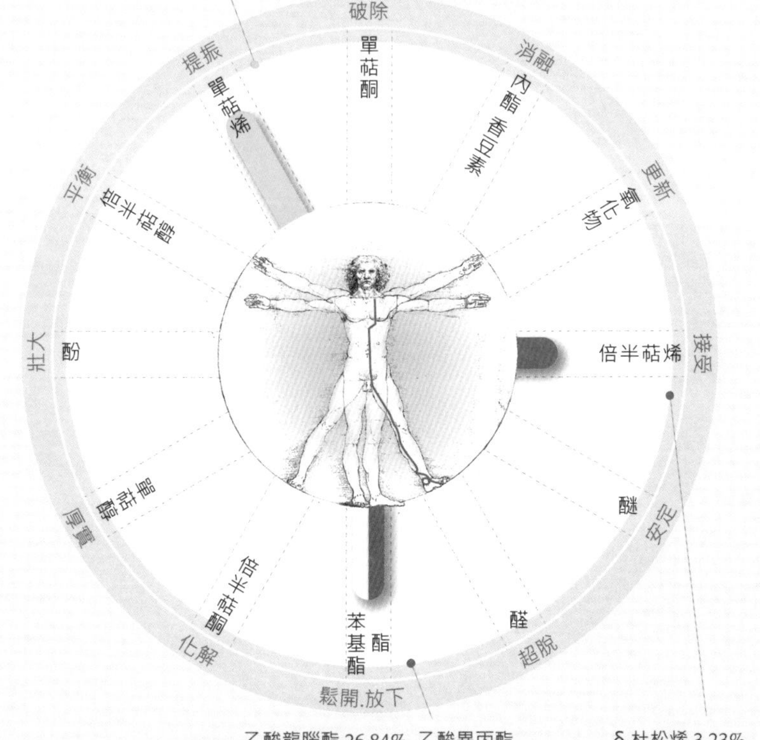

適用部位　腎經、基底輪

核心成分

萃油率 0.249%，31 個可辨識之化合物

心靈效益｜提升上進心，戒斷惡習和損友

注意事項

1. 加州鐵杉（Tsuga heterophylla），又名西部鐵杉，比加拿大鐵杉高大（平均有 50 公尺），精油成分和加拿大鐵杉接近，屬於甜度高的針葉樹（富於乙酸龍腦酯）。

貞節樹
Vitex

熱帶植物牡荊屬中少數生於溫帶的品種，需要全日照與排水良好。常見於鹹淡水相交地帶，過於濕冷則不利生長，白花結的果比紫花抗菌力強。

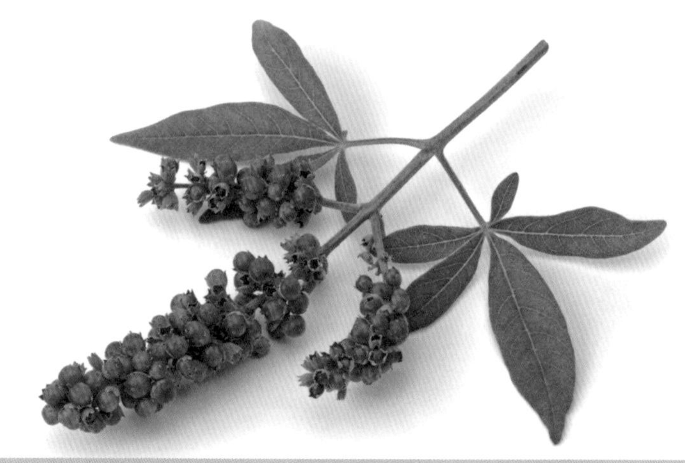

藥學屬性	適用症候
1. 黃體素樣作用，調節雌激素	經痛，經血過量，月經頻繁，陰道出血，乳腺增生，乳房脹痛
2. 消炎，抗菌，殺蟎劑，抗黴菌（白色念珠菌）	子宮肌瘤，子宮炎，子宮內膜異位，多囊性卵巢綜合症
3. 抗氧化，促進紅血球細胞膜通透性，促進肝臟之脂肪代謝，抗腫瘤	經前症候群（面皰、疱疹、水分滯留），更年期症候群（臉潮紅、盜汗、心悸），停經後之心血管疾病與肥胖，乳癌，肺腺癌
4. 停用避孕藥後促進正常排卵，激活海馬迴之雌激素受體，抑制骨質回收，降低促腎上腺皮質激素(ACTH)	不孕，產後與停經後之記憶力減退，骨質疏鬆症，工作狂

學　　名｜Vitex agnus castus

其他名稱｜穗花牡荊 / Chaste Berry

香氣印象｜臥薪嘗膽

植物科屬｜馬鞭草科牡荊屬

主要產地｜土耳其、以色列、阿爾巴尼亞、摩洛哥

萃取部位｜果實（蒸餾）

適用部位　腎經、性輪

核心成分

萃油率 0.72%，51 個可辨識之化合物（占 99.2%）

心靈效益｜提升自制力，避免一頭熱地付出或追求

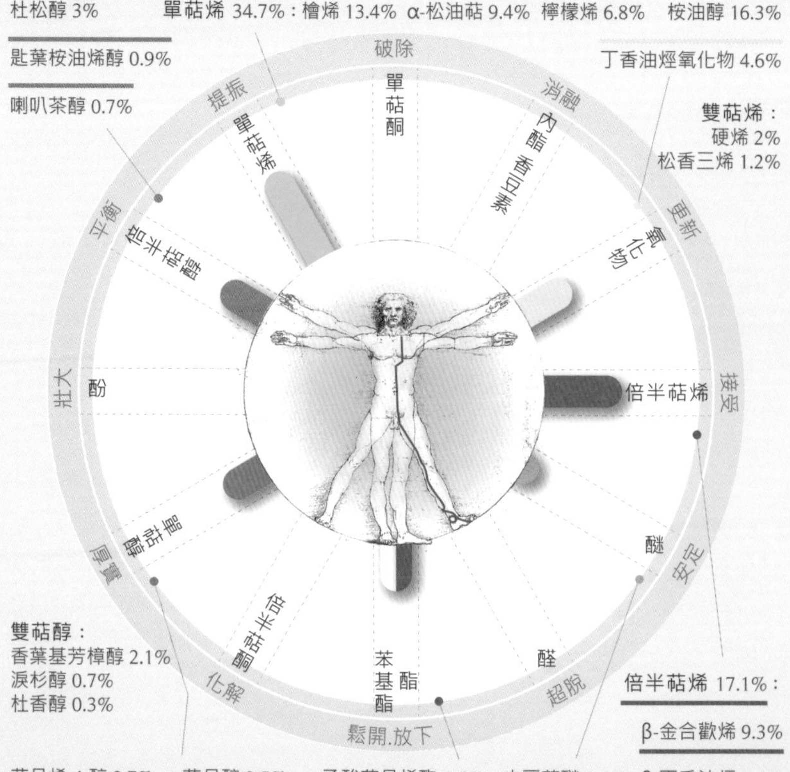

注意事項

1. 孕期、哺乳、前青春期孩童及接受黃體素治療者避免使用。
2. 果油氣味比葉油濃重，兩者的差異在於，果油含有較多的大分子化合物，特別是雙萜類，所以對婦科的作用優於葉油。
3. 男性也可以安全使用貞節樹精油，處理老化、骨質疏鬆、壓力過大等問題。

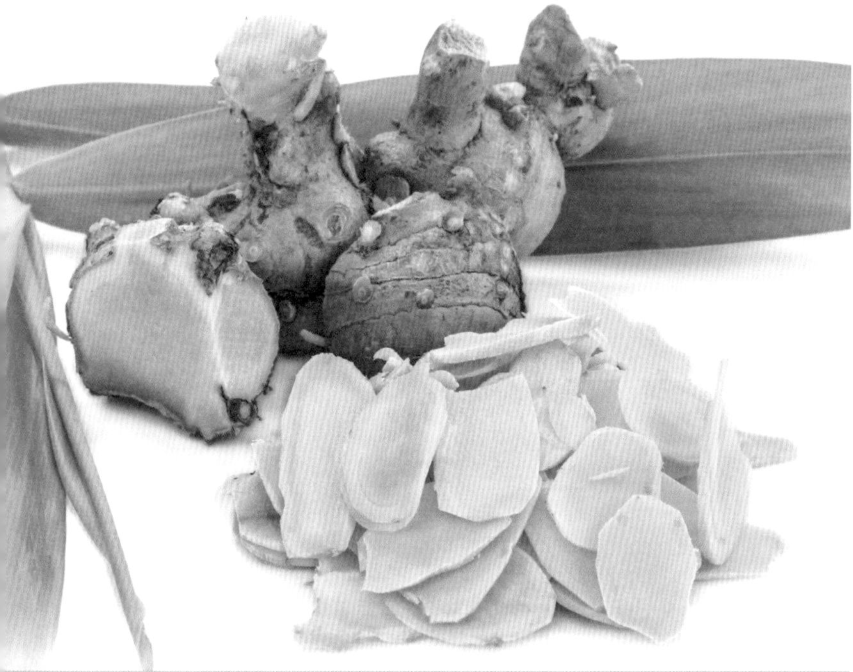

泰國蔘薑
Plai

在岩岸，濕地，河濱，天然林和果園都能夠生長。最喜歡的是部分遮蔭的濕潤沃土，比其他薑科植物更能適應溫帶氣候。

藥學屬性	適用症候
1. 消炎（DMPTD 的作用），退燒	跌打損傷，成纖維樣滑膜類風濕關節炎
2. 放鬆子宮，擴張支氣管	經痛，氣喘
3. 祛脹氣，抗菌，抗黴菌，驅蚊	消化不良，結腸發炎，皮膚黴菌病，戶外活動防蚊蟲
4. 抑制乙醯膽鹼酯酶	老年癡呆

學　　名｜Zingiber cassumunar

其他名稱｜卡薩蒙納薑 / Cassumunar Ginger

香氣印象｜赤腳踩過湍急溪流中扎腳的碎石

植物科屬｜薑科薑屬

主要產地｜東南亞（尤其是泰國）

萃取部位｜根莖（蒸餾）

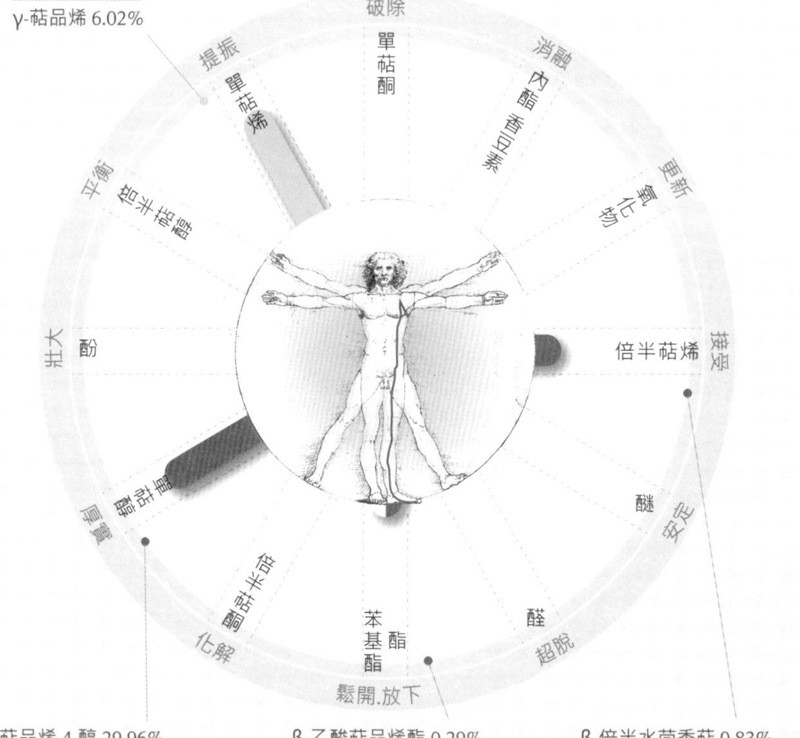

適用部位　脾經、本我輪

核心成分

萃油率 1.13~1.37%，19 個可辨識之化合物

心靈效益｜提升並鞏固自我的堅持，無懼外界奚落

注意事項

1. 泰式藥草拓包“路拔寇”（Luk Pra Kob）中的關鍵藥材。

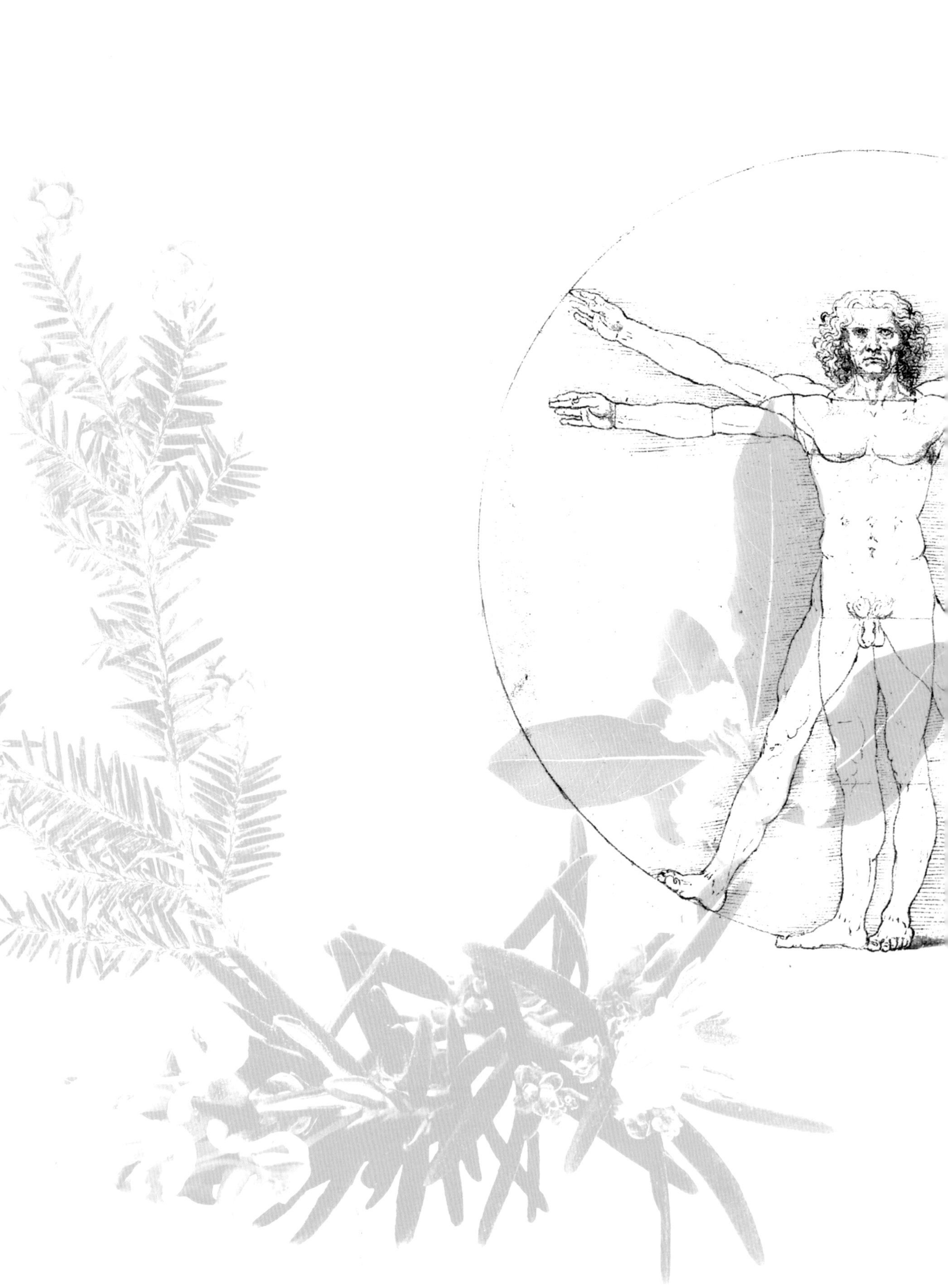

適用症候索引

神經系統

壓力、情緒、精神官能症

免疫系統

皮膚系統

呼吸系統（含耳鼻喉）

循環系統（心血管與淋巴）

消化系統

腎臟與泌尿道

生殖系統

肌肉骨骼系統

請見 免疫系統

請見 免疫系統

請見 免疫系統

請見 免疫系統

新陳代謝系統

孕產婦

孩童

老人

手術

腫瘤與癌症

傳染病

防蟲

其他

抗游離輻射

淨化

維持環境清潔與衛生

染色體畸變

拉丁學名索引

A

B

C

D

E

F

G

H

I

J

K

L

M

N

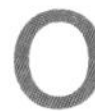

P

R

S

T

V

Z

英文俗名索引

A

B

C

D

Q

R

S

T

V

W

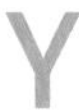

Z

繁體中文俗名索引

ㄕ

ㄖ

ㄗ

ㄘ

ㄙ

ㄧ

ㄨ

ㄩ

ㄚ

ㄜ

ㄞ

ㄢ

ㄠ

ㄡ

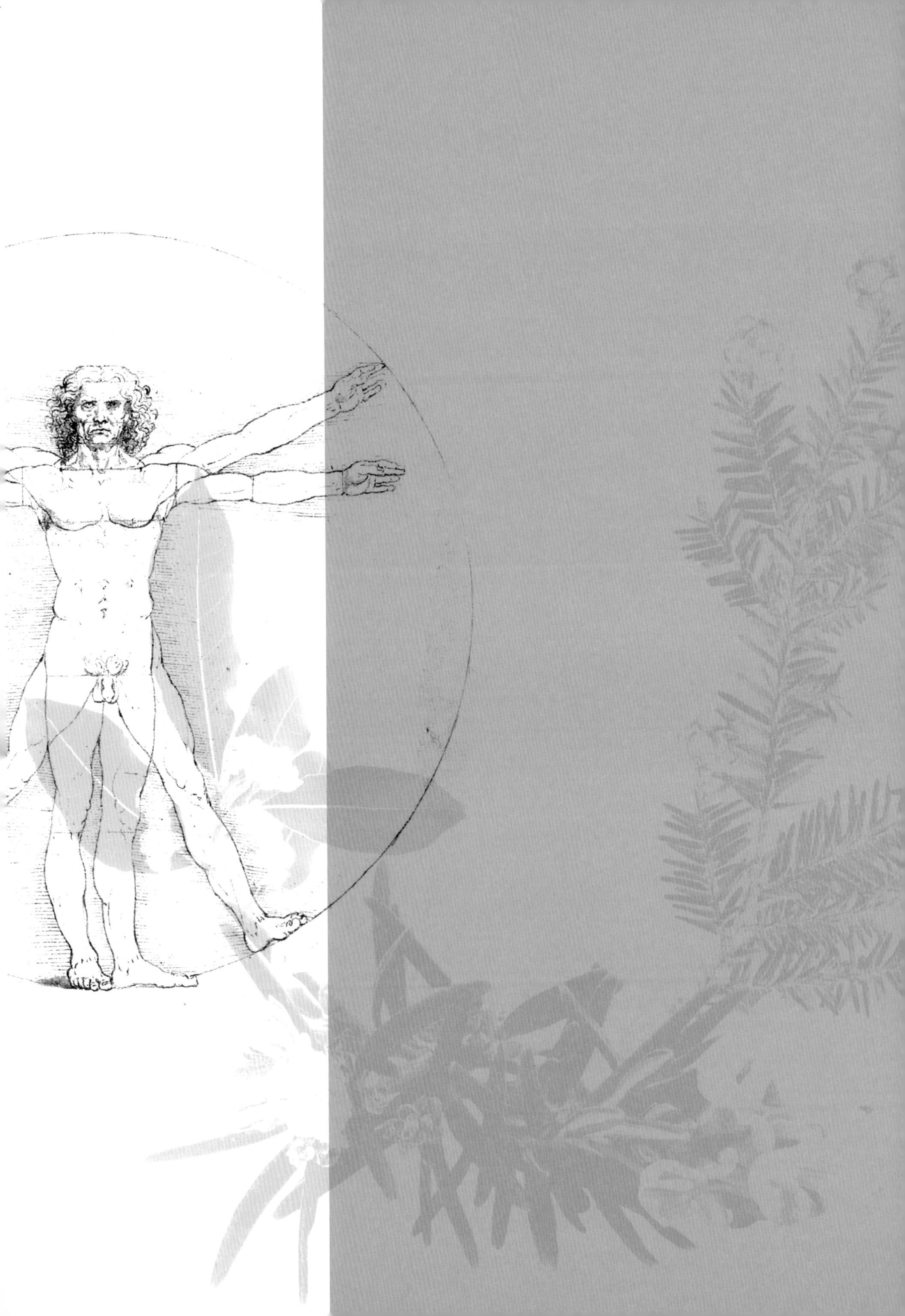

簡體中文俗名索引

A

B

C

D

E

F

G

H

J

K

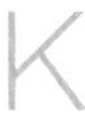

L

M

N

O

P

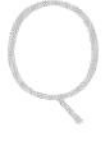

R

S

T

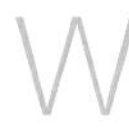

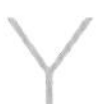

Z

植物科屬索引

菖蒲科
Acoraceae

龍舌蘭科
Agavaceae

楓香科
Altingiaceae

石蒜科
Amaryllidaceae

漆樹科
Anacardiaceae

番荔枝科
Annonaceae

繖形科
Apiaceae

夾竹桃科
Apocynaceae

菊科
Asteraceae

樺木科
Betulaceae

紫草科
Boraginaceae

十字花科
Brassicaceae

橄欖科
Burseraceae

白樟科
Canellaceae

大麻科
Cannabiaceae

忍冬科
Caprifoliaceae

半日花科
Cistaceae

柏科
Cupressaceae

莎草科
Cyperaceae

龍腦香科 Dipterocarpaceae

胡頹子科 Elaeagnus

杜鵑花科 Ericaceae

大戟科 Euphorbiaceae

豆科 Fabaceae

牻牛兒科 Geraniaceae

金絲桃科 Hypericaceae

鳶尾草科 Iridaceae

唇形科 Lamiaceae

樟科 Lauraceae

木蘭科 Magnoliaceae

錦葵科 Malvaceae

楝科 Meliaceae

肉豆蔻科 Myristacaceae

桃金孃科 Myrtaceae

蓮科 Nelumbonaceae

木犀科 Oleaceae

蘭科 Orchidaceae

芍藥科 Paeoniaceae

露兜樹科 Pandanaceae

松科 Pinaceae

胡椒科 Piperaceae

禾本科 Poaceae

毛茛科 Ranunculaceae

薔薇科 Rosaceae

芸香科 Rutaceae

檀香科 Santalaceae

五味子科 Schisandraceae

安息香科 Styracaceae

紅豆杉科 Taxaceae

瑞香科 Thymelaeaceae

敗醬科 Valerianaceae
（也可併入忍冬科）

馬鞭草科 Verbenaceae

堇菜科 Violaceae

林仙科 Winteraceae

薑科 Zingiberaceae

蒺藜科 Zygophyllaceae

化學成分中英對照

單萜酮

artemisia ketone	艾蒿酮
buchu camphor	布枯腦（$C_{10}H_{16}O_2$，又名 diosphenol，酮-醇結構）
camphor	樟腦
capillone	茵陳烯酮（$C_{12}H_{12}O$）
carvone	藏茴香酮 / 香芹酮
chrysanthenone	菊烯酮
cinerolone	瓜菊醇酮
cryptone	隱酮
dihydrocarvone	雙氫藏茴香酮
dihydro-sabina ketone	雙氫檜酮
dihydro tagetone	雙氫萬壽菊酮
egomaketone	白蘇烯酮
elsholtzione	香薷酮
fenchone	茴香酮
isomenthone	異薄荷酮
isopinocamphone	異松樟酮
p-mentha-5-ene-2-one	對薄荷-5-烯-2-酮
p-mentha-6-ene-3-one	對薄荷-6-烯-3-酮
menthone	薄荷酮
p-menthone	對薄荷酮
5-methyl-6-en-2-one	5-甲基-6-烯-2-酮
6-methyl-3,5-heptadien-2-one	6-甲基-3,5-庚烯-2-酮
methyl heptenone	甲基庚烯酮
methyl isobutyl ketone	甲基異丁基酮（$C_6H_{12}O$）
methyl nonyl ketone	甲基壬基酮（即是"2-十一酮"）
myrcenone	月桂烯酮
2-nonanone	2-壬酮（$C_9H_{18}O$）
nopinone	諾品酮（$C_9H_{14}O$）
ocimenone	羅勒酮
2-pentanone	2-戊酮（$C_5H_{10}O$）
perillaketone	紫蘇酮
pinocamphone	松樟酮
pinocarvone	松香芹酮
piperitenone	胡椒烯酮
piperitone	胡椒酮
pulegone	胡薄荷酮
seudenone	3-甲基-2-環己烯-1-酮
tagetenone	萬壽菊烯酮
tagetone	萬壽菊酮
thujone	側柏酮
2,2,6-trimethylcyclohexanone	2,2,6-三甲基環己酮（$C_9H_{16}O$）
umbellulone	加州月桂酮
2-undecanone	2-十一酮（$C_{11}H_{22}O$）
(6Z,8E)-undeca-6,8,10-trien-3-one	(6Z,8E)-十一碳-6,8,10-三烯-3-酮（$C_{11}H_{16}O$）
verbenone	馬鞭草酮

內酯與香豆素

achillin	蓍草素
aesculetin	七葉樹素
alantolactone	土木香內酯
angelicin	白芷素 / 天使素
atractylon	蒼朮酮（呋喃）
bergamottin	佛手柑素
bergaptene	香柑油內酯
butylidenephthalide	亞丁基苯酞
butylphthalide	丁基苯酞
collitrin	澳洲柏內酯
columellarin	中柱內酯
costunolide	木香烴內酯
cyclo-costuslactone	環廣木香內酯
cyperolactone	莎草內酯
5-decanolide	丁位癸內酯
decursin	紫花前胡素
decursinol angelate	紫花前胡醇當歸酯（酯，作用如內酯）
decalactone	癸酸內酯
dehydro-costus lactone	去氫木香內酯
dihydrocolumellarin	雙氫中柱內酯
dihydronepetalactone	雙氫荊芥內酯
dolicholactone	馬氏香料內酯
epoxy-bergapten	環氧香柑油內酯
furanocoumarins	呋喃香豆素
herniarine	7-甲氧基香豆素
hexadecanolide	十六內酯 / 黃葵內酯
imperatorin	前胡內酯 / 歐前胡素
iridolactone	虹彩內酯
isoalantolactone	異土木香內酯
isoimperatorin	異前胡內酯 / 異歐前胡素
jasmin lactone	茉莉內酯
khellactone	凱林酮
ligustilide	藁本內酯
marmesin	印度榅桲素
massoia lactone C10	C-10 厚殼桂內酯
massoia lactone C12	C-12 厚殼桂內酯
matricaria lactone	母菊內酯
neocinidilide	新蛇床內酯
nepetalactone	荊芥內酯
octadecanolide	八癸烯酸內酯
osthole	蛇床子素
oxypeucedanin	氧化前胡素
oxypeucedanin hydrate	水合氧化前胡素
parthenolide	夏白菊內酯
psoralen	補骨脂素
saussurea lactone	風毛菊內酯
scopoletin	東莨菪內酯
sedanolide	瑟丹酸內酯
senkyunolide	洋川芎內酯
stearolactone	硬脂酸內酯（$C_{18}H_{34}O_2$）
tetradecanolide	四癸烯酸內酯
(2,6,6-trimethyl-2-hydroxycyclohexylidene)acetic acid lactone	二氫獼猴桃內酯
umbelliferone	繖形酮
xanthotoxin	花椒毒內酯

1,8-cineole	1,8-桉油醇
aromadendrene oxide	香樹烯氧化物（作用如倍半萜烯）
artedouglasia oxide	道格艾氧化物（$C_{15}H_{22}O_3$，作用如倍半萜酮）
bisabolol oxide	沒藥醇氧化物（作用如倍半萜醇）
bisabolon oxide A	沒藥酮氧化物（作用如倍半萜酮）
caryophyllene oxide	丁香油烴氧化物（作用如倍半萜烯）
diepicedrene-1-oxide	二表雪松烯-1-氧化物（作用如倍半萜烯）
humulene epoxide	葎草烯環氧化物（作用如倍半萜烯）
limonene oxide	檸檬烯氧化物（作用如單萜烯）
linalool oxide	沉香醇氧化物（作用如單萜醇）
manool oxide	淚杉醇氧化物（作用如雙萜醇）
piperitenone oxide	胡椒烯酮氧化物（作用如單萜酮）
piperitone oxide	胡椒酮氧化物（作用如單萜酮）

倍半萜烯

acoradiene	菖蒲二烯
allo-aromadendrene	別香樹烯
amorphene	紫穗槐烯
aplotaxene	單紫杉烯
ar-curcumene	芳薑黃烯
ar-curcumene + amorpha-4,7(11)-diene	芳薑黃烯 + 紫穗槐-4,7(11)-二烯
aristolene	馬兜鈴烯
aromadendrene	香樹烯
bergamotene	佛手柑烯
bicyclogermacrene	雙環大根老鸛草烯
bicyclo-sesquiphellandrene	雙環倍半水茴香萜
bisabolene	沒藥烯
bourbonene	波旁烯
bulnesene	布藜烯
cadalene	卡達烯
cadina-1,4-diene	杜松-1,4-二烯
cadinene	杜松烯
calamenene	菖蒲烯
calarene	白菖油萜 / 水菖蒲烯
canadene	加拿大烯
canangaterpene	大葉依蘭烯
caryophyllene	丁香油烴
cascarilladiene	卡藜二烯
chamazulene	母菊天藍烴
cedrene	雪松烯
copaene	古巴烯
cubebene	蓽澄茄烯
curcumene	薑黃烯
curzerene	莪蒁烯
cyperene	莎草烯
daucene	胡蘿蔔烯
[1aR-(1aα,4aβ,7α,7aα,7bα)]-decahydro-1,1,7-trimethyl-4-methylene-1H-cycloprop(e)azulene	十氫-1,1,7-三甲基-4-亞甲基-1H-環丙天藍烴
3,6-dihydrochamazulene	3,6-雙氫母菊天藍烴
1,4-dimethylazulene	1,4-雙甲基天藍烴
elemene	欖香烯
epi-bicyclo-sesquiphellandrene	表-雙環倍半水芹烯
epi-zonarene	表-柔拿烯
eudesma-4(14),11-diene	桉葉烷-4(14),11-二烯
farnesene	金合歡烯
furanoeudesma-1,3-diene	呋喃桉葉-1,3-二烯（$C_{15}H_{18}O$）
germacrene-D	大根老鸛草烯
guaia-3,7-diene	癒瘡木-3,7-二烯
guaia-6,9-diene	癒瘡木-6,9-二烯
guaiazulene	癒瘡天藍烴
guaiene	癒瘡木烯
gurjunene	古芸烯
6,9-heptadecadiene	6,9-十七碳二烯（$C_{17}H_{32}$）
himachalene	喜馬雪松烯
humulene	葎草烯
lindestrene	烏藥根烯
longifolene	長葉烯
longipinene	長松烯
ledene	喇叭茶烯
maaliene	馬欖烯
2-methoxyfurano-diene	2-甲氧基呋喃-二烯
muurola-4(14),5-diene	依蘭-4(14),5-二烯
muurolene	依蘭烯
1,2,3,4,5,6,7,8a-octahydro-3,6,8,8-tetramethyl-1H-3a,7-methanoazulene	八氫-3,6,8,8-四甲基-1H-3a,7-甲醇天藍烴
patchoulene	廣藿香烯
rotundene	香附烯
santalene	檀香烯
sativene	苜蓿烯
selina-4,11-diene	蛇床-4,11-二烯
selinene	蛇床烯
sesquiphellandrene	倍半水茴香萜 / 倍半水芹烯
seychellene	塞席爾烯
thujopsene	羅漢柏烯
vetispirene	岩蘭繡線烯
vetivenene	岩蘭維烯
viridiflorene	綠花烯
zingiberene	薑烯

醚類

allyl tetramethoxybenzene	烯丙基四甲氧基苯
anethole	洋茴香腦
apiol	芹菜腦
asarone	細辛腦／細辛醚
davana ether	印蒿醚
dillapiole	蒔蘿腦
dillether	蒔蘿醚（呋喃．氧化物）
1,4-dimethoxybenzene	氫醌二甲氧基醚
elemicin	欖香素
en-yne dicycloether	順式-烯炔雙環醚
isoelemicin	異欖香素
manoyl oxide	泪杉醚（$C_{20}H_{34}O$）
methyl carvacrol	甲基醚香荊芥酚
methyl chavicol (estragole)	甲基醚蔞葉酚
methyl eugenol	甲基醚丁香酚
methyl isoeugenol	甲基醚異丁香酚
methyl thymol	甲基醚百里酚
p-methylanisole	對甲大茴香醚
myristicin	肉豆蔻醚
2 phenyl ethyl methyl ether	甲基苯乙基醚
rose oxide	玫瑰醚（又稱玫瑰氧化物）
safrole	黃樟素
3-(tert-butyl)-4-hydroxyanisole	丁基羥基茴香醚
1,3,5-trimethoxybenzene	1,3,5-三甲氧基苯

acetal	乙縮醛
baimuxianal	白木香醛（倍半萜醛）
bisabolenal	沒藥烯醛（倍半萜醛）
butanal	異纈草醛
campholenic aldehyde	樟烯醛
citral	檸檬醛
citronellal	香茅醛
costal	廣木香醛（倍半萜醛）
decanal	癸醛
2-decenal	2-癸烯醛
2,6-dimethyl-5-heptenal	2,6-二甲基-5-庚烯醛
3,7-dimethyl-6-octenal	3,7-二甲基-6-辛醛
dolichodial	馬氏香料二醛
furfural	糠醛
geranial	牻牛兒醛
heptanal	庚醛
7,10,3-hexadecatrienal	7,10,3-十六碳三烯醛（倍半萜醛）
hexaldehyde	己醛
iridal	鳶尾醛（三萜類）
iridodial	虹彩二醛
isocitral	異檸檬醛
myrtanal	桃金孃醛／香桃木醛
myrtenal	桃金孃烯醛
neral	橙花醛
nonanal	壬醛
octanal	辛醛
perillyl aldehyde	紫蘇醛
phellandral	水茴香醛
polygodial	水蓼二醛（倍半萜醛）
p-mentha-1,3-dien-7-al	1,3-對孟二烯-7-醛
p-mentha-3-en-7-al	3-對孟烯-7-醛
undecanal	十一醛
valerenal	纈草醛（倍半萜醛）
villetleafaldehyde	紫羅蘭葉醛（脂肪族醛）

酯類

acetic acid ethyl ester	乙酸乙酯（又名 ethyl acetate）
amyl valerate	戊酸戊酯
bornyl acetate	乙酸龍腦酯
cedryl acetate	乙酸雪松烯酯（$C_{17}H_{28}O_2$）
chavicol acetate	乙酸蔞葉酯
chrysanthenyl acetate	乙酸菊烯酯
citronellyl acetate	乙酸香茅酯
citronellyl formate	甲酸香茅酯
fenchyl acetate	乙酸茴香酯
davana esters	印蒿酯
dihydromatricaria ester	雙氫母菊酯
dimethyl-1-hexadecyl-ester	2-甲基-1-十六烷酯
duva-3,9,13-trien-1,5 α-diol-1-acetate	乙酸度瓦三烯二醇酯
decyl acetate	乙酸癸酯
dodecyl acetate	乙酸十二烷酯
ethyl laurate	月桂酸乙酯（$C_{14}H_{28}O_2$）
ethyl linoleate	亞油酸乙酯（$C_{20}H_{36}O_2$）
ethyl linolenate	亞麻酸乙酯
ethyl 2-methyl butyrate	2-甲基丁酸乙酯
ethyl myristate	肉豆蔻酸乙酯
ethyl oleate	油酸乙酯
ethyl palmitate	棕櫚酸乙酯
ethyl stearate	十八烷酸乙酯
eugenyl acetate	乙酸丁香酯
farnesyl acetate	乙酸金合歡酯
geranyl acetate	乙酸牻牛兒酯
geranyl formate	甲酸牻牛兒酯
geranyl propionate	丙酸牻牛兒酯
geranyl tiglate	惕各酸牻牛兒酯
E,E-10,12-hexadecadien-1-ol acetate	乙酸家蠶酯
hexyl butanoate	丁酸己酯

8-hydroxy linalyl ester	8-羥基沉香酯
incensyl acetate	乙酸乳香酯
isoamyl 2-methylbutyrate	2-甲基丁酸異戊酯
isobornyl formate	甲酸異龍腦酯
isobutyl acetate	乙酸異丁酯
isobutyl angelate	當歸酸異丁酯
isobutyl hexanoate	己酸異丁酯
isobutyric acid amyl ester	異丁酸戊酯（又名Amyl isobutyrate）
isopropyl acetate	乙酸異丙酯
linalyl acetate	乙酸沉香酯
linalyl butyrate	丁酸沉香酯
matricaria ester	母菊酯
matricaria lactone	乙酸薄荷酯
methyl acetate	乙酸甲酯
2-methylbutyl angelate	當歸酸2-甲基丁酯
2-methylbutyl 2-methylbutanoate	2-甲基丁酸2-甲基丁酯
2-methylbutyl 2-methylpropanoate	異丁酸 2-甲基丁酯
methyl jasmonate	茉莉酸甲酯
methyl linoleate	亞油酸甲酯（$C_{19}H_{34}O_2$）
methyl linolenate	亞麻酸甲酯（$C_{19}H_{32}O_2$）
methyl palmitate	棕櫚酸甲酯
methyl pentadecenoate	十五碳烯酸甲酯
methyl perillate	紫蘇酸甲酯（羧基酯）
myrcen-8-yl acetate	乙酸月桂-8-烯酯
myrtenyl acetate	乙酸桃金孃酯 / 乙酸香桃木酯
myrtenyl isovalerate	異戊酸桃金孃酯
neoiso-thujanyl acetate	乙酸新異側柏酯
nerolidyl acetate	乙酸橙花叔酯
neryl acetate	乙酸橙花酯
neryl propionate	丙酸橙花酯
octadecenoic acid methyl ester	十八烯酸甲酯
octyl acetate	乙酸辛酯
octyl butyrate	丁酸辛酯
octyl hexanoate	己酸辛酯
perillyl acetate	乙酸紫蘇酯
pinocarvyl acetate	乙酸松香芹酯
terpinen-4-yl acetate	乙酸萜品烯-4-酯
terpinyl acetate	乙酸萜品烯酯 / 乙酸松油酯
tetracosanoic acid methyl ester	二十四烷酸甲酯
torreyagrandate	香榧酯

苯基酯與醇類

1'-acetoxychavicol acetate	1'-乙酰氧基胡椒酚乙酸酯
alkyl benzoate	苯甲酸烷基酯
anisyl alcohol	洋茴香醇（苯基醇）
benzyl acetate	乙酸苄酯
benzyl alcohol	苯甲醇（苯基醇）
benzyl benzoate	苯甲酸苄酯
benzyl cinnamate	肉桂酸苄酯
benzyl formate	甲酸苄酯
benzyl propionate	丙酸苄酯
benzyl salicylate	水楊酸苄酯
but-3-yn-2-yl 3-methylbenzoate	3-甲基苯甲酸丁-3-炔-2-酯
butyl 2-ethylhexyl phthalate	鄰苯二甲酸丁基酯2-乙基己基酯
cinnamyl acetate	乙酸肉桂酯
cinnamyl alcohol	肉桂醇（苯基醇）
cinnamyl cinnamate	肉桂酸肉桂酯
coniferyl benzoate	苯甲酸松醇酯
p-coumaryl benzoate	苯甲酸-對-香豆醇酯
ethyl benzenacetate	苯乙酸乙酯
ethyl benzoate	苯甲酸乙酯
ethyl cinnamate	肉桂酸乙酯
ethyl salicylate	水楊酸乙酯
hexenyl benzoate	苯甲酸己烯酯
isobutyl cinnamate	肉桂酸異丁酯
isopropyl benzoate	苯甲酸異丙酯
isopropyl cinnamate	肉桂酸異丙酯
linalyl anthranilate	鄰氨基苯甲酸沉香酯
methyl anisate	洋茴香酸甲酯
methyl benzoate	苯甲酸甲酯
methyl cinnamate	肉桂酸甲酯
methyl (Z,E)-4-(geranyloxy) cinnamate	4-牻牛兒氧基肉桂酸甲酯
methyl (Z,E)-4-(5-hydroxygeranyloxy) cinnamate	4,5-羥基牻牛兒氧基肉桂酸甲酯
methyl-N-methylanthranilate	鄰氨基苯甲酸甲酯
methyl salicylate	水楊酸甲酯
2-phenylethanol	苯乙醇（苯基醇）
2-pheylethyl 2-methyl-proponate	異丁酸苯乙酯（又名 phenethyl isobutyrate）
phenylethyl propionate	丙酸苯乙酯
phenyl propionate	丙酸苯酯
pseudoisoeugenyl 2-methylbutyrate	假異丁香基2-甲基丁酸酯
(E)-1-(3,4-dimethoxyphenyl) butadiene	(E)-1-(3,4-二甲氧基苯基）丁二烯（苯基化合物）

倍半萜酮類

acorenone	菖蒲烯酮
acorone	菖蒲酮（$C_{15}H_{24}O_2$）
arsitolenone	馬兜鈴酮
ar-turmerone	芳薑黃酮
atlantone	大西洋酮
bisabolone	沒藥酮
calamenone	白菖腦
δ-9-capnellene-3-β-ol-8-one	δ-9-開普烯-3-β-醇-8-酮
carrisone	嘉稀酮
chamaecynone	扁柏酮
cis-14-nor-muurol-5-en-4-one	順式-14-正依蘭醇-5-烯-4-酮

curdione	莪蒁二酮
cyperone	莎草酮
davanone	印蒿酮
dihydro-davanone	雙氫印蒿酮
dihydro-β-ionone	雙氫-β-紫羅蘭酮
1,8-dimethyl-4(1-methylethyl)-spiro(4,5)dec-8-en-7-one	1,8-二甲基-4-異丙基-螺環(4,5)十碳-8-烯-7-酮
elemenone	欖香烯酮
epicurzerenone	表莪蒁烯酮
eudesma-3,11-dien-2-one	桉葉-3,11-二烯-2-酮
flavesone	四甲基異丁醯基環己三酮
furanodienone	呋喃二烯酮（含呋喃）
1,10(15)-furanogermacradien-6-one	1,10(15)-呋喃大根老鸛草二烯-6-酮（含呋喃）
germacrone	大根老鸛草酮
gingerdione	薑二酮（$C_{17}H_{24}O_4$）
hexahydro-farnesylacetone phytone	6,10,14-三甲基-2-十五烷酮（$C_{18}H_{36}O$）
jatamansone	甘松酮 = 纈草烷酮
ionone	紫羅蘭酮（$C_{13}H_{20}O$）
irone	鳶尾酮
italidione	義大利雙酮
jasmone	素馨酮（$C_{11}H_{16}O$）
juniper camphor	檜腦（$C_{15}H_{26}O$）
leptospermone	薄子木酮
longipinocarvone	長松香芹酮
nootkatone	諾卡酮
patchoulenone	廣藿香烯酮
7,15-pimaradien-3-one	7,15-海松二烯-3-酮（雙萜酮）
pogostone	廣藿香酮
rotundone	香附酮
triketones	三酮
turmerone	薑黃酮
valeranone	纈草烷酮 = 甘松酮
vetivone	岩蘭草酮

單萜醇類

artemisia alcohol	艾蒿醇
borneol	龍腦
camphene hydrate	水合樟烯（又名3-Methylcamphenilol）
carveol	香芹醇 / 藏茴香醇
chrysanthenol	菊烯醇
citronellol	香茅醇
cuminol	小茴香醇
p-cymen-8-ol	對傘花烴-8-醇
p-cymen-9-ol	對傘花烴-9-醇
diacetone alcohol	二丙酮醇（$C_6H_{12}O_2$）
dihydro carveol	雙氫香芹醇
2,7-dimethyl-2,6-octadi-4-ol	2,7-二甲基-2,6-辛二烯-4-醇
dodecanol	月桂醇（脂肪族醇）
fenchol	茴香醇
geraniol	牻牛兒醇
hexanol	己醇（脂肪族醇）
hinokitiol	檜木醇（醇-酮基）
linalool	沉香醇 / 芳樟醇
p-menthadienol	對孟二烯醇
p-menthane-3,8-diol	孟二醇
p-mentha-1,5-diene-8-ol	對薄荷-1,5-二烯-8-醇
p-mentha-1(7),8-dien-2-ol	對薄荷-1(7),8-二烯-2-醇
p-mentha-2,8-dien-1-ol	對薄荷-2,8-二烯-1-醇
menth-2-en-1-ol	薄荷-2-烯-1-醇
menthol	薄荷腦
neo-menthol	新薄荷腦
6-methyl-5-hepten-2-ol	6-甲基-5-庚烯-2-醇
myrcenol	月桂烯醇
myrtenol	桃金孃醇 / 香桃木醇
nerol	橙花醇
nopol	諾卜醇
1-octanol	辛醇（脂肪族醇）
1-octen-3-ol	1-辛烯-3-醇
p-cymene-8-ol	對傘花烴-8-醇
perillyl alcohol	紫蘇醇
pinocarveol	松香芹醇
piperitol	胡椒醇
isopinocampheol	異松樟醇
isopulegol	異胡薄荷醇
sabinene hydrate	水合檜烯（又名4-thujanol）
santolina alcohol	棉杉菊醇
shisool	薄荷烯醇
terpinen-4-ol	萜品烯-4-醇（又名4-terpineol）
α-terpineol	α-萜品醇
4-terpineol	4-萜品醇
thujanol	側柏醇
thujylalcohol	側柏葉醇（$C_{10}H_{18}O$）
verbenol	馬鞭草烯醇
yomogi alcohol	艾醇

酚與芳香醛類

acetosyringone	乙酰丁香酮（是一種結構上與苯乙酮（acetophenone）和2,6-二甲氧基苯酚（2,6-dimethoxyphenol）相似的酚類化合物）
anisaldehyde	洋茴香醛（芳香醛）
asarylaldehyde	細辛醛（芳香醛）
benzaldehyde	苯甲醛（芳香醛）
benzenepropanal	苯丙醛（芳香醛）
carvacrol	香荊芥酚

chavicol	蔞葉酚
cinnamaldehyde	肉桂醛（芳香醛）
cuminaldehyde	小茴香醛（芳香醛）
eugenol	丁香酚
(E)-2-methoxy-4-(1-propenyl) phenol	(E)-2-甲氧基-4-丙烯基苯酚
gingerol	薑酚 / 薑辣醇
isobutyryl methoxyresorcinol	異丁基甲氧基間苯二酚
isoeugenol	異丁香酚
3-methyl-2,6-di-isopropylphenol	3-甲基-2,6-雙-異丙基酚
3-methyl-6-tert-butylphenol	3-甲基-6-叔丁基苯酚
phenyl acetaldehyde	苯乙醛（芳香醛）
p-hydroxybenzaldehyde	對羥基苯甲醛（芳香醛）
piperonyl aldehyde	胡椒醛（芳香醛）
thymol	百里酚
thymohydroquinone	百里氫醌
thymoquinone	百里醌
2,4,6-trimethyl-benzaldehyde	2,4,6-三甲基苯甲醛（芳香醛）
vanillin	香草素 / 香草醛（芳香醛）

倍半萜醇類

acoradienol	菖蒲二烯醇
agarospirol	沉香螺旋醇
bergaptol	香柑醇
bisabolol	沒藥醇
bulnesol	布藜醇
cadinol	杜松醇
carotol	胡蘿蔔醇
cedren-10-ol	雪松烯-10-醇
cedrol	雪松醇
β-copaen-4-α-ol	β-古巴烯-4-α-醇
copaene-11-ol	古巴烯-11-醇
cubebol	蓽澄茄醇
cubenol	蓽澄茄油烯醇
curcumen-12-ol	薑黃烯-12-醇
cyperol	莎草醇
daucol	胡蘿蔔腦（雙官能成分：氧化物 + 醇）
dehydroisocalamendiol	去氫異菖蒲二醇
1,4-dimethyl-7-(1-methylethyl)-azulene-2-ol	天藍烴-2-醇
drimenol	補身醇
elemol	欖香醇
epi-α-cadinol	表-α-杜松醇
epi-cubebol	表蓽澄茄醇
epi-cubenol	表蓽澄茄油烯醇
10-epi-γ-eudesmol	10-表-γ-桉葉醇
eudem-6-en-4α-ol	桉葉-6-烯-4α-醇
eudesmol	桉葉醇
farnesol	金合歡醇
fokienol	福建醇
fonenol	佛烯醇
germacrene D-4-ol	大根老鸛草烯D-4-醇
globulol	藍膠醇
guaia-5-en-11-ol	癒瘡木-5-烯-11-醇
guaia-6,10(14)-dien-4β-ol	癒瘡木-6,10(14)-二烯-4β-醇
guaiol	癒瘡木醇
hanamyol	山蘿環氧萜醇
himachalol	喜馬雪松醇
hinesol	茅朮醇（$C_{15}H_{26}O$）
humulene-7-ol	葎草烯-7-醇
isocurcumenol	異莪蒁醇
isofarnesol	異金合歡醇
isovalencenol	異瓦倫西亞桔烯醇
khusimol	庫斯醇
ledol	喇叭茶醇
longipinocarveol	長松香芹醇
maaliol	馬欖醇
muurolol	依蘭油醇
nerolidol	橙花叔醇
nootkatol	諾卡醇
nuciferol	蓮花醇
occidentalol	金鐘柏醇
patchoulol	廣藿香醇
piperiten-11-ol	胡椒烯-11-醇
pogostol	刺蕊草醇
preisocalamendiol	前異菖蒲二醇
pumiliol	矮松醇
santalol	白檀醇 / 檀香醇
selinenol	蛇床烯醇
selin-7(11)-en-4a-ol	蛇床-7(11)-烯-4α-醇
spathulenol	匙葉桉油烯醇
torreyol	香榧醇
valerianol	纈草萘烯醇
vetiselinenol	岩蘭蛇床醇
viridiflorol	綠花醇
widdrol	羽毛柏醇
zingiberenol	薑烯醇（$C_{15}H_{26}O$）
zingiberol	薑醇（$C_{16}H_{28}O$）

雙萜醇類

geranyl linalool	香葉基芳樟醇（$C_{20}H_{34}O$）
kauran-13-ol	貝殼杉-13-醇（$C_{20}H_{34}O$）
manool	淚杉醇（$C_{20}H_{34}O$）
palustrol	杜香醇（$C_{20}H_{32}O$）
phytol	植醇
sclareol	香紫蘇醇
3,7,11,15-tetramethyl-2-hexadecene-1-ol	3,7,11,15-四甲基-2-十六碳烯-1-醇（$C_{20}H_{40}O$）

單萜烯類

artemesia triene	艾蒿三烯
camphene	樟烯
capillene	茵陳烯炔（$C_{12}H_{10}$）
δ-3-carene	δ3-蒈烯
p-cymene	對傘花烴
limonene	檸檬烯
1,3,8-p-menthatriene	1,3,8-對-薄荷三烯（$C_{10}H_{14}$）
myrcene	月桂烯
ocimene	羅勒烯
allo-ocimene	別羅勒烯
β-phellandrene	水茴香萜／水芹烯
5-phenyl-1,3-pentadiyne	5-苯基-1,3-戊二炔（$C_{11}H_8$）
pinene	松油萜
sabinene	檜烯
santene	檀烯
santolina triene	棉杉菊三烯
terpinene	萜品烯
terpinolene	異松油烯
thujene	側柏烯
(3Z,5E)-undeca-1,3,5-triene	(3Z,5E)-十一碳-1,3,5-三烯

脂肪族碳氫化合物

decane	癸烷
2,6-dimethylheptane	2,6-二甲基庚烷
1,1,3,3,5,5,7,7,9,9,11,11-dodeca methylhexasiloxane	十二甲基二氫六矽氧烷
eicosane	二十烷
2-ethoxypropane	2-乙氧丙烷（$C_5H_{12}O$）
9-finland heptadecanoyl	9-辛基十七烷
heneicosane	二十一烷
heptadecane	十七烷
(Z)-heptadec-8-ene	8-十七烷烯
hexacosane	二十六烷
hexadecane	十六烷
2-methyldodecane	2-甲基十二烷
l0-methyleicosane	10-甲基二十烷
2-methyloctadecane	2-甲基十八烷
2-methyl-2-phenylpropane	2-甲基-2-苯基丙烷
nonacosane	二十九烷
nonadecane	十九烷
octadecane	十八烷
pentacosane	二十五烷
pentadecane	十五烷
phenylpentane	苯戊烷
triacontane	三十烷
tricosane	正二十三烷
valerane	纈草烷

烷醇類

alcohol	乙醇（C_2H_6O）
1-dodecanol	十二烷醇（$C_{12}H_{26}O$）
1-tridecanol	十三烷醇（$C_{13}H_{28}O$）

呋喃類化合物

agaro furan	沉香呋喃
2-(1-cyclopentenyl)-furan	環戊烯基呋喃
dihydro-agarofuran	雙氫沉香呋喃
dihydro-rosefurane	雙氫玫瑰呋喃
hedychenone	草果藥烯酮
7-hydroxyhedychenone	7-羥基草果藥烯酮
menthofuran	薄荷呋喃
perillene	紫蘇烯（$C_{10}H_{14}O$）
threo-davanafuran	蘇式印蒿呋喃

含硫化合物

allyl isothiocyanate	異硫氰酸烯丙酯
2-butyl propenyl disulfide	仲丁基丙烯基二硫化合物
diallyl thioether	二烯丙基硫醚
(E)-sec-butyl propenyl disulfide	反式丁基丙基二硫（$C_7H_{14}S_2$，分子量 162）
isothiocyanate	異硫氰酸酯

8-mercapto-p-menthane-3-one	對-薄荷-8-硫醇-3-酮（$C_{10}H_{18}OS$）
methylthiobenzoate	磺酰基-苯甲酸甲酯
methyltrisulfide	甲基三硫醚
mintsulfide	薄荷硫化物（倍半萜類）
oxazolidinethione	5-乙烯基唑烷硫酮
phenethyl isothiocyanate	異硫氰酸苯乙酯
α-terthienyl	α-三連噻吩（$C_{12}H_8S_3$）

含氮化合物

epi-guaipyridine	表癒瘡吡啶
indole	吲哚
N-acetyl-1,2,3,4-tetrahydro-isoquinoline	N-乙酰-1,2,3,4-四氫異喹啉（$C_{12}H_{15}NO$）
oleamide	油酸酰胺（$C_{18}H_{35}NO$）
pyrazines	吡嗪（$C_4H_4N_2$）

酸類

AKBA (acetyl-11-keto-beta-boswellic acid)	11-羰基-β-乙酰乳香酸（非精油成分）
acetic acid	醋酸
benzoic acid	安息香酸 / 苯甲酸（芳香酸）
caprylic acid	辛酸（游離脂肪酸）
cascarillic acid	卡藜酸（$C_{11}H_{20}O_2$）
cinnamic acid	肉桂酸（芳香酸）
citronellic acid	香茅酸
coumaric acid	香豆酸
ferulic acid	阿魏酸
glucuronic acid	葡萄糖醛酸（羧酸）
gurijunic acid	古芸酸
hexadecanoic acid	十六烷酸
kaurenoic acid	異貝殼杉烯酸（雙萜化合物）
kolavenic acid	考拉维酸（雙萜化合物）
lauric acid	月桂酸
linolenic acid	次亞麻油酸（游離脂肪酸）
2-methyl butyric acid	2-甲基丁酸
myristic acid	肉豆蔻酸
palmtic acid	棕櫚酸（游離脂肪酸）
petroselinic acid	洋芫荽子酸（游離脂肪酸）
polyalthialdoic acid	暗羅酸（雙萜化合物）
santalic acid	白檀酸 / 檀香酸
trihydroxypentanoic acid	三羥基戊酸
valerenic acid	纈草烯酸
valeric acid	纈草酸
vanillic acid	香草酸（芳香酸）

二萜烯類

abietadiene	冷杉二烯
abietatriene	松香三烯（$C_{20}H_{30}$）
byegerene	拜哲烯
cembrene	西松烯
2,6-dimethyl-10-(p-tolyl)undeca-2,6-diene	2,6-二甲基-10-對甲苯基-十一烷-2,6-二烯
diterpene	雙萜烯
isocembrene	異西松烯
rimuene	芮木烯
sclarene	硬烯（$C_{20}H_{32}$）
(3Z,6E,10E)-α-springene	α-史普林烯

二萜化合物

cascarilline	卡藜素（雙萜化合物 $C_{22}H_{32}O_7$）
cembranoid type diterpenes	西松烷型二萜（大環二萜類）
dipteryxic acid	二翅豆酸
labdane	半日花烷型二萜
sandaracopimarinal	山達海松醛（$C_{20}H_{30}O$）

三萜化合物

amyrin	脂檀素
lupenone	羽扇烯酮
lupeol	羽扇豆醇
siaresinol acid	暹羅樹脂醇酸
verticilla-4(20),7,11-triene	輪狀三烯

聚炔類

atractylodin	蒼朮素（又名：蒼朮呋喃烴）
panaxynol	人參醇

異黃酮

glucofuranoside	槲皮苷
isoliquiritigenin	異甘草素
polymethoxylated flavones	多甲氧基黃酮（黃酮類）

糖醇

ribitol	核糖醇

肌醇

scyllo-inositol	鯊肌醇

固醇

sitosterol	穀固醇

環烯醚萜葡萄糖苷

geniposide	京尼平苷（$C_{17}H_{24}O_{10}$）

色原酮

（由鄰羥基苯乙酮與甲酸乙酯在鹼存在下縮合，產物再經酸催化成環製取）

khellin	呋喃並色酮
visnagine	阿米素

吡喃酮 pyranones

類苯丙醇 phenylpropanoid (PP)

稠環芳香烴

dimethyldecahydronaphthalene	亞甲基十氫化萘（$C_{12}H_{22}$）
2-methoxy-4-vinylbenzene	2-甲氧基-4-乙烯基苯
naphthalene	萘

環氧化合物

humulene epoxide I	蛇麻烯環氧物 I
humulene epoxide II	蛇麻烯環氧物 II

參考書籍及期刊

參考書籍

書名	作者	出版社
Advances in Natural Product Chemistry (Proceedings of the Fifth International Symposium Pakistan-US Binational Workshop on Natural Product Chemistry, Karachi, Pakistan, January 1992)	edited by Atta-ur-Rahman	Hanvood Academic Publishers
Agarwood: Science Behind the Fragrance	Rozi Mohamed	Springer
Antitumor Potential and other Emerging Medicinal Properties of Natural Compounds	Fang, Evandro Fei, Ng, Tzi Bun (Eds.)	Springer
Aromatherapeutic Blending: Essential Oils in Synergy	Jennifer Peace Rhind	Singing Dragon; 1 edition
Atlas des bois de Madagascar	Georges Rakotovao, Andrianasolo Raymond	Quae, 2012 edition
Bioactive Essential Oils and Cancer	Damião Pergentino de Sousa	Springer
Chemical Dictionary of Economic Plants	Jeffrey B. Harborne, Herbert Baxter	Wiley
Chemistry of Spices	V. A. Parthasarathy, Chempakam, Zachariah	CABI; First edition (July 15, 2008)
Chinese Materia Medica: Chemistry, Pharmacology and Applications	You-Ping Zhu	CRC Press
Cinnamon and Cassia: The Genus Cinnamomum	P. N. Ravindran, K Nirmal-Babu, M Shylaja	CRC Press
Citrus Oils Composition, Advanced Analytical Techniques, Contaminants, and Biological Activity	Edited by Giovanni Dugo and Luigi Mondello	CRC Press
Comparative Endocrinology, 第2卷	由 U.S. Von Euler 編輯	Academic Press (January 1, 1963)
Cultivation Of Medicinal And Aromatic Crops	B.S. Sreeramu	Universities Press, 2010
Edible Medicinal And Non-Medicinal Plants: Volume 4, Fruits	T. K. Lim	Springer
Edible Medicinal And Non-Medicinal Plants: Volume 8, Flowers	T. K. Lim	Springer
Essential Oils and Aromatic Plants(Proceedings of the 15th International Symposium on Essential Oils)	editor: A.Baerheim Svendsen	Springer
Essential Oils Handbook: All the Oils You Will Ever Need for Health, Vitality and Well-being	Jennie Harding	Watkins Publishing
Essential Oils: A Handbook for Aromatherapy Practice Second Edition	Jennifer Peace Rhind	Singing Dragon; 2 edition (June 15, 2012)
Essential Oils Vol 9: 2008-2011 Volume 9 Edition	Brian M. Lawrence (Author), PhD	Allured Pub Corp; Volume 9 edition (March 15, 2012)
Essential Oil Safety: A Guide for Health Care Professionals, 2e edition	Robert Tisserand , Rodney Young	Churchill Livingstone; 2 edition (November 6, 2013)
Ethnomedicine and Drug Discovery	M.M. Iwu · J. Wootton	Elsevier Science,2002
Fenaroli's Handbook of Flavor Ingredients, Sixth Edition	George A. Burdock	2009 by CRC Press
Flowering Plants: Structure and Industrial Products	Aisha S. Khan	Wiley; 1 edition (April 10, 2017)CIFOR,
Forest products, livelihoods and conservation: case studies of non-timber forest product systems. volume 1 - Asia	Kusters, K. Belcher, B.	Bogor, In donesia
Frontiers in CNS Drug Discovery, 第2卷	Atta-ur-Rahman, M. Iqbal Choudhary	ISSN: 1879-6656 (Print) / ebook
Handbook of Essential Oils: Science, Technology, and Applications, Second Edition	K. Husnu Can Baser, Gerhard Buchbauer	CRC Press
Handbook of Herbs and Spices	K. V. Peter	Woodhead Publishing 2012
Heartwood and Tree Exudates	William E. Hillis	Springer
Herbs and Natural Supplements, Volume 2: An Evidence-Based Guide	Lesley Braun · Marc Cohen	Churchill Livingstone
Chopra's Indigenous Drugs of India	Chopra R N	Academic Publishers, 1933 - 816 頁
Iranian Entomology - An Introduction: Volume 1: Faunal Studies. Volume 2	Cyrus Abivardi	Springer
Les Huiles Essentielles Corses	Christian Escriva	AMYRIS
l'aromatherapie exactement	P.Franchomme, D.Penoel	Roger Jollois
Lead Compounds from Medicinal Plants for the Treatment of Neurodegenerative Diseases	Christophe Wiart	Academic Press; 1 edition (February 5, 2014)
Leung's Encyclopedia of Common Natural Ingredients: Used in Food, Drugs, and Cosmetics (3rd edition)	Ikhlas A. Khan · Ehab A. Abourashed	Wiley,2010
Lipids, Lipophilic Components and Essential Oils from Plant Sources	Shakhnoza S. Azimova · Anna I.	Springer
Marine Cosmeceuticals: Trends and Prospects	Se-Kwon Kim	CRC Press

書名	作者	出版社
Meaningful Scents Around the World: Olfactory, Chemical, Biological, and Cultural Considerations	Roman Kaiser	Wiley-VCH; 1 edition (September 14, 2006
Medicinal and Aromatic Plants of the Middle-East	Yaniv, Zohara, Dudai, Nativ	Springer
Medicinal Plants	Alice Kurian · M. Asha Sankar	New India Publishing, 2007
Medicinal Plants: Biodiversity and Drugs	M. K. Rai · Geoffrey A. Cordell · etc	CRC Press Book
Medicinal Plants: Chemistry and Properties	M Daniel	CRC Press Book
Medicinal Plants in Australia Volume 2: Gums, Resins, Tannin and Essential Oils*	Cheryll Williams	Rosenberg Publishing (February 1, 2011)
Monographs on Fragrance Raw Materials: A Collection of Monographs Originally Appearing in Food and Cosmetics Toxicology	D. L. J. Opdyke	Pergamon (January 2, 2014)
Mosby's Complementary & Alternative Medicine	Lyn W. Freeman PhD	Mosby; 3 edition (June 23, 2008)
Narcissus and Daffodil: The Genus Narcissus	Gordon R Hanks	CRC Press Book
Natural Terpenoids as Messengers: A multidisciplinary study of their production, biological functions and practical applications	Paul Harrewijn, A.M. van Oosten , P.G. Piron	Springer; 2000 edition
Neuroprotective Effects of Phytochemicals in Neurological Disorders	Tahira Farooqui · Akhlaq A. Farooqui	Wiley-Blackwell; 1 edition (March 20, 2017)
Neuroprotective Natural Products: Clinical Aspects and Mode of Action Kindle Edition	Goutam Brahmachari (Editor)	Wiley-VCH; 1 edition (March 1, 2017)
Phillippine Resins, Gums, Seed Oils, and Essential Oils	Augustus Price West	Bureau of printing (1920)
Phytochemistry Research Progress	Takumi Matsumoto	Nova Science Publishers Inc; 1 edition (1 Jun. 2008)
Plant Secondary Metabolism	David S. Seigler	Springer
Plants with Anti-Diabetes Mellitus Properties	Appian Subramoniam	CRC Press (April 5, 2016)
Poucher's Perfumes, Cosmetics and Soaps — Volume 1 The Raw Materials of Perfumery	Poucher, W.A.	Springer
Tea Tree: The Genus Melaleuca	Ian Southwell · Robert Lowe	CRC Press Book
The Complete Technology Book of Essential Oils (Aromatic Chemicals)	NIIR Board	NATIONAL INSTITUTE OF INDUSTRIAL RESEARCH (2011)
The Complete Technology Book on Herbal Perfumes & Cosmetics	H. PANDA	NIIR PROJECT CONSULTANCY SERVICES
The Essential Oils , Volume ONE ~FIVE	Ernest Guenther PhD	D.Van Nostrand Company.Inc
The Illustrated Herb Encyclopedia	Kathi Keville	Mallard Press
Trees of the Sikkim Himalaya	Topdhan Rai	South Asia Books (December 1994)
中华中医药学会第九届中药鉴定学术会议论文集		
中国芳香植物精油成分手册	主编：王羽梅	华中科技大学出版社
沉香	陳興夏、葉美玲、柯天福、廖振程	布克文化
芳香植物栽培学	何金明、肖艳辉	中国轻工业出版社
香花植物	蔡福贵	渡假出版社
植物化學	顏焜熒	中國醫藥研究所出版
藥用花卉 2 木本類	王雲章	渡假出版社

參考期刊

Acta Botanica Mexicana
Acta Histochemica
Acta Horticulturae 677
Acta Poloniae Pharmaceutica
Acta Veterinaria
African Journal of Pharmacy and Pharmacology
Advanced Pharmaceutical Bulletin
Advances in Environmental Biology
Advances in Pharmacological Sciences
Advances in Therapy
Agriculturae Conspectus Scientificus
American-Eurasian Journal of Agricultural & Environmental Sciences
American Journal of Analytical Chemistry
American Journal of Cancer Research
American Journal of Environmental Sciences
American Journal of Essential Oils and Natural Products*
American Journal of Plant Sciences
Analytical Letters
Andrologia
Annals of Agricultural Sciences
Annals of Botany
Annals of Clinical Microbiology and Antimicrobials
Antimicrobial Agents and Chemotherapy
Antioxidants
Antiviral Research
Agroforestry Systems
APCBEE Procedia : 3th International Conference on Biotechnology and Food Science
Applied Microbiology and Biotechnology
Arabian Journal of Chemistry
Archives of Biochemistry and Biophysics
Archives of Pharmacal Research
Aroma Research
Aromatic Science SM
Asian Journal of Chemistry
Asian Journal of Pharmaceutical and Clinical Research
Asian Journal of Plant Science and Research
Asian Pacific Journal of Cancer Prevention
Asian Pacific Journal of Tropical Disease
Asian Pacific Journal of Tropical BioMedicine
Avicenna Journal of Phytomedicine
Baltic Forestry
Bangladesh Journal of Pharmacology
Bangladesh Journal of Scientific and Industrial Research
Basic and Clinical Neuroscience
Biochemical Pharmacology
Biochemical Systematics and Ecology
Biologocal Control
Biological Research
Biologocal & Pharmaceutical Bulletin
Biomass and Bioenergy
BioMed Research International
Bioorganic & Medicinal Chemistry Letters
Bioprocess and Biosystems Engineering
Biotechnology and Health Sciences
BMC Complementary and Alternative Medicine*
Botanical Studies
Brain Research
Brazilian Archives of Biology and Technology
Brazilian Journal of Microbiology
British Journal of Pharmaceutical Research
Bulgarian Journal of Agricultural Science
Bulletin of Environment, Pharmacology and Life Sciences
Bulletin of Insectology
Canadian Journal of Biochemistry
Cancer Letters
Caryologia
Cellular Physiology and Biochemistry
Central European Journal of Biology
Chemistry and Biodiversity
Chemistry and Materials Research
Chemistry of Natural Compounds
Chilean Journal of Agricultrual Research
Chinese Journal of Organic Chemistry
Clinical and Experimental Pharmacology & Physiology
Clinical Microbiology Reviews
Clinical Phytoscience
Comprehensive Reviews in Food Science and Food Safety
Critical Reviews in Food Science and Nutrition
Current Pharmaceutical Design
Current Research in Chemistry
Current Issues in Pharmacy & Medical Science
Current Microbiology
Der Pharmacia Sinica
East African Medical Journal
Electronic Physician
Elixir International Journal
Evidence-Based Complementary and Alternative Medicine*
European Journal of Gastroenterology & Hepatology
European Journal of Lipid Science and Technology
European Journal of Pharmacology
European Journal of Pharmaceutical and Medical Research
European Journal of Pharmacology
European Journal of Pharmacy and Pharmaceutical Science
EXCLI Journal : Experimental and Clinical Sciences
Experimental and Applied Acarology
Experimental and Clinical Sciences
Experimental and Molecular Medicine
Experimental and Therapeutic Medicine
Fitoterapia
Flvour and Fragrance Journal*
Food and Chemical Toxicology
Food Chemistry
Food Control
Food & Function
Food and Nutrition Sciences
Food Science & Nutrition

Frontiers in Pharmacology
Genetics and Molecular Biology
Genetic Resources and Crop Evolution
HortScience
Human and Experimental Toxicology
Immunopharmacology and Immunotoxicology
Indian Journal of Clinical Biochemistry
Indian Journal of Natural Products and Resources
Indian Journal of Pharmaceutical Sciences
Industrial Crops and Products
International Flavours and Food Additives
International Food Research Journal
International Journal of Advanced Biological and Biomedical Research
International Journal of Advanced Research
International Journal of Advanced Scientific Research and Management
International Journal of Agriculture & Biology
International Journal of Agriculture Innovations and Research
International Journal of Aromatherapy
International Journal of Biosciences
International Journal of Cancer
International Journal of Current Trends in Research
International Journal of Enhanced Research in Science, Technology & Engineering
International Journal of Essential Oil Therapeutics
International Journal of Experimental Botany
International Journal of Food Properties
International Journal of Food Science & Technology
International Journal of Gastronomy and Food Science
International Journal of Innovative Science, Engineering & Technology
International Journal of Life Sciences
International Journal of Molecular Medicine
International Journal of Molecular Sciences
International Journal of Nanomedicine
International Journal of Pharma and Bio Sciences
International Journal of Pharmaceutical Science and Research
International Journal of Pharmaceutical Sciences Review and Research
International Journal of Pharmacy and Pharmaceutical Science*
International Journal of Plant Science and Ecology
International Journal of Recent Research in Life Sciences
International Journal of Scientific & Engineering Research
International Journal of Technical Research and Applications
International Scholarly Research Notices
IOSR Journal Of Pharmacy
Iranian Journal of Microbiology
Iranian Journal of Nursing and Midwifery Research
ISRN Pharmacology
Japan Agricultural Research Quarterly
Jordan Journal of Chemistry
Journal de Mycologie Médicale
Journal of Acupuncture and Meridian Studies
Journal of Agricultural and Food Chemistry*
Journal of Agricultural Science and Technology
Journal of American Science
Journal of Animal Research
Journal of Applied Environmental and Biological Sciences
Journal of Applied Microbiology
Journal of Applied Pharmaceutical Science
Journal of Applied Research on Medicinal and Aromatic Plants
Journal of Applied Sciences Research
Journal of Arthropod-Borne Disease
Journal of Basic and Clinical Pharmacy
Journal of Biological Science
Journal of Biology, Agriculture and Healthcare
Journal of Brewing and Distilling
Journal of Carcinogenesis
Journal of Chemical and Pharmaceutical Research
Journal of Chemistry
Journal of Chromatography A
Journal of Coastal Life Medicine
Journal of Cosmetic Science
Journal of Dietary Supplements
Journal of Entomology and Zoology Studies
Journal of Environmental Biology
Journal of Essential Oil Bearing Plants*
Journal of Essential Oil Research*
Journal of Ethnopharmacology
Journal of Food Biochemistry
Journal of Food and Drug Analysis
Journal of Food Engineering
Journal of Food Science and Technology
Journal of Forest Products & Industries
Journal of Forestry Research
Journal of Herbs, Spices & Medicinal Plants
Journal of Intercultural Ethnopharmacology
Journal of Materials and Environmental Science
Journal of Medical Biochemistry
Journal of Medical Entomology
Journal of Medical Nutrition & Nutraceuticals
Journal of Medicinal Food
Journal of Medicinally Active Plants
Journal of Medicinal Plants Research*
Journal of Medicinal Plants Studies
Journal of Microbiology
Journal of Natural Medicines
Journal of Natural Products
Journal of Neuroendocrinology
Journal of Neurotrauma
Journal of Novel Applied Sciences
Journal of Oleo Science
Journal of Pharmacognosy and Phytochemistry*
Journal of Pharmacognosy and Phytotherapy
Journal of Pharmacy and Bioallied Sciences
Journal of Pharmacy and Pharmacology
Journal of Pharmacy Research
Journal of Physiology and Pharmacology
Journal of Seperation Science
Journal of the Science of Food and Agriculture
Journal of the Sesrbian Chemical Society
Journal of Thai Traditional & Alternative Medicine

參考期刊

Journal of Traditional and Complementary Medicine
Journal of Wood Chemistry and Technology
Journal of Wood Science
Journal of Young Pharmacists
Jundishapur Journal of Microbiology
Jundishapur Journal of Natural Pharmaceutical Products
LAZAROA
Letters in Applied Microbiology
Lipids in Health and Disease
LWT - Food Science and Technology
Macedonian Pharmaceutical Bulletin
Medicinal & Aromatic Plants
Medicinal Plants -International Journal of Phytomedicines and Related Industries
Medicines
Mediterranean Journal of Chemistry
Microbial Ecology in Health and Disease
Middle-East Journal of Scientific Research
Molecular and Cellular Biochemistry
Molecules*
Moroccan Journal of Biology
National Academy Science Letters
Natural Product communications
Natural Product Research*
Natural Products Chemistry & Research
Natural Science
Natural Volatiles & Essential Oils
Notulae Botanicae Horti Agrobotanici Cluj-Napoca
Nutrition and Cancer
Oncology Letters
Organic Process Research & Development
Oriental Journal of Chemistry
Oxidative Medicine and Cellular Longevity
Pakistan Journal of Biological Science
Pakistan Journal of Botany
Parasites and Vectors
Parasitology Research
Perfumer and Flavourist
Pesticide Biochemistry and physiology
Pharmaceutical Biology*
Pharmacognosy Communications
Pharmacognosy Journal
Pharmacognosy Magazine
Pharmacognosy Research*
Pharmacognosy Review
Pharmacology Biochemistry and Behavior
Pharmacophore
Physiology and Molecular Biology of Plants
Phytochemical Analysis
Phytochemistry*
Phytochemistry Reviews
Phytologia
Phytomedicine : International Journal of Phytotherapy and Phytopharmacology
Phytotherapy Research*
Planta Medica
Plant Biosystems
Plant Science Today
PLoS ONE
Potravinarstvo Slovak Journal of Food Sciences
Procedia Chemistry
Records of Natural Products
Research in Pharmaceutical Sciences
Research Journal of Pharmacognosy
Restorative Dentistry & Endodontics
Revista Brasileira de Farmacognosia
Revista Cubana de Medicina Tropical
Revista Latinoamericana de Química
RSC Advances
Saudi Journal of Biological Sciences
Saudi Medical Journal
Science Asia
Science Journal of Chemistry
Scientia Iranica
South African Journal of Botany
Springer Plus
The Indian Journal of Medical Research
The International Journal of Plant Biochemistry
The Journal of Argentine Chemical Society
The Journal of Horticultural Science and Biotechnology
The Scientific World Journal
Tree physiology
Trends in Phramaceutical Sciences
Tropical Journal of Pharmaceutical Research
Turkish Journal of Field Crops
Universal Journal of Agricultural Research
Vascular Pharmacology
World Applied Sciences Journal
Wood Science and Technology
World Journal of Pharmaceutical Research
山东化工
山东中医杂志
山东教育学院学报
分析测试学报
中西医结合学报
中成药杂志
中华中医药学会第九届中药鉴定学术会议论文集
中国中医药科技
中国中药杂志 *
中国民族医药杂志
中国医学创新
中国医药生物技术
中国实验方剂学杂志
中国药房
中国药学
中国野生植物资源杂志
中国植物志
中南林业科技大学硕士论文

中药材 Zhong Yao Cai
中药新药与临床药理
中草药 *
中兽医医药杂志
天然产物研究与开发杂志
今日药学
四川生理科学杂志
生物灾害科学
生物质化学工程
北京工业大学学报
甘肃医药
辽宁中医学院学报
辽宁中医药大学学报
色谱 *
西北植物学报
江西中医学院学报
江西农业大学学报
江苏农业科学
华中农业大学学报
华西药学杂志
华南理工大学学报
吉林农业
亚热带植物科学
农药学学报
时珍国医国药 *
安徽中医药大学学报
安徽农业科学
应用化工
医药前沿
河南工程学院学报
武汉植物学研究
林产化学与工业
质谱学报
香料香精化妆品
南方医科大学学报
贵州农业科学
复旦学报
郑州大学学报
食品科学
药物分析杂志
药学实践杂志
药学学报
陕西中医
浙江大学学报（医学版）
理化检验（化学分册）
湖南中医杂志
湖南中医药大学学报
湖南农业大学学报
植物资源与环境学报
黑龙江水专学报
新疆医科大学学报
弘光學報（台灣）
林業研究專訊（台灣）
林業研究季刊（台灣）

屏東科技大學博碩士論文系統（台灣）
臺灣博碩士論文知識加值系統

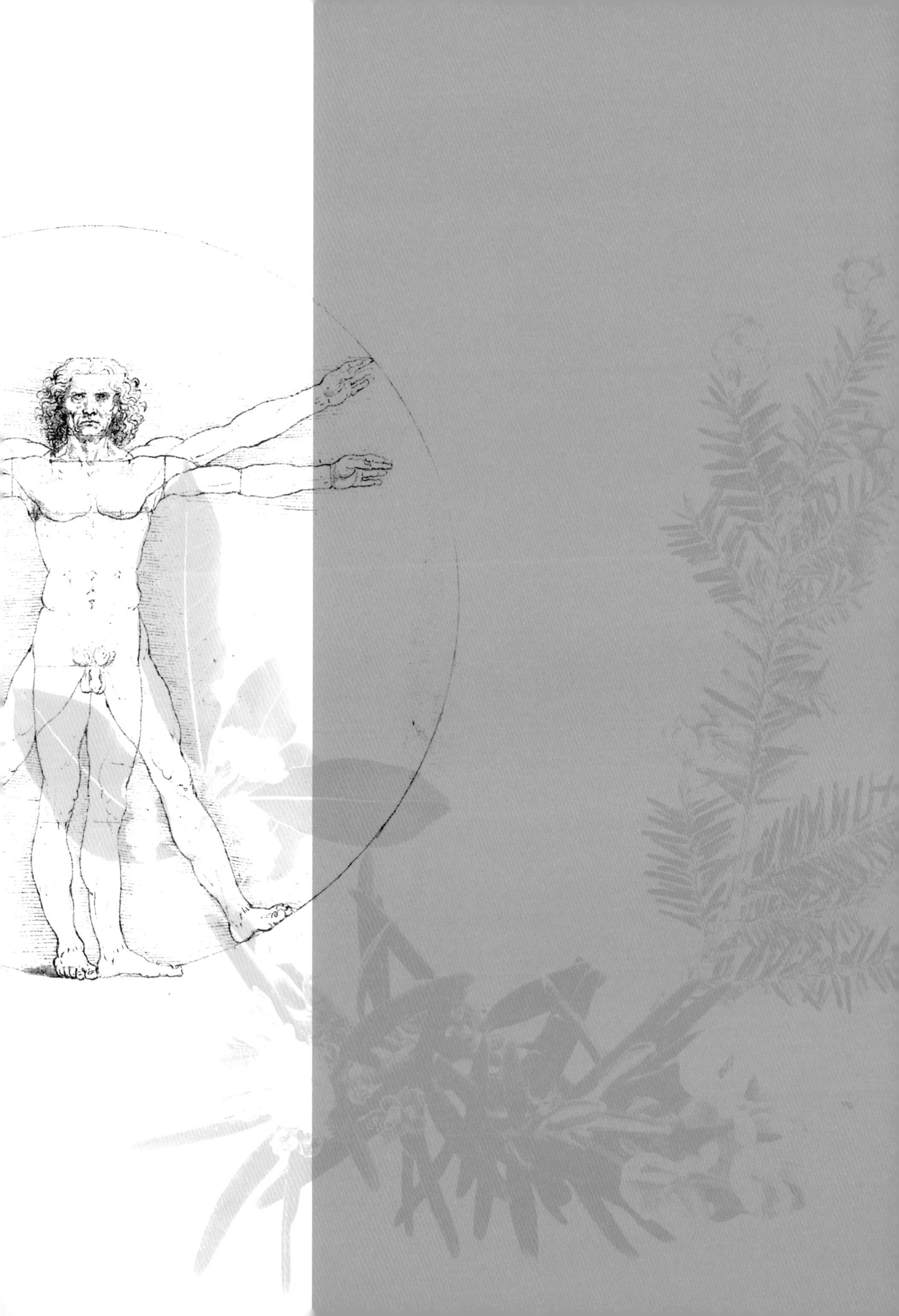

300種精油範例文獻

300 種精油範例文獻

每種精油參考文獻眾多，僅各列一篇作為代表

單萜酮類

1 利古蓍草 Achillea ligustica	JEAN-JACQUES FILIPPI, (2006),Composition, Enantiomeric Distribution, and Antibacterial Activity of the Essential Oil of Achillea ligustica All. From sica,J. Agric. Food Chem. 54, 6308-6313
2 圓葉布枯 / 橢圓葉布枯 Agathosma betulina / A. crenulata	A. Moolla, (2008) 'Buchu' – Agathosma betulina and Agathosma crenulata (Rutaceae): A review,Journal of Ethnopharmacology 119 , 413–419
3 側柏酮白葉蒿 Artemisia herba-alba	Rachid B, (2014) ,'Essential oil from Artemisia herba-alba Asso grown wild in Algeria: Variability assessment and comparison with an updated literature survey.' Arabian Journal of Chemistry 7, 243–251
4 艾葉 Artemisia argyi	刘美凤 , (2012) ' 艾叶挥发油与燃烧烟雾的化学成分比较 ', 华南理工大学学报 (自然科学版) 第 40卷 第 1 期 2012 年 1 月
5 艾蒿 Artemisia vulgaris	María José Abad, (2012),'The Artemisia L. Genus: A Review of Bioactive Essential Oils ',Molecules 2012, 17, 2542-2566
6 假荊芥新風輪菜 Calamintha nepeta	"B. Marongiua, (2010)'Chemical composition and biological assays of essential oils of Calamintha nepeta (L.) Savi subsp. nepeta (Lamiaceae) ', Natural Product Research ,Vol. 24, No. 18, 10 November 2010, 1734–1742"
7 藏茴香 Carum carvi	Elanur Aydın, (2015) 'Potential anticancer activity of carvone in N2a neuroblastoma cell line.', Toxicology and Industrial Health, Vol 31, Issue 8
8 藍冰柏 Cupressus arizonica	"Mohammad M.S. (2011),'Chemical composition and larvicidal activity of essential oil of Cupressus arizonica E.L. Greene against malaria vector Anopheles stephensi Liston (Diptera:Culicidae), Pharmacognosy Research · April 2011 volumn 3, issue 2 , ' "
9 樟樹 Cinnamomum camphora	Tamara N. (2014) ,'Effect of adding Cinnamomum camphora on the testosterone hormone and reproductive traits of the Awassi rams ', rnal For Veterinary Medical Sciences Vol. (5) No. (2)
10 薄荷尤加利 Eucalyptus dives	"Luiz Claudio, (2016),'Chemical Variability and Biological Activities of Eucalyptus spp. Essential Oils', Molecules 2016, 21, 1671"
11 多苞葉尤加利 Eucalyptus polybractea	ZAFAR IQBAL, (2011),'Variation in Composition and Yield of Foliage Oil of Eucalyptus Polybractea.', J.Chem.Soc.Pak., Vol. 33, No. 2
12 牛膝草 Hyssopus officinalis	Fatemeh Fathiazad, (2011),'Phytochemical analysis and antioxidant activity of Hyssopus officinalis L. from Iran.', Adv Pharm Bull. 2011 Dec; 1(2): 63–67.
13 頭狀薰衣草 Lavandula stoechas	Hichem Sebai, (2013),'Lavender (Lavandula stoechas L.) essential oils attenuate hyperglycemia and protect against oxidative stress in alloxan-induced diabetic rats.' ,Lipids Health Dis. 2013; 12: 189.
14 白馬鞭草 Lippia alba	Hatano,V.Y. (2012) 'Anxiolytic effects of repeated treatment ,with an essential oil from Lippia alba and R-(+)-carvone in the elevated T-maze.'Brazilian Journal of Medical and Biological Research 45, 238-243
15 馬薄荷 Mentha longifolia	Mkaddem M, (2009), 'Chemical composition and antimicrobial and antioxidant activities of Mentha (longifolia L. and viridis) essential oils.' ,J Food Sci. 2009 Sep;74(7):M358-63.
16 胡薄荷 Mentha pulegium	Brahmi, (2016), 'Chemical composition and in vitro antimicrobial, insecticidal and antioxidant activities of the essential oils of Mentha pulegium L. and Mentha rotundifolia (L.) Huds growing in Algeria.' Industrial Crops and Products,Volume 88, 15 October 2016, Pages 96-105
17 綠薄荷 Mentha spicata	Mejdi Snoussi , (2015),'Mentha spicata Essential Oil: Chemical Composition, Antioxidant and Antibacterial Activities against Planktonic and Biofilm Cultures of Vibrio spp. Strains.' ,Molecules 2015, 20, 14402-14424
18 樟腦迷迭香 Rosmarinus officinalis	Fernandez, L.F. (2014) 'Effectiveness of Rosmarinus officinalis essential oil as antihypotensive agent in primary hypotensive patients and its influence on health-related quality of life.'Journal of Ethnopharmacology 151,1,509-516
19 馬鞭草酮迷迭香 Rosmarinus officinalis	Giorgio Pintore, (2002),'Chemical composition and antimicrobial activity of Rosmarinus officinalis L. oils from Sardinia and Coesica.' ,Flavour Fragr.J.2002; 17:15-19
20 薰衣葉鼠尾草 Salvia lavandulifolia	Kennedy,D.O. (2010)'Monoterpinoid extract of sage(Salvia lavandulaefolia) with cholinesterase inhibiting properties improves cognitive performance and mood in healthy adults.' Journal of Psychopharmacology25,1088.
21 鼠尾草 Salvia officinalis	Rafie Hamidpour, (2013),'Chemistry, Pharmacology and Medicinal Property of Sage (Salvia) to Prevent and Cure Illnesses such as Obesity, Diabetes, Depression, Dementia, Lupus, Autism, Heart Disease and Cancer.', Global Journal of Medical research Pharma, Drug Discovery, Toxicology and Medicine ,Volume 13 Issue 7 Version 1.0
22 棉杉菊 Santolina chamaecyparissus	Karima Bel Hadj Salah-Fatnassi ,(2017),'Chemical composition, antibacterial and antifungal activities of flowerhead and root essential oils of Santolina chamaecyparissus L., growing wild in Tunisia.' ,Saudi Journal of Biological Sciences,Volume 24, Issue 4, May 2017, Pages 875–882
23 芳香萬壽菊 Tagetes lemmonii	吳美惠 , (2016), ' 比較無溶劑微波和水蒸餾萃取芳香萬壽菊精油成分及抗氧化能力 ', 弘光科技大學 化妝品科技研究所碩士論文
24 萬壽菊 Tagetes minuta	Karimian,P. (2014) ' Anti-oxidative and anti-inflammatory effescts of Tagetes minuta essential oil in activated macrophages.'Asian Pacific Journal of Tropical Biomedicine 4,3,219-227
25 夏白菊 Tanacetum parthenium	Mohsenzadeh F, (2011),'Chemical composition, antibacterial activity and cytotoxicity of essential oils of Tanacetum parthenium in different developmental stages.' ,Pharm Biol. 2011 Sep;49(9):920-6.
26 艾菊 Tanacetum vulgare	Maria Lucia M, (2015) 'Antimicrobial Effects Of The Ethanolic Extracts And Essential Oils Of Tanacetum Vulgare L From Romania' , The Journal of „ Lucian Blaga " University of Sibiu ,Volumn 19, Issue 2
27 側柏 Thuja occidentalis	"Belal Naser, (2005)'Thuja occidentalis (Arbor vitae):A Review of its Pharmaceutical, Pharmacological and Clinical Properties.' eCAM 2005;2(1)69–78"

II 香豆素與內酯類

1 中國當歸 Angelica sinensis	倪竹南,(2007)．當歸揮發油化學成分和藥理作用分析進展．中国中医药信息杂志．2007 年 7 月第 14 卷第 7 期
2 印度當歸 Angelica glauca	"J.S. Butola , (2013)'An overview on conservation and utilization of Angelica glauca Edgew. in three Himalayan states of India', Medicinal Plants, 5(3) September 2013"
3 芹菜籽 Apium graveolens	Sameh Baananou,(2012) 'Antiulcerogenic activity of Apium graveolens seeds oils isolated by supercritical CO2 ' ,African Journal of Pharmacy and Pharmacology Vol. 6(10), pp. 756-762
4 辣根 (含硫化物) Armoracia lapathifolia	吴华,(2007) ' 辣根植物杀虫杀菌活性精油的提取及应用研究 ',《华中农业大学》碩士論文
5 蒼朮 / 白朮 Atractylodes lancea / A. macrocephala	王锡宁,(2003) 茅苍术挥发油化学成分的分析研究【J】．中国卫生检验杂志．2003．6(13)：295．
6 蛇床子 Cnidium monnieri	周则卫,(2005) ' 蛇床子化学成分及抗肿瘤活性的研究进展 ', 中国中药杂志, 第 30 卷第 17 期
7 新幾內亞厚殼桂 Cryptocarya massoia	Triana Hertiani, (2016) 'Potency of Massoia Bark in Combating Immunosuppressed-related Infection' ,Pharmacogn Mag. 2016 May; 12(Suppl 3): S363–S370.
8 零陵香豆 Dipteryx odorata	Jang DS, (2003) 'Potential cancer chemopreventive constituents of the seeds of Dipteryx odorata (tonka bean)', J Nat Prod. 2003 May;66(5):583-7.
9 阿魏 Ferula asa-foetida	" Abbas Ali Dehpour, (2009) 'Antioxidant activity of the methanol extract of Ferula assafoetida and its essential oil composition.' , GRASAS Y ACEITES, 60 (4), JULIO-SEPTIEMBRE, 405-412,"
10 土木香 Inula graveolens	"Marie-Cécile Blanc, (2004),'Chemical composition and variability of the essential oil of Inula graveolens from Corsica.' ,Flavour Fragr. J. 2004; 19: 314–319 "
11 大花土木香 Inula helenium	Zorica S.R. (2011) 'Antistaphylococcal activity of Inula helenium L. root essential oil: Eudesmane sesquiterpene lactones induce cell membrane damage.' ,Eur J Clin Microbiol Infect Dis (2012) 31:1015–1025
12 川芎 Ligusticum chuanxiong	謝秀瓊,(2007) ' 川芎揮發油的研究進展 ', 时珍国医国药, 2007 年 第 6 期
13 圓葉當歸 Levisticum officinale	SERKAN SERTEL, (2011) 'Chemical Composition and Antiproliferative Activity of Essential Oil from the Leaves of a Medicinal Herb,Levisticum officinale, against UMSCC1 Head and Neck Squamous Carcinoma Cells' , ANTICANCER EARCH 31: 185-192 (2011)
14 歐防風 (整株) Pastinaca sativa	Matejić S, (2014),'Antimicrobial potential of essential oil from Pastinaca sativa L.' ,Biologica Nyssana, 5 (1), Septmeber 2014: 31-35.
15 木香 Saussurea costus	魏 华,(2012),' 木香有效成分及药理作用研究进展 ', 中草药 Chinese Traditional and Herbal Drugs 第 43 卷 第 3 期 2012 年 3 月

III 氧化物類

1 芳枸葉 Agonis fragrans / Taxandria fragrans	Katherine A. H. (2008) 'Antimicrobial and anti-inflammatory activity of five Taxandria fragrans oils in vitro' ,Microbiol Immunol 2008; 52: 522–530
2 小高良薑 Alpinia officinarum	张倩芝,(2006) ' 高良姜与大高良姜精油中活性物质的比较 ', 中草药杂志, 第 37 卷第 8 期
3 月桃 Alpinia zerumbet	Cavalcanti BC, (2012) 'Genetic toxicology evaluation of essential oil of Alpinia zerumbet and its chemoprotective effects against H(2) O(2)-induced DNA damage in cultured human leukocytes.' ,Food Chem Toxicol. 2012 Nov;50(11):4051-61.
4 桉油醇樟 Cinnamomum camphora, CT cineole	Behra,O. (2001)' Ravintsara vs.ravensara : a taxonomic clarification' International Journal of Aromatherapy11,1,4-7
5 莎羅白樟 Cinnamosma fragrans	Olivier B. (2010) 'Saro (Cinnamosma fragrans Baillon) essential oil: Application in Health and Medicine' ,ACS symposium series 1021
6 豆蔻 Elettaria cardamomum	Masoumi-Ardakani Y, (2016) 'Chemical Composition, Anticonvulsant Activity, and Toxicity of Essential Oil and Methanolic Extract of Elettaria cardamomum', Planta Med. 2016 Nov;82(17):1482-1486.
7 藍膠尤加利 Eucalyptus globulus (subsp. maidenii x E. camaldulensis)	Ishikawa,J., (2012) 'Eucalyptus increases ceramide levels in keratinocytes and improves stratum corneum function.'International Journal of Cosmetic Science 34,17-22
8 澳洲尤加利 Eucalyptus radiata	Cermelli,C.(2008)'Effect of eucalyptus essential oil on respiratory bacteria and virus.'Current Microbiology56,1,89-92
9 露頭永久花 Helichrysum gymnocephalum	Afoulous S, (2011), 'Helichrysum gymnocephalum essential oil: chemical composition and cytotoxic, antimalarial and antioxidant activities, attribution of the activity origin by correlations.' , Molecules. 2011 Sep 29;16(10):8273-91
10 高地牛膝草 Hyssopus officinalis var. decumbens	Gabriela M, (1998),'Antimicrobial properties of the linalol-rich essential oil of Hyssopus officinalis L. var decumbens (Lamiaceae)', Flavour and Fragrance Journal, Volume 13, Issue 5, Pages 289–294

300 種精油範例文獻

III 氧化物類

11 月桂 Laurus nobilis	Saab,A.M. (2012) 'Anti-oxidant and antiproliferative activity of Laurus nobilis L.(Lauraceae)leaves and seeds essential oils against K562 human chronic myelogenous cells.' Natural Products Research 26,18,1741-1745
12 穗花薰衣草 Lavandula latifolia	Masato Minami, (2003),'The Inhibitory Effect of Essential Oils on Herpes Simplex Virus Type-1 Replication In Vitro', Microbiol. Immunol., 47(9), 681–684, 2003
13 辛夷 Magnolia liliiflora	Liang Zhenhong , (2011), 'Chemical analysis of Magnolia liliflora essential oil and its pharmacological function in nursing pregnant women suffering from decubitus ulcer ', Journal of Medicinal Plants Research Vol. 5(11), pp. 2283-2288,
14 白千層 Melaleuca cajuputii	Pujiarti R., (2012),' Antioxidant, anti-hyaluronidase and antifungal activities of Melaleuca leucadendron Linn. leaf oils' , J Wood Sci ,Volume 58, Issue 5, pp 429–436
15 綠花白千層 Melaleuca quinquenervia	Isabelle B, (2001), 'Spectrometric identifications of sesquiterpene alcohols from niaouli (Melaleuca quinquenervia) essential oil.' ,Analytica Chimica Acta 447 (2001) 113–123
16 掃帚茶樹 Melaleuca uncinata	Joseph J., (2006), 'An Investigation of the Leaf Oils of the Western Australian Broombush Complex (Melaleuca uncinata sens. lat.) (Myrtaceae)' , Journal of Essential Oil Research , Volume 18, 2006 - Issue 6
17 香桃木 / CT 綠香桃木 Myrtus communis	Mahboubi,M., (2010) 'In vitro sysnergistic efficacy of combination of amphoreticin B with Myrtus communis essential oil against clinical isolates of Candida albicans.'Phytomedicine 17,10,771-774
18 桉油醇迷迭香 Rosmarinus officinalis	Moss,M. (2012)'Plasma 1,8-cineole correlates with congnition performance following exposure to rosemary essential oil aroma.'Therapeutic Advances in Psychopharmacology2,3,103-113
19 三葉鼠尾草 Salvia triloba	Jelnar Z., (2010), 'Volatile oil composition and antiproliferative activity of Laurus nobilis, Origanum syriacum, Origanum vulgare, and Salvia triloba against human breast adenocarcinoma cells. ' , Nutrition Research 30 (2010) 271–278
20 熏陸香百里香 Thymus mastichina	G.Miguel, (2004), 'Composition and antioxidant activities of the essential oils of Thymus caespititius, Thymus camphoratus and Thymus mastichina.' ,Food Chemistry, Volume 86, Issue 2, June 2004, Pages 183-188

IV 倍半萜烯類

1 西洋蓍草 Achillea millefolium	Pain, S.(2011) 'Surface rejuvenating effect of Achillea millefolium extract.' International Journal of Cosmetic Science 33,535-542
2 樹蘭 Aglaia odorata	Peter W, (1999), 'Constituents of the flower essential oil of Aglaia odorata Lour. from Vietnam.' ,Flavour and Fragrance Journal, Volume 14, Issue 4, Pages 219–224
3 樹艾 Artemisia arborescens	Azedine A,(2010) 'Chemical Composition of the Essential Oil from Artemisia arborescens L. Growing Wild in Algeria .' , Rec. Nat. Prod. 4:1 (2010) 87-90
4 澳洲藍絲柏 Callitris intratropica	Jürgen W, (2010) 'Chemical composition and antibacterial activity of Blue Cypress Essential Oil, Callitris intratropica R. T. Baker',ISEO comference paper
5 大麻 Cannabis sativa	"Ram S. Verma, (2014), 'The essential oil of 'bhang' (Cannabis sativa L.) for non-narcotic applications .' ,CURRENT SCIENCE, VOL. 107, NO. 4, 25"
6 依蘭 Cananga odorata var. genuina	M., Malathi, (2014), 'ANTITYROSINASE ACTIVITY AND ANTIOXIDANT PROPERTIES OF ESSENTIAL OILS-IN VITRO STUDY' , International Journal of Pharmacology & Biological Sciences;2014, Vol. 8 Issue 1, p71
7 大葉依蘭 Cananga odorata var. macrophylla	M. Kristiawana, (2008),' Effect of pressure-drop rate on the isolation of cananga oil using instantaneous controlled pressure-drop process .' ,Chemical Engineering and Processing 47 (2008) 66–75
8 卡塔菲 Cedrelopsis grevei	Afoulous S, (2013) 'Chemical composition and anticancer, antiinflammatory, antioxidant and antimalarial activities of leaves essential oil of Cedrelopsis grevei.' ,Food Chem Toxicol. 2013 Jun;56:352-62
9 台灣紅檜 Chamaecyparis formosensis	Jessica Renata Yoewono, (2016), 'Antioxidant Activities and Oral Toxicity Studies of Chamaecyparis formosensis and Cymbopogon nardus Essential Oils.' ,International Journal of Advanced Scientific Research and Management, Vol. 1 Issue 9,
10 日本扁柏 Chamaecyparis obtusa	Kim ES, (2015), 'Chamaecyparis obtusa Essential Oil Inhibits Methicillin-Resistant Staphylococcus aureus Biofilm Formation and Expression of Virulence Factors.' ,J Med Food. 2015 Jul;18(7):810-7
11 沒藥 Commiphora myrrha	Su,S. (2011) 'Anti-inflammatory and analgesic activity of different extracts of Commiphora myrrha.'Journal of ethnopharmacology 134,2,251-258
12 紅沒藥 Commiphora glabrescens	Marcotullio, M.C. (2009),' Chemical Composition of the Essential Oil of Commiphora erythraea .' ,Natural product communications, Vol.4, No.12,1751-1754
13 古巴香脂 Copaifera officinalis	F.A. Pieri, (2010) 'Clinical and microbiological effects of copaiba oil (Copaifera officinalis) on dental plaque forming bacteria in dogs.' ,Arq. Bras. Med. Vet. Zootec. vol.62 no.3
14 馬鞭草破布子 Cordia verbenacea	Passos GF, (2007) 'Anti-inflammatory and anti-allergic properties of the essential oil and active compounds from Cordia verbenacea' ,J Ethnopharmacol. 2007 Mar 21;110(2):323-33
15 香苦木 Croton eluteria	Myrna L. Hagedorn, (1991) 'The constituents of Cascarilla oil (Croton eluteria Bennett)' ,Flavour and Fragrance Journal,Volume 6, Issue 3,Pages 193–204

16 古芸香脂 Dipterocarpus turbinatus	"MS Aslam,(2015),'A PHYTOCHEMICAL, ETHNOMEDICINAL AND PHARMACOLOGICAL REVIEW OF GENUS DIPTEROCARPUS', International Journal of Pharmacy and Pharmaceutical Sciences ,Vol 7, Issue 4 ' "
17 德國洋甘菊 Matricaria recutita	Baumann,L.S.(2007b) 'German chamomile and cutaneous benefits' Journal of Drugs in Dermatology 6,11,1084-1085
18 蛇麻草 Humulus lupulus	Marcel Karabín,(2016) 'Biologically Active Compounds from Hops and Prospects for Their Use' ,Comprehensive Reviews in Food Science and Food Safety,Volume 15, Issue 3,Pages 542–567
19 聖約翰草 Hypericum perforatum	Sara L. Crockett,(2010) 'Essential Oil and Volatile Components of the Genus Hypericum (Hypericaceae)' ,Nat Prod Commun. 2010 Sep;5(9):1493-506.
20 刺檜木 Juniperus oxycedrus	Monica R.Loizzo,(2007) 'Comparative chemical composition, antioxidant and hypoglycaemic activities of Juniperus oxycedrus ssp. oxycedrus L. berry and wood oils from Lebanon' ,Food Chemistry,Volume 105, Issue 2, 2007, Pages 572-578
21 維吉尼亞雪松 Juniperus virginiana / J. mexicana	Tumen,I.(2013) ' Topical wound -healing effects and phytochemical composition of heartwood essential oils of Juniperus virginianaL,Juniperus occidentalis Hook,and Juniperus asheiJ.Buchholz.'Journal of Medicinal Food 16,1,48-55
22 穗甘松 Nardostachys jatamansi	Arora,R.B.(1958)'Antiarrhymic and anticonvulsant activity of jatamansone' Indian Journal of Medical Research 46,782-791
23 中國甘松 Nardostachys chinensis	曹明 ,(2010) ' 中药甘松挥发油对大鼠心室肌细胞膜 L 型钙通道的影响 ' ,《时珍国医国药》 第 9 期
24 番石榴葉 Psidium guajava	Athikomkulchai,S.(2008) 'The development of anti-acne products from Eucalyptus globulus and Psidium guajava oil'Journal of Health Research 22,3,109-113
25 五味子 Schisandra chinensis	牛莉萍 ,(2011) ' 北五味子挥发油生物活性的研究及其诱导肝癌 HepG2 细胞凋亡机制的初步探讨 ' , 华中师范大学碩士論文
26 一枝黃花 Solidago canadensis	De Qiang Li, (2011) 'Anticancer Activity and Chemical Composition of Leaf Essential Oil from Solidago canadensis L. in China' , Advanced Materials Research (Volumes 347-353), 1584-1589
27 摩洛哥藍艾菊 Tanacetum annuum	Saoussan. El Haddar, (2008) 'Chemical composition and anti-prolifertaive properties of the essential oil of Tanacetum annuum L.' ,Moroccan Journal of Biology 07-2008/N 4-5
28 頭狀香科 Teucrium polium ssp. capitatum	Lamia Kerbouche, (2015) 'Biological Activities of Essential Oils and Ethanol Extracts of Teucrium polium subsp. capitatum (L.) Briq. and Origanum floribundum Munby' ,Journal of Essential Oil Bearing Plants, Volume 18, 2015 - Issue 5
29 薑 Zingiber officinale	Riyazi,A.(2007) 'The effect of the volatile oil from ginger rhizomes (Zingiber officinale),its fractions and isolated compounds on the 5-HT3 receptor complex and the serotoninergic system of the rat ileum.'Planta Medica 73,4,355-362

V 醚類

1 菖蒲 Acorus calamus	Samaneh Rahamooz Haghighi, (2017) 'Anti-carcinogenic and anti-angiogenic properties of the extracts of Acorus calamus on gastric cancer cells' ,Avicenna J Phytomed. 2017 Mar-Apr; 7(2): 145–156.
2 龍艾 Artemisia dracunculus	Rajabian, (2016), 'Phytochemical Evaluation and Antioxidant Activity of Essential Oil, and Aqueous and Organic Extracts of Artemisia dracunculus' ,Jundishapur Journal of Natural Pharmaceutical Products, . Inpress(Inpress):e32325
3 茴香 Foeniculum vulgare	Mohamad,R.H.(2011)'Antioxidant and anticarcinogenic effects ofmethanolic extract and volatile oil of fennel seeds (Foeniculum vulgare).'Journal of Medicinal Food 14,986-1001
4 金葉茶樹 Melaleuca bracteata	*A.Almarie, (2016) 'Chemical composition and herbicidal effects of Melaleuca bracteata F.Muell. essential oil against some weedy species' ,International Journal of Scientific & Engineering Research, Volume 7, Issue 1,
5 鱗皮茶樹 Melaleuca squamophloia	Brophy,J.J, (1999) 'A Comparison of the Leaf Oils of Melaleuca squamophloia with Those of Its Close Relatives, M. styphelioides and M. bracteata ' ,Journal of Essential Oil Research ,Volume 11, 1999 - Issue 3
6 肉豆蔻 Myristica fragrans	Che Has. (2014),'The inhibitory activity of nutmeg essential oil on GABAA α1β2γ2s receptors. ' ,Biomedical Research 2014; 25 (4): 543-550
7 粉紅蓮花 Nelumbo nucifera	Pulok K, (2009) 'The sacred lotus (Nelumbo nucifera) – phytochemical and therapeutic profile' , Journal of Pharmacy and Pharmacology 2009, 61: 407–422
8 熱帶羅勒 Ocimum basilicum	黃曉元 , (1998) ' 九層塔與七層塔精油對大白鼠初代肝細胞中穀胱甘肽相關之抗氧化與解毒代謝系統之影響 ', 中興大學食品科學系碩士論文
9 露兜花 Pandanus odoratissimus	"Prafulla, (2014) 'Pandanus odoratissimus (Kewda): A Review on Ethnopharmacology, Phytochemistry, and Nutritional Aspects ', Advances in Pharmacological Sciences, Volume 2014, Article ID 120895, 19 pages "
10 皺葉歐芹 Petroselium crispum	Ayman F.Khalil, (2015) 'Protective effect of peppermint and parsley leaves oils against hepatotoxicity on experimental rats ', Annals of Agricultural Sciences, Volume 60, Issue 2, December 2015, Pages 353-359
11 平葉歐芹 Petroselinum sativum	"Ramy M. Romeilah, (2010) 'Chemical Compositions, Antiviral and Antioxidant Activities of Seven Essential Oils' ,Journal of Applied Sciences Research, 6(1): 50-62' ,"

300 種精油範例文獻

V 醚類

12 洋茴香 Pimpinella anisum	M.H. Pourgholami,(1999) 'The fruit essential oil of Pimpinella anisum exerts anticonvulsant effects in mice', Journal of Ethnopharmacology 66 (1999) 211–215
13 西部黃松 Pinus ponderosa	Robert P.Adams,(1989) 'A re-examination of the volatile leaf oils of Pinus ponderosa Dougl. ex. P. Lawson using ion trap mass spectroscopy' ,Flavour and Fragrance Journal, Volume 4, Issue 1, Pages 19–23
14 洋茴香羅文莎葉 Ravensara anisata	"Andrianoelisoa,(2010) 'Chemical Composition of Essential Oils From Bark and Leaves of Individual Trees of Ravensara aromatica Sonnerat' ,Journal of Essential Oil Research ,Vol. 22"
15 防風 Saposhnikovia divaricata	葛卫红 ,(2003) ' 荆芥、防风挥发油抗炎作用的实验研究 ' , 成都中医药大学学報 ,2003 年 3 月第 25 卷第 1 期
16 甜萬壽菊 Tagetes lucida	Regalado,(2011) 'Chemical Composition and Biological Properties of the Leaf Essential Oil of Tagetes lucida Cav. from Cuba' , Journal of Essential Oil Research ,Volume 23, 2011 - Issue 5

VI 醛類

1 檸檬香桃木 Backhousia citriodora	A.J. Hayes, (2002)'Toxicity of Australian essential oil Backhousia citriodora (Lemon myrtle). Part 1. Antimicrobial activity and in vitro cytotoxicity' , Food and Chemical Toxicology 40 (2002) 535–543
2 泰國青檸葉 Citrus hystrix	Fah Chueahongthong,(2011) 'Cytotoxic effects of crude kaffir lime (Citrus hystrix,DC.) leaf fractional extracts on leukemic cell lines.' , Journal of Medicinal Plants Research Vol. 5(14), pp. 3097-3105
3 檸檬葉 Citrus limonum	Dongmo,(2013) 'ANTIRADICAL, ANTIOXIDANT ACTIVITIES AND ANTI-INFLAMMATORY POTENTIAL OF THE ESSENTIAL OILS OF THE VARIETIES OF CITRUS LIMON AND CITRUS AURANTIFOLIA GROWING IN CAMEROON' ,Journal of Asian Scientific Research, 2013, 3(10):1046-1057
4 檸檬香茅 Cymbopogon flexuosus	Sharma ,P.R. (2009) 'Anticancer activity of an essential oil from Cymbopogon flexuosus .' Chemical-Biological Interactions 179,2-3,160-168
5 爪哇香茅 Cymbopogon winterianus	Quintans-Junior,L.J. (2008) 'Phytochemical screening and anticonvulsant activity of Cymbopogon winterianus Jowitt(Poaceae) leaf essential oil in rodents.' Phytomedicine 15,8,619-624
6 檸檬尤加利 Eucalyptus citriodora	徐學儒 , (1985) ' 檸檬桉葉揮發油的抑瘤作用及毒性試驗 ' , 浙江醫科大學學報第 14 卷第2期
7 史泰格尤加利 Eucalyptus staigeriana	"Iara T.F. Macedoa, (2010) 'Anthelmintic effect of Eucalyptus staigeriana essential oil against goat' ,Veterinary Parasitology 173 (2010) 93–98 gastrointestinal nematodes' ,"
8 檸檬細籽 Leptospermum petersonii / L. citratum	Demuner, (2011) 'Seasonal Variation in the Chemical Composition and Antimicrobial Activity of Volatile Oils of Three Species of Leptospermum (Myrtaceae) Grown in Brazil' , Molecules 2011, 16, 1181-1191
9 檸檬馬鞭草 Lippia citriodora / Aloysia citriodora	Moulay Ali Oukerrou, (2017) 'Chemical Composition and Cytotoxic and Antibacterial Activities of the Essential Oil of Aloysia citriodora Palau Grown in Morocco' ,Advances in Pharmacological Sciences, Volume 2017 (2017), Article ID 7801924, 10 pages
10 山雞椒 Litsea cubeba	周玉慧 , (2013) ' 山苍子油及柠檬醛提取分离与生物活性研究进展 ' , 生物灾害科学 2013, 36(2): 148153
11 蜂蜜香桃木 Melaleuca teretifolia	I. Southwell, (2005) 'Melaleuca teretifolia, a Novel Aromatic and Medicinal Plant from Australia' ,Acta horticulturae ·
12 香蜂草 Melissa officinalis	Allahverdiyev,A. (2004)'Antiviral activity of volitile oils of Melissa officinalis L.against Herpes simplex type-2'Phytomedicine 11,7-8,657-661
13 檸檬羅勒 Ocimum x citriodorum	Arpi Avetisyan, (2017) 'Chemical composition and some biological activities of the essential oils from basil Ocimum different cultivars' ,. BMC Complementary and Alternative Medicine (2017) 17:60
14 紫蘇 Perilla frutescens	Yi,L.T. (2013)'Essential oil of Perilla frutescens-induced changes in hippocampal expression of brain-derived neurotrophic factor in chronic unpredictable stress in mice.' Journal of Ethnopharmacology 147,1,245-253
15 馬香科 Teucrium marum	Djabou Nassim, (2013) 'Analysis of the volatile fraction of Teucrium marum L.' ,Flavour Fragr. J. 2013, 28, 14–24

VII-1 酯類

1 阿密茴 Ammi visnaga	Amina Keddad, (2016) 'Chemical Composition and Antioxidant Activity of Essential Oils from Umbels of Algerian Ammi visnaga (L.) ' , Journal of Essential Oil Bearing Plants,TEOP 19 (5) 2016 pp 1243 - 1250
2 羅馬洋甘菊 Anthemis nobilis	Moss,M. (2006),'Expectancy and the aroma of Roman Chamomile influence mood and cognition in healthy volunteers.'International Journal of Aromargerapy 16,2,63-73

3 墨西哥沉香 Bursera delpechiana	Gigliarelli, (2015) 'Chemical Composition and Biological Activities of Fragrant Mexican Copal (Bursera spp.)' , Molecules 2015, 20, 22383–22394
4 苦橙葉 Citrus aurantium bigarde	Asmaa E. Sherif, (2015) 'Chemical composition and cytotoxic activity of petitgrain essential oil of Citrus aurantium L. "Russian colon" ', Journal of American Science 2015;11(8)
5 佛手柑 Citrus bergamia	Bagetta,G. (2010)'Neuropharmacology of the essential oil of bergamot'Fitoterapia 81,6,453-461
6 小飛蓬 Conyza canadensis	Katalin Veres, (2012) 'Antifungal Activity and Composition of Essential Oils of Conyza canadensis Herbs and Roots' ,The ScientificWorld Journal, Volume 2012, Article ID 489646, 5 pages
7 岬角甘菊 Ericephalus punctulatus	Balogun, (2016) 'Antidiabetic Medicinal Plants Used by the Basotho Tribe of Eastern Free State: A Review', Journal of Diabetes Research Volume 2016, Article ID 4602820, 13 pages
8 玫瑰尤加利 Eucalyptus macarthurii	Chalchat, (1997) 'Aromatic Plants of Rwanda. II. Chemical Composition of Essential Oils of Ten Eucalyptus Species Growing in Ruhande Arboretum, Butare, Rwanda' ,Journal of Essential Oil Research Volume 9, 1997 - Issue 2
9 黃葵 Hibiscus abelmoschus	Nautiyal, (2011) 'Extraction of Ambrette seed oil and isolation of Ambrettolide with its Characterization by 1H NMR' ,Journal of Natural Products, Vol. 4(2011): 75-80
10 真正薰衣草 Lavandula angustifolia	Altaei,D.T (2012)'Topical lavender oil for the treatment of recurrent apthous ulceration' Americannjournal of Dentistry 25,1,39-43
11 醒目薰衣草 Lavandula intermedia	Barocelli,S. (2004)' Anti-nociceptive and gastroprotective effects of inhaled and orally administered Lavandula hybrida Reverchon"Grosso" essential oil' life Science 76, 213-223
12 檸檬薄荷 Mentha citrata	"Sahar Y Al-Okbi, (2015),'Phytochemical Constituents, Antioxidant and Anticancer Activity of Mentha citrata and Mentha longifolia.' ,RJPBCS 6(1) Page No. 739"
13 含笑 Michelia figo	李先文 , (2008) ' 含笑花挥发油化学成分的 GC-MS 分析 ' ,《2008 年中国药学会学术年会暨第八届中国药师周论文集》
14 紅香桃木 Myrtus communis, CT Myrtenyl acetate	Laura Espina, (2014) 'Chemical composition and antioxidant properties of Laurus nobilis L. and Myrtus communis L. essential oils from Morocco and evaluation of their antimicrobial activity acting alone or in combined processes for food preservation' ,J Sci Food Agric 2014; 94: 1197–1204
15 水果鼠尾草 Salvia dorisiana	Conti B, (2012) 'Repellent effect of Salvia dorisiana, S. longifolia, and S. sclarea (Lamiaceae) essential oils against the mosquito Aedes albopictus Skuse (Diptera: Culicidae).' ,Parasitol Res. 2012 Jul;111(1):291-9
16 快樂鼠尾草 Salvia sclarea	Seol,G.H. (2010)'Antidepressant-like activity of Salvia sclarea is explained by modulation of dopamine activities in rats.' Journal of Ethnopharmacology130,1,187-190
17 鷹爪豆 Spartium junceum	Ghasemi, (2015) 'Essential oil composition and bioinformatic analysis of Spanish broom (Spartium junceum L.)' ,Trends in Phramaceutical Sciences 2015: 1(2) : 97-104

VII-2 苯基酯類

1 銀合歡 Acacia dealbata	Perriot R, (2010) 'Chemical composition of French mimosa absolute oil.' , J Agric Food Chem. 2010 Feb 10;58(3):1844-9
2 大高良薑 Alpinia galanga	龙凤来 , (2013) ' 大高良姜的研究进展 ' ,《医药前沿》2013 年第 12 期
3 黃樺 Betula alleghaniensis	Başer, (2007) 'Studies on Betula essential oils ' ,ARKIVOC 2007 (vii) 335-348
4 波羅尼花 Boronia megastigma	PLUMMER, (1999) 'Intraspecific Variation in Oil Components of Boronia megastigma Nees.(Rutaceae) Flowers', Annals of Botany 83: 253±262
5 蘇剛達 Cinnamomum glaucescens	Adhikary, (1992) 'Investigation of Nepalese Essential Oils. I. The Oil of Cinnamomum glaucescens (Sugandha Kokila)' ,Journal of Essential Oil Research ,Volume 4, 1992 - Issue 2
6 桔葉 Citrus reticulata	Fayed SA. (2009) Antioxidant and anticancer activities of Citrus reticulata (petitgrain mandarin) and Pelargonium graveolens (geranium) essential oils. Research Journal of Agriculture and Biological Sciences 2009; 5(5):740-747.
7 沙棗花 Elaeagnus angustifolia	黄馨瑶 , (2009) ' 沙枣花香气的人气调查及化学成分分析 ' , 天然产物研究与开发 NatProdResDev2009,21:480-488,464
8 芳香白珠 Gaultheria fragrantissima	S. Joshi (2013) 'Phytochemical and Biological Studies on Essential Oil and Leaf Extracts of Gaultheria fragrantissima Wall' ,Nepal Journal of Science and Technology Vol. 14, No. 2 (2013) 59-64
9 大花茉莉 Jasminum officinale var. grandiflorum	Hongratanaworakit,T. (2010)'stimulating effect of aromatherapy massage with jasmine oil.'Natural Products Communications 5,1,157
10 小花茉莉 Jasminum sambac	Kunhachan, (2012)'Chemical Composition, Toxicity and Vasodilatation Effect of the Flowers Extract of Jasminum sambac (L.) Ait. "G. Duke of Tuscany" ', Evidence-Based Complementary and Alternative Medicine,Volume 2012, Article ID 471312, 7 pages

300 種精油範例文獻

VII-2 苯基酯類

11 蘇合香 Liquidamber orientalis	周敏，(2013)'. 苏合香化学成分及抗脑损伤作用实验研究进展 [J]. ' 中国中药杂志，2013,38(22):3825-3828.
12 白玉蘭 Michelia alba	Pensuk, (2007) 'Comparison of the Chemical Constituents in Michelia alba Flower Oil Extracted by Steam Distillation, Hexane Extraction and Enfleurage Method' ,Journal of Thai Traditional & Alternative Medicine,Vol.5, No.1
13 黃玉蘭 Michelia champaca	Jarald, (2008) 'Antidiabetic activity of flower buds of Michelia champaca Linn.' ,Indian J Pharmacol | Dec 2008 | Vol 40 | Issue 6 | 256-260
14 秘魯香脂 Myroxylon balsamum var. pereitae	Bloomer CR. (2000) Alveolar osteitis prevention by immediate placement of medicated packing. Oral Surg Oral Med Oral Pathol Oral Radiol Endod 2000; 90(3):282-4
15 水仙 Narcissus poeticus	Okello,E.J. (2008) ' In vitro inhibition of human acetyl-and butyryl-cholenesterase by Narcissus poetics L.(Amaryllidaceae)flower absolute.'International Journal of Essential Oil Therapeutics 2,3,105-110
16 牡丹花 Paeonia suffruticosa	李双，(2015)' 牡丹花精油的提取、分析及抗氧化性研究 '，齊魯工業大學碩士論文
17 紅花緬梔 Plumeria rubra	Manisha (2016) 'Review on traditional medicinal plant: Plumeria rubra', Journal of Medicinal Plants Studies 2016; 4(6): 204-207
18 晚香玉 Polianthus tuberosa	U.R.Moon (2014) 'The in vitro antioxidant capacities of Polianthes tuberosa L. flower extracts' ,Acta Physiol Plant.
19 五月玫瑰 Rosa centifolia	Nikolič , Miloš (2013) 'Chemical composition, antimicrobial, antioxidant and cytotoxic activity of Rosa centifolia L. essential oil' , INTERNATIONAL CONFERENCE ON NATURAL PRODUCTS UTILIZATION

VII-3 芳香酸與芳香醛類

1 蘇門答臘安息香 Styrax benzoin	Burger, (2016) 'New insights in the chemical composition of benzoin balsams' ,Food Chemistry 210 (2016) 613–622
2 暹羅安息香 Styrax tonkinensis	彭 颖，(2013) ' 苏合香与安息香中挥发油成分的对比分析 '，中国药房 2013 年第 24 卷第 3 期
3 香草 Vanilla planifolia	J.H. Choo, (2006) 'Inhibition of bacterial quorum sensing by vanilla extract' ,Letters in Applied Microbiology 42 (2006) 637–641

VIII 倍半萜酮類

1 印蒿酮白葉蒿 Artemisia herba-alba	Mohsen, (2009) 'Essential Oil Composition of Artemisia herba-alba from Southern Tunisia' ,Molecules 2009, 14, 1585-1594
2 銀艾 Artemisia ludoviciana	Lopes-Lutz, (2008) 'Screening of chemical composition, antimicrobial and antioxidant activities of Artemisia essential oils' ,Phytochemistry 69 , 1732–1738
3 印蒿 Artemisia pallens	Bail, S (2008) ' GC-MS analysis, antimicrobial activities and olfactory evaluation of Davana (Artemisia pallen Wall ex DC) oil from India.' Nat. Prod. Commun., 3, 1057-1062
4 大西洋雪松 Cedrus atlantica	Antoine Saab, (2012) 'In vitro evaluation of the anti-proliferative activities of the wood essential oils of three Cedrus species against K562 human chronic myelogenous leukaemia cells', Nat Prod Res. 2012;26(23):2227-31
5 喜馬拉雅雪松 Cedrus deodara	Kar K, (1975) 'Spasmolytic constituents of Cedrus deodara (Roxb.) Loud: pharmacological evaluation of himachalol.' J Pharm Sci. 1975 Feb;64(2):258-262.
6 杭白菊 Chrysanthemum morifolium	吕都，(2015) ' 杭白菊挥发油提取及其抗氧化、抑菌功能的研究 '，四川农业大学碩士論文
7 薑黃 Curcuma longa	Singh,(2011) 'Chemical Composition of Turmeric Oil (Curcuma longa L. cv. Roma) and its Antimicrobial Activity against Eye Infecting Pathogens' ,Journal of Essential Oil Research,Vol. 23
8 莪術（莪蒁） Curcuma zedoaria	曾建红，(2012) ' 莪术油的含量测定和抗肿瘤作用的新进展 '，肿瘤药学 2012 年 2 月第 2 卷第 1 期
9 莎草 Cyperus scariosus	Bhwang,K. (2013)' Cyperus scariosus － a potential medicinal herb' Interntional Research Journal of Pharmacy 4,6,17-20

10 大根老鸛草 Geranium macrorrhizum — Niko Radulovič, (2010) 'Geranium macrorrhizum L. (Geraniaceae) Essential Oil: A Potent Agent Against Bacillus subtilis' ,41st ISEO

11 義大利永久花 Helichrysum italicum — Voinchet,V. (2007) 'Utilisation de l' huile essentielle d' hélichryse italienne et de l' huile végétale de rose musquée après intervention de chirurgie plastique réparatrice et esthétique.' Phytothérapie,April 2007, Volume 5, Issue 2, pp 67–72

12 鳶尾草 Iris pallida — 鄧國賓 , (2008) ' 香根鸢尾挥发油的化学成分分析及抗菌活性研究 ' , 林產化學與工業 ； 28 卷 3 期 (2008 / 06 / 01) ‧ P39 - 44

13 馬纓丹 Lantana camara — Medeiros, (2012) 'Chemical constituents and evaluation of cytotoxic and antifungal activity of Lantana camara essential oils' Rev. bras. farmacogn. vol.22 no.6

14 松紅梅 Leptospermum scoparium — Douglas MH, (2004) 'Essential oils from New Zealand manuka: triketone and other chemotypes of Leptospermum scoparium.', Phytochemistry. 2004 May;65(9):1255-64.

15 桂花 Osmanthus fragrans — 陈虹霞 , (2012),' 不同品种桂花挥发油成分的 GC-MS 分析 ' , 生物質化學工程，第 46 卷第 4 期

16 紫羅蘭 Viola odorata — Akhbari M, (2012),'Composition of essential oil and biological activity of extracts of Viola odorata L. from central Iran.' ,Nat Prod Res. 2012;26(9):802-9

IX 單萜醇類

1 花梨木 Aniba rosaeodora — José Guilherme, (2007) 'PLANT SOURCES OF AMAZON ROSEWOOD OIL', Quim. Nova, Vol. 30, No. 8, 1906-1910

2 芳樟 Cinnamomum camphora — 何振隆 , (2009)' 芳樟 (Cinnamomum camphora Sieb. var. linaloolifera Fujuta) 各部位精油組成分及生物活性之探討 ' , 林業研究季刊 31(2)：77-96,

3 橙花 Citrus aurantium bigarade — Akhlaghi,M., (2011)" Cistrus aurantium blossom and preoperative anxiety' Brazilian Journal of Anesthesiology 61,6,702~712

4 芫荽 Coriandrum sativum — Emamghoreishi M, (2005) 'Coriandrum sativum: evaluation of its anxiolytic effect in the elevated plus-maze.' ,J Ethnopharmacol. Jan 15;96(3):365-70.

5 巨香茅 Cymbopogon giganteus — ALITONOU, (2012) 'Chemical composition and biological activities of essential oils from the leaves of Cymbopogon giganteus Chiov. and Cymbopogon schoenanthus (L.) Spreng (Poaceae) from Benin.' ,Int. J. Biol. Chem. Sci. 6(4): 1819-1827

6 玫瑰草 Cymbopogon martinii — Andrade, (2014) 'Effect of Inhaling Cymbopogon martinii Essential Oil and Geraniol on Serum Biochemistry Parameters and Oxidative Stress in Rats.' ,Biochemistry Research International,Volume 2014, Article ID 493183, 7 pages

7 忍冬 Lonicera japonica — 陈 玲 . (2015) ' 忍冬的化学成分研究进展 ' , 现代药物与临床 Drugs & Clinic 第 30 卷 第 1 期

8 茶樹 Melaleuca alternifolia — Calcabrini,A. (2004)'Terpinen-4-ol,the main component of Melaleuca alternifolia(tea tree)oil,inhibits the in vitro growth of human melanoma cells'Journal of Investigative Dermatology 122,349-360

9 沼澤茶樹 Melaleuca ericifolia — Brophy, J (2004) 'Geographic Variation in Oil Characteristics in Melaleuca ericifolia' ,Journal of Essential Oil Research; Vol. 16 Issue 1, p4

10 野地薄荷 Mentha arvensis — "Weecharangsan,(2014)'CYTOTOXIC ACTIVITY OF ESSENTIAL OILS OF MENTHA SPP. ON HUMAN CARCINOMA CELLS', J Health Res , vol.28 no.1.' ,"

11 胡椒薄荷 Mentha piperita — Ferreira,(2014) 'Mentha piperita essential oil induces apoptosis in yeast associated with both cytosolic and mitochondrial ROS-mediated damage.' ,FEMS Yeast Res 14 (2014) 1006–1014

12 蜂香薄荷 Monarda fistulosa — Mazza, G., (1993) ' Monarda: A source of geraniol, linalool, thymol and carvacrol-rich essential oils.' p. 628-631. In: J. Janick and J.E. Simon (eds.), New crops. Wiley, New York.

13 可因氏月橘 Murraya koenigii — "Nagappan, (2011) 'Biological Activity of Carbazole Alkaloids and Essential Oil of Murraya koenigii Against Antibiotic Resistant Microbes and Cancer Cell Lines.' , Molecules 2011, 16, 9651-9664"

14 檸檬荊芥 Nepeta cataria var. citriodora — Bernardi MM, (2011) 'Nepeta cataria L. var. citriodora (Becker) increases penile erection in rats.' ,J Ethnopharmacol. 2011 Oct 11;137(3):1318-22

15 甜羅勒 Ocimum basilicum — Beier RC, (2014) 'Evaluation of linalool, a natural antimicrobial and insecticidal essential oil from basil: effects on poultry.' ,Poult Sci. 2014 Feb;93(2):267-72

16 甜馬鬱蘭 Origanum majorana — Mossa AT, (2011) 'Free radical scavenging and antiacetylcholinesterase activities of Origanum majorana L. essential oil.' Hum Exp Toxicol. 2011 Oct;30(10):1501-13

17 野洋甘菊 Cladanthus mixtus / Ormenis mixta — Anass Elouaddari, (2013) ' Yield and chemical composition of the essential oil of Moroccan chamomile [Cladanthus mixtus (L.) Chevall.] growing wild at different sites in Morocco' ,Flavour and Fragrance Journal, Volume 28, Issue 6, pages 360-366

18 天竺葵 Pelargonium asperum — Maruyama,N. (2008) 'Protective activity of geranium oil ans its component, geraniol, in combination with vaginal washing against vaginal candidiasis in mice.' Biological and Pharmaceutical Bulletin31,1501-1506

300 種精油範例文獻

IX 單萜醇類

19 大馬士革玫瑰 Rosa damascena	Maleki,N.A. (2013)'Supressive effects of Rosa Damascena essential oil on naloxone-precipiated morphine withdrawal signs in male mice.' International Journal of Pharmaceutical Research 12,3,357-361
20 苦水玫瑰 R. Setate x R. Rugosa	周 围 , (2002) ' 中国苦水玫瑰油香气成分的研究 ' , 色谱 , 第 20 卷第 6 期
21 鳳梨鼠尾草 Salvia elegans	S. Moraa, (2006) 'The hydroalcoholic extract of Salvia elegans induces anxiolytic- and antidepressant-like effects in rats.' ,J Ethnopharmacol. 2006 Jun 15;106(1):76-81.
22 龍腦百里香 Thymus satureioides	Jaafari, (2007) 'Chemical composition and antitumor activity of different wild varieties of Moroccan thyme.' ,Brazilian Journal of Pharmacognosy, 17(4): 477-491,
23 沉香醇百里香 Thymus vulgaris	Giordani,R. (2004)'Anti-fungal effect of various essential oils against Candida albicans.Potentiation of antifungal action of amphoteticin B by essential oil from Thymus vulgaris.'Phytotherapy Research 18,12,990-995
24 側柏醇百里香 Thymus vulgaris	B. Delpit, (2000) 'Clonal Selection of Sabinene Hydrate-Rich Thyme (Thymus vulgaris).Yield and Chemical Composition of Essential Oils', .I. Essent. Oil Res., 12, 387-391
25 牻牛兒醇百里香 Thymus vulgaris, geraniol	Erich Schmidt, (2010) 'Chemical composition, olfactory analysis and antibacterial activity of Thymus vulgaris L. chemotype "geraniol".', Conference: 41st International Symposium on Essential Oils (ISEO 2010)
26 竹葉花椒 Zanthoxylum alatum	Latika Brijwal, (2013) 'An overview on phytomedicinal approaches of Zanthoxylum armatum DC.: An important magical medicinal plant.' ,Journal of Medicinal Plants Research Vol. 7(8), pp. 366-370
27 食茱萸 Zanthoxylum ailanthoides	周江菊 , (2014) ' 樗叶花椒叶精油化学成分分析及其抗氧化活性测定 ' , 食品科学 2014, Vol.35, No.06
28 花椒 Zanthoxylum bungeanum	韓勝男 , (2014) ' 花椒挥发油的提取工艺优化及抗肿瘤活性分析 ' ,《食品科学》2014 年 第 18 期

X 酚與芳香醛類

1 中國肉桂 Cinnamomum cassia	胥新元 , (2001) ' 肉桂挥发油降血糖的实验研究 ' , 中国中医药信息杂志 , 第 8 卷第 2 期
2 台灣土肉桂 Cinnamomum osmophloeum	Wang SY, (2008),'Essential oil from leaves of Cinnamomum osmophloeum acts as a xanthine oxidase inhibitor and reduces the serum uric acid levels in oxonate-induced mice.', Phytomedicine. 2008 Nov;15(11):940-5
3 印度肉桂 Cinnamomum tamala	Shahwar, (2015) 'Anticancer activity of Cinnamon tamala leaf constituents towards human ovarian cancer cells', Pak. J. Pharm. Sci., Vol.28, No.3,pp.969-972
4 錫蘭肉桂 Cinnamomum verum	Yüce A, (2013) 'Effects of cinnamon (Cinnamomum zeylanicum) bark oil on testicular antioxidant values, apoptotic germ cell and sperm quality.' ,Andrologia,Volume 45, Issue 4, Pages 248–255
5 頭狀百里香 Corydothymus capitatus	A. C. Goren, (2003) 'Analysis of Essential Oil of Coridothymus capitatus (L.) and Its Antibacterial and Antifungal Activity' ,Z Naturforsch C 58 (9-10), 687-690
6 小茴香 Cuminum cyminum	Janahmadi,M., (2006)'Effects of the fruit essential oil of Cuminum cyminum Linn.(Apiaceae) on pentyleneterazol-induced epileptiform activity in F1 neurons of Helix aspera' Journal of ethnopharamacology 104,1-2,278-282
7 丁香花苞 Eugenia caryophyllus	Y. Tragoolpua, (2007) 'Anti-herpes simplex virus activities of Eugenia caryophyllus (Spreng.) Bullock & S. G. Harrison and essential oil, eugenol' ,Phytotherapy Research,Volume 21, Issue 12,Pages 1153–1158
8 丁香羅勒 Ocimum gratissimum	Freire,C.M.M, (2006)'Effects of seasonal variation on the central nervous system activity of Ocimum gratissimum L.essential oil.' Journal of Ethnopharmacology 105,1-2,161-166
9 神聖羅勒 Ocimum sanctum	Amber,K, (2010)'Anticandida effect of Ocimum sanctum essential oil and its synergy with fluconazole and ketoconazole' Phtomedicine 17, 12,921-925
10 野馬鬱蘭 Origanum compactum	Sbayou, (2014) 'Chemical Composition and Antibacterial Activity of EssentialOil of Origanum Compactum Against Foodborne Bacteria.', (IJERT), Vol. 3 Issue 1
11 巖愛草 Origanum dictamnus	Mitropoulou, (2015) 'Composition, antimicrobial, antioxidant, and antiproliferative activity of Origanum dictamnus (dittany) essential oil.', Microb Ecol Health Dis. 2015; 26: 10.3402
12 希臘野馬鬱蘭 Origanum heracleoticum	Mith H, (2015), 'The impact of oregano (Origanum heracleoticum) essential oil and carvacrol on virulence gene transcription by Escherichia coli O157:H7.' ,FEMS Microbiol Lett. 2015 Jan;362(1):1-7
13 多香果 Pimenta dioica	Padmakumari KP,(2011) 'Composition and antioxidant activity of essential oil of pimento (Pimenta dioica (L) Merr.) from Jamaica.' ,Nat Prod Res. 2011 Jan;25(2):152-60
14 西印度月桂 Pimenta racemosa	Meneses R, (2009) 'Essentials oils from seven aromatic plants grown in Colombia: Chemical composition, cytotoxicity and in vitro virucidal effect on the dengue virus.' Int J Essent. Oil Ther. 3:1-7

15 到手香 Plectranthus amboinicus	OLIVEIRA, (2007) ' Interference of Plectranthus amboinicus (Lour.) Spreng essential oil on the anti-Candida activity of some clinically used antifungals.' ,Rev. bras. farmacogn. vol.17, n.2, pp.186-190
16 重味過江藤 Lippia graveolens	González-Trujano', (2017) 'Pharmacological evaluation of the anxiolytic-like effects of Lippia graveolens and bioactive compounds', Pharmaceutical Biology 55(1):1569-1576
17 黑種草 Nigella sativa	Edris,A.E. (2009) 'Anti-cancer properties of Nigella spp. Essential oils and their major constituents,thymoquinone and elemene' Current Clinical Pharmacology 4,43,-46
18 冬季香薄荷 Satureja montana	M. Zavatti, (2011) 'Experimental study on Satureja montana as a treatment for premature ejaculation.', Journal of Ethnopharmacology 133 (2011) 629–633
19 希臘香薄荷 Satureja thymbra	Tsimogiannis, (2017) 'Exploitation of the biological potential of Satureja thymbra essential oil and distillation by-products', Journal of Applied Research on Medicinal and Aromatic Plants,Volume 4, March 2017, Pages 12–20
20 百里酚百里香 Thymus vulgaris / T. zygis	Begrow,F. (2010)'Impact of thymol in thyme extracts on their antispasmodic action and ciliary clearance'Planta Medica,76,4,311-318
21 野生百里香 Thymus serpyllum	Nikolić , (2014)'Chemical composition, antimicrobial, antioxidant and antitumor activity of Thymus serpyllum L., Thymus algeriensis Boiss. & Reut and Thymus vulgaris L. essential oils.', Industrial Crops and Products, Volume 52, January 2014, Pages 183-190
22 印度藏茴香 Trachyspermum ammi	Abdel-Hameed, (2014) 'Chemical Composition of Volatile Components,Antimicrobial and Anticancer activity of n-hexane Extract and Essential Oil from Trachyspermum ammi L. Seeds.' ,ORIENTAL JOURNAL OF CHEMISTRY, Vol. 30, No. (4):Pg. 1653-1662

XI 倍半萜醇類

1 阿米香樹 Amyris balsamifera	Gretchen E. (2009) 'Amyris and Siam-wood Essential Oils: Insect Activity of Sesquiterpenes.'Pesticides in Household, Structural and Residential Pest Management,Volumn 1015,2,5-18
2 沉香樹 Aquilaria agallocha	Takemoto,H. (2008)'Sedative effects of vapor inhalation of agarwood oil and spikenard extract and identification of their active components.'Journal of Natural Medicines 62,1,41-46
3 玉檀木 Bulnesia sarmientoi	UNEP-WCMC (2011). Review of Bulnesia sarmientoi from Paraguay. UNEP-WCMC, Cambridge
4 降香 Dalbergia odorifera	杨志宏 , (2013) ' 降香化学成分、药理作用及药代特征的研究进展 ',《中国中药杂志》2013 年第 11 期
5 胡蘿蔔籽 Daucus carota	Noha Khalil (2015) ,Chemical Composition and Biological Activity of the Essential Oils Obtained From Yellow and Red Carrot Fruits Cultivated In Egypt,IOSR Journal of Pharmacy and Biological Sciences ,Volume 10, Issue 2 Ver. 1 , PP 13-19
6 暹羅木 Fokienia hodginsii	张艳平 , (2008), 福建柏挥发油的化学成分及其生物活性研究 , 安徽農業科學 ,36 卷 17 期
7 白草果 Hedychium spicatum	Mishraa, (2016) 'Composition and in vitro cytotoxic activities of essential oil of Hedychium spicatum from different geographical regions of western Himalaya by principal components analysis ', Natural Product Research ,Volume 30, 2016 - Issue 10
8 黏答答土木香 Inula viscosa	"Parolin P, (2014)' Biology of Dittrichia viscosa, a Mediterranean ruderal plant: a review' ,FYTON ISSN 0031 9457 , 83: 251-262"
9 昆士亞 Kunzea ambigua	J. Thomas , (2010) 'An Examination of the Essential Oils of Tasmanian Kunzea ambigua, Other Kunzea spp. and Commercial Kunzea Oil' , Journal of Essential Oil Research, Volume 22, - Issue 5
10 厚朴 Magnolia officinalis	曹迪 , (2015) ' 厚朴挥发油化学成分及其抗炎作用的实验研究 ' , 中国中医药科技 Nov · 2015 VoL22 No 6
11 橙花叔醇綠花白千層 Melaleuca quinquenervia	"Vasundhara M. (2016),CHEMOVARIANT OF MELALEUCA QUINQUENERVIA (CAV.) S.T.BLAKE AND ITS ANTI-PATHOGEN ACTIVITY, ejpmr, 2016,3(6), 482-487"
12 香脂果豆木 Myrocarpus fastigiatus	Wanner J, (2010) 'Chemical composition and antibacterial activity of selected essential oils and some of their main compounds.' ,Nat Prod Commun.;5(9):1359-64.
13 新喀里多尼亞柏松 Neocallitropsis pancheri	Philia,R. (1993),'Volatile Constituents of Neocallitropsis pancheri (Carrière) de Laubenfels Heartwood Extracts (Cupressaceae)' ,Journal of Essential Oil Research ,Volume 5, 1993 - Issue 6
14 羌活 Notopterygium incisum	杨秀伟 , (2006) 狭叶羌活根茎和根的挥发油成分的 GC-MS 分析 , 中國藥學 , 15(3): 172-177 .
15 蓽澄茄 Piper cubeba	RAMZI A. MOTHANA (2017) ,'Chemical composition, anti-inflammatory and antioxidant activities of the essential oil of Piper cubeba L.',Romanian Biotechnological Letters ,Vol. 22, No. 2
16 廣藿香 Pogostemon cablin	Jeong, J.B. (2013) 'Patchouli alcohol, an essentialoil of Pogostemon cablin,exhibits anti-tumorigenic activity in human colorectal cancer cells.' International Immunopharmacology 16,2,184-190

300 種精油範例文獻

XI 倍半萜醇類

17 狹長葉鼠尾草 Salvia stenophylla	"Alvaro M. Viljoen, (2006) 'The Essential Oil Composition and Chemotaxonomy of Salvia stenophylla and its Allies S. repens and S. runcinata', Journal of Essential Oil Research ·Vol.18"
18 檀香 Santalum album	Heuberger ,E. (2006) 'East Indian Sandalwood and a-santalol odor increase physiological and self-rated aousal in human.'Planta Medica 72,9,792-800
19 太平洋檀香 Santalum austrocaledonicum	Page T, 'Geographic and phenotypic variation in heartwood and essential-oil characters in natural populations of Santalum austrocaledonicum in Vanuatu.' Chem Biodivers. 2010 Aug;7(8):1990-2006.
20 塔斯馬尼亞胡椒 Tasmannia lanceolata	CHRIS R., (2000)' Analysis of the Contents of Oil Cells in Tasmannia lanceolata (Poir.) A. C. Smith (Winteraceae)' ,Annals of Botany 86: 1193-1197,
21 纈草 Valeriana officinalis	" 陈磊 , (2000) ' 缬草的化学成分、植物资源和药理活性 ' , 药学实践杂志 , 第 18 卷第 5 期 "
22 印度纈草 Valeriana wallichii	PARVEEN, (2012) 'Study of Chemical and Biological Aspects of Valeriana wallichii DC. Root Essential Oil',Asian Journal of Chemistry; Vol. 24 Issue 7, p3243
23 岩蘭草 Vetiveria zizanioides	Khushminder (2015),'Chemical composition and biological properties of Chrysopogon zizanioides(L) Roberty syn. Vetiveria zizanioides(L) -A Riview', Indian Journal of Natural Products and Resources,Vol.6(4),pp 251-260

XII 單萜烯類

1 歐洲冷杉 Abies alba	Yang,S. (2009)'Radical scavenging activity of the essential oil of silver fir(Abies alba).'Journal of clinical biochemistry and Nutrition 44,3,253-259
2 膠冷杉 Abies balsamea	Legault J, (2003) 'Antitumor activity of balsam fir oil: production of reactive oxygen species induced by alpha-humulene as possible mechanism of action.' ,Planta Med. 2003 May;69(5):402-7.
3 西伯利亞冷杉 Abies sibirica	Aurelija Noreikaitė, (2017) 'General Toxicity and Antifungal Activity of a New Dental Gel with Essential Oil from Abies Sibirica L.' ,Med Sci Monit, 23: 521-527
4 蒔蘿(全株) Anethum graveolens	KK Chahal, (2017) 'Chemistry and biological activities of Anethum graveolens L. (dill) essential oil: A review' ,Journal of Pharmacognosy and Phytochemistry 2017; 6(2): 295-306
5 歐白芷根 Angelica archangelica	Prakash, (2015) 'Efficacy of Angelica archangelica essential oil, phenyl ethyl alcohol and α- terpineol against isolated molds from walnut and their antiaflatoxigenic and antioxidant activity.' ,J Food Sci Technol (April 2015) 52(4):2220–2228
6 白芷 Angelica dahurica	马逾英 , (2008) ' 白芷挥发油的研究进展 ' , 中华中医药学会第九届中药鉴定学术会议论文集
7 獨活 Angelica pubescens	孙文畅 , (2011) ' 独活挥发油对 N- 脂肪酰基乙醇胺水解酶的抑制作用及抗炎作用研究 ' , 中國中藥雜誌第 36 卷第 22 期
8 乳香 Boswellia carterii	Frank,M.B. (2009)'Frankincense oil derived from Boswellia carterii induces tumor cell specific cytotoxicity.'BMC complementary and Alternative Medicine 9 (article 6)
9 印度乳香 Boswellia serrata	Madhuri Gupta, (2017) 'Chemical composition and bioactivity of Boswellia serrata Roxb. essential oil in relation to geographical variation.' ,Plant Biosystems,Volume 151, 2017 - Issue 4
10 秘魯聖木 Bursera graveolens	Lianet Monzote, (2012) 'Chemical Composition and Anti-proliferative Properties of Bursera graveolens Essential Oil', Natural Product Communications Vol. 7 (11),1531-1534
11 欖香脂 Canarium luzonicum	Miloš Nikolič (2016) 'SENSITIVITY OF CLINICAL ISOLATES OF CANDIDA TO ESSENTIAL OILS FROM BURSERACEAE FAMILY ', EXCLI Journal 2016;15:280-289
12 岩玫瑰 Cistus ladaniferus	H. Zidane, (2013) 'Chemical composition and antioxidant activity of essential oil, various organic extracts of Cistus ladanifer and Cistus libanotis growing in Eastern Morocco.' ,African Journal of Biotechnology, Vol. 12(34), pp. 5314-5320
13 苦橙 Citrus aurantium	Bodake,H. (2002) ' Chemopreventive effect of orange oil on the development of hepatic preneoplastic lesions induced by N-nitrosodiethylamine in rats: an ultrastructural study.' ,Indian J Exp Biol. 2002 Mar;40(3):245-51
14 泰國青檸 Citrus hystrix	Aris,S.R.S. (2011)'Effect of Citrus hystrix aroma on human cognition via emotive responses' UiTM report
15 日本柚子 Citrus junos	Hirota,R., (2010) 'Anti-inflammatory effects oflimonene from yuzu(Citrus junos Tanaka)essential oil on eosinophils.' Journal of Food Science 75,87-92
16 萊姆 Citrus x aurantifolia	JR Patil , (2009) Apoptosis-mediated proliferation inhibition of human colon cancer cells by volatile principles of Citrus aurantifolia,Food Chemistry 114, 1351–1358
17 檸檬 Citrus limonum	Oboh,G. (2014) 'Essential oil from lemon peels inhibit key enzymes linked to neurodegenerative conditions and pro-oxidant induced lipid peroxidation.'Journal of Oleo Science 63,4,373-381

18 葡萄柚 Citrus paradisi	M Tanida, (2005) Olfactory stimulation with scent of essential oil of grapefruit affects autonomic neurotransmission and blood pressure.,Brain Res. 5;1058(1-2):44-55
19 桔（紅 / 綠） Citrus reticulata	Sultana, (2012) 'Influence of volatile constituents of fruit peels of Citrus reticulata Blanco on clinically isolated pathogenic microorganisms under In-vitro.' ,Asian Pacific Journal of Tropical Biomedicine (2012)S1299-S1302
20 岬角白梅 Coleonema album	K. H.C.Baser, (2006) 'Composition of the Essential Oils of Five Coleonema Species from South Africa.' ,J. Essent. Oil Res., 18, 26-29
21 海茴香 Crithmum maritimum	"Asma Nguir, (2011) 'Chemical Composition, Antioxidant and Anti-acetylcholinesterase activities of Tunisian Crithmum maritimum L. Essential oils.' ,Mediterranean Journal of Chemistry 2011, 1(4), 173-179"
22 絲柏 Cupressus sempervirens	Asgary,S. (2013)'Chemical analysis and biological activities of Cupressus sempervirens var.horizontalis essential oils'Pharmaceutical Biology,51,2,137-144
23 非洲藍香茅 Cymbopogon validus	P Rungqu, (2016) 'Anti-inflammatory activity of the essential oils of Cymbopogon validus (Stapf) Stapf ex Burtt Davy from Eastern Cape, South Africa. ' ,Asian Pacific Journal of Tropical Medicine ; 9(5): 426–431
24 白松香 Ferula galbaniflua	Sahebkar, (2010) 'Biological activities of essential oils from the genus Ferula (Apiaceae)', Asian Biomedicine Vol. 4 No. 6 December 2010; 835-847
25 連翹 Forsythia suspensa	郭際，(2005) ' 連翹揮發油抗炎作用的實驗研究 ' [J] . 四川生理科學雜誌，27 (3):136.
26 高地杜松 Juniperus communis var. montana	C. Cabral, (2012) 'Essential Oil of Juniperus communis subsp. Alpina (Suter) □elak Needles: Chemical Composition,Antifungal Activity and cytotoxicity.' ,Phytother. Res. 26: 1352–1357
27 杜松漿果 Juniperus communis	N. Gumral, (2015) "Juniperus communis Linn oil decreases oxidative stress and increases antioxidant enzymes in the heart of rats administered a diet rich in cholesterol," Toxicol Ind Health. 2015 Jan;31(1):85-91.
28 刺檜漿果 Juniperus oxycedrus	Loizzo, (2007) 'Comparative chemical composition, antioxidant and hypoglycaemic activities of Juniperus oxycedrus ssp. oxycedrus L. berry and wood oils from Lebanon.', Food Chemistry,Volume 105, Issue 2, 2007, Pages 572-578
29 卡奴卡 Kunzea ericoides	Bloor SJ, (1992) 'Antiviral phloroglucinols from New Zealand Kunzea species.' J Nat Prod.;55(1):43-7.
30 落葉松 Larix laricina	Ernst von Rudloff, (1987) 'The Volatile Twig and Leaf Oil Terpene Compositions of Three Western North American Larches, Larix laricina, Larix occidentalis, and Larix lyallii', J. Nat. Prod., 1987, 50 (2), pp 317–321
31 格陵蘭喇叭茶 Ledum groenlandicum	Guy Collin, (2015) 'Aromas from Quebec. IV. Chemical composition of the essential oil of Ledum groenlandicum: A review ', American Journal of Essential Oils and Natural Products 2015; 2 (3): 06-11
32 黑雲杉 Picea mariana	Koçak (2014),'Identification of Essential Oil Composition of Four Picea Mill. (Pinaceae) Species from Canada.' ,Journal of Agricultural Science and Technology B 4 (2014) 209-214
33 挪威雲杉 Picea abies	RADULESCU, (2011) 'Chemical Composition and Antimicrobial Activity of Essential Oil from Shoots Spruce (Picea abies L)', REV. CHIM. (Bucharest) ◆ 62 ◆ No. 1
34 科西嘉黑松 Pinus nigra subsp. laricio	Serge Rezzi, (2001) 'Composition and chemical variability of the needle essential oil of Pinus nigra subsp. laricio from corsica', Flavour and Fragrance Journal, Volume 16, Issue 5,Pages 379–383
35 海松 Pinus pinaster	Mimoune, (2013) 'Chemical composition and antimicrobial activity of the essential oils of Pinus pinaster.', Journal of Coastal Life Medicine 2013; 1(1): 55-59
36 歐洲赤松 Pinus sylvestris	E. Basim, (2013) 'Chemical composition, antibacterial and antifungal activities of turpentine oil of Pinus sylvestris L. Against plant bacterial and fungal pathogens.' , Journal of Food, Agriculture & Environment Vol.11 (3&4): 2261-2264.
37 黑胡椒 Piper nigrum	Oboh,G. (2013)'Antioxidative properties and inhibition of key enzymes relevant to type-2 diabetes and hypertension by essential oils from black pepper.' Advances in Pharmacological Science.Article ID 926047
38 熏陸香 Pistacia lentiscus	Maxia A, (2011) 'Anti-inflammatory activity of Pistacia lentiscus essential oil: involvement of IL-6 and TNF-alpha.' ,Nat Prod Commun. 2011 Oct;6(10):1543-4.
39 奇歐島熏陸香 Pistacia lentiscus var. chia	Dimitris Vlastos, (2015) 'Genotoxic and Antigenotoxic Assessment of Chios Mastic Oil by the In Vitro Micronucleus Test on Human Lymphocytes and the In Vivo Wing Somatic Test on Drosophila' ,PLoS One. 10(6): e0130498.
40 巴西乳香 Protium heptaphyllum	de Lima EM (2016), 'Essential Oil from the Resin of Protium heptaphyllum: Chemical Composition, Cytotoxicity, Antimicrobial Activity, and Antimutagenicity.' Pharmacogn Mag. 2016 Jan;12(Suppl 1):S42-6
41 道格拉斯杉 Pseudotsuga menziesii	VELE TEŠEVIĆ , (2009) 'Chemical composition and antifungal activity of the essential oil of Douglas fir (Pseudosuga menziesii Mirb. Franco) from Serbia ' ,J. Serb. Chem. Soc. 74 (10) 1035–1040
42 雅麗菊 Psiadia altissima	Ramanoelina, (1994),'Chemical Composition of the Leaf Oil of Psiadia altissima (Compositeae)' ,Journal of Essential Oil Research ,Volume 6, 1994 - Issue 6
43 髯花杜鵑 Rhododendron anthopogon	Innocenti,G. (2010)'Chemical composition and biological properties of Rhododendron anthopogon essential oil.'Molecules15,2326-2338
44 馬達加斯加鹽膚木 Rhus taratana	Junheon Kim, (2016) 'Fumigant and contact toxicity of 22 wooden essential oils and their major components against Drosophila suzukii (Diptera: Drosophilidae)' ,Pesticide Biochemistry and Physiology
45 秘魯胡椒 Schinus molle	Diaz,C. (2008)'Chemical composition of Schinus molle essential oil and its cytotoxic activity on tumor cell lines.'Natural Products Research22,17,1521-1534

300 種精油範例文獻

XII 單萜烯

46 巴西胡椒 Schinus terebinthifolius
Bendaoud H, (2010) 'Chemical composition and anticancer and antioxidant activities of Schinus molle L. and Schinus terebinthifolius Raddi berries essential oils.' , J Food Sci. 2010 Aug 1;75(6):C466-72

47 香榧 Torreya grandis
Niu L, (2010) 'Chemical Composition and Mosquito (Aedes aegypti)Repellent Activity of Essential Oil Extracted from the Aril of Torreya grandis[J]. Journal of Essential Oil Bearing Plants, 13(5): 594-602

48 加拿大鐵杉 Tsuga canadensis
Ömer Kılıç, (2014) 'Volatile Constituents of Juniperus communis L., Taxus canadensis Marshall. and Tsuga canadensis (L.) Carr.from Canada.' ,Journal of Agricultural Science and Technology B 4 (2014) 135-140

49 貞節樹 Vitex agnus castus
Lucks BC. (2003) 'Vitex agnus-castus essential oil and meno - pausal balance: a research update. ' Complement Ther Nurs Midwifery ; 9: 157–60.

50 泰國蔘薑 Zingiber cassumunar
Okonogi,S. (2012)'Engancement of anti-cholinesterase activity of Zingiber cassumunar essential oil using a microemulsion technique'Drug Discoveries and Therapeutics 6,5,249-255

溫佑君 June Wen

對於溫佑君來說，芳香療法不只是美感教育，更是人格教育極為重要的一環。身為亞洲重量級芳療專家，從她身上能發現的寶藏，卻不僅止於芳香療法。

自英國肯特大學哲學研究所，以及英國倫敦芳香療法學校畢業，1998 年創立肯園，深耕大中華地區芳療文化，至今已超過 20 年。她不只將傳統中醫、阿育吠陀⋯⋯等多種自然療法體系結合最現代的芳香療法，更將深刻的中西哲學思考與價值思辨導入芳療教育中，帶領學生從嗅覺出發，透過香氣自我覺察。獨樹一幟的觀點與脈絡，每一次的課程都在兩岸三地獲得極大的迴響。

勇於想像更積極開創的她，在台灣拓展出一條獨樹一格的香氣之路，無論是中式書法、繪畫、建築、音樂、肢體，都是和香氣共振的重要元素。她期許香氣能成為一種文化與美善的生活風格，將人文芳療推廣至全世界。她著有多本芳香療法專書，皆榮登同類型書籍暢銷排行榜，長年不墜。

圖片繪製：

邱慧真（圓葉布枯、莎羅白樟、露頭永久花、香苦木、中國甘松、摩洛哥藍艾菊、洋茴香羅文莎葉、爪哇香茅、墨西哥沉香、岬角甘菊、玫瑰尤加利、蘇剛達、秘魯香脂、蘇門答臘安息香、印蒿、希臘野馬鬱蘭、阿米香樹、玉檀木、香脂果豆木、太平洋檀香、馬達加斯加鹽膚木）、謝璧卉（芳香白珠、髯花杜鵑）

圖片來源：

達志影像

肯園

Pere Barnola,floracatalana.net（側柏酮白葉蒿、印蒿酮白葉蒿）

N. Lamb © Australian National Botanic Gardens（薄荷尤加利）

徐曄春（芳香萬壽菊、蛇床子、台灣紅檜、日本扁柏、穗甘松、晚香玉、暹羅安息香、丁香花苞、降香）

Gurcharan Singh（印度當歸）

香港浸會大學中醫藥學院 / 藥用植物圖像數據庫（蒼朮、羌活）

Richard Clark（芳枸葉）

Henriette Kress, http://www.henriettes-herb.com（小高良薑）

Geoff Derrin（綠花白千層）

© M. Fagg, Australian National Botanic Gardens（掃帚茶樹）

https://botano.gr（三葉鼠尾草）

Russell Cumming（澳洲藍絲柏）

Serge TOSTAIN（卡塔菲）

Andre Benedito（馬鞭草破布子）

© M. Fagg, Australian National Botanic Gardens（鱗皮茶樹）

© M. Fagg, Australian National Botanic Gardens（檸檬香桃木）

John Moss（史泰格尤加利）

© M. Fagg, Australian National Botanic Gardens（檸檬細籽）

Patrick J. Alexander, hosted by the USDA-NRCS PLANTS Database（小飛蓬）

© M. Fagg, Australian National Botanic Gardens（波羅尼花）

Marco Schmidt（巨香茅）

桑吉卓瑪（苦水玫瑰）

Gerald McCormack, Cook Islands Natural Heritage Trust（西印度月桂）

NHMC © Hilger,H.H.（希臘香薄荷）

Daderot（暹羅木）

Michael Wolf（蕫澄茄）

劉軍（印度纈草）

Hiroshi Moriyama, http://wildplantsshimane.jp/（獨活）

Anno Torr（非洲藍香茅）

Wilmien Brascamp（卡奴卡）

Scott Zona（雅麗菊）

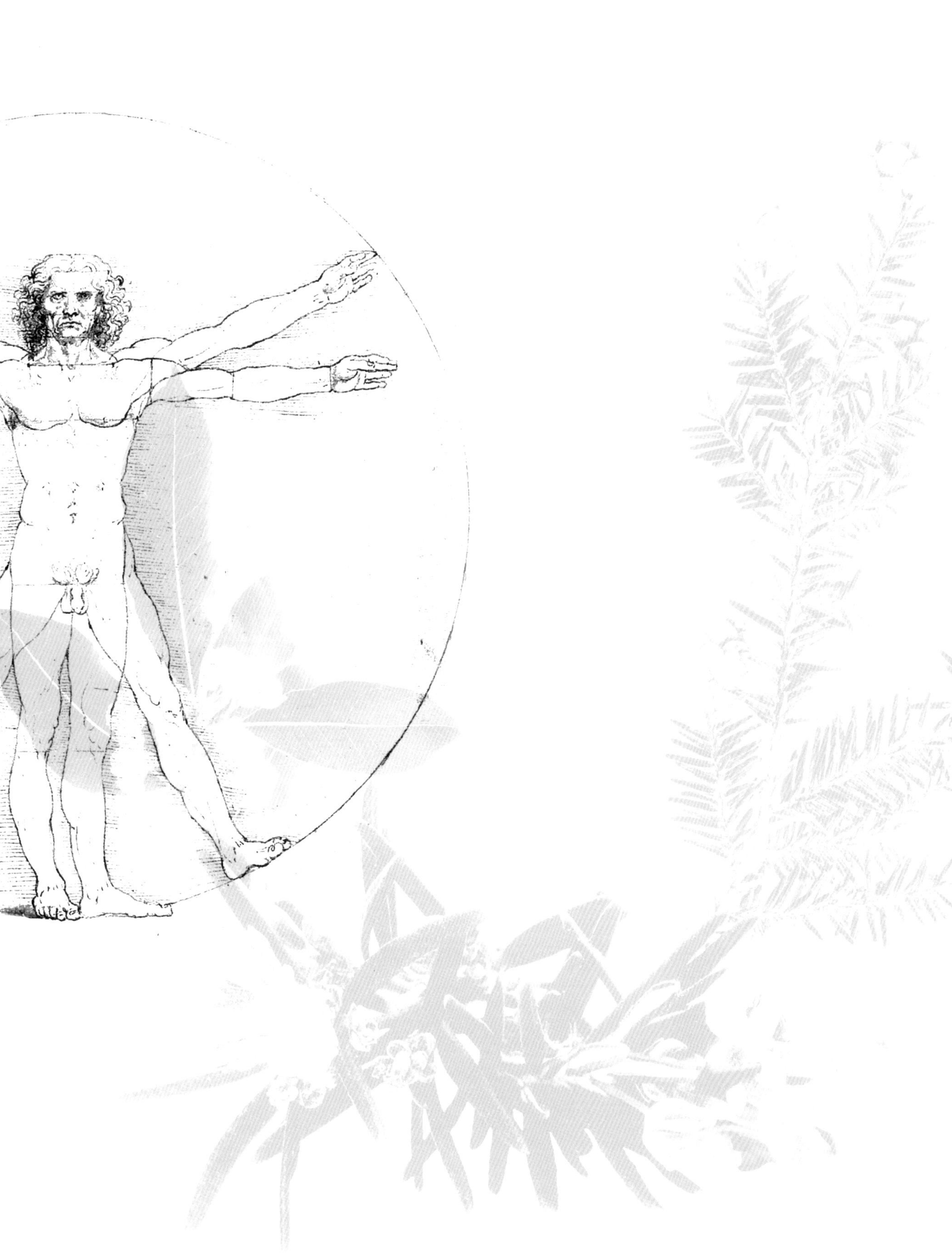

BO0285

新精油圖鑑 300種精油科研新知集成

作　　者　溫佑君
文字校對　張錫宗、黃虹霖（索引）、吳淑芳
編輯協力　侯聖欣、陳麗雯
圖照協力　廖文毓
美術設計　謝璧卉
責任編輯　張曉蕊
版　　權　黃淑敏
行銷業務　周佑潔、林秀津、黃崇華
總 編 輯　陳美靜
總 經 理　彭之琬
事業群總經理　黃淑貞
發 行 人　何飛鵬
法律顧問　台英國際商務法律事務所
出　　版　商周出版
臺北市中山區民生東路二段141號9樓
電話：(02)2500-7008傳真：(02)2500-7759
E-mail：bwp.service@cite.com.tw
發　　行　英屬蓋曼群島商家庭傳媒股份有限公司　城邦分公司
台北市104民生東路二段141號2樓
電話：(02)2500-0888傳真：(02)2500-1938
讀者服務專線：0800-020-29924小時傳真服務：(02)2517-0999
讀者服務信箱：service@readingclub.com.tw
劃撥帳號：19833503
戶名：英屬蓋曼群島商家庭傳媒股份有限公司城邦分公司
香港發行所　城邦（香港）出版集團有限公司
香港灣仔駱克道193號東超商業中心1樓
電話：(825)2508-6231　傳真：(852)2578-9337
E-mail：hkcite@biznetvigator.com
馬新發行所　城邦（馬新）出版集團
【Cite(M)Sdn.Bhd. (458372U)】
11, Jalan 30D/146, Desa Tasik, Sungai Besi,
57000 Kuala Lumpur, Malaysia
電話：(603)9056-3833　傳真：(603)9056-2833
印　　刷　鴻霖印刷傳媒有限公司
總 經 銷　聯合發行股份有限公司　電話：(02)2917-8022　傳真：(02)2915-6275

ISBN 978-986-477-430-2

2018年（民107）3月初版
2023年（民112）6月 6日初版19.5刷
定價／ 1600元

國家圖書館出版品預行編目資料
新精油圖鑑 / 溫佑君著 .
一 初版 . 一 新北市：商周出版：
家庭傳媒城邦分公司發行，民107.03
432面；19×26公分 . 一
ISBN 978-986-477-430-2 （精裝）

1. 芳香療法 2. 香精油

418.995　　107003914

重要聲明：

本書並非醫學用藥參考書，所述僅為有科學根據之一般性質，不具醫藥或芳療專業訓練之讀者，請勿單憑本書自行使用精油。
若有誤用問題，作者與出版者恕不負責。